MANUEL

DE

DENTISTERIE OPÉRATOIRE

COLLABORATEURS

EDWARD H. ANGLE, M. D., D. D. S.,
Président de la Angle School of Orthodontia, St. Louis, Mo.

HENRY H. BURCHARD, M. D., D. D. S.,
Ancien chargé de Cours de Pathologie et de Thérapeutique Dentaires au Philadelphia Dental College, Philadelphie.

CALVIN S. CASE, M. D., D. D. S.,
Professeur d'Orthodontie au Chicago College of Dental Surgery, Chicago, Ill.

DWIGHT M. CLAPP, D. M. D.,
Chargé du Cours de Clinique de Dentisterie Opératoire à l'Université d'Harvard, Boston, Mass.

WILLIAM CRENSHAW, D. D. S.,
Doyen et Professeur de Dentisterie Opératoire et de Pathologie Dentaire, Atlanta Dental College, Atlanta.

M. H. CRYER, M. D., D. D. S.,
Professeur assistant de Chirurgie buccale à l'Université de Pennsylvanie, Philadelphie.

EDWIN T. DARBY, M. D., D. D. S.,
Professeur de Dentisterie opératoire et d'Histologie dentaire à l'Université de Pennsylvanie, Philadelphie.

C. L. GODDARD, D. D. S.,
Professeur d'Orthodontie à l'Université de Californie, San-Francisco, Cal.

S. H. GUILFORD, A. M., D. D. S., PH. D.,
Professeur de Dentisterie opératoire et prothétique et Doyen du Philadelphia Dental College, Philadelphie.

JOSEPH H. HEAD, D. D. S., M. D.,
Philadelphie.

LOUIS JACK, D. D. S.,
Philadelphie.

EDWARD C. KIRK, D. D. S., Sc. D.,
Professeur de Dentisterie clinique et Doyen du Département dentaire de l'Université de Pennsylvanie, Philadelphie.
Officier d'Académie de France.

FREDERICK B. NOYES, B. A., D. D. S.,
Professeur d'Histologie dentaire à la Northwestern University Dental School, Chicago, Ill.

LOUIS OTTOFY, D. D. S.,
Professeur de clinique thérapeutique au Chicago College of Dental Surgery, Chicago, Chirurgie dentale du St. Luke's Hospital, Manille, P. I.

C. N. PEIRCE, D. D. S.,
Professeur de Physiologie, de Pathologie dentaires et de Dentisterie opératoire, Doyen du Pennsylvania College of Dental Surgery, Philadelphie.

J. D. THOMAS, D. D. S.,
Professeur d'Anesthésie par le protoxyde d'azote, Département de Dentisterie à l'Université de Pennsylvanie, Philadelphie.

ALTON HOWARD THOMPSON, D. D. S.,
Professeur d'Anatomie dentaire au Kansas City Dental College, Kansas City, Mo.

JAMES TRUMAN, D. D. S.,
Professeur de Pathologie dentaire, de Thérapeutique et de Matière Médicale à l'Université de Pennsylvanie, Philadelphie.

MANUEL

DE

DENTISTERIE OPÉRATOIRE

PAR

EDWARD C. KIRK, D. D. S.

Professeur de Clinique Dentaire à l'Université de Pennsylvanie, Philadelphie,
Directeur de "The Dental Cosmos".

Troisième édition revue et augmentée

ADAPTATION FRANÇAISE

PAR

RAYMOND LEMIÈRE

Docteur en Médecine et Chirurgien Dentiste de l'Université de Paris,
Docteur en Chirurgie Dentaire de l'Université de Pennsylvanie, Philadelphie,
Démonstrateur à l'École Dentaire de Paris.

PARIS

MASSON ET Cie, ÉDITEURS

LIBRAIRES DE L'ACADÉMIE DE MÉDECINE

120, BOULEVARD SAINT-GERMAIN

1910

CE LIVRE EST DÉDIÉ

A

JAMES TRUMAN, D. D. S.

DONT LA LONGUE CARRIÈRE PROFESSIONNELLE
A ÉTÉ CONSACRÉE A L'ENSEIGNEMENT DES PRINCIPES
SUR LESQUELS REPOSE CET OUVRAGE.

PRÉFACE

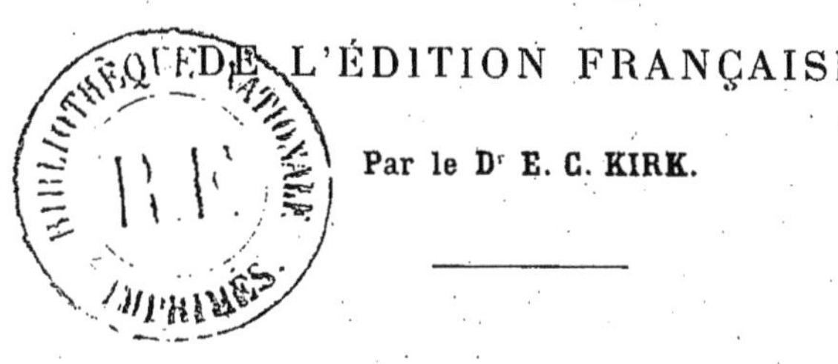

DE L'ÉDITION FRANÇAISE

Par le Dr E. C. KIRK.

En publiant ce Traité américain de dentisterie opératoire nous avons essayé de réunir sous une forme à la fois commode et pratique pour l'étudiant les meilleures idées des plus éminents professeurs, d'en faire un Traité dont l'autorité serait bien établie et qui comprendrait tout le domaine de la dentisterie opératoire.

Le domaine à embrasser était si vaste et la tendance à s'y spécialiser si forte qu'il était manifestement impossible de trouver un auteur suffisamment familiarisé avec la totalité du sujet pour le traiter seul en entier. Pour atteindre le but que nous poursuivions, il était nécessaire de recourir à la collaboration de plusieurs auteurs connus pour être des experts, des professeurs réputés dans les diverses branches de la dentisterie opératoire. Il fallait ensuite réunir, unifier et mettre en harmonie ces diverses contributions. Ce fut le rôle de la revision directoriale.

Ce plan fut suivi dans le Traité publié en 1897 et qui est resté depuis cette époque le type le plus parfait du Traité de dentisterie opératoire employé dans les écoles dentaires américaines. Trois éditions à un grand nombre d'exemplaires ont été épuisées depuis le jour où il a paru pour la première fois et ce livre continue toujours à être demandé par les professeurs et les étudiants.

L'accueil favorable que cet ouvrage continue à recevoir est un gage de l'excellence de sa composition. C'est aussi la meilleure récompense pour l'auteur et ses collaborateurs.

Lorsque le Dr Raymond-Lemière nous a proposé de traduire cet ouvrage en français, afin de le faire mieux connaître des étudiants et des professeurs français, son projet a reçu l'entière adhésion de l'auteur et de l'éditeur.

Cet ouvrage est d'ailleurs plus qu'une traduction, le Dr Lemière a en effet ajouté au texte primitif, avec une réelle compétence, de nombreuses annotations. Il a mis à jour les questions qui ont progressé depuis la dernière édition, en même temps qu'il a éclairci certains points obscurs qui avaient échappé à la revision des autres éditions.

Le directeur de ce Traité américain de dentisterie opératoire recommande instamment cette traduction à ses confrères français dans l'espoir qu'elle pourra servir non seulement à appeler leur attention sur quelques-uns des points les plus caractéristiques de ce qu'on appelle la dentisterie opératoire américaine, mais aussi qu'elle servira à fortifier encore, au point de vue professionnel, les sentiments de cordiale amitié qui caractérisent les relations de nos deux pays.

Édouard C. KIRK.
Philadelphie, Pennsylvanie,
États-Unis d'Amérique.

PRÉFACE

DE L'ÉDITION FRANÇAISE

Par le Dr Ch. GODON.

Chaque année, nos universités envoient en mission à l'étranger quelques-uns de leurs nouveaux gradués, choisis parmi une élite, pour aller dans les grands centres universitaires suivre l'enseignement des professeurs les plus réputés, étudier sur place les méthodes nouvelles et en faire profiter ensuite les nouvelles générations d'étudiants. Elles se conforment en cela au principe émis par un de leurs plus éminents recteurs disant que le vrai patriotisme consiste à savoir prendre aux étrangers ce qu'ils peuvent avoir de bon. L'École dentaire de Paris, depuis sa fondation, n'a cessé d'appliquer ce principe, et nombreux sont ceux qu'elle a ainsi délégués dans les divers pays d'Europe et d'Amérique.

Mais c'est vers les États-Unis que se sont dirigés, surtout depuis quelques années, le plus grand nombre de ses jeunes diplômés. Et cela est très explicable.

En effet, s'il est généralement admis que c'est de la France que sont sortis, au dix-huitième siècle, les principaux progrès de l'art dentaire et que ce sont deux Français, Lemaire et Gardette, qui, partis à la suite de Lafayette et de Rochambeau, ont été les véritables initiateurs de la dentisterie en Amérique, il n'en est pas moins vrai que depuis 1838, date de la fondation de la première école dentaire à Baltimore, l'art dentaire a pris aux États-Unis un essor considérable et que ce mouvement progressif n'a fait que s'y accentuer.

Si, en ouvrant le 3e Congrès dentaire international de Paris en 1900, nous avons pu dire, avec l'assentiment général, qu'à notre époque il n'y avait plus de supériorités nationales en dentisterie, mais seulement des supériorités individuelles, il n'en est pas moins vrai que les États-Unis, avec leurs 35 000 dentistes, leurs 52 écoles dentaires et leurs 6000 étudiants, n'en possèdent pas moins ainsi une élite de professeurs plus nombreuse qu'aucune autre partie du monde et qu'à cette élite on doit une littérature professionnelle des plus abondantes et des plus réputées.

Dans cette littérature on peut dire que l'*American Text Book of Operative Dentistry* occupe la première place.

C'est une véritable encyclopédie dentaire qui contient les chapitres les plus intéressants sur la technique dentaire en honneur aux États-Unis et sur laquelle l'attention s'est plus spécialement portée depuis quelques années, comme l'orthodontie, par exemple.

Publiée sous l'habile direction de l'éminent doyen de la Faculté dentaire de l'Université de Pennsylvanie, le Dr E. Kirk, avec la collaboration des plus réputés parmi les professeurs des meilleures écoles dentaires, elle a atteint sa 5e édition, ce qui est une preuve de l'estime dont elle jouit aux États-Unis et du succès qu'elle a obtenu.

Il ne m'appartient pas, après le professeur Kirk qui a bien voulu, lui aussi, faire une préface spéciale à cette traduction française de son ouvrage, de redire les titres qu'avait M. le Dr Raymond Lemière à faire cette traduction, ni comment il l'a exécutée. Ce qu'en dit dans sa préface mon éminent confrère américain suffit.

Je veux seulement ajouter qu'élève diplômé de l'École dentaire et de la Faculté de médecine de l'Université de Paris, M. le Dr Raymond Lemière s'est conformé au programme et aux traditions de l'une et de l'autre en rapportant de son séjour à la Faculté de Dentisterie de l'Université de Pennsylvanie l'ouvrage qui lui a paru le plus complet et le plus intéressant dans la science odontologique américaine et en mettant, par la traduction qu'il s'est imposée, à la portée de tous ceux de nos confrères de langue française qui ne peuvent faire le voyage d'Amérique les travaux et les enseignements les plus récents des auteurs de l'*American Text Book of Operative Dentistry*.

Dr Ch. GODON.

29 juillet 1909.

TABLE DES MATIÈRES

CHAPITRE I

ANATOMIE MACROSCOPIQUE DES DENTS HUMAINES

CHAPITRE II

L'HISTOLOGIE DE LA DENT DANS SES RAPPORTS AVEC LA DENTISTERIE OPÉRATOIRE

CHAPITRE III

L'ANTISEPSIE EN DENTISTERIE

CHAPITRE IV

L'EXAMEN DES DENTS PRÉLIMINAIRE A L'OPÉRATION — MÉTHODES, INSTRUMENTS, APPAREILS — RÉSULTATS CLINIQUES, ETC.

CHAPITRE V

PRÉPARATION PRÉLIMINAIRE DES DENTS. — ABLATION DES DÉPÔTS ET NETTOYAGE DES DENTS. — POSE DES COINS. — AUTRES MÉTHODES DE SÉPARATION DES DENTS. — MISE A NU DU BORD CERVICAL PAR LA MÉTHODE DE LA PRESSION, ETC.

CHAPITRE VI

PRÉPARATION PRÉLIMINAIRE DES CAVITÉS. — TRAITEMENT DE LA DENTINE HYPERSENSIBLE AU MOYEN DE SÉDATIFS, DE CALMANTS ET D'ANESTHÉSIQUES LOCAUX ET GÉNÉRAUX. — STÉRILISATION, AVEC UN RAPIDE APERÇU DE L'ACTION PHYSIOLOGIQUE ET THÉRAPEUTIQUE DES MÉDICAMENTS EMPLOYÉS.

CHAPITRE VII

PRÉPARATION DES CAVITÉS. — OUVERTURE DE LA CAVITÉ. — ENLÈVEMENT DE LA CARIE. — FORME DE LA CAVITÉ. — CLASSIFICATION DES CAVITÉS.

CHAPITRE VIII

DESSICCATION. — EXCLUSION DE LA SALIVE. — APPLICATION DE LA DIGUE DANS LES CAS SIMPLES ET DANS LES CAS SPÉCIAUX PRÉSENTANT DES COMPLICATIONS. — SERVIETTES ET AUTRES PROCÉDÉS POUR ASSURER LA SÉCHERESSE.

CHAPITRE IX

CHOIX DES MATIÈRES OBTURATRICES PAR RAPPORT A LA STRUCTURE DE LA DENT. — DIVERS ÉTATS BUCCAUX; SITUATION, PROFONDEUR DE LA CAVITÉ ET VOISINAGE DE LA PULPE. — REVÊTEMENT DE LA CAVITÉ ET SON BUT.

CHAPITRE X

DE L'OBTURATION DANS SES RAPPORTS AVEC LA FORME ANATOMIQUE DE LA DENT; CONSÉQUENCE AU POINT DE VUE DE LA PRÉSERVATION DE L'INTÉGRITÉ DES SURFACES PROXIMALES.

CHAPITRE XI

OBTURATION DES CAVITÉS AU MOYEN DE FEUILLES MÉTALLIQUES ET DE LEURS DIFFÉRENTES MODIFICATIONS

CHAPITRE XII

EMPLOI DE LA MATRICE POUR L'OBTURATION

CHAPITRE XIII

MATIÈRES PLASTIQUES POUR OBTURATIONS. — LEURS PROPRIÉTÉS, LEURS USAGES ET LEUR MANIPULATION.

CHAPITRE XIV

OBTURATIONS COMBINÉES

CHAPITRE XV

RESTAURATION DES DENTS AU MOYEN D'INLAYS CIMENTÉS

CHAPITRE XVI

TRAITEMENT CONSERVATEUR DE LA PULPE DENTAIRE. — DÉVITALISATION ET EXTIRPATION.

CHAPITRE XVII

TRAITEMENT ET OBTURATION DES CANAUX RADICULAIRES

CHAPITRE XVIII

ABCÈS ALVÉOLO-DENTAIRE

CHAPITRE XIX

PYORRHÉE ALVÉOLAIRE

CHAPITRE XX

DES DENTS DÉCOLORÉES, LEUR TRAITEMENT

CHAPITRE XXI

EXTRACTION DES DENTS

CHAPITRE XXI (*Suite*)

ANESTHÉSIE PAR LE PROTOXYDE D'AZOTE

CHAPITRE XXI (*Fin*)

ANESTHÉSIQUES LOCAUX ET EXTRACTION

CHAPITRE XXII

GREFFE DENTAIRE

CHAPITRE XXIII

TRAITEMENT DES DENTS TEMPORAIRES

CHAPITRE XXIV

ORTHODONTIE

CHAPITRE XXV

DÉVELOPPEMENT DE L'ESTHÉTIQUE FACIALE

DENTISTERIE OPÉRATOIRE

CHAPITRE I

ANATOMIE MACROSCOPIQUE DES DENTS HUMAINES

Par ALTON HOWARD THOMPSON, D. D. S.

1. **Définition.** — Les dents sont constituées par des corps durs et calcaires situés près de l'extrémité antérieure et buccale du tube digestif. Chez l'homme, elles occupent la cavité buccale et sont supportées seulement par les os maxillaires. Chez les vertébrés inférieurs, elles peuvent être disséminées sur tous les os et cartilages entourant la bouche.

2. **Fonction.** — Les dents ont pour rôle principal la division des substances servant de nourriture, acte préliminaire à leur digestion ; c'est pourquoi ces organes appartiennent à l'appareil digestif. Leurs fonctions consistent exactement dans la préhension, l'incision, le broiement, la mastication et l'insalivation. On trouve dans la bouche de l'homme des formes de dents différentes pour l'accomplissement de chacune de ces fonctions. Le mode d'alimentation détermine chez les animaux inférieurs une extrême variété dans l'évolution de la forme des dents.

Les dents ont, en outre, une fonction secondaire chez l'homme : elles

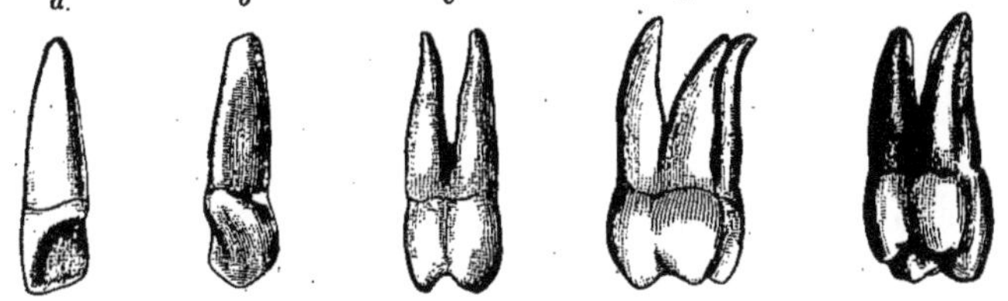

Fig. 1. — Dent simple formée d'un seul cône, dents composées de plusieurs cônes.

jouent un rôle accessoire dans la phonation et le langage articulé, elles participent également à l'esthétique de la bouche et de la face.

3. **Structure**. — Toutes les formes des dents dérivent par modifications du cône simple, qui en est la forme type, primitive. Les dents des poissons et des reptiles ne sont que de simples cônes, et celles des mammifères plus élevés sont des modifications d'un seul cône ou des combinaisons de deux ou plusieurs cônes fusionnés. Ainsi, chez l'homme, les incisives sont formées du cône simple dont la base est aplatie pour former le large bord incisif (fig. 1, *a*). La canine ou cuspide est un cône simple dont la base est comprimée suivant trois points formant une pyramide (*b*). Les bicuspides sont formées de deux cônes fusionnés, dont les formes restent distinctes dans toute la longueur de la dent, comme dans les bicuspides supérieures (*c*). En ajoutant un troisième cône à la forme des bicuspides, on obtient la forme typique des molaires supérieures, comme on peut le constater facilement (*d*) avec leurs trois racines et leurs trois cuspides primitifs. Le quatrième cuspide que l'on constate habituellement est formé par l'addition d'un cingule. Les molaires inférieures sont constituées par quatre cônes que l'on peut facilement distinguer à l'examen (*e*). Chaque cône constituant la structure de la dent est surmonté d'un cuspide ou tubercule. En plus de ces cuspides, il n'existe au-dessus du nombre des cuspides primitifs que des cingules ou cuspides non développés.

L'évolution des dents, dans les formes compliquées comme les bicuspides et les molaires, s'accompagne donc de cônes supplémentaires, les cuspides étant surajoutés sur les côtés latéraux et longitudinaux de la mâchoire.

4. **Arcade dentaire**. — Les dents humaines sont rangées sur les bords des mâchoires supérieure et inférieure en rapport étroit, ne laissant entre elles aucun espace. L'arcade basale a la forme d'une

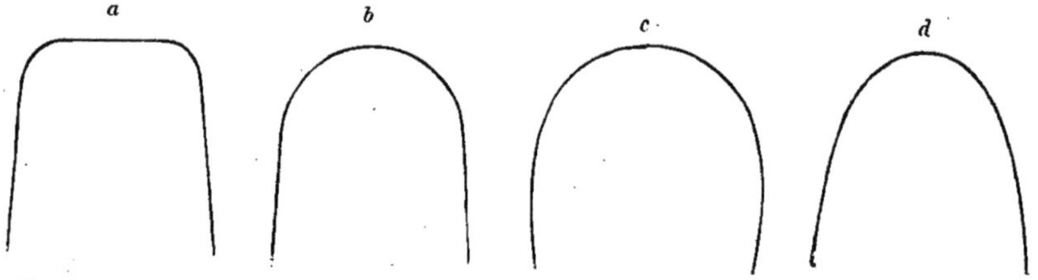

Fig. 2. — Types principaux de l'arc dentaire : carré, carré arrondi, arrondi, arrondi en V.

gracieuse courbe parabolique avec quelques modifications qui varient de la forme arrondie au parallélogramme imparfait et même à la forme bien définie d'un V. On peut ainsi classer ces variations de forme :

1° *L'arcade carrée* (fig. 2, *a*). On trouve habituellement cette forme chez les sujets à squelette robuste, descendants d'Écossais ou d'Irlandais — c'est-à-dire d'origine celtique — et issus sans doute primitivement d'un peuple dolichocéphale. La forme carrée dépend plus ou moins de la proéminence de larges canines qui font une très forte saillie aux angles du carré. Les incisives présentent une surface plane, légèrement projetée en avant, avec peu de courbure du bord incisif ou même sans courbure. Les bicuspides et les molaires siègent en arrière des canines sans former une courbe appréciable. Les deux côtés sont tout à fait parallèles, mais quelquefois il peut y avoir une légère divergence vers la joue au niveau des dents postérieures. Telle est la forme d'arcade qu'on trouve chez les singes et dans quelques races inférieures.

2° *Le carré arrondi* (fig. 2, *b*). C'est la forme d'arcade moyenne, celle que l'on rencontre habituellement chez les Américains robustes et bien développés. Les canines ne semblent être proéminentes que pour donner du caractère à cette arcade, sans que l'on y puisse voir aucune ressemblance avec les arcades des animaux inférieurs. Les incisives sont verticales, et, d'une canine à l'autre, la ligne incisive est légèrement courbe. La ligne des bicuspides et des molaires s'incurve légèrement en dehors à partir de la canine et converge en arrière.

3° *L'arcade ronde* (fig. 2, *c*). C'est l'arcade circulaire ou en « fer à cheval ». Elle est presque en forme de demi-cercle, les extrémités convergent à l'arrière, et les contours de l'arcade présentent une forme bien nette de fer à cheval. Les canines sont abaissées au niveau de l'arcade, de sorte que ces dents ne font aucune saillie. Les bicuspides et les molaires épousent la courbe de la ligne. Cette arcade est tout à fait caractéristique chez quelques races, comme les Allemands du Sud brachycéphales.

4° *Le V arrondi* (fig. 2, *d*). Dans cette variété l'arcade est resserrée sur le devant et étroite, de sorte que les incisives décrivent une légère courbe dont leur apex est le centre. C'est l'arcade de beauté, celle que l'on admire le plus chez les femmes de race latine.

Telles sont les formes typiques de l'arcade dentaire; elles subissent ordinairement des modifications de toutes sortes, et ce sont les variations composites que l'on rencontre le plus dans la pratique dentaire.

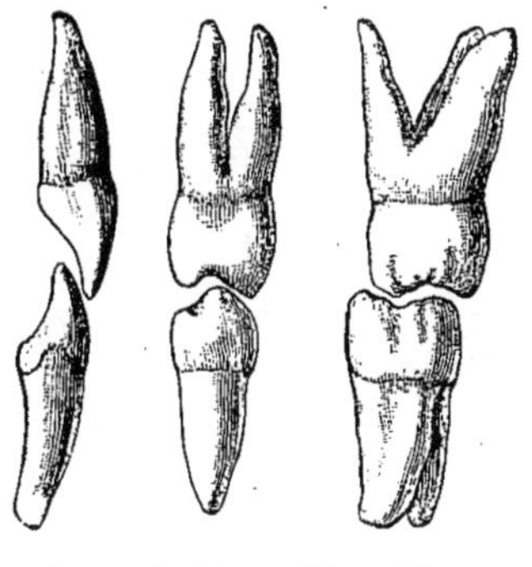

Fig. 3. — Incisives, bicuspides, molaires. Position relative des dents supérieures pendant l'occlusion.

5. **L'occlusion des dents.** — Le segment de cercle déterminé par les dents est plus grand dans la mâchoire supérieure que dans la mâchoire inférieure, de sorte que les bords des dents antérieures supérieures recouvrent les dents antérieures inférieures et que les cuspides buccaux des dents triturantes supérieures recouvrent ces mêmes cuspides sur les dents inférieures (fig. 3). Par cette disposition, les cuspides buccaux des

molaires et prémolaires inférieures s'adaptent dans la dépression ou sillon formé entre les alignements des cuspides buccaux et linguaux des molaires et prémolaires supérieures, et les cuspides linguaux supérieurs s'adaptent de même dans le sillon inférieur. Par cette disposition aussi, les surfaces triturantes de ces dents sont amenées davantage en contact dans les divers mouvements de mastication et accomplissent ainsi leur fonction de façon plus parfaite.

De même, les incisives supérieures recouvrent habituellement les inférieures sur un tiers de leur hauteur, ce qui facilite l'acte de couper propre aux incisives, lorsque les bords de ces dents viennent à passer l'un sur l'autre.

La ligne horizontale d'occlusion (fig. 4, A-B) présente d'avant en arrière une courbe marquée, plus ou moins accentuée suivant les différentes formes d'arcades. Ainsi, elle est élevée au niveau des incisives, descend au niveau des bicuspides, atteint son point inférieur au niveau de la première molaire, remonte rapidement à la seconde molaire et atteint son point supérieur au niveau de la troisième molaire. C'est dans l'arcade arrondie que la courbe est le plus aplatie et c'est dans l'arcade carrée qu'elle apparaît le plus déclive. Entre ces formes extrêmes il y a évidemment beaucoup de variétés. La figure 4 *C* représente le plan d'occlusion. Le bol alimentaire tend à se diriger vers la première molaire qui occupe le point le plus déclive, de sorte que l'extraction de cette dent produit toujours un trouble dans la mastication.

Dans la juxtaposition des mâchoires et des dents la disposition mécanique est telle que les forces de mastication s'exercent dans le sens le plus favorable et produisent le meilleur effet (fig. 5). Ainsi, la surface triturante de l'incisive centrale supérieure est opposée à toute celle de l'incisive centrale inférieure et à la moitié mésiale de l'incisive latérale; l'incisive latérale supérieure est opposée à la moitié distale de l'incisive latérale inférieure et au bord mésial de la canine; la canine supérieure répond au bord distal de la canine inférieure et au bord

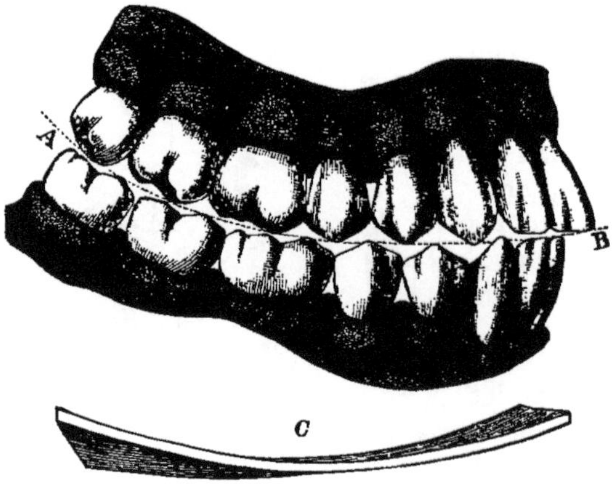

Fig. 4. — AB, Courbe représentant la surface occlusale. C, forme de cette surface.

mésial de la première bicuspide; la première bicuspide supérieure est opposée à la moitié distale de la première bicuspide inférieure et à la moitié mésiale de la seconde; la seconde bicuspide supérieure est opposée à la moitié distale de la seconde bicuspide inférieure et à une partie de la première molaire inférieure, la première molaire supérieure est opposée à la partie distale de la première molaire inférieure et à la moitié mésiale de la seconde; la seconde molaire supérieure est opposée à la moitié distale de la seconde molaire inférieure et à une partie de la troisième; enfin, la troisième molaire supérieure recouvre le reste de la troisième molaire inférieure.

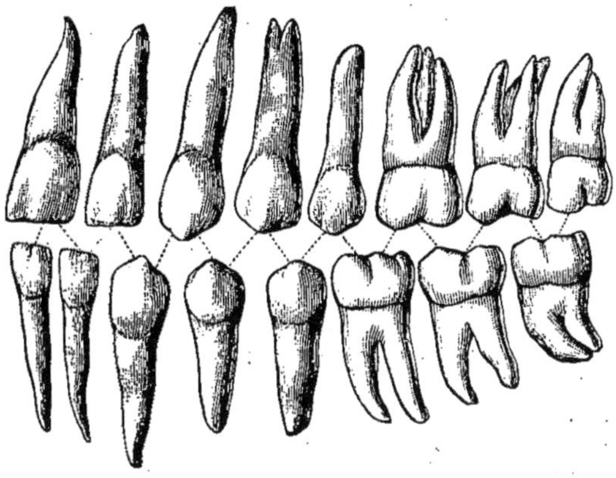

Fig. 5. — Rapprochement des dents supérieures et inférieures.

Par suite de cette juxtaposition, les dents sont disposées de façon

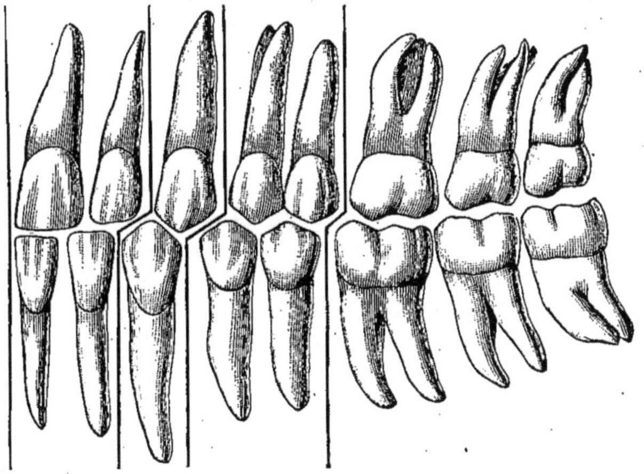

Fig. 6. — Incisives, canines ou cuspides, prémolaires ou bicuspides, molaires. Classification des dents comprenant 1/2 denture gauche.

que chaque dent reçoive le choc de la moitié de deux dents de la mâchoire opposée, ce qui distribue ainsi la force d'occlusion et ménage la résistance des dents. Cette disposition (*break-joint*) permet à chaque dent de supporter l'effort de deux dents opposées et aussi contribue à maintenir l'alignement. De plus, si une dent vient à disparaître, les dents opposées ont encore deux dents antagonistes situées une de chaque côté de l'espace vide. Cependant, l'équilibre normal de l'articulation est rarement conservé, car la perte d'une ou de plusieurs dents le rompt habituellement; les dents font partie du mécanisme des forces d'occlusion et la mastication devient plus ou moins imparfaite.

6. **Du nombre des dents et de leurs catégories.** — L'homme a trente-deux dents, que l'on divise en quatre catégories, à savoir : 1° les *incisives*; 2° les *canines ou cuspides*; 3° les *prémolaires ou bicuspides*; 4° les *molaires* (fig. 6). On exprime cette division par la formule dentaire suivante :

$$i.\ \frac{2-2}{2-2},\ c.\ \frac{1-1}{1-1},\ bi.\ \frac{2-2}{2-2},\ m.\ \frac{3-3}{3-3} = 32.$$

1° Les *incisives* sont au nombre de huit, quatre à la mâchoire supérieure, quatre à la mâchoire inférieure, deux de chaque côté de la ligne médiane. Les deux incisives situées le plus près de la ligne médiane sont appelées *incisives centrales*; les plus éloignées, *incisives latérales*.

2° Les *canines* sont au nombre de quatre, deux à la mâchoire supérieure, deux à la mâchoire inférieure, situées sur chaque face proximo-distale des incisives latérales.

3° Les *bicuspides* sont au nombre de huit, quatre à la mâchoire supérieure, quatre à l'inférieure, deux d'entre elles de chaque côté sont en rapport avec la face proximo-distale des canines. La plus rapprochée de la canine est appelée *première bicuspide*, la plus éloignée dans le sens distale, la *seconde bicuspide*. La même désignation convient aux bicuspides inférieures et aux supérieures.

4° Les *molaires* sont au nombre de douze, trois sur chaque côté de chaque mâchoire; elles siègent sur le côté distal des secondes bicuspides. La molaire la plus rapprochée de la seconde bicuspide, aussi bien en haut qu'en bas, est appelée *première molaire*; la suivante sur le côté distal de celle-ci, *deuxième molaire*; la suivante, toujours sur le côté distal, et qui est la dernière dent, est appelée *troisième molaire* ou « dent de sagesse » (*dens sapientiæ*).

Au point de vue de leurs fonctions, les incisives sont destinées à couper, comme leur nom l'indique; les canines, à prendre et à déchirer (c'est pour cela que ces dents sont souvent très développées chez les animaux inférieurs), elles servent aussi de guide à l'articulation. Les bicuspides servent à écraser, et les molaires à broyer, triturer et insaliver les aliments.

LES INCISIVES

7. **L'incisive centrale supérieure.** — C'est la première dent de la série dentaire chez l'homme. Elle est située sur le devant de la

bouche, immédiatement après le centre de l'arcade qui correspond au bord mésial de l'os intermaxillaire. Chez l'adulte ces os se fusionnent avec les bords antérieurs des maxillaires droit et gauche. Leur ligne de jonction détermine le centre de l'arcade dentaire.

La *forme générale* est celle d'un cône tronqué à base aplatie de façon à former le bord incisif.

La *fonction* de l'incisive est de couper ou séparer la nourriture, d'où son nom tiré du mot latin *incisus*, coupé.

La *structure de la couronne*, au point de vue mécanique, est intéressante. On remarquera qu'elle se compose de plusieurs éléments, d'abord d'un large bord coupant (fig. 7, *a*) supporté par deux fortes colonnes latérales (*b*) placées de chaque côté, et que ces deux colonnes sont accompagnées par deux fortes arêtes marginales (*c*), partant du bord inférieur (*d*). Ces arêtes sont des arcs-boutants qui soutiennent les colonnes maintenant et supportant le bord tranchant. D'où il résulte que, lorsque ces arêtes sont détruites par des caries ou des interventions, le support des colonnes n'existe plus, et le bord coupant se casse rapidement.

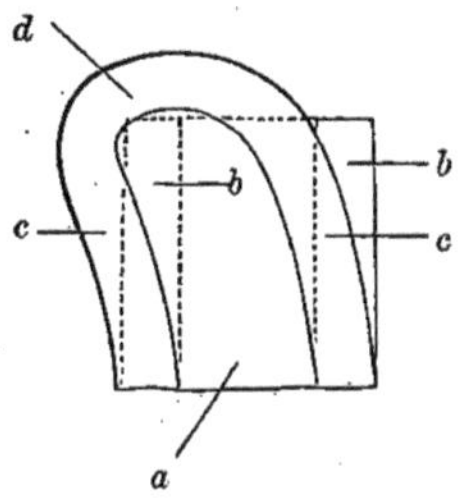

Fig. 7. — Dessin théorique de la couronne d'une incisive centrale supérieure : *a*, bord tranchant; *b*, les deux colonnes supportant la lame tranchante; *c*, bourrelets marginaux faisant fonction de contreforts consolidant les colonnes; *d*, bourrelet de base donnant naissance aux contreforts.

La *forme de la couronne* est celle d'une lame, ou d'un coin aplati, le bord coupant en est très mince, mais l'épaisseur augmente rapidement vers la base. Le côté lingual présente une légère concavité, assez considérable en quelques cas.

La *face labiale* est un carré irrégulier, de forme oblongue, à bord cervical arrondi (fig. 8, *a*), convexe horizontalement, et légèrement verticale. Deux dépressions peu profondes ou sillons (*b*) s'étendent le long de cette face, la divisant perpendiculairement au bord en trois parties appelées *lobes*, le mésial (*c*), le médian (*d*) et le distal (*e*). Ces lobes et sillons sont très visibles après l'éruption de la dent, mais ils s'abrasent avec l'âge jusqu'à ce que la surface devienne régulière. Le bord mésial est un peu plus long que le distal, de sorte que le bord coupant est plus élevé du côté distal (*f*).

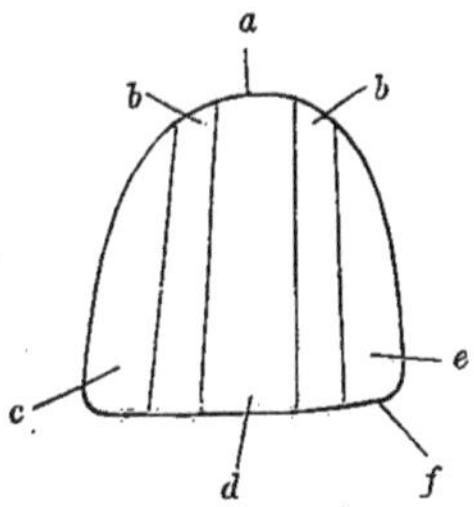

Fig. 8. — Diagramme de la face labiale d'une incisive centrale supérieure.

La *face linguale* est moins étendue que la face labiale, étant située sur la partie interne plus restreinte de la couronne, et plus étroite d'un bord à l'autre (fig. 9). Elle est de forme triangulaire, large au niveau du bord coupant; elle devient étroite et arrondie à la base ou partie cervicale (collet). Les arêtes marginales (*a*) sont élevées et bien visibles, et s'étendent du bord cervical au bord coupant suivant les bords mésial et distal de cette face. Le bord cervical (*b*) correspond à une forte élévation, qui fait suite aux arêtes marginales convergeant à la base de la couronne. Il a quelquefois la forme d'un cuspide élevé, les arêtes marginales venant former un cingule à sa base. Une arête ou lobe (*c*) s'étend du bord cervical au centre du bord coupant, s'unissant avec le lobe médian de la face labiale pour former le tubercule médian. Une dépression ou sillon (*d*) existe de chaque côté entre le lobe médian et les arêtes marginales, et, quand ce lobe médian est bas ou qu'il n'est pas développé, les deux sillons peuvent n'en former qu'un. A la jonction du lobe médian avec le bord cervical se trouve *une fissure* qui est le siège de caries dans les dents mal constituées.

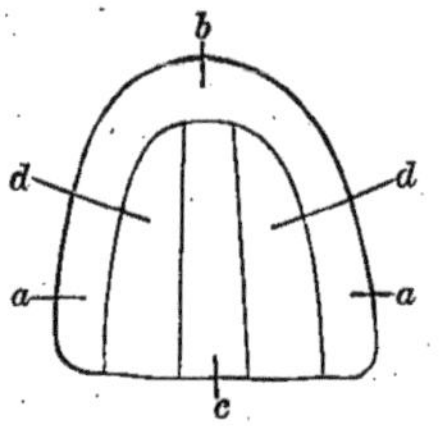

Fig. 9. — Diagramme de la face linguale d'une incisive centrale supérieure.

La face *mésiale* (fig. 10) a plutôt une forme triangulaire à base cervicale concave (*a*) et à sommet allongé vers le bord coupant. Elle est à peu près plane dans le sens de la longueur, et arrondie et convexe transversalement. Elle est plus longue que la face distale, le bord coupant s'inclinant du côté mésial. La limite de l'émail descend sur cette face, et l'on voit au-dessus de cette ligne une dépression (*b*) qui s'étend quelquefois jusque sur la racine. Le point de contact avec la dent voisine a lieu près du bord coupant.

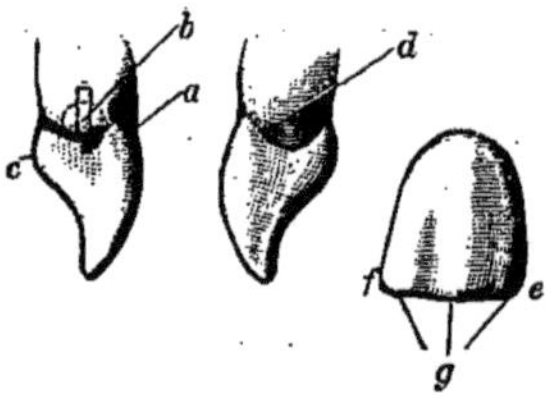

Fig. 10. — Mésiale. Distale. Sur faces mésiale et distale et bord tranchant d'une incisive centrale supérieure.

La face *distale* présente aussi un contour triangulaire (fig. 10), mais elle présente une courbe plus accentuée dans le sens longitudinal, de sorte que la surface en est convexe dans toutes les directions, avec une prédominance dans le sens transversal. La limite de l'émail descend sur cette face (*d*), comme sur la face mésiale, mais au-dessus de cette ligne la dépression est moins accentuée. Le point de contact se trouve au tiers inférieur (*e*).

Le *bord inférieur* ou *bord coupant* de la couronne est formé par l'aplatissement du sommet du tronc de pyramide primitif. Il est large et carré, sauf au niveau de son angle distal, qui est arrondi. L'angle en relation avec la face mésiale est aigu (fig. 10, *f*). Après l'éruption de la dent, le bord inférieur présente trois tubercules proéminents (*g*), qui correspondent aux arêtes des faces labiale et linguale. Ils disparaissent bientôt avec l'usure, de sorte que le bord inférieur paraît ordinairement droit. Le point le plus saillant se trouve près de la ligne médiane.

Le *collet* de l'incisive centrale est arrondi en forme de poire. Sa moitié labiale est plus large que la moitié linguale (fig. 11, *a*). Il n'y a aucune constriction de la dent à ce niveau. La limite de l'émail forme une courbe aux dépens des faces linguale et labiale de la racine, et descend sur les faces mésiales et distales. L'émail se termine en pente brusque sur chacune de ces faces, surtout sur la face linguale où l'on observe parfois une forte proéminence (fig. 10, *e*).

La *racine* est en forme de cône et pointue (fig. 11, *b*). La section en est pyriforme presque jusqu'à l'apex.

La *chambre pulpaire* est spacieuse et facilement accessible, sa forme générale reproduit celle de la dent (*a* et *c*). Le canal est d'un accès facile dans sa portion radiculaire, mais difficile à nettoyer dans sa partie coronale, qui est aplatie. Sur les dents jeunes, les angles ou cornes de la pulpe peuvent s'avancer assez loin dans la direction des angles de la couronne.

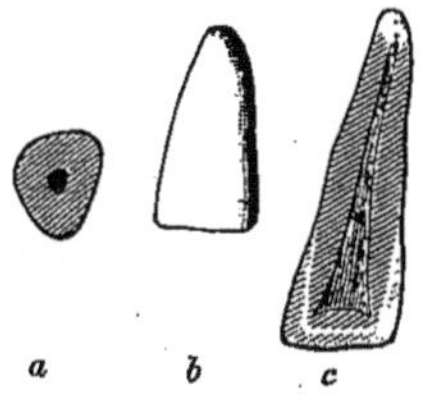

Fig. 11. — *a*, *b*, *c*, racine d'une incisive centrale supérieure.

8. L'**incisive latérale**. — Cette dent reproduit approximativement la forme de l'incisive centrale, et se trouve comme elle implantée dans l'os intermaxillaire. Elle a la même forme de lame et la même architecture, sauf dans la moitié distale, qui est plus arrondie dans toutes les directions. Comme la couronne est plus étroite que celle de l'incisive centrale, la destruction des arêtes marginales de la face linguale affaiblit encore plus le bord coupant, ce qui le rend plus fragile. Le diamètre mésio-distal est aussi plus étroit, mais le diamètre labio-lingual est presque aussi large; la différence d'épaisseur relative entre les deux diamètres est donc plus apparente. La dent semble avoir été aplatie dans le sens mésio-distal. L'épaisseur augmente rapidement du bord inférieur au collet (fig. 12 *B*).

La *face labiale* (fig. 12, *C*) est plus convexe que celle de l'incisive centrale. Cette dent ressemble à la fois à une incisive et à une canine (*a*); la moitié mésiale rappelle l'incisive (*b*), et la moitié distale la canine (*c*). L'angle mésial du bord inférieur est tout à fait aigu, tandis que l'angle distal est arrondi et obtus. Les trois lobes peuvent être bien développés, semblables à ceux de l'incisive centrale, mais ordinairement on ne peut les distinguer, quoique l'arête centrale soit toujours proéminente.

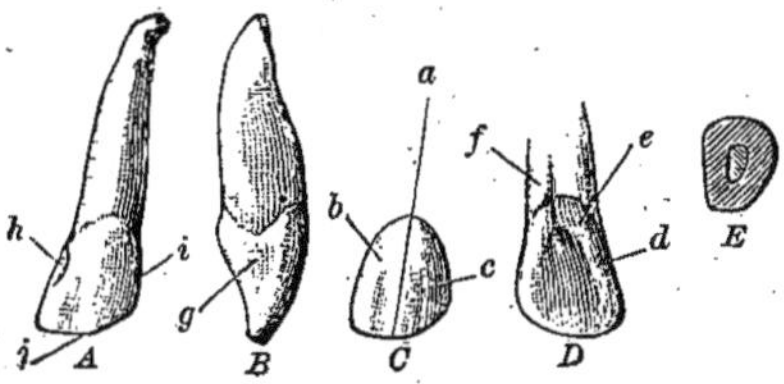

Fig. 12. — Incisive latérale supérieure.

La face *linguale* (fig. 12, *D*) présente une grande dépression, moindre cependant que la concavité de la face correspondante de l'incisive centrale. Les arêtes marginale (*d*) et cervicale sont très proéminentes

Le bord cervical fait souvent saillie en forme (*e*) de cingule ou de talon; la figure 13 montre un exemple de ce cas, qui est un vestige du talon cervical que l'on trouve chez les quadrumanes inférieurs et les insectivores. On rencontre plus fréquemment ce cingule sur les incisives latérales que sur toute autre dent antérieure. La dépression située au-dessus est souvent le siège de défauts, fissures ou creux, qui deviennent le siège de caries. L'arête cervicale est quelquefois divisée par une fissure qui s'étend jusque sur le collet de la dent (fig. 12, *f*).

Quelquefois la face entière est pleine et arrondie sans aucune concavité.

La face *mésiale* (*g*) est de forme triangulaire, semblable à celle de l'incisive centrale. Elle est arrondie vers le bord labio-lingual, mais devient aplatie au collet, en présentant sur l'émail une dépression qui remonte sur la racine. L'angle labial présente quelquefois une dépression (*h*), qui donne à l'angle une forme de crochet. Cette dépression varie en largeur et profondeur et peut devenir le siège de caries. Le point de contact avec l'incisive centrale est situé à la jonction du tiers supérieur avec le tiers moyen.

La face *distale* est plus convexe dans toutes ses directions et rappelle comme forme la canine, comme d'ailleurs toute la moitié distale de la dent. Du bord cervical au bord inférieur elle est arrondie et en son milieu se trouve le point de contact, très étendu. De ce point la face tourne rapidement vers le bord inférieur. Le tiers supérieur est rapidement déprimé vers le bord cervical; là, l'émail présente une dépression qui conduit à un sillon distal sur la racine.

Le *bord incisif* est divisé en deux portions par un tubercule saillant (*j*) situé en son milieu et qui termine la saillie de l'arête centrale de la face labiale. La moitié mésiale est droite comme celle de l'incisive centrale. Ces caractères disparaissent avec l'usure et le bord devient presque droit. Le point le plus saillant du bord incisif est situé, comme sur l'incisive centrale, vers la ligne médiane.

Le *collet* est très aplati dans le sens mésio-distal et présente la forme d'une poire aplatie et sa section la forme d'un ovale allongé. Le bord de l'émail présente le même aspect que sur l'incisive centrale, s'arrondissant en haut vers la racine sur le côté labial et le côté lingual et descendant sur le côté distal et le côté mésial. Il ne se termine pas aussi à pic que sur l'incisive centrale, et présente une arête moins vive au niveau du bord gingival.

La *racine* est habituellement plus longue que celle de l'incisive centrale. Elle est plus étroite et aplatie dans le sens mésio-distal (fig. 12, A et B). Elle se termine progressivement en pointe et non brusquement comme la racine de l'incisive centrale. Sa section représente un ovale allongé (E). Quelquefois son extrémité forme un crochet recourbé dans le sens distal. On constate quelquefois la présence de sillons sur le côté mésial et sur le côté distal.

Le *canal pulpaire* est aplati suivant la forme de la racine, mais est facilement accessible si la racine est droite.

L'incisive latérale a une forme très irrégulière; elle présente à différents degrés des difformités et des anomalies et peut être quelquefois réduite à une simple cheville. Son éruption est également variable, elle est quelquefois supprimée, n'apparaissant pas dans une famille pendant plusieurs générations. Des anomalies de forme et d'éruption se produisent pour cette dent aussi souvent que dans la troisième molaire.

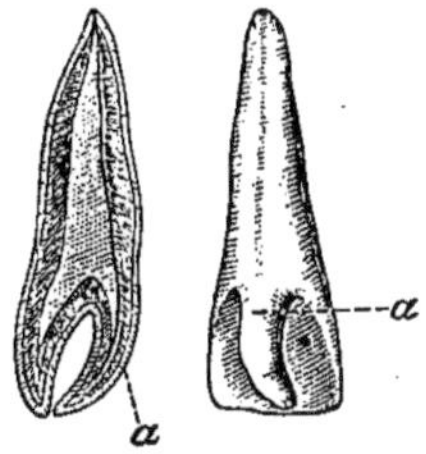

Fig. 13. — Montrant sur une incisive le développement inusité d'un (cingule) ou talon de base. Cas rapporté par le Dr W H. Mitchell, *Dental Cosmos*, vol. XXXIV, p. 1036.

La troisième incisive appartenant au type primitif des mammifères réapparaît quelquefois chez l'homme et est alors désignée sous le nom de dent surnuméraire. Elle prend rarement la forme et la position d'une incisive dans l'arcade, mais fait habituellement éruption dans l'intérieur de l'arcade et prend alors l'aspect d'une simple dent pointue en forme de cheville.

9. **Les incisives inférieures.** — Il est plus commode de décrire ces dents par groupes, car elles ont une forme semblable et il n'y a guère à signaler que de légères variations entre les incisives centrales et les incisives latérales. Elles sont situées dans la portion antérieure de la mâchoire inférieure de chaque côté de la ligne médiane et sont opposées aux incisives supérieures. Leur fonction est la même que celle des incisives supérieures, qui est de couper la nourriture, et elles accomplissent cette fonction en s'opposant aux incisives supérieures. L'incisive centrale inférieure est opposée seulement à l'incisive centrale supérieure; l'incisive latérale inférieure répond à la fois à l'incisive centrale supérieure et à l'incisive latérale supérieure.

L'incisive centrale inférieure est la dent la plus petite de la série dentaire ; elle est en forme de lame (fig. 14). La couronne présente la forme de deux coins (*a*, *b*). Le premier coin (*a*) est visible en regardant la couronne de face, la partie la plus large du coin étant située au bord incisif et la pointe au bord cervical. Le second coin est visible sur le côté (*b*), la partie la plus large étant au collet et la pointe au bord incisif de la couronne ; ce bord est mince, mais son diamètre labio-lingual augmente rapidement en allant vers la région cervicale, qui est la partie la plus large. La couronne possède son plus grand diamètre mésio-distal au niveau du bord incisif, mais diminue à mesure que

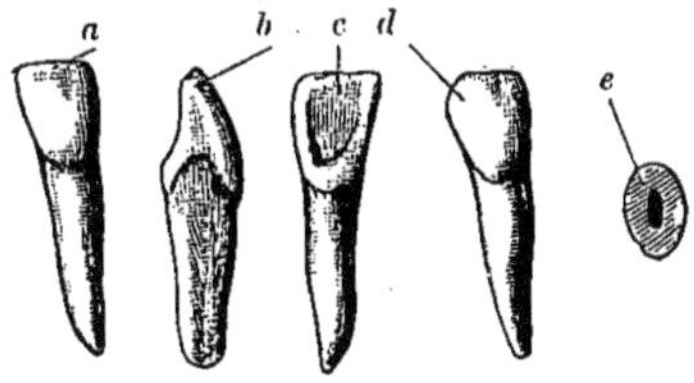

Fig. 14. — Incisive inférieure.

l'on approche du collet, dont le diamètre est à peine égal à la moitié de la largeur du bord incisif. C'est pourquoi le cône dentaire se trouve comprimé dans un sens au niveau du bord incisif et dans un autre sens au niveau de la région cervicale. Les dispositions mécaniques sont les mêmes que celles qui régissent l'incisive centrale, mais avec des parties moins fortement établies.

La *face labiale* présente la forme d'un coin allongé (*a*) dont la partie la plus large est située au bord incisif. Elle se rétrécit en gagnant la région cervicale. Elle est habituellement droite ou presque droite dans le sens longitudinal et droite également au niveau du bord incisif, mais elle est arrondie et convexe au collet et dans la moitié cervicale. On observe quelquefois des arêtes verticales sur ces dents au moment de leur éruption, mais elles disparaissent bientôt.

La *face linguale* est concave et présente une dépression en allant du bord incisif à la région cervicale (*c*). Il en est de même, mais à un moindre degré, en allant d'un bord à l'autre. Les arêtes marginales sont souvent bien marquées. Sur l'incisive latérale, la dépression est souvent plus marquée et les arêtes marginales sont plus accentuées.

Le côté *mésial* et le côté *distal* sont en forme de coins, leur surface est plane et va s'élargissant du bord incisif jusqu'à la région cervicale. On constate une dépression au niveau du collet juste au-dessus de la limite de l'émail.

Le *collet* est très aplati dans le sens mésio-distal et la racine conserve cette forme dans toute sa longueur. La coupe présente la forme d'un ovale allongé (*e*), la ligne de l'émail descend sur le côté labial et sur le côté lingual et s'incurve vers le haut sur les faces mésiales et distales suivant la disposition caractéristique des incisives.

Le bord *incisif* est parfaitement droit d'un côté à l'autre, lorsque les trois tubercules que l'on trouve au moment de l'éruption ont disparu.

La *racine* est aplatie comme le collet et fréquemment un sillon parcourt le côté mésial et le côté distal dans toute leur longueur. Il en résulte quelquefois une bifurcation, ce qui rappelle la forme de cette dent chez les animaux inférieurs

Le *canal pulpaire* (*e*) présente une forme analogue à celle de la racine; il est aplati et étroit, de sorte qu'il est souvent difficile d'y introduire des instruments.

L'incisive latérale possède une forme semblable à celle de l'incisive centrale, mais elle est plus large au niveau du bord incisif et l'angle distal du bord incisif est légèrement arrondi (*d*). Par ses autres caractères elle est semblable à l'incisive centrale.

LES CANINES OU CUSPIDES

10. **La canine supérieure.** — C'est la troisième dent à partir de la ligne médiane; elle est voisine de l'incisive latérale par son côté

distal. C'est la première dent postérieure à la suture intermaxillaire, elle appartient au maxillaire proprement dit. On dit couramment qu'elle constitue le ressort de l'arcade et donne l'impression d'une grande force, qu'explique sa puissante implantation. Elle est plus solidement implantée et par une racine plus longue et plus forte que toute autre dent. Au point de vue zoologique, c'est la plus grosse dent de la série dentaire; mais chez l'homme elle est beaucoup plus réduite que son prototype, la canine plus développée des espèces carnassières inférieures, — à proprement parler la dent carnivore. C'est la principale dent préhensive, ce qui lui donne le premier rang dans la série dentaire, au point de vue fonctionnel.

La canine chez l'homme conserve la forme type, car sa forme est encore celle d'un simple cône réduit à un point (fig. 15, *a*). C'est la

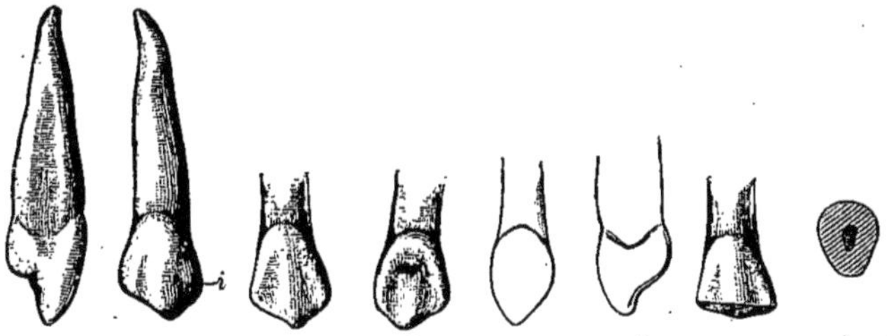

Fig. 15. — Canine supérieure.

forme primitive de dent que l'on rencontre chez les vertébrés inférieurs, les poissons et les reptiles, qui ne présentent que de simples dents en forme de cône dans toutes les parties de la mâchoire.

L'histoire de cette dent remonte plus loin que celle de toute autre, et elle conserve encore les traces des nombreuses modifications qu'elle a subies dans le cours de son évolution.

La *couronne* présente la forme d'une tête de lance (*b*), d'où le nom de cuspide par lequel cette dent est fréquemment désignée, du latin *cuspis* (pointe, extrémité pointue). Elle est construite spécialement pour percer et déchirer. Le cuspide central ou pointe est renforcé dans tous les sens ; les arêtes qui en partent dans le sens mésial et dans le sens distal (qui servent également pour couper), le solide bord labial, qui descend du bord cervical (*c*) le long de la ligne médiane et remonte sur la surface linguale (*d*), lui viennent en aide dans sa fonction de préhension et de dilacération de la chair.

La face *labiale* (*b*) présente la forme d'un fer de lance plus ou moins arrondi, suivant les différents cas. Partant de la pointe nettement définie située sur le devant de l'axe central de la dent, cette face s'élargit de façon marquée sur environ un tiers de sa longueur, puis elle se rétrécit progressivement jusqu'à la gencive, où elle est complètement arrondie. Dans quelques cas, l'angle mésial et l'angle distal sont arrondis et leurs contours rappellent davantage ceux d'une feuille (*e*). La surface est légèrement courbe dans le sens mésio-distal, de sorte que les bords présentent une courbure ou une surface plane à partir de l'arête centrale. Cette arête centrale descend du milieu du bord cervical, se courbant légèrement en avant et ensuite en arrière, jusqu'à la pointe du cuspide (*c*). Cette courbe rappelle la forme incurvée de la canine chez les félins; ce bord est habituellement saillant et marqué, mais peut être court et arrondi, de sorte qu'il devient à peine perceptible. Les trois lobes de la surface sont imparfaitement marqués, l'arête centrale dominant les lobes latéraux. Les sillons latéraux situés de chaque côté de l'arête centrale qui la sépare des lobes latéraux sont plus ou moins marqués, spécialement vers le bord. L'usure finit par réduire la saillie des lobes et des arêtes et comble les sillons.

La face *linguale* présente également une forme de fer de lance (*d*), mais plus aplatie ; elle est rarement concave. L'épaisseur de la couronne augmente progressivement au niveau des saillies latérales, ce qui détermine une arête en forme de lame, puis elle augmente rapidement au niveau de l'épaulement de la base. Une forte arête verticale s'étend de la pointe jusqu'au bord basal (*d*), avec une dépression légèrement concave de chaque côté. L'arête basale est bien marquée et se développe quelquefois en forme de cingule plus ou moins prononcée. Les arêtes latérales montent de chaque côté et se limitent aux saillies latérales. Généralement elles ne sont pas très saillantes.

La face *mésiale* n'est pas semblable dans ses contours à l'incisive centrale, elle est plus ou moins arrondie dans toutes les directions et la saillie latérale dans le tiers inférieur rend cette partie particulièrement pleine. A partir de ce point cette face présente une dépression arrondie jusqu'à la limite de l'émail au collet (*i*), où l'on rencontre une dépression plus ou moins profonde. Elle est quelque peu aplatie au niveau du bord cervical. Le point de contact se trouve sur une saillie qui touche l'incisive latérale.

La face *distale* présente une forme semblable à celle de la mésiale, mais elle est plus remplie et la saillie plus prononcée, ce qui augmente la largeur de la couronne de ce côté. Elle descend rapidement vers le collet et est arrondie dans le sens labio-lingual. Le point de contact avec la première bicuspide a lieu sur la saillie latérale.

Le bord *coupant* présente une pointe presque centrale. Les facettes latérales sont en pente, mais présentent toujours des bords coupants (*b*). Le côté distal est plus long que le côté mésial, par suite de l'augmentation de la saillie de l'angle distal. L'extrémité aiguë est bientôt transformée par l'usure en un cuspide arrondi. Par l'usure, qui augmente avec l'âge, il peut être réduit à une surface droite qui s'étend de la protubérance mésiale à la protubérance distale (*g*).

Le *collet* représente en section un ovale aplati, c'est-à-dire que le côté latéral de la portion labiale peut être plus grand que celui de la portion linguale (*h*). Les contours de l'émail présentent les mêmes courbes que ceux des incisives, c'est-à-dire qu'ils s'arrondissent en saillie sur la face labiale et la face linguale et se creusent sur la face mésiale et la face distale. L'émail est réduit graduellement à une arête légère, à moins que ce ne soit sur la face linguale. On constate une dépression sur le côté mésial et sur le côté distal, au-dessus de la courbe, et cette dépression peut aboutir à un sillon sur la racine.

La *racine* est plus longue que celle de toute autre dent et elle est environ d'un tiers plus large que celle de l'incisive centrale. Elle présente la forme d'un trièdre arrondi ou d'un cône irrégulier. Elle est généralement droite et se termine par une pointe qui peut être courbée ou très contournée. Dans les dentures parfaites, où cette dent a fait une éruption normale, sa racine est ordinairement droite.

Le *canal de la racine* est large et ouvert, de la même forme que la dent et facilement accessible. Il présente une forme régulière, excepté dans les cas où la racine est recourbée et même alors on peut l'obturer s'il n'est pas par trop crochu, tant il est largement ouvert et accessible.

11. **La canine inférieure.** — Elle est semblable à la canine supérieure par sa forme et ses contours ; elle est légèrement plus petite, plus effilée et plus arrondie dans ses contours (fig. 16, *a*). Elle en diffère aussi en ce qu'elle est plus rétrécie dans le sens mésio-distal et aplatie au collet et à la racine. La couronne s'appuie en arrière, sur la racine, si bien que la face mésiale est presque droite sur toute la longueur de la racine et de la couronne. Cette dent constitue le ressort de l'arcade inférieure et est solidement construite pour pouvoir s'opposer à la solide canine supérieure dans le travail de préhension et de déchirement. Elle s'oppose à la surface mésiale de la canine supérieure et à la surface distale de l'incisive latérale supérieure.

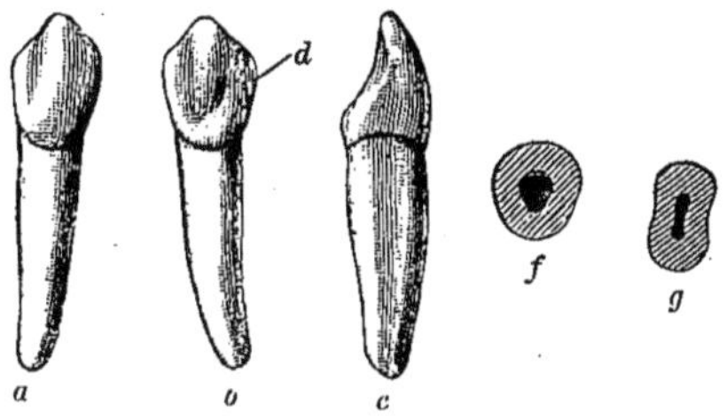

Fig. 16. — Canine inférieure.

La *face labiale* a la forme d'un ovale allongé (*a*); la pointe est émoussée, le collet arrondi et le côté mésial aplati. Les lobes sont mal définis et l'arête centrale arrondie. La face entière est inclinée en dedans pour permettre l'occlusion. Dans nombre de cas la couronne paraît être émoussée vers le côté distal.

La *face linguale* (*b*) est plate, quelquefois concave et les arêtes sont peu accusées. L'arête centrale est quelquefois très proéminente. L'arête de la base est peu marquée et donne rarement naissance à une cingule. La couronne augmente graduellement d'épaisseur de la pointe au collet.

La *face triturante* présente un sommet simplement arrondi ; le cuspide peut être effilé dans l'enfance, mais ordinairement il est bientôt réduit par l'usure. Quelquefois il reste pointu et proéminent. Les bords latéraux ne sont pas développés, mais constituent de simples arêtes conduisant aux faces latérales, qui ne sont pas proéminentes, excepté la face distale (*d*), qui est souvent pleine.

La *face mésiale* est tout à fait plate et est située sur le prolongement de celle de la racine. Le sommet n'est pas marqué. Elle n'est arrondie qu'au sommet, mais aplatie au tiers cervical (*e*).

La *face distale* présente le point le plus proéminent (*d*), la couronne étant inclinée dans cette direction. Le tiers cervical de cette face est plat. Il descend brusquement du sommet.

Le *collet* est ordinairement ovale (*f*), ou, s'il est resserré, il se présente en forme de fuseau sur sa section (*g*). Il est alors déprimé sur le côté mésial et le côté distal à la naissance des sillons qui rejoignent la racine. La ligne de l'émail n'est pas aussi irrégulière que sur l'incisive.

La *racine* est longue, aplatie et terminée en pointe (*a*, *b*, *c*). Elle est plus courte que celle de la canine supérieure. Elle présente un sillon sur le côté mésial et sur le côté distal, ce qui indique une tendance à la bifurcation. Et, en effet, ce phénomène a lieu quelquefois chez l'homme, rappelant ainsi la forme ordinaire des primates et de quelques autres animaux inférieurs.

Le *canal de la racine* a la même forme générale que la racine, sa section présente souvent la forme d'un fuseau. Il est d'un accès quelque peu difficile à cause de sa forme aplatie et étroite.

BICUSPIDES

12. Bicuspides supérieures. — La bicuspide supérieure est formée par la fusion du cône primitif et d'un cuspide dans la direction transverse (fig. 17, *a*). Considérée au point de vue de l'anatomie dentaire comparée, le cône externe est le *cône canine*, auquel est ajouté le cône interne ou *cône bicuspide*, la dent étant une double canine. Les bicuspides sont les premières des dents complexes. Le cuspide interne est formé par le soulèvement du cuspide primitif interne de la canine et le développement d'une racine pour le supporter. Le trait caractéristique de son architecture est, par conséquent, une formation par fusion de deux cônes, ce qui en fait une dent faible en ce qui concerne sa structure mécanique et sa résistance à la

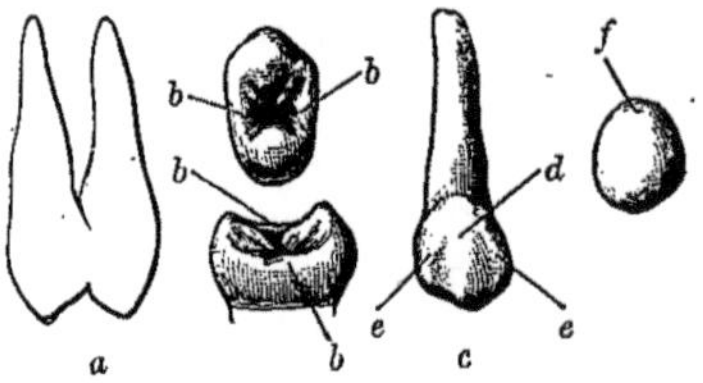

Fig. 17. — Bicuspides supérieures.

mastication, car la solidité des bases des cônes et des cuspides dépend de la résistance de la jonction des deux arêtes marginales (*b*, *b*) et, quand celles-ci sont détruites, les cônes se séparent bientôt et s'en vont en éclats.

Les bicuspides de l'homme sont homologues aux prémolaires des quadrumanes et autres animaux inférieurs. Elles succèdent aux molaires de la série temporaire dont elles déterminent la chute. Elles sont situées aussitôt après les canines dans les deux mâchoires et à moitié chemin entre les dents coupantes et celles qui broient. Leur fonction consiste à écraser les aliments en vue de la mastication.

La **première bicuspide supérieure** est voisine de la canine par son côté distal.

La *face buccale* (c) a la forme d'une tête de lance, elle est semblable à celle de la canine. Cela est plus apparent chez quelques mammifères inférieurs que chez l'homme, chez qui elle est très réduite et arrondie, de façon à donner généralement l'aspect d'un ovale long et arrondi. Le cuspide buccal (*c*) prend naissance brusquement et en forte saillie au centre inférieur de la face. De là une arête marquée (*d*) conduit au bord cervical. Le lobe mésial et le lobe distal (*e*,*e*) sont rarement accentués, et les sillons qui les séparent de l'arête centrale s'arrêtent à mi-chemin de la couronne. Les lobes présentent quelquefois des points proéminents sur les bords triturants. Chez les mammifères inférieurs ces bords se développent et deviennent des cingules très accentuées. Les crêtes marginales buccales prennent naissance aux pointes des cuspides pour rejoindre les pointes des lobes latéraux. L'arête distale est généralement plus longue que l'arête mésiale. Le bord cervical est arrondi et ovale.

La *face linguale* (*f*) est large et arrondie, plus ou moins plane dans le sens vertical et arrondie dans le sens mésio-distal. Elle est convexe dans les deux directions. Le cuspide lingual y forme une saillie marquée, mais émoussée et ronde. Les crêtes marginales sont arrondies, sans angles et courbées de façon à rejoindre les crêtes marginales mésiales et distales.

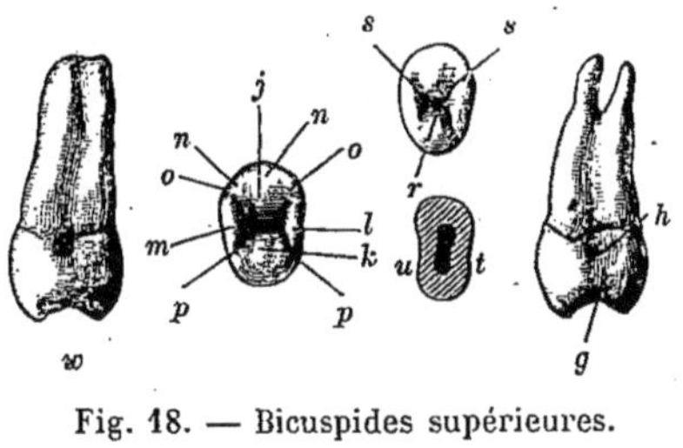

Fig. 18. — Bicuspides supérieures.

La *face mésiale* (fig. 18, *g*) est large et plate dans le sens transversal, très bombée à la face triturante de la crête marginale, qui est proéminente. Elle s'aplatit vers le cervix, où il se produit une dépression (*h*) qui occupe toute la partie supérieure de la face.

La *face distale* présente une forme semblable, mais est plutôt plus convexe. La crête marginale est plus proéminente. La dépression de la racine ne s'étend pas aussi loin sur cette face.

La *face triturante* présente une différence très marquée avec celle de la canine voisine, ayant deux cuspides distincts au lieu d'un. L'un des cuspides se trouve sur le bord buccal (*j*) de la couronne et l'autre sur le bord lingual (*k*). On les désigne sous les noms de *cuspide buccal* et *cuspide lingual*. Le cuspide buccal est pointu et proéminent, et se rapproche de l'unique cuspide de la canine. Le cuspide lingual est plus large et plus arrondi, aussi est-il préférable de le désigner sous le nom de tubercule.

Les contours de la surface triturante constituent un quadrilatère irrégulier; cette surface est limitée par des crêtes marginales très accentuées qui portent les noms suivants : l'arête marginale *mésiale* (*l*), limitant la face mésiale de la couronne; l'arête marginale *distale* (*n*) la limitant sur le côté distal (*m*); les arêtes marginales *buccales*, prenant naissance à la pointe du cuspide buccal pour rejoindre les extrémités buccales des arêtes distale et mésiale à l'angle formé par la jonction de celles-ci avec les lobes bucco-latéraux (*o*); les arêtes marginales *linguales* (*p*), prenant naissance au tubercule lingual pour rejoindre l'extrémité linguale des arêtes marginales mésiale et distale.

Les arêtes *triangulaires* partent des cuspides vers le centre de la dent et se rejoignent au sillon central. Dans certaines dents imparfaites elles ne se rejoignent pas, et déterminent une fissure qui deviendra un siège de carie. Ce sillon (*sulcus*) s'étend d'une arête marginale latérale à l'autre dans le sens mésio-distal (*r*) et s'élargit à chaque extrémité dans le sillon mésial et le sillon distal. Les sillons triangulaires (*s*) partent des sillons mésiaux et distaux vers les angles mésiaux et distaux; ils séparent les arêtes marginales des arêtes triangulaires. Ils deviennent, eux aussi, le siège de caries sur les dents imparfaites.

Le *collet* de la première bicuspide est rétréci, ou en forme de fuseau (*t*), la ligne de l'émail monte sur les côtés buccal et lingual et descend sur les côtés mésial et distal. Le bord de l'émail s'amincit graduellement vers la racine. Une dépression étendue et profonde (*u*) se produit ordinairement sur le côté mésial du collet, conduisant au sillon de la racine. Sur la face distale elle n'est pas aussi accentuée.

La *racine* est franchement aplatie dans le sens mésio-distal et présente un sillon marqué le long de chaque côté. Ces sillons tendent à produire la bifurcation de la racine, qui a lieu actuellement dans un tiers des cas, et spécialement chez les personnes d'une forte constitution. Cette bifurcation est un reste persistant des formes inférieures des prémolaires, comme chez les singes.

Le *canal radiculaire* est plat au collet et presque toujours bifurqué, même quand la racine n'est pas séparée. C'est un fait que l'on constate en tenant à la lumière une bicuspide n'ayant qu'une racine; la partie centrale apparaît transparente. La bifurcation étant habituelle nécessite la recherche des deux canaux quand on traite cette dent.

La **seconde bicuspide supérieure** (*w*) est voisine de la première par son côté distal et lui ressemble à tous les points de vue. Elle est cependant plus petite généralement et plus arrondie. Les lignes saillantes, les crêtes, les éminences, etc., ne sont pas aussi accentuées. Les cuspides sont réduits, les arêtes plus arrondies et la face triturante est plus aplatie et souvent ridée. Les arêtes triangulaires ont plus de tendance à s'unir, donnant ainsi à la couronne plus de résistance. La couronne est plus mince dans le sens mésio-distal. Le collet est plus arrondi ou ovale.

La plus grande différence est évidemment dans la *racine*, qui est plus étroite dans le sens labio-lingual, plus arrondie et rarement bifurquée. Elle est quelquefois de forme cylindrique ou cubique. Elle a des tendances à se contourner et est souvent crochue. Le canal radiculaire est simple et d'accès facile.

15. **Bicuspides inférieures.** — Ces dents sont situées aussitôt après les canines inférieures sur le côté distal. Par leur forme, elles ne sont pas réellement des bicuspides, car la première ne présente qu'un cuspide et la seconde en présente trois dans la forme type parfaite ; mais on les désigne arbitrairement sous le nom de bicuspides à cause de leur position analogue à celle des bicuspides supérieures, qui sont des bicuspides réelles.

La forme architecturale de ces dents est celle d'un simple cône, la couronne étant augmentée dans les différents sens par l'addition de cingules au cuspide primitif.

La **première bicuspide inférieure** est une dent de forme intermédiaire. Elle marque une transition, car elle est analogue à la fois à la canine et à la bicuspide. Mais elle se rapproche davantage de la canine dans sa forme ordinaire, car le cuspide intérieur est presque toujours supprimé et est rarement aussi large que le cuspide extérieur (fig. 19,

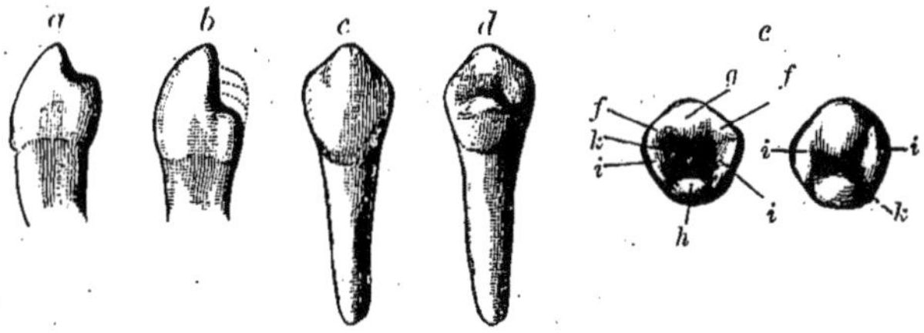

Fig. 19. — Première bicuspide inférieure.

a). Elle ressemble, en effet, à une canine, avec une cingule sur sa face interne. Ce cuspide est en réalité une cingule, car il atteint rarement toute la hauteur d'un cuspide.

Ses dimensions sont très variables, et il peut se présenter soit comme une simple pointe sur l'arête basale (*b*), soit comme un cuspide complètement développé aussi large que le cuspide buccal. La dent devient alors une véritable bicuspide. Cette dent est donc primitivement et essentiellement une prémolaire unicuspide de la forme de celle que l'on rencontre chez quelques primates inférieurs.

La *face buccale* (*c*) rappelle celle de la canine ou bien son contour présente un ovale allongé surmonté d'un cuspide qui s'élève en pointe aiguë. L'angle de jonction des arêtes marginales peut présenter une saillie. Cette face s'incline de façon marquée vers le côté lingual, de sorte que le cuspide buccal devient central et coïncide avec le grand axe de la dent (*a*). Le bord cervical est arrondi au niveau de son arête et présente une convexité latérale. Les lobes ne sont pas marqués.

La *face linguale* (*d*) est convexe transversalement et droite dans le sens vertical; mais sans être absolument verticale elle-même, car elle se dirige vers le côté lingual. Sa hauteur est subordonnée à celle de la cingule linguale, qui est constituée, tantôt par une simple arête buccale, tantôt par un cuspide complètement développé.

Les *faces distale* et *mésiale* sont semblables. Convexes latéralement (*a*, *b*), légèrement aplaties au niveau du bord cervical, elles s'élargissent en dehors pour rencontrer la saillie des arêtes marginales, arrondies et proéminentes. La saillie de ces arêtes et l'inclinaison du côté interne de la face linguale donnent à la couronne une véritable forme de cloche rétrécie au niveau du collet (*d*).

La *face triturante* (*e*) présente des particularités. Elle diffère de celle des autres dents par le grand nombre de ses variétés, si différentes entre elles. Tantôt c'est la face triturante d'une véritable bicuspide, tantôt celle d'une simple canine. Elle présente des contours presque circulaires, l'élargissement des faces latérales produit par l'expansion des arêtes marginales (*f*, *f*) augmentant sa largeur. Le cuspide buccal (*g*) est large et proéminent et se trouve situé vers le centre de la dent, ce qui facilite l'occlusion. Quelquefois il est élevé et de forme pointue, le cuspide lingual est alors réduit. Lorsqu'il est bas et émoussé, le cuspide lingual est élargi, et ses dimensions semblent être en raison inverse de celles du cuspide interne.

Le tubercule lingual ou cingule, possède des dimensions très variables : c'est tantôt une simple pointe située sur l'arête basale, au-dessus du bord cervical, tantôt une cingule prononcée, tantôt une cingule plus large, un petit cuspide, tantôt un véritable cuspide, l'arête basale (*h*) ayant le même point de départ que lui. Les arêtes marginales suivantes sont les arêtes mésiale et distale (*ii*), larges, arrondies et toujours prononcées; les arêtes marginales buccales (*f*, *f*), qui descendent du cuspide buccal et forment un angle avec les arêtes marginales mésiale et distale; l'arête basale, lorsque la cingule linguale est de petite dimension (*b*); l'arête triangulaire du cuspide buccal, qui est toujours développée et qui, lorsque le tubercule interne est réduit, descend en formant une éminence centrale saillante. La cingule linguale ne possède généralement pas d'arête triangulaire.

Le sillon central traverse habituellement l'arête centrale (*k*), mais pas toujours. Il est souvent recourbé près de son extrémité inférieure. Quelquefois l'arête est traversée par un *sillon*. Le sillon se termine à chaque extrémité par une dépression qui présente elle-même de légers sillons triangulaires se dirigeant sur le cuspide buccal.

Le *collet* présente habituellement une section ovale. Il est très resserré, la couronne se développe à partir de la portion cervicale, ce qui donne à la couronne la forme bien connue d'une cloche. La ligne de l'émail ne se creuse que légèrement, ses quatre côtés étant habituellement au même niveau. Le bord buccal présente quelquefois une arête prononcée.

La *racine* est unique, longue, mince, quelquefois presque ronde, mais elle est habituellement aplatie dans le sens mésio-distal. Elle est quelquefois massive et se termine brusquement par un apex arrondi (*c*, *d*), qui peut être recourbé, rarement bifurqué, mais ne présente pas de sillon sur ses faces latérales.

Le *canal pulpaire* est rétréci et aplati au collet et l'inclinaison en arrière des dents rend son exploration difficile. La possibilité d'une courbure de la racine et les singularités de ses rapports anatomiques augmentent l'incertitude du traitement, ce qui rend les canaux des racines des bicuspides inférieures difficiles à soigner.

La **seconde bicuspide inférieure** est en rapport avec le côté distal de la première. Elle se rapproche de la première par la forme générale de sa couronne, sa forme de cloche aplatie, la constriction de son collet et la forme de la racine. Dans ses autres traits il y a peu de différence entre ces deux dents, et la description de la première s'applique aussi bien à la seconde bicuspide.

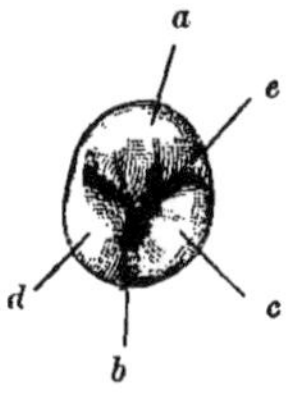

Fig. 20. — Surface triturante de la seconde bicuspide inférieure.

La *face triturante* (fig. 20) diffère cependant très sensiblement de celle de la première bicuspide : elle présente des contours circulaires comme la première, le cuspide buccal est massif, arrondi (*a*), mais le cuspide interne est divisé par un sillon (*b*) qui le sépare en deux parties, de sorte qu'il se trouve, en réalité, divisé en deux tubercules. Cela donne à la seconde bicuspide inférieure la forme type d'une dent tricuspide ; elle diffère donc de la première bicuspide inférieure, qui ne possède qu'un cuspide, et des autres qui n'en ont que deux. La forme des tubercules linguaux varie beaucoup : l'un d'eux peut faire défaut et la dent devient une bicuspide. Le tubercule mésial lingual (*c*) peut présenter de grandes dimensions et se développer aux dépens du tubercule distal (*d*). Ce dernier peut n'être qu'une simple cingule située sur l'arête marginale distale, mais il existe toujours. Le sillon de la face triturante (*e*) dessine un triangle passant entre chacun des trois tubercules. Une arête triangulaire bien marquée descend de chacun des cuspides.

La forme tricuspidée de la face triturante de cette dent est naturellement une reproduction des prémolaires trituberculées des primates inférieurs, et aussi de quelques mammifères inférieurs, bien que la forme triangulaire de la couronne ait disparu chez l'homme.

LES MOLAIRES

14. **Les dents tuberculées.** — Les molaires apparaissent de bonne heure dans l'échelle des vertébrés; on trouve chez les poissons de simples dents triturantes, et des dents légèrement tuberculées chez les reptiles. Les molaires sont de forme simple chez les mammifères inférieurs. Le Bruta présente des molaires simples à couronne plate qui ne sont pas différenciées et servent simplement à écraser. Les molaires tuberculées apparaissent de bonne heure chez les mammifères placentaires. On trouve des molaires trituberculées chez de nombreuses espèces fossiles. Ce sont des formes types et les premiers vestiges de ce que seront les molaires tuberculées chez les mammifères supérieurs. La dent à simple couronne à tubercule unique (haplodonte, Cope) devient double et présente une couronne supportant plusieurs tubercules (binodonte).

La transition entre les dents simples et les dents composées s'accomplit par la répétition de la forme type dans les directions différentes et par l'adjonction de cuspides et de racines à la fois dans le sens latéral et dans le sens longitudinal de la mâchoire.

La molaire supérieure est formée par l'adjonction d'un troisième cuspide à la forme type des bicuspides et possède trois racines qui supportent trois ou quatre tubercules. Les molaires inférieures sont composées de quatre cônes qui supportent quatre ou cinq tubercules; c'est pourquoi les molaires inférieures sont les dents les plus complexes. La bicuspide est plus complexe que la canine et la molaire supérieure l'est plus que la bicuspide, la molaire inférieure plus que la molaire supérieure.

Les molaires de l'homme rappellent celles du binodonte quant à leur forme, c'est-à-dire qu'elles possèdent de simples tubercules arrondis sur leur face triturante. Elles sont du type simple et primitif et en réalité ressemblent aux molaires des ours et des autres animaux omnivores. Elles ne sont pas nettement spécialisées, d'une part, comme celles des carnivores avec de grandes lames aiguës pour couper la chair, ni, d'autre part, comme celles des herbivores, qui s'étendent latéralement pour broyer les fibres végétales résistantes. Leur organisation est lente en ce qui concerne leur développement fonctionnel.

Les molaires de l'homme sont au nombre de douze, trois dans chaque mâchoire, et sont placées à la partie postérieure de l'arcade au niveau des muscles masticateurs, afin de broyer et de mâcher la nourriture. Ce sont d'importants facteurs de l'alimentation et elles contribuent à la digestion en préparant la nourriture pour l'estomac. Leur perte entrave grièvement cette fonction et produit des troubles de l'estomac en le surchargeant de substances alimentaires imparfaitement mâchées.

15. **La molaire supérieure.** — La molaire supérieure type est formée par la réunion de trois cônes, comme on peut s'en rendre compte facilement en considérant ses trois racines et ses trois tubercules (fig. 21, A). La molaire tricuspide est donc la forme primitive. On la ren-

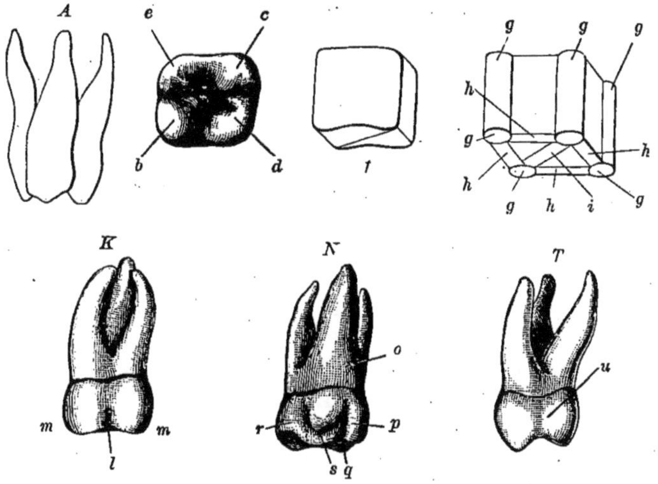

Fig. 21. — Molaire supérieure.

contre quelquefois chez l'homme, mais sa forme normale est d'être quadrituberculée. Le quatrième cuspide surajouté, le disto-lingual (*b*), est simplement un cuspide supplémentaire ajouté à la couronne. Une molaire supérieure est donc composée de trois tubercules et d'une cingule qui n'a pas encore fourni une racine pour le supporter. La molaire trituberculée est la forme primitive de cette dent, la forme quadrituberculée apparaissant plus tard. On ne rencontre cette dernière que chez quelques êtres vivants tels que les lémuriens et quelques mammifères carnivores et insectivores. Chez l'homme il y a quelquefois un retour de la molaire supérieure à la forme trituberculée, ce qui constitue une dégénérescence marquée de la forme de cette dent; donc, si l'on analyse cette dent, le tubercule mésio-buccal (*c*) correspond au cuspide de la canine, le tubercule mésio-lingual, au cuspide d'une bicuspide (*d*), le cuspide disto-buccal, au cuspide d'une molaire (*e*). Le cuspide disto-lingual n'est qu'un cuspide supplémentaire; ce n'est pas un véritable cuspide, car il n'est supporté par aucune racine.

La *structure de la molaire supérieure* présente quelques traits intéressants : nous remarquons que la couronne offre généralement une forme géométrique, celle d'un cube (*f*), lorsqu'elle est parfaite et symétrique. Mais, si l'on considère la dent avec sa racine, la symétrie n'en est pas absolument parfaite, car la dent est supportée par trois racines, au lieu de quatre qui devraient correspondre aux quatre tubercules situés aux quatre coins. Ainsi fait défaut le principe de l'équilibre (*the harmony of adequate support*) qui est un principe essentiel en architecture. Mais, considérée séparément, la couronne présente une forme symétrique, celle d'un cube, bien que les angles en soient arrondis et que les coins et les pointes en soient émoussés et non aigus. Nous constatons la présence de quatre puissantes colonnes, une à chacun des quatre coins (*g*). Elles sont réunies sur les quatre côtés aux arêtes marginales qui agissent comme de puissants contreforts (*h*). Ces contreforts sont en rapport avec les colonnes de la couronne et les uns et les autres sont exactement proportionnés. Les cuspides peuvent être comparées aux chapiteaux des colonnes ; les arêtes marginales et triangulaires rappellent la corniche, elles sont réunies pour constituer les chapiteaux.

Les arêtes triangulaires peuvent être considérées comme des traverses (*i*) réunissant les quatre cuspides et traversant obliquement le carré. Ou bien on peut considérer les quatre arêtes triangulaires convergeant vers le centre comme des demi-arches ou arcs-boutants qui supportent la voûte du toit, c'est-à-dire la surface triturante. Dans l'étude architecturale de la couronne de cette dent on pourrait signaler d'autres éléments qui en montreraient la bonne disposition et la symétrie.

La première molaire supérieure rappelle la seconde bicuspide par son côté distal, mais on constate un brusque changement dans la forme, car la molaire présente un nombre de cuspides double de celui de la bicuspide, étant pour ainsi dire formée par la fusion de deux bicuspides. Les quatre tubercules déterminent une extension de la surface et une meilleure adaptation fonctionnelle. La couronne est large et de forme cubique plus ou moins arrondie.

La *face buccale* (*K*) est large et arrondie ; elle est deux fois plus large que celle des bicuspides. Elle est plus large au niveau du bord triturant, se rétrécissant en haut au niveau du bord cervical, où elle devient très arrondie et en forme de voûte. Une dépression verticale, le sillon buccal (*l*), s'étend du bord cervical au bord triturant en divisant cette face en deux saillies oblongues, arrondies qui sont le lobe buccal distal et le lobe buccal mésial (*mm*).

La *face linguale* (*N*) est plus arrondie que la face buccale, sa portion cervicale étant la plus convexe (*o*) et les côtés mésial et distal présentant une dépression vers l'unique racine linguale. La moitié la plus rapprochée de la face triturante est divisée par un sillon lingual (*q*), qui descend sur l'arête linguale marginale entre deux lobes, le lobe mésial (*r*) et le lobe distal (*p*) habituellement très arrondis. Cette moitié s'incurve vers la face triturante. Le lobe mésial présente quelquefois une cingule linguale (s), sorte de cinquième tubercule de dimensions plus ou moins considérables. Un sillon partant du sillon lingual se dirige quelquefois entre la cingule et la couronne.

La *face mésiale* (*T*) est aplatie dans le sens longitudinal et descend presque en ligne droite de l'arête marginale jusqu'au bord cervical. Convexe dans le sens bucco-lingual, elle est presque plane au niveau de l'arête marginale, arrondie au niveau du bord cervical et présente une dépression vers la racine linguale. On constate quelquefois une dépression partant de la bifurcation des racines mésio-buccale et linguale et s'étendant sur la face mésiale (*u*).

La *face distale* est semblable à la face mésiale, avec cette différence qu'elle se creuse davantage vers le bord cervical et est peut-être plus arrondie au niveau de la racine linguale.

La *face triturante* (fig. 22) est la partie la plus importante de cette

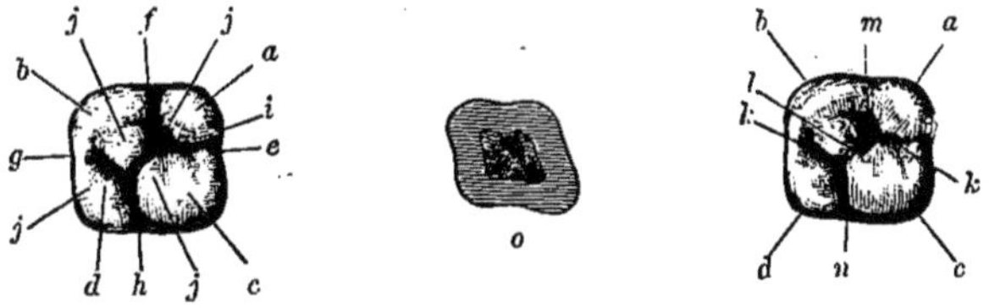

Fig. 22. — Surface triturante de la première molaire supérieure.

dent, elle présente des traits d'un intérêt spécial. On constate une brusque transition entre sa forme et celle de la bicuspide. Là le nombre des cuspides est doublé : ils sont au nombre de quatre; les contours de cette face présentent la forme d'un carré avec des tubercules à chaque angle : tubercules mésio-buccal (*a*), disto-buccal (*b*), mésio-lingual (*c*) et disto-lingual (*d*); les dimensions de ce dernier sont variables, il peut être très accentué ou de forme très réduite.

On constate de plus quatre arêtes marginales : mésiale (*e*), buccale (*f*), distale (*g*), linguale (*h*), une arête oblique (*i*), et quatre arêtes triangulaires (*j*). L'arête oblique réunit le tubercule mésio-lingual au tubercule disto-buccal et est, en réalité, un vestige de l'arête marginale de la molaire tricuspide, le quatrième cuspide disto-lingual s'élevant sur le côté disto-lingual. Les quatre arêtes triangulaires descendent des quatre tubercules vers le centre de la dent, l'arête oblique étant formée par la fusion des arêtes triangulaires des cuspides mésio-lingual et disto-buccal.

On constate enfin deux fossettes (*k*), l'une mésiale et l'autre distale par rapport à l'arête oblique. Quelquefois cette dernière est coupée par une dépression ou *sulcus* (*l*), qui s'étend du sillon mésial au sillon distal. Quelquefois, par suite de la réduction du lobe et du cuspide distolinguaux, la fossette mésiale est développée et occupe le centre de la couronne. Un sillon part de la fossette mésiale, traverse l'arête buccale marginale (*m*), s'étend sur la face buccale où elle sépare le lobe mésial du lobe distal. Un sillon s'étend aussi sur l'arête marginale linguale (*n*), descend sur la face linguale où il sépare également les lobes linguaux. Lorsque ce sillon devient une fissure, il se produit de la carie et la cingule disto-linguale se brise rapidement. Cette cingule possède, en effet, une faible structure dans la distribution architecturale de cette dent. La fracture de l'arête marginale distale affaiblit aussi ce cuspide.

Des sillons triangulaires partent des deux fossettes, se dirigent sur les cuspides en séparant les arêtes triangulaires des arêtes marginales.

Le *collet* de cette dent présente une section (*o*) de forme rhomboïdale arrondie, dont le côté le plus large est le côté buccal. La ligne de l'émail est presque au même niveau sur les quatre côtés, descendant légèrement sur le côté mésial et le côté distal. Une dépression se produit à la bifurcation des racines buccales et les côtés mésial et distal sont inclinés en dedans.

Les *racines* sont au nombre de trois (fig. 21), deux situées sur le côté buccal, petites, plates ou arrondies, et une sur le côté lingual, large et arrondie. Les racines sont habituellement séparées, mais on peut les trouver réunies suivant différentes directions par un septum cémentaire. La racine mésio-buccale est la plus large des deux racines buccales.

Toutes ces racines sont légèrement recourbées et peuvent présenter un véritable crochet.

La *chambre pulpaire* est en rapport avec trois canaux, un dans chaque racine; le canal lingual est large et ouvert, et d'un accès facile. Les canaux des deux racines buccales sont fins et étroits, et présentent quelquefois une courbure dans la racine; leur traitement et leur obturation constituent une des opérations les plus difficiles que l'on puisse effectuer en art dentaire.

La **seconde molaire supérieure** présente quelques analogies avec la première, mais en diffère à certains points de vue. Elle apparaît plutôt de dimensions plus restreintes. Habituellement elle n'est pas carrée et saillante, mais semble avoir des tendances à devenir rhomboïdale (fig. 23, *a*, *b*) par suite d'une compression disto-mésiale.

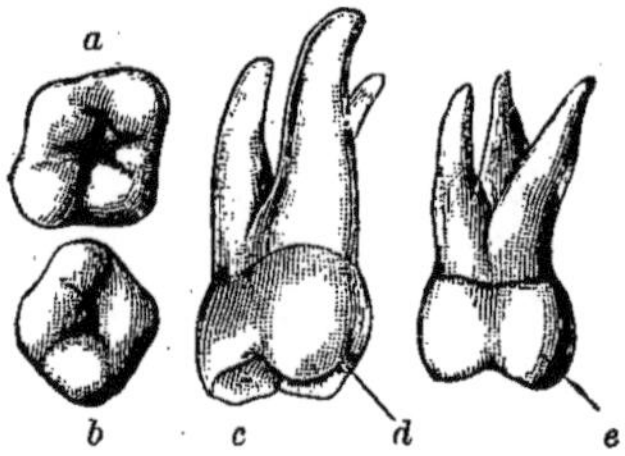

Fig. 23. — Seconde molaire supérieure.

La *face buccale* est semblable à celle de la première molaire et on peut en donner la même description. Si l'on veut y trouver quelque différence, on verra que cette face est fortement aplatie d'arrière en avant et, comme trait plus constant, que le cuspide disto-lingual est plus réduit.

La *face linguale* (*c*) est différente de celle de la première molaire par suite de la suppression du tubercule disto-lingual (*d*) et du lobe distal. Le lobe mésio-lingual est élargi, de sorte qu'il occupe la face tout entière, qui est massive, arrondie et convexe (*e*). Elle est rarement divisée en deux lobes comme dans la première molaire, par suite de l'élargissement du lobe mésial et du déplacement en arrière de l'arête oblique, qui entraîne le sillon lingual vers l'angle disto-lingual (*d*); ce sillon d'ailleurs peut manquer complètement.

Les *faces mésiale* et *distale* sont de forme semblable à celles de la première molaire; elles sont peut-être plus aplaties.

La *face triturante* est semblable à celle de la première molaire, avec cette différence que les tubercules sont moins prononcés, et que les tubercules distaux sont moins élevés, afin de s'accommoder à la courbe supérieure que forme en ce point la ligne d'occlusion. La cingule disto-linguale est plus réduite que celle de la première molaire, elle est souvent à peine marquée. Cette cingule repousse l'arête oblique vers le côté distal et élargit la fossette mésiale. Les différents sillons sont les mêmes que sur la première molaire, à l'exception du sillon lingual, qui peut être absent.

Le *collet* présente des contours moins réguliers que celui de la première molaire, par suite des variations de forme de la couronne; il est plus aplati dans le sens mésio-distal, et plus incurvé vers les racines. Les *racines* ont le même nombre et la même forme générale que dans la première molaire, mais sont moins étendues et de forme plus irrégulière. Elles peuvent converger, se recourber ou se fusionner. Cela rend les canaux de la pulpe plus difficiles à traiter. Quelquefois les trois racines sont complètement fusionnées, comme dans la troisième molaire, et les canaux peuvent se réunir, ou bien, seuls, les canaux des deux racines buccales peuvent s'anastomoser. L'irrégularité et l'incertitude dans la forme de ces racines rendent difficile le traitement des canaux.

16. **Les molaires inférieures.** — La **première molaire inférieure** est en rapport avec le côté distal de la seconde bicuspide inférieure. C'est la première dent vraiment triturante de la mâchoire inférieure et la plus grosse dent de toute la série dentaire. Contrairement à ce qui existe pour les molaires supérieures, le diamètre transverse est moindre que le diamètre mésio-distal. Le plus grand diamètre est situé à la base du tubercule disto-buccal. La couronne est de forme carrée ou trapézoïdale, selon les dimensions du cinquième tubercule. Possédant cinq tubercules, la couronne se trouve élargie par cette face triturante, qui devient ainsi multicuspidée. La face buccale est inclinée vers le centre de la dent, afin que sa moitié triturante s'engrène avec les dents opposées.

Au point de vue architectural, la dent est formée de quatre cônes (fig. 24, *A*) et on peut la diviser approximativement en quatre parties. Sa structure se compose primitivement de quatre cônes avec leurs tubercules et d'une cingule.

La *face triturante* (*B*) présente des formes trapézoïdales, la ligne buccale étant la plus longue; les angles buccaux sont aigus, tandis que les angles du côté lingual sont arrondis et obtus.

On constate cinq *tubercules*, deux sur le bord lingual et trois sur le

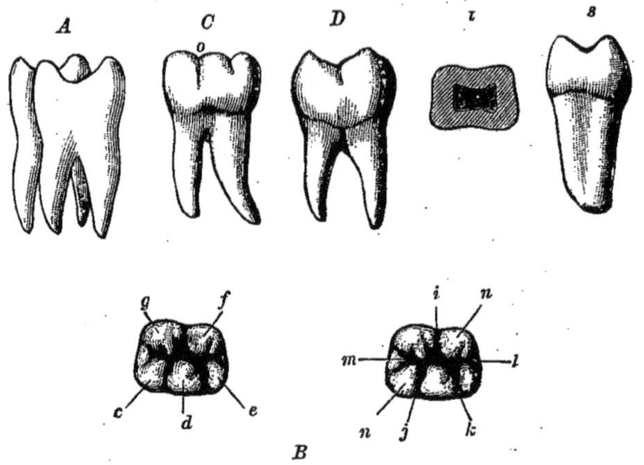

Fig. 24. — Diagramme architectural. Première molaire inférieure.

bord buccal. On les nomme mésio-buccal (*c*), médian-buccal (*d*), disto-buccal (*e*), disto-lingual (*f*) et mésio-lingual (*g*). Ces tubercules sont moins développés et plus arrondis que ceux des autres dents triturantes : le tubercule mésio-buccal est habituellement le plus large, les autres ne sont pas aussi saillants, ils sont rarement élevés et aigus.

Les *arêtes* sont : les arêtes marginales-buccales, distales, linguales et mésiales, et les cinq arêtes triangulaires descendant des cinq tubercules vers le centre de la dent.

Les *sillons* ou *sulci* de la face triturante sont très irréguliers. Un sillon profond traverse la face triturante de l'arête marginale-mésiale à l'arête marginale-distale. Un autre sillon se dirige vers le côté lingual, séparant les cuspides linguaux (*i*) et rompant quelquefois l'arête marginale-linguale, mais intéressant rarement la face linguale. Un autre sillon se dirige vers le côté buccal, séparant le tubercule mésio-buccal du tubercule médian (*j*), coupant l'arête marginale et s'étendant entièrement sur la face buccale. Ce sillon devient souvent le siège de caries par suite d'imperfections dans la structure de l'émail. Un autre sillon s'étend vers l'angle disto-buccal (*k*), séparant le tubercule médian du tubercule disto-buccal, et se prolonge rarement sur la face buccale. On peut trouver un sillon dirigé du côté distal, coupant l'arête marginale-distale (*l*), et un autre dirigé dans le sens mésial, coupant l'arête marginale-mésiale (*m*), mais ces sillons ne sont pas habituellement très marqués. Un sillon triangulaire, situé de chaque côté des arêtes triangulaires (*n*), sépare celles-ci des arêtes marginales.

Des sillons supplémentaires peuvent de même séparer les arêtes triangulaires. Les dépressions qui existent à chaque extrémité du sillon peuvent devenir le siège de caries par suite d'une structure défectueuse.

La *face buccale* (c) présente une forme trapézoïdale irrégulière, le bord triturant étant le plus long ; les côtés mésial et distal convergent vers le bord cervical, qui est arrondi ; le bord triturant est interrompu par la saillie de trois tubercules. La face buccale est convexe dans tous les sens. Cette convexité est plus marquée en allant du bord triturant au bord cervical, par suite de la convergence de la moitié triturante de cette face vers le centre de la dent. Le sillon buccal (*o*), partant de la face triturante, divise cette face en deux lobes pleins et arrondis ; quelquefois le sillon disto-buccal détermine un autre lobe, ce qui porte à trois le nombre des lobes de la face buccale. Ces sillons atteignent quelquefois le bord cervical, mais habituellement ils se terminent sur le milieu de cette face par une dépression qui peut devenir le siège de caries par suite d'un défaut dans la structure de l'émail.

La *face linguale* (*d*) est large, arrondie, lisse et convexe, légèrement droite, elle s'incline dans la direction linguale. Elle forme un angle aigu avec la surface triturante, surélevée par ses deux tubercules. Quelquefois, mais rarement, le sillon lingual traverse cette face.

Les *faces mésiale* et *distale* (*s*) sont larges et aplaties transversalement, mais convexes dans le sens vertical. Leurs contours sont de forme trapézoïdale, le bord triturant étant le plus long ; le bord cervical est plus convexe et s'enfonce vers le collet de la dent.

Le *collet* présente des contours très réguliers ; c'est approximativement un carré dont les quatre côtés offrent une dépression en leur milieu. Les côtés mésial et distal présentent une dépression à la naissance des sillons conduisant aux racines ; les côtés lingual et buccal présentent une dépression à la bifurcation des racines. Cette dépression, large et profonde, s'étend jusqu'au collet, spécialement sur le côté buccal. La ligne de l'émail est tout à fait irrégulière, elle descend sur les côtés buccal et lingual et monte sur les côtés mésial et distal.

Les *racines* sont au nombre de deux, leur plus grand diamètre est situé transversalement par rapport à la mâchoire. Elles sont larges dans le sens bucco-lingual, étroites et aplaties dans le sens disto-mésial. Elles occupent une situation mésiale et distale par rapport à la couronne. La racine postérieure est constituée par les deux cônes postérieurs, et l'antérieure par les deux cônes antérieurs (*A*). Cela est démontré d'une façon très simple par la forme des racines, qui présentent l'une et l'autre des sillons sur leurs faces mésiale et distale et par leur tendance à bifurquer, qui devient quelquefois une réalité. Près de la couronne ces racines se séparent, de sorte que les sillons produits par la bifurcation s'étendent au delà du collet. La racine distale est plus épaisse et plus arrondie que la racine mésiale, cette dernière étant plus aplatie et présentant des sillons plus profonds. Elle est aussi plus souvent bifurquée. Ces deux racines s'écartent de la ligne médiane.

Les *canaux des racines* présentent la même forme que les racines, c'est-à-dire deux branches principales. La branche distale est plus large, arrondie et accessible, la racine distale étant elle-même plus arrondie; la branche mésiale est aplatie et en forme de fuseau, d'un accès difficile et présente habituellement deux subdivisions buccale et linguale de la racine. Ces subdivisions sont petites, de la grosseur d'un cheveu et d'un accès très difficile.

La **seconde molaire inférieure** (fig. 25) diffère de la première sous beaucoup de rapports. Elle présente la même forme générale, mais elle est plus quadrangulaire, parce qu'elle ne possède que quatre tubercules. Elle est plus arrondie et plus symétrique que la première, les quatre cônes et les quatre tubercules primitifs étant bien marqués. C'est l'absence du cinquième tubercule qui détermine les plus grandes différences entre la première et la seconde molaire.

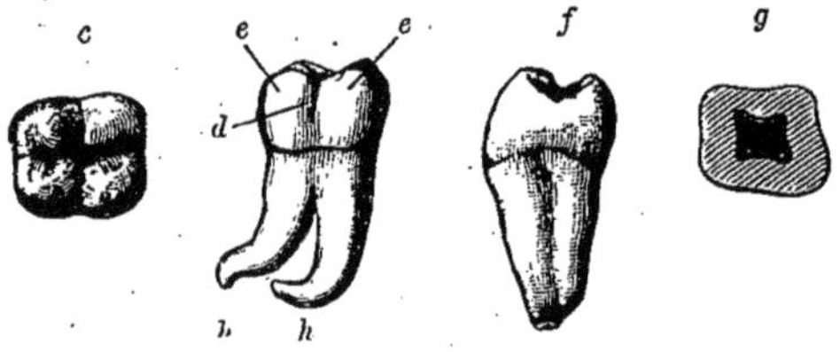

Fig. 25. — Seconde molaire inférieure.

La *face triturante* (*c*) ne possède que quatre tubercules, un à chaque angle; elle diffère ainsi de la première molaire, qui en possède cinq. Le cinquième tubercule apparaît rarement dans les races supérieures, mais on le trouve quelquefois dans les races inférieures et sauvages, et il existe régulièrement chez les singes. Il n'est pas rare chez les nègres, mais d'une façon générale manque dans les races européennes. Les tubercules sont symétriques, émoussés et arrondis, les tubercules linguaux sont cependant plus aigus que les buccaux.

Les sillons (*sulci*) présentent la forme d'une croix et séparent symétriquement les quatre tubercules les uns des autres. Le sillon buccal se continue quelquefois sur la face buccale, rarement sur la face linguale. Les sillons triangulaires montent sur les arêtes triangulaires triturantes. Les arêtes marginales sont bien marquées, les mésiales et distales sont souvent divisées par des sillons; les arêtes triangulaires sont aussi habituellement bien marquées, elles conduisent au centre de la dent, elles sont fortes et saillantes.

La *face buccale* (*d*) est convexe et présente une forme plus régulière que celle de la première molaire; elle est divisée en deux lobes (*e*, *e*) par le sillon buccal (*d*), qui est rarement profond. Au centre de cette face, on trouve souvent une dépression qui peut devenir le siège de caries. Cette face s'incurve vers le centre de la dent comme dans la première molaire.

La *face linguale* est semblable à celle de la première molaire, mais peut être plus arrondie au niveau du bord triturant. Elle est symétriquement convexe dans les deux directions.

Les *faces mésiale* et *distale* (*f*) sont semblables à celles de la première molaire avec cette différence que, la couronne étant plus petite, elles peuvent être plus verticales, mais elles sont très arrondies.

Le *collet* (*g*) est plus régulier que celui de la première molaire, le bord de la ligne de l'émail présente la même irrégularité. Il peut être aussi plus étroit. Les *racines* (*h*, *h*) sont semblables à celles de la première molaire, mais elles ont une forme plus arrondie et sont, pour cette raison, difficiles à traiter.

Les *canaux des racines* sont semblables à ceux de la première molaire, mais leur courbure souvent marquée en rend le traitement difficile. Leur forme irrégulière n'est soumise à aucune loi.

17. **Les troisièmes molaires.** — Il est préférable de faire des troisièmes molaires, supérieures et inférieures, une description commune, étant donnée la similitude de leurs particularités. La date de leur éruption est très irrégulière chez l'homme civilisé, elles manquent même souvent. Dans les races européennes, elles font leur éruption à l'époque normale, c'est-à-dire de dix-sept à vingt et un ans, chez la moitié des individus environ. Elles font leur éruption à des intervalles irréguliers jusqu'à la trentième année, dans 25 pour 100 des cas, et elles peuvent apparaître plus tard chez les autres. Elles font quelquefois défaut en totalité ou en partie. Sur une série de quarante crânes adultes, douze présentaient une dent absente ou plus. Quelquefois, l'absence de ces dents ou la présence de quelques particularités semblent être héréditaires et peuvent être retrouvées dans une famille à travers plusieurs générations.

Les dimensions de cette dent sont souvent réduites et elle peut n'être constituée que par une simple cheville (fig. 26 *a*). Sa forme est souvent très irrégulière chez les races civilisées; mais elle est aussi large et aussi bien développée que les autres molaires dans la plupart des races inférieures de l'échelle ethnologique. La constriction des mâchoires et l'impotence fonctionnelle en résultant produisent souvent cette anomalie. Cette dent peut être si gênée dans sa libre expansion qu'elle produit une irritation douloureuse qui nécessite son extraction.

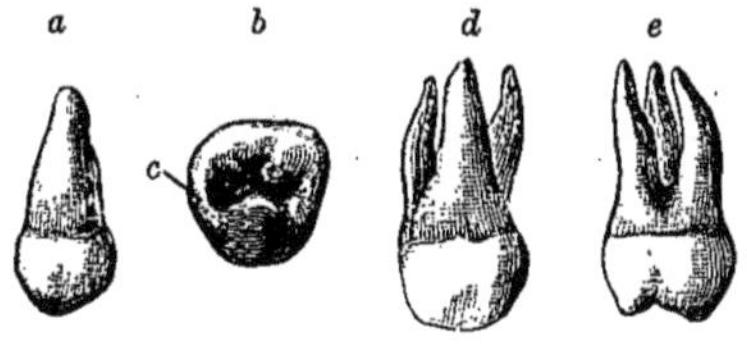

Fig. 26. — Troisième molaire supérieure.

La malposition des troisièmes molaires et leur éruption incomplète rendent difficile leur extraction et produisent souvent un grand nombre de lésions graves (voir le chapitre de l'extraction des dents).

La **troisième molaire supérieure** est plus ou moins semblable aux autres molaires supérieures, quand elle est bien développée, mais sa forme et sa structure sont très variables.

Cette dent, lorsqu'elle est bien conformée, est trituberculée (*b*); la cingule disto-linguale est alors supprimée. Cette cingule diminue progressivement de la première molaire, où elle est bien développée, à la seconde, où elle est plus réduite, enfin à la troisième molaire, où elle disparaît presque entièrement ou même tout à fait. L'arête oblique devient ici l'arête marginale postérieure (*c*), comme dans le type de la molaire trituberculée. Les trois tubercules sont réduits et de forme arrondie. Les sillons dégénèrent habituellement en fissures, car on sait que la structure de cette dent est ordinairement défectueuse. Les fissures mésiales élargies deviennent ici le siège de caries étendues.

La *face buccale* est semblable à celle de la première et de la seconde molaire, mais elle est plus arrondie.

La *face linguale* (*d*) est pleine et arrondie, mais ne présente qu'un seul lobe, par suite de la réduction ou de l'absence du tubercule disto-lingual.

La *face mésiale* (*e*) est semblable à celle de la seconde molaire, mais réduite, et la *face distale* est arrondie et courte, car elle n'est voisine d'aucune dent postérieurement.

Le *collet* est resserré et se rétrécit en se dirigeant vers des racines coniques. Il présente plutôt une forme triangulaire arrondie.

Les trois *racines* des molaires supérieures sont, chez la troisième, habituellement peu pointues, coniques, courtes et peuvent être incurvées en arrière. Chez les races inférieures et quelquefois chez les individus de forte ossature on trouve la forme type des racines de la troisième molaire. Quelquefois ces racines sont multiples et, dans ce cas, elles s'incurvent dans diverses directions et peuvent présenter la forme de véritables crochets.

Dans le cas d'une forte racine conique, les *canaux des racines* sont habituellement fusionnés; mais lorsque la racine est divisée, la division existe également dans la chambre pulpaire.

La **troisième molaire inférieure** est semblable aux autres molaires inférieures, quant à sa forme générale (fig. 27, *a*), mais il est probable qu'elle n'est pas aussi variable et aussi sujette à présenter de telles diversités. La section de la couronne est quadrangulaire avec des angles arrondis.

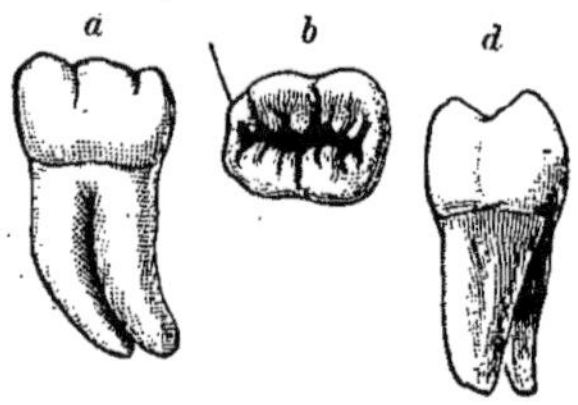

Fig. 27. — Troisième molaire inférieure.

Sur la *face triturante* (*b*) il y a quatre tubercules principaux, comme sur la seconde molaire, mais l'arête disto-marginale peut s'étendre supplémentairement et former une cingule ou éperon (c). Cet éperon est plutôt inconstant; il peut être plus ou moins développé, ce qui modifie ainsi les dimensions de la face triturante. Quelquefois cette face est plissée et les sillons présentent, comme chez l'orang-outang, la forme d'une croix semblable en cela à la seconde molaire. Les nombreux sillons qui conduisent du sillon principal aux contours de la dent peuvent être imparfaits et devenir le siège de caries. Le sillon buccal, qui va de la face triturante à la face buccale (*a*), présente de nombreuses imperfections.

Les quatre *faces latérales* sont semblables à celles de la seconde molaire, à l'exception de la face distale, qui est plus massive, plus convexe et souvent plus saillante si la cinquième cingule est bien développée.

Le *collet* a la même forme que celui de la seconde molaire.

Les *racines* sont semblables à celles des autres molaires inférieures, mais elles sont généralement plus petites comparativement à la couronne (*d*). Elles sont habituellement séparées comme chez les autres molaires, mais les deux racines peuvent être fusionnées ou juxtaposées.

Dans l'un ou l'autre cas elles sont plus ou moins projetées dans le sens distal et en arrière, elles pénètrent dans ou sous la branche montante, ce qui rend l'extraction de cette dent difficile et dangereuse, spécialement si la mandibule possède une structure résistante ou si la

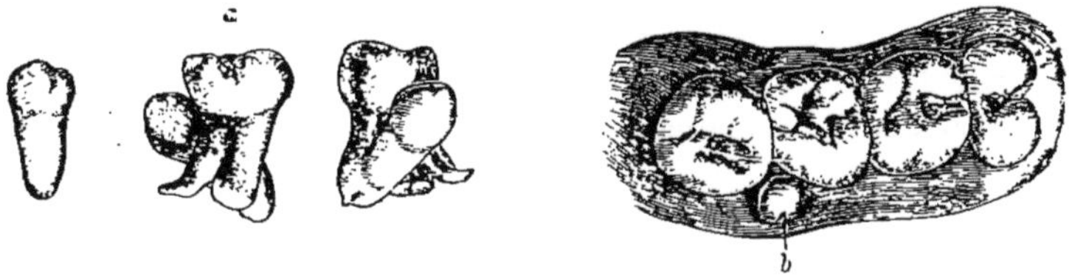

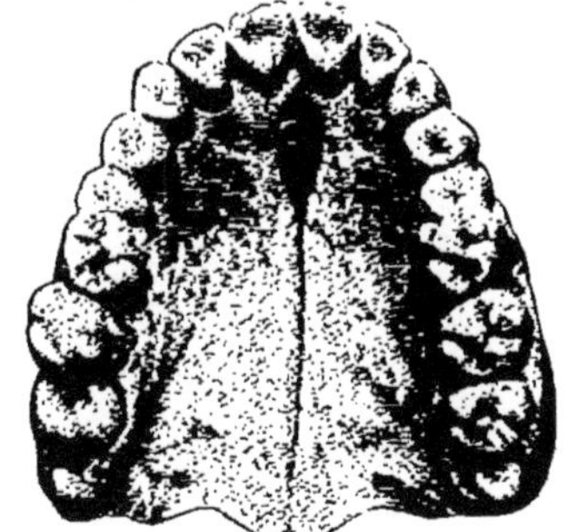

Fig. 28. — La quatrième molaire.

dent est incluse. Les racines sont habituellement plus arrondies que celles des autres molaires, surtout la racine distale.

Les *canaux pulpaires* sont généralement séparés, que les racines elles-mêmes le soient ou ne le soient pas. Comme ces racines sont habituellement recourbées et que les canaux accompagnent la forme des racines, la difficulté de leur accès est ainsi augmentée.

Des **quatrièmes molaires** apparaissent quelquefois comme dents surnuméraires et sont fusionnées à la troisième molaire supérieure dans une variété de forme bizarre (fig. 28, *a*), ou bien elles font leur éruption séparément comme de simples dents en forme de cheville, entre les faces buccales de la seconde et de la troisième molaire (*b*), ou bien sur le côté distal de

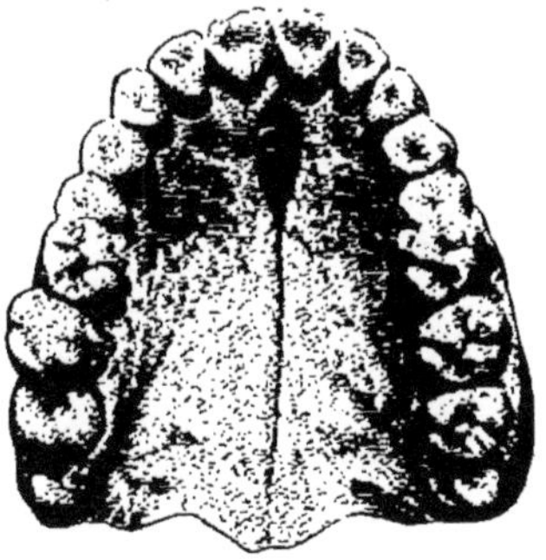

Fig. 29 — Mâchoire de nègre avec la quatrième molaire.

cette dernière. Les quatrièmes molaires apparaissent rarement bien développées, excepté chez quelques races douées d'une belle dentition, comme les nègres, les Australiens, etc., et se rencontrent habituellement dans la mâchoire inférieure. On rencontre quelquefois la quatrième molaire en plein développement comme une molaire type chez les nègres de l'Afrique.

LES DENTS TEMPORAIRES

18. Les dents temporaires sont celles qui apparaissent pendant l'enfance, qui constituent les organes dentaires pendant les premières années du développement de l'individu jusqu'à ce que les mâchoires et les parties voisines soient prêtes à recevoir des dents permanentes plus larges. Elles sont en rapport avec l'état de l'appareil digestif et appropriées à la nourriture du premier âge. La nourriture de l'enfant étant simple et ne nécessitant qu'une faible mastication, les dents temporaires sont petites et incapables d'attaquer des substances plus résistantes. Lorsque des substances de ce genre entrent dans le régime alimentaire, les dents plus fortes de la série permanente apparaissent et déterminent une plus grande activité fonctionnelle.

Les *couronnes* des dents temporaires ressemblent d'une façon générale à celles des dents permanentes qui leur succèdent, excepté les molaires temporaires (fig. 30, *a*, *d*) qui sont très différentes des bicuspides de la série permanente qui les remplacent.

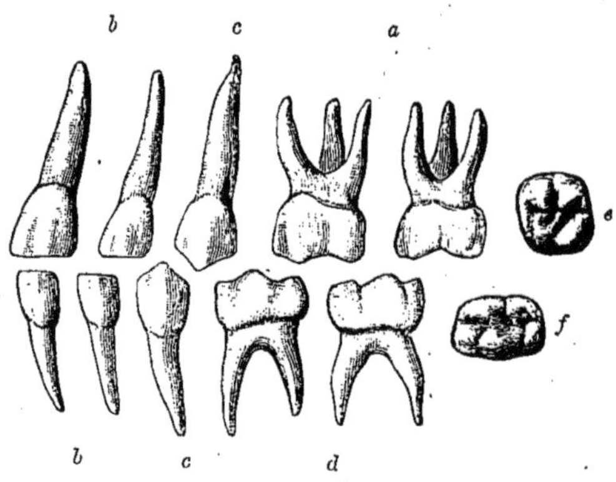

Fig. 30. — Dents temporaires.

Les **incisives temporaires** des deux mâchoires précèdent les dents analogues de la même série des dents permanentes. Elles ont la même forme, mais réduite (*b*), et ne présentent pas les mêmes caractères aussi définis. Leur forme et leurs fonctions sont infantiles. Les racines de ces dents se résorbent de la cinquième à la neuvième année, lorsque les incisives permanentes apparaissent, et cette résorption commence par les incisives centrales inférieures.

Les **canines temporaires** (*c*) des deux mâchoires sont encore plus éloignées de la forme puissante et massive des canines permanentes qui leur succéderont et ne sont qu'un peu plus spécialisées que les incisives. Elles présentent la même forme générale que les canines permanentes, mais beaucoup moins développée.

Mais les **molaires temporaires** offrent quelques traits importants qui constituent des différences caractéristiques. Elles présentent la forme de véritables molaires comparativement aux molaires permanentes, mais elles occupent la place des bicuspides. Il n'y a pas de bicuspides dans la série temporaire. Les molaires sont construites sur le modèle d'une molaire bien développée (*a*, *d*).

Les molaires temporaires des deux mâchoires sont irrégulières, leur face triturante est quadrangulaire et diverge rapidement vers l'extérieur en se dirigeant vers le collet, qui présente une arête buccale développée faisant saillie au bord de l'émail, et s'arrondit brusquement au collet, qui est lui-même très resserré. Cette arête proéminente est caractéristique des molaires temporaires et manque dans les molaires permanentes. Elle est légèrement plus saillante et plus bombée sur la face buccale que sur les autres faces. Si l'on ajuste des bagues sur ces dents, l'or ne doit pas dépasser cette arête, mais doit être bruni légèrement sur elle.

La *face triturante* (*c*) des molaires temporaires supérieures présente les caractéristiques des molaires supérieures, quatre tubercules, des arêtes obliques, etc., mais réduites et contractées. Les arêtes marginales et les angles plus aigus et plus pointus que dans les molaires permanentes constituent un caractère distinctif. Quelquefois les deux cuspides linguaux sont réduits à un seul et le bord lingual est arrondi et en forme de croissant.

La seconde molaire est plus large que la première et sa surface triturante est plus étendue.

Le diamètre transversal des couronnes des molaires supérieures est le plus long.

Les MOLAIRES INFÉRIEURES (*d*) sont construites sur le même modèle que les molaires permanentes, mais elles sont plus irrégulières en ce qui concerne les contours de la face triturante (*f*). Les tubercules peuvent être plus élevés que dans les molaires supérieures et les arêtes triangulaires plus marquées. La fossette centrale peut être large et étendue ou divisée par les arêtes triangulaires. La seconde molaire présente cinq lobes, à l'encontre de la seconde molaire permanente qui n'a que quatre cuspides. La face triturante présente des contours trapézoïdaux bien définis, le diamètre mésio-distal étant plus long que le diamètre transverse.

Les *racines* des molaires temporaires sont semblables à celles des autres molaires avec cette différence qu'elles sont très divergentes, de façon à pouvoir respecter la progression de la couronne des bicuspides. Elles sont minces et longues, d'un accès et d'un traitement difficiles. La chambre pulpaire est large et spacieuse à l'intérieur de la couronne. Il en résulte que la carie atteint rapidement la pulpe. Le traitement et l'obturation des canaux sont difficiles et incertains.

LES VARIATIONS DANS LA FORME DES DENTS

19. Les dents *peuvent différer considérablement* des formes typiques qui viennent d'être décrites. Ces variations peuvent être dues à nombre de causes. A travers ces différentes variétés la forme type est encore conservée, à moins qu'elle ne soit détruite par des causes pathologiques. Les causes générales de variation peuvent être énoncées de la façon suivante :

1) Développement incomplet.
2) Retour au type primitif.
3) Influence du tempérament.
4) Lésions pathologiques.

1) Sous le nom de **développement incomplet** on peut grouper toutes ces variétés de croissance interrompue qui sont l'effet de l'impotence fonctionnelle et de l'effort consécutif de la nature tendant à réduire et à supprimer les dents comme des organes devenus inutiles. Ce sont les troisièmes molaires qui souffrent le plus de ces tendances éliminatrices de la nature dans un but d'épargne ; ensuite, ce sont les incisives latérales supérieures qui sont le plus fréquemment atteintes par ces réductions de volume, ces développements incomplets et ces suppressions. Les autres dents, sauf dans quelques cas, sont rarement soumises à cette influence ou elles ne le sont que très légèrement.

2) Sous le second titre, **retour au type primitif**, nous rangeons une catégorie de phénomènes intéressants concernant les particularités de formes des dents humaines qui semblent être un legs ancestral. Celles-ci consistent en des caractères évidents qui réapparaissent et semblent rappeler les formes de dents que l'on observe dans quelques ordres inférieurs, particulièrement les quadrumanes et les insectivores.

Parmi ces caractères peuvent être mentionnés : la courbure de l'incisive centrale supérieure avec la cingule proéminente située sur l'arête linguo-buccale, qui détermine un cran rappelant les incisives des taupes ; la cingule saillante sur la face linguale de l'incisive latérale qui n'est pas rare et qui rappelle la forme que l'on trouve chez les insectivores et chez quelques quadrumanes ; la canine incurvée extrêmement longue avec des arêtes médianes très prononcées, qui rappelle la forme élargie de cette dent chez les babouins et chez les carnivores ; la double racine que l'on trouve quelquefois à cette dent est aussi un retour au type insectivore ; la bicuspide à trois racines est un retour au type quadrumane ; la molaire tricuspide supérieure est la forme typique primitive, elle remonte au lémurien et plus loin, au premier type de mammifère trouvé dans les formations fossiles ; l'incisive à crans et à sillons rappelle l'incisive divisée du galeopithecus ; les incisives et les canines inférieures à double racine rappellent les espèces insectivores; la première bicuspide inférieure unicuspidée appartient au type insectivore et est quelquefois très accusée chez l'homme; le cinquième cuspide de la seconde molaire inférieure est un retour au type quadrumane; enfin la surface ridée de la troisième molaire inférieure est semblable à celle de l'orang-outang. Il existe d'autres caractères que l'on peut considérer comme des manifestations de la *loi d'atavisme* d'après laquelle des organes, après avoir disparu dans l'évolution, peuvent réapparaître et se reproduire.

5) Sous le troisième titre, **influence du tempérament**, on peut considérer dans la constitution des individus ces différences de forme et de structure qui sont en rapport avec le tempérament dominant chez ces individus. Il existe entre les dents des divers individus de grandes différences, et c'est surtout le *tempérament* qui les détermine.

Les dents appartenant aux *tempéraments primaires fondamentaux* présentent les particularités physiques suivantes, qui sont caractéristiques.

Le tempérament BILIEUX possède des dents d'un jaune foncé, fortes, longues et anguleuses, présentant souvent des lignes transverses de formation. Ces dents ne sont ni brillantes ni transparentes, elles ne possèdent qu'une légère translucidité ; elles sont rapprochées les unes des autres et résistantes, et leur articulation est parfaite.

Le SANGUIN a les dents rangées symétriquement et bien proportionnées, à contours arrondis et incurvés, à cuspides émoussés. Elles ont une teinte crème, plutôt jaune, assez brillante et translucide. Elles sont bien disposées et leur occlusion est bonne.

Le NERVEUX a des dents plutôt longues, à bords incisifs et à cuspides fins et allongés ; leur couleur est bleu perle ou grise; elles sont très transparentes au niveau de l'apex; leur occlusion est très marquée.

Le LYMPHATIQUE possède des dents pâles ou opaques, sombres ou terreuses; elles sont hautes et larges et mal conformées; les cuspides sont bas et arrondis, l'occlusion est lâche et peu engrenée.

Dans les *combinaisons binaires*, les dents présentent les particularités suivantes :

Les SANGUINS-BILIEUX ont des dents larges aux bords puissants et aux cuspides développés, leur couleur est jaune foncé; ce sont de bonnes dents.

Les NERVEUX-BILIEUX ont des dents longues et étroites avec de longs cuspides; leur couleur est bleuâtre ou jaunâtre, ou bien ces deux teintes sont combinées ; l'émail est résistant, la dentine est tendre.

Les LYMPHATIQUES-BILIEUX ont des dents développées avec des bords épais et des cuspides courts et épais, à couleur jaunâtre ; l'émail est bien constitué et brillant, la dentine est résistante.

Les BILIEUX-SANGUINS ont des dents de grosseur moyenne, l'arcade est arrondie, les cuspides et les bords sont bien développés, elles ont une belle couleur crème foncé, ce sont des dents excellentes.

Les NERVEUX-SANGUINS possèdent des dents de grosseur moyenne de bonne forme, l'arcade est arrondie, les bords et les cuspides sont bien développés, la couleur est d'un beau crème, l'émail et la dentine ont une structure parfaite.

Les LYMPHATIQUES-SANGUINS ont des dents d'une grosseur au-dessus de la moyenne, les bords et les cuspides sont d'une bonne forme, l'arcade est arrondie, la couleur est crème plutôt grisâtre, l'émail et la dentine sont tout à fait bons.

Les BILIEUX-NERVEUX présentent des dents de forme et de dimensions variables, quelquefois larges, quelquefois très longues, avec des cuspides plus longs et plus pointus; la couleur est généralement bleuâtre, l'émail est très bon, la dentine est molle et sensible.

Les SANGUINS-NERVEUX ont des dents moyennes, de bonne forme; l'arcade est arrondie; leur couleur est gris bleu, elles sont tendres et fragiles.

Les BILIEUX-LYMPHATIQUES ont habituellement de fortes dents avec des bords épais, des cuspides courts et épais et une arcade aplatie, leur couleur est jaunâtre; ce sont de bonnes dents.

Les SANGUINS-LYMPHATIQUES ont des dents d'une grosseur au-dessus de la moyenne; l'arcade est large et arrondie; elles sont de couleur grise; l'émail et la dentine sont de mauvaise qualité.

Les NERVEUX-LYMPHATIQUES ont des dents de grosseur moyenne, d'une bonne forme et de hauteur moyenne. L'arcade est plutôt arrondie, leur couleur est gris bleu; elles sont fragiles et tendres.

Les combinaisons des tempéraments binaires sont très fréquentes, mais il y a généralement un tempérament basal qui prédomine et qui donne aux dents leurs caractéristiques.

4) Sous le nom de **lésions pathologiques** sont compris tous les troubles de la nutrition qui se traduisent par une conformation défectueuse des dents. Elles sont dues soit à des maladies spécifiques héréditaires, soit simplement à une nutrition imparfaite, soit à des idio-syncrasies, à des prédispositions, à des troubles fonctionnels, etc., mais cela nous entraînerait au delà des limites de ce chapitre, dans le domaine d'une pathologie spéciale.

CHAPITRE II

L'HISTOLOGIE DE LA DENT DANS SES RAPPORTS AVEC LA DENTISTERIE OPÉRATOIRE

Par Frédérick B. NOYES, B. A., D. D. S.

La connaissance plus détaillée de la cellule a eu un profond retentissement sur toute la pratique de la médecine. Les progrès de l'art médical moderne commencent à partir du jour où l'on a étudié la biologie de la cellule. La théorie microbienne de la maladie ne doit être considérée que comme une phase de son développement. Avec la théorie cellulaire, les fonctions de l'organisme ne sont plus que la manifestation de l'activité de milliers et de millions de centres d'action, plus ou moins indépendants, mais toujours en relation les uns avec les autres. Si ces centres ou cellules fonctionnent régulièrement, les fonctions de l'organisme tout entier sont normales. Mais si, au contraire, elles ne remplissent pas leur fonction ou la remplissent d'une façon anormale, les fonctions du corps tout entier sont bouleversées. En dernière analyse, toute la physiologie est une physiologie de cellules; toute la pathologie, une pathologie de cellules. Pour le médecin moderne, l'histologie, c'est-à-dire la constitution cellulaire des organes et des tissus, et la physiologie cellulaire constituent le fondement rationnel de toute pratique médicale. Ceci est aussi vrai pour le dentiste que pour le médecin, en ce qui concerne les dents et tissus mous de la bouche. Pour ce qui est de la carie dentaire, affection qui réclame le plus l'attention du dentiste, le cas est quelque peu différent. La carie dentaire est une destruction active exercée par des agents extérieurs sur des matières qui sont le produit de l'activité cellulaire (les tissus eux-mêmes se comportant passivement). L'activité cellulaire des organes et des tissus du corps peut exercer quelque influence, mais simplement en créant le milieu qui rend effective l'action destructrice des germes morbides sur les tissus de la dent. Bien que l'émail et la dentine soient passifs, nous ne pouvons comprendre le phénomène de la carie qu'autant que nous connaissons la structure des tissus. Et non seulement il est nécessaire de baser sur cette connaissance le traitement des dents cariées, mais aussi l'exécution de la partie mécanique du traitement s'en trouve singulièrement facilitée. Quand il s'agit de préparer une cavité, la résection de la paroi d'émail est guidée par la direction des prismes de l'émail à cet endroit et, dans une certaine mesure, la position des bords de la cavité doit être réglée par notre connaissance de la structure de l'émail. Dans l'exécution d'un travail quelconque, la connaissance approfondie de la direction des prismes de l'émail constitue l'élément de rapidité et de succès le plus important.

Au point de vue de l'anatomie comparée, on constate que les dents ne font pas partie du système osseux, mais sont plutôt des formations cutanées, présentant par là quelque analogie avec les ongles et les cheveux. Les dents appartiennent au squelette externe et leurs relations avec le squelette interne sont absolument secondaires, en ce sens que ce dernier ne fait que présenter un alvéole à la dent pour lui donner plus de fixité.

Si nous examinons la peau d'un animal tel que le requin, nous constatons qu'elle est entièrement recouverte de petits corps calcifiés, qui sont en réalité de petites dents coniques. A envisager son développement, on doit considérer la bouche comme une partie de la surface externe du corps qui s'est différenciée sous forme de cavité par suite du développement des parties avoisinantes. Il faut donc croire que les formations cutanées ou dents rudimentaires que nous trouvons dans la peau recouvrant les mâchoires ont subi une transformation spéciale appropriée à la préhension et à la mastication de la nourriture. Dans leurs formes les plus simples, elles ne présentent qu'une modification de forme et de dimension; elles ne sont maintenues que par le tissu connectif qui se trouve sous la peau. Ces dents rudimentaires sont facilement arrachées quand elles sont utilisées pour retenir une proie qui résiste et, chez le requin, elles sont constamment renouvelées (fig. 51). Lorsqu'elles affectent une forme plus développée, il se forme autour de ces dents rudimentaires une adaptation alvéolaire de l'os de la mâchoire, ce qui leur donne plus de stabilité et leur permet de rendre plus de services.

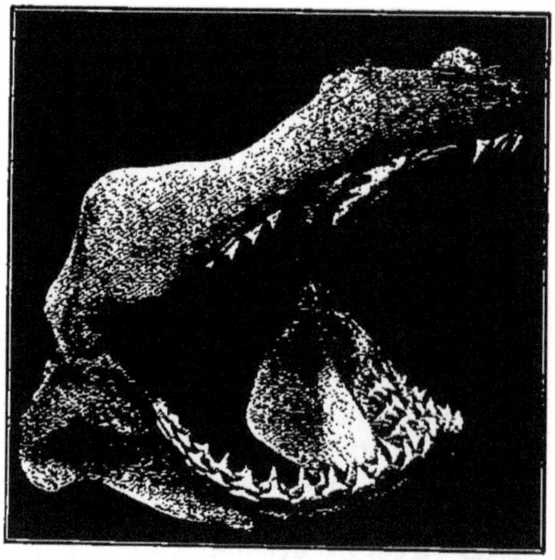

Fig. 51. — Tête de requin (*Lamna cornubica*) montrant la série des dents.

Si nous comparons la structure d'un cheveu à celle d'une dent, nous constatons dans le cheveu une structure cornée formée par des cellules épithéliales reposant sur une papille épithéliale de tissu conjonctif. Dans la dent, nous relevons une structure calcifiée formée par des cellules épithéliales reposant sur une papille de tissu conjonctif, lui aussi calcifié en partie.

La relation qui existe entre le squelette des mâchoires et les dents est purement secondaire et transitoire. L'os qui entoure la racine des dents pour les maintenir disparaît lors de leur extraction ou de la cessation de leurs fonctions. Il en est de même du développement alvéolaire qui se produit au moment de la dentition temporaire. Toute la partie osseuse qui entoure les racines est résorbée et disparaît en même temps que la dentition temporaire, et une seconde formation alvéolaire

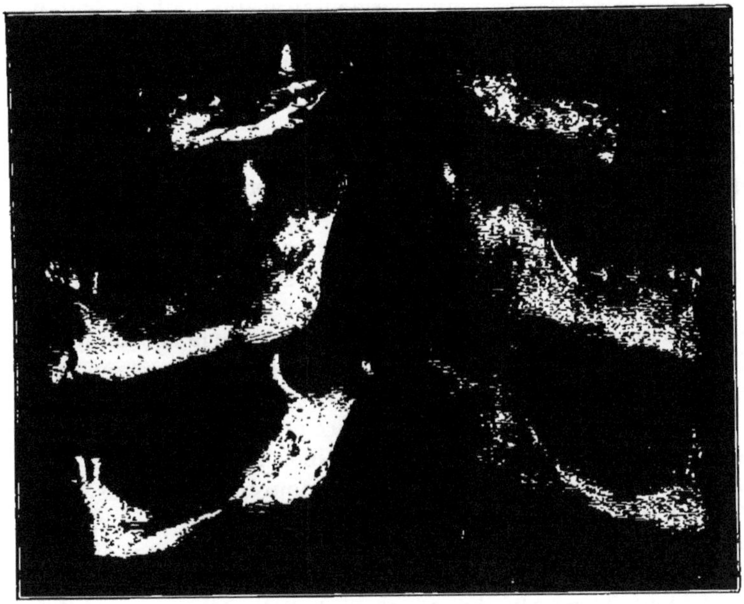

Fig. 32. — Changements dans les mâchoires avec l'âge : vues buccale et linguale.

se produit autour des dents permanentes à mesure qu'elles apparaissent. Ce développement osseux autour des racines de la dent détermine une modification de forme dans le corps de la mâchoire inférieure, augmentant son épaisseur au-dessus du foramen mentonnier et du canal dentaire inférieur. Quand les dents sont définitivement tombées, le développement osseux cesse, et le corps de la mâchoire se trouve réduit à ses premières dimensions, ainsi que l'indique la figure 32. L'étude de ces phénomènes est d'une grande importance, car elle renferme de précieuses indications en ce qui concerne les causes et le traitement des maladies dentaires, particulièrement lorsqu'elles affectent les tissus de support.

Tissus dentaires. — Les dents humaines se composent de quatre tissus :

1° L'*émail*, qui recouvre la partie visible de la dent, appelée couronne, et épouse la forme de celle-ci. Sa destination est de protéger la dent contre l'usure par suite du frottement.

2° La *dentine*, ou *ivoire*, qui forme la masse de la dent, et lui donne sa forme caractéristique. C'est elle qui détermine le nombre des cuspides et celui des racines.

3° Le *cément*, qui recouvre la dentine à partir du point où s'arrête l'émail, empiétant même légèrement sur ce dernier au collet, et qui forme l'enveloppe de la racine. Son rôle est de fournir un point d'attache aux fibres de la membrane péridentaire, qui unit la dent à l'os de la mâchoire.

4° La *pulpe*, ou tissu mou, qui remplit la cavité centrale de la dentine et reste l'organe formateur de la dentine. En plus de ce rôle, elle remplit une fonction sensorielle.

Pour décrire la structure des dents et les éléments constitutifs des tissus voisins connexes, on adopte la distinction préliminaire de trois plans :

Le plan mésio-disto-axial, qui passe par le centre de la couronne en allant de la face mésiale à la face distale et est parallèle à l'axe longitudinal.

Le plan bucco-linguo-axial, qui passe par le centre de la couronne en allant de la face buccale à la face linguale et est parallèle à son axe longitudinal.

Le plan horizontal, perpendiculaire aux deux premiers.

Tissus de support. — Les dents humaines sont soutenues par les os maxillaires, dont les procès alvéolaires entourent les racines. Ces dernières remplissent exactement les cavités osseuses. Les surfaces calcifiées de la dent et de l'os ne sont cependant pas en contact direct, seulement les racines sont entourées d'une membrane fibreuse, la membrane péridentaire ou péricément, et c'est cette dernière qui relie la dent à l'os.

ÉMAIL

L'émail diffère de tous les autres tissus calcifiés par la nature des éléments qui le constituent, par son degré de calcification et par son origine, car il n'est pas autre chose qu'un tissu calcifié provenant de l'épiblaste.

Il provient d'un organe épithélial dérivé lui-même de l'épithélium de la bouche, et indirectement du germe épiblastique, alors que tous les autres tissus calcifiés sont des produits du mésoblaste. Le tissu constructeur persiste après la calcification de l'os et de la dentine. Il leur est par suite possible, à l'os tout au moins, de subir des pertes ou des accroissements, d'éliminer une partie des sels de calcium et de les remplacer à l'aide de l'énergie du tissu formateur. En ce qui concerne l'émail, il n'y a pas d'accroissement possible, car le tissu formateur a

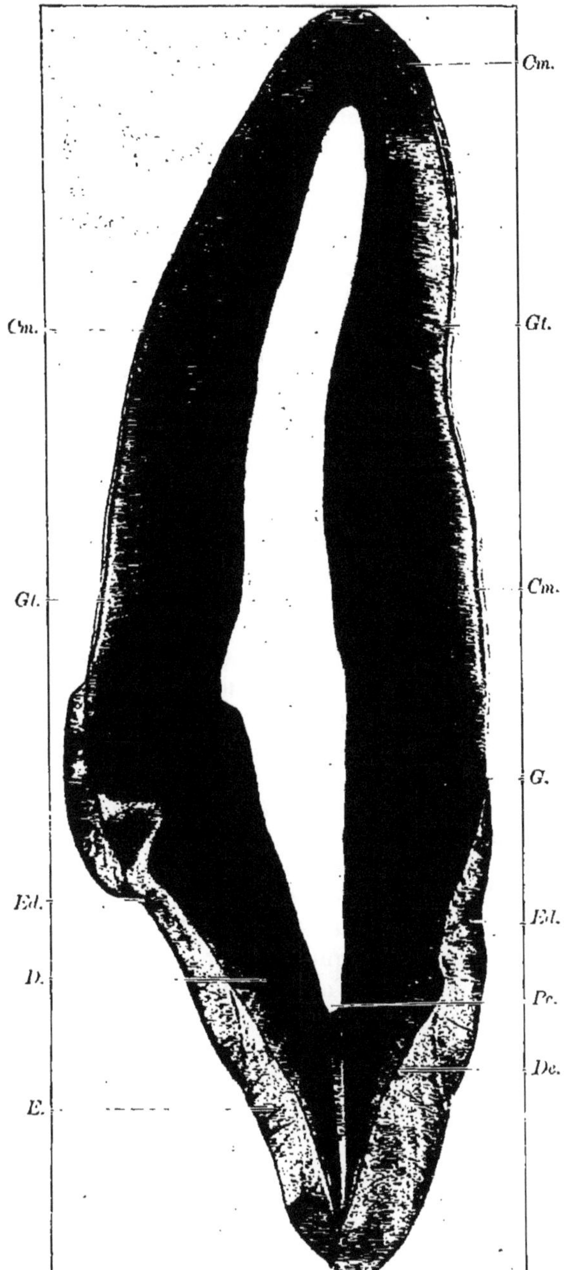

Fig. 35. — Section en long d'une canine. *E.* émail; *Cm*, cément; *D.* dentine; *Pc.* chambre pulpaire; *Dc.* jonction de la dentine et de l'émail; *Ed*, émail défectueux; *G.* jonction de l'émail et du cément suivant la ligne gingivale; *Gt.* couche granuleuse de Tomes.

disparu après avoir achevé sa tâche et avant l'éruption de la dent.

L'émail est le plus dur des tissus humains. Chimiquement, il est composé de phosphates et de carbonates de chaux et de magnésie, d'un peu de fluorure de calcium, d'eau et de très peu de matières organiques, si même il en renferme (1).

L'émail, dans son état normal, baigné qu'il est par les fluides de la bouche, contient beaucoup d'eau. Si on le fait sécher à une température un peu supérieure à celle de l'ébullition de l'eau, il perd une partie de son contenu en eau et réduit son volume à ce point qu'il se fendille en lames minces. Si on le porte à un état voisin de l'incandescence, il perd brusquement, sous forme d'eau, avec une violence presque explosive, de 3 à 5 pour 100 du poids qu'il représentait une fois séché. Il y a quelques années que ces faits ont été établis par Charles Tomes (2) et ils expliquent comment les vieilles analyses révélaient l'existence d'une matière organique.

Si nous observons au microscope l'action des acides sur des coupes minces d'émail après l'élimination complète des sels inorganiques, nous voyons la structure des tissus disparaître sans qu'il reste aucune trace de matrice organique comme il s'en trouve dans le cas de l'os ou de la dentine. Quand il s'agit de la croissance de l'os ou de la dentine, le tissu formateur produit d'abord une matrice organique ayant la forme du tissu qui en sera le produit. Il s'y dépose des sels inorganiques combinés avec les éléments organiques de la matrice. Cette union est d'ailleurs peu stable, car elle est détruite par les acides qui dissolvent les sels inorganiques, et aussi par la chaleur, qui fait disparaître les éléments organiques. Cependant, dans l'un et l'autre cas, la forme du tissu persistera.

L'organe formateur de l'émail donne naissance à des éléments organiques contenant des sels inorganiques. Ces substances moulées par une matrice prennent la forme du tissu. Puis, sous l'action de l'organe producteur, tous les éléments organiques sont résorbés et remplacés par des sels inorganiques, de sorte qu'on ne peut, à moins d'anomalie, trouver d'éléments organiques dans le tissu arrivé à un complet développement.

L'émail comprend deux éléments constitutifs : les **baguettes d'émail** ou prismes, appelées quelquefois fibres d'émail, et la substance

(1) D'après von Bibra, il contiendrait :

Phosphate de chaux et fluorure		89,89
Carbonate de chaux		4,37
Phosphate de magnésie		1,34
Autres sels		0,88
Cartilage		3,39
Graisse		0,20
Total des matières organiques	3,59	
Total des matières inorganiques	96,41	

(2) *Journal of Physiology*, 1896.

interprismatique, prismatique ou cémentaire. Ces deux éléments sont calcifiés. Leurs combinaisons caractérisent ce tissu dont on a si fréquemment à s'occuper en dentisterie opératoire.

Bien que les prismes et la substance interprismatique de l'émail soient calcifiés, ou, plus exactement, composés de sels inorganiques, ils possèdent, au point de vue chimique et physique, des propriétés bien différentes. Ainsi, l'action de l'acide s'exerce plus rapidement sur la substance interprismatique que sur les fibres, de sorte que ces dernières ressortent davantage. On peut, par ce procédé, sectionner l'émail en couches minces et étudier plus commodément la direction et l'arrangement des fibres. Si on laisse l'acide agir suffisamment, les fibres se séparent les unes des autres avant d'être entièrement dissoutes. La figure 34 montre, dans une cavité cariée, les fibres isolées par l'action des acides de la carie.

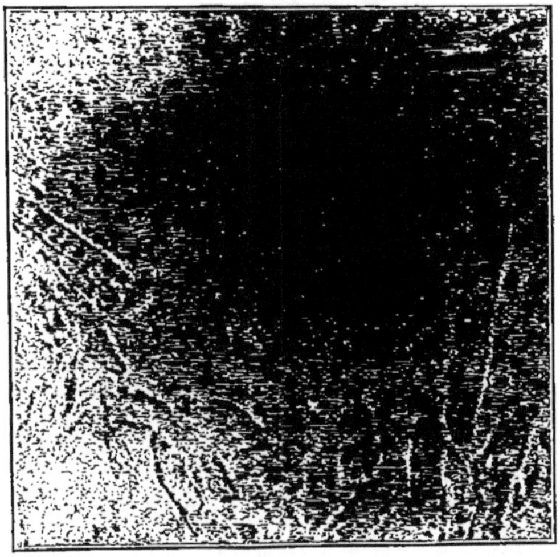

Fig. 34. — Fibres d'émail isolées par la carie (grossiss. 465 env.)

La substance interprismatique n'est pas aussi résistante que les fibres, de sorte que, lorsque l'émail est fendu ou brisé, le tissu se sépare suivant les lignes de la matière cémentaire, brisant parfois quelques fibres, mais se conformant en règle générale au plan de clivage qui passe entre les fibres.

Quand on essaie de fendre l'émail, le ciseau ne pénètre pas dans le tissu qui forme la séparation des fibres, mais le tranchant entre en contact avec la surface, et la force de pénétration, dirigée dans un sens légèrement oblique par rapport à la direction des fibres, fracture le tissu suivant son plan de moindre résistance. Si le tranchant est très affilé, il pénétrera dans le tissu légèrement, puis le biseau fera fonction de coin, augmentant la force qui dirige le manche de l'instrument. Mais si le tranchant est émoussé, il sera en contact avec les extrémités d'une multitude de fibres, il ne pénétrera pas à la surface et la pression qui l'actionnera brisera le tissu, mais ne le fendra pas.

Les fibres d'émail, ou prismes, sont des baguettes prismatiques, longues et minces, pourvues de cinq ou six faces, amincies à leurs deux extrémités et présentant dans le sens de la longueur une alternance de renflements et de dépressions. Elles ont un diamètre qui va de

3 μ, 4 à 4 μ, 5[1]. Quelques-unes d'entre elles occupent vraisemblablement tout l'espace qui sépare la surface de la dentine de la surface de l'émail, mais comme le diamètre des fibres est constant à l'intérieur et à l'extérieur et que la surface de la couronne est bien plus grande que celle de la dentine recouverte par l'émail, il y a lieu de penser que beaucoup de fibres ne se poursuivent pas tout le long de la couche d'émail. Ces fibres courtes, terminées en fuseau, s'insèrent entre les fibres convergentes les plus longues. Pendant la période embryologique, la formation de l'émail commençant à la surface de la dentine, les proportions croissantes de la surface de la couronne requièrent un plus grand nombre d'améloblastes, et, à mesure que de nouveaux améloblastes apparaissent, de nouvelles fibres d'émail commencent à prendre forme entre les fibres qui se trouvaient déjà en pleine période de croissance. Ces fibres courtes se rencontrent plus nombreuses au-dessus des arêtes marginales et à l'endroit des cuspides; nous les examinerons plus loin en détail.

Si l'on pratique dans la couronne, à quelque distance de la face triturante, une coupe perpendiculaire à la direction des fibres[2], le tissu a l'aspect d'une mosaïque, le contour des fibres s'affirmant de façon plus nette si l'on a pris soin de traiter légèrement la coupe à l'acide (fig. 55). Dans les sections longitudinales (fig. 56), on constate que la

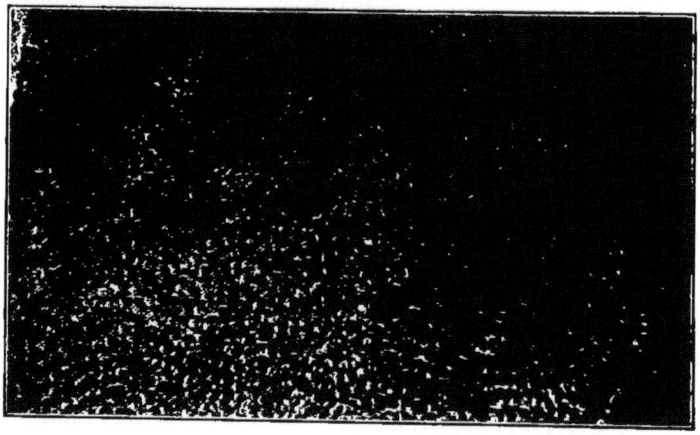

Fig. 55. — Section transversale des fibres d'émail (grossiss. 80 env.).

paroi des fibres n'est pas lisse comme pourrait l'être, par exemple, celle d'une mine de crayon, mais présente une section alternativement large et resserrée.

[1] Le micron μ est l'unité des mesures microscopiques, il est égal à $\frac{1}{1000}$ de millimètre.

[2] Pour indiquer la direction des fibres de l'émail, on les figure s'étendant de la dentine à la surface, faisant un angle avec le plan tangent.

L'expérience suivante permet de s'en faire une idée. On prend des boules d'argile molle et on les fixe les unes à la suite des autres de

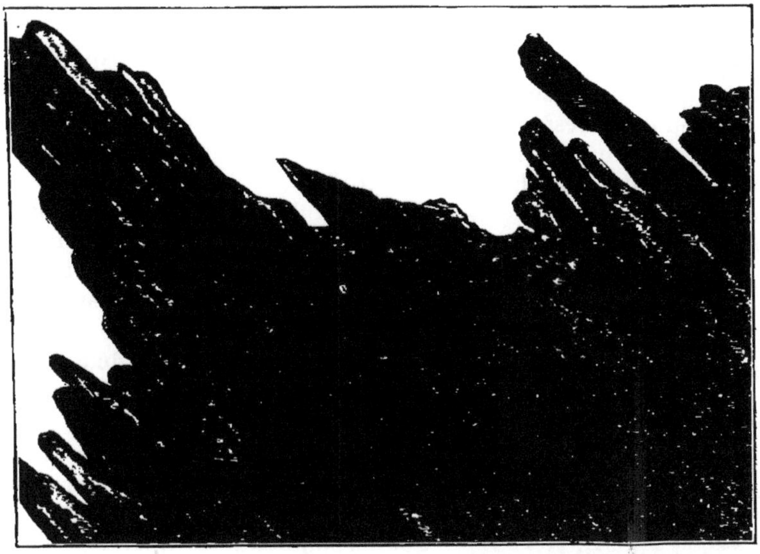

Fig. 56. — Fibres d'émail en coupe mince (grossiss. 800 env.).

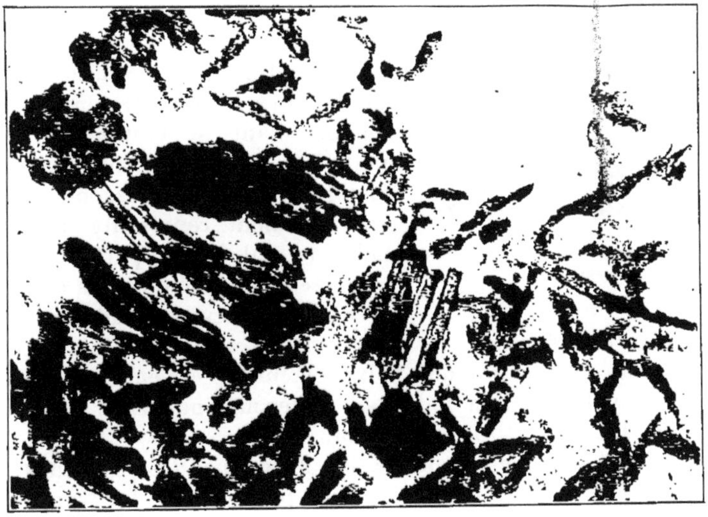

Fig. 57. — Fibres d'émail isolées par grattage (grossiss. 800 env.).

manière à former une sorte de bâton, puis on réunit plusieurs de ces bâtons et on les presse les uns contre les autres de manière à leur donner une forme hexagonale. Cette expérience explique également la façon dont se forme le tissu. On peut observer ces renflements et ces dépressions à la surface de coupes d'émail, ou mieux en isolant des fibres à l'aide d'acide dilué (fig. 37).

La composition du tissu est la suivante : les fibres sont disposées de manière que les renflements d'une fibre s'opposent à ceux de la voisine, au lieu de correspondre à ses dépressions. Il suit de là que des méats alternés se trouvent ménagés dans le tissu et sont comblés par une quantité variable de substance interstitielle.

Quand on l'examine au microscope, la fibre d'émail se révèle comme parcourue dans tous les sens par des lignes claires et des lignes sombres. Cette caractéristique est analogue à la striation des fibres volontaires des muscles; on n'en constate pas seulement l'existence dans les fibres isolées (fig. 34), mais aussi dans les sections de fibres faites suivant le plan de clivage (fig. 38). Cet aspect strié est dû à l'alternance des renflements et des dépressions qui réfractent la lumière à la façon d'une lentille. Si l'on observe une section, comme les renflements des fibres contiguës s'opposent, la différence de réfraction entre les substances prismatiques et les substances interprismatiques produit le même effet.

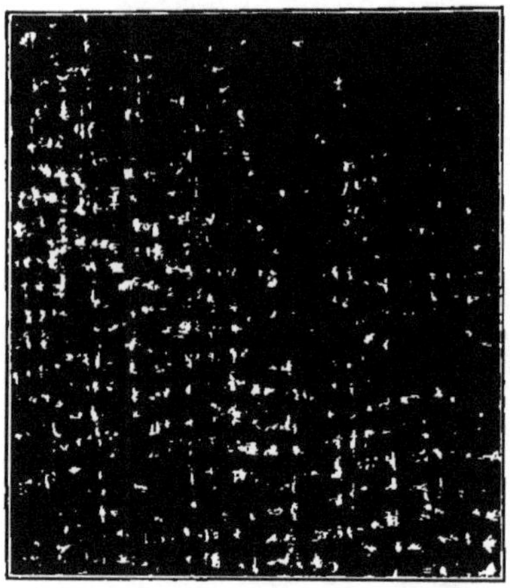

Fig. 38. — Stries de l'émail (grossiss. 1000 env.).

La striation, dans le tissu entièrement formé, peut être envisagée comme étant le vestige de son mode de croissance. Chaque rayure sombre, en effet, correspondant à un renflement, représente un globule de substance partiellement calcifiée. Les améloblastes constituent les fibres par l'addition de globules à d'autres globules, les entourant de matière interstitielle, et complétant la calcification des deux éléments. C'est en ce sens que l'on peut dire que la striation de l'émail renferme l'indication du mode de croissance de la fibre prise isolément.

Quoique l'émail soit une substance très dure quand sa constitution est parfaitement achevée, sa caractéristique physique la plus frappante est sa tendance à se fendre, dans le sens de la longueur des fibres, quand une brèche a été faite dans son tissu. Tandis qu'il est malaisé de faire une section suivant un plan oblique à celui des fibres ou de pratiquer une ouverture sur une surface parfaitement homogène, aussitôt qu'une brèche a été pratiquée, il devient relativement facile de sectionner le tissu en partant des bords de l'ouverture, tant que les fibres restent parallèles les unes aux autres. La figure 39 repré-

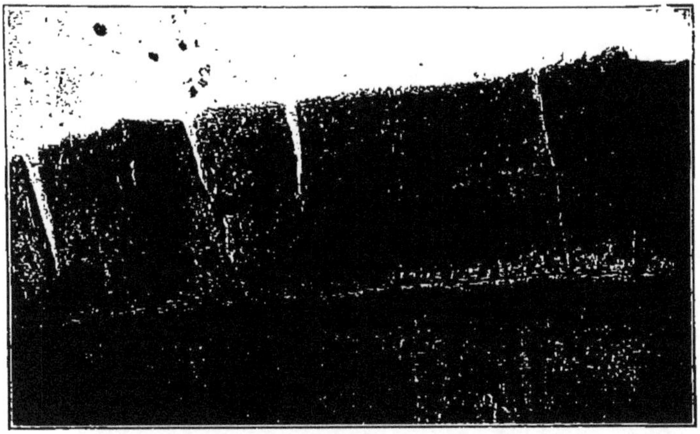

Fig. 39. — Clivage de l'émail (grossiss. 70 env.).

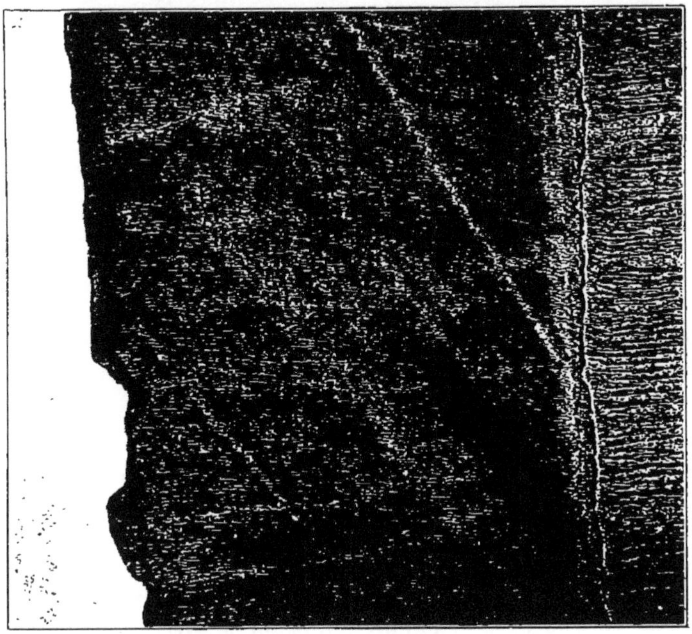

Fig. 40. — Fibres (grossiss. 80 env.).

sente une couche d'émail fendue dans la direction des fibres.

Dans la région axiale, les fibres d'émail sont ordinairement droites et parallèles les unes aux autres, à moins qu'il n'y ait eu quelque défaut ou quelque trouble au moment de la période de croissance. Sur la face triturante, les fibres, parfois droites, se rencontrent très fréquemment enchevêtrées et enroulées les unes autour des autres, surtout à leurs extrémités. Cette variété de disposition des fibres rend très différente l'action des instruments tranchants. Une couche d'émail telle que la représente la figure 40 peut être facilement coupée, car le tissu se brise dans toute sa longueur, jusqu'à la dentine et se fend morceau par morceau. Au contraire, une couche du modèle représenté

Fig. 41. — Émail noueux (grossiss. 80 env.).

dans les figures 41 et 42 ne se fendra jamais si elle repose sur une dentine solide. Si les extrémités des fibres voisines de la surface sont droites, il se produira une fente dans la direction de la dentine (fig. 42); mais dans le point où les fibres commencent à s'enchevêtrer, la fissure brisera les fibres pour se continuer. Si l'on enlève sa base de dentine à un émail de ce genre, il se fendra d'une façon irrégulière dans la portion où les prismes sont enchevêtrés.

Si l'on étudie l'arrangement des fibres d'émail dans la constitution de la couronne, il devient évident que leur disposition tend à donner la plus grande force possible à la structure de cette partie de la dent. Cette disposition peut être assimilée à celle d'une arcade. Vers le bord gingival, les fibres sont courtes et forment un angle de 20 à 35 degrés (6 à 10 centigrades)(¹) par rapport au plan horizontal. Ces fibres courtes sont recouvertes par le cément sur un espace restreint.

L'angle d'inclinaison va s'atténuant de plus en plus à partir de cet

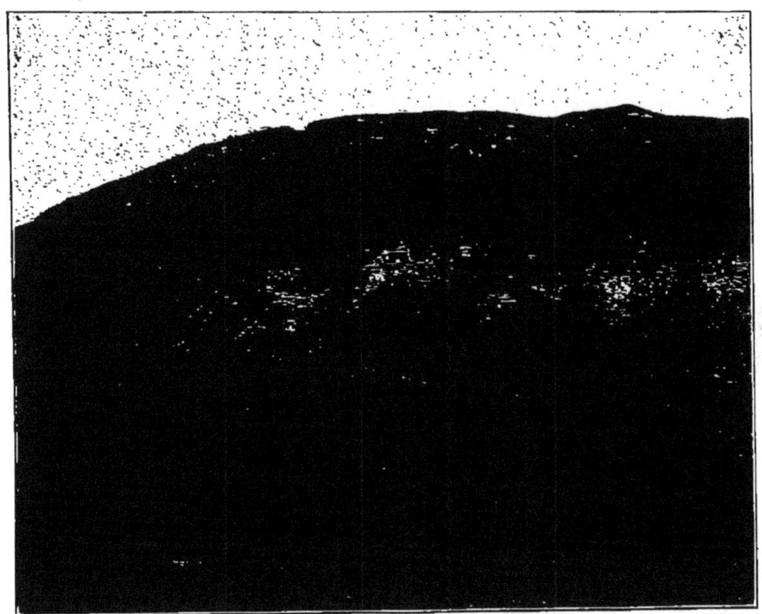

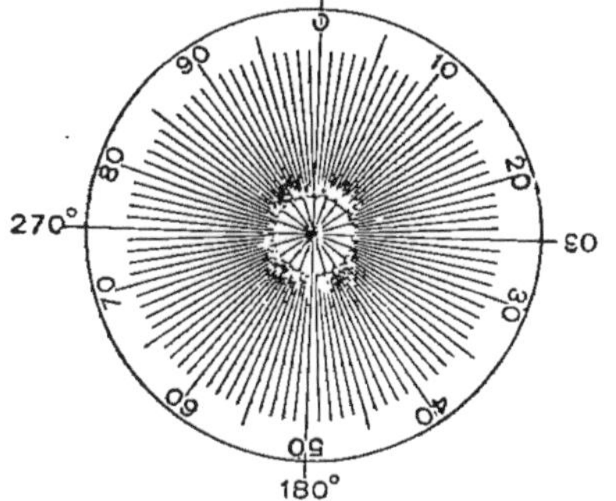

Fig. 42. — Émail noueux (grossiss. 50 env.).

endroit jusqu'à ce que, dans la moitié gingivale du tiers médian de la dent, les fibres deviennent horizontales. A cet endroit les fibres sont ordinairement perpendiculaires à la surface de la dentine. A partir de ce point elles s'inclinent de plus en plus suivant la direction de la face triturante. A la jonction du tiers médian avec le tiers occlusal l'inclinaison des fibres est de 28 à 40 degrés (8 à 12 centigrades) dans les bicuspidées et les molaires, et de 28 à 65 degrés (8 à 18 centigrades) dans les incisives et les canines.

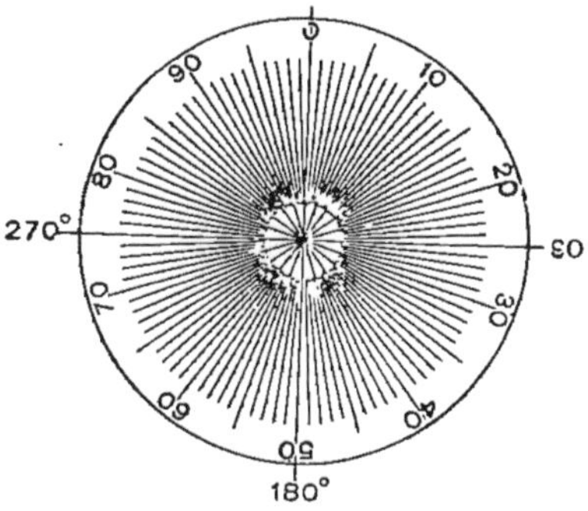

(¹) Dans la division centigrade, le cercle est divisé en 100 parties dont chacune est appelée centigrade.

Un centigrade équivaut à 3°,6 de la division astronomique, 25 centigrades valent 45 degrés astronomiques.

La figure ci-jointe donne la comparaison des deux systèmes de division.

Dans le tiers occlusal, l'inclinaison augmente rapidement et souvent l'extrémité des fibres les plus rapprochées de la surface est souvent plus inclinée que l'extrémité opposée. A l'extrémité des cuspides et des crêtes marginales, les fibres se confondent avec le plan axial, bien qu'elles soient très souvent enchevêtrées les unes dans les autres dans leur moitié la plus rapprochée de la dentine. Cette disposition ne correspond pas toujours à l'extrémité du cuspide, mais à l'éminence la plus élevée de la dentine, qui est légèrement infléchie sur l'axe.

A mesure qu'on se dirige vers la fossette centrale, les fibres retrouvent leur inclinaison par rapport au plan axial et elles s'opposent par leurs sommets à l'endroit où les deux bords de la fossette effectuent leur jonction. Le degré d'inclinaison par rapport à la fossette centrale dépend de l'élévation des cuspides, l'inclinaison des fibres vers le plan

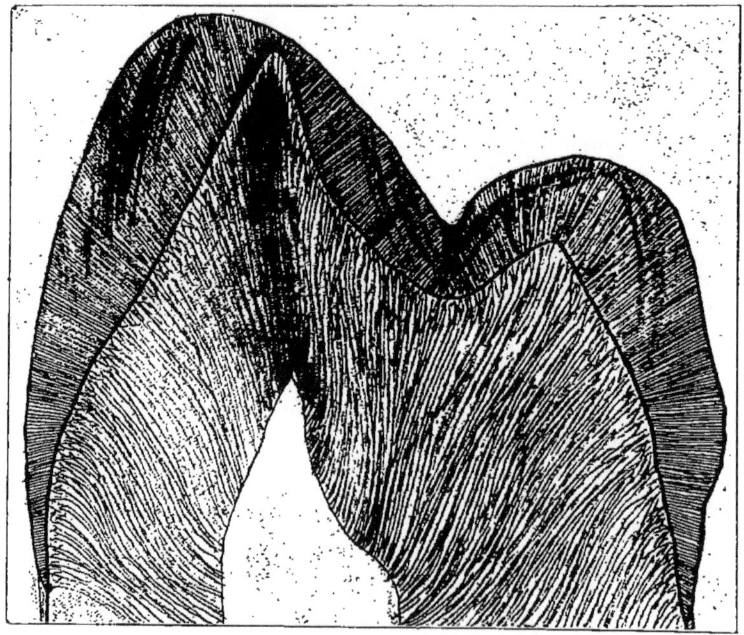

Fig. 43. — Diagramme des directions des fibres de l'émail, d'après une photographie d'une coupe bucco-linguale dans une bicuspide supérieure.

axial est en raison directe de la hauteur du cuspide. La figure 43, qui est la photographie d'une coupe bucco-linguale d'une bicuspide supérieure, montre la disposition et le principe de l'arcade dans la construction.

Quand on étudie une coupe longitudinale d'une dent, une des particularités constitutives qui frappent le plus, c'est l'existence des bandes striées, ou bandes brunes de Retzius. Ces bandes ne sont parallèles ni à la surface extérieure de l'émail, ni même à la ligne de jonction de l'émail et de la dentine. Elles commencent au sommet de la partie dentinaire des cuspides et s'étendent tout autour en zones de plus en plus larges. L'observation de ces bandes striées est plus facile quand il s'agit de coupes relativement épaisses. Elles ont leur origine dans les quantités variables de pigment déposées en même temps que les sels calcaires au moment où se développe le tissu. Elles indiquent le mode

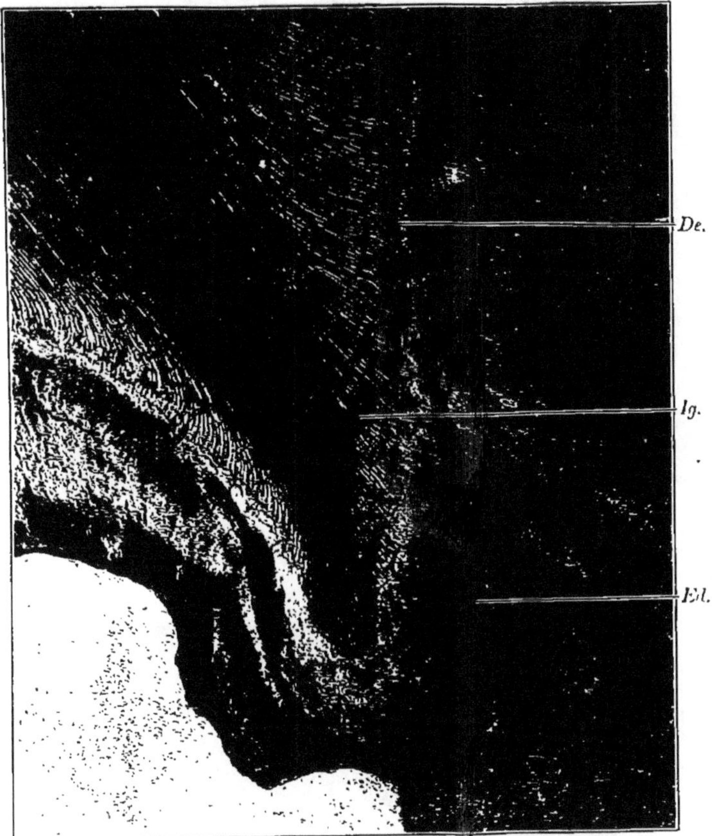

Fig. 44. — Émail stratifié, à la pointe d'une bicuspide. *De*, jonction de l'émail et de la dentine; *Ed*, émail défectueux montrant une zone mal stratifiée; *Ig*. espaces interglobulaires dans la dentine (grossiss. 40 env.).

de formation de l'émail, chaque ligne étant le vestige de ce que fut à un moment la surface de la couronne (fig. 44-46).

A l'époque où la baguette *A* (fig. 45) fut complètement formée, la baguette *B* commençait précisément à se former à son extrémité dentinaire. D'après cela, il semblerait que tout défaut de structure dû à un

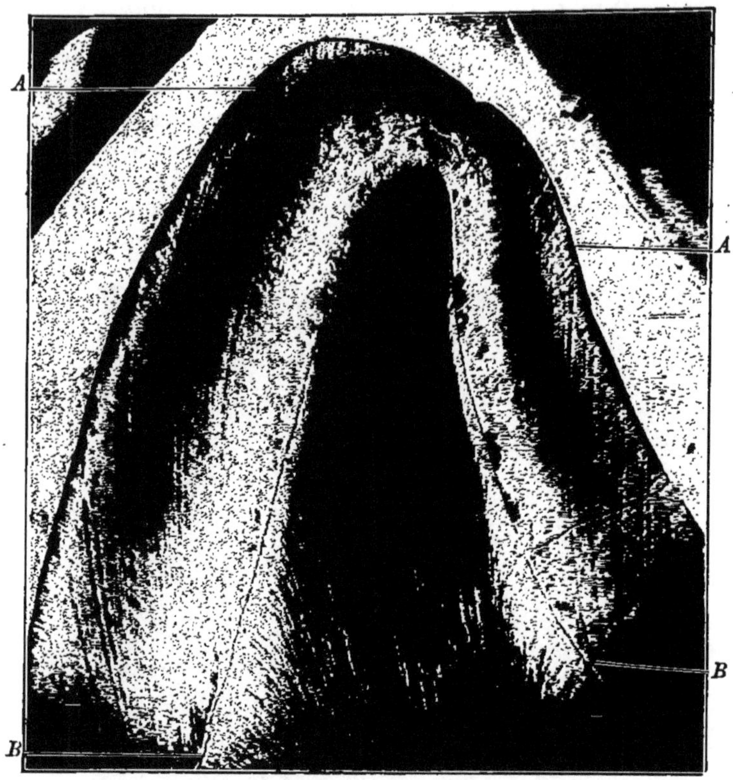

Fig. 45. — Pointe d'une incisive montrant des lignes d'accroissement, c'est-à-dire de stratification. Les fibres en *A* sont complètement formées pendant que, en *B*, elles ne font que commencer (grossiss. 50 env.).

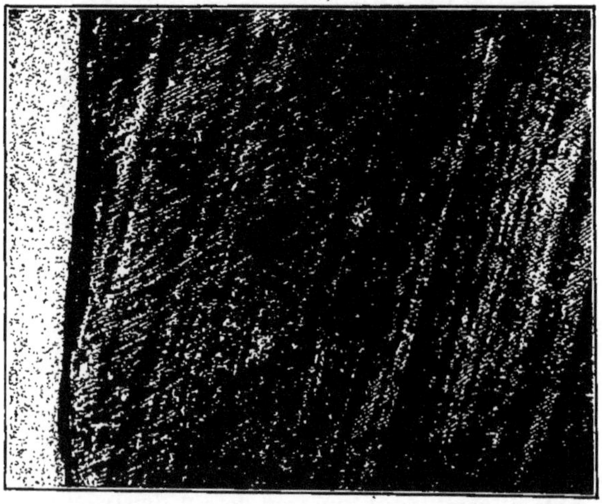

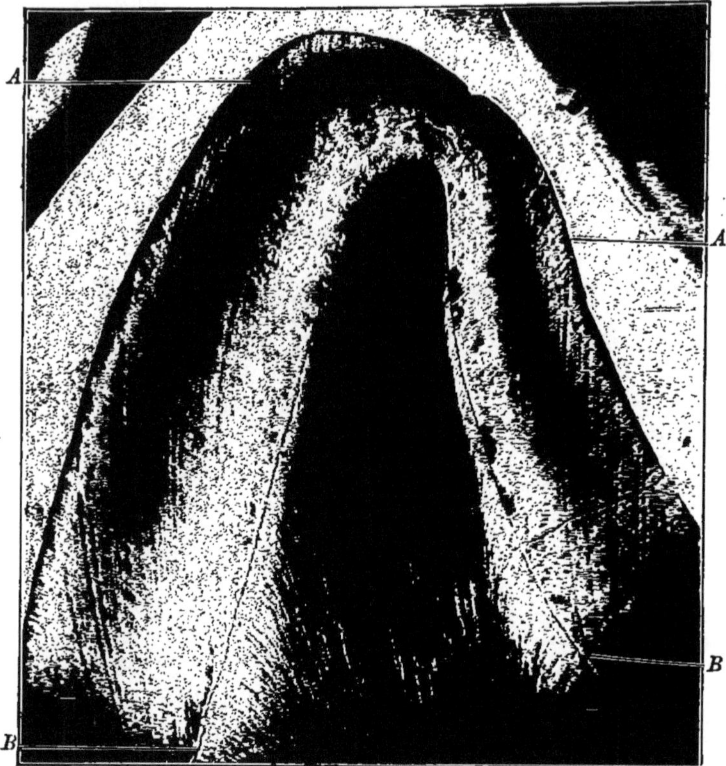

Fig. 46. — Émail montrant à la fois des stries et des stratifications (grossiss. 80 env.).

développement imparfait ne doit pas suivre la direction des baguettes de l'émail de la surface jusqu'à la dentine, mais doit suivre les lignes de stratification, et, si ces défauts de structure influençaient la pénétration de la carie, nous devrions nous attendre à voir la direction de la pénétration modifiée. La figure 44 montre un défaut de structure dans l'émail au-dessus d'un cuspide suivant la bande de stratification; on remarquera aussi un défaut de structure dans la dentine dans une position correspondante.

CONDITIONS HISTOLOGIQUES NÉCESSAIRES POUR QUE LES PAROIS D'ÉMAIL D'UNE CAVITÉ SOIENT SOLIDES

1° L'émail doit reposer sur une dentine solide;

2° Les fibres qui constituent le bord de la cavité doivent se poursuivre sans interruption jusqu'à la dentine et reposer sur des fibres courtes. Leur extrémité inférieure doit reposer sur la dentine et l'extrémité superficielle aboutir à la paroi de la cavité, où la matière obturatrice les recouvrira;

3° L'angle de la cavité doit être tel qu'il n'expose pas l'extrémité des fibres à être brisée par suite de la condensation de la matière obturatrice.

Quand il s'agit de préparer une paroi d'émail. il faut d'abord déterminer la direction des fibres en les clivant à l'aide d'un ciseau ou d'un excavateur.

Dans les figures 47 et 48, le n° 1 montre l'aspect d'une paroi d'émail après le clivage de l'émail. On remarquera que la fente n'a pas suivi exactement la direction des fibres, mais en a brisé quelques-unes comme il arrive pour le bois lorsqu'on le fend. Cette particularité donne à la surface du plan de clivage un aspect blanchâtre et opaque. On doit étendre le plan de l'émail de manière à lui faire former un angle de petite dimension avec la surface de la dentine et cela en taillant le bord d'émail avec un instrument très affilé. Le n° 2 montre la même paroi après qu'elle a été quelque peu étendue, mais on constatera qu'elle ne va pas encore assez loin, car les fibres qui forment la surface en *A* n'arrivent pas jusqu'à la dentine, mais s'arrêtent en *B* à la paroi de la cavité. Cette partie se briserait facilement si une force extérieure entrait en jeu. Il faudrait étendre l'angle de manière à produire le plan figuré dans le n° 3. Cet angle peut alors être ou ne pas être supprimé suivant les circonstances.

Dans certains cas, par exemple lorsqu'il s'agit des surfaces axiales, il n'est pas possible d'étendre le plan de l'émail ainsi qu'il est indiqué. Tout ce qu'on peut faire, c'est de raser la surface de la partie coupée dans le sens de la direction des fibres d'émail. Le bord est alors renforcé par l'aplanissement de l'angle, de sorte que les fibres formant le bord sont supportées au moins par quelques-unes des fibres en rapport avec la matière obturatrice.

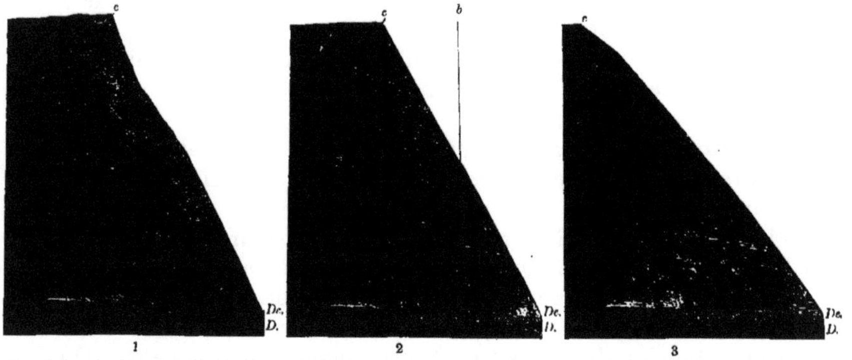

Fig. 47. — Préparation d'une paroi d'émail à fibres droites : 1, paroi de clivage de l'émail, montrant des fibres arrêtées en travers ; 2, paroi polie, mais insuffisamment étendue ; quelques fibres n'atteignent pas la dentine, mais leurs extrémités sont coupées en *b* ; 3, paroi correctement préparée et l'angle de la surface légèrement taillé en biseau. L'inclinaison des fibres d'émail est trop grande pour constituer une bonne paroi : *c*, angle de la surface creusée ; *De*, jonction de l'émail et de la dentine ; *D*, dentine ; *b*, point où les extrémités des fibres sont coupées (grossiss. 80 env.).

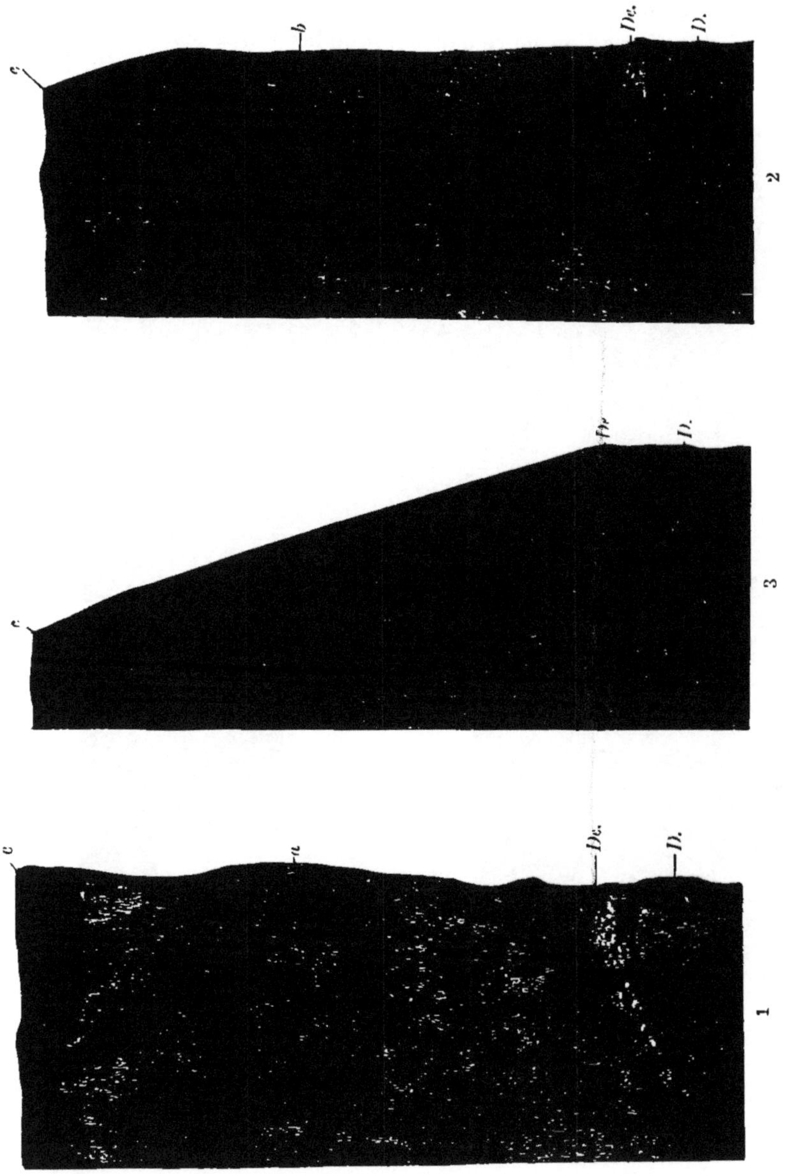

Fig. 48. — Préparation d'une paroi sur un émail noueux : 1, Paroi de clivage de l'émail montrant des fibres coupées en travers et éclatées en *a* ; 2, paroi polie, mais non finie, pour enlever de courtes fibres dont les extrémités inférieures sont coupées en *b* ; 3, paroi polie et finie capable de résistance. *D*, dentine ; *De*, jonction de l'émail et de la dentine ; *c*, angle de la surface creusée ; *b*, point où les extrémités inférieures des fibres sont coupées ; *a*, éclatement du tissu (grossiss. 80 env.).

Dans l'élargissement des fissures de la face triturante des molaires et des bicuspidées, il y a lieu de remarquer que les fibres sont inclinées par rapport au centre du plan axial, comme le montre la figure 49. La

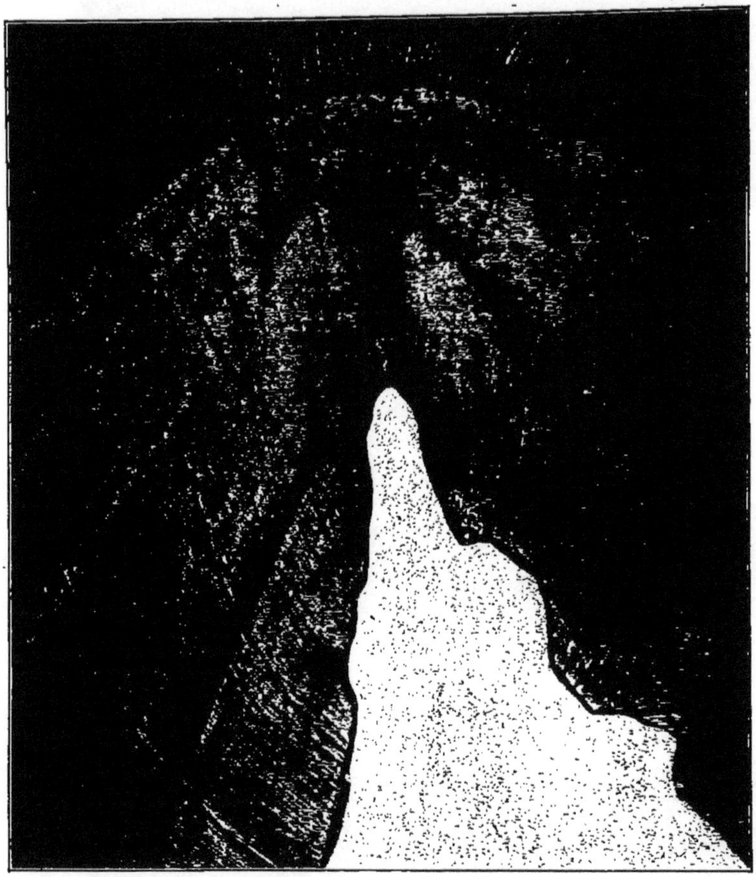

Fig. 49. — Fissure occlusale dans une bicuspide supérieure, montrant la direction des fibres (grossiss. 80 env.).

ligne de clivage ne suit donc pas le plan axial, mais s'incline vers le cuspide dans la direction indiquée par les fêlures de la figure 49. Les extrémités superficielles des fibres d'émail doivent être rasées de façon à amener la paroi de l'émail dans un plan parallèle à la paroi de la dentine ou au plan axial. Quand ceci a été fait, la paroi de la cavité, ainsi préparée, est solide, car les fibres qui constituent le bord de la cavité sont supportées par la partie *A*, *B*, *C* (fig. 50) faite de fibres reposant toutes sur une dentine solide et recouvertes par la substance d'obturation. Souvent néanmoins l'angle sera trop aigu, et l'angle de la surface sera habituellement taillé de façon à protéger le bord contre tout accident. La figure ci-dessus peut être présentée comme un type des cavités de la surface triturante.

La figure 51 montre une cavité préparée sur la face buccale d'une

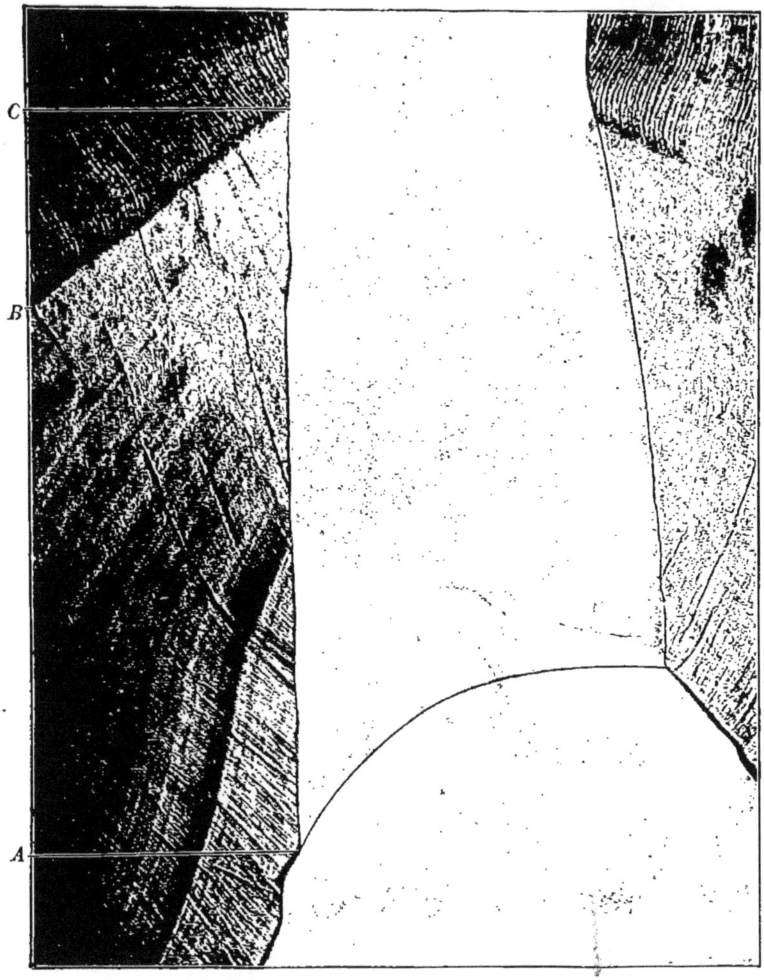

Fig. 50. — Préparation des parois de l'émail dans les cavités d'une fissure occlusale (la même que dans la figure 49).

molaire supérieure. La paroi occlusale correspond à la moitié occlusale du tiers médian, et la paroi gingivale à la moitié gingivale du tiers gingival.

Dans la paroi occlusale, les fibres sont inclinées de 28 degrés environ par rapport au plan horizontal. Après le clivage, toute fibre brisée

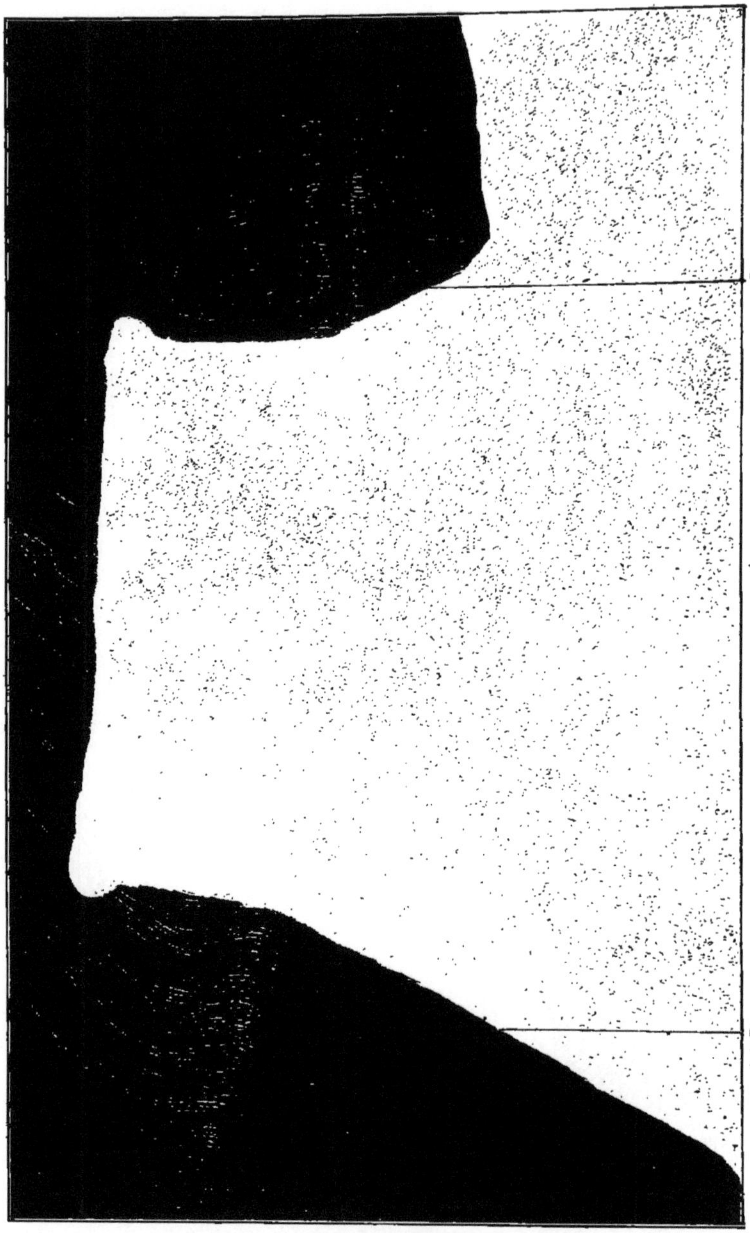

Fig. 51. — Préparation des parois de l'émail dans la cavité buccale d'une molaire; *G*, paroi gingivale; *O*, paroi occlusale (grossiss. 70 env.).

doit être enlevée, mais l'angle ne peut être augmenté sans que le bord de la substance d'obturation devienne par trop mince en ce point.

Les fibres qui constituent cette paroi doivent être protégées par le nivellement de l'angle de la surface de l'émail. Dans la paroi gingivale, les fibres ont une inclinaison de 20° environ par rapport au plan

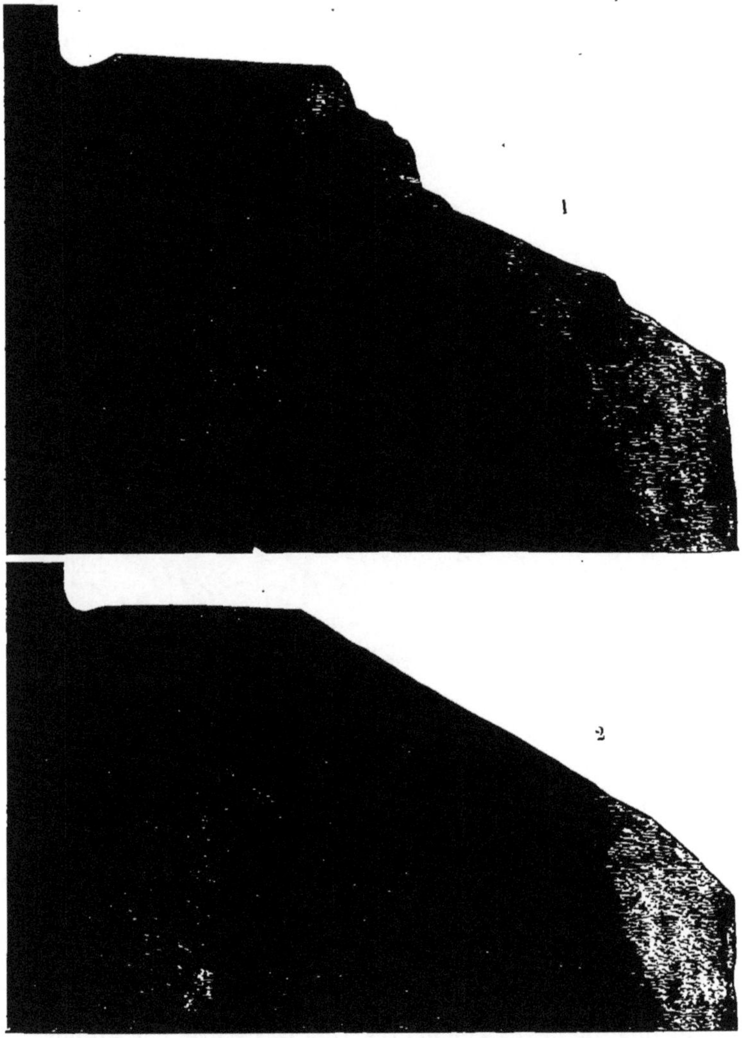

Fig. 52. — 1. Paroi brute de clivage; 2, Paroi polie. Préparation de la paroi occlusale de la figure 51 (grossiss. 70 env.).

horizontal. La paroi devra être coupée dans le sens de ce plan, en prenant soin d'augmenter légèrement l'angle, en même temps que de niveler l'angle de la surface de l'émail. La figure 52 montre l'émail de la face occlusale après qu'il a été préparé. Ces sortes de parois d'émail peuvent être prises comme types de cavités sur les faces axiales, l'angle formé par la dentine et l'émail se trouvant déterminé par la direction des fibres.

Les sillons, les fissures et les dépressions sont toujours des points faibles, et lorsqu'une cavité avoisine un sillon ou un creux, les bords n'en peuvent être convenablement préparés, histologiquement parlant, sans qu'ils comprennent cette dépression. La figure 53 montre une fissure

L. 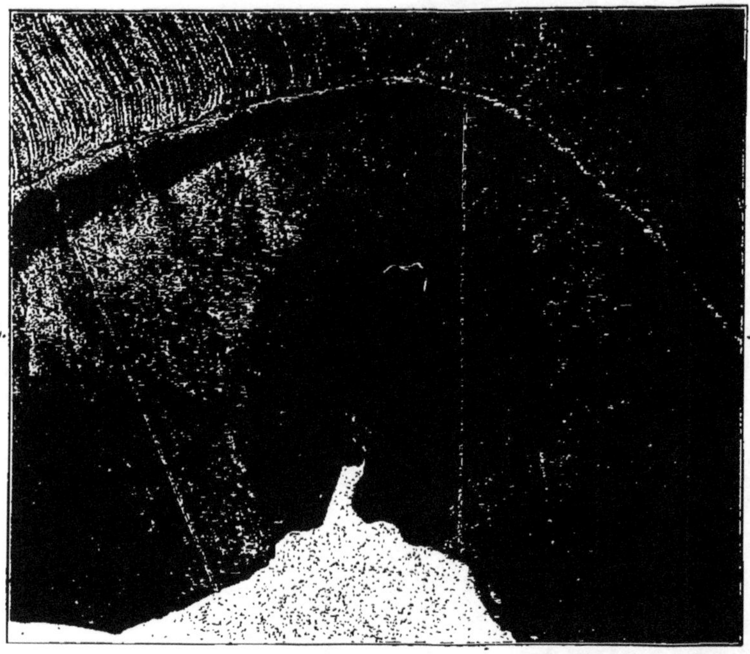 B.

Fig. 53. — Structure de l'émail aux environs d'une fissure; *B*, côté buccal; *L*, côté lingual (grossiss. 70 env.).

occlusale dans une bicuspide et fait ressortir les caractéristiques de la structure de ces parties. Les fibres sont inclinées vers la fissure et affectent une forme très irrégulière entre le fond de la fissure et la dentine. Si la paroi d'une cavité doit être faite de façon à s'approcher de la fissure du côté labial, jusqu'à atteindre le pointillé, la paroi devrait recevoir une inclinaison de 20 à 28 degrés vers la fissure, par rapport au plan axial, et alors l'angle de la surface de l'émail doit être aplani comme s'il s'agissait d'une paroi axiale; mais alors cette paroi n'est pas assez résistante pour supporter l'obturation. Et il n'y a pas que cela dans ces circonstances, il reste un point faible près du bord de l'obturation, un point dangereux. Si l'on coupe juste au delà de la fissure, la paroi peut rester dans le plan axial et constituer un bord très robuste, faisant ainsi disparaître le point faible. D'une façon générale, il est plus facile d'obtenir une robuste paroi si les fibres sont inclinées vers la cavité que si elles s'en écartent.

Les sommets des cuspides et les crêtes des sillons marginaux sont des endroits très robustes dans les tissus parfaits. Mais lorsque le bord d'une cavité se trouve près d'eux, ils deviennent des points faibles, car il est impossible de soutenir convenablement les fibres qui forment

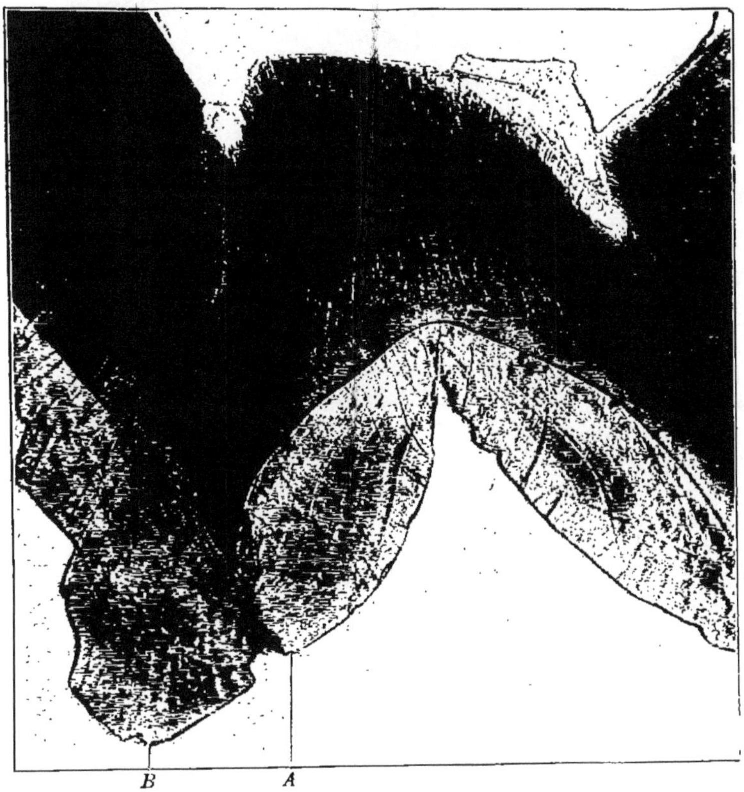

Fig. 54. — Section bucco-linguale d'une bicuspide supérieure. L'émail est brisé par suite du broyage ; de *A* à *B*, surface faible sur les bords de l'émail (grossiss. 20 env.).

les bords. Sur les crêtes marginales, il existe une quantité de fibres courtes qui n'atteignent pas la dentine ; elles sont d'ordinaire très enchevêtrées les unes dans les autres et constituent une sorte de clé de voûte des plus solides que l'on rencontre dans les structures parfaites. Quand on a à préparer une cavité à cet endroit, il est impossible que les fibres qui forment la paroi atteignent la dentine à leur extrémité interne et il est certain que ces fibres courtes se briseront au moment où l'obturation est pratiquée ou peu après l'opération. Il ne faut pas oublier cette disposition des fibres, surtout lorsqu'il s'agit de cavités sur la face linguale des incisives ou de larges cavités à la pointe de ces dernières. Les mêmes dispositions se rencontrent à la pointe des cuspides. La figure 54 montre une section bucco-linguale d'une bicuspide

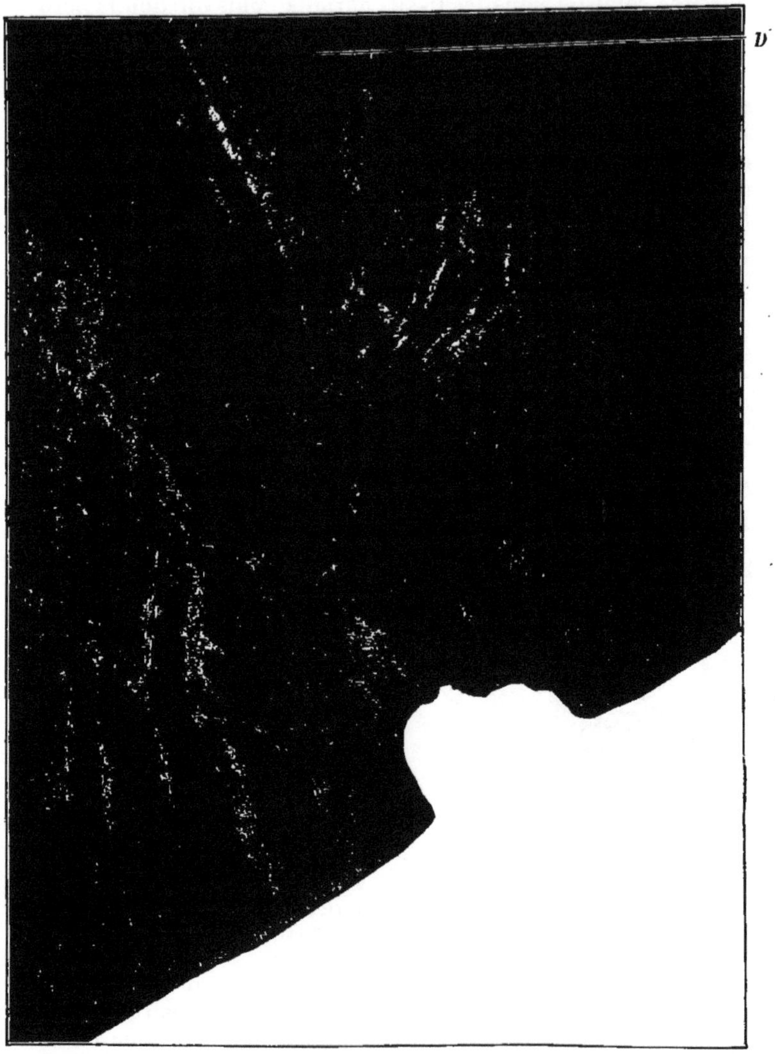

Fig. 55. — Émail au sommet d'une pointe de dentine. *D*, pointe de dentine (grossiss. 80 env.).

supérieure. On remarquera que les fibres formant la pointe du cuspide ne sont pas dans le plan axial, mais atteignent la dentine, non pas au sommet, mais un peu plus bas sur la pente extérieure. L'émail qui recouvre le sommet de la dentine contient une quantité de fibres courtes tout enchevêtrées, de sorte que l'espace allant de *A* et *B* à la pointe du cuspide constitue une zone de faiblesse pour les parois des cavités. Si la section atteint cette zone, le cuspide doit être enlevé et la paroi d'émail réduite au plan horizontal. La figure 55 montre cette zone plus agrandie et en donne la structure détaillée. On remarquera que, sous l'influence de la mastication, quelques-unes des fibres courtes enchevêtrées sont sorties hors de la coupe.

La figure 56 représente l'extrémité d'une incisive dans une coupe

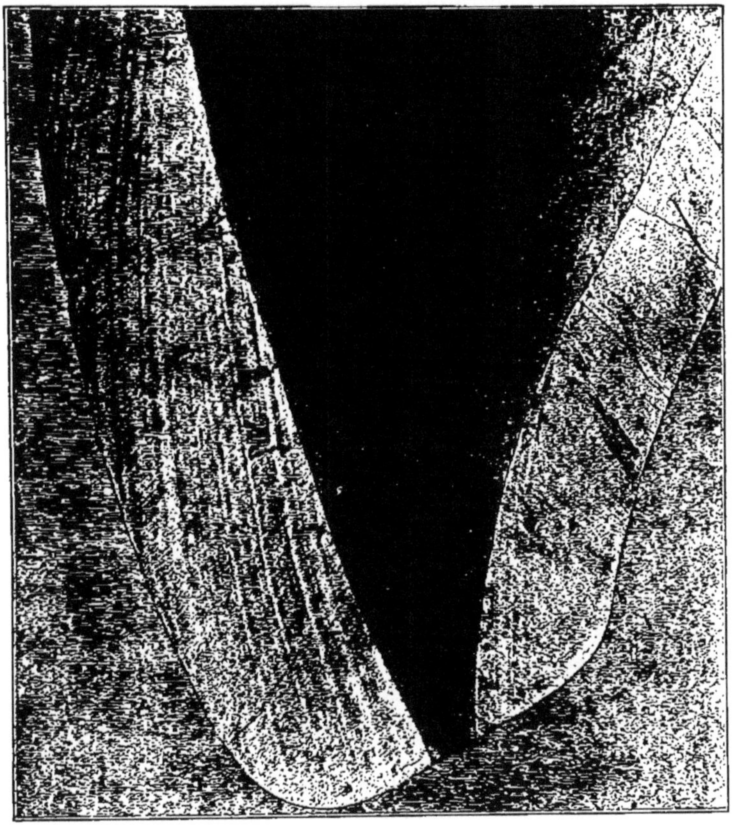

Fig. 56. — Sommet d'une incisive (grossiss. 50 env.).

labio-linguale. Elle offre un intérêt particulier, en ce qui concerne la formation des bords dans les cavités à la base des incisives. L'extrémité de cette dent a été détruite par l'usage. La figure montre que l'inclinaison des fibres vers le plan axial dans le tiers occlusal des incisives est telle que l'usure se produit dans un plan à peu près perpendiculaire à la direction des fibres.

DENTINE

La structure de la dentine est d'un intérêt relativement peu considérable dans la présente étude, car, dans la préparation des cavités et la section de ses tissus, il n'y a pas lieu de considérer ses éléments histologiques. Ces mêmes éléments sont cependant en rapport avec la pénétration de la carie et sont nécessaires pour la pratique intelligente de la dentisterie opératoire.

La dentine appartient au groupe des tissus conjonctifs. Elle est constituée par une matrice organique solide, imprégnée de 72 pour 100 environ de sels inorganiques(1), et percée de petits canalicules ou tubuli partant d'une cavité centrale où sont enfermés les restes de l'organe de formation : c'est la pulpe. Ces *canalicules dentinaires*. chez l'individu vivant, sont occupés par des prolongements protoplasmiques procédant des cellules odontoblastes qui constituent la surface externe de la pulpe.

La dentine renferme deux sortes de tissus organiques : le contenu des tubuli et la base organique ou matrice. La matrice de la dentine, une fois qu'on a fait disparaître les sels de calcium à l'aide d'acides, perd sa gélatine à l'ébullition et ressemble à la matrice des os, en ce sens qu'elle réagit d'une façon analogue, quoique non identique, en présence des agents colorants. La partie de la matrice contiguë aux tubuli se différencie du reste par ses propriétés chimiques, car elle ressemble à l'élastine et résiste à l'action des acides forts et des alcalis après la destruction du reste du tissu. Cette partie de la matrice qui entoure les tubuli et avoisine les fibrilles est connue sous le nom de *gaine de Neumann*.

Les tubuli de la dentine ont un diamètre de 1,1 à 2,5 microns. Ils sont isolés les uns des autres par une épaisseur d'environ 10 microns de tissu dentinaire, et cette disposition se présente parfaitement uniforme dans toute la masse de la dentine. Les caractéristiques des tubuli varient suivant que ces derniers occupent la couronne ou la racine.

Dans la couronne, les tubuli se ramifient peu, mais dans la partie extérieure, près de l'émail, ils se ramifient abondamment et entrent en contact les uns avec les autres. La figure 57 représente une coupe faite dans la dentine juste au-dessous de l'émail, et fortement grossie. Elle permet de voir le diamètre des tubuli, leurs ramifications, et la

(1) Von Bibra donne l'analyse suivante de la dentine :

Matière organique	27,61
Graisse	0,40
Phosphate de calcium et fluoride	66,72
Carbonate de calcium	3,36
Phosphate de magnésie	1,08
Autres sels	0,83

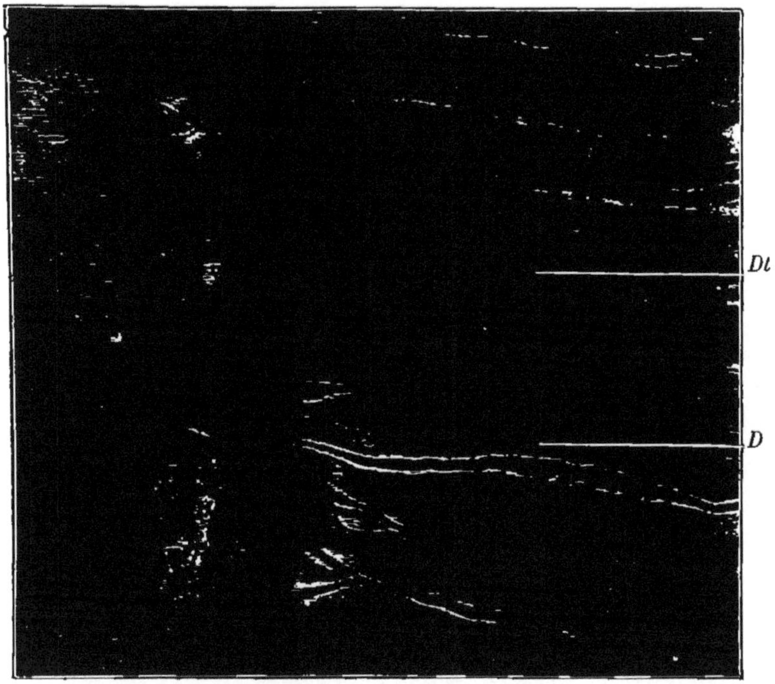

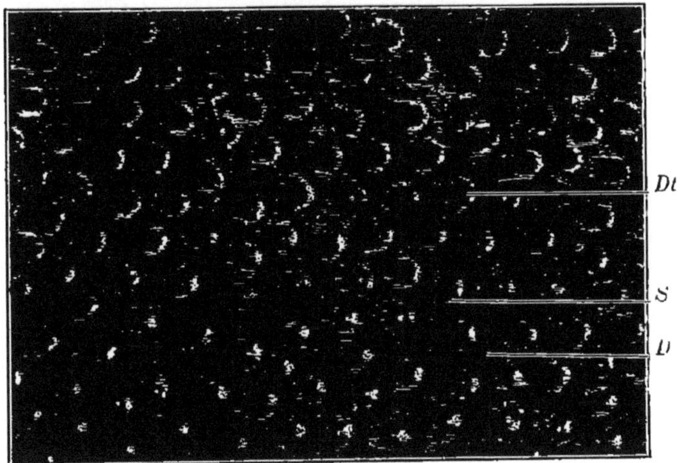

Fig. 57. — Dentine à la jonction avec l'émail, montrant les tubuli coupés longitudinalement : *Dt*, tubuli dentinaux; *D*, matière de la dentine (grossiss. 760 env.).

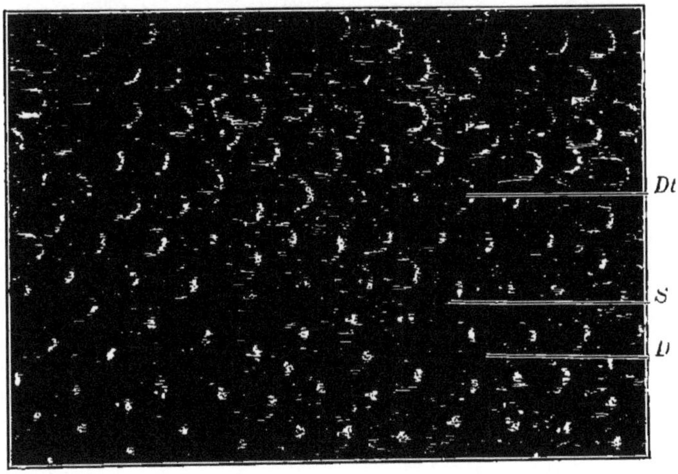

Fig. 58. — Dentine montrant les tubuli en coupe en travers : *Dt*, tubuli dentinaux; *D*, dentine; *S*, ombre des gaines de Neumann (grossiss. 1150 env.).

matrice séparant chaque canalicule du voisin. Les relations des tubuli entre eux sont figurées dans les coupes pratiquées à angle droit par rapport à leur direction (fig. 58). Dans la couronne, les tubuli passent de la cavité pulpaire à la jonction de la dentine et de l'émail en décrivant des courbes sinueuses, de telle sorte que, formant à leur entrée dans la cavité pulpaire un angle droit par rapport à sa paroi, ils finissent en formant également un angle droit avec la ligne de jonction de l'émail. Ce phénomène détermine des courbes en forme de S ou de F dési-

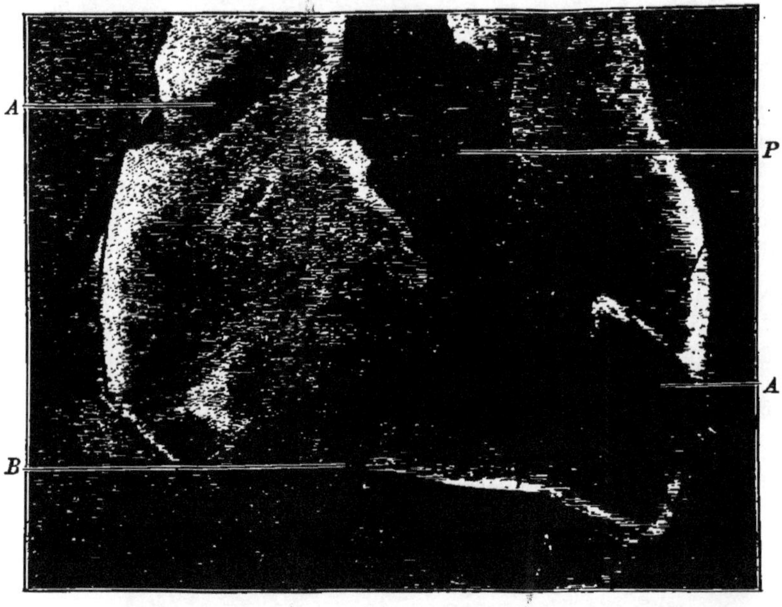

Fig. 59. — Couronne de molaire, coupe mésio-distale montrant la pénétration de la carie; *A*, carie pénétrant la dentine; *B*, ligne d'abrasion: *P*, chambre pulpaire (grossiss. 20 env.).

gnées sous le nom de courbes primaires des tubuli. Sur toute leur longueur, les tubuli ne sont pas droits, mais décrivent des courbes sinueuses, connues sous le nom de courbes secondaires. Celles-ci ont l'aspect de vagues lorsqu'on examine une section longitudinale, mais elles sont en réalité des spirales, comme on peut s'en assurer en modifiant la mise au point du microscope et en étudiant des sections perpendiculaires à la direction des tubuli. Sur la plus grande partie de leur parcours, les ramifications sont petites et peu nombreuses; elles sont à angle aigu par rapport à la direction des tubuli. Mais, un peu avant d'atteindre l'émail, elles se sectionnent et se ramifient, offrant un aspect comparable à celui du delta d'un fleuve. Les ramifications partent des tubuli à peu de distance de l'émail, et s'anastomosent très librement avec les autres tubuli. La ramification des tubuli dans leur portion externe cause la propagation de la carie juste au-dessous de l'émail, les microorganismes se multipliant et se communiquant de tubuli en tubuli par leurs ramifications. Ils se répandent ainsi, latéralement entre l'émail et l'ivoire, puis pénètrent dans celui-ci par l'intermédiaire des tubes. La figure 59 représente la pénétration de la carie dans la dentine. On remarquera que, dans le cas où la carie prend naissance à l'union de l'émail et de la dentine, l'extension en est plus

Fig. 60. — Dentine d'une racine montrant les tubuli coupés longitudinalement (grossiss. 700 env.)

grande que si elle prend naissance à la ligne gingivale. Dans les deux cas, la pénétration s'est effectuée dans le sens des tubuli.

Dans la racine, les tubuli sortent des canaux à angle droit par rapport à l'axe longitudinal de la dent et passent directement dans le cément en décrivant seulement des courbes secondaires. Sur leur longueur, ils donnent naissance à une foule de minces ramifications traversant la matrice en tous sens et réunissant les tubes entre eux; les ramifications sont si nombreuses que dans les coupes préparées de façon à les laisser chargées d'air, ou lorsque les tubuli ont été colorés, on a l'impression de regarder à travers un buisson de noisetier ou les ramifications ténues d'une racine. Ces minces ramifications sont représentées dans la figure 60 et l'on peut comparer le caractère de la dentine à celui de la couronne que nous montre la figure 57. La couche la plus externe de la dentine, contiguë au cément, contient une grande quantité de petits espaces irréguliers qui se rapportent aux tubuli et donnent au tissu une apparence granuleuse quand on l'examine sous un faible grossissement. Cette couche a été observée pour la première fois par John Tomes et désignée sous le nom de *couche granuleuse de Tomes*. Les méats de cette couche granulaire sont probablement remplis par les extrémités élargies des fibrilles de la dentine. On observe parfois le même aspect au-dessous de l'émail, mais il n'est nulle part aussi nettement marqué que dans la partie avoisinant le cément.

La ligne de jonction de l'ivoire et de l'émail présente rarement une

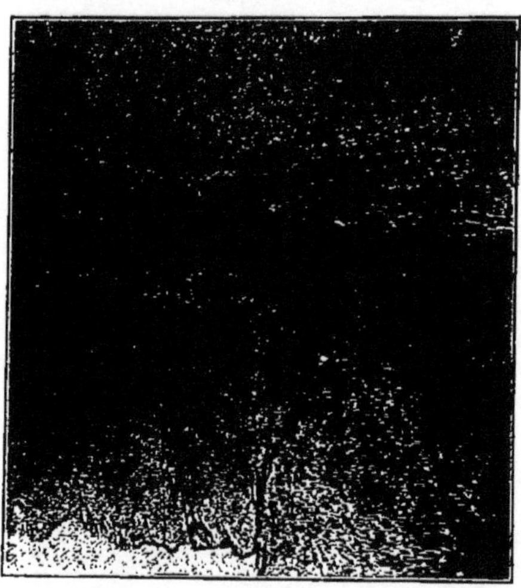

Fig. 61. — Jonction de la dentine et de l'émail (grossiss. 70 env.).

surface nivelée. La partie intime de l'émail est pourvue de protubérances arrondies auxquelles s'adapte la dentine. Cette particularité, lorsqu'on pratique une coupe, donne à la ligne de jonction de l'ivoire et de l'émail une apparence accidentée et donne l'impression, inexacte d'ailleurs (fig. 61), que les canalicules de la dentine pénètrent quelque peu entre les fibres de l'émail.

Dans un bon nombre de préparations de dents, obtenues par frottement sur meule après dessiccation, on a pu relever de larges méats irréguliers très apparents dans la dentine. Ils se rencontrent d'ordinaire sur une même ligne, à une distance égale de la surface. On leur a donné le nom d'espaces interglobulaires. Ce ne sont pas en réalité des espaces vides, mais seulement des parties imparfaitement développées dans lesquelles la matrice de la dentine ne s'est pas calcifiée. Les canalicules dentinaires les traversent sans être interrompus. Dans une préparation sèche, la matrice organique se resserre et le méat qui en résulte se trouve rempli par les débris provenant du frottement, de sorte qu'on aperçoit des points noirs. La figure 62 représente deux couches distinctes d'espaces interglobulaires, la seconde beaucoup plus apparente que la première; et, dans l'émail, à un point correspondant à la première couche, on aperçoit une imperfection de structure figurée par la bande de stratification très sombre. Ceci est excellemment figuré dans le cuspide de la même coupe (fig. 44). Les espaces

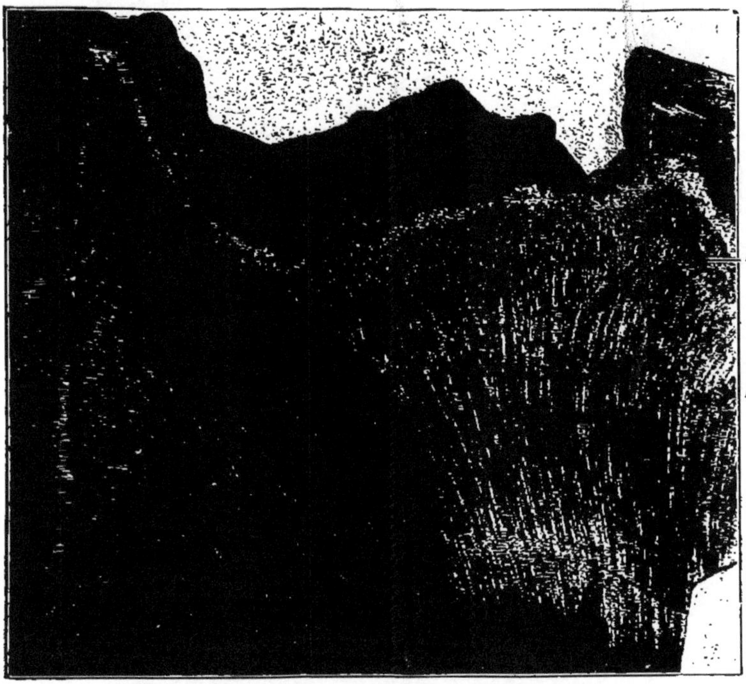

Fig. 62. — Espaces interglobulaires dans la dentine : *Ig*, Première rangée d'espaces interglobulaires; *Ig'* deuxième rangée (grossiss. 20 env.).

interglobulaires de la racine sont représentés (fig. 65) dans la partie radiculaire de la dentine tout près de la couche granuleuse de Tomes.

La constitution de la dentine n'est pas achevée au moment de l'éruption de la dent, mais elle se poursuit durant une période indéfinie, la couche de dentine augmentant aux dépens de la pulpe. Quand la dentine a atteint son développement normal, l'accroissement est suspendu et il ne reprend plus, si ce n'est excité par l'irritation de la pulpe ou de la pulpe d'une dent voisine, ce qui conduit à la formation de la dentine secondaire. Cette seconde dentine n'est jamais d'une structure aussi parfaite que la première : les tubuli en sont plus petits, moins nombreux et beaucoup plus irréguliers. Souvent l'exa-

Fig. 63. — Couches granulaires de Tomes : *L*, lacunes du cément; *Gt*, couche granulaire de Tomes; *Ig*, espaces interglobulaires (grossiss. 200 env.).

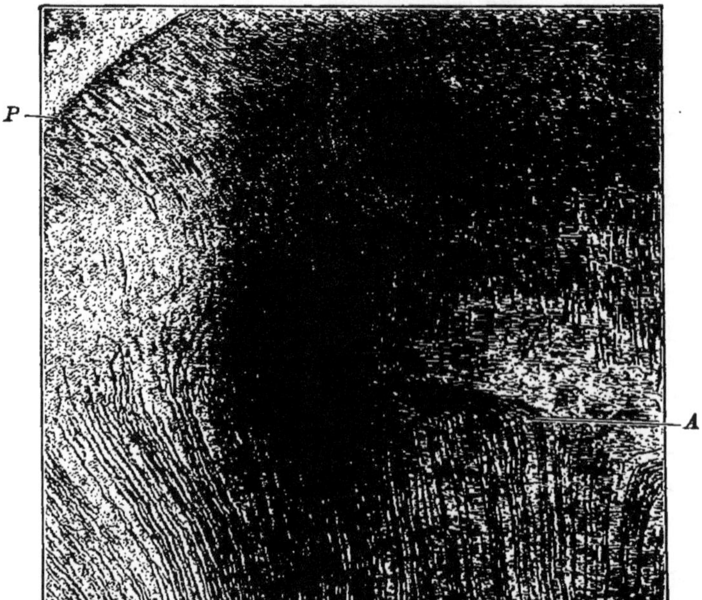

Fig. 64. — Dentine secondaire : *A*, bord de la dentine primaire montrant quelques-un des tubuli continuant la dentine secondaire; *P*, chambre pulpaire (grossiss. 80 env.)

men d'une coupe révèle plusieurs périodes de formation qui se distinguent par leurs différences de constitution, chaque couche étant d'une structure de plus en plus imparfaite. On peut s'en rendre compte en regardant la figure 64.

PULPE

La pulpe dentaire est le tissu mou qui occupe la cavité centrale de la dentine. Elle est constituée par le tissu conjonctif embryonnaire et contient un grand nombre de vaisseaux sanguins et de nerfs. Comme dans tous les tissus conjonctifs, la substance intercellulaire est dans une forte proportion et les cellules sont éparses dans le tissu mou et comme gélatineux pourvu d'un petit nombre de fibres seulement. On observe quatre espèces de cellules dans la pulpe : les odontoblastes qui forment la surface extérieure de la pulpe, tout près de la dentine, les cellules rondes, les fuselées et celles qui ont la forme d'une étoile.

DISPOSITION DES CELLULES

Les odontoblastes sont des grandes cellules cylindriques et en forme

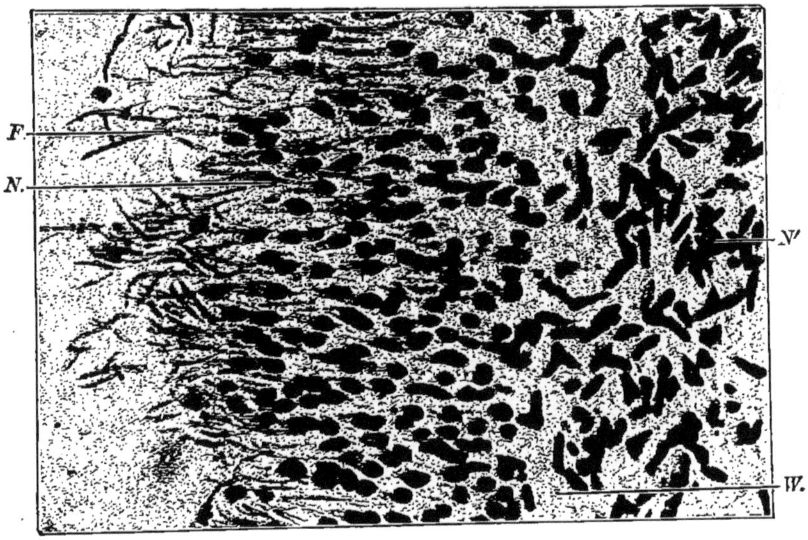

Fig. 65. — Odontoblastes. Coupe oblique à travers les odontoblastes : *F*, fibrilles ; *N*, nucléus d'odontoblastes ; *N'*, nucléus de cellules du tissu connectif ; *W*, couche de Weil peu distincte (grossiss. 80 env.).

de massue parfois. Elles sont ramenées presque à la forme sphérique dans les tissus anciens qui ont achevé leur période d'activité. Elles forment une couche continue sur la totalité de la surface de la pulpe et elles sont partout en contact avec l'ivoire. Cette couche porte le nom de « membrana eboris » ou membrane de l'ivoire.

Les noyaux des odontoblastes sont gros et ovales ; ils contiennent beaucoup de chromatine et sont très différents des noyaux de cellules du tissu conjonctif ordinaire.

On observe trois sortes de prolongements en rapport avec les odontoblastes :

1° Les fibrilles émanant de la dentine, ou *fibres de Tomes*. Ce sont des appendices longs et souples allant de l'extrémité de la cellule la plus rapprochée de l'ivoire à la surface extérieure de la dentine, en passant par un canalicule de la dentine. Il n'y a d'ordinaire qu'une seule fibrille pour chaque odontoblaste, mais on en rencontre parfois deux qui pénètrent dans deux canalicules différents. On peut étudier ces tubes, soit en décalcifiant une couche, soit en isolant la pulpe qu'on aura enlevée d'une dent récemment extraite. La figure 65 montre les fibrilles partant de la surface ; seulement cette coupe n'a pas été faite dans le sens de l'axe longitudinal des odontoblastes, mais dans un sens oblique. La figure 66 (reproduisant une photographie de Röse) montre

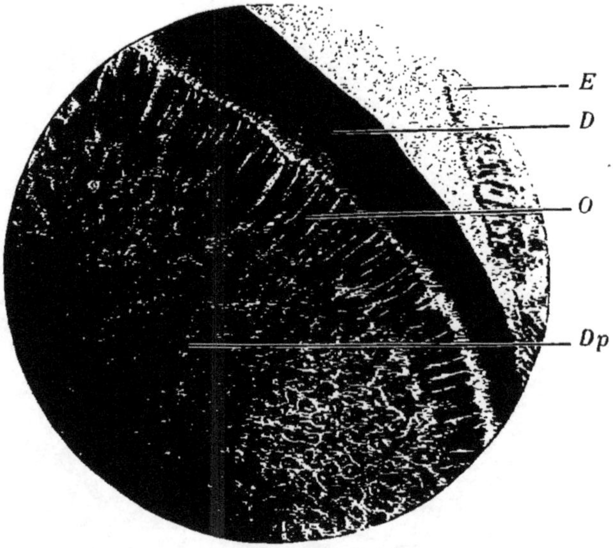

Fig. 66. — Odontoblastes et dentine en voie de formation : *E*, émail en formation ; *D*, dentine en formation ; *O*, odontoblastes ; *Dp*, corps de papille dentaire. (D'après une photomicrographie par Röse.)

la forme des odontoblastes dans une jeune dent dont la dentine s'augmente activement, ainsi que les fibrilles que contiennent les tubes de l'ivoire ;

2° Les prolongements latéraux, partant des côtés de la cellule et s'unissant les uns aux autres pour former la couche superficielle;

3° Les dérivés pulpaires, partant des extrémités de la pulpe et allant dans la couche de Weil.

Les odontoblastes, ainsi que leur nom l'indique, sont les cellules constitutives de la dentine. Ils président à la formation et à la calcification de la dentine, la fibrille est laissée en arrière et se trouve environnée par le tissu formé. On n'est pas d'accord sur le point de savoir si les fibrilles ont ou non une part dans la formation et la calcification de la dentine.

On discute également sur le rapport existant entre les fibrilles et la transmission de sensation; actuellement il semble indéniable qu'elles transmettent en quelque sorte la sensation aux nerfs de la pulpe.

Immédiatement au-dessous de la couche des odontoblastes s'étend une zone assez pauvre en cellules conjonctives et ayant à peu près la moitié de l'épaisseur des odontoblastes. On la désigne sous le nom de *couche de Weil*. Juste au-dessous de cette couche, les cellules du tissu conjonctif sont particulièrement nombreuses et forment une couche plus ou moins distincte de cellules très rapprochées les unes des autres. Dans le reste de la pulpe, les cellules sont à peu près uniformément distribuées dans la substance intercellulaire. Les cellules du tissu conjonctif ont des formes caractéristiques. Elles sont plutôt petites et contiennent un noyau de faibles dimensions, mais fortement coloré. Le protoplasme se différencie en minces prolongements, dirigés dans deux sens et formant les cellules fuselées, ou bien épanouis en plusieurs directions et formant alors les cellules de forme étoilée. Les cellules étoilées se rencontrent de préférence dans le corps de la pulpe, et les fuselées dans les canaux. Les cellules sphériques sont comparativement en petit nombre et sont, selon toute probabilité, des cellules jeunes n'ayant pas encore acquis la forme adulte.

VAISSEAUX SANGUINS DE LA PULPE

L'irrigation sanguine de la pulpe est très abondante, car plusieurs vaisseaux artériels pénètrent par la pointe de la racine, souvent par plusieurs ouvertures. Ces gros vaisseaux s'épanouissent dans la partie centrale du tissu, donnant naissance à une foule de ramifications qui forment un réseau capillaire très touffu (fig. 67). Des vaisseaux capillaires, le sang est recueilli dans les veines qui traversent en droite ligne la portion centrale du tissu. Une particularité frappante des vaisseaux sanguins de la pulpe, c'est la ténuité de leurs parois. Il est rare que les grosses artères elles-mêmes aient un tissu fibreux condensé autour d'elles pour former la couche adventice ordinaire. Elles ont d'habitude une seule couche de fibres musculaires lisses constituant la partie médiane, tandis que les parois des grosses veines sont constituées seulement d'une simple couche de cellules endothéliales

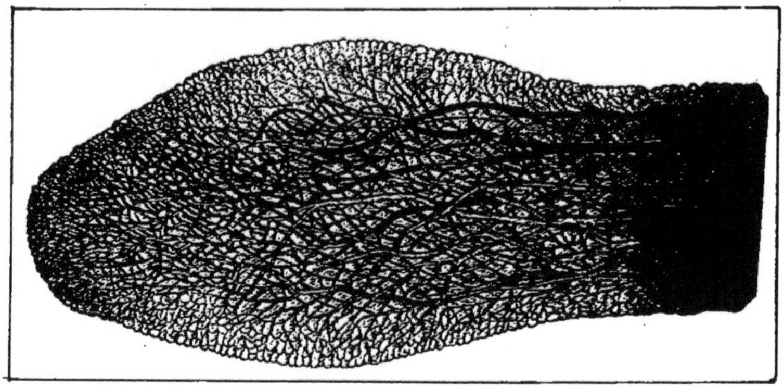

Fig. 67. — Diagramme des vaisseaux sanguins de la pulpe (Stowell).

formant la partie interne. Elles ont une structure rappelant celle des gros vaisseaux capillaires (fig. 68). Cette particularité des parois des

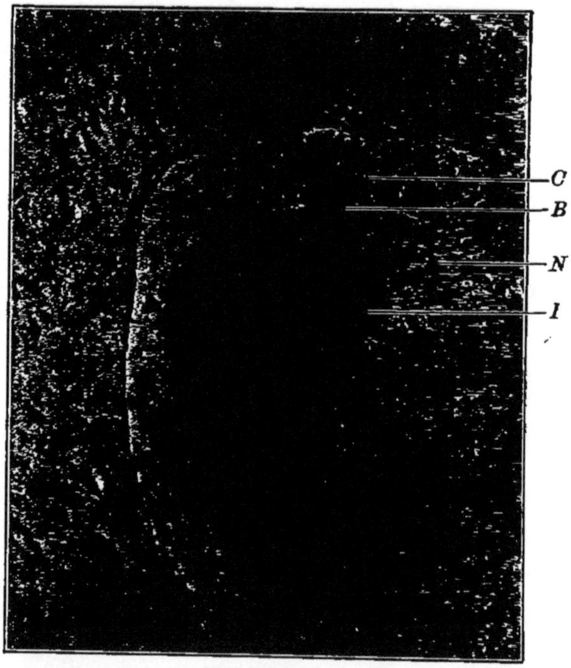

Fig. 68. — Vaisseau sanguin pulpaire montrant la paroi mince : *C*, corpuscules sanguins dans le vaisseau ; *B*, paroi du vaisseau sanguin montrant les nucléus des cellules endothéliales ; *N*, nucléus des cellules du tissu connectif dans le corps de la pulpe : *I*, substance intercellulaire montrant quelques fibres (grossiss. 200 env.).

vaisseaux sanguins est d'une grande importance en ce sens qu'elle rend cette partie de l'organisme spécialement sujette à des maladies telles que l'hyperémie et l'inflammation.

NERFS DE LA PULPE

Plusieurs faisceaux relativement considérables de fibres nerveuses d'origine médullaire, contenant de six à quinze et même vingt fibres, pénètrent dans la pulpe avec les vaisseaux sanguins et traversent directement la masse de ce tissu. Ces faisceaux se ramifient et s'anastomosent largement. La plupart des fibres perdent leur gaine avant d'atteindre la couche de Weil où elles forment un faisceau de fibres sans gaine. De ces fibres partent des extrémités indépendantes qui pénètrent entre les odontoblastes. Elles passent parfois jusqu'aux parois des odontoblastes contiguës à la dentine, mais il ne leur est jamais arrivé d'aller jusqu'aux tubes de l'ivoire.

FONCTIONS DE LA PULPE

La pulpe remplit une double fonction : elle entretient la vitalité et la sensibilité.

La *fonction vitale* consiste dans la formation de la dentine et se trouve accomplie par la couche des odontoblastes. C'est la fonction première de la pulpe, et sa première manifestation se révèle dans le développement de la dent avant que la papille soit transformée en organe dentaire et qu'elle soit renfermée dans la dentine entièrement formée. Une fois la croissance terminée, la fonction vitale ne se manifeste plus, à moins que la pulpe ne reçoive quelque excitation des centres trophiques qui aboutisse à la formation de la dentine secondaire. Dans certains cas exceptionnels, cette formation est purement locale.

En ce qui concerne la *fonction sensorielle*, la pulpe se comporte comme un organe interne. Elle est privée du sens de toucher et de localiser, et elle ne réagit à l'action extérieure que sous la forme d'une sensation douloureuse. La douleur est d'ordinaire localisée exactement par rapport au côté de la mâchoire, et la découverte seule d'une lésion certaine permet une localisation plus précise. S'il arrivait que plusieurs pulpes appartenant à des dents de la mâchoire supérieure ou inférieure, d'un même côté de la bouche, pussent être simultanément irritées par une sensation douloureuse, sans que des impressions soient transmises à la membrane péridentaire, le patient, les yeux bandés, serait incapable de désigner celle des pulpes qui le ferait souffrir. La souffrance provenant de la pulpe d'une dent quelconque peut être attribuée à une autre dent et, pour ainsi dire, à tout autre point situé sur le même côté et dont l'innervation dépendrait du cinquième nerf crânien.

La pulpe est tout particulièrement sensible aux changements de température, mais elle est incapable de différencier le froid du chaud, et l'on utilise fréquemment cette propriété dans les diagnostics différentiels (cf. chap. XVI). La pulpe est également très sensible aux irritations provenant de chocs ou d'actions chimiques, même lorsqu'elles ne lui arrivent que par l'intermédiaire des fibrilles de la dentine. Huber[1] a émis l'hypothèse que cette transmission pouvait être effectuée par l'action traumatique ou chimique exercée sur les fibrilles qui viennent apporter des modifications métaboliques dans les cellules d'odontoblastes, ces dernières exerçant une action excitatrice sur les nerfs sensitifs qui viennent finir entre les cellules de cette couche.

CÉMENT

Le cément recouvre la surface de la dentine, en partant du bord de l'émail, sur lequel il empiète un peu au niveau du bord gingival (fig. 69). Il forme une couche très épaisse dans la région apicale et entre les racines des bicuspides et des molaires; il va s'amincissant à mesure qu'il se rapproche du bord des gencives.

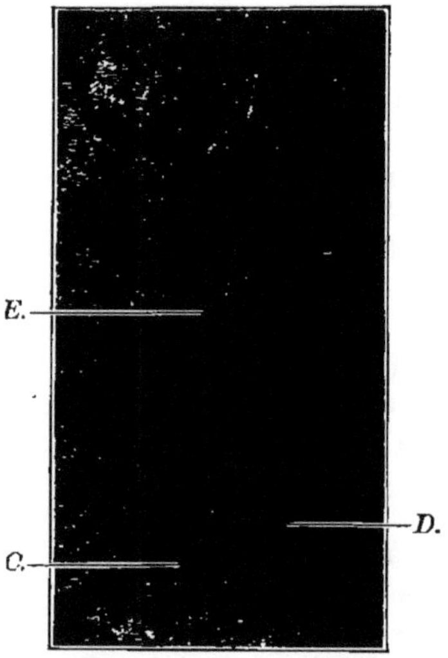

Fig. 69. — Bord gingival de l'émail montrant le cément qui le recouvre : *E*, émail; *C*, cément; *D*, dentine; (grossiss. 40 env.).

Par sa structure, le cément ressemble à la partie sous-périostée, mais il en diffère par le caractère et la disposition des lacunes et par l'absence de système de canaux de Havers. Les couches ou lamelles du cément sont aussi d'un caractère moins uniforme que celles de l'os.

La fonction du cément est de fournir un point d'attache aux fibres de la membrane péridentaire qui maintient les dents. Les tissus environnants ne sont jamais en contact physiologique avec la surface extérieure de la dentine, si ce n'est au moment de la formation du cément ou de sa résorption. Quand il y a eu résorption de la dentine à la surface d'une racine, le seul remède possible est la formation de cément qui remplit la cavité et fournit un nouveau point d'attache à la membrane péridentaire.

Le cément a une formation intermittente qui se poursuit durant le fonctionnement de la dent. Sur toute la surface de la racine, les cou-

[1] *Dental Cosmos*, octobre 1898.

ches s'ajoutent les unes aux autres, la différence d'épaisseur entre la région gingivale et la région apicale de la dent provenant surtout, mais

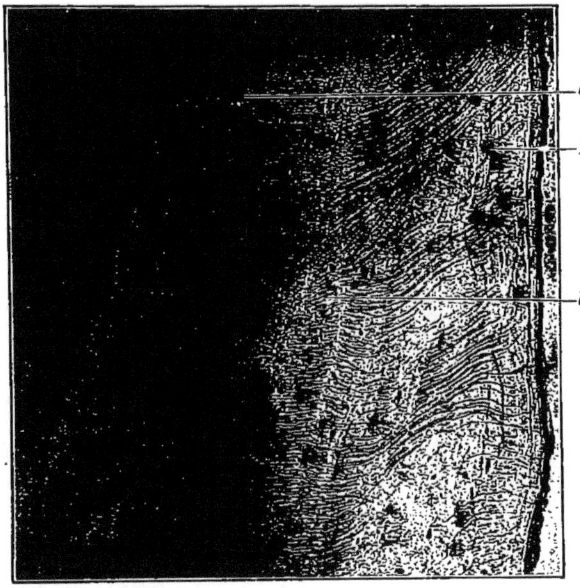

Fig. 70. — Cément près de l'apex de la racine : *Gt*, couche granulaire de Tomes; *L*, lacunes; *b*, point où les fibres furent coupées, puis rattachées (grossiss. 54 env.).

non exclusivement, de la différence d'épaisseur des couches de cément

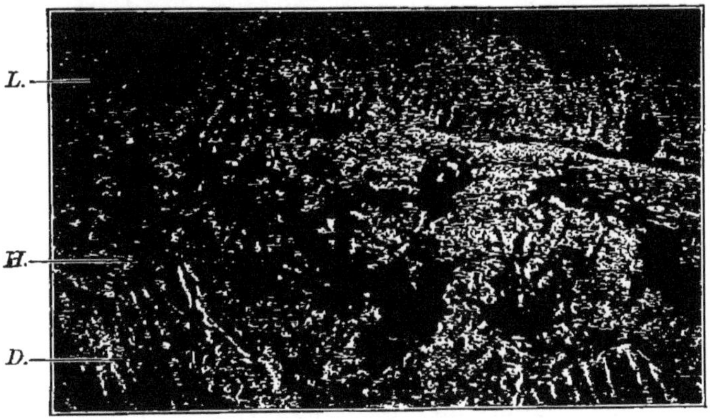

Fig. 71. — Épaisse lamelle de cément avec de nombreuses lacunes dues à une absorption de la dentine : *L*, lacunes; *H*, lacunes de Howship; *D*, dentine (grossiss. 250 env.).

à ces deux régions (fig. 69, 70). Le cément des racines est mince chez les enfants et plus épais chez les adultes. La formation continue du cément répond au besoin qu'ont les fibres de la membrane de changer leur point d'attache.

Dans les parties gingivales, là où le cément est mince, le tissu est simple, apparemment sans organisation et dépourvu de toute espèce de lacune, tandis que, vers la pointe et entre les racines, les lacunes sont nombreuses. D'une façon générale, dans les lamelles minces, on

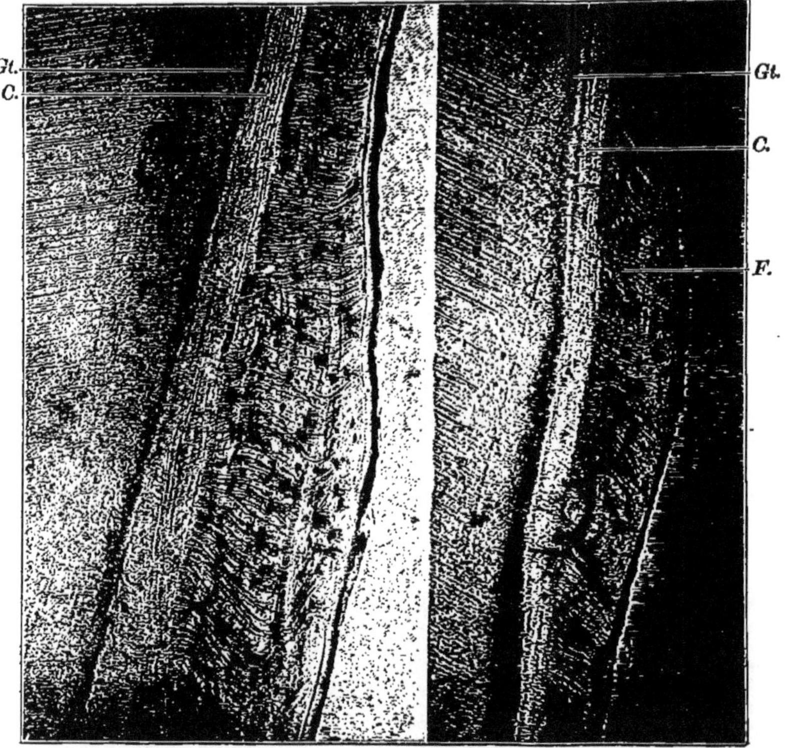

Fig. 72. — Deux filons de cément montrant des fibres pénétrantes : *Gt*, couche granulaire de Tomes ; *C*, cément sans fibres : *E*, fibres pénétrantes (grossiss. 54 env.).

ne trouve pas de lacune, tandis qu'elles abondent dans les lamelles épaisses. Les canalicules qui irradient des lacunes n'ont pas la régularité de ceux des os. Tantôt nombreux, tantôt rares, ils se dispersent dans toutes les directions ou convergent vers une même direction, ordinairement celle de la surface du cément (fig. 71).

Toutes les couches du cément sont traversées par les fibres de la membrane péridentaire. Ces fibres ont été entourées par la matrice cémentaire et se sont calcifiées avec elle. La première couche, celle qui est la plus rapprochée de la dentine, est généralement dépourvue d'organisation et ne possède pas de fibres, du moins dans sa partie interne.

Dans des coupes amincies à la meule, les fibres apparaissent souvent dans plusieurs couches, tandis qu'elles sont invisibles ailleurs. Ceci est dû à ce fait que, avant et après la formation des couches où elles apparaissent, les fibres ont été coupées, puis rattachées, changeant ainsi de direction, de sorte que dans les autres couches les fibres sont coupées en sens transversal ou oblique. Ce fait est rendu tangible par la figure 72. Les fibres ainsi en opposition sont très abondantes à certains endroits, si bien que, lorsqu'on les imprègne d'un colorant, le tissu offre l'aspect d'une masse compacte de fibres. Quand on fait une coupe dans la racine, on prend facilement ces fibres pour des vaisseaux sanguins très petits, car elles ne sont pas toujours aussi complètement calcifiées que le tissu formateur, et leur rétrécissement leur donne l'apparence de petits canaux ouverts.

L'hypertrophie du cément (qu'on appelait souvent autrefois exostose ou excémentose) est très fréquente. Cette hypertrophie peut être limitée à quelques lamelles ou s'étendre à toutes. On observe assez souvent de légers renflements localisés à une seule lamelle et en rapport avec la membrane péridentaire dans les endroits où un faisceau de fibres particulièrement fortes vient s'attacher à la racine pour résister à un effort plus considérable.

MEMBRANE PÉRIDENTAIRE

La membrane péridentaire peut être définie : le tissu qui occupe l'espace compris entre la racine de la dent et la paroi osseuse de l'alvéole, et qui a pour fonction de supporter la gencive. On l'a désignée sous les noms les plus divers : péricément, périoste dentaire, périoste alvéolo-dentaire, etc. Bien que ce tissu remplisse les fonctions du périoste vis-à-vis de l'os de l'alvéole, sa structure diffère sous tous rapports de celle du périoste, de sorte que toute dénomination se rapprochant plus ou moins de ce nom doit être écartée.

La membrane péridentaire appartient à la catégorie des membranes fibreuses et elle est faite des éléments suivants :

1. Fibres. — 2. Fibroblastes. — 3. Cémentoblastes. — 4. Ostéoblastes. — 5. Ostéoclastes. — 6. Une structure épithéliale appelée glande de la membrane péridentaire. — 7. Vaisseaux sanguins. — 8. Nerfs.

La membrane péridentaire accomplit une triple fonction : fonction *physique* consistant à maintenir la dent en contact avec les tissus adjacents durs ou mous; fonction *vitale* consistant dans la formation de l'os sur la paroi alvéolaire et du cément à la surface de la racine; fonction *sensorielle*, en ce sens qu'elle est le siège du sens du toucher de la dent.

Le tissu fibreux de la membrane est de couleur blanche. Il peut être partagé en deux parties : les fibres principales et les fibres secondaires ou tissu interfibreux. On peut regarder comme fibres principales celles qui partent du cément et sont fixées par leur autre extrémité soit à la

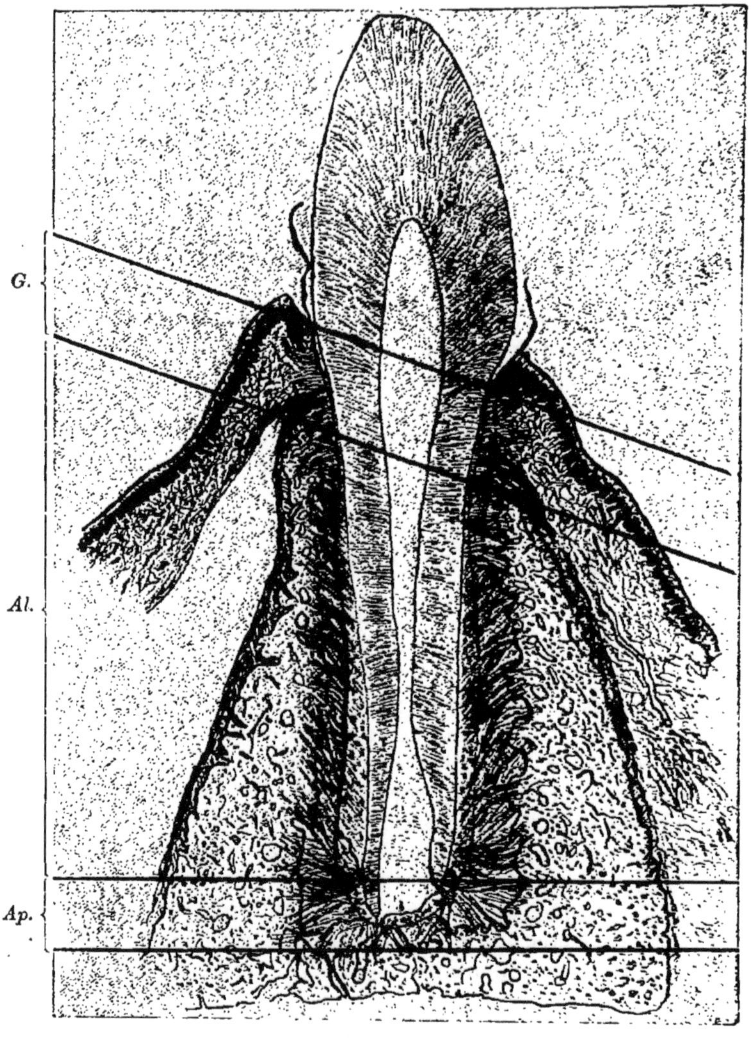

Fig. 73. — Diagramme des fibres de la membrane péridentaire : *G*, portion gingivale; *Al*, portion alvéolaire; *Ap*, portion apicale. (D'après une photographie d'une section sur une incisive de mouton.)

paroi alvéolaire, soit à la couche externe du périoste couvrant la surface du procès alvéolaire, soit au cément de la dent voisine, ou bien celles qui viennent se confondre avec la partie fibreuse de la gencive qui supporte l'épithélium. Elles ont été ainsi nommées par Black, non seulement parce qu'elles forment la plus grande partie du tissu, mais aussi parce qu'elles remplissent la principale fonction de la membrane,

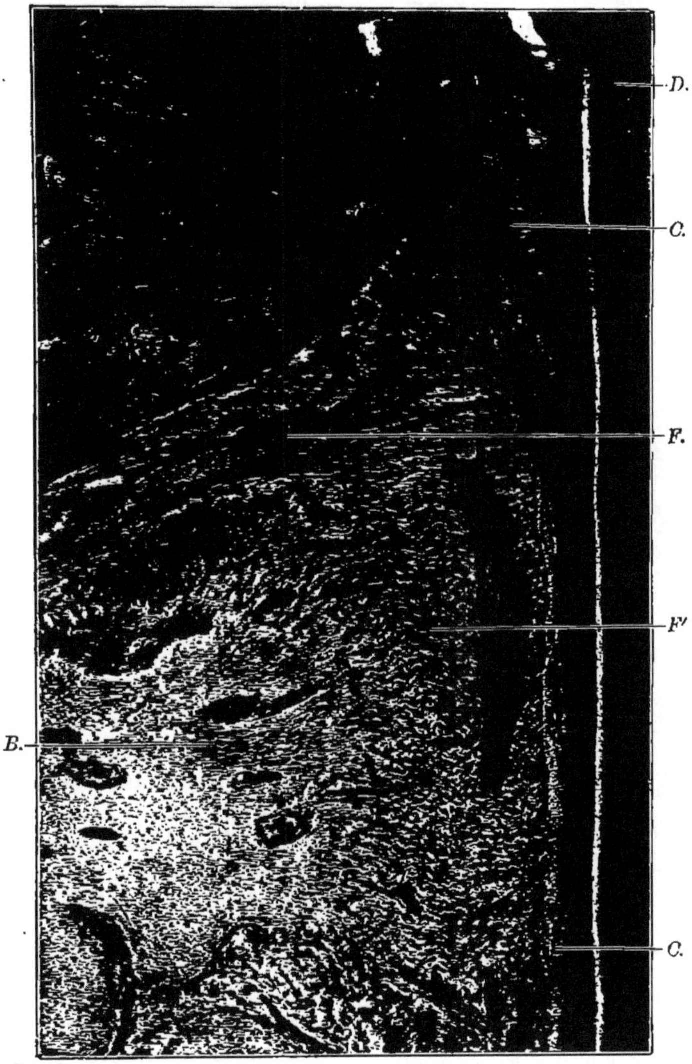

Fig. 74. — Coupe longitudinale de la membrane péridentaire d'un jeune mouton montrant les fibres pénétrant le cément ; *D*, dentine ; *C*, cément montrant des fibres enchevêtrées ; *F*, fibres se dirigeant vers la couche externe du périoste recouvrant le procès alvéolaire ; *F'*, fibres se dirigeant vers l'os au bord du procès alvéolaire ; *B*, os (grossiss. 80 env.).

à savoir le support de la dent et des tissus qui l'environnent. Le tissu interfibreux, qui est également blanc, formé de fibres plus petites et plus délicates, remplit l'espace laissé entre les fibres principales et entoure les vaisseaux sanguins et les nerfs.

Pour la commodité de l'étude, la membrane dentaire est partagée en trois portions : une portion *gingivale*, qui recouvre la racine latéralement à partir du bord de l'alvéole ; une portion *alvéolaire*, qui va du bord du procès alvéolaire à l'apex ; une portion *apicale*, qui entoure l'apex (fig. 73).

Les fibres principales partent du cément. Les cémentoblastes construisent la matrice tout autour d'elles, puis calcifient tout ensemble la matrice et les fibres, implantant de cette façon leurs extrémités dans la couche superficielle de la racine. La figure 74 montre les fibres traversant la couche la plus récemment formée du cément. Dans beaucoup de cas, les fibres, au moment où elles émergent du cément, apparaissent nettement sous la forme de faisceaux de fibres. A quelque distance de la surface de la racine ces derniers se divisent en d'autres faisceaux plus petits qui s'entrelacent et se réunissent à nouveau en un seul avant de se fixer à l'os, au cément ou au tissu fibreux.

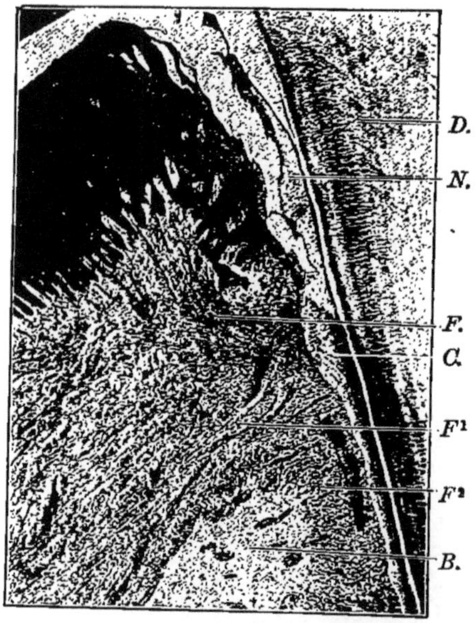

Fig. 75. — Coupe longitudinale de la membrane péridentaire dans la région gingivale ; *D*, dentine ; *N*, membrane de Nasmyth ; *C*, cément ; *F*, fibres supportant le gingivus ; *F*¹, fibres attachées à la couche externe du périoste au-dessus du procès alvéolaire ; *F*², fibres attachées à l'os au bord de l'alvéole ; *B*, os (grossiss. 30 env.).

Pour arriver à comprendre la disposition des fibres de la membrane péridentaire, il faut considérer des coupes longitudinales et transversales. Dans une coupe longitudinale de la partie gingivale, les fibres partant du cément au niveau de la ligne gingivale (fig. 75) sont tout d'abord perpendiculaires à l'axe longitudinal de la dent, puis elles s'inclinent brusquement et viennent adhérer à la gencive pour la maintenir et renforcer la dent. Ces fibres sont surtout nombreuses sur la face linguale qui se trouve être l'endroit où les aliments sont fortement pressés contre la gencive pendant la mastication et tendent à la repousser vers sa base. Vers le milieu de la portion gingivale les fibres sortent à angle droit par rapport à l'axe et elles se mêlent à la structure fibreuse de la gencive sur ses faces linguales ou labiales, à moins qu'elles ne se rattachent au cément des dents voisines par leurs faces proximales. A quelque distance de la ligne gingivale, les fibres s'inclinent légèrement vers l'apex, passant par-dessus le bord du procès pour venir se fixer à la couche externe du périoste. Ces fibres sont particulièrement grosses et fortes. Au niveau du bord du procès alvéolaire, les fibres s'inclinent légèrement vers l'apex et viennent s'attacher à l'os, formant ainsi le bord de l'alvéole.

Dans les coupes transversales de la membrane pratiquées dans la

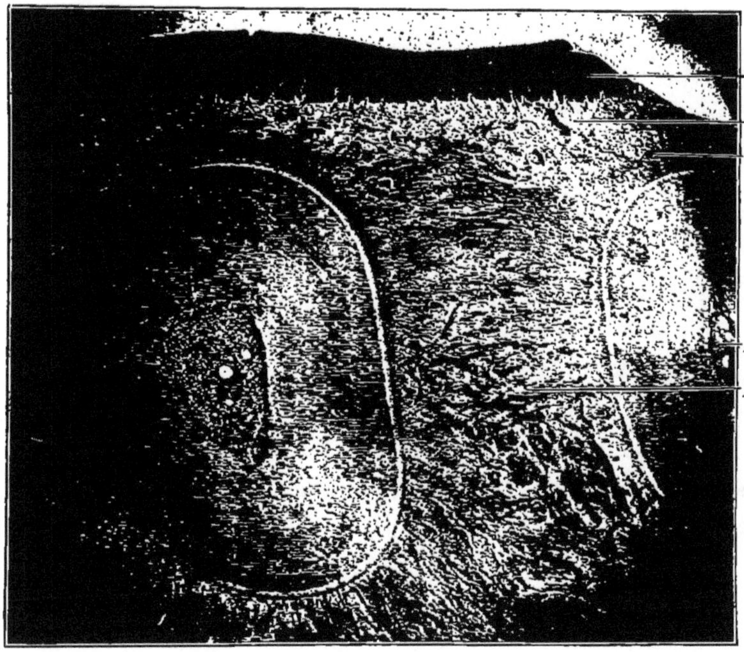

Fig. 76. — Coupe transversale de la membrane péridentaire dans la région gingivale (mouton) : *E*, épithélium; *F*, tissu fibreux de la gencive; *B*, point où les fibres de la membrane péridentaire se perdent dans la masse fibreuse de la gencive; *P*, pulpe; *F'*, fibres s'étendant d'une dent à l'autre (grossiss. 30 env.).

portion gingivale (fig. 76), les fibres partent du cément en gros faisceaux. Au centre de la surface labiale, elles sortent directement, se fragmentant en faisceaux plus petits, contournant des vaisseaux sanguins et d'autres faisceaux de fibres et venant en définitive se confondre avec le tissu fibreux qui supporte l'épithélium. Après s'être dirigées dans les sens des plans médial et distal vers les angles de la racine, les fibres décrivent une spirale et passent sur le cément de la dent voisine. Sur les faces proximales, les fibres se fragmentent brusquement en faisceaux minces qui s'enroulent autour des vaisseaux sanguins, et en d'autres faisceaux qui pénètrent dans la gencive et se réunissent pour former une masse qui vient se fixer au cément de la dent voisine. Sur la face linguale, l'arrangement est identique à celui de la face labiale, sauf que la distance parcourue par les fibres avant de se perdre dans le tissu de la gencive est ordinairement plus grande.

Dans la partie occlusale de la portion alvéolaire de la membrane, les fibres passent directement du cément à l'os, à angle droit par rapport à l'axe de la dent. En ce point, les fibres sont fortes et ne se fragmentent pas en faisceaux plus petits, mais on peut suivre la marche de la fibre depuis le cément jusqu'à l'os (fig. 74 et 77). Vers le milieu de cette même portion, les fibres sont inclinées dans le sens occlusal et le sont d'autant plus qu'elles se rapprochent davantage de l'apex. Près de celui-ci, les fibres, au moment où elles sortent du cément, sont très grosses et se fragmentent en petits faisceaux ayant la forme d'éventails au moment où elles se dirigent vers l'os. De l'apex, les fibres partent dans toutes les directions en conservant la forme d'éventail que nous venons de signaler.

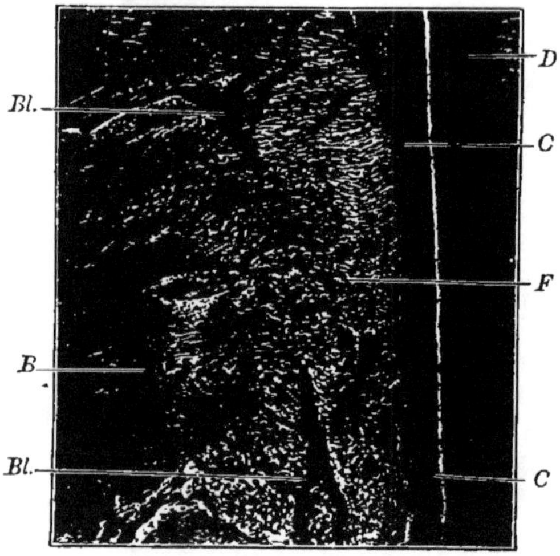

Fig. 77. — Fibres au bord du procès alvéolaire (mouton) : *D*, dentine : *C*, cément ; *F*, fibres s'étendant du cément à l'os ; *Bl*, vaisseaux sanguins ; *B*, os (grossiss. 80 env.).

Si l'on examine une coupe transversale près du bord de l'alvéole (fig. 78), on observe qu'au centre de la face labiale de la racine, les fibres vont directement de la surface de la racine à l'os du procès alvéolaire, excepté lorsqu'elles s'enroulent autour des vaisseaux sanguins. Contournant dans le plan distal le coin de la racine, les fibres s'infléchissent latéralement jusqu'à devenir presque des tangentes par rapport à la surface de la racine et elles vont se fixer beaucoup plus loin dans la paroi de l'alvéole. Une disposition identique est observée aux autres angles de la racine, quoique ces fibres tangentielles soient d'ordinaire plus fréquentes dans la partie distale que dans la partie mésiale.

Si l'on étudie la disposition des fibres par rapport à la fonction physiologique de la membrane, on constate qu'elle représente l'idéal pour protéger les dents contre l'effort masticatoire et pour supporter les tissus qui les entourent. Dans la partie gingivale, les fibres qui passent d'une dent à l'autre constituent la base de la gencive et comblent les espaces interproximaux qui séparent les dents. Il suit de là que,

Fig. 78. — Coupe transversale de la membrane péridentaire dans le tiers occlusal de la portion alvéolaire (mouton) : *M*, fibres musculaires; *Per*, périoste; *Al*, os du procès alvéolaire; *Pd*, fibres de la membrane péridentaire; *P*, pulpe; *D*, dentine; *Cm*, cément.

si ces fibres viennent à être sectionnées par une couronne artificielle s'étendant trop profondément ou par l'invasion de dépôts calcaires commencés dans l'espace gingival, la gencive se tasse vers sa base et ne comble plus l'espace interproximal. Dans la partie alvéolaire, les fibres disséminées sur le bord du procès et celles qui sont situées à la pointe de la racine protègent la dent contre les forces qui pourraient s'exercer contre elle latéralement. Celles au contraire qui sont réparties dans le procès alvéolaire sont arrangées de telle sorte qu'elles protègent la dent contre les forces s'exerçant dans le plan occlusal (fig. 73). Telles qu'on les aperçoit dans la coupe transversale, les fibres du tiers occlusal de la partie alvéolaire sont disposées de telle sorte qu'elles protègent la dent contre les forces qui pourraient la faire tourner dans son alvéole.

ÉLÉMENTS CELLULAIRES DE LA MEMBRANE

Les **fibroblastes** sont des cellules en forme de fuseau ou d'étoile que l'on rencontre entre les fibres lorsqu'elles sont disposées en faisceaux. Lorsqu'on traite une coupe à l'hématoxyline, ces cellules se colorent fortement et se différencient ainsi des fibres qui sont incapables de prendre la couleur. Le nombre des fibroblastes dans la membrane diminue avec l'âge. Elles sont grosses et nombreuses dans la membrane d'une dent nouvellement apparue, tandis qu'elles sont relativement petites et peu nombreuses dans la membrane qui entoure les dents anciennes. Cela est une caractéristique des fibroblastes. La figure 79 montre avec un

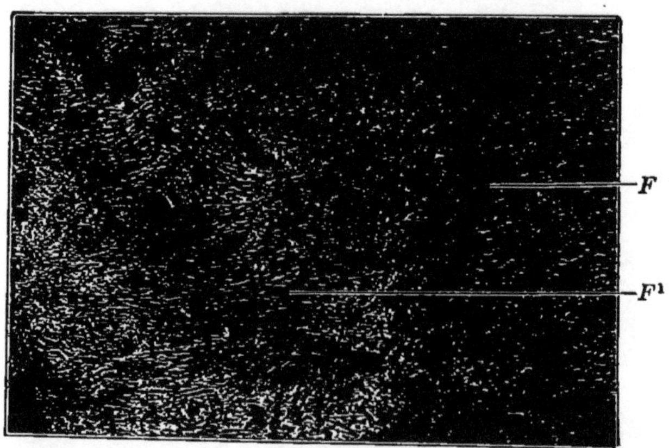

Fig. 79. — Fibres et fibroblastes dans la coupe transversale d'une membrane : *F*, fibres coupées transversalement; *F*¹, fibres coupées longitudinalement montrant les fibroblastes (grossiss. 80 env.).

faible grossissement comment apparaissent les fibroblastes une fois qu'on les a traités à l'hématoxyline. La coupe a été pratiquée dans une portion de gencive séparant deux dents. Les cellules sont les points étoilés qui séparent les fibres entre elles. Au point *F* on observe des fibres séparées transversalement. Avec un grossissement plus fort, ces cellules ont l'apparence que leur donnent les figures 81 et 90.

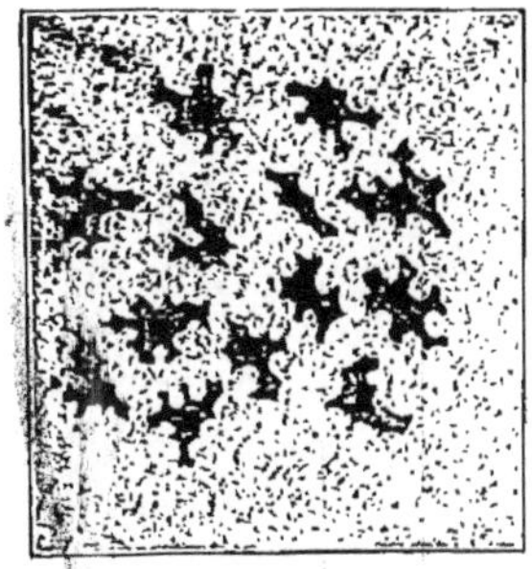

Fig. 80. — Cémentoblastes. (Dessiné par Black.)

Les **cémentoblastes** sont les cellules qui forment le cément. On les rencontre partout à la surface de la racine entre les fibres qui sont entourées par le tissu. Bien que ces cellules soient au cément ce que les ostéoblastes sont à l'os, elles diffèrent en réalité beaucoup de ces derniers au point de vue de la forme. Les cémentoblastes sont toujours des cellules aplaties, ressemblant parfois à des échelles et d'une forme qui apparaît très irrégulière

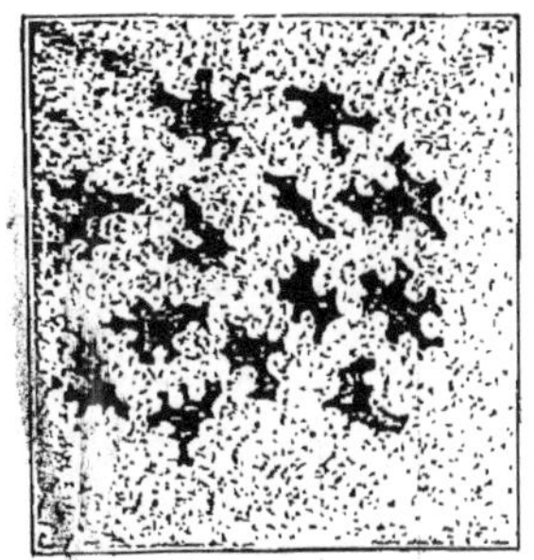

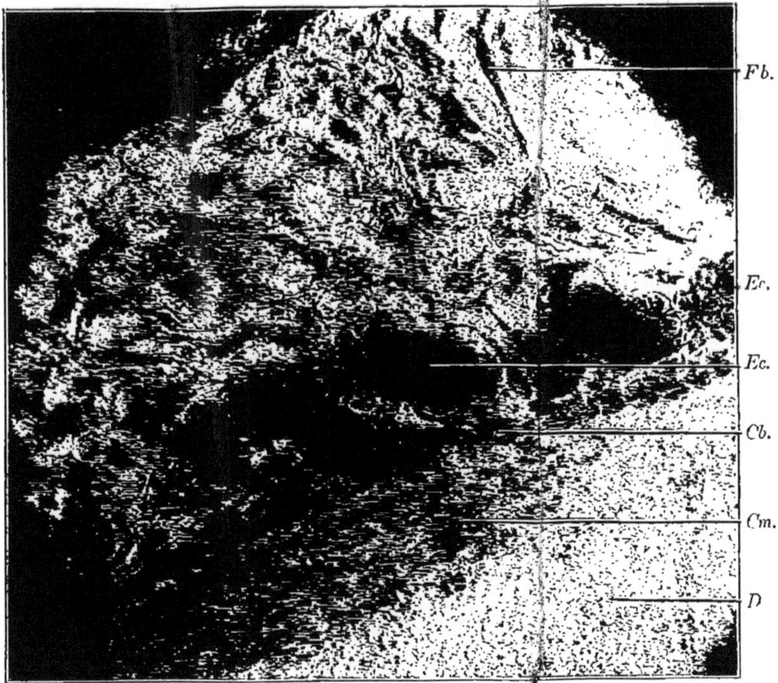

Fig. 81. — Coupe transversale montrant les éléments des cellules : *Fb*, fibroblastes : *Ec*, structure épithéliale : *Cb*, cémentoblastes : *Cm*, cément : *D*, dentine (grossiss. 900 env.).

lorsqu'on les observe par en haut. Cette irrégularité est déterminée par ce fait que les cellules entourent les fibres de la membrane, de façon à remplir, dans le cément, tous les espaces laissés libres par

Fig. 82. — Bord d'un procès en croissance : *Cm*, cément ; *Pd*, membrane péridentaire ; *Pd. B*. os solide subpéridentaire et subpérioste avec fibres enchevêtrées ; *Ms*, espace médullaire formé par l'absorption d'un os solide ; *HB*, os sans fibres du système Haversien ; *Per*. périoste (grossiss. 50 env.).

les fibres. La figure 80, qui reproduit une esquisse de Black, montre plusieurs cémentoblastes tels qu'ils apparaissent lorsqu'on les isole. Les cémentoblastes ont une masse centrale de protoplasma contenant un noyau ovale et des procès courts et irréguliers qui viennent s'adapter aux fibres au moment où elles émergent du cément. La

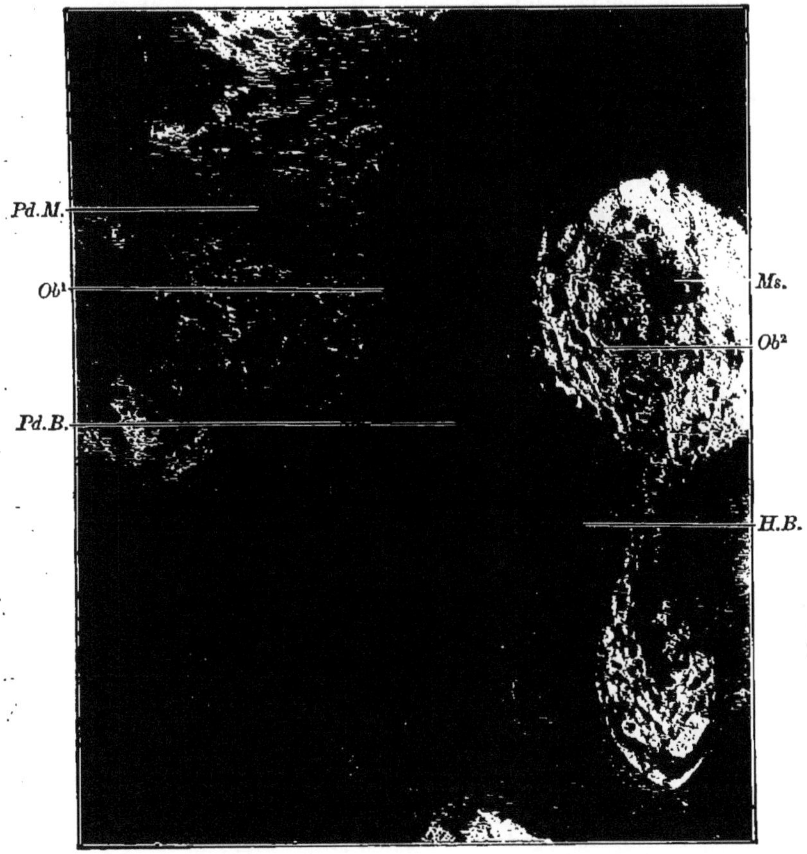

Fig. 83. — Fibres pénétrant dans un os : *PdM*, membrane péridentaire; *Ob*¹, ostéoblastes de la membrane péridentaire; *Ob*², ostéoblastes de l'espace médullaire; *PdB*, os solide subpéridentaire et subpérioste avec fibres enchevêtrées; *Ms*, espace médullaire formé par absorption de l'os solide subpéridentaire renfermant des fibres; *HB*, os du système Haversien sans fibres autour de l'espace médullaire (grossiss. 200 env.).

figure 81 les représente dans une section pratiquée perpendiculairement à la surface de la racine en un point où ils se trouvent serrés entre les fibres. Les cémentoblastes ont souvent des prolongements pénétrant dans le cément, mais on n'a jamais pu établir l'existence de prolongements pénétrant dans la membrane.

Pendant la formation du cément, il peut se faire qu'un cémentoblaste soit absorbé par le tissu remplissant une des lacunes : il devient alors un corpuscule du cément.

Les **ostéoblastes** de la membrane couvrent la surface de l'os, formant la paroi de l'alvéole et comblant les vides que laissent les fibres existant dans l'os lui-même. Sous le rapport de leur forme et de leur fonction, ils sont identiques aux ostéoblastes des parties annexes du périoste. Ils constituent l'os à l'extrémité des fibres de la membrane péridentaire, qu'ils transforment en substance osseuse. L'os ainsi formé

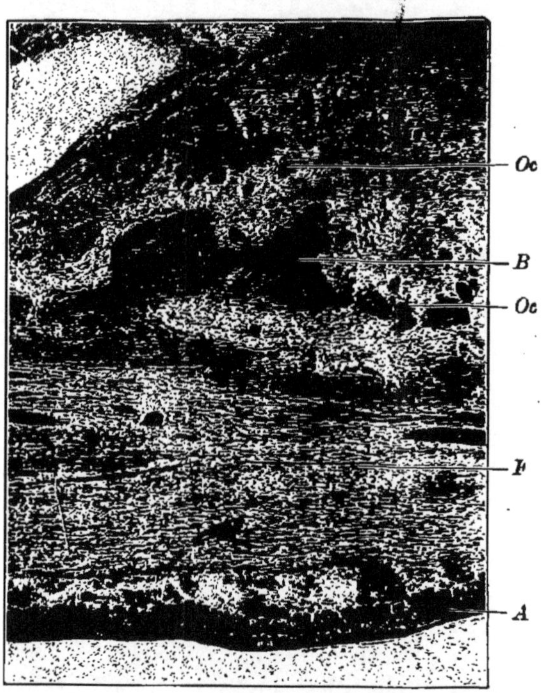

Fig. 84. — Ostéoclastes absorbant un os au-dessus d'une dent permanente : *Oc*, ostéoclastes *B*, os à paroi invisible; *F*, tissu fibreux des parois amincies ; *A*, améloblastes (grossiss. 62 env.).

au-dessus de la paroi de l'alvéole ressemble à l'os situé sous le périoste solide. Il est traversé dans toute son épaisseur par des fibres qui s'y trouvent encastrées. Comme l'os situé sous le périoste, celui-ci est généralement parcouru par des canaux, et l'os compact disparaît peu à peu par résorption, remplacé au fur et à mesure par un os fait de systèmes de Havers. Cette formation est figurée dans la figure 82, qui représente une section pratiquée dans une partie d'un procès se formant autour d'une dent permanente. Un grossissement plus fort (fig. 83) montre la pénétration des fibres et la formation de l'os à l'aide du système de Havers, sans fibres, au sein même du procès.

Les **ostéoclastes** ou myéloplaques sont des cellules destructrices de l'os (fig. 84). Ils agissent non seulement sur l'os, mais encore sur le cément et la dentine. Ce sont des cellules ovales, atteignant souvent un diamètre de trente microns et contenant de nombreux noyaux, deux, trois, et même quinze ou vingt. On les appelle souvent cellules géantes. On ne trouve pas toujours ces ostéoclastes dans la membrane, mais ils apparaissent aussitôt qu'un tissu calcifié doit être détruit. Pour qu'ils puissent agir sur leurs tissus, il leur faut s'en rapprocher et la première phase de l'absorption de la membrane péridentaire consiste dans la section des fibres contenues dans l'os ou le cément. Quand les ostéoclastes agissent sur la surface du tissu, ils produisent des excavations en forme de baie auxquelles on donne le nom de lacunes d'Howship. La figure 87 montre ces excavations après la disparition des ostéoclastes. Dans la figure 86, les excavations apparaissent remplies de cément de formation récente, offrant par là l'indice

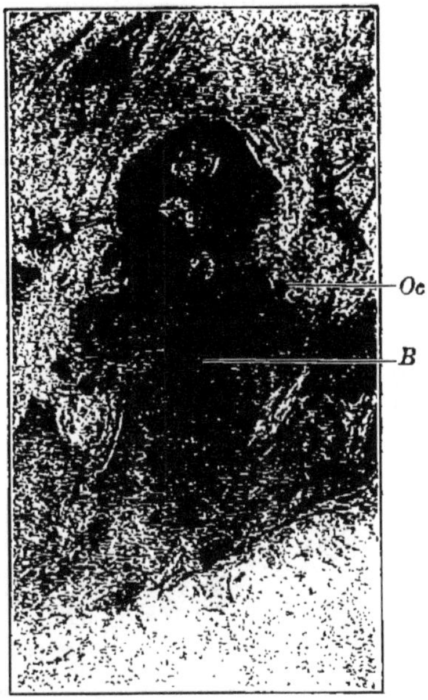

Fig. 85. — Ostéoclastes : *Oc*, ostéoclastes ; B, os (grossiss. 66 env.).

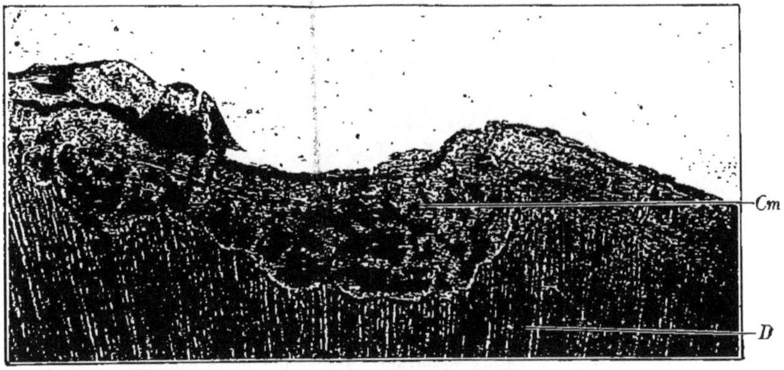

Fig. 86. — Traces d'absorption trouvées sur du tissu calcifié : *D*, dentine ; *Cm*, cément remplissant la cavité formée par absorption (grossiss. 40 env.)

d'une absorption compensée. Dans l'absorption des racines des dents temporaires, on a observé que les ostéoclastes se rencontraient non seulement dans la membrane et attaquaient la surface de la racine, mais encore dans tous les espaces médullaires de l'os, où ils travaillent à faire disparaître le procès alvéolaire temporaire.

Quand la résorption se produit en un point quelconque de la surface

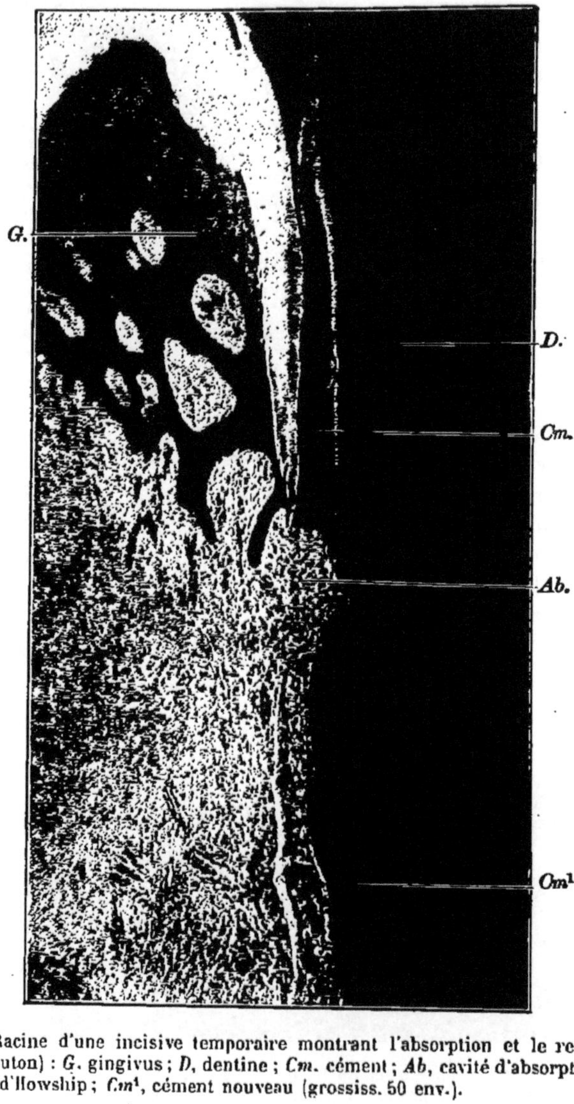

Fig. 87. — Racine d'une incisive temporaire montrant l'absorption et le remplissage de cément (mouton) : *G*. gingivus ; *D*, dentine ; *Cm*. cément ; *Ab*, cavité d'absorption montrant les lacunes d'Howship ; *Cm*[1], cément nouveau (grossiss. 50 env.).

de la racine, une nouvelle apparition de cément se produit par compensation sur un autre point, de sorte que toutes les fibres de la membrane ne sont pas coupées. Ce fait est démontré par l'examen de sections pratiquées dans des dents temporaires sur le point d'être résorbées (fig. 87).

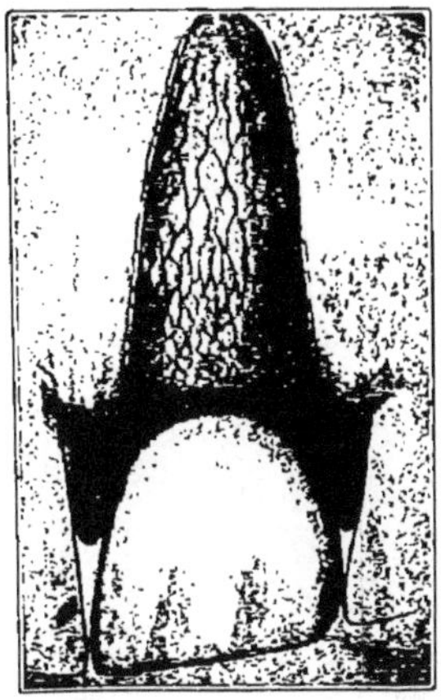

Fig. 88. — Diagramme des glandes d'une membrane péridentaire (G. T. Black).

STRUCTURE ÉPITHÉLIALE DE LA MEMBRANE

La membrane péridentaire contient des structures cellulaires de nature épithéliale si évidente qu'il est nécessaire de les étudier spécialement, bien que leur nature et leur origine ne soient pas encore parfaitement connues.

La description de ces structures a été faite pour la première fois par Black, en 1887, dans son ouvrage sur le périoste et la membrane péridentaire, et il les désignait sous le nom de glande de la membrane péridentaire. A peu près au même moment, von

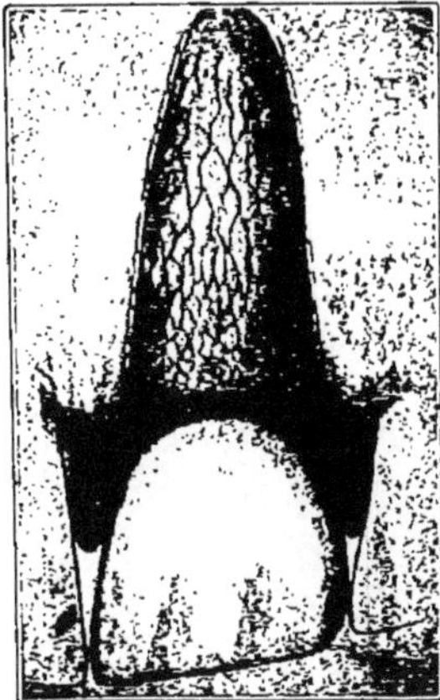

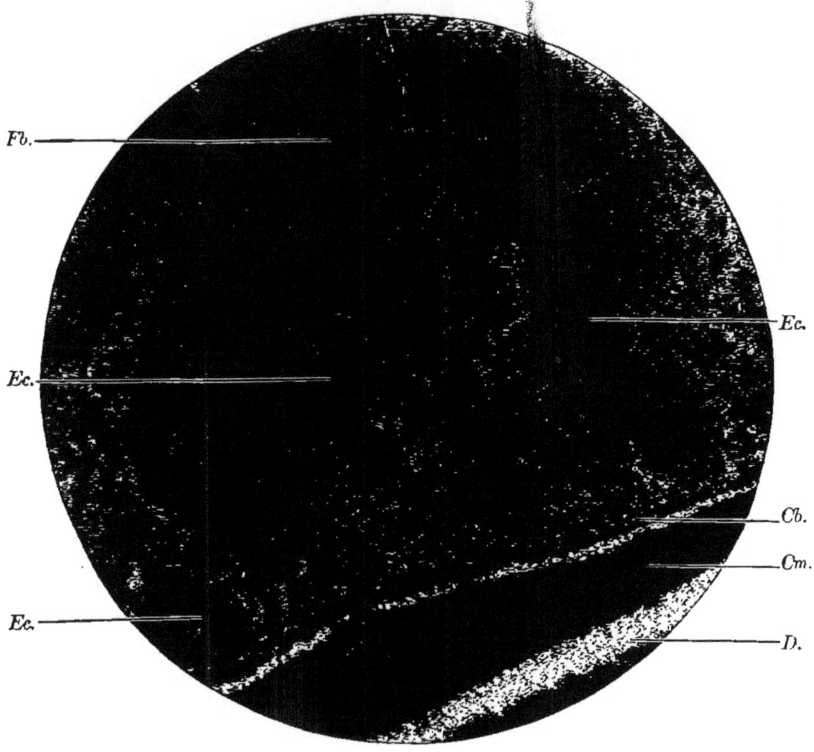

Fig. 89. — Structure épithéliale de la membrane péridentaire (mouton) : *Fb*, fibroblastes ; *Ec*, structure épithéliale ; *Cb*, cémentoblastes ; *Cm*, cément ; *D*, dentine (grossiss. 468 env.).

Brunn [1] publiait ses observations concernant les mêmes structures considérées par lui comme les vestiges embryonnaires de la couche interne de l'organe de l'émail, qu'il supposait avoir envahi graduellement la surface de la racine. Ces structures ont l'aspect d'un cordon de cellules épithéliales disposées comme un filet s'enroulant entre les fibres de la membrane, très près du cément et entourant la racine presque jusqu'à la pointe. Cet arrangement est montré dans la

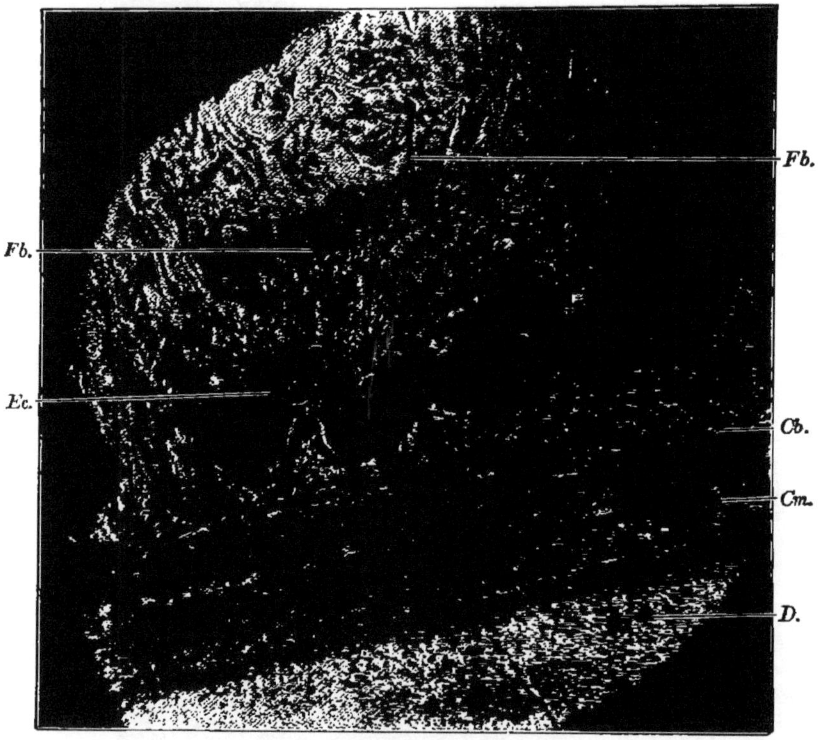

Fig. 90. — Structures épithéliales (mouton) : *Fb*, fibroblastes; *Ec*, structures épithéliales; *Cb*, cémentoblastes; *Cm*, cément; *D*, dentine (grossiss. 700 env.).

figure 88 représentant un diagramme de Black. Les mailles du filet sont resserrées dans la partie gingivale de la membrane, mais elles sont de plus en plus larges dans la partie alvéolaire. Cette structure ne se rencontre pas seulement dans la dentition temporaire ou sur les dents fermes, ainsi que l'a prouvé Black en en révélant l'existence chez un homme de soixante-dix ans, mais on peut dire cependant qu'elles deviennent moins nombreuses à mesure que l'âge avance, ressemblant en cela à tous les éléments cellu-

[1] *Archiv. f. mikrosk. Anat.*, 1887.

laires membraneux. Ces structures sont particulièrement visibles dans les membranes dentaires des porcs et des moutons. La figure 89 montre leur aspect dans la section transversale de la racine d'une incisive de mouton. On les voit partir de la surface du cément, y revenir en formant des cercles et se mêler aux fibres dans tous les sens. Grâce à un fort grossissement (fig. 90), on observe qu'elles sont formées de cellules épithéliales pourvues de gros noyaux ovales sensibles aux réactifs colorants des épithéliums. Elles sont disposées en cordons,

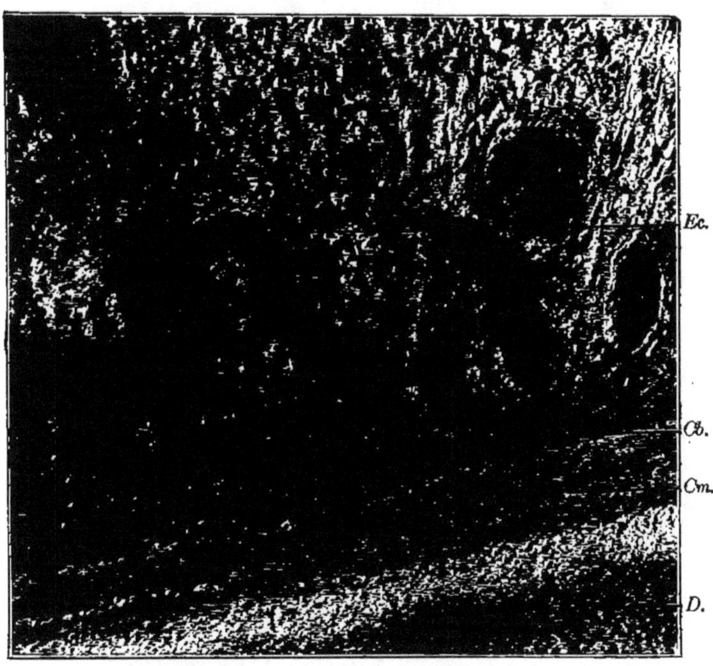

Fig. 91. — Structures épithéliales : *Ec*, corde épithéliale montrant un lumen apparent; *Cb*, cémentoblastes; *Cm*, cément; *D*, dentine (grossiss. 500 env.).

quoique parfois elles simulent l'orifice d'une glande (fig. 91). Les cordons sont pourvus d'une délicate membrane, mais on n'a pas pu établir l'existence de rapports avec les vaisseaux sanguins. A mesure qu'elles s'approchent de la gencive (fig. 92), elles paraissent s'éloigner de la surface de la racine et se perdre au milieu des projections de l'épithélium bordant l'espace gingival. Il est certain que ces structures sont, au moins dans quelques cas, d'une importance assez considérable, en ce sens qu'elles sont le point de départ des affections de la membrane.

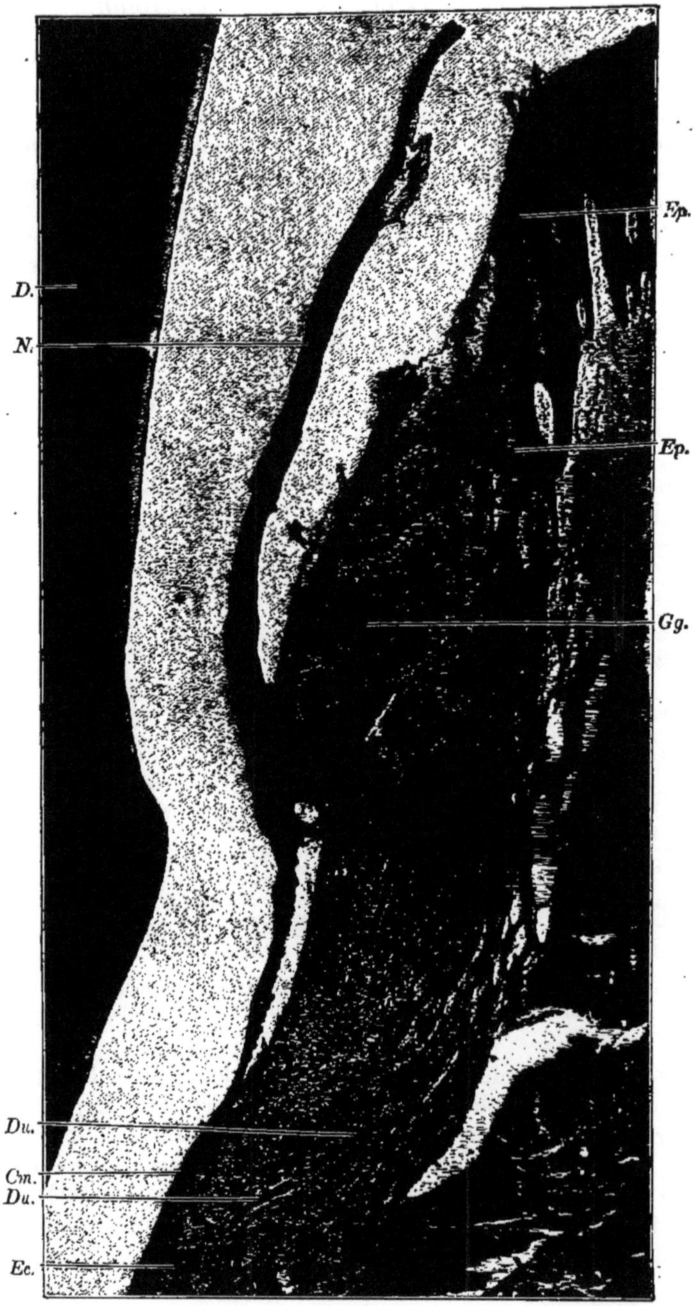

Fig. 92. — Coupe longitudinale : *Ep*, épithélium limitant l'espace gingival ; *Gg*, glande dite gingivale ; *D*, dentine ; *N*, membrane de Nasmyth ; *Du*, structure canaliculaire, s'étendant depuis la corde épithéliale vue en *Lc* jusqu'au gingivus ; *Cm*, cément séparé de la dentine par décalcification (grossiss. 50 env.).

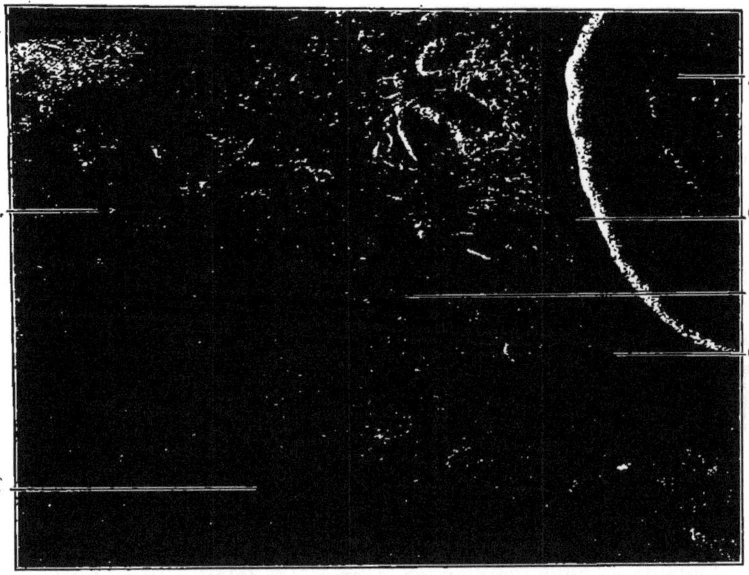

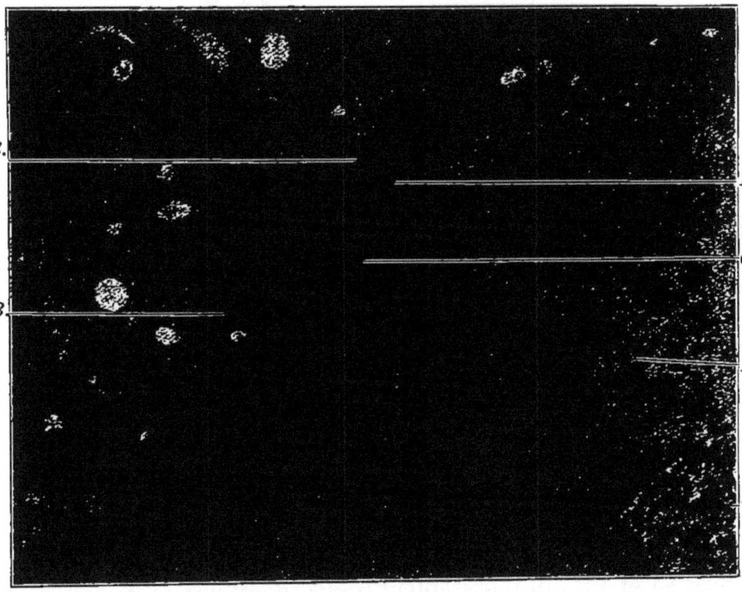

Fig. 93 et 94. — Jeunes et vieilles membranes (mouton) : *D*, dentine : *Cm*, cément : *Cm*¹, épaississement du cément pour attacher les fibres à l'angle : *Pd*, membrane péridentaire ; *B*, os formant la paroi de l'alvéole ; *P*, pulpe (grossiss. 50 env.).

VAISSEAUX SANGUINS ET NERFS DE LA MEMBRANE

Vaisseaux sanguins. — La circulation est très riche dans la membrane péridentaire; plusieurs vaisseaux pénètrent dans la membrane, émergeant de l'os vers l'apex de la racine. Ces artères se ramifient, formant un réseau abondant d'où partent les vaisseaux capillaires. Le réseau artériel reçoit constamment des vaisseaux qui pénètrent dans la membrane par les canaux haversiens s'ouvrant sur la paroi de l'alvéole, de sorte que le diamètre des vaisseaux qui les traversent se trouve maintenu. Les vaisseaux artériels pénètrent également dans la membrane par-dessus le bord du procès. Cette double ou triple irrigation est d'une grande importance, car elle permet d'assurer la nutrition de la membrane quand la branche apicale se trouve obstruée par un abcès alvéolaire. Tandis que le réseau artériel de la membrane est très abondant, les vaisseaux capillaires sont, au contraire, comparativement peu nombreux, ce qui, d'ailleurs, est une caractéristique des membranes du tissu conjonctif.

Nerfs. — On n'a pas encore suffisamment étudié les nerfs de la membrane péridentaire pour pouvoir les décrire en détail. Six ou huit filets nerveux pénètrent dans la région apicale de la dent en même temps que les vaisseaux sanguins. D'autres filets s'y joignent, venus à la membrane à travers la paroi de l'alvéole et par-dessus le bord du procès alvéolaire, mais on ignore le mode de leur distribution, ainsi que la nature de leurs terminaisons.

MODIFICATIONS APPORTÉES A LA MEMBRANE AVEC L'AGE

Quand une dent fait son apparition, la partie supérieure de la gaine osseuse qui la tenait enfermée dans la masse de l'os disparaît par résorption et la couronne se fait jour par l'ouverture ainsi pratiquée. A ce moment le diamètre de l'alvéole est bien supérieur au diamètre maximum de la couronne et la membrane péridentaire qui remplit l'espace laissé libre est très épaisse. Elle le devient de moins en moins, au fur et à mesure que se forment la paroi osseuse de l'alvéole et le cément à la surface de la racine. Dans la membrane jeune, beaucoup des vaisseaux sanguins, les plus importants, sont localisés dans la couche externe, formant ainsi un réseau vasculaire bien défini autour du centre. Dans la membrane ancienne, on trouve la plupart des vaisseaux sanguins très près de l'os et adhérant parfois à sa surface. On peut se faire une idée de l'un et l'autre état de la membrane par l'examen des figures 93 et 94, qui représentent toutes deux des dents temporaires de mouton, la première peu après leur apparition, la seconde peu de temps avant leur remplacement.

CHAPITRE III

L'ANTISEPSIE EN DENTISTERIE

par James Truman, D. D. S.

L'importance de l'antisepsie dans les opérations dentaires n'a pas été reconnue jusqu'ici dans la mesure que le sujet semble comporter. Ceci est dû en partie à ce que les dentistes pensent communément que la propreté de leurs instruments remplit en pratique tous les desiderata. Ce préjugé a été renforcé par l'immunité habituelle des opérations dentaires, ce qui fit planer un doute sur la valeur des mesures antiseptiques, en ce qui concerne la bouche. Cette immunité s'explique par le fait que les sécrétions de la bouche sont supposées jouir de la propriété d'empêcher l'infection. La preuve n'en a jamais été faite par des expériences de laboratoire, mais l'observation clinique et une longue expérience ont démontré que les blessures de la bouche se guérissent en général facilement, même lorsqu'elles proviennent d'instruments contaminés. Il semble déraisonnable de supposer qu'un liquide particulièrement sujet à la fermentation puisse produire un tel effet, et cela a conduit quelques auteurs à l'attribuer à l'influence vitale. Miller dit à ce sujet : « Il est heureux que les gencives à l'état normal offrent une telle résistance aux germes des maladies les plus infectieuses. Cela permet à une blessure dans les gencives de n'avoir que peu de conséquences, alors qu'une blessure identique sur la main, faite avec le même instrument, peut avoir les suites les plus fâcheuses. On a essayé d'expliquer ce fait en émettant l'hypothèse que la salive a des propriétés antiseptiques, et le fait que les chiens lèchent fréquemment leurs blessures et en obtiennent par là la guérison rapide vient corroborer cette interprétation.... Je doute qu'il y ait une seule personne qui accorde à la salive d'un mort la plus légère propriété antiseptique, car c'est un fait que la salive, surtout quand elle contient beaucoup de matière organique, entre promptement en décomposition. Si donc la salive possède la propriété dont nous avons parlé, il faut en rechercher l'origine dans les éléments vivants histologiques, c'est-à-dire dans ses phagocytes et ses leucocytes vivants. »

S'il est vrai qu'il existe une immunité relative contre l'infection, immunité qui provoque l'indifférence dans beaucoup de cas, il faut admettre aussi que presque tous les dentistes ont eu des cas d'infection.

Avant l'époque où Lister proclama que toute opération chirurgicale devait être accomplie antiseptiquement, rendant ainsi possible la chirurgie moderne, cette ignorance était excusable. Mais actuellement, avec les notions de bactériologie que nous possédons, il serait impossible à un dentiste de négliger les précautions antiseptiques, considérées comme nécessaires en chirurgie générale.

Les difficultés que rencontre l'antisepsie en dentisterie dépassent de beaucoup celles qui peuvent se rencontrer dans les autres branches de la chirurgie. A chaque instant le dentiste se trouve dans des conditions telles qu'il paraît invraisemblable qu'il puisse écarter toute chance d'infection. S'il avait à prendre les mêmes précautions que celles qui sont regardées comme élémentaires par le chirurgien, il lui serait presque impossible d'exercer sa profession. Il ne suit pas de là cependant qu'on doive négliger d'employer tous les moyens possibles pour atteindre à la propreté chirurgicale.

Les méthodes employées pour obtenir ce résultat, bien qu'elles aient une certaine valeur, ne donnent pas, à beaucoup près, ce qu'il serait possible de s'assurer avec moins de temps et de peine. Le dentiste croit généralement avoir pris toutes les précautions quand il a trempé son instrument dans quelque antiseptique, l'acide phénique le plus souvent. On néglige un peu la possibilité d'infection par la digue, les serviettes et les instruments de toute sorte qui servent aux opérations dentaires. Certains, par exemple le séparateur, sont plus sujets à être contaminés que l'excavateur, l'instrument généralement considéré comme le plus dangereux.

Les instruments d'un usage quotidien sont : la digue, les excavateurs, les sondes, les fouloirs, les clamps, les ligatures, les séparateurs, les fraises, les pièces à mains, les serviettes et les daviers. On peut affirmer sans crainte que bien peu de ces instruments reçoivent d'autre soin que le lavage ordinaire. La digue de caoutchouc est trop souvent employée telle qu'elle est fournie par le fabricant. S'il est fait un semblant de nettoyage, il consiste seulement en un simple lavage à l'eau chaude ou froide, qui est considéré comme suffisant. Quand on songe que cette digue est passée entre les dents et ordinairement maintenue sur le bord des gencives à l'aide de ligatures ou de clamps qui en lacèrent fréquemment la surface, il devient évident que le danger d'infection est toujours existant. Si l'infection ne provient pas du caoutchouc, elle produira à peu près certainement une blessure à un endroit extrêmement favorable à la culture des germes pathogènes. Il en résulte d'innombrables lésions qui peuvent aller jusqu'aux inflammations péricémentaires. Il faut attribuer en partie à cette cause l'accroissement durant ces vingt-cinq dernières années des inflammations gingivales consécutives à des opérations faites dans la bouche de gens doués d'une santé parfaite. Ce sont habituellement les excavateurs qui reçoivent le plus d'attention, et ce sont eux pourtant, à en considérer l'usage, qui en demandent peut-être le moins. Ils n'ont guère, en effet, à servir en dehors des cavités, pour lesquelles l'infection, à supposer qu'elle soit possible, est en fait très peu dangereuse, car le lavage continuel de la cavité réduit les risques au minimum. Les sondes et tous les instruments destinés à pénétrer dans la pulpe exigent les plus grands soins. Il en est de même pour les alésoirs, et il est à craindre que ces instruments, bien que contaminés par des matières septiques, ne soient que négligemment nettoyés. Cette négligence, si l'on s'arrête aux conséquences dangereuses qui peuvent en découler, mérite d'être taxée de faute grave, sinon criminelle. On comprend très bien la difficulté qu'il y a à stériliser ces instruments et à les préserver de toute contamination; cependant l'effort doit être fait, et il n'exige pas une manipulation compliquée ni une perte de temps considérable, remarques qui ont leur importance pour l'opérateur dentaire.

Les fouloirs ne peuvent être considérés comme une source possible d'infection. Ils entrent en contact seulement avec le métal et il n'y a lieu de leur demander qu'une stricte propreté. Il est heureux qu'il en soit ainsi, car ces instruments demandant à être protégés avec un soin extrême contre la rouille, leur immersion dans un liquide antiseptique est nuisible et contre-indiquée.

Les séparateurs — et sous ce nom nous comprenons également les séparateurs de métal munis de vis et les coins — demandent des soins spéciaux et vraisemblablement en reçoivent très peu. Il faudrait en obtenir la stérilisation la plus complète possible avant de s'en servir sur le patient.

Les pièces à main de toute sorte sont probablement les plus difficiles à entretenir dans un état de propreté parfaite. Bien qu'elles n'entrent pas en contact direct avec les tissus de la bouche, elles peuvent néanmoins, en contaminant les mains, produire des résultats fâcheux. Une précaution essentielle et qu'on ne devrait jamais omettre est celle qui consiste à les faire bouillir fréquemment.

Les serviettes, après un lavage ordinaire, sont utilisées sans aucune crainte de désagréments possibles. Ce peut être avec raison si le lavage est opéré chez le dentiste même, mais le mélange inconsidéré des objets à laver qu'a coutume de faire le blanchisseur professionnel constitue une perpétuelle menace pour la santé. Quand on a recours à ce dernier procédé, il faudrait que les serviettes fussent stérilisées avant l'usage.

Le fauteuil, occupé par une série de patients, peut devenir une source de contamination et il doit être nettoyé avec soin, spécialement la partie où repose la tête, qui doit être recouverte d'une serviette propre, changée pour chaque patient.

Le crachoir, lorsqu'il n'est pas à eau courante, est le plus souvent malpropre et c'est là, plus que partout ailleurs, que se manifeste la négligence. Il n'y a pas d'excuse pour tout praticien qui n'en exige pas chaque jour le nettoyage à l'eau bouillante, et qui, par l'usage des antiseptiques, ne le rend pas relativement indemne de toute impureté.

Les verres doivent être soigneusement passés à l'eau bouillante avant et après l'usage. Il ne faut jamais omettre d'ébouillanter les tubes éjecteurs, qu'ils soient en métal ou en verre (ceux en verre sont plus généralement employés). Il est suffisant de les faire bouillir pendant vingt minutes.

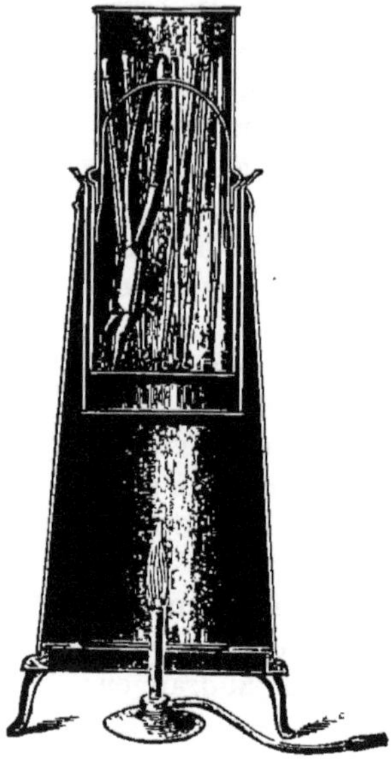

Fig. 95. — Stérilisateur à vapeur de Downie.

La lancette demande un soin particulier, car elle peut devenir une source dangereuse d'infection. Avant de s'en servir, il faudrait laver avec un antiseptique le champ opératoire.

Les daviers destinés à l'extraction devraient être construits de façon que les deux mors soient facilement séparables au point de jonction et il faudrait les faire bouillir pendant une heure dans une solution de bicarbonate de soude. Les cas d'infection signalés comme provenant de ces instruments justifient les précautions indiquées.

La figure 95 représente un dispositif d'appareil commode pour la stérilisation des instruments dentaires d'un usage courant, au moyen d'une solution de soude en ébullition.

DES MALADIES DE LA BOUCHE ET DE LEUR TRANSMISSION

La possibilité de la transmission d'une maladie d'une personne à une autre semble si évidente qu'il suffit de la rappeler, et pourtant il est certain que les précautions prises contre ce danger ne sont aucunement en rapport avec des risques journellement courus. Le caractère particulièrement transitoire de la plupart des opérations dentaires empêche de s'enquérir des antécédents du patient : c'est pourquoi tout individu devrait être traité comme une source possible de contamination.

Miller [1] dit que « beaucoup de faits témoignent en faveur de l'hypothèse qu'un nombre considérable de micro-organismes pathogènes peuvent séjourner dans les liquides de la bouche sans qu'aucune de leurs manifestations vitales se différencie de celles des parasites ordinaires

[1] *The Micro-organisms of the human mouth*, p. 275.

de la bouche, aussi longtemps du moins que la muqueuse reste intacte. Dans le cas où les gencives ont été blessées, ce qui arrive pour les extractions, ou lorsque la résistance des muqueuses est affaiblie, ces micro-organismes peuvent trouver une porte d'entrée et devenir ainsi capables de manifester leur activité spécifique ». Ce fait, maintenant bien établi, est constamment confirmé dans les circonstances diverses où les muqueuses sont lésées à la suite d'un traitement négligé. Il est de fait d'ailleurs qu'un très grand nombre d'inflammations gingivales n'ont pas d'autre cause. Celui qui écrit ces lignes a pu observer plusieurs cas où les suites de la négligence, bien qu'elles aient échappé au dentiste et au patient, ont dégénéré dans l'espace de vingt-quatre heures en péricémentite très grave, tournant ainsi à la confusion de l'opérateur, tout en faisant cruellement souffrir le patient. Sur ce point on ne tient presque aucun compte de la nécessité de mesures antiseptiques analogues à celles que comporte la chirurgie générale. Avant de poser la digue, les clamps ou les ligatures, la partie intéressée de la bouche devrait être soigneusement lavée avec une solution antiseptique, et on devrait s'efforcer de stériliser les objets entrant en contact avec elle, tout au moins pour un certain temps. Une fois l'opération terminée il faudrait traiter avec le même soin les dents et les mâchoires. Des observations ont prouvé que bien des cas de pyorrhée alvéolaire tirent leur origine de l'inobservation de ces précautions, dont la nécessité est pourtant reconnue.

Il n'entre pas dans les limites de cet ouvrage d'étudier la bouche en tant que source de maladies pour tout l'organisme, mais l'importance de ce sujet ne peut être méconnue. Les écrivains dentaires ont consacré beaucoup de travaux à cette question. Le dentiste doit comprendre qu'il est dans une large mesure responsable de la santé générale de son patient en tant qu'elle découle de l'état de la bouche, et il doit insister sur les mesures prophylactiques susceptibles de réduire le danger au minimum. Le risque perpétuel de ce que Miller appelle justement « l'auto-infection » provenant de l'apparition et de la propagation de bactéries pathogènes dans les fluides de la bouche devrait inciter le dentiste à multiplier ses efforts pour enlever jusqu'à la moindre trace de dépôts sur l'émail, dans les dépressions gingivales, sur la langue et sur les muqueuses. Cette suite d'observations fera naître plus tard un système de dentisterie complètement nouveau sous le rapport de l'hygiène et de la prophylaxie.

La pulpe d'une dent n'est pas habituellement considérée comme un foyer possible d'infection et cependant on sait très bien qu'elle constitue une sérieuse menace contre la santé d'un individu. Israël, cité par Miller, affirme que « les canaux radiculaires sont susceptibles d'admettre même l'actinomyces (actinomycose), et une observation microscopique révéla dans un cas l'existence de cet organisme dans le canal d'une dent sans pulpe. » Si l'on réfléchit que des individus ont des pulpes décomposées dans plusieurs dents à la fois, auxquelles s'ajoute fréquemment une série de racines mortes et brisées, répandant à l'entour leurs germes infectieux, il n'y a pas à s'étonner si quelque désordre grave survient. Bien que l'auteur n'ait pas observé de cas où la pulpe aurait produit directement la pyémie, c'est un fait bien établi, corroboré par un grand nombre d'observations, que les abcès alvéolaires, avec leur accumulation de pus, sont susceptibles de provoquer un empoisonnement du sang.

Nous ne voulons pas examiner ici si les maladies de l'appareil digestif, des poumons et de tous les autres organes du corps peuvent résulter de matières contaminées renfermées dans la bouche et si, par l'entremise des crachats, ces mêmes maladies peuvent être communiquées à des individus éloignés.

Miller sur ce point de la question s'explique ainsi : « Nous savons que dans certaines circonstances les saccharomycètes peuvent s'établir directement dans les muqueuses de la bouche et que dans la bouche d'individus anémiés les bactéries peuvent s'implanter occasionnellement. Les muqueuses de la bouche et du pharynx sont spécialement sujettes à subir l'action de certains germes infectieux (ceux de la diphtérie, de la syphilis, etc.) et de larges fragments de muqueuses et de tissus sous-jacents peuvent être totalement détruits par l'action de certains parasites ».

Il y a dans cette question une phase qui mérite un examen plus approfondi. L'inflammation de la bouche n'est pas rare à la suite de tuméfactions étendues. On peut l'observer au niveau des trois molaires inférieures sans qu'il soit possible de l'expliquer par la mortification de la pulpe, l'excroissance des muqueuses, l'éruption tardive ou une prédisposition. Ces tuméfactions sont évidemment produites par l'invasion des bactéries, mais ces dernières n'ont pas toujours disparu à la suite du traitement antiseptique et il est arrivé qu'elles ont déterminé des abcès entièrement indépendants de la mortification de la pulpe.

L'observation récente de trois cas faite par John A. Mac Clain sur des patients de M. G. Tull renferme des indications très intéressantes. Dans le premier cas, il s'agissait d'une tumeur considérable en arrière de la troisième molaire inférieure. Il ne pouvait ni établir de relation entre la tuméfaction et la dent, ni supposer l'auto-intoxication. Des cultures ne donnèrent pas de résultat. Son pronostic fut que l'inflammation était d'origine diphtérique et, bien qu'il n'eût pas été fait d'examen bactériologique, il se décida à faire une injection d'antitoxine. Cette injection eut pour effet de réduire entièrement la tumeur dans les vingt-quatre heures, alors que toutes les autres tentatives avaient été sans résultat. Dans deux autres cas, le traitement par l'antitoxine eut raison du désordre avec la même rapidité. Si l'on veut voir dans ces faits autre chose qu'une coïncidence, on sera amené à trouver l'explication de beaucoup de cas pathologiques anormaux du même genre affectant la partie postérieure de la troisième molaire inférieure, sans connexité apparente avec celle-ci. Des cas analogues ont déterminé des diagnostics bien incertains et donné lieu à un traitement encore plus empirique.

Plus l'auteur a étudié ce sujet et plus il lui a paru important ; et il est convaincu que, lorsqu'on aura adopté des mesures de prophylaxie convenable vis-à-vis de la tuberculose et de ses formes multiples, l'antisepsie de la bouche prendra une importance capitale.

INFECTION DE BOUCHE A BOUCHE

Il est malaisé de prouver par des faits la contamination de bouche à bouche au moyen des instruments de dentisterie, mais il n'y a même pas matière à discussion théorique sur la possibilité de tels faits. La question suivante se posera cependant toujours : La lésion provient-elle de l'auto-infection ou a-t-elle été transmise? Il est rare qu'on puisse répondre avec la certitude désirable. Dans un cas au moins l'auteur a observé une lésion dont l'origine n'était pas douteuse. Il s'agissait d'une patiente d'un rang honorable demandant à être soignée à la clinique dentaire de l'Université de Pensylvanie. Ses dents étaient remarquables par leur structure, leur régularité et leur propreté ; les gencives étaient parfaitement saines. La première fois que je la vis, elle était atteinte de nécrose de la partie antérieure de l'arcade alvéolo-dentaire. Il s'ensuivit la perte complète du bord de l'arcade, ainsi que de toute la rangée antérieure des dents supérieures, mais la mâchoire elle-même resta indemne. L'origine de cet accident était attribuée à l'extraction d'une bicuspide droite supérieure par un dentiste bien connu pour sa malpropreté. Peu après cette opération, la patiente constata une inflammation aiguë. Les symptômes révélèrent une infection syphilitique. Le médecin de la famille, consulté, affirma qu'il n'existait aucun antécédent dans la personne et que l'accident ne pouvait provenir que d'une infection. Les soins du médecin joints au traitement local amenèrent la guérison, mais on dut remplacer la partie lésée au moyen d'un appareil de prothèse.

On pourrait citer une infinité de cas d'infection consécutifs à l'extraction, soit qu'ils proviennent du davier, soit qu'ils proviennent de l'infection de la bouche. Miller cite des quantités de cas — et cette accumulation de faits donne à son témoignage une importance exceptionnelle. Et cependant, en présence de ces observations incontestables, les dentistes continuent à extraire des dents sans précautions, en se contentant le plus souvent du simple lavage de leurs instruments. Des auteurs allemands prétendent que l'antisepsie après l'extraction est parfaitement inutile, le caillot formé sur la lésion constituant une protection suffisante. Ceci n'est sûrement pas vrai dans tous les cas. Il ne se forme pas toujours de caillot, et, lorsqu'il se forme, il ne jouit pas toujours de propriétés antiseptiques. Un des cas les plus sérieux que l'auteur ait jamais eu à traiter est celui d'une nécrose de la mâchoire supérieure, détruisant le côté droit et entraînant toutes les dents depuis la troisième molaire jusqu'aux latérales, le plancher du sinus, une partie des os du nez et la moitié de la voûte du palais. Tout ceci était la conséquence de l'extraction d'une troisième molaire par un spécialiste au moment où l'on ne pratiquait pas encore l'antisepsie. Il est difficile de décider si c'était ou non le résultat d'une infection. L'auteur estime qu'aucune extraction ne devrait être faite sans que les instruments en usage aient été stérilisés à fond dans l'eau bouillante. Avant de les mettre en contact avec la dent, les daviers devraient être bien nettoyés à l'aide d'une solution antiseptique. Après l'extraction, on devrait faire, à l'aide d'une seringue, des injections d'eau stérilisée dans l'alvéole et compléter cette opération à l'aide d'un puissant désinfectant. Étant données les conséquences graves que peut avoir cette opération, aucune excuse ne peut être alléguée en faveur du dentiste s'il se produit une contamination. Nous estimons même qu'un procès pourrait fort bien être intenté contre un opérateur qui a négligé les pratiques reconnues de l'antisepsie et aucun praticien intelligent ne pourra en conscience prendre le parti du dentiste poursuivi.

INFECTION EXTERNE

L'opérateur est constamment menacé de contamination par ses instruments, car l'habitude de s'en servir sans suites fâcheuses conduit à une insouciance que condamne le danger toujours présent d'être blessé.

Les excavateurs, les fraises et les sondes sont en contact perpétuel avec des parties contaminées de l'organisme, et il suffit de la plus légère égratignure pour déterminer un empoisonnement du sang. L'opérateur devrait être constamment sur ses gardes à cet égard, et, dans le cas de la moindre écorchure, prendre les mesures nécessaires pour détruire tous les germes d'infection qui pourraient avoir pénétré dans la blessure. Celle-ci doit être immédiatement lavée avec soin, puis cautérisée. A cet effet, le meilleur agent à employer nous semble être vraisemblablement le chlorure de zinc ou l'acide phénique. Il y a lieu de compléter par un lavage à l'aide d'un antiseptique fréquemment renouvelé. L'expérience a prouvé la valeur de la térébenthine dans les ateliers où ce produit est en usage depuis de longues années dans les cas de blessures occasionnées par du fer rouillé, blessures pouvant, on le sait, déterminer le tétanos. L'auteur a fait usage de ce produit, à l'exclusion de presque tous les autres antiseptiques, après la cautérisation de la blessure.

Un exemple du danger toujours actuel des suites de blessures nous est fourni par le cas d'une amie de l'auteur, une de ces nombreuses jeunes femmes qui ont pris leurs diplômes de dentisterie dans ce pays. Elle se blessa la main par hasard avec une fraise et n'y attacha aucune importance. Il s'ensuivit un grave empoisonnement du sang qui compromit sérieusement sa santé, son existence même pendant deux ans. Après avoir souffert cruellement d'abcès métastatiques, elle finit par se rétablir, mais sa santé resta chancelante et l'exercice de sa profession lui fut impossible pendant longtemps.

IMPLANTATION ET TRANSPLANTATION

A l'époque où l'importance de l'antisepsie n'était pas encore reconnue, les dentistes professaient une aversion compréhensible pour la réimplantation des dents, et la transplantation était alors en fait une opération inconnue. Le danger en était perçu, mais non pas la raison. Quand les travaux de Koch, de Pasteur et d'une phalange d'investigateurs eurent élevé à la hauteur d'une science l'étude de la bactériologie, on s'expliqua les motifs de cette aversion et, les mesures nécessaires pour éviter des suites préjudiciables étant bien comprises, le danger d'infection céda la place à une sécurité absolue. Il ne faut pas oublier que sans ces connaissances l'implantation et la transplantation ne pourraient pas être pratiquées aujourd'hui sans danger.

Un fait qui se produisit chez un dentiste célèbre, au moment où l'on ignorait l'antisepsie, vient à l'appui de cette affirmation. Il avait réussi à extraire et à replacer trois dents dans le but de guérir un cas aigu de névralgie qu'on attribuait à des dépôts calcaires de la pulpe et de la surface des racines. Le soulagement fut si immédiat que, la douleur revenant, on renouvela la même opération sur une autre dent. Il s'ensuivit le tétanos et la mort du patient. On peut penser que cette fatale issue aurait été conjurée à l'aide des précautions antiseptiques modernes, quelque imparfaites qu'elles puissent être parfois.

Pour obtenir l'antisepsie dans ce genre d'opérations, les plus grands soins sont nécessaires. Dans les cas de transplantation où il s'agit de dents provenant de bouches étrangères, le danger est fatalement accru dans une grande proportion. La méthode adoptée par certains auteurs d'immerger ces dents dans différents antiseptiques n'est pas recommandable. Miller dit à ce propos : « On admet généralement que l'opérateur prend toutes les précautions possibles quand il laisse séjourner la dent pendant une demi-heure ou une heure dans une solution à un centième d'acide phénique ou à un millième de bichlorure de mercure.... Pour atteindre les bactéries qui peuvent avoir pénétré dans les lacunes ou dans les canaux vasculaires il faut laisser agir l'antiseptique beaucoup plus longtemps et, pour avoir la certitude absolue que tous les germes ont été détruits, il est nécessaire de recourir à l'eau en ébullition. »

PRODUITS DE STÉRILISATION

La crainte de détériorer leurs instruments a détourné les dentistes de l'usage d'un grand nombre de produits susceptibles de stériliser.

Miller a fait l'essai de différents produits et il les a tous trouvés indifférents, sauf l'acide phénique, le phénol trichloré et le bichlorure de mercure. L'essai portait sur les produits suivants:

Acide phénique pur dans la proportion de 5 pour 100 en solution aqueuse.

Le lysol, à raison de 5 pour 100 en solution aqueuse.

Le phénol trichloré, dans les mêmes conditions.

Le sublimé, de même, ou dans la proportion de 1 pour 1000 d'eau.

L'acide benzoïque mélangé à l'eau dans la proportion de 1 à 300.

Le permanganate de potasse à 5 pour 100 en solution aqueuse.

La résorcine à 10 pour 100.

Le peroxyde d'hydrogène à 10 pour 100.

La saccharine en solution alcoolique aqueuse ou concentrée.

Le naphtol β à 5 pour 100 en solution alcoolique.

Le pyoktanin en solution aqueuse concentrée.

L'alcool absolu.

L'antiseptine à 5 pour 100 en solution aqueuse.

Le sulfate de zinc en solution aqueuse concentrée.

Les huiles essentielles dans des émulsions à 5 pour 100, ou sous forme pure.

Les trois produits cités en premier lieu, c'est-à-dire acide phénique, phénol trichloré et bichlorure de mercure, sont les seuls qui donnèrent des résultats satisfaisants, encore ces résultats ne furent-ils que partiels. En ce qui concerne les autres, Miller s'exprime ainsi : « Ils sont tous très inférieurs à ceux que j'ai d'abord mentionnés. La solution de *peroxyde d'hydrogène* à 10 pour 100 vient immédiatement après l'acide phénique, mais elle lui est très inférieure. Les *huiles essentielles*, aussi bien en émulsion que pures ne donnèrent pas de résultat ».

Les résultats obtenus par Miller ne concordent pas parfaitement avec ceux de certains autres expérimentateurs. Charles B. Nancrède donne, dans un article, une liste de produits « qui ont pleinement justifié la confiance qu'on leur accorde au point de vue clinique, auxquels on peut recourir en toute occasion et dont l'emploi est particulièrement indiqué dans les circonstances exceptionnelles. »

	Stérilisation appréciable.	Stérilisation complète.
	—	—
Chlorure de mercure	1 : 1 600 000	1 : 300 000
Huile de moutarde	1 : 333 000	1 : 33 000
Thymol	1 : 80 000	
Huile de térébenthine	1 : 75 000	
Iode	1 : 5 000	1 : 1 000
Acide salycilique	1 : 3 300	1 : 1 500
Eucalyptol	1 : 2 500	1 : 1 251
Borax	1 : 2 000	1 : 700
Permanganate de potasse	1 : 1 400	
Acide borique	1 : 1 250	1 : 800
Quinine	1 : 830	1 : 850
Acide phénique	1 : 1 250	1 : 625
Alcool	1 : 100	1 : 12.

Au moment où ce tableau fut établi, il passait sous silence un produit dont on ignorait en pratique les vertus antiseptiques, à savoir l'aldéhyde formique pur, ou la solution connue sous le nom de formaline (formol).

Ebner G. Horton, assistant en bactériologie à la section d'hygiène de l'Université de Pensylvanie, a fait autrefois, sur la demande d'Edward C. Kirk, une série de recherches avec l'aldéhyde formique, dont les résultats sont consignés dans le rapport dont nous publions des extraits, abstraction faite des détails des expériences.

« Nous avons utilisé le gaz dégagé par une pastille contenant cinq grains de paraforme chauffée sur une lampe à alcool. Cette lampe était placée dans une boîte de fer-blanc du volume approximatif d'un pied

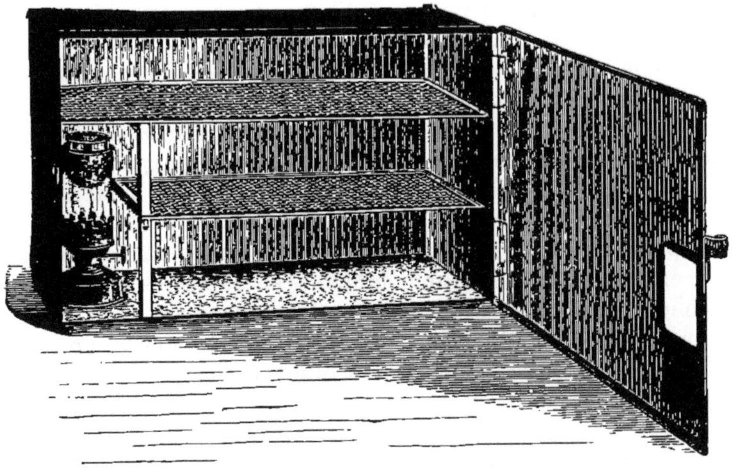

Fig. 96. — Stérilisateur à formaline de Schéring.

cube (fig. 96). Parmi les instruments employés au cours des expériences se trouvaient des ciseaux, des excavateurs et des fraises. On les passa dans l'eau bouillante, on s'assura par la méthode de culture qu'ils étaient stérilisés, puis on les plongea dans des bouillons de culture ou bien on les contamina au contact de patients choisis dans la clinique de dentisterie opératoire de la section dentaire de l'Université de Pensylvanie. Après la contamination, chaque instrument fut placé dans un tube stérilisé et maintenu pendant trois heures à la température de 37°,5 d'un incubateur.... Nous constatâmes dans un seul cas, où l'expérience portait sur des instruments humides, que la stérilisation avait été complète. Après la contamination et le séchage, les tubes contenant les instruments furent partagés en deux lots, l'un destiné à subir le procédé de désinfection en question et l'autre à servir de témoin, pour montrer qu'aucun autre agent, si ce n'est le formaldéhyde, n'avait détruit les germes.... Après dix ou quinze minutes, suivant les conditions de l'expérience, la porte fut ouverte et les instruments furent enlevés rapidement de l'appareil. Chaque instrument, ainsi que les tubes témoins, fut placé dans une grande masse de bouillon stérilisé, et les cultures ou sous-cultures en résultant furent tenues en observation pendant au moins une semaine. Dans toutes les expériences les tubes témoins présentèrent des colonies microbiennes. La désinfection des instruments contaminés à dessein dans les cliniques au contact de patients atteints de carie, de pyorrhée et de gingivite fut assurée d'une manière satisfaisante dans tous les cas. D'où nous concluons que les instruments dentaires contaminés peuvent être désinfectés sans risque de détérioration dans un espace clos de moins d'un pied cube. Il suffit de les mettre en contact pendant un quart d'heure avec le gaz dégagé par une pastille contenant cinq grains de paraforme, chauffée à la flamme d'une simple lampe à alcool. »

Dans un article publié au sujet de l'emploi du formaldéhyde en dentisterie par F. W. Low, de Buffalo, les propriétés de ce produit sont une fois de plus mises en lumière dans une série d'expériences faites sous la direction de Thomas B. Carpenter, assistant de bactériologie du service sanitaire de la ville de Buffalo. Sans entrer dans les détails, nous rappellerons que les expériences furent de deux sortes : les unes portèrent sur des instruments infectés, et les autres sur des vêtements d'écoliers, de gardes-malades ou de médecins mis en présence de maladies contagieuses. Il s'agissait de savoir si oui ou non on pouvait obtenir la stérilisation complète de ces objets en les exposant, la nuit durant, dans une armoire, à la fumigation à l'aide de la lampe sus-indiquée.

La conclusion de Carpenter fut celle-ci : « Après une exposition de dix à quinze minutes dans cet appareil, on peut considérer comme détruits les organismes pathogènes ordinaires qui ne se reproduisent pas par spores. »

En ce qui concerne la seconde série d'expériences portant sur les habits, il dit : « Il est évident par conséquent qu'une exposition de douze heures à l'action de la lampe dans un cabinet de quinze pieds cubes suffit à désinfecter efficacement la surface de ces vêtements, car les bactéries pathogènes les plus résistantes sont détruites par ce moyen. »

Une troisième série d'expériences fut faite à propos d'instruments

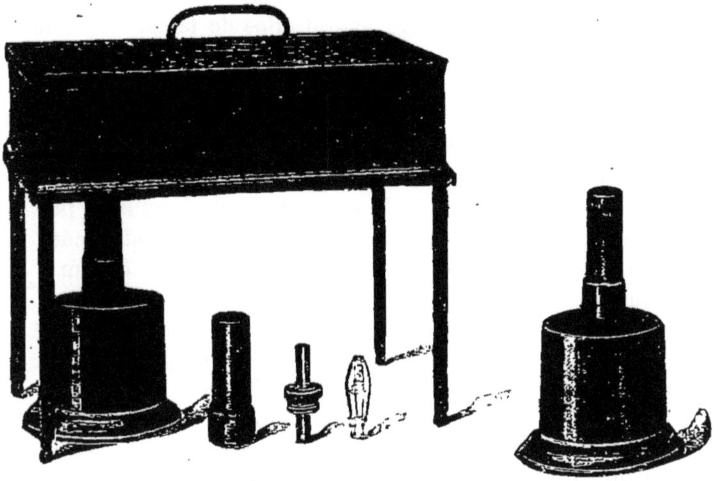

A B

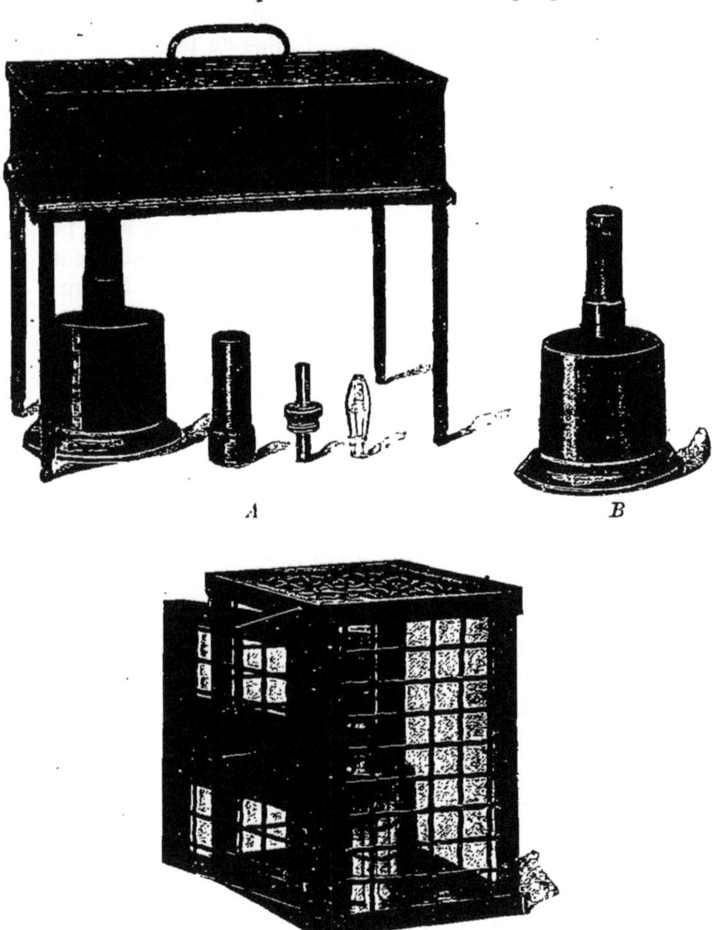

C

Fig. 97 et 98. — Lampe à formaldéhyde de Low : *A*, pour l'usage dentaire; *B*, pour l'usage domestique; *C*, avec cage pour les services hospitaliers.

de nettoyage pris dans les trousses de plusieurs opérateurs, M. Low y compris. Le résultat de cette expérience approfondie est ainsi résumé par l'auteur : « Toutes les trousses, excepté celle dont la fumigation avait duré toute la nuit, développèrent quelques germes, mais aucune n'en fit naître de nature pathogène. »

« La lampe de Low (fig. 97 et 98) consiste en un plateau bordé d'amiante ou en une boîte supportée par quatre pieds, *A*. Une ouverture est ménagée vers le milieu pour laisser passer la cheminée de la lampe, de façon que les vapeurs du gaz formaldéhyde soient amenées dans la boîte et mises en contact avec les instruments à stériliser.

« La figure montre les diverses parties essentielles de la lampe. Une mèche ordinaire à alcool est introduite dans le tube réservé à cet effet; la lampe *B* est garnie d'alcool de bois (l'alcool de grains étant inapte à produire le formaldéhyde), puis on ajuste la spirale de platine en forme de cône, de façon qu'elle touche juste l'extrémité de la mèche.

« On allume cette dernière, on place la lampe sur la cheminée, puis, après quelques secondes, on l'éteint. Si la disposition de la spirale par rapport à la mèche est satisfaisante, on observera qu'elle est incandescente comme un charbon ardent, mais elle ne produit ni flamme, ni chaleur dangereuse.

« En se servant de la lampe comme il vient d'être indiqué, et une fois le plateau convenablement ajusté au-dessus, on peut y placer les instruments et les y laisser séjourner pendant dix minutes, temps suffisant pour les stériliser. Quand on les enlève, il faut avoir soin de les essuyer avec un linge propre, chirurgicalement parlant.

« Pour empêcher que la fumigation ne se continue dans la lampe, il faut enlever la cheminée et remonter la cage dans le tube, de façon que la spirale de platine ne soit plus en contact avec la mèche; on la laisse ensuite refroidir avant de remettre la cheminée en place. »

Bien qu'il ne soit pas difficile pour le commun des dentistes d'utiliser le formaldéhyde comme désinfectant, son usage pourra néanmoins être considéré comme entraînant inutilement une perte de temps, et par suite l'ébullition dans l'eau additionnée de cristaux de soude pendant au moins vingt minutes paraît constituer un procédé plus pratique, tout en donnant des résultats également certains.

Le dentiste qui aspire à n'employer que des instruments aseptiques devrait en avoir deux séries pour son usage quotidien. Après avoir servi pour un patient, les instruments devraient être passés dans une solution bouillante avant de servir à nouveau. A la fin de la journée, il faudrait faire bouillir à fond tous les instruments, les faire sécher sur des serviettes aseptisées, puis les ranger dans leurs étuis. Il est bon de se précautionner contre le risque de contamination pouvant provenir de ces derniers. La première et la seconde série d'instruments en usage le jour suivant pour la première fois devraient ou bien être bouillis de nouveau ou bien trempés un à un dans un liquide antiseptique. A cet effet, l'auteur préfère une forte solution d'hydronaphtol (52 centig. pour 30 gram. d'alcool) à la solution d'acide phénique, dont on se sert habituellement. En prenant ces précautions, tout danger d'infection est écarté et la responsabilité légale du dentiste se trouve dégagée. Le stérilisateur combiné et le réchaud pour gaz ou alcool établi par

Georges J. Painter paraît être d'une disposition commode pour le cabinet dentaire.

La question de la préparation des mains avant d'entreprendre une opération est de nature à rendre perplexe l'opérateur consciencieux dans la pratique chirurgicale ou dentaire. Afin que le dentiste puisse se faire une idée de ce qu'on lui demande pour son travail de tous les jours, nous citons ici le passage de Nancrède concernant les soins à apporter à la pratique chirurgicale dans les hôpitaux.

« Il faut employer de l'eau stérilisée à la température la plus haute qui puisse être supportée, et ne la refroidir qu'à l'aide d'eau stérilisée. La brosse à ongles — faite de préférence avec des fibres végétales — doit toujours être soigneusement lavée après l'usage et stérilisée à la chaleur après chaque opération. Bien qu'on prétende que tous les savons obtenus par cuisson sont stériles et notamment que le savon à la potasse est un actif microbicide dans la proportion de 1 à 5000, il est cependant prudent d'additionner le savon doux de 5 pour 100 d'hydronaphtol ou de thymol, pour s'assurer de l'asepsie même du savon. Après s'être frotté à fond les mains et les bras, ainsi que le dessous des ongles, à l'aide du savon, il y a lieu de se servir énergiquement de la brosse à ongles et de l'eau chaude, spécialement dans la région des ongles, pendant deux à cinq minutes. Il faut ensuite se nettoyer soigneusement les ongles et leurs abords avec un cure-ongles. Pour enlever toute trace de matières graisseuses, une immersion dans l'alcool contenant 5 pour 100 d'acide acétique dilué, suivie d'un lavage à l'eau stérilisée, suffit à faire disparaître les derniers vestiges de savon. Finalement, les mains devraient être trempées, non pas simplement plongées, dans une solution de bichlorure de mercure à 1 pour 2000, pendant au moins trois et mieux cinq minutes. En remplacement de la solution au sublimé corrosif, la farine de moutarde ordinaire réduite en pâte fine à l'aide d'eau stérilisée constitue un excellent germicide, utilisée sous forme de frictions douces, puis enlevée à l'aide d'eau stérilisée. »

Ce passage est cité uniquement pour fournir une comparaison, car les prescriptions qu'il contient seraient absolument impraticables dans la pratique dentaire. Il n'en demeure pas moins que les mains de l'opérateur dentaire devraient être l'objet d'un soin constant. Les ongles doivent être tenus courts et dans un état de propreté rigoureuse. Il semble à l'auteur qu'un bon lavage au savon à la potasse avec une brosse à ongles, suivi d'une immersion des mains dans l'alcool, est amplement suffisant, à moins qu'on n'ait affaire à un patient syphilitique. Dans ce dernier cas, ce qu'il y a de mieux à observer, ce sont les prescriptions citées du professeur Nancrède.

Les conclusions auxquelles l'expérience et l'étude du sujet ont conduit l'auteur peuvent être brièvement résumées dans les propositions suivantes :

1° L'immersion des instruments dans un antiseptique, avant de s'en servir, est bonne, mais n'est pas une stérilisation.

2° Le moyen le plus à la portée du dentiste pour stériliser ses instruments sans les endommager est de les faire bouillir dans l'eau additionnée de soude. D'autre part, le procédé plus récent de l'antisepsie au formaldéhyde ne rouille pas les instruments en acier et donne des effets très prompts.

3° Les méthodes ordinaires de stérilisation en pratique chirurgicale ne sont pas praticables en dentisterie; mais tout dentiste est tenu, au point de vue moral et légal, à s'astreindre aux règles de l'antisepsie dans la mesure où elles peuvent s'accorder avec la pratique journalière.

CHAPITRE IV

L'EXAMEN DES DENTS PRÉLIMINAIRE A L'OPÉRATION MÉTHODES, INSTRUMENTS, APPAREILS. — RÉSULTATS CLINIQUES, ETC.

Par Louis JACK, D. D. S.

L'OPÉRATEUR

L'attitude du corps a pour l'opérateur une importance considérable. Suivant qu'elle est bonne ou mauvaise, les diverses positions requises pour opérer peuvent être prises plus ou moins facilement et laissent aux mains plus ou moins de liberté.

On doit se tenir droit autant que possible et le corps doit être supporté par la plante des pieds. Cela assure ainsi la stabilité, tout en permettant d'exécuter les divers mouvements sans embarras. Il faut rejeter les épaules en arrière afin de ne pas gêner les bras et de permettre une respiration profonde et tranquille. Il est évident que la respiration doit être profonde, lente et toujours nasale.

Pour tous les instruments la précision du doigté nécessite un *point d'appui* tenant lieu de pivot ou de base d'opérations et pour les travaux réclamant de la force il faut aussi *protéger* les parties voisines contre tout glissement possible des instruments. Ces précautions facilitent le travail. Les points d'appui et les mesures de protection sont très variables. Les uns et les autres dépendent de la situation du champ opératoire et quelque peu de l'ingéniosité de chacun, de telle sorte qu'il n'est pas nécessaire de les décrire. En choisissant avec soin les points d'appui et les mesures de protection, on se sert des instruments avec grâce et aisance, et, par ce moyen, la main arrive à passer par une transition rapide et facile du toucher le plus délicat au déploiement sûr d'une force considérable. Tout élève devrait étudier et pratiquer l'usage des différents points d'appui et des mesures de protection. Ces procédés, à force de les répéter, doivent s'employer inconsciemment et s'approprier à chaque situation.

Le *contact* avec le patient doit être aussi limité que possible et doit se restreindre aux doigts.

L'examen de la bouche et des dents dans toutes leurs particularités est un préliminaire nécessaire du traitement des maladies ou des troubles qui peuvent apparaître. On ne saurait trop apprécier l'importance de cette façon de procéder, puisque c'est d'elle que dépend l'établissement d'un diagnostic correct dès que l'état normal n'existe plus. Elle devient la base de toute bonne restauration des dents, et elle permet d'établir l'ordre dans lequel plusieurs opérations doivent être entreprises, car une certaine méthode dans le traitement des différentes dents est fréquemment nécessaire.

Il est essentiel que l'examen soit le plus complet possible, de façon que la moindre défectuosité ne puisse passer inaperçue, puisqu'une lésion légère inobservée peut devenir plus profonde en quelques mois et que les conséquences d'une négligence peuvent être très sérieuses.

INSTRUMENTS EMPLOYÉS POUR L'EXAMEN

Les instruments nécessaires pour faire une observation complète de toutes les parties de chacune des dents et pour déterminer avec précision l'étendue de chaque lésion sont de plusieurs sortes ; ce sont : les miroirs, les loupes, les explorateurs, la soie floche, les coins ou appareils écarteurs.

On doit avoir deux miroirs : un plan et un concave. Le miroir plan est important parce qu'il permet de considérer dans une image réfléchie la situation des lésions ; le miroir concave possède en plus un pouvoir éclairant parce qu'il concentre les rayons lumineux et qu'il peut aussi s'employer pour grossir l'image. L'image grossie cependant est moins nette que l'image produite par le miroir plan.

Travail dans l'image. — Le miroir plan est un instrument indispensable pour toutes les interventions dentaires. Beaucoup de points de la bouche ne permettent pas la vision directe sans que l'opérateur soit obligé de se placer le corps et la tête dans des positions gauches et gênantes rendant le travail fatigant. En outre il est fréquemment impossible d'observer la parfaite exécution de divers procédés par la vision directe. On peut surmonter ces difficultés en dirigeant la main dans le champ opératoire d'après la réflexion dans le miroir. Cette méthode de travail dans l'image est pénible tout d'abord pour le novice parce que les images sont renversées ; mais avec un effort soutenu, il devient aussi facile de travailler correctement par cette méthode qu'avec la vision directe. De plus, elle rend les mouvements si complètement réflexes que l'opérateur passe de la vision directe à la vision réfléchie et réciproquement sans un effort apparent du cerveau. Cela est également vrai pour tous les mouvements, même pour ceux qui nécessitent un déploiement de force considérable.

Qualités du miroir. — Ces instruments doivent être maintenus en bon état afin de produire toujours une image nette. Les meilleurs miroirs sont ceux dans lesquels la surface est recouverte d'un dépôt d'argent pur. Ils produisent une surface de réflexion meilleure et plus durable que les miroirs argentés à l'étain et au mercure.

Les loupes d'un grossissement d'environ 4 diamètres sont utiles pour la recherche des petites lésions et pour exécuter de petites opérations sur les dents. Elles servent soit à grossir directement le champ opératoire, soit à grossir les images produites sur un miroir plan quand l'objet est inaccessible directement aux rayons lumineux. Cette dernière méthode donne une image plus nette que l'image grossie du miroir concave.

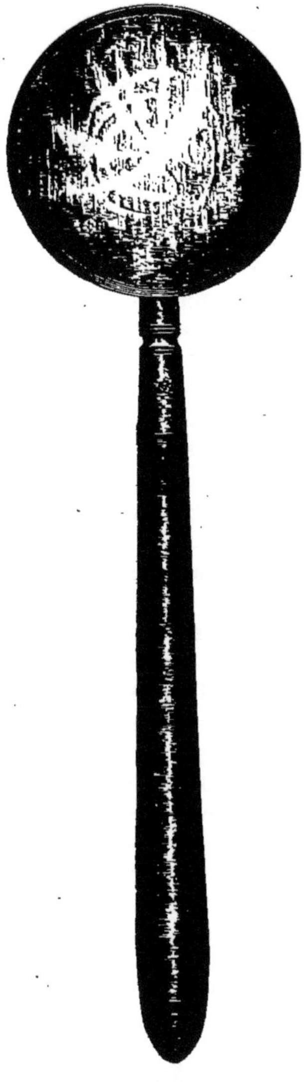

Fig. 99. — Lentille grossissante.

On peut employer la loupe de l'horloger qui se tient devant l'œil à l'aide des muscles du sourcil et de la joue ou la lentille montée, comme le montre la figure 99. De telles loupes sont indispensables à l'opérateur soigneux, puisqu'elles permettent de découvrir des défauts qui passeraient inaperçus soit sur les dents, soit sur les travaux exécutés.

Les explorateurs sont surtout des prolongements des doigts; ils transmettent par leurs vibrations les impressions aux nerfs tactiles et sont spécialement construits pour explorer les parties où la lumière ne peut atteindre. Leurs formes sont simples et peu nombreuses. Leurs pointes seront délicates, pour pouvoir pénétrer dans les plus petits sillons et les moindres lésions. Les meilleurs seront faits de fils de piano n°s 18, B et S, limés en pointe comme le représente la figure 100.

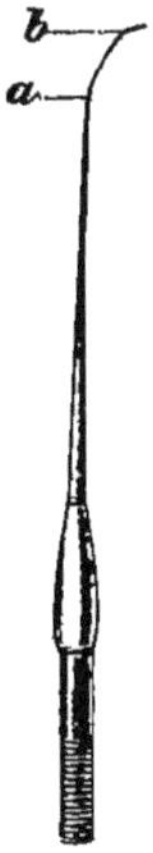

Fig. 100. Explorateur.

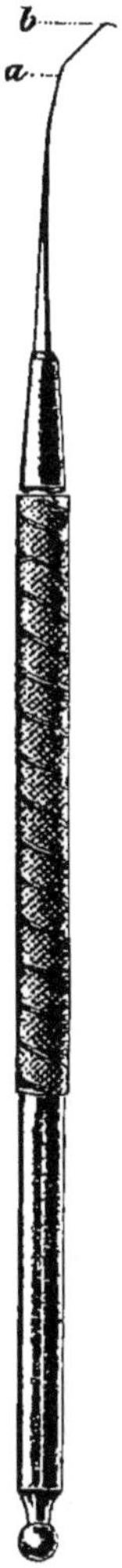

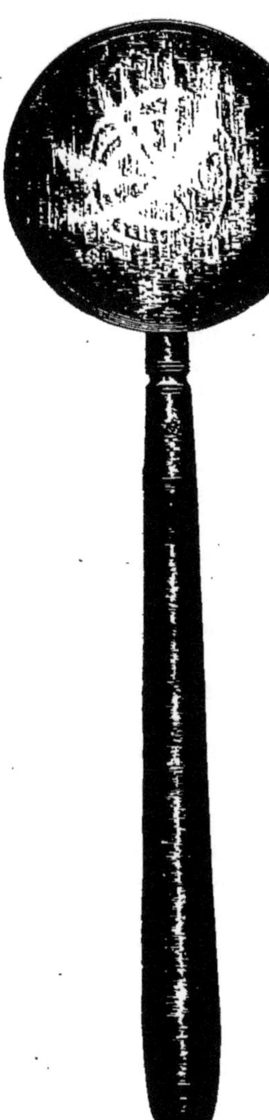

Fig. 101. Manche de l'explorateur

Cette forme peut être appliquée à toutes les surfaces des dents, et de

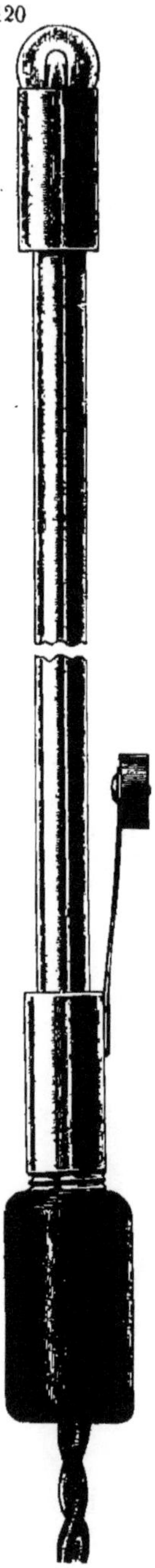

légères modifications suffisent pour explorer les positions d'accès difficile. Au point *a* la grosseur des plus fins doit correspondre au n° 25 et près du point extrême *b* au n° 30. La trempe de cette sorte d'acier donne une raideur suffisante et permet aussi de faire de légères courbures pour en modifier la forme afin de pourvoir à toutes les nécessités. On peut aiguiser la pointe et la renouveler à volonté. Les manches dans lesquels ces instruments sont sertis peuvent être en bois avec une virole de métal de longueur suffisante pour être en contact avec le doigt ou bien ils peuvent être fixés dans des manches métalliques. Dans ce dernier cas les manches doivent être effilés pour éviter le poids et donner un meilleur équilibre. Les manches doivent être arrondis afin de permettre de légers mouvements de rotation. La figure 145 montre un explorateur formé d'une virole dans laquelle la pointe est fixée au moyen de shellac et de soufre. Les pointes peuvent être enlevées et changées au besoin. Cette virole est ajustée elle-même aux manches ordinaires à virole. La figure 101 représente une virole disposée dans le même but. Ces pointes peuvent aussi être réunies aux manches possédant un embrayage maintenu par un écrou.

Les explorateurs de cette sorte peuvent être reformés et redressés entre deux disques d'émeri du tour dentaire et alors on peut leur donner la forme que l'on désire.

La soie floche sert à passer entre les surfaces proximales des dents dans les endroits trop serrés pour permettre l'accès des fins explorateurs. Dans ces positions, la soie peut révéler la présence d'un ramollissement superficiel de l'émail par le caractère du frottement et par l'éraillure de ses fibres. Elle sert aussi à examiner les obturations sur les faces proximales ou à y révéler la présence de calculs salivaires. La soie doit être légèrement cirée afin de maintenir les fibres. On ne peut entièrement se fier à

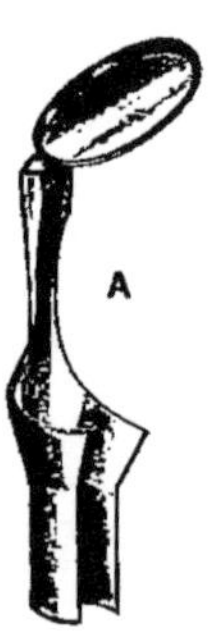

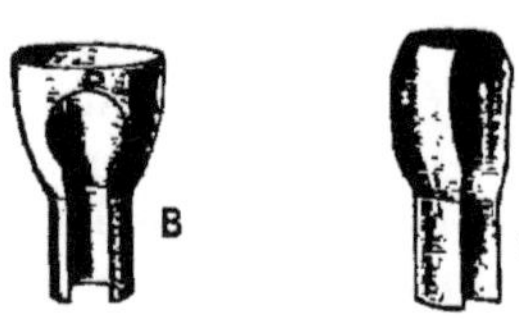

Fig. 102. — Lampe électrique de Dow pour éclairer la bouche : A, Réflecteur à jointure pour varier l'angle de réflexion ; B, réflecteur pour la gorge ; C, Réflecteur pour l'éclairage latéral.

l'emploi de la soie puisque dans quelques cas on n'a pu passer des fils de soie sur des endroits légèrement cariés sans que les fibres de la soie aient été déplacées, mais il fournit fréquemment de bonnes indications dans d'autres procédés d'examen.

Les coins sont employés quand ni les explorateurs ni la soie n'ont donné des indications positives sur la présence de la carie, mais ont fait naître des doutes sur l'intégrité d'un point. Ils peuvent être en bois si les dents ne sont pas très solides, alors l'intervalle suffisant peut être immédiatement obtenu, autrement, quand les dents sont solidement fixées, une mince lame de caoutchouc ou un fil de lin peuvent être interposés avec force.

L'éclairage par transparence des dents obtenu par la lampe électrique buccale (fig. 102) est d'un usage extrêmement fréquent dans les cas où l'on se demande quel est l'état des surfaces proximales. Les altérations superficielles de l'émail peuvent être souvent révélées par ce procédé, et il est particulièrement usité pour déterminer l'état des surfaces proximales au bord des gencives. On l'utilise aussi pour se rendre compte de la vitalité de la pulpe.

L'EXAMEN

Les parties de la dent les plus prédisposées à la carie sont celles qui retiennent le plus facilement les dépôts sédimentaires composés de débris alimentaires, de mucus solidifié et de bactéries. Ce sont *les surfaces labiales et buccales*, où l'action des lèvres et des joues tend à incruster les sédiments, les *sillons* qui, supportant directement les efforts de la mastication, sont imprégnés par la nourriture, et les *surfaces proximales*. Ces dernières sont les plus importantes à considérer. L'espace interproximal constitue un lieu d'élection pour la carie; en effet l'action contraire de la langue et des joues, en projetant la nourriture entre les surfaces d'occlusion des dents, oblige les plus fines parcelles de nourriture à pénétrer dans les espaces interproximaux, où elles sont retenues par attraction capillaire et aussi par la viscosité de ces dépôts et par la juxtaposition des joues contre les surfaces buccales des dents. Cet espace est ordinairement triangulaire, la gencive formant la base de ce triangle. Le point où la carie débute ordinairement est le sommet de ce triangle, point où le mouvement d'échange est le moindre et où la force-capillaire est le plus grande, de sorte que les processus de fermentation de la nourriture sont moins entravés.

La technique de l'examen est la suivante : après une inspection circulaire de la denture avec le miroir, l'explorateur est appliqué préalablement aux points suspects, particulièrement aux *surfaces proximales*; l'instrument est introduit dans l'espace triangulaire, la pointe dirigée vers l'angle aigu. Il faut le tirer en avant et en arrière avec un léger mouvement de rotation de façon que la pointe parcoure successivement toute la surface proximale de chaque dent. Ce mouvement doit être fait du côté interne aussi bien que du côté externe. De cette façon l'instrument sera mis en rapport avec toute portion accessible des surfaces proximales.

Ensuite les *sillons* seront explorés, puis les *surfaces buccales et linguales*.

On inspecte ainsi chaque dent, l'une après l'autre. Les points de contact apparent sont examinés avec soin avec le miroir pour déceler les changements de structure se manifestant par de la décoloration, sorte d'altération rapide se traduisant par une apparence laiteuse de la surface de la dent.

Finalement, il n'y a plus que les espaces proximaux qui soient inaccessibles à la vue. Pour les explorer on prend de la soie sur l'index de la main gauche et on attire avec la droite la soie entre les surfaces de contact par un mouvement glissant latéral. On doit prendre garde de ne pas blesser le bord gingival de l'espace interproximal en établissant un contact trop brusque et trop rapide entre la soie et ce bord. Cet accident peut être évité si l'on prend un point d'appui et de protection en plaçant les doigts sur la dent voisine. La pratique apprend à déterminer avec la soie l'état des parties en contact avec elle.

Dans l'examen des anciennes obturations, tous les bords, particuliè-

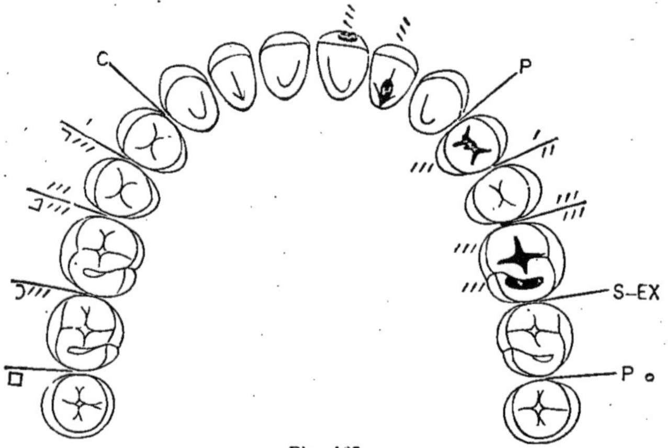

Fig. 103.

——	signifie :	Dans l'espace interproximal.	c	signifie :	Calcul salivaire.
'	»	Attention, réexaminer.	EX	»	Examiner.
''	»	Soulagement superficiel.	⌐	»	Pulpe presque dénudée.
'''	»	Une cavité cariée.	⊐	»	Pulpe probablement à nu.
●	»	A l'extrémité cervicale.	)	»	Pulpe complètement à nu.
s	»	Séparer.	□	»	Pulpe dévitalisée.
P	»	Polir.			

rement les bords cervicaux et gingivaux, devront être vus avec soin.

Enfin, toutes les explorations douteuses doivent être remises à un

examen suivant et refaites après avoir pratiqué une séparation.
(Les examens de la pulpe sont étudiés aux chapitres VI et VII.)

Il vaut mieux **commencer l'examen** par la ligne médiane pour chaque quart de la denture en allant progressivement jusqu'aux dents postérieures, en faisant chaque fois l'examen d'une même partie de chaque dent. On recommence à la même place jusqu'à ce que l'examen de toutes les faces soit terminé.

La fiche. — La fiche doit être faite en même temps par l'opérateur ou mieux encore par un assistant. On aura de la sorte un parfait signalement de toutes les lésions. Les détails du signalement sont indiqués d'une façon simple par des symboles qui sont représentés fig. 103 et expliqués par le glossaire. Ces symboles peuvent être combinés s'il est besoin pour être plus explicites.

Les opérations importantes peuvent être transcrites de cette fiche temporaire sur une fiche définitive.

La constitution, la structure et la résistance apparente des dents aux caries et à l'usure, la tendance héréditaire aux maladies de la bouche, la réaction chimique du mucus et des sécrétions salivaires, l'état de santé général, l'état des muqueuses de la bouche et de la gorge, les indications tirées de la langue, du régime et de l'hygiène, la tendance à l'inflammation, la présence de la diathèse rhumatismale ou goutteuse sont autant de sujets que l'on doit examiner pour établir un pronostic et qui souvent déterminent non seulement les conseils d'hygiène à donner au malade, mais aussi, selon l'âge et les habitudes, l'importante question de savoir si les opérations restauratrices doivent avoir un caractère permanent ou seulement transitoire destiné à préserver les dents jusqu'à ce que les fonctions normales puissent être rétablies au moyen d'opérations plus importantes.

Les considérations précédentes sur l'examen de la bouche et des dents, si elles sont rigoureusement observées, sont suffisantes pour commencer le traitement rationnel des lésions dentaires.

Nous préconisons pour l'examen des dents l'emploi de l'air comprimé qui sèche toute une région de la bouche rapidement et permet l'examen minutieux des sillons et des espaces proximaux (1).

(1) Voir Dr R. Lemière. *Usages de l'air comprimé dans le cabinet dentaire.* Congrès de l'A. F. A. S., Lille, 1909.

CHAPITRE V

PRÉPARATION PRÉLIMINAIRE DES DENTS. — ABLATION DES DÉPÔTS ET NETTOYAGE DES DENTS. — POSE DES COINS. — AUTRES MÉTHODES DE SÉPARATION DES DENTS. — MISE A NU DU BORD CERVICAL PAR LA MÉTHODE DE LA PRESSION, ETC.

Par Louis JACK, D. D. S.

NETTOYAGE DES DENTS

Avant de commencer sur les dents une opération restauratrice, il est nécessaire d'enlever les calculs salivaires qui peuvent les recouvrir et de les débarrasser de la couche de mucus partiellement épaissi qu'on y rencontre, même chez les personnes dont la propreté dépasse la moyenne. Cet enduit se mélange facilement avec la matière sédimentaire qui provient des aliments, et il est fréquemment si consistant qu'il devient très difficile à enlever et qu'il empêche la brosse d'entrer en contact avec les dents. Sa présence est toujours nuisible à la conservation des dents, car non seulement il favorise l'adhérence des matières amylacées, mais encore il fournit, partout où il est mis en présence avec les aliments, un habitat favorable au développement des bactéries auxquelles est due la formation des produits acides qui contribuent activement à la corrosion de l'émail. Ce dépôt se rencontre fréquemment sur la partie interne et externe des molaires, de là il envahit les interstices, et, dans certains cas, recouvre toutes les surfaces qui ne sont pas directement utilisées pour la mastication. Il y a lieu, par conséquent, de l'enlever entièrement, puis de polir soigneusement toutes les surfaces.

Le meilleur moyen d'effectuer cette opération consiste à polir les dents avec un mélange de ponce pulvérisée et de glycérine. La glycérine fixe les poussières de ponce et les maintient sur les instruments de polissage. L'adhérence du dépôt est prouvée par ce fait que, lorsque la ponce est appliquée, il s'écoule un instant avant que l'appareil de polissage entre en contact effectif avec l'émail. Pour convenir à l'usage qu'on veut en faire, la ponce pulvérisée devrait être triée à l'eau ou tamisée au travers d'un fin tissu d'étamine, de façon qu'on puisse séparer les fragments grossiers ou irréguliers qui, si on les laissait, pourraient endommager l'émail. Après nettoyage, les dents doivent être polies à l'aide d'un brossage rapide avec de la pâte à l'oxyde de zinc (*tutty powder*), qu'il est préférable d'employer combinée avec de la glycérine ou de la vaseline.

Les **calculs salivaires** se rencontrent sur les parties non exposées à la trituration des aliments, par exemple sur les surfaces buccales des molaires ou la face intérieure des incisives inférieures, et ils obstruent fréquemment les interstices. Il y a donc lieu d'enlever ces dépôts et de rendre lisses et polies les surfaces des dents.

Les meilleurs instruments à employer pour l'ablation des calculs salivaires sont les *scalers* (1) de dimensions et de formes différentes (fig. 104). On les introduit sous le bord libre de la gencive et on les fait mouvoir en sens oblique vers le sommet de la couronne de la dent, de façon à ne pas blesser la partie où la gencive adhère à la dent. Dans le chapitre XIX on étudie l'ablation du calcul salivaire en couche épaisse, lorsque sa présence a causé quelque désordre grave.

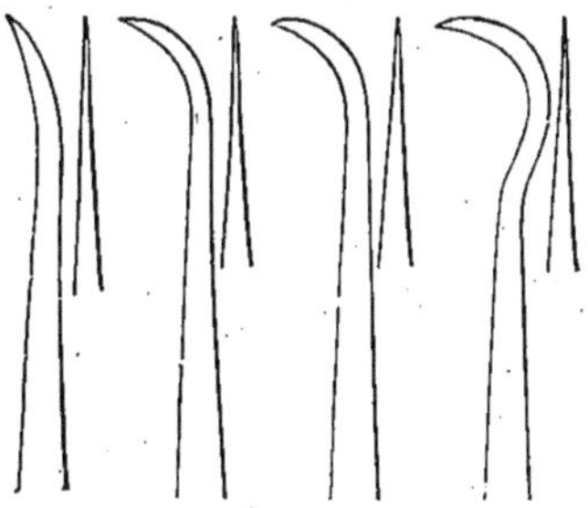

Fig. 104. — Scalers d'Abbott.

Polissage de la dépression triangulaire des espaces interproximaux. — Quand cette opération est jugée utile, on la pratique d'une manière efficace en se servant d'un fil de soie sur lequel on fait un nœud de dimensions proportionnées à l'espace. Pour ce faire on fait avec ce fil de soie floche une série de boucles; puis on introduit le fil dans l'espace triangulaire. Ce fil étant pourvu des poudres convenables est tiré alternativement d'avant en arrière, jusqu'à ce que l'absence de friction indique que le polissage est effectué. Les surfaces en contact peuvent être alors polies à l'aide de bandes de maillechort (*strips*).

PRÉCAUTIONS A PRENDRE PAR LE PATIENT

En même temps qu'il subit la préparation ci-dessus décrite, le patient doit recevoir des instructions pour qu'il puisse maintenir l'état de propreté dans lequel se trouvent ses dents. On devrait le bien pénétrer de l'importance de ce nettoyage et le lui représenter comme une mesure d'hygiène nécessaire pour conserver l'intégrité de sa denture. On doit le pratiquer à l'aide de brosses adaptées à cet usage et de poudres convenablement préparées. L'effet détergent de la poudre est dû principalement à ce que les fragments se mélangent à la couche de mucus. La continuité de celle-ci se trouve par conséquent interrompue et elle disparaît à la friction de la brosse, en même temps que les sédiments d'autre nature.

Pour se servir correctement de la brosse, il faut l'appliquer avec une

(1) Les *scalers* sont aussi appelés en français grattoirs ou décortiqueurs.

certaine fermeté sur la face linguale et sur la face vestibulaire des dents, puis lui imprimer un léger mouvement de rotation en la dirigeant vers le bord occlusal des dents. La pression fait pénétrer les crins de la brosse dans les intervalles proximaux, et comme le mouvement de rotation s'effectue sans toucher aux gencives, il n'y a pas à craindre de les blesser. Ceci est la seule bonne manière de se servir de la brosse et on devrait la généraliser. Ce traitement, combiné avec l'usage des cure-dents et de la soie floche, est de nature à maintenir les dents en bon état, et nos connaissances actuelles des causes de détérioration de l'émail nous permettent de croire que ce traitement est capable d'écarter cette cause. Il est prouvé, en effet, que, lorsque l'émail de dents saines est attaqué, il faut en faire remonter l'origine à la fermentation des dépôts amylacés qu'on y a laissés séjourner.

Il faut bien comprendre que le cure-dent nettoie l'espace triangulaire, tandis que l'étoupe de soie balaie la partie la plus resserrée de l'intervalle.

Une autre raison qui milite en faveur des soins de la bouche, c'est que, lorsqu'elle n'est pas rigoureusement propre, elle devient un habitat favorable au développement de microbes dont certains peuvent affecter la santé générale de l'individu. Il suit de là qu'il est du devoir du dentiste d'insister sur les soins d'hygiène à donner à la bouche.

Dans cet ordre d'idées, on devrait attacher beaucoup d'importance à l'usage de préparations dentifrices capables de détruire les microbes. Les plus recommandables sont celles qui contiennent de l'hydronaphtol, antiseptique très énergique et non toxique. On peut également faire un usage répété d'une solution à 3 pour 100 d'eau oxygénée. On peut employer aussi pour le nettoyage la formaline, mais il y a lieu de le faire avec beaucoup de prudence.

TRAITEMENT DES SURFACES MUQUEUSES

Quand il y inflammation des gencives et des muqueuses de la bouche et de la gorge, il y a lieu de procéder, avant toute opération, à un traitement qui ramène les parties malades à leur état normal. Lorsque l'inflammation ne provient pas d'un désordre dans les organes digestifs, mais résulte simplement d'une irritation locale, l'application aux parties lésées de toniques stimulants sera généralement suffisante.

Il est nécessaire ici de distinguer si l'inflammation est due ou non au manque de soins donnés à la bouche, ce qui implique souvent, par suite de l'absence de friction, un certain relâchement dans le tissu gingival, ou bien si elle est une simple conséquence de l'infection microbienne. Celle-ci peut d'ailleurs occasionner l'atonie ou d'autres désordres dans l'ensemble de la cavité buccale et du pharynx. Dans ces conditions, il est tout indiqué de prescrire des gargarismes et des lavages de bouche désinfectants.

La présence des calculs salivaires peut aussi déterminer l'inflammation des gencives, inflammation qui peut rayonner sur une grande surface tout autour des points directement atteints. Dans ces conditions, les dépôts, soit de calculs salivaires, soit de nature sédimentaire, postérieurs aux trois dernières molaires du bas, peuvent provoquer une sérieuse inflammation qui s'étend aux tissus voisins et parfois jusqu'au pharynx. Ce cas demande à être traité par l'ablation mécanique des dépôts, suivie d'un lavage antiseptique.

La plupart du temps, on traitera avec succès les cas de rougeur diffuse et d'atonie des muqueuses à l'aide de lavages au chlorate de potasse mélangé de quinine. La formule est la suivante :

Chlorate de potasse	8 grammes.
Sulfate de quinine	0 gr. 20.
Alcool rectifié	30 grammes.
Eau	180 —

Cette solution sert de gargarisme à la dose d'une cuillerée à dessert dans un grand verre d'eau, ou non dilué en applications sur la gencive à l'aide d'une brosse à dents douce.

L'activité spécifique de la solution s'exerce sur les muqueuses de la bouche.

Joint à la thérapeutique locale, le massage de la gencive avec le doigt nu ou recouvert d'une serviette est d'une grande utilité.

Quand le diagnostic révèle un cas de catarrhe ou de désordre gastrique, on ne peut avoir raison de l'inflammation qu'à l'aide d'un traitement général dans lequel l'attention portera également sur le régime alimentaire et sur les soins d'hygiène générale. On peut en même temps pratiquer le traitement des surfaces d'occlusion.

Quand on soigne des enfants ou des patients nerveux, il est important de débuter par des opérations simples et aussi peu douloureuses que possible, de façon à les accoutumer aux opérations plus ou moins douloureuses qui suivront et à obtenir qu'ils s'intéressent et coopèrent au traitement qu'on leur fait subir.

CAVITÉS SITUÉES SUR DES SURFACES PROXIMALES

Le traitement préliminaire de ces sortes de cas, étant données l'exiguïté de l'espace proximal et la nécessité d'une application indirecte des instruments, demande qu'on fasse attention aux moindres détails. De la minutie des soins apportés dépend la perfection du résultat et, plus tard, en conséquence, la santé même du patient.

Tout d'abord, il est de première importance de procéder à un élargissement suffisant de l'espace proximal. En toute hypothèse, soit que les dents soient en contact apparent, soit que, par suite de la désagrégation des parties contiguës à l'espace proximal, il y ait suffisamment de place pour les différentes opérations à exécuter, il reste également nécessaire d'augmenter les dimensions de l'espace. Ceci doit être réalisé de telle sorte que la position normale des dents puisse être rétablie aussitôt l'obturation terminée. Dans cette position, comme il a été indiqué plus haut, les dents doivent présenter un point de contact près du bord occlusal, au sommet de l'espace triangulaire qui s'étend jusqu'au collet. Cette disposition est telle que la trituration des aliments est mieux effectuée s'il n'existe aucune solution de continuité sur la surface formée par le bord occlusal des dents.

Les conséquences de ces solutions de continuité, surtout en ce qui concerne les molaires, sont souvent très importantes. Non seulement les aliments peuvent s'introduire dans l'espace proximal, en faisant éprouver un certain malaise au patient, mais encore il peut résulter un sérieux dommage pour la gencive de ce que les débris alimentaires s'accumulent dans cet espace élargi. Cela va parfois jusqu'à des troubles dans les régions avoisinantes de la dent, et jusqu'à occasionner finalement la perte de la dent affectée.

Il n'est pas non plus sans importance de considérer que la disposition des dents a une valeur esthétique et que l'harmonie du visage interdit de modifier leurs formes naturelles.

SÉPARATION DES DENTS

La séparation des dents est une opération qui demande beaucoup de soins si l'on veut l'effectuer relativement sans douleur et sans déterminer aucune lésion.

Quand les dents sont mobiles, ce qui est le cas chez les enfants, l'opération s'effectue avec plus de facilité et de rapidité que si les parois de l'alvéole sont compactes et les dents très rapprochées les unes des autres. Dans le premier cas l'arcade s'élargit facilement et permet aux dents de s'écarter. Dans le second l'application doit être faite avec plus de force et durer plus de temps. En tout cas la force de l'appareil employé doit être proportionnée aux circonstances et l'opération doit être continuée jusqu'à ce qu'on ait obtenu l'espace désiré, car il est mauvais de faire séparation en plusieurs temps. Ce traitement n'offre aucun danger si l'on emploie les précautions requises, et il est possible, en procédant avec lenteur et force, d'obtenir un espace suffisant même avec les dents des adultes.

MÉTHODES DE SÉPARATION DES DENTS

Ces méthodes sont nombreuses, et leur choix dépend de l'espace qu'on veut obtenir, du laps de temps dont on dispose et de la fermeté des tissus de maintien. Il faut aussi tenir compte de la sensibilité plus ou moins grande du patient. Elles consistent : dans l'introduction immédiate d'un coin, procédé indiqué pour le cas où la dent n'est pas solidement fixée ; dans l'insertion de boulettes très serrées de coton ou de ruban de fil, ou encore, lorsqu'on est en présence d'un contact très étroit entre des dents fortement implantées, dans l'emploi de bandes de caoutchouc.

L'introduction immédiate d'un coin est spécialement indiquée quand il s'agit des dents de devant, où l'on cherche généralement à gagner un petit espace. Ce résultat une fois obtenu, il est possible de déterminer par l'inspection l'état de la dent et de passer entre les dents les bandes de polissage pour traiter les décolorations et les ramollissements superficiels. La marche à suivre consiste à insérer une cale de bois entre les incisives. Quand cette cale a été poussée par pression ou par percussion de façon à ménager une ouverture suffisante, on assure la persistance de cette dernière au moyen d'une autre cale de bois dur introduite entre les dents près du bord occlusal. On peut poursuivre l'opération, dans certains cas, en poussant plus loin le premier coin, la sécurité étant augmentée par l'emploi du second coin occlusal. Ce procédé est impraticable lorsque l'espace entre les dents affecte une forme angulaire, car dans ce cas la cale serait poussée contre la gencive, et il y a lieu dès lors de recourir à l'une des méthodes qui suivent.

Si les dents ne tiennent pas fermement, elles cèdent à un élargissement léger de l'arcade et à la suppression des espaces voisins.

Les séparations immédiates peuvent être effectuées à l'aide de séparateurs mécaniques et notamment de ceux de William A. Woodward (fig. 105) pour les dents de devant et de Perry (fig. 106) pour les

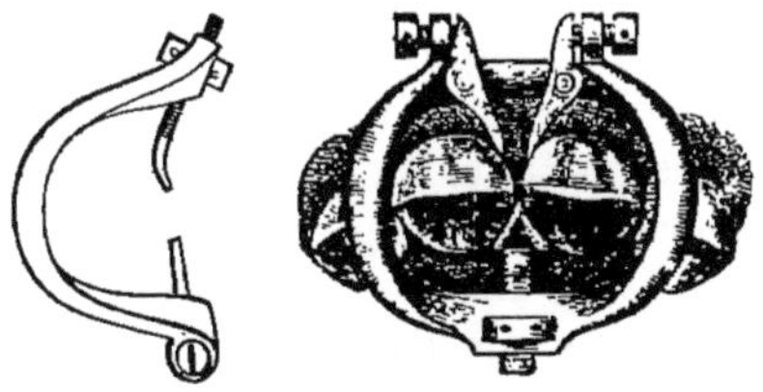

Fig. 105.
Séparateur de Woodward.

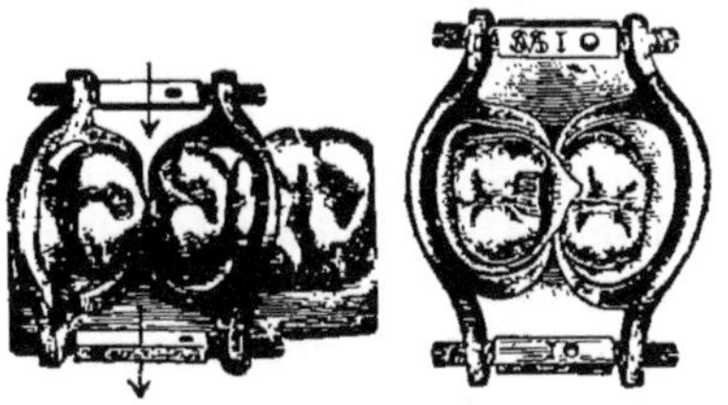

Fig. 106. — Séparateur de Perry employé avec une matrice.

bicuspidées et les molaires. Il est à remarquer que l'usage de l'un ou l'autre de ces appareils est surtout indiqué quand l'espace a été commencé par d'autres moyens. Il est possible de l'accroître dans une large mesure.

Séparation produite par le gonflement de matières fibreuses. — Ce procédé est basé sur la force capillaire de l'eau agissant sur les tissus fibreux d'étoupe de soie ou de fil. Il est d'application plus facile quand les dents ne sont pas très solidement fixées, et il a l'avantage de ne pas occasionner de douleur et d'être plus facilement supporté par les enfants et les personnes d'une grande sensibilité.

Les bourrelets de coton sont plus faciles à appliquer lorsque l'ouverture de la cavité cariée a été agrandie. Ils sont plus appropriés aux dents postérieures. Dans ce dernier cas, lorsqu'il n'y a pas de danger d'exposer la pulpe, on peut tasser les bourrelets avec beaucoup de force. Il est parfois utile d'imprégner le bourrelet d'un fin vernis de sandaraque, destiné à donner de la cohésion aux fibres du coton, mais la durée de l'application se trouve de ce chef augmentée, car la capillarité du coton est subordonnée à la dissolution de ce vernis.

Le ruban de fil est plus pratique s'il s'agit des incisives; il doit être de lin et peut à volonté être ou ne pas être ciré. Son introduction est facilitée par l'application préliminaire d'une cale de bois.

Caoutchouc. — Quand un morceau de caoutchouc est inséré dans le petit espace qui sépare deux dents, sa portion médiane subit une forte pression. Avec le temps, cette portion arrive à retrouver son épaisseur normale et à avoir les mêmes dimensions que le reste du morceau. L'effet de cette application est le même que celui de deux cales opposées, agissant avec une force constante. Il est tel qu'il a raison des plus fortes résistances, ce qui fait de ce procédé un des plus efficaces que nous ayons à notre disposition.

En l'employant, il est nécessaire de faire attention tout à la fois à l'épaisseur du caoutchouc et à sa pureté. L'élasticité considérable du caoutchouc pur détermine souvent une douleur qui peut dans certains cas être excessive. Cette élasticité est atténuée si l'on emploie un caoutchouc qui contienne un mélange d'autres substances. Le caoutchouc blanc qui sert à la confection des tubes vendus dans le commerce arrive au résultat mentionné plus haut moins rapidement, mais sûrement et, la plupart du temps, sans occasionner de souffrance. Il n'y a qu'à fendre les tubes en longueur et à les partager en bandes de largeurs diverses. Le fragment dont on se sert est mis en place en le faisant glisser et en prenant soin de ne pas le faire entrer en contact avec la gencive. Pour empêcher que le caoutchouc ne l'atteigne une fois que l'écartement est commencé, il faut le disposer de façon qu'il dépasse quelque peu les couronnes des dents opérées. Comme cette sorte de caoutchouc est plus malaisée à introduire lorsque les contacts sont très rapprochés et les dents très solides, un léger écartement préliminaire devrait être pratiqué à l'aide d'un fragment de digue; cette méthode a l'avantage de ne pas occasionner de douleur et de ne pas être nécessairement suivie d'une période de repos.

Gutta-percha rouge. — Quand on désire obtenir peu à peu un espace considérable entre des dents dont les cavités cariées sont profondes et nettement délimitées sans aller jusqu'à la pulpe, il y a lieu de recommander la méthode de Bonwill. Elle consiste à remplir les cavités et l'espace qui sépare les dents d'une quantité suffisante de cette variété de gutta-percha, ce qui aboutit, par l'effet de la mastication, à augmenter l'écartement. Cette méthode est également indiquée pour les cas où l'on désire faire descendre la gencive au-dessous du collet et peut se substituer d'une façon satisfaisante au coton aseptique.

Maintien de l'espace. — Si les dents souffraient des opérations que nous venons d'indiquer, il faudrait leur accorder un repos complet jusqu'à ce que la douleur ait pris fin. Il est cependant important de ne pas faire durer trop des écartements prononcés, car dans certains cas leur continuation pourrait déterminer une résorption alvéolaire. Un intervalle de deux jours suffit généralement au tissu péricémentaire pour se remettre des suites du traitement que nous venons d'indiquer.

Le maintien des espaces peut s'effectuer à l'aide de *gutta-percha* ou de *ciments plastiques*. Le premier produit trouve son emploi dans le cas où une large cavité est ouverte, tandis qu'il y a lieu d'utiliser le phosphate de zinc lorsque la cavité est trop petite pour retenir la gutta-percha. L'oxychlorure de zinc sert dans les cas où les cavités sont petites, mais sensibles à la douleur; nous verrons plus tard pourquoi. Il est recommandé d'introduire une mince cale de bois, à la hauteur du collet, pour protéger la gencive contre les matières dont nous conseillons l'emploi et donner une base et un support à leur introduction.

Découverte du bord cervical. — Quand les cavités s'étendent sous la gencive, ce qui arrive souvent lorsque la carie a dépassé les bords cervicaux de l'obturation, il devient nécessaire de repousser la gencive un peu au delà de la partie cariée. Cette opération demande à être exécutée plutôt rapidement, car une pression continue, chez les adultes, pourrait provoquer une inflammation dans les tissus voisins. Il est généralement préférable de couper la gencive entre les dents avec un bistouri étroit et allongé, puis d'introduire doucement de la gutta-percha rouge contre la gencive, en lui faisant prendre peu à peu la forme de la dépression. L'usage des bourrelets de coton est absolument contre-indiqué, à moins qu'on ne les ait soigneusement aseptisés. A cet effet, on peut les imprégner d'aristol, car cette substance, insoluble dans l'eau, maintient mieux l'asepsie. Pour ce traitement du coton, il n'y a qu'à le saturer d'une solution d'aristol à base de chloroforme et à laisser ce dernier s'évaporer avant qu'on introduise le bourrelet dans la cavité. Une solution d'aristol à base d'huile de gaultheria peut être substituée à la précédente.

Dans le cas d'hypersensibilité de la dent, il est parfaitement admissible qu'on l'insensibilise à l'aide d'une solution de cocaïne, avant l'introduction du bourrelet. Ce résultat sera très bien obtenu par une application contre la dent d'un tampon de coton imbibé d'une solution à 4 pour 100 de chlorhydrate de cocaïne. Ce dernier peut être remplacé par une faible solution de cocaïne mêlée à du chlorure d'adrénaline à 1 pour 1000.

CHAPITRE VI

PRÉPARATION PRÉLIMINAIRE DES CAVITÉS. — TRAITEMENT DE LA DENTINE HYPERSENSIBLE AU MOYEN DE SÉDATIFS, DE CALMANTS ET D'ANESTHÉSIQUES LOCAUX ET GÉNÉRAUX. — STÉRILISATION, AVEC UN RAPIDE APERÇU DE L'ACTION PHYSIOLOGIQUE ET THÉRAPEUTIQUE DES MÉDICAMENTS EMPLOYÉS.

Par Louis JACK, D. D. S.

HYPERSENSIBILITÉ DE LA DENTINE

L'hypersensibilité de la dentine est souvent un obstacle des plus sérieux aux procédés employés pour le traitement de la carie des dents. Elle doit être considérée comme le développement excessif de la sensibilité de la dentine, et présente une variété très grande depuis la douleur la plus légère au toucher jusqu'à la douleur intolérable. Dans ce dernier cas les personnes même les plus réfractaires à la souffrance reculent devant l'opération la mieux faite.

Dès qu'on ouvre une cavité cariée, il y a ordinairement une excitation de la partie vitale de la dentine. Cette excitation pourra être assez légère pour ne pas empêcher de continuer l'opération, ou, au contraire, elle sera trop forte et arrêtera toute opération, jusqu'à ce qu'on soit arrivé à diminuer cette sensibilité.

Ce changement d'état dans la dentine a été considéré par certains comme une *inflammation* de la dentine. Mais comme il manque les éléments concomitants ordinaires de l'inflammation, telle qu'elle est définie en pathologie, et qui sont produits par un changement de la circulation du sang, avec chaleur, rougeur, tuméfaction, excitation de la fonction nerveuse provenant d'un apport supplémentaire de sang artériel, le terme inflammation appliqué à l'hyperesthésie de la dentine paraît inexact. Cet état s'explique plus logiquement par un désordre causé par le changement d'état d'un tissu qui est naturellement protégé par l'émail contre les influences irritantes.

Le rapport entre l'émail et la dentine est analogue à celui qui existe entre l'épiderme de la peau et le réseau muqueux. La douleur causée par l'écorchure de l'épiderme est immédiate et aiguë; elle se produit avant que l'afflux du sang en augmente l'intensité : elle provient du changement d'état de la muqueuse. L'analogie est encore plus marquée par ce fait que dans les deux cas une matière obturatrice apporte un soulagement.

La sensibilité ordinaire de la dentine n'est pas très grande, comme le prouve l'examen immédiat d'une surface découverte par accident; mais après quelques jours la surface mise à nu manifeste de l'irritabilité au toucher et au froid, ce qui prouve que les relations modifiées occasionnent en cette partie un état analogue à celui de la peau lorsque l'épiderme est enlevé. Ceci paraît indépendant de l'influence des agents chimiques, parce que le développement de la sensibilité se produit quand les liquides de la bouche sont dans un état normal. Les mêmes phénomènes se présentent quand on prépare une cavité insensible, car si celle-ci n'est pas protégée par une obturation temporaire, le même accident se produit.

En général dans ces cas, si l'on pose l'obturation sans avoir préalablement amené la coagulation de la surface de la cavité, la douleur se produit, par suite de l'abaissement de la température. Cet état est désigné sous le nom de sensibilité secondaire, qui est causée par le traumatisme. Dans certains cas de ce genre, la douleur devient si grande qu'il est nécessaire d'enlever l'obturation et d'imprégner la cavité d'acide phénique. Dans les cas aigus la douleur peut s'étendre aux autres dents à la suite de lésions des éléments nerveux de la pulpe.

Quand la dentine a été exposée par suite de *carie*, la sensibilité peut dépasser de beaucoup la normale, et, si l'on ne s'en aperçoit pas d'une manière continue, c'est à cause de la présence de la carie qui, étant mauvaise conductrice de la chaleur, protège la pulpe contre les irritations thermiques et contre les contacts étrangers. Ceci explique pourquoi, s'il y a parfois des douleurs aiguës au début de la carie de la dentine, l'irritabilité et la réaction de la pulpe vont en s'affaiblissant au fur et à mesure que la carie avance.

Lorsque les dents sont atteintes de carie à marche rapide, la dentine est plus sensible que quand la carie est à marche lente. Comme la couleur de la carie donne des indications sur ses progrès, nous pouvons par ce moyen nous former une idée du degré probable de la sensibilité. Quand la carie est claire, l'action a été rapide; quand elle est jaune ou légèrement brune, elle l'a été moins; quand elle est brun foncé ou noire, son développement a été très lent. Dans ce dernier cas, lorsque les parties lésées sont exposées à un frottement, il peut parfois se produire un arrêt immédiat de la sensibilité. Il y a *éburnation* lorsque les canalicules dentinaires sont oblitérés par des dépôts calcifiés.

Si la dentine est exposée par suite d'attrition, elle n'est pas aussi sensible que si elle a été attaquée par la carie, car, par suite de la perte graduelle de substance, il se produit des changements dans les canalicules à la suite desquels leur pouvoir de transmission de la sensation est diminué ou même oblitéré suivant les cas.

Quand la gencive se rétracte, en découvrant le cément, la sensibilité est souvent très grande, mais tend à diminuer par suite des changements rapides de structure. Il faut souvent ajouter à cela l'influence des sécrétions acides de la muqueuse touchant la dent en ce point et aussi tenir compte des parties difficiles à nettoyer. Il est à remarquer que, dans l'hyperesthésie cervicale tant qu'elle dure, ces parties sont moins sujettes à la carie que lorsque toute sensibilité a disparu.

La **zone hyperesthésique** n'est pas uniformément distribuée d'ordinaire dans toute la cavité cariée; elle se rencontre principalement près de la ligne d'union de la dentine et de l'émail, ce qui prouve que c'est à l'extrémité des nerfs sensitifs que la sensibilité est le plus grande et, de plus, que cette sensibilité est d'autant plus grande que les fibrilles sont plus ténues. On peut constater ce fait dans les cavités occlusales des molaires, dont les points douloureux se rencontrent seulement sur les bords; il est moins évident pour les cavités proximales, mais est très marqué dans les cavités superficielles buccales et labiales, dont toute la surface se trouve près de la ligne de jonction de l'émail et de la dentine.

Dans la plupart des cas de carie, la zone la plus sensible se trouve *immédiatement au-dessous de la partie molle* de la carie et, quand on enlève cette couche de dentine, la douleur diminue; dans certains cas elle revient presque à la normale. Ceci, cependant, ne se produit que dans les cas bénins.

Effet de l'acidité des fluides buccaux. — Dans le chapitre précédent nous avons signalé ce fait que l'*acidité* des fluides buccaux est préjudiciable aux dents comme favorisant la carie et qu'au contraire leur alcalinité ou leur neutralité la retardent. En cette matière nous devons considérer comme un axiome qu'aucune cause n'est aussi active comme influence première pour développer la sensibilité dentinaire que l'acidité légère et constante de ces fluides; et réciproquement que des fluides neutres ou légèrement alcalins ne sont pas irritants. On ne devra jamais perdre de vue cette considération durant tout le cours de ce sujet.

Le **degré de sensibilité** de la dentine se trouve modifié par différentes autres conditions générales, qui sont la densité relative de la structure, la rapidité de la carie et les particularités constitutionnelles du sujet, qui sont en relation directe avec le degré d'impressionnabilité nerveuse des tissus.

La *rapidité du développement de la carie* modifie considérablement la sensibilité dentinaire. Quand les progrès de la carie sont lents, la quantité des tissus organiques exposés à l'irritation est relativement faible, pour la raison bien connue que le changement salutaire et protecteur de la structure se produit en même temps que la lente pénétration du mal. La légère irritation provenant de la marche lente de la carie active jusqu'à un certain point la formation des dépôts dans les canalicules. D'autre part, quand la carie est rapide, tout effort compensateur du côté de la pulpe se trouve arrêté; les éléments organiques des tissus sont mis à nu sur une plus grande surface et par suite la sensibilité en est proportionnellement augmentée.

Comme ces éléments fibrillaires sont les voies par lesquelles l'irritation se communique à la pulpe, dont ils sont du reste le prolongement périphérique, il est évident que le progrès rapide de la carie est un facteur très important et qu'aussi la rapidité du développement accroît les éléments morbides concomitants de la carie. Nous avons fait remarquer qu'en général la zone hypéresthésique est une ligne étroite située sur la limite extérieure de la dentine, mais dans une carie rapide cette ligne est plus large.

Les **éléments anatomiques** de la dentine qui ont rapport à la sensibilité se trouvent contenus dans les canalicules. Quoique la nature exacte de la matière contenue dans ces canalicules n'ait pas encore été déterminée d'une façon certaine, il a été prouvé qu'elle avait assez de consistance pour permettre l'extension, car, quand on la considère au microscope, on peut y voir des parties ressemblant à des fibres. La même constatation a pu être faite sur des parties de pulpe tout nouvellement enlevées de la dentine. En rappelant ces différents états de la sensibilité dentinaire, il est facile de conclure que l'excitation est inséparablement liée à l'irritation du contenu des canalicules. La variation du degré de sensibilité des dents situées dans la même bouche, de celles qui sont côte à côte et exposées au même degré de marche de la carie; le fait susmentionné que la dentine à une faible distance au-dessous de la carie est beaucoup moins sensible; le fait que quelquefois des sédatifs modifient le degré de la douleur et que les coagulants influent profondément sur la capacité que possède le contenu des canalicules de transmettre la sensation, tout cela conduit à cette conclusion que dans les états morbides cet élément anatomique joue un grand rôle dans la transmission des sensations à l'organe central des dents.

Il est également hors de doute que la sensibilité extraordinairement grande de la dentine est un état constitutionnel inhérent à certaines personnes et qu'il se rencontre dans certaines familles héréditairement; mais on peut la considérer alors comme la transmission de l'impressionnabilité nerveuse aiguë.

Comme corollaire de ce fait, il y a lieu de tenir compte que la sensibilité des dents à la température est variable; que l'application de la glace ne fait aucune impression sur les dents de certains individus dans leur état normal, tandis que chez d'autres dans le même état le moindre froid cause de la douleur. En outre, le degré de sensibilité, quand il y a carie, est en rapport avec la tolérance relative des dents à l'abaissement de température.

Avec ces données il est aisé de comprendre la sensibilité aiguë et d'échafauder une hypothèse expliquant les divers états de la dentine quand elle est soumise à l'irritation de la carie. Cette manière de voir a été confirmée par le progrès de l'étude microscopique des tissus et a remplacé l'ancienne théorie d'après laquelle la sensibilité de la dentine était le résultat de vibrations mécaniques s'étendant à la pulpe dentaire.

TRAITEMENT DE L'HYPERESTHÉSIE DE LA DENTINE

Après avoir étudié les principes généraux régissant l'hyperesthésie de la dentine, nous sommes en état d'aborder l'étude du **traitement**; nous la diviserons en quatre parties : thérapeutique, chimie, anesthésie, mécanique.

Traitement de l'hyperesthésie légère. — Les premières qualités dont il faut faire preuve dans ce cas sont le calme et la douceur; il convient d'y ajouter la promesse, si une douleur intense survient, qu'on emploiera des calmants. Il importe de dissiper la crainte et de gagner la confiance, et l'on y parvient, entre autres moyens, en recourant d'abord à l'opération la plus simple et la moins douloureuse. La confiance une fois obtenue, une douleur légère excite le courage du patient. Au contraire, l'indifférence et la brusquerie alarment le patient, font naître son appréhension et augmentent grandement son excitation nerveuse.

Dans les cas simples, des instruments tranchants, maniés avec légèreté et rapidité, sont nécessaires. Il faut remarquer qu'en incisant de cette façon, on stimule peu le nervosisme du patient et, si les mouvements se succèdent très rapidement, ils semblent paralyser la partie lésée, et la douleur est atténuée, tandis qu'il n'en est pas ainsi si les mouvements sont lents et réfléchis. On doit imprimer à l'excavateur un mouvement dans une direction s'écartant de la pulpe, au lieu d'une direction s'en rapprochant, et les incisions doivent se faire en tirant la pointe de l'instrument, au lieu de la pousser; c'est pour cela que la pression est plus grande dans ce dernier cas que dans le premier.

Quand la sensibilité est si marquée qu'elle exclut l'excavation immédiate et la préparation de la cavité, il faut traiter la surface pour surmonter ou pour ramener à un degré moindre cette sensibilité.

Traitement thérapeutique. — Les remèdes à employer pour le traitement thérapeutique sont la *morphine*, la *vératrine* et la *cocaïne*, appliquées chacune avec de la glycérine comme véhicule. Aucun de ces agents n'a d'effet immédiat, et cependant il faut les sceller dans la cavité après que l'ouverture a été pratiquée dans l'émail et que la carie molle a été enlevée et grattée. L'obturation provisoire se fait avec de la gutta-percha, ou mieux avec une pâte claire de *phosphate de zinc* placée sur le pansement. Au bout de quelques jours la douleur a diminué dans bien des cas, car les tissus, partiellement désorganisés, ont absorbé ces sédatifs. On peut aussi garantir la cavité de la pénétration de l'humidité et, après avoir séché la surface, on introduit un tampon d'une solution de cocaïne dans l'éther sulfurique (vapocaïne). Comme l'éther s'évapore, la cocaïne pénètre par osmose dans les tissus. En cas de sensibilité subaiguë, ce moyen est fréquemment efficace, mais il ne l'est guère s'il y a hyperesthésie. Il est avantageux, comme préliminaire de ce traitement, de *neutraliser l'acidité de la cavité* au moyen d'une solution alcaline, ammoniaque, carbonate ou bioxyde de sodium, puis on enlève l'excès d'alcali en lavant complètement à l'eau chaude.

TRAITEMENT DE L'HYPERESTHÉSIE DE LA DENTINE PAR L'OSMOSE ÉLECTRIQUE

Récemment on a donné la préférence à un traitement désigné sous les noms de **cataphorèse**, de **diffusion électrique, d'osmose électrique**. On a établi que l'action des courants électriques conduit les liquides, avec les substances qu'ils tiennent en solution, de l'électrode positive vers l'électrode négative, et qu'un courant électrique passant par une membrane accélère la diffusion osmostique naturelle si le pôle négatif est appliqué sur le côté d'une membrane ou d'un tissu où la diffusion osmotique a lieu ; si la position des pôles est renversée, l'osmose est retardée ou empêchée, ou renversée. Cette action a quelque analogie avec ce qui a lieu en électro-métallurgie quand un métal en solution est conduit de l'*anode* (pôle positif) et déposé sur la *cathode* (pôle négatif). Si le courant est renversé, le métal déposé est repris par la solution et ramené à l'autre pôle. C'est là une loi qui se rattache au passage de courants électriques dans les fluides qui sont conducteurs.

Cette action s'explique comme il suit : « Si deux récipients séparés par une membrane sont remplis d'un liquide et si l'on place dans chacun une électrode, il se produit à travers la cloison un courant de ce liquide du pôle positif au pôle négatif, de sorte qu'avec le temps il y a une augmentation du côté négatif. L'action osmotique, comme on sait, se produit naturellement entre deux liquides de densité inégale, du liquide le moins dense vers le liquide plus dense ; mais si l'anode est placée dans ce dernier et la cathode dans l'autre, le courant osmotique naturel est non seulement arrêté, mais renversé. »

Si une substance contenant de l'eau, comme une boule de terre glaise humide ou du tissu musculaire, a. d'un côté, une anode reliée à un courant d'un potentiel suffisamment élevé et, du côté opposé, une cathode, le contenu aqueux est amené du côté de la cathode, où il se montre en excès ; en même temps le côté de l'anode devient moins humide. De même si un tube capillaire est rempli d'eau, en disposant de même une anode et une cathode, l'eau s'écoule vers la cathode.

Une membrane ou un tissu pouvant être considérés comme une série de tubes contigus, il est clair que le mouvement des liquides doit se produire au travers dans la direction du courant.

Ces exemples démontrent la présence de l'énergie électrique. L'application de cette loi du passage des liquides d'un potentiel électrique plus élevé à un potentiel électrique inférieur sert à la diffusion électrique des médicaments. La profondeur à laquelle les médicaments peuvent être amenés dépend de la conductibilité des tissus et du médicament employé.

« L'action cataphorétique de l'électricité a souvent servi expérimentalement à introduire des médicaments dans la peau. Chez l'homme on a introduit ainsi de la quinine et de l'iodure de potassium, qu'on a retrouvés ensuite dans l'urine. »

Dès 1859, B. W. Richardson employa ce procédé pour obtenir l'anesthésie locale et démontra complètement son efficacité à cet égard. On a prouvé également que, quand une solution de cocaïne est appliquée sur la peau, son action caractéristique sur la muqueuse ne se produit pas. Mais quand l'anode est humectée de la solution et qu'un courant galvanique traverse l'épiderme jusqu'à la cathode placée sur une surface indifférente, l'anesthésie se produit sur la surface couverte par l'anode et jusqu'à une distance indéterminée dans la profondeur.

Cet effet n'est pas produit par le courant seul, ainsi que l'ont abondamment prouvé des expériences concluantes, suivies de démonstrations confirmant la théorie. Quand les médicaments ainsi appliqués ont des propriétés anesthésiques ou analgésiques, leurs effets caractéristiques se produisent.

Quand ce principe est appliqué pour *véhiculer des médicaments*, on constate qu'ils passent jusqu'à une distance indéfinie dans le tissu avoisinant avec le courant de l'anode vers la cathode, mais avec un certain degré de diffusion, celle-ci dépendant de la résistance du tissu et de l'étendue de la surface de l'électrode cathodique (négative).

PRINCIPES GÉNÉRAUX DE LA MÉTHODE

L'application de l'électricité exige qu'on tienne compte des principes généraux des lois régissant sa transmission.

La source de cette énergie se trouve dans la transformation chimique. D'après les lois de transformation de l'énergie, on peut la convertir en chaleur, en lumière, en magnétisme, en énergie mécanique, et quand son action s'appelle électrolyse, on peut l'employer pour dissocier les substances.

Ses mouvements ont une direction constante, des corps d'un potentiel élevé vers ceux d'un potentiel bas.

Dans les *corps conducteurs parfaits* l'électricité se meut avec une liberté entière sous une force électro-motrice, si petite soit-elle.

Dans les *corps isolants parfaits* l'électricité ne se meut pas, si grande que soit la force électro-motrice.

Dans les *corps conducteurs imparfaits*, l'électricité se meut seulement si une force électro-motrice intense est appliquée. La résistance du corps se manifeste par un dégagement de chaleur.

L'électricité possède deux propriétés : l'*intensité* du courant, la force électro-motrice ou *tension*.

L'activité chimique de l'électricité dépend de la première, sa distribution de la seconde. Aucun corps n'est conducteur parfait, et l'électricité ne peut donc jamais se déplacer que sous l'action d'une force, la force électro-motrice : celle-ci agissant sur une quantité d'électricité constamment renouvelée, crée un courant.

L'unité d'*intensité* s'appelle **ampère**.

L'unité de *tension* s'appelle **volt**.

L'unité de *résistance* s'appelle **ohm**.

L'unité de *puissance* s'appelle **watt**.

Un **volt** représente la force électro-motrice nécessaire pour faire passer un courant de 1 ampère par une résistance de 1 ohm.

Un courant de 1 **ampère** est l'intensité nécessaire pour déposer $0^{gr},00118$ d'argent par seconde en passant par une solution type de nitrate d'argent, ou pour décomposer $0^{mmg},09326$ d'eau en une seconde. L'ampère est donc la mesure du débit d'un courant électrique et, multiplié par la *tension*, il mesure la *puissance* du courant.

L'unité de résistance (**ohm**) est le degré de résistance qui permet le passage d'un courant de 1 ampère sous une tension de 1 volt.

Le **watt** est la puissance exercée par un courant de 1 ampère sous une tension de 1 volt.

Dans l'application domestique de l'électricité sa transmission est opérée par des conducteurs métalliques. Leur résistance varie suivant la nature du métal, la section transversale et la distance. Pour certains usages d'autres substances sont employées afin d'offrir plus de résistance que les métaux.

L'intensité du courant suivant un circuit est égale à la tension aux bornes divisée par la résistance.

La résistance est égale à la tension divisée par l'intensité.

La tension est égale à l'intensité multipliée par la résistance.

La puissance est égale à la tension multipliée par l'intensité.

En d'autres termes :

$$\text{Ampères} = \text{volts} : \text{ohms}.$$
$$\text{Ohms} = \text{volts} : \text{ampères}.$$
$$\text{Volts} = \text{ampères} \times \text{ohms}.$$
$$\text{Watts} = \text{volts} \times \text{ampères}.$$

Il résulte de la formule que la puissance et le coût de production sont les mêmes, que le courant soit d'une forte intensité à une faible tension ou d'une faible intensité à une haute tension. Ainsi une lampe incandescente peut être alimentée sous 100 volts par $\frac{1}{2}$ ampère ou sous

50 volts par 1 ampère, le résultat dans chaque cas étant 50 watts.

Exemples. — Étant donné un courant de 10 ampères sous 100 volts, si l'on veut réduire la tension à 25 volts, la résistance à intercaler dans le circuit s'obtient ainsi :

$$\frac{100 - 25\,v}{10\,a} = \frac{75\,v}{10\,a} = 7{,}5\ \textit{ohms}$$

Si l'on a $2\frac{1}{2}$ ampères avec 7 ohms de résistance, il faut $17\frac{1}{2}$ volts pour faire passer ce degré d'intensité par la résistance donnée : $2\frac{1}{2}a \times 7\,v = 17\frac{1}{2}v$. Si l'on a un courant à 110 volts et si l'on veut employer un moteur de $\frac{1}{4}$ de cheval-vapeur (le cheval-vapeur équivaut à 75 kilogrammètres ou 736 watts; le quart = 184 watts), l'intensité minima exigée est de 1,67 ampère, qui s'obtient en divisant 184 watts par 110. Ces exemples indiquent le moyen de déterminer la nature du courant nécessaire pour un but donné.

L'énergie électrique peut être produite par des éléments galvaniques disposés en série ou en parallèle. Si c'est en série, la tension est la somme des volts des éléments ainsi disposés, et l'intensité est celle d'un seul des éléments. Si c'est en parallèle, l'intensité est la somme des ampères des éléments, et la tension est celle d'un élément.

La figure 107 représente la disposition des éléments en série, le po-

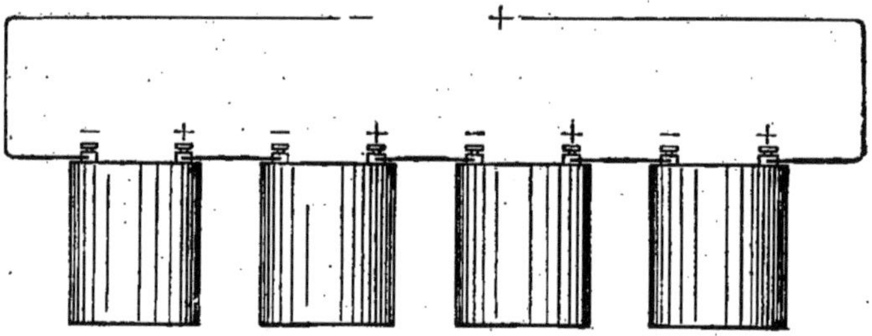

Fig. 107.

sitif de l'un relié au négatif de l'autre. Si chaque élément a une tension de 2 volts et une intensité de 1 ampère, la force électro-motrice de 5 éléments sera de 1 ampère sous 10 volts.

La figure 108 représente la disposition des éléments en parallèle. Les éléments positifs sont reliés ensemble, et les éléments négatifs le sont de même.

Le premier procédé d'assemblage des éléments est désigné sous le nom de *haute tension*; le second, sous le nom de *basse tension*. Quand la source d'énergie est une dynamo, la tension du courant produit est haute ou basse suivant que le champ magnétique de la machine est intense ou faible.

Pour l'osmose électrique, la source doit consister en batteries en série, parce que, en parallèle, l'intensité serait trop grande quand la tension a une force suffisante pour vaincre la résistance.

Le degré d'énergie électrique toléré par la dentine vivante est déme-

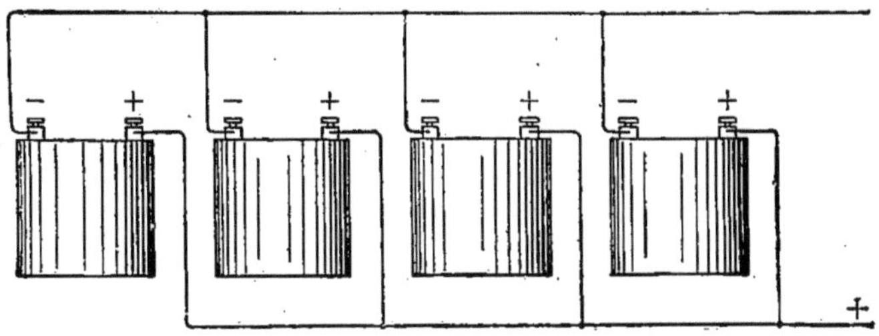

Fig. 108.

surément bas, en raison de la douleur particulière et intense provoquée par la transmission des courants électriques dans les dents. La faible tension initiale des batteries employées dans ce but l'indique, car elle varie d'au-dessous de 5, rarement à plus de 20 volts. Mais le passage initial d'un courant d'une force électro-motrice aussi élevée que celles-ci ne serait pas supportable et doit par conséquent être réduit par des procédés convenables pour obtenir la résistance.

L'appareil employé à cet égard est le *réducteur*, qui a pour but de diminuer par sa résistance l'énergie du courant jusqu'à un degré suffisant pour répondre aux besoins d'un cas donné. Tous les systèmes de réducteurs sont construits sur le principe de l'emploi de matières hautement résistantes au passage des courants électriques : eau, charbon, graphite, bobines de fil métallique d'une forte résistance connue, dont le plus employé est le maillechort. Le degré de résistance est réglé par la longueur et la finesse du fil, la section transversale étant réduite à la dimension qui conduit le courant sans chaleur excessive et, à cet effet, il est gradué par rapport à l'intensité initiale du courant. En prenant l'argent pour unité, le maillechort a une résistance de 13,92.

Les réducteurs en charbon et en graphite sont habituellement construits en forme d'anneau brisé, un pôle de la batterie étant relié à une extrémité de l'anneau, l'autre pôle étant fixé à une aiguille qui se meut sur ce disque annulaire. Ce système donne une graduation très divisée du courant avec haute résistance. On peut l'employer conjointement avec un rhéostat en fil de maillechort, dans lequel on se sert de courants d'une grande intensité pour les raisons données plus loin. Quand on emploie des courants à haute tension comme le circuit de 110 volts, on peut les amener par la bobine à une faible tension presque déterminée au moyen d'un rhéostat, alors le réglage peut se faire par le réducteur en graphite.

Quand on dispose l'appareil en vue de l'osmose électrique, la batterie, le réducteur, les instruments d'observation et le patient sont en série. Dans l'analyse de la marche du courant, on constate que le patient est un autre élément de résistance et que la dentine a une plus grande résistance que les autres tissus. En d'autres termes il y a deux résistances dans le circuit : le réducteur et les tissus du patient. Le résultat de la résistance de la dentine, à moins que la tension initiale ne soit faible et réduite par le réducteur à un degré infinitésimal, est la survenance de la douleur, qui se produit, suivant les sujets, à divers degrés d'intensité. On désigne sous le nom de *limite de la douleur* le voisinage de l'intolérance du courant. Quelques observateurs prétendent que cet état est causé par l'évolution de la chaleur dans la dentine consécutivement à la résistance du tissu. Cette opinion n'est pas concluante, car l'élévation calculée de température à $\frac{1}{10}$ de milliampère ne suffit pas pour expliquer le degré d'irritation qui se produit quand on augmente la force du courant. Il y a deux hypothèses pour expliquer l'irritation : 1° la tendance du courant à désorganiser quelques-uns des éléments anatomiques des canalicules; 2° la pression osmotique de la migration des médicaments. Avec cela l'étudiant n'est pas embarrassé pour examiner les forces compliquées qui agissent en même temps que l'électrolyse de la solution cocaïnique.

La limite de la douleur varie suivant les individus et avec les dents chez la même personne. Chez les uns elle est atteinte dès l'arrivée du courant à basse tension avec $\frac{1}{40}$ de milliampère, ce faible nombre indiquant une haute résistance de la dentine et ne permettant qu'une lente augmentation de l'énergie jusqu'à ce que la cocaïne ait diminué la sensibilité de la surface irritée. Chez d'autres cette limite peut ne pas être atteinte avec une tension de 20 et une intensité de $\frac{3}{10}$ à $\frac{4}{10}$ de milliampère. Quant à l'irritation électrique, il faut tenir compte aussi de la haute sensibilité nerveuse de certains individus, car chez eux il semble y avoir d'ordinaire une susceptibilité plus grande à l'irritation électrique.

La table suivante des résistances calculées montre les résistances en ohms et la susceptibilité de produire de la chaleur dans les tissus dentaires en raison de leur densité, ou leur tendance à se désorganiser, et montre qu'il faut être prudent quand on applique l'énergie électrique dans le cas qui nous occupe.

Avec une tension de		15 v.	et un courant de		$\frac{4}{10}$ milliamp.,	la résistance		=	57 500	ohms.
—	—	15	—	—	$\frac{1}{10}$	—	—	=	150 000	—
—	—	10	—	—	$\frac{4}{10}$	—	—	=	25 000	—

Avec une tension de 10 v. et un courant de $\frac{1}{10}$ milliamp., la résistance = 100 000 ohms.

— — 5 — — $\frac{4}{10}$ — — = 12500 —

— — 5 — — $\frac{1}{10}$ — — = 50000 —

Comme la résistance du corps renfermant les tissus dentaires varie de 10 000 à près de 70 000 ohms, il semblerait nécessaire que le réducteur eût au plus haut point une résistance qui ne fût pas inférieure à 400 000 ohms. Ce degré de résistance est nécessaire pour obvier à l'effet de l'impulsion qui peut survenir en fermant le circuit. Parfois on sent un choc léger à 500 000 ohms.

La résistance variable du courant à travers les tissus dépend de la densité de la dentine, de la distance parcourue, de l'état de la peau et de l'épaisseur du tissu adipeux.

La résistance moyenne du patient indiquée par W. A. Price est d'environ 25 000 ohms de la cavité buccale à la main, et la différence de résistance de la dent à la main et de la joue à la main est de 3000 à 5000 ohms. Il cite un cas où la résistance de la cavité à la main avec une solution de cocaïne à 40 pour 100 était de 28 500 ohms, et qui, en touchant la joue, était réduite à 22 000 ohms.

Price fixe, en outre, la résistance moyenne de la main à la langue à 9000 ohms et de la joue à la langue entre 3000 et 7000. Cela donnerait pour la résistance de la dentine près de 20 000 ohms. Une détermination exacte de la résistance de la peau dans un cas donné permettrait de calculer une approximation très grande pour la dentine.

L'état d'humidité relative de la cavité et le degré de saturation du tampon de coton contenant l'anesthésique, ainsi que la proportion du médicament, ont un effet considérable sur la résistance, comme cela résulte des expériences de Price. Une section de dentine partiellement sèche à la surface avait une résistance de 30 000 ohms; après dessiccation et saturation avec une solution de cocaïne à 40 pour 100 la résistance était réduite à 4500 ohms.

Les principes et les faits exposés ici démontrent manifestement l'importance du choix rationnel du degré de tension d'une batterie, de l'emploi d'une intensité relativement faible par rapport à la tension, de la nécessité de régler le courant dans la mesure de la limite de la douleur, d'éviter les soubresauts du courant occasionnés par une marche rapide ou par des mouvements ou des déplacements de l'anode, enfin l'utilité d'entretenir une humidité constante des contacts de l'anode et de la cathode.

Ces principes et ces faits ont conduit à l'application des courants galvaniques pour la production de l'anesthésie de la dentine hyperesthésique et les résultats d'expériences dans ce sens ont montré que les mêmes effets se sont produits alors dans les tissus plus mous.

L'extrême sensibilité des dents aux courants électriques et leur résistance au passage de la force électrique étaient des obstacles à l'application de cette méthode en dentisterie. L'absence de moyens de régler l'intensité du courant (l'ampérage) et de réduire la tension (le voltage) à celle que les dents peuvent supporter a empêché de faire des expériences jusque dans ces derniers temps.

Il résulte de ce qui précède que l'intensité du courant tolérée au début de l'application est si faible qu'elle est difficilement mesurable dans bien des cas. Pour produire ce petit courant, la tension de la batterie doit être faible ou la résistance dans le réducteur doit être extrêmement haute.

Tout genre de batterie constante quand l'intensité de chaque élément est de $\frac{1}{4}$ à $\frac{1}{2}$ ampère a un courant suffisamment fort. La force électro-motrice peut être de 1 à 2 volts par élément.

La *tension* nécessaire pour produire la force électro-motrice voulue dans une application aux dents ayant pour but d'anesthésier la dentine varie de 5 à 30 volts. Pour les enfants et quand les dents ne semblent pas denses, 10 éléments suffisent parfois, mais généralement il en faut 15 à 20. Les éléments doivent être disposés en série et reliés de manière à permettre le choix d'un nombre quelconque pour produire la force électro-motrice voulue dans un cas donné et permettre une augmentation des éléments pendant l'administration.

La condition la plus importante de l'énergie électrique est que l'*intensité soit faible*, puisque une intensité élevée n'est pas tolérée par les dents. Comme on obtient les résultats les plus efficaces quand l'intensité ne dépasse pas $\frac{3}{10}$ de milliampère, l'emploi d'un courant de haute intensité n'est pas nécessaire et il est accompagné de douleur. Une tension élevée est également douloureuse, car l'effort fait pour pousser le courant contre la résistance de la dentine amène une irritation électrique, comme cela a été dit.

L'élément au chlorure d'argent est sans doute celui qui convient le mieux, car sa force électro-motrice demeure constante en fait dans des conditions diverses. La force électro-motrice de chaque élément est d'environ 1 volt; la résistance interne de 80 ohms; l'intensité de $\frac{1}{5}$ d'ampère. Cette batterie, en raison de sa constance et de sa durée, est fort employée dans les appareils électro-médicaux. On la fournit sèche maintenant et elle est plus acceptable, comme étant moins incommode à cet égard.

La batterie sèche Leclanché est aussi une des meilleures, car elle ne s'use pas à circuit ouvert. Tant que le circuit est ouvert, il n'y a pas d'action dans l'élément, et, par suite, pas de perte.

Actuellement ces deux genres d'éléments de batterie galvanique semblent être ceux qui conviennent le mieux pour produire l'osmose électrique.

La batterie à l'élément sec de chlorure d'argent donne 700 heures de travail cataphorétique avec une haute résistance de tissu; mais la continuité de l'énergie de tous les genres de batteries varie avec la résistance et la conversion de l'énergie électrique en chaleur par le réducteur, qui règle l'intensité et la tension. Ce principe s'applique à toutes les sources d'énergie électrique.

Le *réducteur* qui actuellement semble convenir le mieux pour être interposé entre la batterie et l'anode est celui de Willms; il doit être construit avec une résistance au plus haut point de 400000 ohms au moins. Les gradations de résistance diminuent à partir de ce nombre par 112 points de contact. Ceux-ci permettent une réduction très graduelle de la résistance, car l'interruption est conduite d'un point à un autre du cercle. Ce réducteur a aussi l'avantage de coûter un prix modéré et l'on peut se le procurer facilement.

Un *milliampèremètre* juste est un accessoire important de tout appareil. Il doit porter une échelle divisée en quarantièmes de milliampère, parce que l'intensité du courant passant par la dentine produit souvent l'effet à moins de $\frac{2}{10}$ de milliampère. Le milliampèremètre permet aussi de découvrir les fuites, car lorsque l'intensité indiquée dépasse $\frac{4}{10}$ de milliampère, on peut suspecter l'imperfection de l'isolement de la dent. Dans ce cas il faut un laps de temps plus long que d'ordinaire pour produire l'anesthésie, et le degré de celle-ci peut être moindre.

L'emploi du courant direct produit par la *dynamo* est d'une utilité douteuse comparativement au courant fourni par une batterie. Le courant fourni par la dynamo est sujet à des changements de tension et l'intensité est soumise à des fluctuations consécutives à des altérations de la charge dans le circuit général. Cette instabilité cause une série de chocs sur la dentine sensible et la pulpe, qui réagissent par l'expression de la douleur. La possibilité de la transmission d'un choc grave par un appareil défectueux quand une tension excessive est employée est une autre raison suffisante de préférer le courant constant et à basse tension d'une batterie pour ce genre d'opération.

TECHNIQUE DE L'ADMINISTRATION

Actuellement la *cocaïne* est considérée comme l'anesthésique le plus puissant pour calmer la sensibilité dentinaire par l'osmose électrique. On l'emploie en concentration variant de 12 à 24 pour 100 et parfois de 40 pour 100; 1 grain $\frac{1}{5}$ (0 gr. 0777) d'un sel de cocaïne ajouté à 5 gouttes d'eau donne une solution à 24 pour 100; à 7 $\frac{1}{2}$ gouttes, 18 pour 100; à 10 gouttes, 12 pour 100.

Les sels de cocaïne employés sont le *chlorhydrate* et le *citrate*. Chacun d'eux agit à la concentration ci-dessus. La résistance du second est de 234 ohms pour une solution à 12 pour 100, de 153 ohms pour une solution à 24 pour 100; celle du premier est de 80,85 pour une solution à 12 pour 100, de 61,25 pour une solution à 24 pour 100. Cela montre que le chlorhydrate est le meilleur sel de cocaïne que l'on puisse employer dans ce but.

La dent sur laquelle on doit opérer est *isolée* au moyen d'une digue de caoutchouc, et est ligaturée au collet pour empêcher une fuite du courant. S'il y a des obturations métalliques dans la bouche, on les recouvre d'un revêtement de sandaraque qu'on fait soigneusement sécher. Cette précaution n'a pas toujours l'effet qu'on en attend, car la dentine sous une obturation métallique, en raison de sa densité ou de son manque de porosité, ne conduit pas le courant aussi bien que la matière cariée et la dentine plus molle de la cavité fraîche. Dans certaines cavités où il y a de la carie au collet au-dessus d'aurifications et qui ne se prêtent pas à l'isolement complet des obturations, l'action cataphorétique n'est pas entravée.

La carie ne doit pas être enlevée complètement et doit seulement être séchée partiellement. La cavité est remplie d'un petit tampon de coton lâche, saturé de la solution de cocaïne. L'anode, dont la pointe est en platine, est couverte d'une mince couche de coton plongée dans la solution et mise dans la cavité en contact avec le tampon introduit préalablement. La cathode, qui doit avoir au moins 36 millimètres de diamètre, est placée à un endroit convenable sur la face ou le cou. On place dans le circuit le nombre d'éléments voulu avec le réducteur à zéro.

Quand tout est prêt, l'aiguille est placée sur le premier point de contact. Alors, quelque grande que soit la résistance du réducteur, on éprouve quelquefois une légère sensation, mais l'aiguille peut être aussitôt passée lentement sur les contacts, jusqu'à ce que quelque signe du patient indique qu'il sent le courant. On l'y conserve jusqu'à ce que la sensation diminue, et alors on réduit graduellement la résistance du réducteur. On continue ainsi en restant constamment en deçà de la limite de la douleur; à la fin on peut avancer l'aiguille plus rapidement jusqu'à la dernière cheville. Quand cela se fait sans tressaillement, c'est que l'anesthésie est complète. On ramène alors l'aiguille à zéro et l'on peut commencer l'excavation.

Quand on *enlève la digue*, comme la solution de cocaïne est forte, laver auparavant la cavité pour éviter toute intoxication.

La *durée de l'administration* varie de 8 à 15 minutes dans les cas ordinaires quand l'intensité indiquée est de $\frac{1}{10}$ à $\frac{2}{10}$ de milliampère. Toutefois quand la dentine est dense, par exemple s'il y a dénudation par attrition, il faut plus de temps pour que la cocaïne pénètre. De même, quand pour une raison quelconque l'intensité indiquée est au début de $\frac{1}{20}$ de milliampère au moins, il faut du temps et de la patience. La perte de temps est plus apparente que réelle, car il y a habituellement une relation directe entre la limite de la douleur à une intensité très basse et une sensibilité marquée; le temps qu'on perd en apparence pour l'application est gagné par suite de la facilité de travail qui en résulte.

La sphère d'action s'étend dans toute la cavité, mais moins aux extrémités des bords latéraux, et surtout au bord occlusal, où d'ordinaire la sensibilité est normale, ce qui semble dû à ce qu'en faisant des entailles de rétention, celles-ci peuvent dépasser le champ d'action de la cocaïne. L'effet est plus prononcé quand l'application se fait directement sur la carie, alors la diffusion est plus grande que quand la carie s'enlève librement, parce que dans ce dernier cas le courant recherche la ligne de moindre résistance vers la pulpe. Il s'ensuit que, lorsque toutes les parties de la cavité sont équidistantes de la pulpe, l'action est plus marquée à la surface de la dentine. Cela est prouvé par l'effet marqué dans les cavités sur les faces labiales et buccales et dans les cavités peu profondes des faces occlusales. Outre la moindre diffusion de la cocaïne quand la carie est enlevée, un degré d'énergie électrique qui est aisément toléré dans le premier cas devient alors douloureux. Ces faits démontrent l'utilité de conserver un peu de la carie de la cavité.

On trouve une explication de l'influence du courant dans les principes et les exemples donnés pages 138-140. Comme l'anode est reliée avec le tampon saturé de solution de cocaïne, les fluides de la *dent avancent vers la pulpe* par les canalicules, leur place étant prise par la solution de cocaïne. En même temps on remarque l'assèchement du tampon, ce qui entraîne l'obligation d'ajouter un peu d'eau pour entretenir l'humidité voulue.

Circonstances influant sur la tolérance du courant. — Quand l'énergie électrique est mise en communication avec la carie, l'irritation causée par le courant est insignifiante et disparaît bientôt, ce qui indique que l'effet anesthésique a été produit; mais, quand la cavité est dépourvue de carie, le degré ci-dessus mentionné du courant n'est pas aussi tolérable, l'irritation continue plus longtemps et ne disparaît pas de la même manière, mais l'effet sur le tissu est presque aussi marqué. Plus le fond de la cavité est rapproché de la pulpe, plus l'irritation est grande; il devient alors nécessaire de commencer avec un degré de tension moindre. Tandis que dans un cas quinze éléments peuvent être employés, dans l'autre dix sont suffisants.

Pour éviter l'enlèvement de la carie il faut examiner l'*état de la dentine* touchant la sensibilité à la ligne de jonction de celle-ci avec l'émail.

On a insisté sur la nécessité de rendre la solution de cocaïne plus *hautement conductrice*. Cette prétention est d'une nature plus théorique que pratique, car l'expérience avec les solutions données indique que la conductibilité est suffisante et que la résistance doit être plutôt recherchée dans la dentine que dans la solution et que, quand la dent est devenue tolérante à l'égard du courant à une tension relativement basse, il suffit d'une augmentation de tension pour compléter l'anesthésie.

La forme de l'**anode de platine** doit lui permettre de penétrer aisément dans la cavité quand la pointe est couverte d'une couche de coton absorbant. Pour toutes les cavités des surfaces proximales et dans la plupart des positions occlusales on obtient une excellente anode en donnant à l'extrémité d'un fil de platine (n° 25) la forme d'un nœud plat ou d'une boucle. Sur la boucle on peut fixer un morceau de coton de dimension convenable, qu'on tasse dans la cavité et qu'on fixe avec un autre morceau de coton si besoin est. La liaison

Fig. 109. — Anodes dentaires pour la cataphorèse.

entre l'extrémité libre de l'anode et le fil conducteur est établie au moyen d'un ressort (fig. 110).

Pour les surfaces labiales et buccales il suffit de visser 2 ou plusieurs petites pointes dans un manche ordinaire (fig. 109) et de les maintenir en place. La forme et la disposition à donner à l'instrument peuvent être combinées de diverses manières.

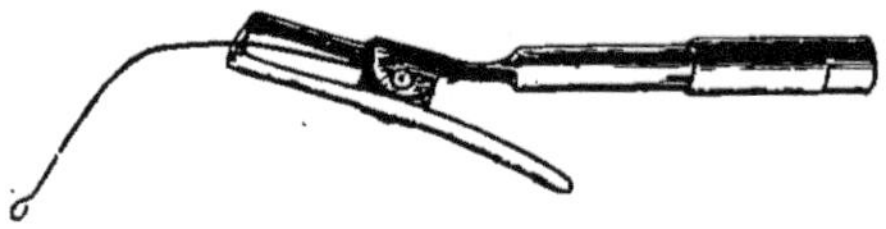

Fig. 110. — Électrode en fil métallique.

La figure 111 représente une **électrode cathode** de forme commode. La surface est en retrait pour recevoir un disque d'amadou ou de coton de 36 à 48 millimètres de diamètre, qui retient une certaine quantité de **solution de chlorure de sodium** pour maintenir le contact. La surface est platinée pour empêcher la corrosion. L'envers présente un orifice pour recevoir le fil conducteur, qui est lui-même supporté par une ouverture dans le ruban destiné à fixer la digue.

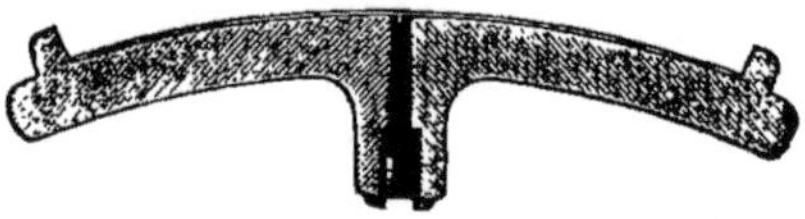

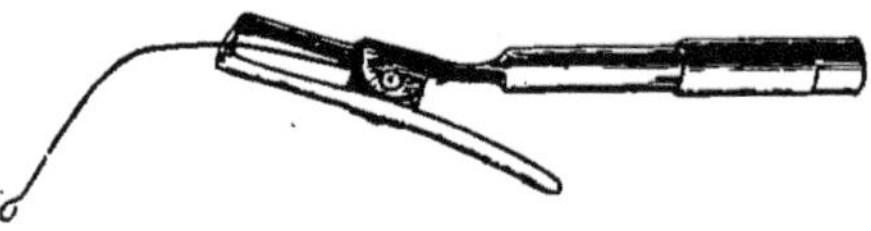

Fig. 111. — Cathode pour cataphorèse.

La position de l'électrode est indifférente : il s'agit de diminuer la résistance autant que possible et d'assurer une position constante. Si le patient est un peu maigre, il faut préférer la région faciale devant l'oreille. Quand il y a beaucoup de tissu adipeux sur la face, l'électrode à main négative habituelle, couverte avec une petite serviette mouillée pour maintenir le contact, peut valoir mieux que l'application à la face; mais, en général, plus la cathode est près de l'angle de la mâchoire, plus le résultat de l'administration est sûr et rapide.

L'action de la cocaïne administrée ainsi est profonde. L'effet se fait sentir d'abord sur le contenu des canalicules, comme on le constate dans le traitement des cavités peu profondes. Après l'anesthésie superficielle, en excavant surtout latéralement, on évite un certain degré de douleur; dans les cavités profondes près de la pulpe, l'effet s'étend à cet organe lui-même. Le retour de la sensibilité a lieu au bout de quelques heures. Il ne semble pas en résulter d'inconvénient.

Cette méthode de traitement n'est guère nécessaire quand l'hyperesthésie est de nature à céder à une dessiccation de la dentine ou à l'acide phénique combiné à la potasse caustique (Remède de Robinson). Mais quand la douleur qui accompagne l'excavation exige un traitement plus énergique, par exemple le chlorure de zinc ou l'anesthésie générale, la cataphorèse est bien préférable et soulage presque à coup sûr. La cataphorèse est indiquée surtout quand l'intolérance de la dentine à l'irritation mécanique est extrême. Habituellement cette intolérance est profonde. Les résultats de la cataphorèse sont merveilleux quand elle réussit et l'on peut dire qu'aucun progrès accompli dans les dernières années en thérapeutique dentaire n'est comparable à celui-là.

Il faut excaver avec précaution après le traitement par la cataphorèse, car, en l'absence de sensibilité, en excavant sans raison on peut atteindre la pulpe sans qu'il en soit besoin. En cas d'exposition véritable l'action de la cocaïne ne nuit pas au traitement conservateur de la pulpe. Quand la dévitalisation est décidée, l'anesthésie la facilite. Comme l'indique le chapitre XVI, la cocaïnisation peut être continuée ou par la cataphorèse ou par l'instillation. Si l'acide arsénieux sert à la dévitalisation, la cocaïnisation peut être employée comme moyen préparatoire pour amoindrir l'irritation arsenicale.

TRAITEMENT CHIMIQUE

On entend par *traitement chimique* l'application d'air chaud, l'emploi de coagulants, notamment l'acide phénique ou le chlorure de zinc et, en combinaison avec eux, une des huiles essentielles, l'essence de girofle de préférence pour les raisons ci-après.

Air chaud. — Cette méthode a une grande valeur dans les cas subaigus. Elle convient spécialement aux cavités des incisives et des bicuspides et aux autres cavités facilement accessibles. L'effet produit est dû à l'enlèvement au tissu dentinaire, à un degré variable, de l'un de ses éléments — l'eau ; il est plus marqué dans les dents à structure dense, parce que leur surface est plus aisément desséchée que celle des dents molles. S'il était possible d'enlever toute l'eau du tissu depuis la surface jusqu'au fond de la partie irritée, toute sensibilité disparaîtrait ; mais, en général, cela n'est possible qu'imparfaitement ; néanmoins le résultat est généralement très satisfaisant. Ce moyen est d'application facile et rapide et, comme la méthode est très simple quand il est applicable, il constitue le procédé le plus commode et le plus avantageux.

L'air chaud peut être obtenu en chauffant le renflement d'une **poire à air chaud**(1) (fig. 112) au brûleur Bunsen, et l'on chasse alors un

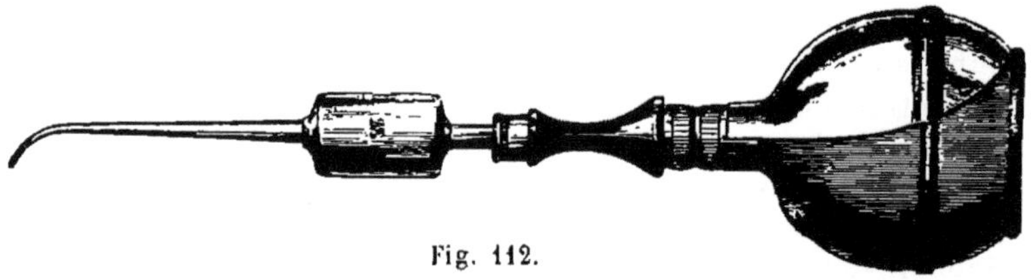

Fig. 112.

courant continu d'air chaud par la pointe dans la cavité. Il faut une certaine délicatesse pour insuffler de l'air chaud de façon à causer le minimum de douleur. Si la pointe est tenue trop loin de la dent, le courant d'air, en traversant l'atmosphère, entraîne avec lui suffisamment d'air froid ambiant pour causer de la douleur, et si elle est tenue trop près, la chaleur est également douloureuse. Dans tous les cas l'enlèvement de l'eau, même quand le degré de chaleur est bien mesuré, cause une sensation désagréable, qui disparaît rapidement et, au bout

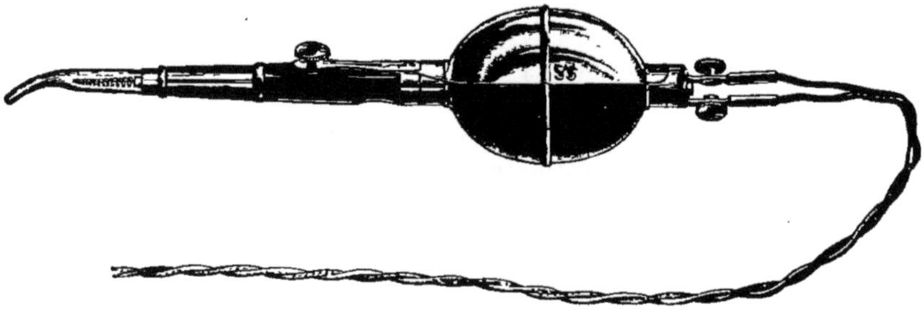

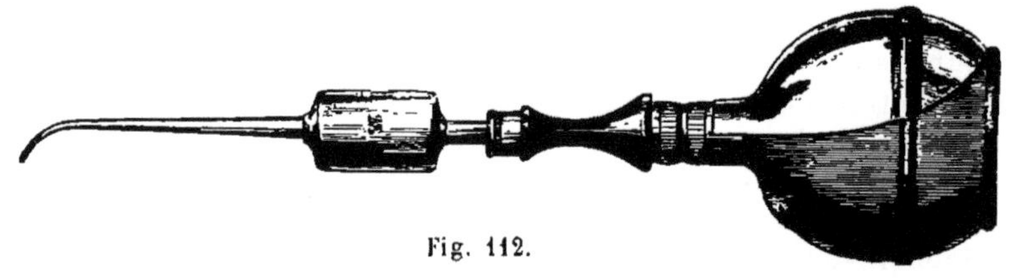

Fig. 113.

(1) L'air chaud peut être obtenu à l'aide d'une pompe foulante actionnée par un petit moteur électrique. Conservé à la pression de deux ou trois atmosphères, il est chauffé au moment de l'emploi à l'aide d'un fil de platine rendu incandescent par le courant électrique. Les usages de l'air chaud sont nombreux. Voir Dr R. Lemière, Congrès de Lille, A. F. A. S. 1909.

de quelques moments, il ne reste plus qu'une simple et légère sensibilité. L'insufflation doit se faire doucement au début, à des intervalles de quelques secondes; quand la douleur causée par l'enlèvement de l'eau diminue, l'insufflation doit être augmentée et constante et alors, dans la plupart des cas, l'excavation peut être continuée. On peut aussi, et cela est préférable, chauffer l'air au moyen d'une poire à air chaud électrique (fig. 113), qui a l'avantage de maintenir la température au même degré.

Ce moyen s'emploie moins avec les dents molles, et échoue souvent quand les dents sont fortement sensibles, ce qui semble dû à la constitution du sujet, car alors la sensibilité n'est pas limitée à la surface des tissus situés immédiatement au-dessous de la carie, mais s'étend à toute la dentine.

Avant d'employer l'air chaud, l'application d'*alcool absolu* dans la cavité est profitable en raison de sa grande affinité pour l'eau.

Acide phénique. — Cet agent, tout en atténuant peu la sensibilité aiguë, l'atténue cependant. Son action est augmentée par l'adjonction de 1/5 d'essence de girofle, qui a quelque effet anesthésique. Quand on ne peut employer d'autres agents plus actifs, et quand l'effet n'est pas immédiatement satisfaisant, on obtient un meilleur résultat en mettant cette combinaison dans la cavité et en la scellant avec du phosphate de zinc jusqu'à une prochaine séance. En raison de la faible affinité de l'acide phénique pour l'eau, l'effet calmant est facilité par la dessiccation partielle préalable de la surface de la cavité par des insufflations d'air chaud. L'acide phénique en combinaison avec la potasse caustique par parties égales (Remède de Robinson) rend souvent beaucoup de services quand la sensibilité est subaiguë. La préparation doit être mise dans la cavité en contact avec la dentine dénudée et y rester jusqu'à déliquescence.

L'acide phénique combiné avec l'*acide tannique* est également utile quand il est scellé dans la cavité par une obturation provisoire.

Chlorure de zinc. — Parmi toutes les substances le chlorure de zinc est le plus efficace des remèdes topiques pour l'état que nous examinons, à moins qu'il ne soit contre-indiqué par le voisinage de la pulpe dentaire. Son action s'explique par son pouvoir d'affinité pour l'eau et son effet coagulant considérable sur l'albumine. Il est évident que si le tissu est privé de deux de ses éléments, la fonction sensorielle doit être entravée ou abolie. Le tissu perd sa susceptibilité de s'irriter dans la mesure où cette action se produit.

Comme le chlorure de zinc en solution concentrée est un escharotique puissant pour le tissu organique, il faut l'employer avec précaution. Après avoir paralysé la résistance vitale de la région, son action s'exerce en se combinant en proportions définies avec les éléments albuminoïdes de l'organisme. Il a, en outre, une affinité excessive pour l'eau, ce qui permet d'arrêter son action par une irrigation suffisante pour enlever toutes traces du sel dans la cavité. En raison de son action coagulante, c'est un agent précieux quand la sensibilité de la dentine est excessive, quand la pulpe n'est pas dans le voisinage immédiat, et la sécurité que donne son emploi est encore augmentée par la facilité avec laquelle l'excès de ce sel peut être éliminé par l'eau.

A moins qu'on ne l'emploie en excès et pendant trop longtemps, l'action du chlorure de zinc ne dépasse pas la zone du tissu irrité, qui a généralement une profondeur limitée. La cessation de la douleur qu'il détermine indique le moment où l'on doit l'enlever et, d'ordinaire, la dentine est alors insensible. Il y a cependant des cas où aucun effet apparent n'est produit, cas qui ne peuvent s'expliquer d'une manière satisfaisante que parce que la résistance vitale du tissu est suffisante pour vaincre le pouvoir coagulant du sel de zinc.

En général le chlorure de zinc doit être considéré comme absolument sûr, s'il est employé avec modération. Il convient mieux aux cavités peu profondes qui par leur forme ou leur situation nécessitent beaucoup d'entailles sur leurs bords, par exemple les surfaces buccales et labiales et les cavités très superficielles des incisives et des bicuspides. Toutefois, comme les cornes de la pulpe des incisives font fréquemment saillie près de la surface, particulièrement chez les sujets jeunes, il faut agir avec beaucoup de précaution dans toutes les cavités autres que les cavités peu profondes. S'il est employé en excès et si son action s'étendait, il y aurait toujours du danger, car son action ne cesserait pas avant que l'affinité de tout le tissu fût satisfaite. Dans les cavités profondes l'action, particulièrement dans les dents molles, amènerait la dévitalisation ultime de la pulpe. Il s'ensuit donc qu'il serait imprudent de mettre une quantité quelconque de cet agent dans une cavité.

L'action du chlorure de zinc cesse quand l'excès est enlevé et que la cavité est irriguée avec de l'eau. Son affinité pour celle-ci enlève rapidement l'excès et prive bientôt le tissu de ce qui reste.

Quand les *cavités sont profondes* et qu'il est nécessaire de recourir à cet agent, la surface des parties les plus profondes doit être protégée par un revêtement insoluble, après quoi on peut agir sans inconvénient sur les bords, où la sensibilité est aiguë. Il est alors nécessaire d'enlever la carie profonde, de dessécher la surface et de revêtir avec un vernis. A cet effet la gutta rouge triturée dans le chloroforme convient, car elle peut être appliquée rapidement à une partie quelconque et, quand le chloroforme s'est évaporé, elle reste comme protectrice.

Pour appliquer convenablement le chlorure de zinc il importe essentiellement d'*isoler la dent* avec la digue afin de protéger la gencive et d'empêcher la pénétration de l'humidité. Son affinité pour l'eau est si grande que la vapeur seule de la bouche le dilue au point que son action en est amoindrie. Il s'emploie le mieux sous forme de sel saturé déliquescent contenu dans un flacon renfermant du sel en excès. Le liquide est employé sur un tampon de coton qui est laissé en place jusqu'à ce que la douleur qu'il cause ait cessé. Il y a deux périodes de douleur : la première, par suite de l'irritation des fibrilles dans la couche inférieure de la carie ; la seconde, quand il a atteint la zone de dentine irritée un peu au-dessous de cette couche. Il s'ensuit que, si toute la carie a été enlevée préalablement et si la sensibilité du tissu empêche d'excaver davantage, il n'y a qu'une période de douleur. Il faut donc ajourner l'excavation jusqu'à ce que la seconde période ait disparu. En ne tenant pas compte de cette circonstance, l'efficacité de ce remède souverain a quelquefois été suspectée.

Le chlorure de zinc doit être *chimiquement pur* et la forme liquide est préférable à la forme cristallisée qu'on vend dans le commerce.

La **douleur** qui accompagne l'application est quelquefois extrême pendant un moment. Elle peut être atténuée en séchant la cavité à l'air chaud et par l'emploi de l'acide phénique, qui ne semble pas entraver l'action du chlorure de zinc.

Pour éviter la perte de temps qui peut résulter de la lenteur de l'action, il est bon, après avoir fixé la digue au collet de la dent par une ligature, de lier fortement la portion libre de la digue à peu de distance de la dent avec une forte ligature et, après avoir coupé l'excès de la digue, on peut entreprendre une autre opération. Quand la douleur a cessé, on peut continuer, ou l'excès de chlorure peut être complètement enlevé et la cavité peut être obturée provisoirement jusqu'à une séance ultérieure.

Un autre moyen de faire durer l'effet du chlorure de zinc, c'est de faire une *pâte d'oxychlorure de zinc* et d'en remplir la cavité. Même après que la cristallisation de la pâte a eu lieu, elle contient un léger excès de chlorure, qui agit lentement sur le tissu hyperesthésique. Ce procédé, toutefois, ne convient pas pour les caries profondes et il faut prendre des précautions quand on l'emploie dans ce cas.

Le chlorure de zinc est un remède extrêmement précieux quand les autres agents précités sont insuffisants ou contre-indiqués.

Contre-indications du chlorure de zinc. — On a dit que le danger principal de son emploi consiste en ce que son action coagulante et escharotique peut atteindre la pulpe dans les cavités profondes. Ce danger est plus grand quand les dents sont molles, car alors la pénétration peut être plus grande que si la dentine est dense. Il en est de même quand la structure de la dent est incomplète, comme chez les sujets jeunes. Même dans ce cas, comme la sensibilité est extrême à la limite périphérique des canalicules, il n'est pas difficile de limiter l'action à cette partie par les moyens indiqués, si l'on y apporte le soin voulu.

Acides. — L'acide chromique et l'acide nitrique rendent des services dans les cavités très peu profondes d'une très grande sensibilité. Le premier agit en coagulant les éléments organiques de la dentine ;

le second, par décomposition et dissolution. Pour les appliquer, les tissus voisins doivent être protégés. Ces acides doivent être appliqués en petites quantités sur une sonde d'or.

Nitrate d'argent. — Il est applicable pour réduire la sensibilité de la dentine après enlèvement de la carie superficielle ou quand, par abrasion ou par érosion, le tissu exposé a une sensibilité intolérable. Il ne faut cependant l'employer que dans l'arrière-bouche en raison de la décoloration qu'il produit.

Chlorure d'antimoine. — Il n'est applicable que quand le cément est exposé; dans ce cas il serait aussi actif que le nitrate d'argent et il n'a pas l'inconvénient de décolorer les tissus.

ANESTHÉSIE GÉNÉRALE

Quelque hésitation que l'on puisse éprouver à administrer l'anesthésie générale, il est quelquefois nécessaire d'y recourir, par exemple quand la sensibilité est extrême, quand les remèdes antérieurs ont été insuffisants et quand le chlorure de zinc ne saurait être employé en raison de la nature du cas.

Les sujets doivent en général être adultes, conscients, avoir de la force morale, avoir confiance dans leur dentiste et pouvoir montrer par des signes convenus le progrès de l'anesthésie.

L'éther sulfurique est l'anesthésique qui convient le mieux et l'opération doit être exécutée dans la première phase, celle de l'anesthésie périphérique. A ce moment, c'est-à-dire avant que la période d'excitation commence, la dentine peut être excavée sans la plus légère douleur. C'est là un fait important, car, si l'administration est continuée pendant la période d'excitation, rien ne peut être fait, et, si elle est amenée au plus haut point, le patient n'est plus maniable. Il faut aussi éviter la dépression consécutive. Tandis que l'anesthésie générale dans la première phase peut être mise à profit pour atténuer la sensibilité dentinaire, quand on y recourt, tout au contraire, pour enlever la pulpe, comme cela peut arriver en cas de congestion grave, l'anesthésie profonde seule sera suffisante.

Quand la *première phase* est atteinte, le patient étant conscient et capable de répondre aux questions, on commence à excaver; quand la douleur revient, on donne un peu plus d'inhalations et alors on continue d'excaver. On peut procéder ainsi jusqu'à ce que la cavité soit préparée. L'excavation doit être pratiquée rapidement et adroitement. La quantité d'éther administrée est beaucoup moindre que celle qui est nécessaire pour l'anesthésie complète et le patient éprouve beaucoup moins de dépression que si l'opération était pratiquée sans ce moyen. Il n'y a pas non plus danger de choc, car le patient est ou doit être consciemment intéressé au progrès du traitement. Si l'anesthésie est poussée jusqu'à la seconde phase, où l'excitation existe et où l'inquiétude est éveillée, venant compliquer l'intervention opératoire, il y a à craindre le choc.

Le temps nécessaire pour produire une anesthésie dentinaire suffisante est souvent inférieur à 2 minutes. L'éther doit être pur et donné, *l'air arrivant librement* mélangé à la vapeur. L'habitude ordinaire d'employer une serviette qui couvre la face est critiquable, parce qu'elle empêche qu'il arrive suffisamment d'air pour se mélanger à la vapeur d'éther.

Un **inhalateur** inappréciable à cet égard a été imaginé par Allis (fig. 114). Il consiste en une armature ovale, composée d'une série de fils métalliques au travers desquels passe dans les deux sens une bande continue de mousseline. Les couches de mousseline sont rapprochées l'une de l'autre et cependant assez éloignées pour permettre le libre passage de l'air de l'atmosphère. On verse continuellement l'éther en petite quantité sur la mousseline pour la maintenir à un degré de saturation partielle.

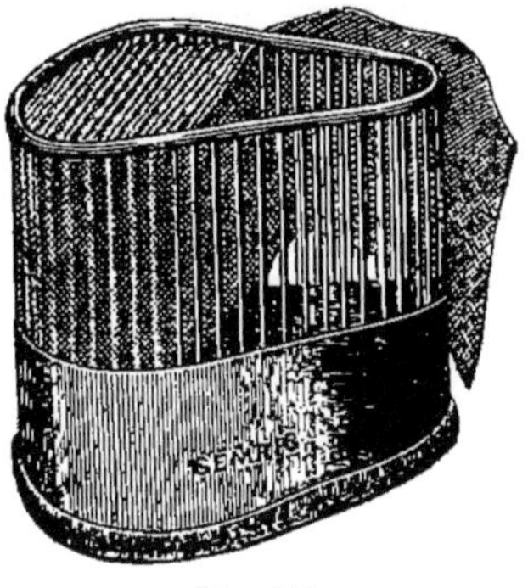

Fig. 114.

Cet appareil permet à l'opérateur de produire plus tranquillement l'anesthésie en diminuant les troubles caractéristiques qui accompagnent les procédés habituels d'administration de l'éther sulfurique.

Le chloroforme ne saurait être employé dans le cas que nous examinons.

PROCÉDÉ MÉCANIQUE

Le **procédé mécanique** consiste dans l'emploi d'obturations temporaires, métalliques ou non. Les premières agissent en amenant, par suite de la légère irritation de la conductibilité thermique, la consolidation de la dentine sous-jacente qui oblitère avec le temps les canalicules. Les secondes agissent simplement comme revêtement protecteur de la dentine dénudée; leur action est donc plus lente que celle des premières.

Les obturations *métalliques* peuvent être composées d'étain en feuilles ou d'amalgame. Elles exigent des cavités offrant une bonne rétention, et ne s'appliquent pas dès lors aux cavités peu profondes ou de forme inappropriée.

Les obturations *non métalliques* peuvent être la gutta, le phosphate de zinc, l'oxychlorure de zinc. Les deux dernières substances conviennent le mieux, car elles adhèrent à toute cavité bien séchée et ont sur les tissus une action irritante qui tend à amener la consolidation de la structure, en outre de leur action protectrice. Elles ont cependant l'inconvénient d'éprouver une perte par dissolution chimique et, à moins d'être surveillées soigneusement, elles laissent souvent réapparaître la carie. En employant ces matières, avoir soin de se préoccuper de la proximité de la pulpe, et alors recourir aux moyens d'en protéger les parois.

Le principal inconvénient de la gutta est son manque de résistance à l'attrition, et, quand elle est à l'abri de l'usure, elle peut être attaquée par des bactéries des espèces inférieures qui la désagrègent.

La protection mécanique des cavités est surtout applicable aux dents d'une mauvaise structure et aux jeunes enfants, qui peuvent ne pas tolérer les moyens plus actifs d'atténuer la sensibilité dentinaire. Alors les obturations de gutta soigneusement introduites ont un heureux effet, car elles protègent les tissus pendant la cicatrisation et la consolidation de la dentine.

CHAPITRE VII

PRÉPARATION DES CAVITÉS — OUVERTURE DE LA CAVITÉ — ENLÈVEMENT DE LA CARIE — FORME DE LA CAVITÉ — CLASSIFICATION DES CAVITÉS

Par S. H. GUILFORD, A. M., D. D. S., Ph. D.

Considérations générales. — On peut difficilement négliger la préparation d'une cavité dentaire. Le succès de l'opération dépend grandement de cette préparation, car beaucoup d'obturations tombent par manque de soin dans la préparation, autant que par d'autres causes.

L'opérateur ne doit pas se hâter, mais doit agir avec précaution, soin, réflexion et se donner de la peine. Chaque phase de l'opération doit être exécutée complètement afin que, quand la cavité est achevée, elle puisse être dans le meilleur état possible pour la réception et la rétention de l'obturation.

L'opération se divise en 5 phases :

1° Ouverture de la cavité ;
2° Fixation des limites de la cavité ;
3° Enlèvement de la carie ;
4° Taille de la cavité ;
5° Façonnage des bords de l'émail.

1. OUVERTURE DE LA CAVITÉ

Toute cavité, avant d'être excavée, doit d'abord être *ouverte* pour pouvoir en atteindre tous les points. La manière de le faire sera déterminée par l'étendue de la carie et sa position ; mais dans tous les cas, l'ouverture doit être aussi complète et aussi large que les conditions le permettent.

L'accès de la cavité dépend de sa situation. Sur les 3 faces exposées d'une dent à couronne (occlusale, linguale et labiale ou buccale), l'accès d'une cavité est aisé d'ordinaire, mais sur les faces inexposées (proximales), l'accès n'est possible que quand les dents ont été séparées. Pour assurer la séparation temporaire des dents, v. chap. V.

Une cavité sur une surface exposée, si elle est petite, s'ouvre habituellement au moyen d'une FRAISE montée sur le tour. Les figures 115 à 117 représentent quelques types de chacune des fraises connues sous les noms de fraises à *fissures*, à *cône renversé*, *rondes* ou à *tête de rose*. On se sert quelquefois d'un foret à pointe d'épieu, mais il est

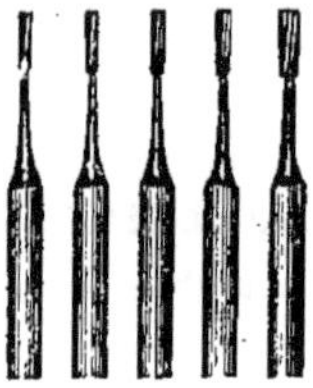

Fig. 115.
Fraises à fissure.

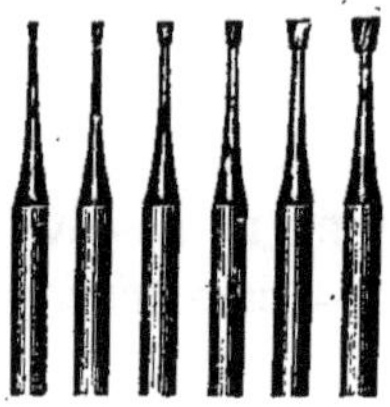

Fig. 116.
Fraises à cône renversé.

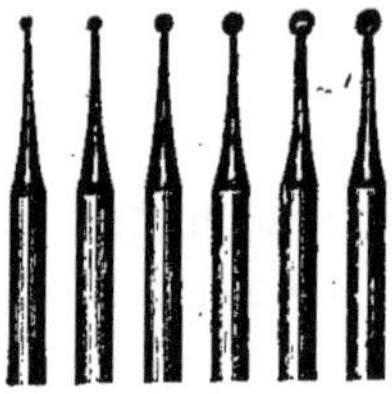

Fig. 117.
Fraises rondes.

moins commode en raison de sa tendance à être pris ou brisé dans les irrégularités de l'orifice de la cavité. Une forme modifiée de la fraise à fissure est préférable pour l'ouverture des petites cavités sur les surfaces exposées. Elle consiste en une fraise ordinaire, dont la tête a été brisée et où l'on a taillé des lames en spirale sur le collet effilé de la tige. Comme elle est pointue, ronde, effilée, elle pratique aisément une ouverture dans la cavité et élargit l'orifice graduellement et symétriquement (fig. 119).

Dans les cavités de plus grande dimension, où la carie a fait plus de progrès, les parois surplombantes d'émail se brisent le plus aisément avec des *ciseaux* de forme et de dimension convenables. Quand un ciseau droit peut être employé, c'est ce qui convient le mieux; mais dans les positions d'accès difficile, on doit se servir d'un ciseau légè-

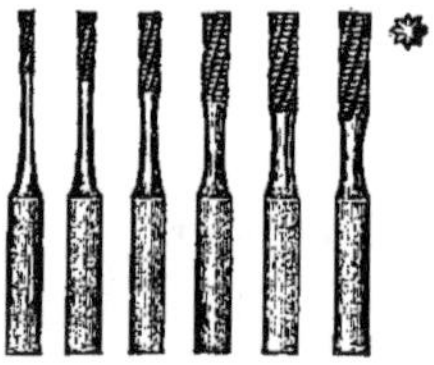

Fig. 118. — Fraises à taillants croisés.

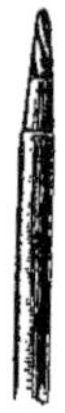

Fig. 119. — Fraises à fissure à pointe effilée.

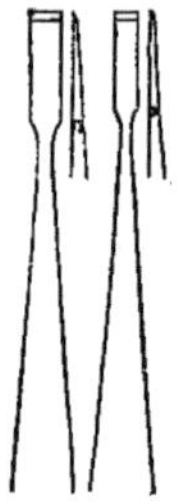

Fig. 120.
Ciseaux étroits.

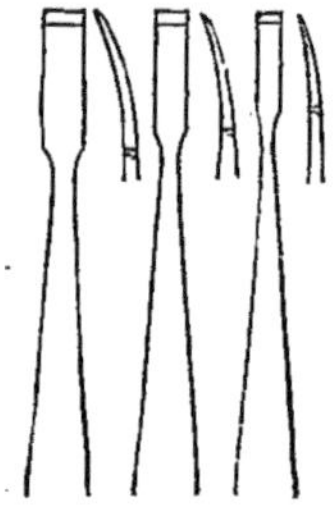

Fig. 121.
Ciseaux courbes.

rement courbé ou à angle. Les figures 120 et 121 représentent les deux formes, ainsi que les dimensions ordinaires. La largeur de la lame peut varier de 1 mm 1/2 à 3 mm, et l'on a rarement besoin de lames plus larges.

Le ciseau s'emploie, soit avec la pression de la main, soit avec le maillet. Dans le premier cas, agir avec grand soin pour l'empêcher de glisser et de causer de la douleur ou une lésion. La meilleure précaution consiste à placer le pouce droit sur la dent à opérer ou sur une dent voisine, et à s'en servir comme d'un pivot sur lequel l'instrument peut se mouvoir en décrivant une ligne courbe. De cette façon, le mouvement du ciseau est réglé et tout glissement est évité. Il est quelquefois avantageux de garnir l'intérieur de la cavité de coton ou d'amadou, pour recevoir le choc de l'instrument, si celui-ci était poussé au fond de la cavité.

Il est préférable cependant, dans tous les cas, d'employer le maillet pour cliver l'émail qui n'est pas supporté par la dentine. En tenant le ciseau entre le pouce et trois doigts de la main gauche, et en reposant le petit doigt de celle-ci sur une dent voisine, un coup vif, mais léger du maillet tenu dans la main droite à l'extrémité du ciseau, clive aisément et sans douleur des portions de l'émail.

Pour ouvrir les cavités peu étendues ou d'une profondeur limitée sur des faces proximales, une fraise *ronde* ou à *cône renversé* est assez commode, mais, quand la carie est plus étendue et que l'émail qui l'entoure n'est pas supporté par la dentine, l'orifice de la cavité peut être agrandi avec avantage au moyen d'un ciseau fin (fig. 122) dont la lame est recourbée à angle léger avec la tige et dont les trois arêtes sont en biseau et tranchantes. Cet instrument est particulièrement utile pour ouvrir les cavités de dimension moyenne ou grande sur les faces proximales des incisives, la pointe qui opère le clivage et les arêtes latérales servant à régulariser les bords de l'émail.

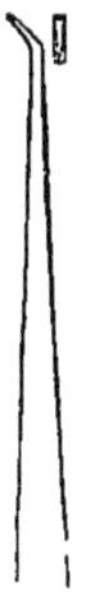

Fig. 122. — Ciseau délicat à trois tranchants utile pour ouvrir les cavités sur les surfaces proximales.

Quand l'orifice de la cavité a été suffisamment agrandi pour permettre d'en voir complètement l'intérieur, la deuxième phase de l'opération est atteinte.

2. FIXATION DES LIMITES DE LA CAVITÉ

Dans tous les cas, surtout sur les faces proximales, il est nécessaire d'étendre les limites des cavités, non seulement à toute la structure cariée ou endommagée, mais aussi sur tout le tissu sain exigé pour amener les limites de la cavité aux points qui assureront une immunité relative contre la carie future.

A cet effet, dans les cavités proximales des bicuspides et des molaires d'une étendue considérable, la paroi buccale doit être étendue jusqu'à l'angle proximo-buccal de la dent ; la paroi linguale à l'angle proximo-lingual, et la paroi cervicale ou gingivale à un point au-dessous du bord libre gingival. Cela fait, les parois buccale et linguale sont dans une position telle qu'elles peuvent être tenues, propres et exemptes de dépôts, et en conséquence de carie. La paroi gingivale, étendue au-dessous du bord gingival, est protégée et immunisée par le débordement du tissu gingival.

Les cavités sur les faces proximales des incisives et des canines doivent, de même, être étendues de façon à embrasser la zone entière de la carie future possible, mais ne doivent pas être étendues sur la face labiale de manière à laisser voir l'or.

Les bords linguaux de ces cavités peuvent être étendus librement sur la face linguale de façon à assurer la solidité nécessaire et à laisser de la place pour placer l'obturation.

En étudiant la dimension et la forme nécessaires de chaque cavité, il faudra s'en représenter mentalement la situation et façonner la cavité en conséquence.

3. ENLÈVEMENT DE LA CARIE

Le caractère ou la consistance de la carie influent sur le choix du procédé et les moyens employés pour l'enlever. Si elle est *semi-élastique* ou *genre cuir*, comme c'est souvent le cas chez les personnes jeunes, on peut l'enlever aisément avec des **excavateurs** *en forme de cuiller* ou *à lame ronde*. Ovales ou circulaires à l'extrémité et dépourvus d'angles marginaux, ces excavateurs soulèvent et séparent les couches sans endommager la dentine saine sous-jacente avec un minimum de douleur. La figure 123 représente ce genre d'instrument dans quelques-unes de ses meilleures formes, choisies dans la série Darby-Perry.

Dans les caries *foncées*, *dures*, *blanches*, *crayeuses*, les différentes formes de fraises et d'excavateurs sont préférables.

Pour enlever la carie, avoir soin de causer le minimum de douleur

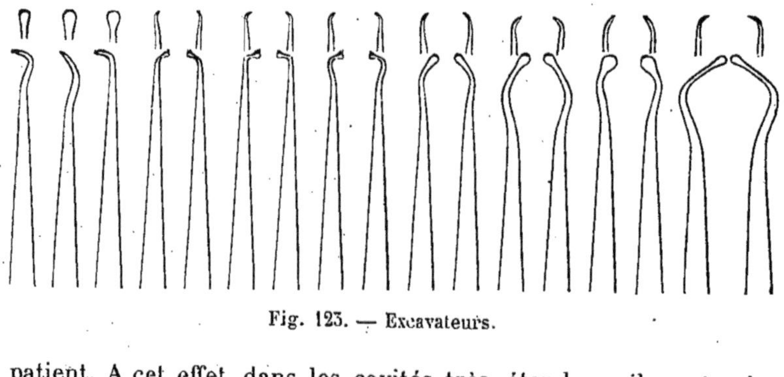

Fig. 123. — Excavateurs.

au patient. A cet effet, dans les cavités très étendues, il vaut mieux, quand l'orifice a été suffisamment agrandi, faire avec un excavateur une section autour de la cavité juste au-dessous de la ligne de l'émail, en dégageant la partie cariée en ce point. Puis ce qui reste de la dentine cariée doit être enlevé en plaçant la lame de l'excavateur près du fond de la cavité et en pratiquant des sections en revenant vers l'orifice. Si l'on excavait dans la direction inverse, cela exercerait une pression désagréable sur la partie la plus sensible de la cavité et peut-être, par inadvertance, exposerait-on et blesserait-on la pulpe. Quand on emploie des fraises pour enlever la carie, il est plus sûr de se servir seulement de celles qui possèdent un contour plus ou moins arrondi, par exemple des fraises *rondes* ou *ovales*, car elles répondent mieux à la forme naturelle de la cavité, ne laissent pas de rainures anguleuses dans la dentine et sont moins susceptibles d'endommager la dentine saine sous-jacente.

Les fraises à *cône renversé* et à *roues*, quoique fort utiles pour ouvrir les cavités, ne doivent pas être employées pour enlever les caries des cavités profondes, en raison de l'irrégularité de surface qu'occasionnent leurs angles à la périphérie.

Les fraises à rotation rapide placées dans la pièce à main du tour sont sujettes à causer de la douleur en produisant de la chaleur par frottement. Cette production de chaleur peut facilement être évitée en élevant la fraise à courts intervalles et en la laissant marcher librement un instant, ce qui empêche de surchauffer la dent et évite ainsi une douleur inutile.

L'*excavation complète* de la cavité et l'enlèvement de toute la dentine cariée sont absolument essentiels pour le succès de l'opération. En en laissant une partie et en se fiant à l'emploi des germicides pour stériliser la cavité, on court le risque d'un échec, car on ne peut jamais être absolument sûr de la désinfection. En outre, il n'y a pas de bonne raison pour en laisser.

Par **dentine cariée** on entend les reliquats dus à l'action de la carie, c'est-à-dire un produit résultant de cette action dissolvante sur les éléments organiques et inorganiques de la dentine. Dans presque toutes les cavités on trouve deux *variétés de tissu altéré* : celle qui est la plus rapprochée de la surface est une masse de matière complètement désorganisée et habituellement décomposée, remplie de micro-organismes. Au-dessous et près de la dentine saine, se trouve une zone ou couche dont les sels de calcium ont été enlevés par l'acide dissolvant, mais qui conserve encore sa forme et sa vitalité originales. Cette couche de dentine décalcifiée peut être laissée, surtout au fond d'une cavité, car elle sert à protéger le tissu sous-jacent contre les changements thermiques ; mais, comme mesure de précaution, il faut recourir à une application alcaline ou à quelque germicide comme l'acide phénique, le bichlorure de mercure, la formaline (en solution aqueuse à 10 pour 100), l'essence de cannelle, avant d'obturer.

Parfois la carie *s'arrête d'elle-même*; c'est qu'alors, par suite d'un changement inexpliqué, la marche en a été arrêtée et la couche de dentine décalcifiée est revenue à son état normal antérieur. Dans ce cas, le tissu rétabli est habituellement plus foncé que la dentine ordinaire et, pour cela, peut être confondu avec de la dentine cariée et enlevé. Cependant on le distingue aisément de la carie, à cause de sa dureté, et il ne doit en aucun cas être enlevé, sauf sur les côtés de la cavité et seulement si sa couleur foncée qui se montre sur les parois empêchait la cavité, après l'obturation, d'avoir la couleur claire et propre qu'elle doit avoir.

Certains praticiens ont pour habitude de préparer la cavité *à sec* parce que l'opération est plus rapide et ordinairement moins douloureuse. Alors on applique d'abord la digue, et l'ouverture, le nettoyage, le façonnage de la cavité sont pratiqués sans humidité. Des applications répétées d'air chaud avec la poire, à intervalles pendant l'opération, dessèchent la dentine et diminuent sa sensibilité. D'autres, pour éviter l'incommodité que cause la digue au patient en restant si longtemps en position, préparent la cavité sommairement à l'état humide, puis posent la digue, sèchent la dent complètement et terminent l'opération.

Quelque procédé qu'on adopte, il est absolument nécessaire de terminer la préparation avec la digue et la dent sèche, car c'est seulement quand une dent a été séchée qu'on peut dire que tous les détails de la préparation ont été observés. Certains défauts des bords et de la structure, invisibles quand la dent est humide, sont nettement perceptibles quand elle a été séchée.

4. TAILLE DE LA CAVITÉ

C'est une des opérations les plus importantes que comporte l'obturation d'une cavité, car, suivant qu'elle est bien ou mal exécutée, on aura un succès ou un échec. On ne saurait y apporter trop d'attention ni trop de soin.

Comme une obturation est retenue *mécaniquement* en place, il faut que la cavité ait une forme propre à en assurer la rétention. A cet effet, elle doit être plus grande au dedans qu'à l'orifice (du moins en certains points). Il y a une exception à cette règle pour les cavités dont la profondeur est supérieure au diamètre ; là des parois parallèles suffisent parce que le contact en surface latérale est si grand proportionnellement à la masse à tenir en place qu'il ne pourrait pas y avoir de déplacement. Dans les grandes cavités de profondeur moyenne, toutefois, c'est l'inverse, et elles exigent un agrandissement à l'intérieur pour la rétention de l'obturation.

Les règles à suivre dans ces deux cas sont les suivantes :

1° Quand la profondeur de la cavité est supérieure au diamètre de l'orifice, des parois latérales parallèles sont rétentives ;

2° Quand le diamètre de l'orifice est plus grand que la profondeur de la cavité, celle-ci doit être un peu agrandie à l'intérieur pour retenir l'obturation.

Des types du premier genre sont fournis par les cavités étroites, mais quelque peu profondes, qui se rencontrent sur les faces linguales des incisives supérieures près du cervix ; dans les cavités des surfaces buccales des molaires ; dans les petites cavités situées des deux côtés de l'arête d'émail des faces occlusales des premières bicuspides inférieures.

Des types du second genre sont innombrables sur une quelconque des surfaces de la couronne.

Dans quelques cas on trouve des cavités d'une forme telle que, quand la carie a été enlevée, elles sont rétentives naturellement ; mais, dans la grande majorité des cas, il faut enlever plus ou moins de tissu sain pour leur donner la forme voulue. Pour leur donner une forme rétentive il n'est pas nécessaire que l'intérieur soit agrandi dans toute l'étendue, mais seulement en un ou deux points, qui doivent être opposés l'un à l'autre. Souvent il est plus aisé d'agrandir la cavité sur tous les points, et il n'y a pas d'inconvénients à cela pourvu qu'on n'enlève pas trop de tissu sain ou qu'on ne s'approche pas trop près de la pulpe. Un agrandissement trop accentué tend à affaiblir les parois de la cavité et doit dès lors être évité.

En taillant la cavité à l'intérieur, employer des instruments laissant la surface *exempte d'angles*. Les excavateurs doivent donc avoir des bords courbés et les fraises doivent être rondes ou ovales.

S'il faut des *rainures*, elles ne doivent être ni profondes ni trop rapprochées de l'émail, afin d'éviter d'affaiblir les parois. Aux bords cervicaux des cavités, éviter les rainures et les points de départ si possible, car ils affaiblissent la partie de la cavité exposée au plus grand effort lors de l'introduction de l'obturation, mécaniquement d'abord et ensuite en arrêtant la nutrition du bord cervical, ce qui tend à altérer la résistance de cette portion de la structure de la dent en la dévitalisant.

Pour la même raison, des rainures profondes ou des entailles ne doivent pas être faites près des faces tranchantes ou occlusales, car l'effort de la mastication peut amener la fracture de la paroi si celle-ci est démesurément affaiblie.

En taillant la cavité à l'intérieur, les bords de l'émail prennent naturellement leur forme propre, mais la partie finale de la préparation doit consister à leur donner une minutieuse attention.

La durée d'une obturation dépend beaucoup de la *force des parois de l'émail* et de leur préparation convenable. Le revêtement d'émail d'une dent intacte est extrêmement solide et capable de résister à un grand effort ; mais, quand la continuité en a été interrompue par la carie et qu'il n'est pas supporté par la dentine, il est très faible et très cassant. Cela se conçoit si l'on songe que l'émail est composé de tiges ou prismes d'émail juxtaposés, légèrement joints entre eux par une matière cimentante, avec leur plus grand diamètre perpendiculaire au plan de la surface de la dentine sur laquelle ils reposent. Quand elles sont continues, ces baguettes se supportent mutuellement et offrent ainsi une grande résistance ; mais, quand une lésion est survenue, elles perdent leur appui latéral et se séparent dès lors facilement dans la direction de leur longueur. La fig. 124 (d'après Black) montre clairement ce fait. Une section détachée des prismes de l'émail est représentée en *a*, et en *b* est représentée une portion qui vient d'être séparée par un ciseau.

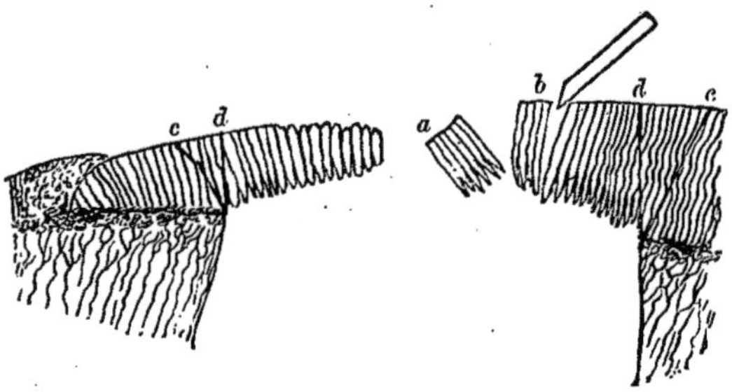

Fig 124.— Vue de la structure de l'émail.

Cela explique comment l'émail qui n'est pas supporté par la dentine ne doit pas servir à former le bord d'une cavité, car il sera fracturé probablement pendant l'obturation ou, par la suite, pendant la mastication.

Sur toutes les faces convexes d'une dent, les baguettes d'émail rayonnent vers le dehors et, en formant les bords d'une cavité d'après ce principe, celle-ci aura un orifice en forme de trompette, qui aura non seulement la force la plus grande, mais permettra de donner un meilleur fini aux bords de l'obturation. Dans bien des cas, il sera nécessaire de donner aux bords d'une cavité la forme de biseau vers le dehors et de façon plus marquée qu'on ne pourrait l'obtenir en suivant simplement les lignes de clivage des baguettes d'émail. On peut y parvenir en coupant les extrémités extérieures des baguettes dans une direction oblique, comme en *c* (fig. 124). Il n'en résultera pas un affaiblissement du bord, d'autant que les tiges plus courtes reposeront encore sur la dentine. Si cependant les baguettes étaient coupées de façon à laisser seulement leurs extrémités extérieures en place, comme en *d*, elles n'auraient pas de support solide et pourraient être écrasées pendant l'obturation ou après. Tous les bords de la cavité doivent avoir plus ou moins de biseau extérieur pour assurer les résultats les meilleurs et les plus durables.

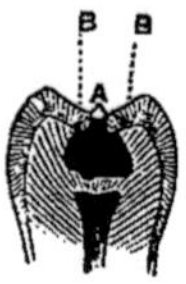

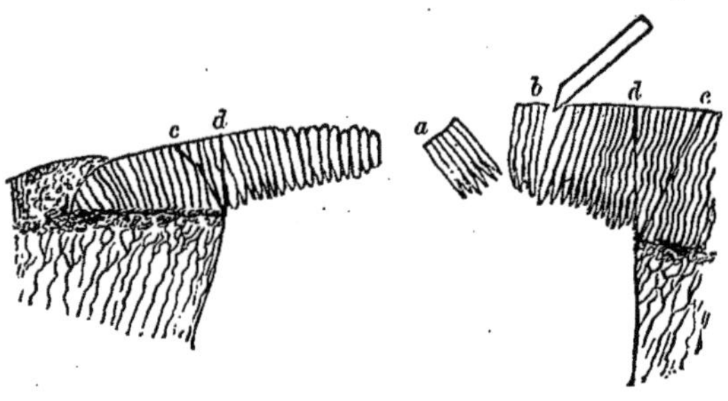

Fig. 125. — Coupe d'une bicuspide montrant le traitement de l'émail dans le sillon.

Dans les cavités sur les *surfaces abaissées* ou *concaves* des dents, il ne convient pas d'avoir les bords formés sur les lignes de clivage d'émail, car cela ferait que le bord de l'orifice serait la partie la plus fatiguée, et il en résulterait des bords marginaux fragiles. La figure 125, qui représente une section transversale d'une bicuspide avec une cavité dans le sillon, montre en A, l'orifice de la cavité préparée suivant le clivage de l'émail ;

en B, l'extension à travers les bords extérieurs de l'émail nécessaire pour donner la force voulue.

On peut donc établir comme règle que, pour obtenir les meilleurs résultats, *la ligne de la paroi de l'émail de dedans en dehors doit former avec la surface de la dent en ce point un angle obtus.*

5. FAÇONNAGE DES BORDS DE L'ÉMAIL

En outre de la taille, le bord d'une cavité doit être aussi *uni* que possible. Dans les cavités accessibles sur les surfaces exposées des dents, l'égalisation finale ou le finissage du bord s'opère mieux à l'aide d'une fraise à fissure, mais à extrémité arrondie et simplement à tranchant de lime à la surface, et non en lame (v. fig. 126). Ses côtés

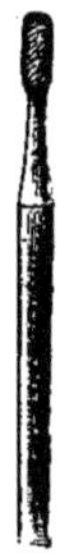

Fig. 126. — Fraise à finir l'émail entaillé.

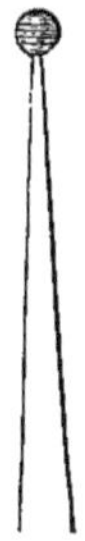

Fig. 127. — Lime proximale.

étant parallèles, les bords de la cavité ne peuvent pas s'arrondir quand on l'emploie avec l'extrémité en dedans de la cavité. Toute autre fraise à tête courte donnerait inévitablement au bord de la cavité une surface concave ou convexe, qui ne conviendrait pas.

Les bords d'émail buccaux, linguaux et cervicaux d'une cavité proximale composée ne doivent jamais être finis avec une fraise ronde, même du genre dit « à finir », mais doivent être égalisés avec des ciseaux convenables, des excavateurs à large face, ou des limes proximales (¹) (fig. 127).

L'habitude de finir les bords d'émail avec des disques de papier de verre est très critiquable, car ils donnent presque toujours aux bords une forme de bourrelet arrondi qui ne peut s'obturer et se finir sans laisser un rebord de l'obturation débordant sur l'émail, lequel sera brisé et donnera un bord imparfait.

Les limes Gem pour cavités, récemment imaginées, sont peut-être les meilleurs instruments pour donner aux bords de l'émail la perfection nécessitée par l'aurification. Ils assurent une surface unie, mais non polie, à laquelle l'or se prête aisément et le long de laquelle il ne peut glisser.

(¹) Ces instruments sont aussi appelés rifloirs.

CLASSIFICATION DES CAVITÉS

I. **Cavités simples dans les surfaces exposées.** — *Bicuspides et molaires.* — A. Occlusales; B. Buccales; C. Linguales.

Incisives et canines. — D. Labiales; E. Linguales; F. Triturantes.

II. **Cavités proximales simples.** — *Incisives et canines.* — G. Mésiales et distales.

Bicuspides et molaires. — H. Mésiales et distales.

III. **Cavités composées.** — *Incisives et canines.* — I. Mésio-labiales; J. Disto-labiales; K. Mésio-linguales; L. Disto-linguales; M. Mésio-tranchantes; N. Disto-tranchantes; O. Mésio-disto-tranchantes.

Biscuspides et molaires. — P. Mésio-occlusales; Q. Disto-occlusales: R. Occluso-buccales; S. Occluso-linguales; T. Mésio-disto-occlusales.

Dans la classification qui précède, les cavités ont été classées progressivement, depuis les plus simples (A) jusqu'aux plus compliquées (T).

I. Cavités simples dans les surfaces exposées.

BICUSPIDES ET MOLAIRES

Classe A. — Les cavités dans la surface *occlusale* sont très accessibles et bien visibles, permettant à l'opérateur de voir chaque partie de la cavité et lui laissant suffisamment de place pour opérer. Naturellement les plus rapprochées du devant de la bouche, comme dans les bicuspides, présentent l'avantage d'être plus accessibles, mais aucune d'elles n'est difficile à préparer et à obturer, excepté dans des conditions exceptionnelles.

Habituellement, la première partie d'une couronne de bicuspide qui se carie est la fissure située entre les cuspides. Quelquefois elle présente seulement une sorte de ligne noire dans laquelle la pointe seule d'une sonde exploratrice peut pénétrer; plus tard, la cavité est mieux délimitée par le progrès plus grand de la carie et l'effritement des parois de son orifice. Dans le premier cas, la cavité s'ouvre plus rapidement et plus aisément au moyen de la fraise à fissure en fuseau, représentée figure 119. Après l'avoir passée dans un des creux terminaux de la cavité, on peut la tirer vers l'autre, en ouvrant la fissure tout à fait librement. Une fois celle-ci ouverte, la carie peut être enlevée, et la cavité taillée au moyen d'une fraise ronde de dimension convenable (fig. 117). Comme la carie est d'ordinaire plus avancée dans la région des extrémités de la cavité que dans l'espace qui est entre elles, la cavité, une fois bien taillée, sera oblongue et contractée au centre. Dans la figure 128, A représente cette forme; B, la même surface avant toute opération.

En préparant la cavité, ne pas sacrifier plus de tissu sain qu'il ne le

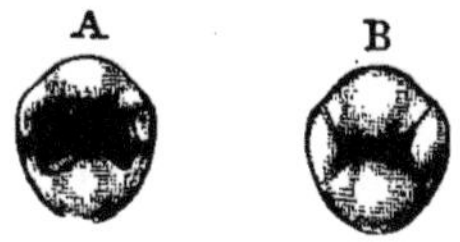

Fig. 128. — Cavité dans le sillon d'une bicuspide.

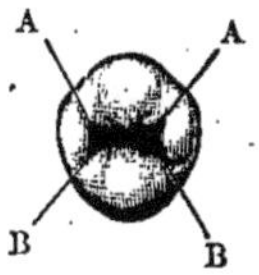

Fig. 129. — Fissures terminales.

faut absolument, mais chaque partie cariée doit être complètement enlevée, et il faut un soin particulier pour ouvrir les petites terminaisons des fissures comme dans la figure 129, AA, BB.

Une fois achevée, la cavité doit être légèrement plus grande dedans que dehors; les bords ne doivent pas être anguleux, mais doivent seulement présenter une série de courbes, et les bords marginaux doivent être légèrement en biais extérieurement. Les cavités de bicuspides de ce genre varient en dimensions suivant l'étendue de la carie, mais les traits essentiels dans chaque cas sont très semblables. La première bicuspide inférieure diffère normalement de toutes les autres, en ne laissant pas de sillons et, par suite, pas de fissure entre les cuspides. Au lieu que les deux cuspides soient séparés par un sillon, ils sont unis par une crête d'émail (v. chap. I, p. 19). Les seuls points donc qui soient sujets à la carie sur la face occlusale de cette dent sont les deux creux situés de chaque côté de la crête. Il faut les obturer séparément. Ce sont là les formes les plus simples de cavités qui se puissent rencontrer.

La surface occlusale d'une première ou d'une seconde molaire supérieure est vulnérable en deux points : l'un est le creux formé par la jonction de deux petites fissures près du bord mésial, et l'autre est une fissure entre les cuspides disto-buccaux, disto-linguaux et mésio-linguaux. Tous deux sont représentés figure 130. Quand leur

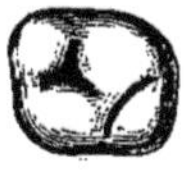

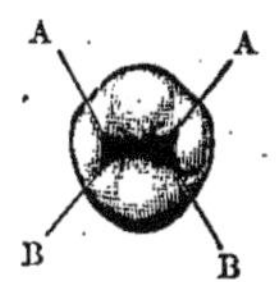

Fig. 130. — Cavités en fissure d'une molaire supérieure.

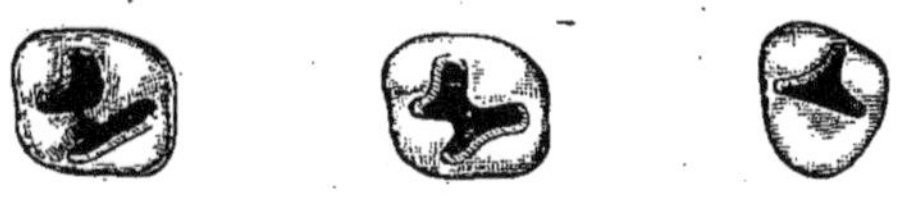

Fig. 131, 132, 133. — Cavités en fissure d'une molaire supérieure prête pour l'obturation.

étendue est limitée, toutes deux doivent être ouvertes de la même manière qu'une cavité à fissure de bicuspide; mais, quand elles sont plus grandes, elles peuvent être ouvertes au moyen d'un ciseau, puis d'une fraise appropriée. Dans ces cavités, comme dans toutes les cavités à sillons, les fissures doivent être suivies et ouvertes jusqu'à leurs limites extrêmes, pour assurer le succès, tandis que les bords et les arêtes marginales doivent être façonnés de manière à être forts, unis et en biseau.

La forme générale de ces cavités, quand elles sont préparées, est représentée figure 131. Souvent ces deux cavités occlusales se rejoignent en dessous, tandis que, près de la surface, elles sont séparées par une crête d'émail et de dentine. Dans ce cas, la crête doit être enlevée, et les deux cavités doivent être converties en une seule, plus grande, comme dans la figure 132.

Si la crête restait, elle se fracturerait presque certainement pendant l'obturation ou, par la suite, par la force de la mastication.

La troisième molaire supérieure diffère des molaires qui la précèdent en ce qu'elle n'a que trois cuspides et, conséquemment, qu'un fossé central avec des fissures rayonnantes. Une cavité se produisant là, quand elle a été convenablement préparée, présente un aspect triangulaire avec angles arrondis (fig. 133). Les terminus des fissures doivent toujours être finis avec une fraise ronde pour empêcher les angles possibles et un vide en ces points.

La première molaire inférieure, comme la troisième, ayant cinq

Fig. 134. — Première molaire inférieure avec cavité étoilée. Préparée.

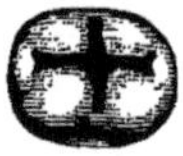

Fig. 135. — Seconde molaire inférieure avec cavité cruciale. Mal préparée.

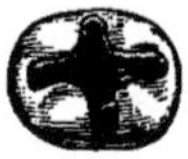

Fig. 136. — Cavité dans la seconde molaire inférieure. Correctement préparée.

cuspides avec sillons, une cavité sur cette surface aura un contour pentagonal (fig. 134).

Il faut beaucoup de soin, en préparant les cavités de ce genre, pour s'assurer que les fissures situées entre les cuspides buccaux sont complètement ouvertes et débarrassées de toute carie et de toute matière décolorée. Cette précaution est trop souvent négligée et la carie revient.

La deuxième molaire inférieure, avec ses quatre cuspides, a deux sillons se coupant à angles droits. La carie commence d'ordinaire à l'intersection et s'étend le long des bras rayonnants des fissures. Si la cavité était préparée en coupant les fissures seulement, il en résulterait une cavité en forme de croix avec quatre angles aigus ou presque aigus à l'intersection (fig. 135). En raison de ces angles de dentine et d'émail, il serait extraordinairement difficile d'obturer parfaitement la cavité.

On peut simplifier le cas et obtenir de meilleurs résultats à tous égards en arrondissant ces angles et en donnant à la cavité la forme de la figure 136.

Classe B. — Les cavités *buccales* se rencontrent rarement dans les bicuspides, excepté au collet. Là elles ont les mêmes traits que les cavités analogues des surfaces labiales des incisives. Leur traitement est indiqué classe D.

Les molaires supérieures sont rarement cariées sur la surface buccale, excepté au bord cervical. Les cavités en ce point sont ordinairement étroites et longues, et suivent la direction de la gencive. On les prépare parfaitement avec une fraise de forme convenable et, si elles sont sur les deuxième et troisième molaires, on peut employer un angle droit pour les atteindre commodément. La carie en ce point est souvent blanche et, comme elle ressemble beaucoup à la couleur naturelle de la dent, il faut un grand soin pour comprendre toute la partie décalcifiée dans les limites de la cavité. On donne avec avantage une forme rétentive à ces cavités en y pratiquant des entailles légères dans la direction de la longueur. Dans les troisièmes molaires, il est quelquefois à propos de pratiquer une entaille ou rainure de départ à l'extrémité distale pour commencer l'obturation.

Quelquefois on trouve une petite cavité vers le centre de la surface buccale des molaires supérieures, mais on trouve beaucoup plus fréquemment une cavité plus grande à la même surface de la deuxième molaire inférieure. Elle commence dans une rainure à la terminaison de la fissure allant de la surface occlusale à la surface buccale entre les deux cuspides buccaux. Souvent la cavité est assez grande pour embrasser la plus grande partie de la surface de la dent. La figure 137 en représente la forme et l'aspect.

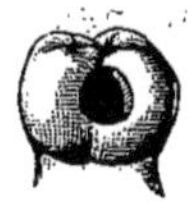

Fig. 137. — Cavité buccale sur la deuxième molaire inférieure.

Souvent cette cavité est composée avec une autre sur la surface occlusale. En l'ouvrant et en la préparant, on lui donne rapidement une forme d'entaille légère.

Classe C. — La carie est rare sur les surfaces *linguales* des molaires en raison de leur égalité et de leur convexité et parce qu'elles sont plus ou moins constamment frottées par la langue pendant la phonation ou la mastication. L'égalité de cette surface est toutefois interrompue dans les premières et secondes molaires supérieures par une fissure s'étendant de la surface occlusale et passant entre les cuspides buccaux. (Voir chap. I, p. 23). Cette fissure est plus profonde et plus prononcée dans la première molaire; mais, dans chaque dent, elle est généralement tôt ou tard le siège d'une carie. Dans la majorité des cas, cette fissure est cariée dans toute sa largeur, formant une cavité composée, mais parfois seule la rainure à sa terminaison sur la surface linguale est atteinte.

Un autre point de la surface linguale sujet à la carie, c'est l'angle mésio-lingual de la première molaire supérieure, à égale distance entre les bords cervical et occlusal. En ce point, on trouve souvent un cuspide supplémentaire, de dimension réduite, et, à l'endroit où il rejoint la surface principale de la dent, il existe une petite fissure qui favorise la carie. Ce cuspide, quand il existe, se rencontre seulement sur la première molaire; on le voit en A (fig. 138). (Voir chap. I, p. 23.)

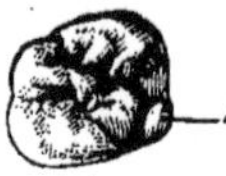

Fig. 138.

Aucune de ces cavités ne présente de difficulté de préparation, si ce n'est en raison de la légère inaccessibilité.

Parfois, mais rarement, la surface linguale d'une des molaires peut présenter une cavité cariée près de la ligne gingivale, et en partie au-dessous de celle-ci. Ces cavités sont sans doute causées par la rétention de débris alimentaires au-dessous du bord libre de la gencive et, en raison de leur position, elles sont difficiles à traiter. Il faut les ouvrir et les tamponner avec du coton et du vernis à la sandaraque ou de la gutta pendant un jour ou deux, pour refouler la gencive, puis on peut les préparer et les obturer comme d'ordinaire.

INCISIVES ET CANINES

Classe D. — Les cavités sur les surfaces *labiales* des incisives et des canines se rencontrent d'ordinaire le long du bord gingival et résultent de l'action directe d'acides formés probablement en ce point. Au début, quand elles sont petites, elles sont entièrement exposées; mais, quand elles sont grandes, elles s'étendent souvent au-dessous du bord libre de la gencive. Elles sont presque toujours elliptiques et peuvent consister simplement dans de l'émail décalcifié conservant encore sa forme habituelle ou posséder les caractéristiques communes des cavités en général.

L'ouverture et la préparation de ces cavités ne présentent pas de difficultés marquées, excepté que, quand elles s'étendent au-dessous de la gencive, il faut avoir soin de ne pas blesser ce tissu, car, s'il saignait, cela obstruerait la vue et entraverait le travail. On peut éviter ce risque en pressant la gencive et en la tenant écartée avec un instrument convenable de la main gauche, tandis qu'on prépare la cavité. Attacher un soin particulier à la préparation du bord cervical de la cavité et à ses points terminaux. Le premier doit être lisse et uni et le second assez étendu pour embrasser tout l'émail présentant le moindre signe d'altération acide. Des rainures légères ou des agrandissements légers à la base de la cavité le long de ses bords supérieur et inférieur lui donnent une forme suffisamment rétentive.

Sur la surface labiale, on trouve encore souvent de la carie entre la partie centrale et le bord tranchant, dans des fissures et des dépressions indiquant un développement imparfait de l'émail. Ces fissures ou rainures sont presque sur une ligne droite, parallèle au bord tranchant, et sont souvent le siège des caries.

Quand elles sont très peu profondes, elles peuvent être obturées en meulant la surface avec une petite meule de corindon et en polissant, pour convertir la surface en ce point en une concavité distincte. Quand les fentes sont plus profondes et isolées, elles peuvent être obturées séparément et alors on les voit moins; mais, quand elles sont réunies par une rainure, comme c'est le cas habituel, il faut les transformer en cavités et les obturer. La figure 139 représente un type commun de cette cavité.

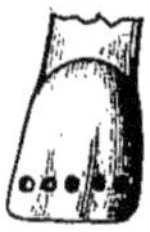

Fig 139. Incisive à trous.

Quand ces fentes se trouvent sur le bord tranchant ou dans le voisinage immédiat de celui-ci, on a le choix entre une aurification invisible, l'introduction de sections de tiges de porcelaine ou leur enlèvement en meulant et en raccourcissant la couronne.

Classe E. — Il n'y a d'ordinaire qu'un point sur la surface *linguale* des incisives et des canines susceptible de se carier : c'est dans la fente située à la jonction de l'arête basilaire ou cingulum avec la surface de la dent voisine. Au commencement de la carie, en ce point, on ne voit qu'une petite cavité qui s'ouvre et se taille aisément avec une fraise ronde. Quoique les orifices de ces cavités puissent être petits, la tache sombre qui indique leur direction se continue souvent à une certaine distance vers la chambre pulpaire. Ce point noir doit être suivi dans tous les cas jusqu'à sa terminaison et oblitéré. Comme la profondeur de ces cavités est plus grande que le diamètre de leurs orifices il n'est pas besoin de leur donner une forme rétentive spéciale.

L'orifice doit toujours être en biais et agrandi, si besoin est, pour embrasser toutes les fissures voisines.

Quand ces cavités sont plus grandes, on les prépare et on les obture comme d'autres de même dimension et de même forme.

Classe F. — Les cavités situées sur le bord *tranchant* des incisives et des canines et limitées à ce bord se préparent aisément en raison de la facilité de leur accès. Cette surface doit théoriquement rester exempte de carie et reste telle en réalité en raison de l'attrition à laquelle elle est constamment exposée ; mais, quand il y a des défauts dans l'émail, la carie survient quelquefois.

Cette surface a souvent besoin d'un revêtement d'or pour arrêter l'abrasion dans les cas où, après le milieu de la vie, les couronnes (surtout celles des dents supérieures) ont été raccourcies par une usure excessive. Dans ces conditions, la surface doit être préparée et taillée de manière à retenir l'or qui doit la couvrir et la protéger, comme si la carie avait primitivement endommagé la région. En formant la cavité dans la dentine exposée, il est seulement nécessaire de tailler assez profondément pour pouvoir loger l'obturation, mais l'orifice doit être assez agrandi et taillé assez en biais pour atteindre le bord marginal de l'émail. Cela est destiné à protéger l'émail contre l'éclatement ou la fracture pendant la mastication. Pour assurer la plus grande sécurité à l'obturation, entailler la

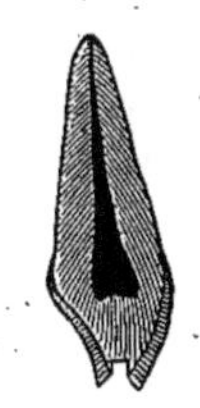

Fig. 140. — Coupe d'une cavité à la surface d'une incisive.

cavité en dessous dans toute son étendue. Cela fait, la cavité en section transversale ressemble à une double queue d'aronde (fig. 140).

II. Cavités proximales simples.

INCISIVES ET CANINES

Classe G. — Les cavités sur les surfaces *mésiales* et *distales* des dents antérieures présentent seulement de la difficulté d'accès. Pour atteindre ces cavités et les traiter, il faut d'abord, si les dents sont en contact normal, les séparer graduellement, au moyen d'un coin ou les séparer immédiatement avec un *séparateur*. Même après cela, la cavité ne peut pas être traitée comme les cavités sur des surfaces exposées; il faudra l'aborder par le côté labial ou lingual de la couronne. Pour cela, si la cavité est petite, il faut d'ordinaire agrandir, en outre, la cavité vers la surface qu'on veut atteindre. On pratique habituellement cet agrandissement vers la surface linguale, car de cette façon l'or n'est pas visible quand l'obturation est achevée : de deux maux il faut choisir le moindre. Quand la cavité est grande et quand la paroi d'émail sur la surface labiale a été affaiblie par la carie, il faut l'enlever et l'accès sera alors possible de ce côté. Si cela est possible, cependant, il faut éviter d'agrandir la cavité et par conséquent d'exposer l'or à la vue.

Dans les cavités ordinaires sur la surface *proximale*, les parois fragiles qui bordent l'orifice doivent être abattues avec un petit ciseau et, après avoir enlevé la carie avec une fraise ou un excavateur et donné à la cavité la forme voulue, on égalise soigneusement les bords et on les taille en biseau de dedans en dehors avec de petites fraises ou avec l'arête latérale tranchante du petit ciseau représenté figure 122 et reproduit figure 141.

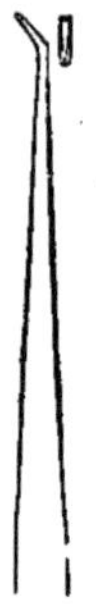

Fig. 141. — Ciseau délicat à trois tranchants utile pour ouvrir des cavités sur les surfaces proximales.

La rétention est assurée dans ces cavités en aplanissant la paroi cervicale de manière à former distinctement des angles arrondis avec les parois labiale et linguale. Pratiquer aussi de légères dépressions à l'angle labio-cervico-axial et à l'angle linguo-cervico-axial pour commencer et assurer les premières parties de l'obturation. Une entaille peu profonde dans la dentine près du bord tranchant est également nécessaire pour servir de point de rétention opposé. Des rainures de rétention ne doivent jamais être faites sur les parois labiale ou linguale des cavités, car cela les affaiblirait grandement. Dans les cavités proximales de grande dimension s'étendant depuis le bord tranchant jusqu'aux bords libres de la gencive ou au delà, les difficultés d'obtenir une cavité parfaitement formée sont notablement accrues.

Tout en étant d'un accès plus aisé, en raison de leur dimension, leur bord cervical se prépare moins facilement à cause de l'obscurité de sa situation. Quand le bord cervical s'étend au-dessous du bord libre de la gencive, cette dernière doit être déprimée et écartée pendant l'excavation, afin que la paroi cervicale puisse se voir aisément et être traitée dans toute son étendue.

La paroi doit être suffisamment excisée vers la racine, aussi bien que sur les faces labiale et linguale, pour comprendre tous les défauts de l'émail qui la borde, et doit être rendue entièrement unie et exempte d'angles, car c'est le bord le plus vulnérable après achèvement de l'obturation. Si la cavité s'étend près de la limite de l'émail au collet, il vaut mieux l'étendre davantage pour qu'elle dépasse ce bord, car, si on laisse là une petite portion d'émail, elle pourra se briser pendant l'obturation et rendre ainsi difficile le finissage convenable de cette partie de la surface proximale.

De même, si la cavité, en raison de sa dimension, est très voisine du bord tranchant, il vaut mieux enlever ce coin fragile et transformer la cavité en cavité *composée*. Quand on laisse subsister ce coin fragile, il se brise très souvent pendant la mastication, comme cela se voit figure 142. Un accident analogue est susceptible d'arriver surtout dans les dents minces et plates, où les parois d'émail qui se rencontrent au bord tranchant sont dépourvues en totalité ou en partie de tout support de dentine.

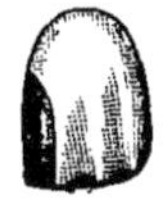

Fig. 142. Fracture étroite.

En cas de doute sur la conservation ou l'enlèvement du coin de la dent, il est bon, après préparation de la cavité, d'essayer la solidité du coin en pressant fortement dessus dans la direction du grand axe de la dent avec un morceau de bois d'oranger. S'il résiste à cette pression, il résistera probablement à la force de mastication, et, s'il se brise pendant l'essai, cela prouve qu'il aurait été imprudent de le laisser.

Si le coin est laissé comme bordure et soutien de l'obturation, ne pas l'affaiblir par une rainure de rétention profonde. Cette rainure doit être peu profonde et être aussi éloignée du bord tranchant que cela est possible.

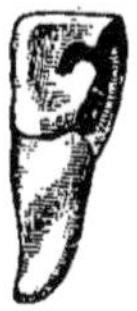

Fig. 143. — Ancrage à extension linguale.

Bien souvent, quand la paroi tranchante serait sérieusement affaiblie par un ancrage ou un support pour l'obturation, et quand il ne semble pas à propos de la conserver, on peut obtenir un excellent ancrage pour le bord inférieur de l'obturation en pratiquant une échancrure en forme de bras, sur la surface linguale, comme dans la figure 143. Cette échancrure, si elle est légèrement plus profonde que l'émail, n'affaiblit pas notablement la dent et donne une sécurité parfaite à l'obturation.

Elle doit être près du bord tranchant, mais pas assez près pour affaiblir cette partie.

BICUSPIDES ET MOLAIRES

Classe H. — La préparation des petites cavités sur les surfaces *mésiales* et *distales* des bicuspides et des molaires, quoique simple en apparence, est habituellement d'une exécution très difficile, en raison de leur inaccessibilité quand les dents sont très rapprochées. Il est souvent fort malaisé, pour l'étudiant ou le jeune praticien, d'atteindre ces cavités et leur préparation et leur obturation sont souvent plus difficiles que celles des cavités exposées plus grandes et plus compliquées. Pour diminuer la difficulté d'approche il importe, quand c'est possible, d'obtenir avant tout une séparation aussi grande qu'on le peut entre les dents au moyen d'un coin. Plus l'espace gagné est grand, moins la difficulté est grande.

Quand il est possible de tailler ces cavités de la surface occlusale et de les transformer en cavités composées, c'est ce qui vaut le mieux, car, quoique cette méthode entraîne la perte d'une plus grande quantité de tissu dentaire, cela facilite l'obturation en donnant un espace supplémentaire et un accès.

Toutefois, quand les cavités sont petites et situées au centre ou vers le bord gingival de la surface proximale, il faut les traiter comme des cavités semblables dans les dents antérieures, en s'assurant d'abord de l'espace pour opérer.

Ces cavités s'ouvrent et se préparent le mieux avec une fraise ronde. La carie une fois enlevée, les parois limitées et préparées, on peut rendre la cavité rétentive au moyen d'entailles légères dans toute la circonférence, ou l'agrandir en deux points opposés seulement. La paroi cervicale peut être taillée avec un excavateur à angle obtus

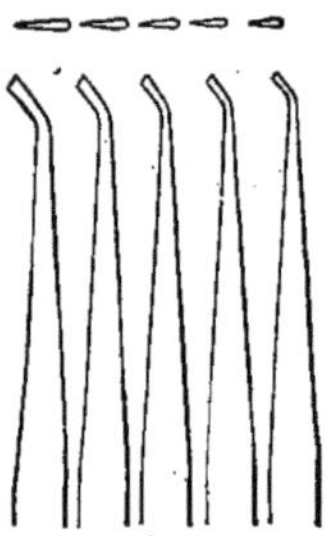

Fig. 144. — Excavateurs (hatchets) à angle obtus.

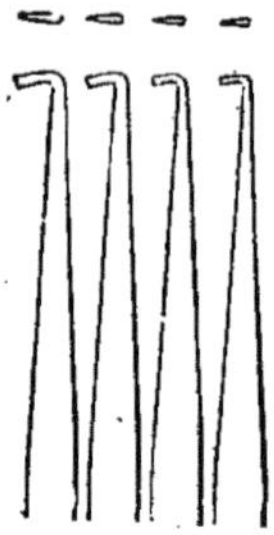

Fig. 145 — Excavateurs à angle aigu.

(fig. 144), et la paroi inférieure ou occlusale peut être entaillée par un excavateur à angle aigu (fig. 145).

Les angles aigus sur les arêtes tranchantes de ces excavateurs doivent être arrondis avant de servir, pour éviter la formation d'angles dans la cavité.

Comme les baguettes d'émail sur cette surface rayonnent extérieurement sous un angle qui donne le biseau voulu à l'orifice de la cavité, en suivant leurs lignes dans la préparation des bords de la cavité, cela suffit pour leur donner la forme et la force voulues.

Quand les cavités simples sur la surface proximale sont grandes, elles peuvent s'étendre assez près de la surface occlusale pour l'affaiblir. Quand il en est ainsi, la paroi d'émail doit être coupée et la cavité transformée en une cavité composée du type proximo-occlusal.

III. Cavités composées.

INCISIVES ET CANINES

Classes I et J. — Les cavités *mésio-labiales* et *disto-labiales* résultent du voisinage ou de l'union de cavités simples sur leurs surfaces respectives. Les cavités très longues sur les surfaces proximales et labiales sont très sujettes à se rejoindre par l'extension de la carie. Quand elles ne se rejoignent pas, elles sont séparées d'ordinaire par une zone étroite de tissu plus ou moins endommagé et, dans ce cas, elles doivent être unies pour donner un résultat satisfaisant. Chaque cavité doit être préparée séparément autant que possible, après quoi le tissu intéressé doit être enlevé et les bords du canal rejoignant les deux cavités doivent être rendus aussi forts et aussi unis que possible. Ce canal est ordinairement moins large que les cavités, mais pas plus difficile à obturer pour cette raison. La figure 146 représente la vue de face d'une cavité composée de ce genre.

Fig. 146. — Cavité mésio-labiale préparée.

Que la cavité soit mésio-labiale ou disto-labiale, cela ne modifie pas sensiblement le procédé ou la difficulté d'opération.

Classes K et L. — Les cavités *mésio-linguales* et *disto-linguales* se forment de la même manière que celles des classes I et J, sauf que, dans ces cas, la surface linguale est engagée, au lieu que ce soit la surface labiale. La carie étendue dans la région de la fosse basilaire ou des fissures reliées avec elle est souvent si rapprochée d'une cavité proximale dans la même dent que cela exige l'union des deux cavités (fig. 147). Le procédé de préparation et d'union est le même que dans les classes I et J.

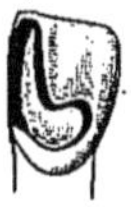

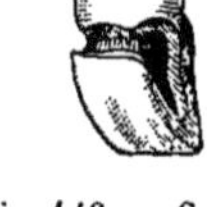

Fig. 147. Cavité mésio-linguale.

Une cavité mésio-linguale se prépare et s'obture peut-être plus aisément qu'une cavité mésio-labiale, car, dans cette préparation, la section de la paroi intéressée est accessible, ce qui laisse plus d'espace pour opérer.

Heureusement une cavité linguale s'étend rarement assez loin pour se rejoindre à la fois avec une cavité mésiale et une cavité distale. Quand c'est le cas, la jonction de ces trois cavités affaiblit grandement la couronne au point où se produit le plus grand effort.

Classes M et N. — Il s'agit là de cavités sur les surfaces *mésiales* ou *distales* se rejoignant avec une cavité sur le *bord tranchant*. Elles se produisent d'ordinaire à la suite de l'usure de cette dernière surface par attrition ou de l'enlèvement nécessaire du coin tranchant en raison de sa faiblesse. Les cavités proximales et les cavités situées sur le bord tranchant peuvent se préparer séparément comme dans les classes F et G, après quoi elles sont réunies, les parois sont fortifiées, égalisées et taillées en biais.

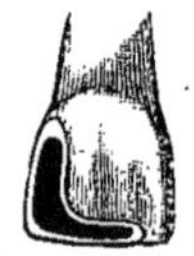

Fig. 148. — Cavité proximo-incisale.

La figure 148 représente une cavité typique de ce genre. Dans toutes ces cavités la plaque d'émail labiale doit être conservée intacte autant que possible pour l'aspect, et, s'il y a lieu de tailler pour augmenter la dimension ou la profondeur de la portion incisale de la cavité, ce doit être aux dépens de la paroi linguale. Afin de protéger la paroi labiale contre une fracture possible pendant la mastication, l'émail doit être taillé en biais vers le dehors (comme dans la classe F) pour que, après l'obturation, l'or seul soit en contact avec les dents antagonistes pendant la mastication.

La seule rétention nécessitée par cette catégorie de cavités est une entaille légère le long de la paroi cervicale et la forme en queue d'aronde à donner à la partie tranchante de la cavité.

Bien souvent il n'y a pas de cavités sur le bord tranchant, mais, si l'occasion se présente d'en pratiquer une (dans les cas de dents épaisses ou usées, par exemple), cette cavité composée présente l'appui le plus grand possible et de la sûreté pour une grande obturation proximale embrassant l'angle proximo-tranchant.

Quand la couronne est mince et n'est pas usée sur la surface tranchante, on ne peut former une cavité composée de ce genre, mais on peut obtenir le même résultat quant à la rétention en pratiquant sur la surface linguale une entaille de dimension, de forme et de profondeur analogues à celles indiquées page 175. La figure 145 représente une entaille de ce genre où le coin est disparu. Un autre genre représenté figure 149 consiste à donner à l'entaille la forme courbée ou crochue. Les deux genres servent au même but, car ils assurent une rétention tout à fait sûre, qui ne pourrait pas être obtenue aussi parfaite autrement.

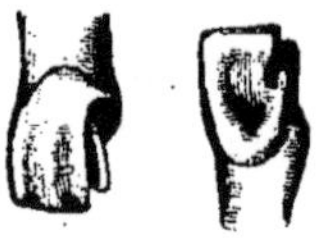

Fig. 149. — Ancrage auxiliaire à queue d'aronde.

Classe O. — *Cavités mésio-distales-occlusales.* — Ces cavités diffèrent des précédentes principalement par l'étendue. La préparation dans chaque cas est semblable et l'opération exige beaucoup d'habileté et de soin pour donner les meilleurs résultats. Dans les deux cas, observer les points suivants :

Comme les opérations sont étendues, des parois bonnes et solides sont nécessaires sur tous les côtés pour résister à la force exercée par l'introduction de l'obturation.

Tous les bords doivent être unis et former un biseau.

Il ne doit pas y avoir d'angles ou d'émail endommagé le long des bords.

Tout l'émail doit être supporté par la dentine sous-jacente, quoique, pour éviter l'exposition de l'or, la plaque labiale (plus épaisse que la plaque linguale) puisse parfois être laissée sans appui sur une courte distance le long des bords proximal et occlusal.

Il n'est pas besoin de rétentions profondes; de légères suffisent pour commencer l'obturation à la paroi cervicale, car la forme de l'obturation, celle-ci achevée, sera telle qu'elle assurera la plus grande sécurité.

BICUSPIDES ET MOLAIRES

Classe P. — Les cavités *mésio-occlusales* dans les bicuspides et les molaires sont non seulement fréquentes et difficiles à obturer, mais l'obturation y échoue très souvent. Cela est dû principalement à la taille impropre de la cavité, à l'adaptation et au placement imparfaits de l'obturation. Quand ces cavités sont de dimensions moyennes, ne vont pas jusqu'au bord gingival sur la surface mésiale et ne sont pas trop larges dans le sens buccal ou lingual, leur préparation et leur obturation ne présentent pas grande difficulté; mais quand elles s'étendent au-dessous du bord gingival et beaucoup sur les côtés, elles présentent des complications dont il est difficile de venir à bout.

Le bord cervical de ces cavités, quand il s'étend seulement jusqu'au bord libre de la gencive ou près de celui-ci, est appelé le *point vulnérable*, parce que, quand il y a un échec dans ces obturations, il commence d'ordinaire à ce bord. Cependant, quand la paroi de la cavité s'étend sous le bord gingival, quoique les difficultés d'opération soient plus grandes, la carie récidive rarement, parce qu'il n'y a pas d'état favorable à la carie.

Dans la préparation de ces cavités, les dents doivent être séparées préalablement afin de donner de la lumière et de l'espace pour excaver, aussi bien que pour introduire ultérieurement et finir l'obturation. Si la cavité s'étend sous le bord gingival, il faut refouler la gencive en bourrant la cavité démesurément avec de la gutta un jour ou deux auparavant.

Après avoir ouvert et préparé sommairement la cavité, on place la digue et on sèche totalement la cavité, après quoi on peut compléter plus commodément la préparation, car la dessiccation de la dent permet à l'opérateur de distinguer aisément le tissu sain du tissu qui ne l'est pas.

Que la cavité soit grande ou moyenne, simple ou difficile, les détails de la préparation doivent être soignés. La portion cervicale de la cavité doit être enlevée jusqu'à ce qu'on ait rencontré une paroi saine, forte, sans angles distincts, sans dents décalcifiées sur le bord, et sans défauts dans l'émail. Si l'on rencontrait l'un ou l'autre de ces aspects, il faudrait continuer de tailler la paroi jusqu'à ce que ces défauts eussent totalement disparu.

Si la cavité s'étend dans le sens de la racine vers la terminaison de l'émail, il est nécessaire d'approfondir la cavité pour y comprendre cette partie, autrement il pourra se produire une fracture de la section fragile d'émail pendant l'obturation.

La partie cervicale doit être distinctement aplatie (fig. 150), en raison de l'appui qu'on trouve ainsi en obturant. Les parois buccale et linguale doivent être unies et taillées en biais et s'étendre vers les surfaces buccale et linguale de façon à les préserver de la carie future. Dans la figure 151 la partie sombre représente l'aspect du côté buccal de l'obturation terminée, un peu exagéré. Aucune de ces parois ne doit être profondément entaillée pour aider à l'introduction ou à la rétention de l'obturation, car cette entaille est une source de faiblesse, mais des rainures peu profondes n'ont pas d'inconvénients quand elles sont nécessaires.

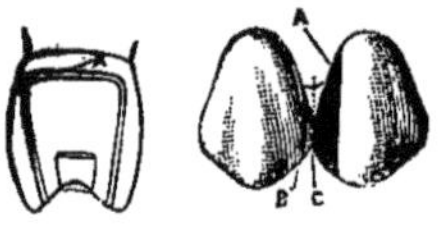

Fig. 150, 151. — D'après Black.

Il ne doit pas être pratiqué de rainures de rétention dans la paroi cervicale, sauf dans de rares cas, des dépressions légères aux angles axio-gingivo-buccaux et axio-gingivo-linguaux suffisant pour assurer toute la rétention nécessaire dans cette partie de la cavité.

La partie de la cavité dans le sillon sur la surface occlusale doit être aplanie et rendue rétentive en l'élargissant à sa terminaison comme en A (fig. 152.) Quand les parties occlusale et proximale de la cavité se

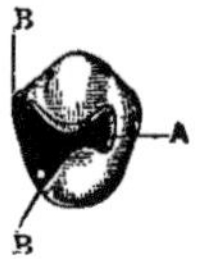

Fig. 152.
Cavité et ancrage préparés.

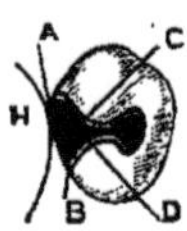

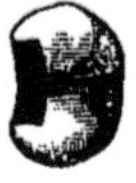

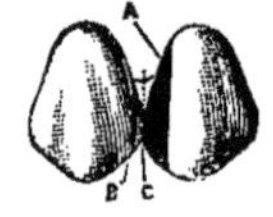

Fig. 153, 154.
Cavités et ancrage préparés.

rejoignent, il faut faire disparaître les angles et bien ouvrir la cavité de façon à donner accès à la cavité et de la solidité à l'obturation (B, fig. 152).

La figure 153 représente une cavité de ce genre incorrectement formée. On y voit des angles modérément aigus aux points où les parties occlusale et proximale de la cavité se rejoignent.

Dans la figure 154, la partie noire représente le plancher de la cavité; A et B indiquent les points où les parois buccale et linguale doivent être coupées; C et D représentent la courbure de la cavité après que les angles occluso-proximaux ont été enlevés, tandis que la ligne courbe en dehors de la cavité indique le contour proximal de l'obturation, avec le point de contact en B.

La figure 155 représente une cavité composée (mésio-occlusale) dans une seconde molaire inférieure. Ces cavités diffèrent de cavités semblables dans les bicuspides principalement, parce qu'elles ont la portion occlusale étendue dans différentes directions le long des sillons. Toutes les terminaisons doivent être bien arrondies et dans aucune partie de la cavité on ne doit laisser d'angles distincts.

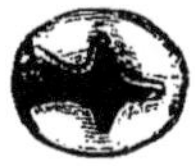

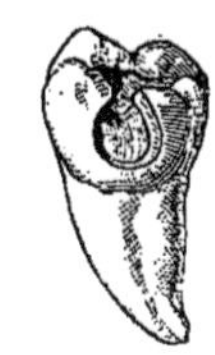

Fig. 155. — Cavité mésio-occlusale dans une deuxième molaire inférieure. Préparée.

Classe Q. — Les cavités *disto-occlusales* dans les bicuspides ou les molaires ne diffèrent pas essentiellement des cavités mésio-occlusales des mêmes dents. En raison de leur position elles sont d'accès plus difficile, mais leur mode de préparation et leur forme sont les mêmes.

Classe R. — Les cavités *occluso-buccales* se rencontrent plus souvent dans les molaires inférieures que dans les molaires supérieures. Cela tient à la présence en général d'une rainure sur la surface buccale des molaires inférieures où la carie, par extension, s'avance si près de la surface occlusale que la paroi occluso-buccale est affaiblie et doit être enlevée. Il y a en même temps une cavité de même dimension sur la surface occlusale, et l'union des deux cavités devient nécessaire pour assurer un résultat satisfaisant par l'obturation. La figure 156 représente un type commun de cette cavité.

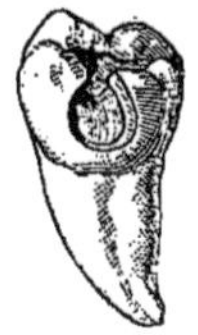

Fig. 156. — Cavité occluso-buccale préparée dans une molaire inférieure.

Le canal reliant les deux cavités est habituellement plus étroit que l'une quelconque de celles-ci et aussi moins profond, ce qui conserve la solidité de la dent. Cependant comme l'effort sur les parois limitant ce canal est très grand pendant la mastication, il faut façonner celles-ci jusqu'à ce qu'elles soient solides et par conséquent les tailler en biseau.

Classe S. — Les cavités *occluso-linguales* des bicuspides et des molaires sont rares, sauf dans les premières et secondes molaires, où elles suivent la ligne du sillon s'étendant entre les lobes mésio-linguaux et les lobes disto-linguaux. Quelquefois la cavité est presque limitée à la surface occlusale s'étendant très peu sur la surface linguale. Alors la cavité se prépare aisément en taillant simplement la cavité occlusale jusqu'à la surface linguale, ce qui lui donne une profondeur relativement uniforme en tous les points.

Parfois la fissure sur la surface linguale s'étend vers le bord cervical, et la cavité, une fois préparée, a la forme d'un L, le bras le plus long, A, représentant la partie occlusale, et le bras le plus court, B, la partie linguale de la cavité (fig. 157). Quand l'étendue de la carie ne le demande pas, ce serait une erreur de rendre uniforme le niveau des deux parties de la cavité, car l'enlèvement d'une grande quantité de dentine saine affaiblirait considérablement le cuspide disto-occluso-lingual.

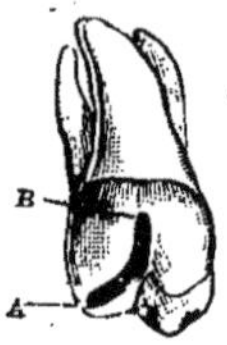

Fig. 157.

Quand la carie, par son étendue, a déjà affaibli ce cuspide, il vaut mieux l'amputer au-dessous du niveau du plan occlusal et étendre l'obturation au-dessus.

Classe T. — A l'exception des cavités peu habituelles qui embrassent la plus grande partie de la couronne d'une dent, les cavités *mésio-disto-occlusales* des bicuspides et des molaires sont les plus grandes de toutes. Comme elles sont bien exposées, on ne manque ni de lumière ni d'espace pour opérer, et la seule difficulté que comportent leur préparation et leur obturation consiste dans leur dimension et leur étendue.

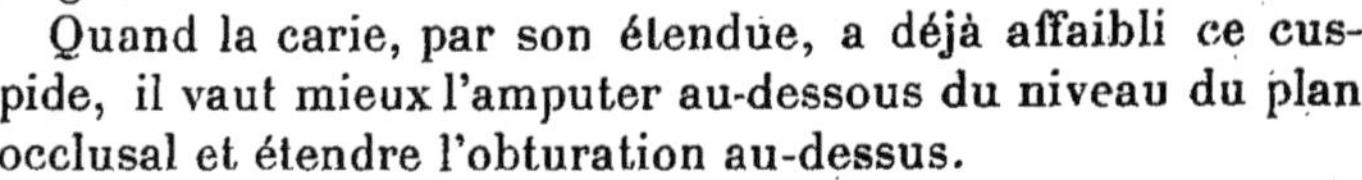

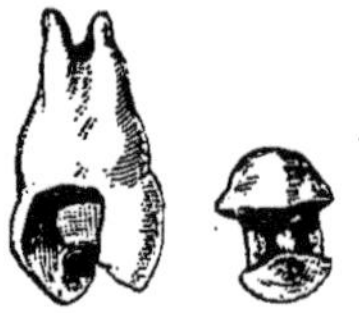
Fig. 158.

Cette préparation est analogue à celle des classes P et O, sauf qu'il n'est pas nécessaire de donner une forme rétentive spéciale à la portion occlusale, car, l'obturation une fois en place, sa forme générale assure celle-ci. La figure 158 représente une cavité type de ce genre dans une bicuspide.

CHAPITRE VIII

DESSICCATION — EXCLUSION DE LA SALIVE — APPLICATION DE LA DIGUE DANS LES CAS SIMPLES ET DANS LES CAS SPÉCIAUX PRÉSENTANT DES COMPLICATIONS — SERVIETTES ET AUTRES PROCÉDÉS POUR ASSURER LA SÉCHERESSE.

Par Louis JACK, D. D. S.

La présence des *sécrétions de la bouche* est un obstacle considérable au traitement des dents. Dans quelques cas elles sont très abondantes naturellement, et, dans tous les cas, elles sont toujours provoquées par l'intervention.

Une abondance immodérée de salive est incommode pour le patient; son accumulation entrave également l'opération et empêche de voir le champ en réfractant les rayons lumineux.

Pendant la préparation des cavités accessibles, en particulier de celles des dents antérieures du haut et des surfaces occlusales, l'excès peut être évité par l'emploi de la **pompe à salive**, représentée figure 159, qui, sous cette forme simple ou avec quelque modification, s'emploie quand on peut la mettre en communication avec le robinet à eau et d'ordinaire avec le crachoir à eau. La figure 160 représente un autre modèle, relié à un petit réservoir à eau. L'une et l'autre servent également à entraîner la salive pour diminuer l'incommodité du patient quand on a recours à la digue.

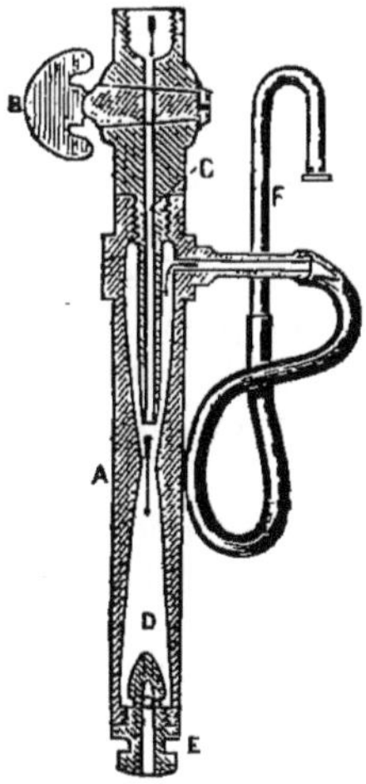

Fig. 159.

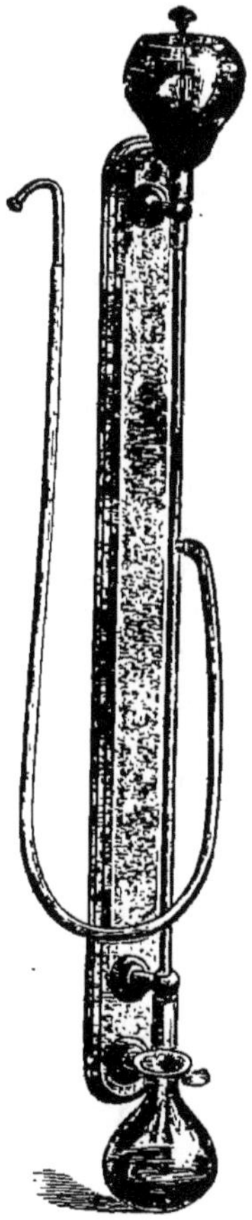

Fig. 160.

EMPLOI DE LA DIGUE

Pendant la préparation des cavités situées sur les surfaces

proximales des bicuspides et des molaires, il est essentiel de bien voir le *champ opératoire* et de *ne pas avoir de sang*, dont la présence accompagne toujours une préparation complète des bords cervicaux; il est nécessaire de faire usage de la **digue en caoutchouc**. Quand elle sert à cet usage, la matière est généralement détériorée par suite du libre usage des instruments au bord cervical; mais l'économie de temps et les avantages de l'exécution soignée de ces opérations dédommagent l'opérateur de son application dans bien des cas pendant cette partie du traitement.

Quand la cavité est prête pour l'obturation, on prépare un nouveau morceau de digue et on l'ajuste avec grand soin pour empêcher l'arrivée de la moindre humidité. Sans son application, la plus grande habileté est impuissante pour assurer de bons résultats dans les cavités grandes, difficiles ou compliquées. Cette invention a permis d'exécuter avec de l'or des opérations qui étaient impossibles primitivement; la liberté d'action de l'opérateur, dont les deux mains peuvent s'aider, n'est pas le moindre avantage de son emploi.

Qualité du caoutchouc. — La qualité du caoutchouc influe grandement sur la plus ou moins grande facilité d'application. Il doit être d'une épaisseur moyenne, de couleur claire, car alors il absorbe moins la lumière, librement extensible et si élastique que, lorsqu'on y enfonce le pouce, il reprenne sa forme normale dès qu'on cesse de le presser. S'il prête ainsi, on peut être sûr qu'il ne se déchirera pas s'il est employé convenablement.

La *dimension* et la *forme* du morceau de caoutchouc doivent être telles qu'elles ne gênent pas la face du patient et permettent de l'étendre latéralement en formant des plis en dehors du champ opératoire, afin de ne pas obstruer la vue. La forme qui convient le mieux généralement est celle d'un *triangle* : c'est aussi la plus économique.

Pour les dents antérieures, le morceau doit être relativement petit; pour les bicuspides et les molaires, il doit être large et long d'environ 19 centimètres. Il doit être percé de trous répondant aux dimensions des dents sur lesquelles il doit passer. Quand il faut plus d'un trou, les trous doivent être séparés par une distance suffisante pour qu'on puisse soulever le caoutchouc pendant l'application, afin que la bande qui passe entre les dents permette de relever la gencive pour former soupape au collet des deux dents, et ne soit pas tellement tendue qu'elle gêne l'action valvulaire des bords du caoutchouc. De plus, il ne doit pas y avoir trop de caoutchouc afin de ne pas gêner la vue de l'opérateur et de ne pas entraver le placement de l'obturation.

En favorisant la disposition valvulaire de la digue au cervix, on évite les difficultés subséquentes et, dans bien des cas, la douleur qu'on inflige en se servant de ligatures, excepté pour la dent traitée et sa voisine. L'aspect que prend cette valve est représenté figure 161, et en perspective figure 162, *a*, *b*, *c*, *d*.

Les trous dans le caoutchouc peuvent être forés avec un emporte-

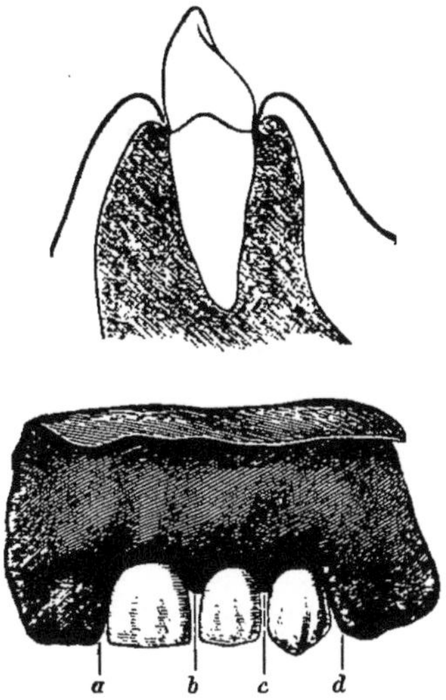

Fig. 161, 162. — Diagramme de la forme d'une valve.

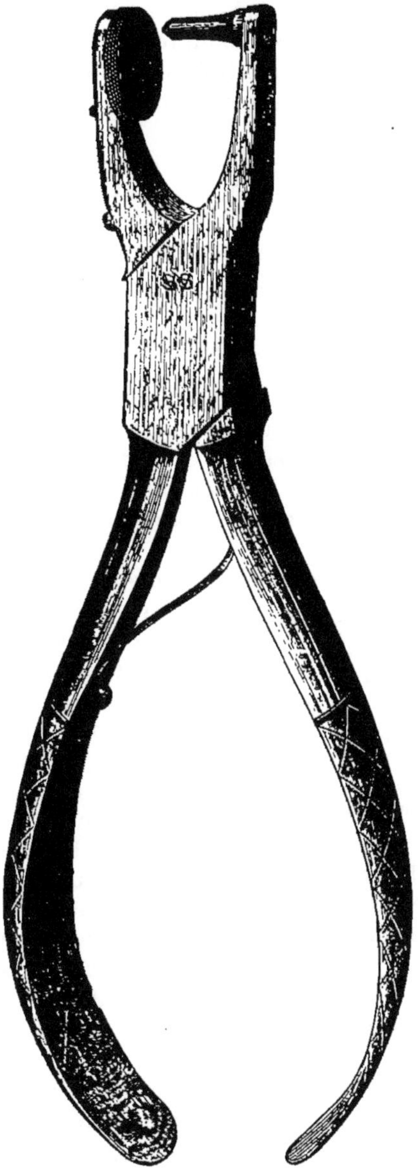

Fig. 163. — Emporte-pièce d'Ainsworth.

pièce de dimension convenable qu'on appuie sur l'extrémité d'un morceau de bois dur à fibres serrées. Avec un peu d'habitude, on peut les faire en étirant assez fortement le caoutchouc sur un instrument à bout arrondi et en appliquant circulairement un couteau tranchant en un point convenable, ce qui produit une section ronde. La différence de dimension des trous est déterminée par la distance de l'extrémité de l'instrument au point auquel la section est faite. Toutefois la détermination de la dimension et de la distance ne se fait pas aisément de cette manière. Le meilleur instrument à cet égard est l'emporte-pièce d'Ainsworth (fig. 163), qui permet de régler la dimension et la distance.

La disposition des trous dans le morceau triangulaire diffère pour chaque partie de la bouche.

La figure 164 représente un triangle pour les incisives centrales. Les nombres doivent être multipliés par 24 millimètres.

La figure 165 représente la disposition des trous pour les *bicuspides*

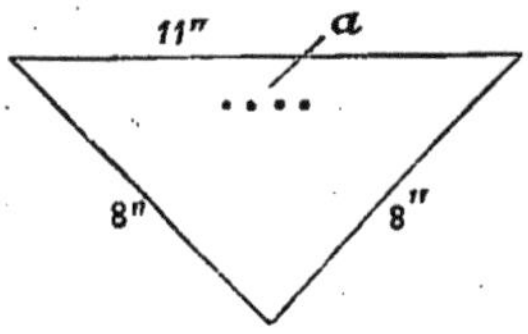

Fig. 164. — Pour incisives centrales.

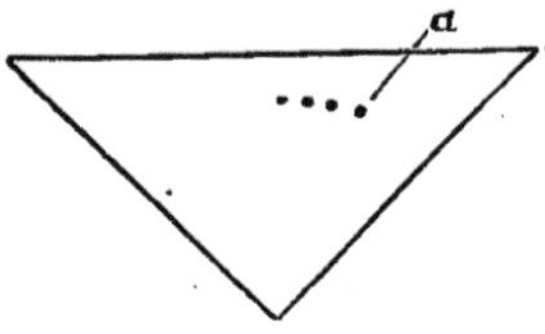

Fig. 165. — Pour bicuspides et molaires supérieures.

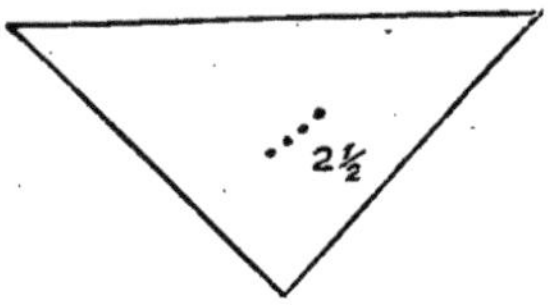

Fig. 166. — Pour bicuspides et molaires inférieures.

supérieures et les molaires. On remarquera que la ligne de trous n'est pas parallèle au bord supérieur.

La figure 166 représente cette disposition pour les *bicuspides inférieures et les molaires.* Là non plus, pas de parallélisme afin de laisser la différence de distance de la commissure des lèvres jusqu'aux trous antérieurs et postérieurs.

La figure 167 représente la disposition quand les incisives et les canines inférieures sont comprises. Ici la ligne d'ouverture est courbée.

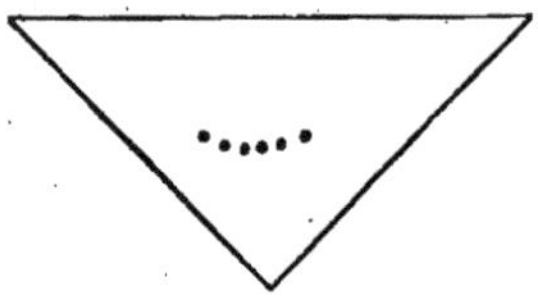

Fig. 167. — Pour dents de devant inférieures.

En se conformant à ces dispositions des ouvertures dans le caoutchouc et en étendant la ligne d'après elles, de même qu'en augmentant la dimension du morceau, on peut percer un grand nombre de trous pour embrasser une partie des dents ou toutes les dents de la denture suivant le besoin.

Le nombre d'ouvertures dans le caoutchouc doit être suffisant pour que l'opération se fasse librement et pour permettre la libre entrée de la lumière. Pour les dents antérieures 5 ou 6 trous sont nécessaires. En général, au moins 2 dents antérieures à celle sur laquelle on opère et, si possible, une dent postérieure, doivent être comprises.

Placement de la digue. — Quand les dents ne sont pas en contact étroit ou quand leurs ligaments sont flexibles, la pose de la digue est simple. Mais quand les dents sont rigides, il faut remplir certaines conditions préliminaires. Le nettoyage des dents, pour enlever tous les dépôts qui s'y sont formés, et le polissage de leurs surfaces proximales rendent plus aisée la pose de la digue.

Généralement, quand il s'agit d'une surface proximale la séparation est nécessitée par la préparation de la cavité, ce qui rend facile l'accès immédiat des interstices près de l'endroit où l'on opère. Quand les dents sont extrêmement solides, un morceau de digue placé pendant un jour environ dans deux des espaces voisins facilite l'opération. Le passage d'une bande (*strip*) imprégnée d'huile ou de cosmoline a un heureux effet. Pour les dents antérieures, un coin mince introduit juste au-dessus du point serré permet un accès facile.

Le passage d'un fil de soie dans les espaces interdentaires voisins, surtout si le fil est enduit de cosmoline ou d'un produit équivalent, facilite également le passage du caoutchonc, et, dans ce but, il est bon de savonner la surface interne du caoutchouc adjacente aux trous.

Tout d'abord le débutant trouve difficile de poser la digue, mais la pratique rend la chose facile. En général, il vaut mieux commencer avec le trou antérieur et avancer vers les dents postérieures jusqu'à ce que toutes les dents soient engagées. Ainsi, pour les dents inférieures gauches, on prend la digue avec les index appliqués à la face supérieure, et on la saisit près du trou de la bicuspide antérieure; le trou est étendu; le coin de la digue est introduit dans l'interstice mésial et est amené jusqu'à la gencive. On le tire alors sur la dent et on le passe dans l'intervalle voisin de la même manière. On continue ainsi jusqu'à ce que toutes les dents soient engagées. On facilite le passage du caoutchouc en l'attirant en bas avec de la soie floche, et, par un mouvement de glissement ferme et doux, on amène le caoutchouc vers le collet.

Quand la dent la plus éloignée est la troisième molaire inférieure, il vaut mieux, si la cavité est d'un côté ou de l'autre du dernier interstice, passer les mors d'un clamp de digue par le trou postérieur; le clamp saisit alors la dent, la digue est amenée sur la gencive et l'on ajuste ensuite d'une dent à l'autre. Le même procédé est quelquefois applicable aux troisièmes molaires courtes du haut, ou si les dents postérieures sont taillées de façon à ne pas retenir le caoutchouc.

La digue ajustée sur les dents, on en dirige le rebord sous le bord libre de la gencive, en passant un fil de soie autour de la dent et en croisant les extrémités; alors par un mouvement de traction du fil, on amène celui-ci jusqu'à la surface inclinée du collet, ce qui entraîne la digue et constitue plus sûrement une valve.

On évite ainsi de faire souffrir inutilement le patient en passant des fils près des gencives avec des instruments. Quand cela est nécessaire, attacher la ligature aux dents des deux côtés d'une cavité proximale. Il y a lieu alors de mettre le bord cervical de la cavité bien en vue et de chasser toute l'humidité, qui, autrement, pourrait passer par la valve par capillarité.

La ligature ne doit être passée qu'une fois autour des dents et attachée alors par un nœud de chirurgien placé à l'extérieur. Quand il y a beaucoup de tension, on peut passer le fil deux fois autour de la dent, mais il faut éviter cette manière d'agir comme plus pénible et comme grossissant la ligature.

Pour empêcher la digue de se déplacer par suite du mouvement des joues sur les dents postérieures, quand elles sont longues, on applique après avoir séché la surface, un peu de vernis à la sandaraque au dernier interstice : le caoutchouc se trouve ainsi fixé.

Dans les cavités dépassant le collet où une ligature ne peut être placée sur le bord cervical de la cavité, il faut recourir à d'autres moyens pour isoler la dent. La largeur du caoutchouc entre les trous doit être beaucoup plus grande que d'ordinaire; la partie repliée peut être repoussée au delà de ce bord par une matrice; puis, en séchant les parties et en introduisant du vernis à l'alcool et des coins convenables, on obtient la dessiccation. Dans les cas extrêmes, la portion située au-dessous de la ligne gingivale normale peut être obturée avec une substance plastique permanente, comme cela est indiqué dans le paragraphe du revêtement des cavités (chap. IX).

Fixation de la digue pour l'immobiliser. — Quand les dents ne sont pas développées complètement, ou quand elles se terminent en pointe à partir de la gencive vers la face occlusale, la digue a toujours tendance à s'échapper, et la contraction de la commissure des lèvres tend à la déplacer aux dents postérieures, ce dernier mouvement suffisant souvent à vaincre l'action des ligatures. Quand cela se produit, un clamp est nécessaire.

Clamp. — Le clamp est très précieux non seulement comme moyen de fixation de la digue, mais aussi pour empêcher la digue d'obstruer la vue.

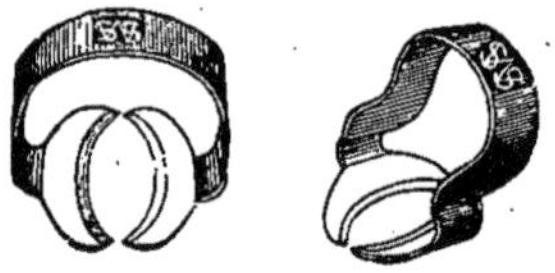

Fig. 168. — Clamps de Southwick.

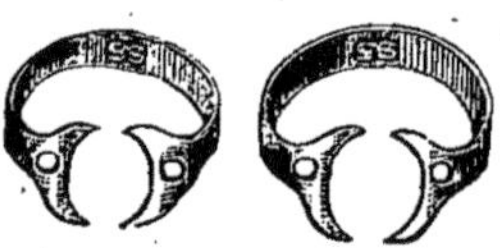

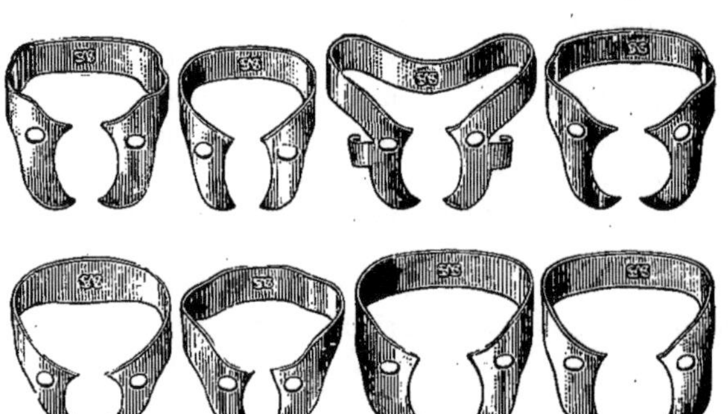

Fig. 169. — Clamps de Huey.

Les clamps sont spécialement nécessaires pour retenir la digue sur les molaires et le sont rarement pour les bicuspides ou les dents antérieures; car, si les indications précédentes sont suivies, il est rare qu'on en ait besoin.

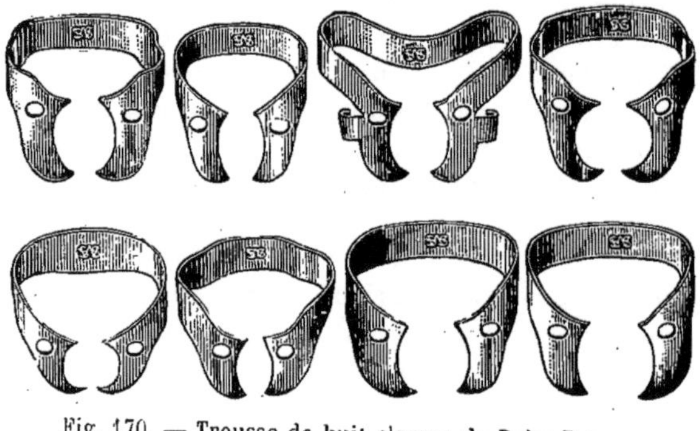

Fig. 170. — Trousse de huit clamps de Delos Palmer.

Forme des clamps. — Pour les molaires, diverses dimensions et diverses formes du « clamp Southwick » et du « clamp Huey » pour dent de sagesse suffisent en général. En outre, la série « Palmer » de huit, dont les pointes des mâchoires sont arrondies, répondent à tous les cas.

Application. — On ouvre avec la pince le clamp choisi pour le faire passer sur la molaire. On l'amène au milieu de la dent où le bec intérieur est appliqué contre celle-ci au bord gingival; puis avec cette pointe, le bec extérieur est amené jusqu'au cervix sur la surface buccale. On évite de la douleur en plaçant doucement et adroitement cet accessoire; au contraire, en agissant avec force et avec négligence, on peut léser la gencive et faire souffrir inutilement. On peut éviter ce risque en partie en ligaturant la dent préalablement, ce qui empêche la tendance du clamp à descendre au-dessous de la gencive où les collets des dents sont fort inclinés en dedans.

Quand il est nécessaire d'appliquer le clamp sur des tissus mous, l'application préalable d'une solution de cocaïne les anesthésie et rend la pose tolérable.

Arrangement de la digue sur la face. — La pose de la digue détermine une grande commodité pour l'opérateur et un grand bien-être pour le patient. Pour donner un accès facile et permettre l'arrivée de la lumière, on tire la digue de côté à chaque coin supérieur par des porte-

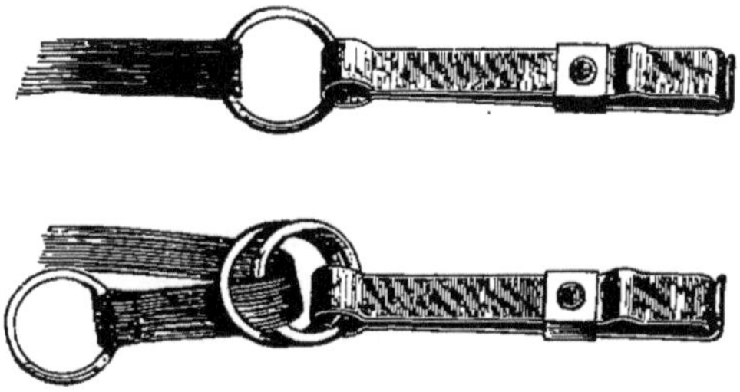

Fig. 171. — Système Cogswell.

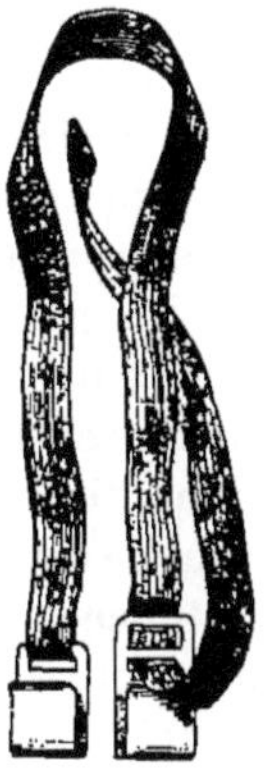

Fig. 172. — Support.

digues. Les porte-digues de forme simple suffisent et sont plus commodes que les porte-digues compliqués lorsqu'on emploie des morceaux de caoutchouc triangulaires; en outre, un support (fig. 172) passe sur la tête et s'engage à chaque extrémité dans le porte-digue. On assure le confort du patient en engageant une serviette avec le caoutchouc dans les griffes du porte-digue. L'excédent de caoutchouc de chaque côté doit être relevé en forme de pli et fixé à la serviette par des épingles de nourrice. La partie pendante est maintenue tendue par des poids.

L'application et la disposition de la digue sont rendues très aisées par la pratique et ne doivent pas être une incommodité ou une cause de souffrance pour le patient.

Emploi des serviettes. — Nombreux sont les cas de cavités simples accessibles — mais non sur les surfaces proximales — où la salivation peut être maîtrisée par l'éjecteur sans que la digue soit nécessaire. Par exemple pour les enfants, dont les dents sont trop courtes pour permettre la pose de la digue, il est nécessaire de recourir à d'autres moyens pour avoir raison de l'humidité. Alors il convient d'employer des serviettes et les opérateurs peuvent déployer là beaucoup d'habileté. Dans ce cas, la serviette ne doit pas dépasser vingt centimètres carrés de surface. On ramène deux coins placés du même côté sur la diagonale de la serviette et l'on plie de la même manière, et les plis sont maintenus en place.

Pour appliquer une serviette *au côté supérieur droit*, on prend la pointe entre l'index gauche et le pouce, l'extrémité large étant tenue en même temps par la main droite. On écarte la lèvre près de la commissure droite, on y insère la pointe et avec la main gauche la serviette est posée entre la gencive et la lèvre. On la ramène alors en arrière jusqu'à ce qu'elle atteigne le canal de Sténon et l'on applique l'index gauche pour maintenir la compression à ce dernier point. L'extrémité libre de la serviette repose sur la lèvre inférieure. Pour le côté gauche, même façon de faire en inversant les mains.

Pour les *dents inférieures* l'application diffère en commençant par la canine supérieure de ce côté. Quand on arrive au canal de Sténon, on fait un pli pour comprimer l'orifice, puis on pose la serviette entre la joue et les dents inférieures et on la maintient en position avec l'index gauche, un miroir à bouche, etc.

Comme mesure préliminaire importante avant la pose d'une serviette dans ces positions, il faut que l'éjecteur à salive soit d'abord mis en mouvement et que les surfaces de la joue et de la gencive soient essuyées pour être bien séchées, de façon que la serviette adhère à la surface. Si les surfaces sont couvertes de mucus et en même temps mouillées de salive, la serviette se déplace aisément.

Serviettes aseptiques. — Pour les opérations simples, pansements, examens, obturations provisoires, petites obturations occlusales, les serviettes aseptiques sont très utiles. On les plie en triangles.

La figure 173 représente les diverses phases du pliage. Employées

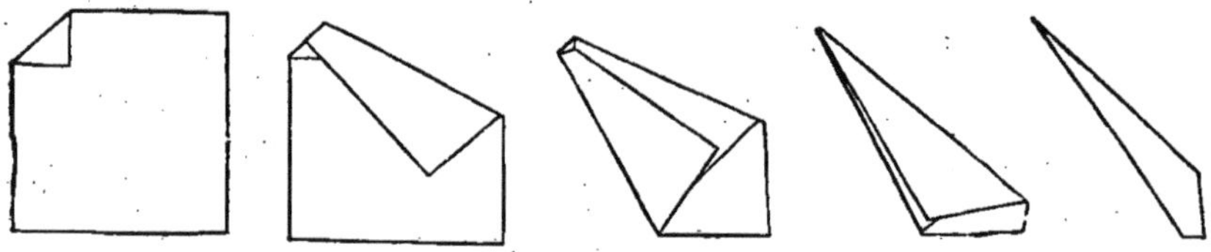

Fig. 173.

concurremment avec des rouleaux de coton absorbant et non absorbant, elles donnent beaucoup de facilité, n'encombrent pas la bouche et ne causent aucune gène. La figure 174 représente la manière de placer la serviette aseptique pliée, maintenue en place par un clamp Ivory. Dans ce cas et dans d'autres semblables on peut placer avec

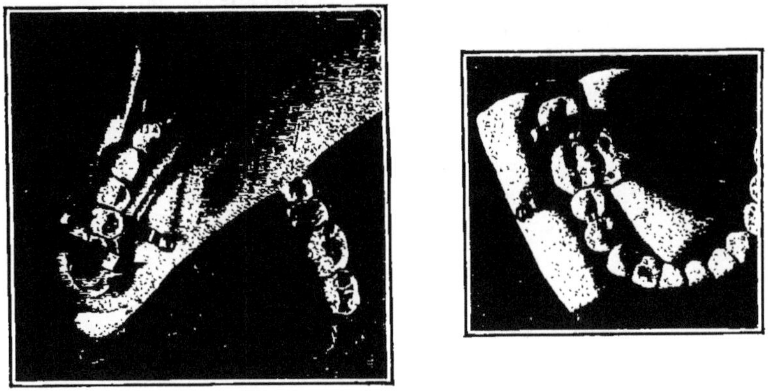

Fig. 174, 175.

avantage un petit morceau de rouleau non absorbant à l'orifice du canal de Sténon pour le fermer.

Pour les dents inférieures on peut suivre un procédé analogue en mettant des rouleaux non absorbants comme dans la figure 175. Quand on l'emploie concurremment avec un rouleau absorbant pour fermer ce canal, on peut traiter avec facilité les cavités occlusales simples. Par suite le champ d'opération peut s'étendre sur une quelconque des dents qui sont dans le périmètre des rouleaux.

NAUSÉES

Le contact de la digue avec la langue et les parties voisines, la présence des serviettes, le contact des doigts sur les surfaces buccales provoquent souvent des *nausées*. Chez certains sujets cet inconvénient est très prononcé et produit des pseudo-syncopes et des crises nerveuses. On peut y remédier en général en employant de l'*eau camphrée* en gargarismes. S'il y a de la lipothymie l'absorption de 4 grammes amènera du soulagement.

Si des nausées violentes sont causées par le contact d'appareils avec la langue ou le palais, ces surfaces peuvent être badigeonnées avec de la teinture de camphre. Une toux spasmodique, fréquente chez les sujets nerveux, cède au même traitement. Le camphre soulage dans ces cas en raison de son pouvoir antispasmodique et il a également une action spécifique sur les nerfs de la huitième paire.

L'attaque de nerfs survenant pendant une opération dentaire peut être évitée de la même façon. Dans aucun de ces cas ne se montrent les symptômes préliminaires d'une syncope prochaine : soupirs, pâleur, transpiration de la face.

Un état ressemblant à celui qui précède la syncope se produit quelquefois lors de l'emploi de la digue ; il est dû à la suspension partielle de la respiration, causée moins par l'obstruction de la bouche que par des sensations désagréables dues à l'application et à la présence de la digue. On y remédie aisément en priant le patient de respirer largement par le nez.

CHAPITRE IX

CHOIX DES MATIÈRES OBTURATRICES PAR RAPPORT A LA STRUCTURE DE LA DENT. — DIVERS ÉTATS BUCCAUX; SITUATION, PROFONDEUR DE LA CAVITÉ ET VOISINAGE DE LA PULPE. — REVÊTEMENT DE LA CAVITÉ ET SON BUT.

Par Louis **JACK**, D. D. S.

Le but principal à poursuivre dans l'obturation d'une cavité préparée est d'assurer à l'avenir la conservation de la dent contre le retour de la carie en ce point. Cela nécessite l'examen *de la nature de la matière* à employer au point de vue de son adaptation aux conditions d'âge, de qualité de la dent, et au point de vue de l'état de la bouche, qui est la manifestation de l'état général de l'organisme. Les habitudes d'hygiène buccale du patient ont un certain rapport avec la durée de l'obturation. Une matière propre à préserver les dents quand elles sont résistantes, quand la santé générale est bonne et la bouche bien entretenue peut ne pas convenir dans un cas contraire Les procédés ont sur le résultat une certaine influence qu'il ne faut pas perdre de vue.

Les caractéristiques générales de la matière à employer comme préservatif de la dent ont une importance dont le degré varie dans l'ordre suivant :

Résistance à l'action chimique;

Faculté d'adaptation à la surface de la cavité;

Dureté suffisante pour résister à la mastication et à l'attrition qui en est la conséquence.

La forme et le poli assurant la propreté ont la plus grande influence sur la conservation des bords contre un amollissement consécutif, ainsi qu'on le verra.

MATIÈRES OBTURATRICES

Les diverses matières employées sont l'or, l'étain, l'amalgame, les ciments à base d'oxyde, la gutta-percha.

Les trois premières peuvent être qualifiées de permanentes ; quant aux autres, elles sont temporaires; car, après avoir rempli leur rôle, elles sont souvent provisoires, en attendant un traitement ultérieur permanent.

Or. — Les propriétés qui rendent l'or propre à la restauration des dents cariées sont sa malléabilité, qui lui permet de prendre la forme de la cavité; sa ténacité, qui facilite son introduction et sa consolidation; sa couleur agréable, qui, lorsque la surface est solide, unie, non brunie, se rapproche davantage de la nuance des dents que celle de tout autre métal.

Nonobstant ces qualités, il faut pour fouler l'or une force considérable afin de vaincre certaines résistances qui s'opposent à son adaptation et à sa condensation solide. Pour amener le degré voulu de densité, une force de percussion est souvent nécessaire. Si celle-ci est intense, son effet peut être exercé sur le bord vers lequel elle est dirigée, et si cela peut ne pas léser les bords des cavités quand la dentine et l'émail sont denses, cela lèse souvent les dents quand la structure anatomique n'est pas homogène et résistante.

Si l'on peut affirmer avec la plus grande certitude que l'or possède les qualités conservatrices les plus marquées et assure une durée plus grande et des résultats plus satisfaisants que toute autre matière, il se présente souvent des cas où son emploi causerait des inconvénients : ainsi dans les cavités proximales des dents des enfants quand la calcification n'est pas complète, et quand, par suite de la force requise, une lésion des tissus incomplets se produit presque certainement. Il est tout aussi impropre plus tard, quand la vieillesse est survenue, lorsque non seulement les dents ont perdu leur densité par suite des changements moléculaires qui se produisent dans la dentine et dans l'émail, mais encore quand leur résistance aux influences chimiques est grandement amoindrie. Cette situation, jointe à la difficulté pour le vieillard de prendre un soin convenable des dents, rend l'emploi de l'or très contestable.

Les tissus dentaires présentent un état analogue au milieu de la vie dans les deux sexes, mais plus particulièrement chez les femmes pendant la grossesse, où les dents perdent leur force de résistance, qui peut se retrouver plus tard. Tant que cet état dure, des matières exigeant moins de force doivent être choisies jusqu'à ce que la résistance soit récupérée.

La manière de fouler doit entrer en ligne de compte pour apprécier les influences qui s'opposent à l'emploi de l'or. Quand le foulage est fait au moyen d'instruments électro-magnétiques avec des précautions relativement au placement des premières portions d'or, il y a moins de danger d'endommager les bords que lorsqu'il est fait à la main ou avec le maillet automatique.

Enfin, lorsque la structure des dents fait naître un doute concernant l'emploi de l'or, la résistance physique et nerveuse du patient est généralement incompatible avec l'achèvement parfait du travail qu'exigent les progrès réalisés par la dentisterie moderne.

La *tendance des dents à la carie* est une contre-indication à l'emploi de l'or. Quand l'émail est dur, la dentine solide et la santé excellente, il est hors de doute que les qualités de l'or en font une substance d'obturation à durée presque indéfinie. Dans le cas contraire, l'or devient, en présence des conditions défavorables existantes, la matière dont l'emploi est le plus critiquable.

On ne peut toutefois formuler de conclusion exacte sans examen des sécrétions buccales et des habitudes du patient quant aux soins qu'il prend de sa bouche. La première phase de la carie est l'amollissement de l'émail, conséquence de la présence d'hydrates de carbone en fermentation dans des parties profondes, qui entraîne la décalcification de l'émail en ces points et prépare la voie à la carie de la dentine. Par conséquent, l'hygiène de la bouche est absolument nécessaire pour protéger les bords de la dent adjacents aux obturations destinées à les restaurer.

La *réaction des sécrétions buccales*, relativement à la durée des obturations, a également beaucoup d'importance, car, lorsque ces sécrétions sont acides, comme conséquence de la présence de matières putrescibles, cela favorise la continuation de la carie. Une acidité continuelle des liquides buccaux, conséquence d'un mauvais état général, comme c'est le cas dans les affections du tube digestif ou de diathèse rhumatismale, doit entrer en ligne de compte. Seul, un degré d'*alcalinité* appréciable peut empêcher la décalcification de l'émail, pourvu que les conditions d'hygiène générale et locale soient favorables.

Étain. — Ce métal, en feuilles, copeaux, bandes minces, est peu employé ; mais il devrait l'être davantage. Il est très malléable quand il est chimiquement pur et s'adapte aisément aux parois des cavités, parce qu'il offre moins de résistance, ne durcissant pas sous l'action de la force exercée. Pour cette raison, quand la cavité est trop obturée, les condensateurs assurent, par le mouvement latéral de la masse, une adaptation meilleure et plus aisée aux parois de la cavité. Pour ces motifs, il a d'excellentes qualités de conservation.

Il est également plus mauvais conducteur de la chaleur que l'or, ce qui est important quand on veut éviter une irritation thermique et ce qui a une grande valeur dans les cavités profondes très rapprochées de la pulpe.

On reproche à ce métal sa couleur lorsqu'il est exposé à la vue, sa mollesse, qui diminue notablement sa valeur quand il est exposé à une forte attrition.

Son usage le plus recommandable est pour les dents temporaires des enfants, dans lesquelles on peut aisément l'introduire et le condenser.

Excepté quand il est fraîchement préparé, l'étain n'est pas adhésif, qualité qui ne peut lui être rendue par la chaleur, comme c'est le cas pour l'or.

AMALGAMES

Leur composition. — Les métaux essentiels qui entrent dans la composition des amalgames sont l'**argent, l'étain** et le **mercure.** On y ajoute divers métaux dans des proportions variables pour en modifier la prise, la couleur, l'affinité pour les composés sulfureux. On emploie à cet effet l'or, afin d'influer la combinaison chimique, ce qui en modifie aussi la couleur. Le zinc et le cuivre s'ajoutent pour modifier la nuance et réduire l'affinité pour le soufre.

L'effet des diverses proportions des métaux entrant dans les formules sur l'action d'un amalgame est très énigmatique, de légères différences dans les proportions amenant des résultats très variables.

L'ordre dans lequel les métaux sont mis dans le creuset et le degré de chaleur auquel la masse est soumise pour la fusion influent également sur cette action.

Proportion des composants. — Black a dressé des tables très utiles indiquant qu'une proportion étroitement définie entre l'argent et l'étain doit être maintenue. C'est à peu près la suivante : argent, 65 ; étain, 35, si l'on n'emploie que ces deux métaux. Si l'on ajoute un métal modificateur, ce doit être en petite quantité et dans une proportion équivalente à la diminution que subit l'étain.

Le lingot d'alliage doit être finement divisé, ou par le limage ou en copeaux minces obtenus au moyen du tour d'atelier. Quand on prépare l'alliage immédiatement avant de s'en servir, l'amalgamation s'opère plus aisément que si l'on conserve les limailles pendant longtemps. On a attribué ce fait à l'oxydation des particules, qui retarderait l'amalgamation. L'argent n'étant pas oxydable dans des conditions ordinaires, la cause de la combinaison tardive avec le mercure doit être cherchée dans l'adhérence des sulfures à la surface, et aussi dans l'influence des gaz enfermés, qui tendent également à retarder l'amalgamation. Fraîchement préparé, l'alliage s'amalgame plus rapidement, et exige plus de mercure qu'un alliage ancien.

Des recherches plus récentes dues à Black tendent à établir que la différence d'absorption du mercure, observée entre l'alliage fraîchement préparé et celui qui est préparé depuis quelque temps, est due à une différence dans la disposition des molécules de l'alliage, causée par la pulvérisation, laquelle a pour effet de durcir les grains et de les condenser de la même manière qu'on durcit la masse tout entière en martelant le lingot. Avec une chaleur suffisante on vieillit artificiellement les particules d'alliage, et cette opération n'est qu'une recuisson. L'absorption du mercure par l'alliage vieilli est notablement différente de celle de l'alliage frais, comme les qualités de l'amalgame qui en résulte, l'alliage vieilli prenant plus lentement et étant beaucoup plus uni que l'alliage frais. Pour plus amples détails, v. ch. XIII.

Beaucoup de praticiens pensent que la proportion de mercure doit être en excès pour donner une plasticité marquée à la masse dans le but d'assurer l'amalgamation des particules de l'alliage. Quand celle-ci est complète, l'excès est chassé au moyen d'une peau de chamois ou bien la masse est pétrie dans une serviette ou un morceau de soie de Chine et l'excès sort au travers des mailles. On prétend que ce procédé d'amalgamation amène une relation atomique approximativement exacte entre les métaux; on estime que la proportion plus grande de mercure pendant le malaxage tend à ce résultat, car le métal en excès est chassé avec l'excès de mercure quand il est exprimé. D'un autre côté, on soutient que les proportions d'un alliage donné et de mercure produisant un amalgame répondant à toutes les exigences doivent être établies par l'expérimentation, puis pesées dans ces proportions.

Caractères distinctifs d'un bon amalgame. — Un amalgame doit :

1° être incontractile;

2° avoir des bords solides ;

3° conserver une couleur claire dans les divers états du milieu buccal.

De plus, la matière ne doit pas supporter l'électrolyse à sa surface.

L'impossibilité de la contraction est assurée par l'observation rigoureuse des proportions indiquées ci-dessus.

Bords solides, c'est là un terme qui n'a pas encore été bien précisé. L'invariabilité de la surface tout entière est liée à cet important desideratum, car la rugosité et l'érosion des bords sont le résultat d'une perte moléculaire, qui donne à ceux-ci un aspect déchiqueté et malpropre et une séparation apparente de l'obturation d'avec les bords de la cavité. Les causes qui amènent cet état progressent lentement, mais continuellement.

L'érosion est surtout marquée quand il y a contraction par suite d'une mauvaise préparation, d'une proportion inexacte des métaux entrant dans la formule ou d'une manipulation négligée, auquel cas des défauts peuvent se produire sur les bords.

L'hypothèse la plus vraisemblable pour l'explication des changements observés est que la présence de l'humidité ayant une réaction acide, en produisant une réaction électrolytique entre les métaux imparfaitement combinés, provoque l'érosion de la matière immédiatement près des bords. Dans ce cas les surfaces exposées éprouvent généralement peu de perte, parce qu'elles sont sujettes au mouvement continu des liquides buccaux, mais on remarque souvent que des obturations entières subissent une perte graduelle semblable et disparaissent. Ce résultat est commun quand il y a un excès d'or ou de mercure. Dans certains cas cette action se produit à un degré limité sur toute la surface dans le voisinage de la dentine, quand on trouve un résidu sur l'obturation aussi bien que sur la surface de la dentine.

La conclusion, c'est que la solidité des bords dépend de la proportion chimique des éléments de l'alliage. Cette solidité semblerait presque assurée si la matière n'était sujette ni à la rétraction ni à l'expansion. L'expansion dans certaines circonstances peut produire un espace marginal et aboutir conséquemment au même résultat; par exemple, si dans des cavités proximales ou buccales la profondeur est plus grande sur un point que sur un autre, l'expansion de la partie plus épaisse de l'obturation tendrait à soulever le bord entourant la partie peu profonde de la cavité et exposerait le bord de la cavité à des changements électrolytiques.

Il se produit quelquefois un fait analogue, quand une obturation à l'amalgame, tout à fait dure une fois achevée, s'amollit relativement au bout de quelques années, ce qui, suivant toute apparence, est dû à des changements moléculaires.

En composant l'alliage rigoureusement suivant les proportions fixées récemment par Black et prévues par les expériences beaucoup plus anciennes de Flagg, on obtient la fixité de forme et la solidité des bords quand il y a débordement sur ceux de la cavité.

La formule est approximativement la suivante : argent, 68; étain 26; cuivre 5 ; zinc 1.

Le maintien des dimensions, de la forme et de la solidité dépend surtout, sinon entièrement, de l'action de l'argent. Quand la proportion de ce métal est inférieure à 60 pour 100 de la formule, il y a tendance à un retrait proportionnel à la diminution. Quand cette proportion dépasse 70 pour 100, l'expansion est marquée, et à 80 pour 100 elle est excessive.

Couleur claire. — Les moyens d'obtenir cette qualité ne sont pas encore bien fixés et doivent faire l'objet d'expériences nombreuses. Quelques-uns des alliages dits alliages blancs présentent une certaine stabilité à cet égard, mais les proportions du métal modificateur n'ont pas encore été fixées exactement.

L'amalgame convient *aux grandes cavités des dents postérieures* quand les bords sont trop fragiles pour y condenser de l'or ; aux cas où la force mécanique ne peut être employée utilement, notamment dans les cavités de la troisième molaire ; aux cavités distales de grandes dimensions de la seconde molaire; aux cavités linguales des molaires inférieures. Quand les dents sont peu résistantes et quand les sécrétions buccales favorisent la carie, on peut ajouter à cette liste des cavités où dans d'autres circonstances l'or semblerait mieux convenir.

Pour l'obturation des *dents temporaires* l'amalgame est supérieur à toute autre matière, parce qu'il peut y être introduit avec moins d'effort que l'étain et qu'il est plus durable que les ciments minéraux ou les préparations à la gutta ; il y a exception quand on ne peut donner à la cavité une forme rétentive.

Quant à la *forme de la cavité* convenant à l'amalgame, elle doit être la même que pour l'or, car beaucoup de compositions subissent après leur introduction un léger mouvement qui peut avoir pour conséquence un déplacement marginal entraînant les défauts indiqués dans les paragraphes relatifs à la *solidité des bords*. L'amalgame, tout en supportant désavantageusement la comparaison avec l'or, peut rendre des services considérables s'il est employé avec tous les ménagements qu'il nécessite, c'est-à-dire une exactitude rigoureuse quant aux proportions des éléments qui y entrent, un grand soin dans la préparation de la cavité, la forme de l'obturation et le finissage.

Les *inconvénients* de l'amalgame sont sa couleur peu satisfaisante, la composition incertaine des produits vendus par les fournisseurs.

CIMENTS MINÉRAUX

Oxychlorure de zinc. — Ce ciment, en raison de ce qu'il est destructible, est contre-indiqué dans tous les cas où il est exposé. Il est cependant considérablement antiseptique et, pour cela, rend de précieux services dans les cavités profondes voisines de la pulpe, même lorsque la paroi pulpaire de la cavité a été protégée préalablement par une couche de gutta-percha ou un disque de papier d'amiante. Dans ces cas, surtout sur les faces occlusales, la cavité peut être presque totalement obturée, ne complétant avec de l'or que l'épaisseur d'émail.

S'il s'agit d'obturer les canaux radiculaires et la chambre pulpaire, c'est le meilleur produit pour empêcher des changements septiques dans la dentine dévitalisée. Après des années ces obturations restent invariables, propres et inodores; il n'en est pas ainsi des autres obturations. Il y a lieu de faire un mélange très clair, particulièrement à cause du danger de le laisser pénétrer dans le foramen apical. Le ciment au chlorure de zinc de Poulson convient très bien dans ce cas, car il se malaxe à consistance crémeuse sans granulation.

Ce ciment offre également l'avantage d'agir sur la teinte des dents dévitalisées par la couleur qu'il donne à la couronne de la dent en raison de sa blancheur. Cet avantage s'accroît de ce fait qu'il vient en contact exactement et demeure inaltérable, qualité que ne possèdent pas la gutta-percha et les autres ciments.

Comme obturation temporaire, pour corriger la sensibilité extrême de la dentine dans des situations ou des conditions qui interdisent le traitement thérapeutique, l'oxychlorure de zinc a une grande valeur. Quand on ne le met pas dans le voisinage de la pulpe, il peut rester en place pendant plusieurs mois avec un grand avantage. Pour avoir les meilleurs résultats, la proportion d'oxychlorure de zinc doit être légèrement plus grande que dans les formules employées d'ordinaire.

Phosphate de zinc. — En raison de sa grande résistance aux sécrétions buccales, ce ciment est plus employé que le précédent. Toutefois sa durée ne peut être que temporaire. Si parfois il persiste plusieurs années quand les liquides buccaux sont neutres et quand on observe une grande propreté, il n'en est pas moins susceptible, en présence des changements temporaires de ces liquides, de se dissoudre, surtout dans le voisinage de la gencive. Dans les cavités proximales il est très sujet à se fissurer au bord cervical et à permettre à la carie de survenir insidieusement.

Contrairement à l'oxychlorure de zinc, le phosphate n'a pas d'action antiseptique; par conséquent il n'empêche pas la carie de la dentine dans son voisinage. Il est surtout employé pour les obturations provisoires des cavités labiales et buccales, où il est aisé de le surveiller. Comme il est dissous chimiquement par les sécrétions buccales — lentement, il est vrai — il faut le remplacer souvent.

Ce ciment est également précieux pour obturer la partie principale des grandes cavités composées quand les dents peuvent être endommagées par la condensation de l'or et pour réduire la longueur du temps nécessité par l'aurification de ces cavités. Dans certains cas il donne une grande force aux bords fragiles.

Dans les cavités des surfaces occlusales des molaires permanentes des enfants, il est très précieux, car le frottement dû à la mastication le conserve propre, et, comme on le voit facilement, on peut l'enlever quand besoin se fait sentir. Quand l'enfant atteint l'âge où il peut supporter l'obturation permanente, on peut tailler les bords pour la rétention de l'or et dans ce cas la plus grande partie du ciment peut rester.

L'emploi de ce ciment est critiquable dans les chambres pulpaires, parce qu'il ne présente pas de propriétés antiseptiques et parce que, étant poreux, il devient nocif au bout de quelques années. Pour la même raison, il ne convient pas pour l'obturation des canaux; de plus, en raison de son adhésivité, on peut se demander s'il est possible de l'introduire complètement. Pour tous ces motifs il est bien inférieur à l'oxychlorure de zinc.

COMBINAISON DE PHOSPHATE DE ZINC ET D'AMALGAME DANS LES CANAUX RADICULAIRES

La combinaison de l'amalgame et du phosphate de zinc s'obtient en alliant une proportion de zinc plus forte que celle qui précède; elle est par suite plus plastique et prend plus lentement. Le mélange d'amalgame se fait dans un mortier en mettant une quantité égale — en volume — d'oxyde de zinc et en mélangeant soigneusement. La masse de poudre qui en résulte est alors malaxée sur une ardoise avec l'acide phosphorique de façon à former une pâte épaisse, puis on l'introduit dans la cavité.

Ce composé est préférable à l'amalgame ordinaire quand la forme de la cavité ne peut être conservée à cause de la fragilité des bords ou pour d'autres motifs. Il est alors mieux retenu par suite de l'adhésivité que donne le phosphate de zinc. Il convient bien aussi pour les obturations temporaires, comme se dissolvant peu.

Gutta-percha. — Les composés de gutta-percha et d'oxyde de zinc sont utiles pour les obturations temporaires des dents de qualité médiocre aux endroits qui ne sont pas exposés à l'attrition. Leurs propriétés conservatrices sont très grandes et s'ils ne subissaient pas une détérioration à la surface, ils constitueraient en ces points une obturation presque permanente.

Ne pas les chauffer au delà de 112 degrés centig. ; bien sécher la cavité ; les introduire en petits morceaux et *les condenser d'une façon continue jusqu'à refroidissement* pour empêcher le retrait (v. chap. XIII).

REVÊTEMENT DES CAVITÉS DANS LE VOISINAGE DE LA PULPE

Quand la carie s'approche de la pulpe, elle atteint une phase où la proximité de cet organe est assez grande pour exiger beaucoup de soin, afin d'empêcher l'irritation et la congestion possible. Dans ces conditions, il est nécessaire d'éviter la conductibilité thermique et d'écarter les influences chimiques. Après désinfection de la dentine, il faut choisir une substance non irritante et non conductrice pour revêtir la paroi pulpaire de la cavité. Le choix doit porter sur la gutta ou tout autre ciment minéral.

Quand l'or est préférable pour la partie externe de l'obturation, il faut que la base soit suffisamment solide pour résister à la force appliquée sur l'or. Par conséquent un ciment est nécessaire. Avant de l'appliquer, si la pulpe est voisine, la surface doit être recouverte d'une solution claire de vernis pour empêcher l'élément liquide du ciment de causer de l'irritation. Du vernis de copal-éther, une solution de baume dur du Canada dans le chloroforme, la solution de nitro-cellulose dans l'acétate d'amyle vendue sous le nom de *cristalline* ou de *cavitine* conviennent à cet effet. Quand la cavité est profonde, la couche de ciment doit être amenée jusqu'au revêtement intérieur des rainures de rétention. Dès que le durcissement se produit la couverture métallique peut être mise en place.

Quand le peu de profondeur de la cavité ne permet pas une couche épaisse de ciment, on peut mettre à la place une coiffe de métal recouvrant la paroi pulpaire de la cavité, le métal de cette coiffe supportant ainsi les efforts mécaniques.

Ce revêtement des cavités a une grande utilité et doit être considéré comme très important.

Revêtement des cavités marginales. — Quand les cavités sont situées sur les faces proximales des dents et s'étendent assez haut sur le côté cervical pour qu'une feuille de métal ne puisse pas rendre de services, et quand les parois latérales des cavités sont faibles en raison de leur minceur ou de leur vice de structure, un revêtement est nécessaire : dans le premier cas, pour assurer la fonction au cervix; dans le second, pour empêcher l'irritation.

Pour la partie cervicale on a le choix entre (1) l'*étain*, (2) une combinaison d'*étain* et d'*or* et (3) l'*amalgame*.

Quand l'étain est superposé à l'or, il offre l'inconvénient de subir dans bien des cas par électrolyse une perte à laquelle l'alliage d'or et d'étain n'est pas sujet. Cet alliage, obtenu en repliant une couche d'étain dans la feuille d'or, semble protéger l'étain ; il est plus plastique et plus souple que l'or seul et se prête à l'adaptation et à la consolidation dans les endroits difficilement accessibles. Employé avec une matrice, il permet d'obtenir une consolidation complète sans endommager le bord cervical quand les tissus ne sont pas denses.

Quand la couleur d'un revêtement au cervix n'offre pas d'inconvénients, un amalgame à prise rapide convient fort bien et l'on peut dans la même séance achever l'opération avec de l'or. Dans ce cas, quel que soit le revêtement, on doit obtenir une conformité exacte aux contours cervicaux de la dent. Souvent le revêtement et l'achèvement de cette partie de l'obturation doivent être faits avant le placement de la digue; alors le revêtement est considéré comme une partie de la dent.

Quand il est nécessaire d'employer les ciments minéraux sur les surfaces proximales des dents postérieures pour une obturation temporaire, le bord cervical doit être recouvert d'un revêtement de gutta-percha afin de protéger la partie vulnérable de ces obturations contre la mise à nu possible de ce bord par suite de la dissolution à laquelle elles sont sujettes.

Revêtement des parois latérales. — Pour cette opération, choisir du *phosphate de zinc*, car il a la résistance exigée et adhère suffisamment aux bords pour donner la sécurité voulue. La couche doit être placée en deça de l'extrême bord de la cavité, pour que l'obturation de métal déborde sur le bord de l'émail. Quand la cavité est profonde, la rainure de rétention peut être pratiquée dans le ciment.

En résumé, le revêtement de la cavité est nécessaire en raison de la difficulté d'accès et pour traiter en toute sûreté les dents dont la solidité de structure est inférieure à la moyenne.

CHAPITRE X

DE L'OBTURATION DANS SES RAPPORTS AVEC LA FORME ANATOMIQUE DE LA DENT ; CONSÉQUENCE AU POINT DE VUE DE LA PRÉSERVATION DE L'INTÉGRITÉ DES SURFACES PROXIMALES.

L'obturation d'une carie dentaire doit avoir un double but : 1° reconstituer la partie détruite; 2° prévenir autant que possible toute récidive.

Le premier but est atteint par la résection de tout le tissu endommagé et par l'obturation parfaite de la cavité au moyen d'une matière durable et appropriée à chaque cas.

Le second exige, pour être réalisé, un examen attentif de l'état des surfaces à opérer et une connaissance absolue de leurs relations mécaniques, physiologiques et pathologiques.

L'obturation d'une cavité, si elle est parfaite, empêche généralement l'extension de la carie sur les surfaces en contact, tandis que cette même opération, exécutée sur des surfaces moins bien situées, peut manquer complètement le but désiré. La contiguïté des surfaces proximales favorise la rétention des aliments et des micro-organismes, et empêche en même temps la salive d'opérer le nettoyage des espaces proximaux. Aussi ces surfaces, bien que parfaitement saines à l'origine, sont-elles attaquées par la carie plus fréquemment que toute autre partie, si l'on excepte cependant les surfaces d'occlusion où la continuité est interrompue par des sillons et des dépressions. Une fois atteintes de carie, elles sont difficiles à obturer, à cause de la difficulté d'accès. Il en résulte, d'une part, que les opérations ne présentent pas la perfection habituelle et que l'obturation peut tomber; d'autre part, que le retour de la carie peut être dû à la persistance des mêmes causes qui ont amené la lésion initiale.

Puisqu'il en est ainsi, il est donc évident que les conditions primitives doivent être modifiées, si l'on veut prévenir toute nouvelle carie. Ce principe fut reconnu de bonne heure et le premier essai consista à limer et à réséquer les surfaces proximales de façon à empêcher leur contact, d'après ce principe : « pas de contact, pas de carie ».

Là où les dents étaient entièrement séparées, la carie se trouvait arrêtée pour un temps, mais c'était au prix de la disparition d'une grande partie de surface triturante, au prix d'une grande difformité et d'un sérieux dommage pour la gencive et le péricément.

Mais dans les cas où l'on se contentait de pratiquer un espace de ce genre d'une façon temporaire, l'opération échouait, parce que bientôt, par suite de la pression des dents voisines et de l'occlusion modifiée, les dents mutilées étaient remises en contact et la carie était rendue cent fois plus facile.

Avec le retour de la carie il fallait de nouveau limer et réséquer, si bien que les dents se trouvaient considérablement diminuées et étaient perdues définitivement. A cause de ces résultats fâcheux la méthode fut abandonnée pendant quelque temps, mais en 1870 elle fut reprise avec quelques modifications grâce à l'enseignement et aux écrits de Robert Arthur. Sa méthode consistait à changer la forme des surfaces proximales des dents en les limant et en les polissant de façon à déplacer vers le bord cervical le point de contact situé près la face d'occlusion.

Cette méthode avait pour résultat non seulement d'aplanir la face proximale normalement convexe; mais on la supposait aussi capable d'éviter à cette surface toute tendance à la carie en empêchant la rétention des débris d'aliments et en permettant aux espaces proximaux de se nettoyer eux-mêmes.

Elle fut dans une certaine mesure adoptée par nombre de praticiens consciencieux comme un moyen d'obvier à une difficulté combattue jusqu'ici sans succès. Bientôt cependant on découvrit qu'elle ne donnait pas les résultats attendus et elle fut peu à peu abandonnée. Son échec est dû à ce qu'elle est fausse en principe, et, en effet, si elle semble offrir un soulagement temporaire, ses résultats postérieurs sont des plus désastreux.

En laissant un épaulement près du bord cervical, le contact se trouva simplement déplacé d'un point vers un autre, et ce point devint par sa position beaucoup plus exposé à la carie que dans le premier cas. Bien plus, la dentine mise à nu sur les faces réséquées, privée de la protection naturelle de l'émail, devenait sensible et les aliments qui s'amassaient dans l'espace et que pressaient la gencive la rendait hypersensible et même en causaient la rétraction. Le désagrément qui suivait l'opération, joint à la tendance plus grande à la carie, suffirent pour condamner cette méthode et la faire abandonner.

L'impossibilité d'entraver la carie au moyen d'une transformation des faces proximales conduisit à une recherche plus exacte de la cause de ces récidives sur ces surfaces et fit adopter peu à peu des méthodes plus rationnelles et plus scientifiques. En étudiant l'anatomie dentaire comparée, il apparaît évident, même au plus novice, que les différentes dents de la mâchoire humaine doivent, d'après leur disposition sur les arcades et leur forme générale, servir le mieux possible aux besoins de l'individu. Cependant jusqu'alors on ne s'était guère soucié d'insister sur l'étude si minutieuse de leur anatomie externe, de leur mutuelle dépendance, de leurs rapports et des conditions occasionnant la carie. Comme il était établi de longue date que le contact causait la carie, on pensait que la carie sur les faces proximales commençait toujours au point de contact et qu'elle était due à la fermentation de débris d'aliments qui s'y trouvaient retenus. L'observation prouva cependant que les points de contact entre les dents étaient exempts de carie, et qu'ils étaient même plus ou moins polis à cause du léger mouvement des dents dans leurs alvéoles et que la carie proximale commençait toujours juste au-dessus du point de contact, c'est-à-dire un peu plus près du bord de la gencive.

On remarqua de plus que le contact normal des dents sur leurs faces proximales, qu'autrefois on supposait nécessaire seulement pour leur mutuel soutien, était également nécessaire pour protéger le tissu de la gencive contre la pression des aliments pendant la mastication. Enfin on comprit que les portions de la couronne d'une dent, situées au-dessous du rebord de la gencive, et celles qui sont situées au-dessus et constamment couvertes de salive (par exemple les faces proximales près de la gencive) n'étaient jamais le point de départ de la carie, tandis que les faces proximales et les faces buccales ou linguales, alors même que leur structure n'est pas défectueuse, étaient en premier lieu attaquées par la carie sur une ligne qui correspond à l'endroit où les fluides de la bouche s'élèvent d'habitude.

On trouva une explication de cette particularité dans ce fait que la salive est d'habitude alcaline et par conséquent protectrice des parties qu'elle recouvre, mais que, à sa surface, et dans un état de repos (comme le sommeil), cette alcalinité est changée en acidité; les *sels de calcium* sont dissous et la carie peut s'établir.

De plus, les micro-organismes qui causent la fermentation des hydrates de carbone produisent dans la bouche de l'acide lactique, lequel est un dissolvant des constituants inorganiques de la dentine. Cette action se poursuit plus rapidement sur les faces qui ne sont pas recouvertes généralement par la salive et dans les parties protégées qui ne sont pas sujettes à l'action du nettoyage mécanique exercé par la langue et les parois buccales.

Le résultat des observations ci-dessus fut d'amener les chercheurs à comprendre : 1° que la forme de la dent était ce qui convenait le mieux à sa fonction particulière et que la modifier c'était amoindrir l'utilité de la dent et en précipiter la perte ; 2° que le contact des dents adjacentes était essentiel et au bien-être de l'individu et à la durée des organes; 3° que, étant donné que les dents se carient en dépit de leur forme naturelle et du contact normal, il reste à trouver un moyen qui, en même temps qu'on reconstitue la dent, permette de diminuer autant que possible, sinon complètement, les risques de récidive.

Pour atteindre ce but, il n'y avait qu'un procédé : remplir les cavités proximales de façon à rendre son contour primitif à la surface normale et, là où les dimensions de la carie le permettent, étendre les cavités assez loin sur les faces buccales et linguales pour que les bords de l'émail se trouvent amenés dans une zone où le nettoyage mécanique se fasse naturellement.

L'étude raisonnée de la carie sur les faces proximales, qu'il s'agisse d'un cas de récidive ou non, en donne l'explication si l'on considère certains faits et certains principes de physique.

Quand on plonge un tube dans un liquide capable d'en mouiller la surface, le liquide à l'intérieur du tube atteint un niveau plus élevé que celui du liquide environnant. La force qui produit ce résultat s'appelle *attraction capillaire* et s'explique par le principe de la *tension de surface* des liquides. Si, au lieu d'un tube, on renouvelle l'expérience avec deux assiettes creuses ou plates, on remarque la même élévation du fluide entre elles. Plus le tube est petit, ou encore plus les deux assiettes sont rapprochées, plus le liquide s'élève.

En appliquant aux dents les principes qui régissent ces faits et en les considérant comme des corps immergés dans un liquide, on constatera bientôt que, si les faces proximales des dents étaient parallèles et bien rapprochées, les fluides de la bouche s'élèveraient à un niveau plus élevé entre elles et couvriraient davantage la surface des dents que si celles-ci se trouvaient plus séparées ; et ces liquides retenus dans cet espace étroit et ayant peu de facilité pour se mouvoir prendraient un caractère acide et la destruction du tissu dentaire commencerait. C'est ce qui se produit sur les faces proximales limées, que ces surfaces aient été obturées ou non.

Cependant, normalement, les couronnes des dents humaines sont plus ou moins convexes sur leurs faces proximales et se touchent seulement au point de leurs plus grands diamètres transversaux, lequel se trouve tout près et juste au-dessus de la surface d'occlusion. A partir de ce point leurs diamètres deviennent moindres peu à peu jusqu'à ce qu'ils atteignent le bord cervical où ils sont le plus petits. Ceci laisse un espace intermédiaire triangulaire dont la base est sur la gencive (fig. 176), dans lequel la salive s'élèvera peu à cause de la séparation qui se trouve auprès de la gencive et de la diminution de l'attraction capillaire qui en est la conséquence. Aussi les dents qui conservent leurs formes normales sont moins enclines à la carie proximale qu'elles ne pourraient l'être dans toute autre condition.

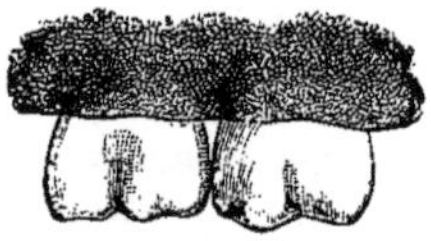

Fig. 176. — Contact normal des dents.

Tout au début le traitement des faces proximales pour empêcher la carie consiste à les atteindre en plaçant des coins, puis, si on trouve que la carie n'est que superficielle, on enlève la structure contaminée et on polit parfaitement les surfaces.

Quand on rencontre des cavités de grandeur modérée il faut les préparer et les obturer avec soin en conservant, autant que possible, le contour originel. La carie peut revenir, mais vraisemblablement il n'en sera pas ainsi avec l'âge, la densité plus grande du tissu et un traitement prophylactique convenable.

Là où la carie n'a pas pris une grande extension, nous pourrons faire dans les parties affectées des changements physiques capables d'immuniser pour l'avenir et d'une façon certaine la partie cariée.

D'abord, il faut bien séparer les dents en les écartant à l'aide de coins afin d'agrandir assez les cavités pour amener les bords latéraux jusqu'aux surfaces linguales et buccales et étendre les bords cervicaux des cavités jusqu'au bord libre de la gencive ou même audessous.

Puis, il faut introduire la matière obturatrice avec soin, la disposer de manière à restaurer le contour primitif, et polir l'obturation lorsqu'elle est terminée; quand ceci a été fait et que les dents sont revenues à leurs positions primitives, les faces proximales se trouveront dans une meilleure condition qu'auparavant pour résister aux influences de la carie et tandis que le bord cervical de l'obturation est protégé par le fait qu'il est constamment couvert par la salive, les bords latéraux se trouvent assez éloignés sur leurs surfaces respectives pour être soumis au nettoyage de la langue et des lèvres.

De plus, le rétablissement du contact sur les faces proximales procure une protection normale aux gencives tendres en empêchant les aliments de s'amasser sur elles et de s'y tasser.

La méthode d'obturation dite « de contour » [1], basée comme elle l'est sur des principes physiologiques, anatomiques et mécaniques, est devenue la méthode opératoire acceptée de tous. L'expérience a prouvé qu'elle est l'unique méthode rationnelle de traitement des faces proximales, car, grâce à elle, nous assurons toutes les conditions désirables pour conserver les formes naturelles des dents, amener leur contact nécessaire, procurer l'immunité contre la carie future et protéger les bords de la gencive. Ce procédé implique le sacrifice de la structure d'une dent saine sur les faces buccales et linguales, ainsi qu'une plus grande dépense de temps, pour bien finir l'obturation, mais les résultats sont une compensation.

Pour exécuter l'opération consistant à remplir et à restaurer le contour proximal, il faut non seulement une habileté de main de premier ordre, mais aussi un coup d'œil d'artiste pour que la restauration puisse sous tout rapport correspondre, pour l'étendue et la forme, au contour de la dent : on ne les acquerra que par une grande habitude. Dans certains cas, par exemple quand les dents n'étaient pas d'abord tout à fait en contact, on peut avec avantage exagérer le contour, même considérablement, pour clore l'espace, mais il ne faut

[1] C'est-à-dire la méthode qui consiste à faire une reconstitution anatomique de la dent.

jamais faire ce contour plus petit qu'il ne devrait être normalement, sans quoi le résultat ne serait pas satisfaisant.

Pour obturer une surface proximale voisine d'un intervalle, comme dans le cas où une dent a été perdue, il n'est pas nécessaire de faire une restauration complète, bien que l'on obtienne un résultat plus artistique en le faisant dans tous les cas.

CHAPITRE XI

OBTURATION DES CAVITÉS AU MOYEN DE FEUILLES MÉTALLIQUES ET DE LEURS DIFFÉRENTES MODIFICATIONS

Par Edwin T. DARBY, D. D. S., M. D.

Pour faire choix d'une matière obturatrice, l'opérateur doit considérer le caractère des sécrétions de la cavité buccale, la position de la dent à obturer, l'étendue de la partie malade, la structure physique de la dent et la force des parois de la cavité. Cette matière doit posséder certaines qualités naturelles, dont les plus importantes sont : la faculté de s'adapter, l'indestructibilité, la non-conductibilité, la dureté, l'absence de contraction, l'harmonie de couleur et la facilité de manipulation. Aucune matière ne peut réaliser toutes ces qualités ; cependant quelques-unes des plus importantes peuvent se rencontrer dans un seul métal ou dans une combinaison de métaux.

Le plomb possède la malléabilité et s'adapte facilement, mais il s'oxyde promptement quand on l'expose à l'air ou aux sécrétions de la bouche. De même l'étain possède quelques qualités : il est mauvais conducteur et malléable. Ceci le place au premier rang comme préventif contre la carie des dents, mais sa couleur manque d'harmonie, et sa grande malléabilité, chose si désirable pour la manipulation, est un obstacle à son usage sur les surfaces où il y a beaucoup de frottement.

Les phosphates de zinc, qui sont composés d'oxyde de zinc et d'acide phosphorique en solution, forment une combinaison qui d'abord attira l'attention du dentiste, comme pouvant se substituer aux feuilles métalliques pour l'obturation. A cause de leur plasticité, de leur facilité à être manipulés, de l'harmonie de leur couleur, de leur non-conductibilité relative, de leur absence de contraction, ils possèdent beaucoup de qualités désirables, mais manquent d'une qualité essentielle : l'indestructibilité.

L'OR

L'or, qui a été employé pendant un siècle environ, a rempli plus que toute autre matière ou combinaison de matières les conditions requises pour l'obturation des dents cariées. On peut faire deux objections à son emploi : l'une concernant sa grande conductibilité, l'autre sa couleur dépourvue d'harmonie.

On ne saurait trop insister sur la question de sa pureté, afin, en s'en servant, d'obtenir les meilleurs résultats. Bien que les fabricants de feuilles d'or dentaires prétendent que leurs produits sont absolument exempts de tout alliage, peu de spécimens de ces feuilles montrent seulement une pureté au-dessus de 999. Si ce maximum était toujours atteint, l'opérateur aurait peu de motifs de se plaindre. Un si petit pourcentage d'alliage (1 sur 1000) n'affecterait pas matériellement les qualités foncières du produit, mais quand il atteint 4 ou 6 pour 1000, l'or devient difficile à manier à cause de sa dureté et de sa résistance.

Il faut apporter un très grand soin à la préparation des feuilles, puisque le succès dépend tant de sa pureté que de sa propreté. Pour la description détaillée du procédé de fabrication, — passage du lingot à la feuille battue et recuite — le lecteur devra se reporter à un article écrit par un praticien (1).

Autrefois le chirurgien-dentiste était réduit à l'emploi d'une seule forme d'or pour l'obturation. C'était une feuille ayant un poids d'environ 26 centig. à 65 centig.; mais à mesure que les besoins de l'opérateur s'accrurent, l'art du fabricant se développa aussi, et on offrit de nouvelles préparations; aujourd'hui le plus exigeant peut trouver les feuilles qu'il veut, pesant de 26 centig. jusqu'à 78 grammes; des cylindres de différentes dimensions et composés de feuilles adhérentes, ou semi-adhérentes; des blocs tout préparés; de l'or en rouleau dont l'épaisseur varie du n° 30 au n° 120 et de l'or cristallisé possédant de grandes propriétés de cohésion.

Telles sont les formes les plus importantes sous lesquelles l'or est offert à présent à l'opérateur. Avant d'entrer dans la description des classes de cas dans lesquels chacune de ces formes a sa meilleure adaptation, il est bon de décrire un peu en détail les qualités particulières que présente chaque forme d'or quand elle est employée en clinique dentaire.

Feuilles d'or mou ou non adhésif. — Avant 1854, Robert Arthur découvrit et enseigna qu'il fallait employer les feuilles d'or adhésif. En certains cas, l'opérateur employait de l'or qui possédait de très faibles propriétés d'adhésion. Employé comme il l'était, sous forme de larges bandes ou rubans, ou de cylindres, sa propriété d'adhésion soulevait une sérieuse objection, puisqu'on avait constamment à craindre que la masse ne se cintrât dans la cavité et qu'il ne restât maints endroits dépourvus de matière obturatrice le long des parois de cette cavité.

Les termes *mou* et *dur*, quand on les emploie pour désigner la nature de l'or, induisent en erreur, puisque toute feuille d'or pur ou d'or

(1) *American Text-book of dentistry*, vol. III, p. 839.

presque pur possède une grande malléabilité sous l'instrument. Les caractères distinctifs des deux espèces d'or sont l'inaptitude à fournir une certaine sorte de feuille qui soit adhésive quand elle est exposée à un certain degré de chaleur, et l'aptitude à en fournir une d'égale pureté qui soit adhésive par l'application d'un même degré de chaleur. Des fabricants de feuilles d'or dentaire ont prétendu être capables de faire avec le même lingot des spécimens d'or non adhésif, semi-adhésif et extra-adhésif, et d'obtenir ces qualités physiques sans allier l'or avec d'autres métaux. Ceci a amené à croire que, puisque l'or absolument pur possède des propriétés adhésives naturelles, on a déposé sur la surface de la feuille quelque sel métallique ou quelque autre substance étrangère qui a le pouvoir d'empêcher l'union des surfaces de la feuille quand on cherche le contact. On a soupçonné qu'on avait déposé une mince feuille de fer sur la surface de la feuille d'or non adhésive, car, si l'on fait fondre en globules une telle feuille, elle présente une apparence brun rougeâtre qu'on n'obtient pas quand on fait fondre comme ci-dessus une feuille d'or adhésive.

Beaucoup de ces soi-disant feuilles non adhésives ne sont pas — à strictement parler — de cette variété, car l'application d'une chaleur modérée les rendra tout à fait adhésives. Elles possèdent la malléabilité spéciale à la feuille d'or pur, mais il ne faut pas les classer avec cette variété qui ne se soude pas avec les autres parcelles du même métal même quand on les soumet à une grande chaleur. On a prétendu que la feuille non adhésive n'a pas son emploi dans l'art dentaire — que toute dent qui peut être obturée avec de l'or doit l'être avec de l'or adhésif. Cette affirmation peut être vraie en général, mais il est vrai aussi que beaucoup de dents qui ont des cavités à fortes parois peuvent être aussi bien obturées si une grande partie de la matière obturatrice est faite avec une feuille non adhésive, et cela avec une grande économie de temps. C'est l'adaptation et non la dureté qui constitue la qualité primordiale de l'obturation.

Comme l'or non adhésif est généralement préparé en feuillets placés dans des cahiers qui en contiennent 3 gr. 85, l'opérateur est obligé de leur donner la forme convenable pour les introduire dans la cavité. La dimension et la forme de la cavité le guideront pour trouver la meilleure méthode de préparer l'or. Le ruban étroit, les morceaux rectangulaires de ruban ou coussins (*mats*), le cylindre très serré, l'or enroulé, l'or en cordelettes sont les meilleures formes sous lesquelles on puisse employer l'or cohésif.

Pour faire le *ruban* on prend la moitié ou le tiers d'une feuille n° 4 ou n° 5, qu'on place sur une serviette de grandeur moyenne pliée rectangulairement, comme lorsqu'elle vient de chez la blanchisseuse. On met la serviette sur la paume de la main gauche et sur le milieu du morceau de feuille on pose la spatule ; alors on ferme la main très fort et ainsi on replie la serviette avec la feuille sur les côtés de la spatule. On répète ce procédé jusqu'à ce que le ruban ait 3 mm. ou 1 mm. 1/2 de large (fig. 177).

Si l'on a besoin de morceaux rectangulaires (coussins), on peut plier la feuille deux ou trois fois, puis on la replie sur elle-même dans le

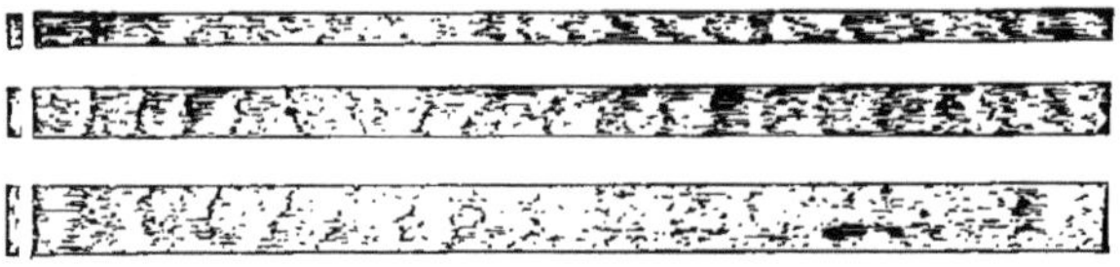

Fig. 177.
Ruban de feuille d'or.

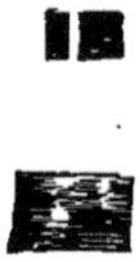

Fig. 178.
Coussins.

sens de la longueur jusqu'à ce que l'on obtienne des morceaux de toute épaisseur (fig. 178).

Quand on désire des *cylindres* d'or non adhésif, il vaut mieux que l'opérateur les fasse lui-même, au lieu de se fier à ceux qui sont préparés par le fabricant, car ces derniers sont enroulés trop lâches et sont plus ou moins adhésifs. Avec un ruban on fait facilement un cylindre en le roulant sur une broche à cinq faces et de la dimension voulue. La profondeur de la cavité guide pour la largeur du ruban, et la largeur du ruban détermine la longueur du cylindre, qui doit être un peu plus long que la profondeur de la cavité. Nous décrirons plus tard la manière d'introduire et de condenser l'or quand nous considérerons les cas spéciaux.

L'*or en cordelettes* se fait de la façon suivante. On roule entre le pouce et l'index, soit une feuille, soit une demi-feuille ou un tiers de feuille jusqu'à ce que l'on obtienne une cordelette de densité modérée. Mais l'or se contaminant au contact de l'humidité et des impuretés de la main, il vaut mieux éviter ce contact autant que possible. C'est ce qu'on peut faire en roulant la feuille sur l'instrument représenté par la figure 179. Tout opérateur peut en fabriquer un en prenant deux planchettes minces, par exemple les couvercles d'une boîte de cigares; on leur adapte avec de la glu un morceau de chevreau blanc d'environ 20 centimètres de long et d'une largeur égale à la feuille d'or. Il faut insérer au centre de chaque

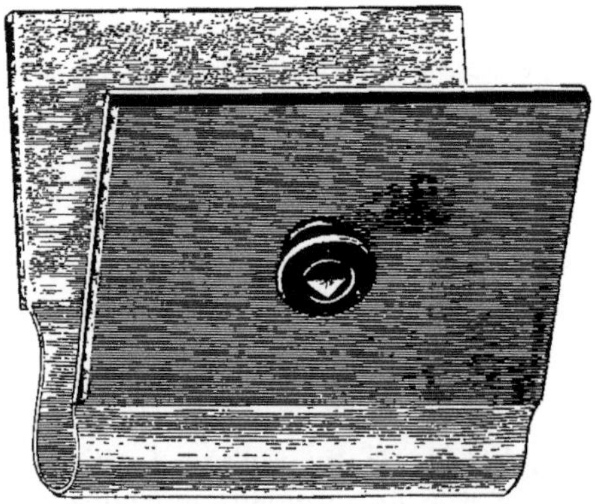

Fig. 179. — Appareil pour enrouler les feuilles d'or.

planchette un bouton de tiroir en ébonite; ces boutons servent de poignées pour tenir l'appareil. Alors on place l'or sur la peau de chevreau entre les deux planchettes et, en ramenant les deux surfaces de la peau en contact, la feuille se trouve enroulée. C'est sur la surface de la peau non apprêtée que l'on roule l'or. On coupe les cordelettes en longueurs conformes à la dimension de la cavité à obturer, et comme l'or ainsi préparé a une grande malléabilité et qu'il s'adapte facilement, on peut l'insérer en très grande quantité si l'on dispose d'une force suffisante pour le condenser.

Or adhésif. — On peut appeler adhésif tout l'or qui a été affiné par les méthodes ordinaires. Il n'est pas absolument nécessaire qu'il soit complètement exempt d'alliage. On a montré que la malléabilité dépend de sa pureté, mais une feuille d'or peut contenir un certain pourcentage d'argent, de cuivre, de palladium, de zinc sans que sa cohésion soit diminuée. De même, s'il y a alliage avec le platine. Cependant il est désirable que l'or adhésif soit pur, puisque le plus petit pourcentage d'alliage détruit sa malléabilité.

Quand deux feuilles d'or fraîchement recuit sont mises en contact et qu'on les presse légèrement, elles sont unies de telle sorte qu'on ne peut en fait les séparer. C'est à cause de cette propriété qu'on dit l'or *adhésif*. L'or perd bientôt cette propriété s'il s'est introduit, entre les deux feuilles, des gaz ou des impuretés quelles qu'elles soient.

Des expériences ont démontré que si l'or est soumis aux vapeurs d'ammoniaque, d'hydrogène, de carbure d'hydrogène, de phosphure d'hydrogène, d'acide sulfureux, sa propriété adhésive est vite détruite; mais cette propriété lui est restituée si on le chauffe, excepté s'il a été exposé aux vapeurs de soufre et de phosphore. D'où l'importance de mettre l'or autant que possible à l'abri de l'air, surtout en hiver quand les gaz qui proviennent de la combustion du charbon sont plus sujets à se répandre dans la pièce où l'on opère.

Black a montré que le gaz ammoniac a le pouvoir d'empêcher l'influence délétère des autres gaz et il recommande de soumettre les feuilles à l'influence du carbonate d'ammoniaque en les tenant renfermées dans un tiroir avec un flacon contenant de ce sel.

On ne saurait trop apprécier les *avantages* de l'or adhésif. Avec son introduction, en 1855, commença une nouvelle ère pour les soins à donner aux dents cariées. Les opérations qu'on jugeait impossibles par l'usage de l'or non adhésif furent rendues comparativement faciles par l'emploi intelligent de l'or adhésif. Restaurer une dent brisée ou largement cariée devint possible pour les praticiens habiles, et les méthodes modernes, grâce à l'emploi intelligent de cette forme d'or, ont permis à l'opérateur actuel de faire ce que le praticien d'autrefois croyait impossible.

Le débutant, cependant, ne doit pas perdre de vue que l'or adhésif ne doit pas se traiter d'après les mêmes méthodes que l'or non adhésif.

Se servir d'or adhésif sous forme de rubans ou de cylindres ou de cordelettes bien serrées amènerait un échec inévitable. Cette propriété qui le rend apte à restaurer les dents cariées et à refaire les surfaces le ferait rejeter si on l'employait indifféremment dans l'intérieur des cavités inaccessibles. L'or non adhésif peut être introduit en grandes masses dans une cavité bien formée, et, à cause de sa malléabilité et de sa facilité d'adaptation, on peut le faire parvenir sous tous les points des parois de la cavité si l'on applique une forte pression. Au contraire, l'or adhésif doit être introduit en petits morceaux, dont le premier doit être bien ancré dans un point de rétention, puis on lui soude chaque nouveau morceau.

Il y a plusieurs méthodes de préparation de l'or adhésif et l'on obtient de bons résultats par l'une ou l'autre des méthodes suivantes.

Soit une cordelette non rigide faite d'un quart de feuille n° 4 ou n° 5 : on la coupe en longueurs variant de 3 mm. à 6 mm. ; on la recuit et alors on l'introduit dans la cavité en la portant sur la pointe du fouloir. Ou bien, avec une spatule on plie une feuille en quatre pour en

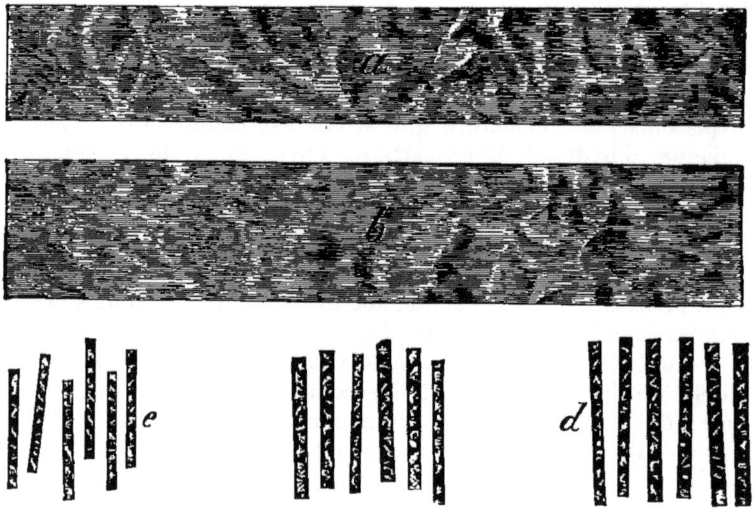

Fig. 180. — Rubans et lamelles.

faire un large ruban qu'on peut couper en long ou en travers en morceaux arges de 1 millimètre 1/2 à 3 mm. (fig. 180) et c'est là une façon commode de préparer l'or adhésif.

Soit une feuille plus lourde du n° 20 ou du n° 30. On peut la couper en bandes d'une simple épaisseur et de la largeur indiquée plus haut et, après avoir recuit celles-ci, les tasser dans la cavité. Il est essentiel d'avoir toujours présent à l'esprit qu'il ne doit y avoir qu'une petite quantité d'or sous l'instrument dans un temps donné. Quelques-uns préfèrent l'or adhésif laminé à celui qu'on a amené à l'épaisseur désirable par le battage. On a affirmé qu'on obtient une plus grande souplesse quand l'or a été ainsi préparé. Cet or doit avoir une épaisseur supérieure à celle du n° 20 ou n° 30 pour assurer les meilleurs résultats. Il faut le couper en bandes étroites et, après recuisson, le tasser progressivement à mesure que chaque nouveau pli a été parfaitement condensé. On n'obtient de bons résultats que si chaque lame est parfaitement soudée.

Les cylindres roulés et les blocs préparés par certains fabricants et vendus comme or adhésif ne sont généralement que peu adhésifs et, employés sous cette forme, sans recuisson, peuvent être tassés dans l'intérieur des cavités sans adhérer, même s'ils sont recuits; ils sont contre-indiqués, car on peut craindre une union imparfaite de toutes les particules d'or. Il est douteux que les cylindres de grandes dimensions conviennent quand l'obturation s'étend au delà des parois de la cavité et quand la solidité est un facteur essentiel.

Or cristal. — Cet or fut introduit par A.-J. Watts en 1853 et, tel qu'il est préparé actuellement, c'est un des meilleurs ors adhésifs. Lors de son introduction, le procédé de fabrication était défectueux, car il était impossible de débarrasser la masse spongieuse de l'acide nitrique employé à la préparer; mais depuis que Watts se sert de l'électrolyse, au lieu du précipité chimique, les inconvénients ont disparu. L'or ainsi préparé possède de grandes propriétés adhésives et, employé avec soin, il permet d'exécuter des opérations tout aussi belles que tout autre or adhésif en feuilles. L'opérateur ne doit pas perdre de vue qu'il faut introduire cet or dans la cavité en petites quantités. Si un échec suit son emploi, cela provient sans doute de ce qu'il a été introduit trop rapidement. Cet or se vend en pains de 3 grammes taillés en morceaux irréguliers ou en petits cubes, au moyen d'un rasoir. Il doit être tenu à l'abri de l'air et bien recuit quand on l'emploie, quoiqu'il soit bien adhésif quand il a été préparé récemment. Il n'existe pas de meilleur or pour commencer les aurifications dans les cavités peu profondes ou irrégulières ou pour recouvrir les obturations. Beaucoup d'opérateurs l'emploient toujours pour commencer et pour finir les obturations.

Or cristal natté. — Cet or diffère du précédent en ce qu'il est plus compact, les cristaux semblant plus petits et nattés ensemble. Il se brise et se froisse sous l'instrument et ne possède aucune qualité qui n'appartienne au précédent. S'il a quelque valeur, c'est pour finir les obturations sur les faces occlusales ou sur celles qui sont aisément accessibles; il peut aussi s'employer concurremment avec l'amalgame.

Or platiné. — Cet or est très apprécié de beaucoup de praticiens pour la restauration des bords tranchants ou, quand, pour une raison quelconque, on désire une grande dureté de la surface.

On fait recuire ensemble un lingot d'or pur et un de platine, puis on les roule à l'épaisseur voulue, celle de la feuille n° 20 ou n° 30 d'ordinaire. On le coupe alors en bandes étroites, recuites de frais et employées de même manière que les feuilles lourdes. L'alliage du platine et de l'or donne à l'obturation une teinte se rapprochant de la teinte de la dent et, pour cette raison, on l'emploie davantage sur les surfaces labiales et dans les bouches où les dents sont plus exposées.

L'or allié ainsi au platine est beaucoup plus rigide que l'or seul et est contre-indiqué pour former le noyau de beaucoup d'obturations. Il donne les meilleurs résultats quand on emploie le maillet pour le condenser complètement.

RECUISSON DE L'OR

Quand le fabricant a donné à l'or la minceur voulue en le battant, il le *fait recuire*. Cette opération a pour but de le débarrasser de la rigidité que le battage lui a donnée. Le martelage rend tous les métaux plus ou moins raides ou rigides, mais ils redeviennent mous sous l'influence d'une forte chaleur. L'or en feuilles récemment fabriqué et soustrait à l'action de l'air ou de certains gaz peut posséder des propriétés adhésives suffisantes pour se souder convenablement, mais il les perd bientôt et il faut le recuire pour unir entre elles les diverses couches.

Beaucoup d'opérateurs se servent de la flamme d'alcool pour recuire l'or; d'autres d'un petit brûleur Bunsen. Quelques-uns tiennent l'or à recuire directement dans la flamme ou un peu au-dessus, d'autres placent l'or sur un plateau en mica ou en platine et le tiennent dans a flamme de la lampe ou du jet de gaz. Cette dernière méthode est plus sûre, car il y a des impuretés dans la flamme provenant de la mèche carbonisée : une particule de phosphore tombant de l'allumette enflammée sur la mèche ou, si c'est du gaz, la combustion imparfaite peut occasionner un dépôt de carbone ou de soufre à la surface de l'or. Ces accidents amoindrissent les qualités de malléabilité de l'or.

Le procédé le plus satisfaisant pour recuire l'or consiste à employer le plateau électrique à recuire, imaginé par L. E. Custer et représenté figure 181. Il permet de chauffer au degré voulu et avec une uniformité que ne donnent pas les autres moyens. Les qualités de malléabilité de la feuille d'or adhésive ou non sont considérablement augmentées par l'application de la chaleur au moment de l'emploi. L'or qui n'est pas absolument adhésif est

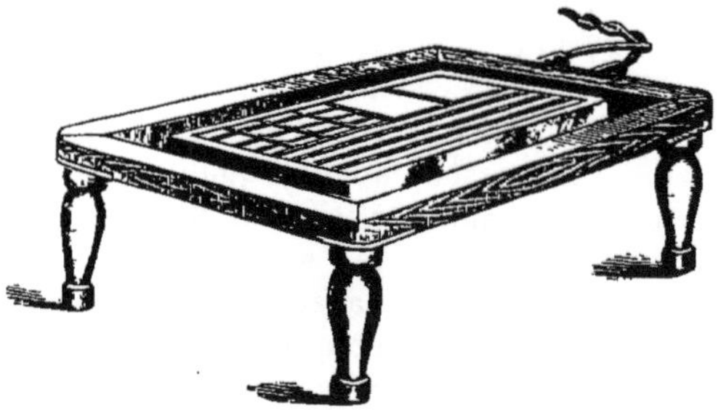

Fig. 181. — Plateau électrique à recuire de Custer.

rendu plus souple par la recuisson et pourtant sa mollesse n'en est pas amoindrie, tandis que l'or non adhésif peut être rendu légèrement ou franchement adhésif suivant qu'on y applique beaucoup ou peu de chaleur. Beaucoup d'opérateurs emploient l'or légèrement adhésif pour des cavités entourées par de fortes parois, et l'or semi-adhésif sous forme de cylindres peu serrés est très employé. Quand l'obturation est sur le point d'être terminée, on chauffe les cylindres et ils acquièrent de la cohésion. Mais quand il s'agit de restaurer un contour ou de réédifier des dents brisées, l'or doit être chauffé sans aller tout à fait jusqu'au rouge afin de lui donner le maximum de propriété adhésive.

INTRODUCTION DE L'OR ET MANIÈRE DE L'ADAPTER AUX PAROIS DE LA CAVITÉ

On a dit, chapitre VII, que peu de cavités ont la forme voulue pour retenir l'obturation quand la carie seule a été enlevée. Beaucoup de cavités exigent une forme rétentive afin que l'obturation ne soit pas dérangée soit pendant son introduction, soit par la mastication ou autrement quand elle est achevée. Autrefois, quand l'opérateur était limité à une seule espèce d'or — l'or non adhésif — il était obligé de préparer la cavité en conséquence; mais maintenant que les variétés d'or sont innombrables, il peut tailler sa cavité avec l'intention de conserver la structure des dents et, quand il lui a donné une forme qui le satisfait, il peut choisir l'espèce d'or répondant à ses besoins.

Le foulage de l'or est régi par certains principes qu'il ne faut pas perdre de vue et que l'opérateur doit considérer avant de placer son obturation. Le premier, c'est la *force*, ainsi que la direction et la relation de cette force avec le but à atteindre. Si une cavité donnée doit être obturée avec de l'or non adhésif, l'opérateur doit tenir compte de la résistance des parois de la cavité et décider si en recourant à la forme en coin, il ne courra pas risque de briser les parois en faisant effort pour y adapter l'or.

L'or non adhésif s'introduit d'ordinaire par la pression à la main Chaque morceau d'or est posé sur le plancher et les parois de la cavité à la manière d'un coin, et la disposition mécanique de chaque morceau d'or doit être telle qu'aucune partie ne puisse s'échapper quand l'obturation est finie. On verra plus loin, en examinant les divers genres de cavités, que dans les petites cavités d'une forme simple l'or préparé en ruban convient le mieux, tandis que dans les cavités composées ou les grandes l'or peut être introduit sous forme de cylindres compacts ou blocs.

Quand il y a lieu de se servir d'une combinaison d'or non adhésif et d'or adhésif, le premier est généralement introduit d'abord, puis le second est incorporé au premier en poussant ou en refoulant des

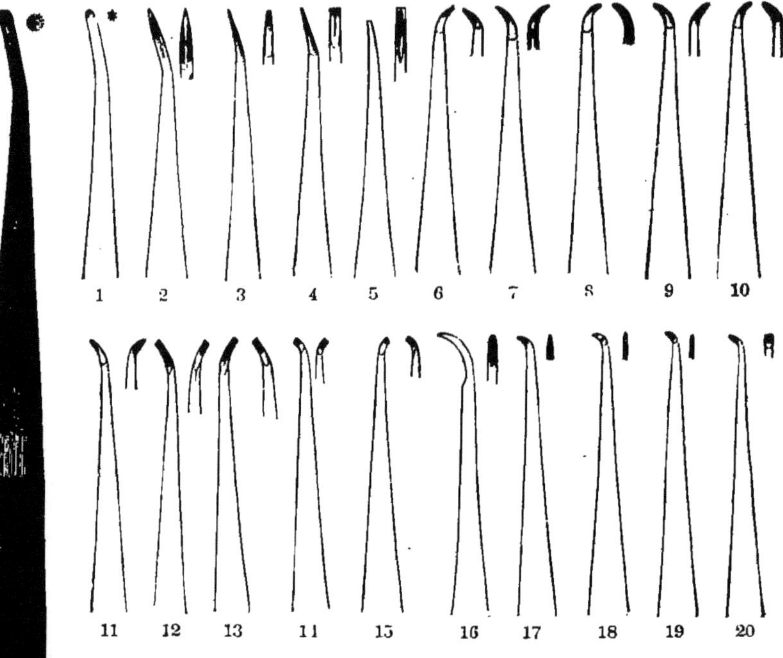

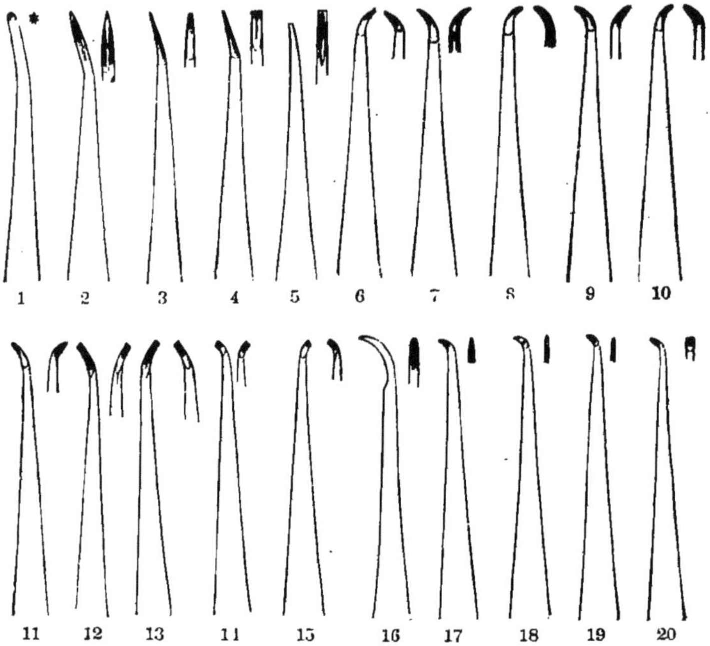

Fig. 182. — Fouloir de Bing.

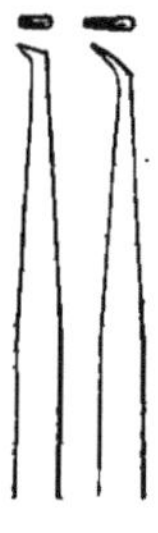

Fig 183. — Fouloir en forme de pied.

couches d'or adhésif dans l'or non adhésif. Cette opération se fait le mieux en employant des couches simples de feuille lourde ou de l'or en rouleau d'une épaisseur représentant 1 gr. 20, 1 gr. 80 ou 2 gr. 10 par feuille. Si l'aurification ne doit comprendre qu'une seule espèce d'or, de l'or adhésif, on peut recourir avec avantage à la pression et à la percussion au moyen du maillet. L'opérateur qui sait combiner les deux espèces d'or et se servir des deux procédés est mieux armé pour les cas qui se présentent dans la pratique. Les deux méthodes donnent une excellente adaptation aux parois, mais on opère beaucoup plus vite et l'adaptation est tout aussi parfaite si l'on combine l'une et l'autre.

Fouloirs. — L'opérateur doit posséder un nombre d'instruments suffisant pour répondre à tous les besoins. Ils doivent être de modèles assez variés pour pouvoir atteindre toutes les parties de chaque cavité, quelque éloignées qu'elles soient. C'est une erreur de penser qu'un grand nombre d'instruments (bien choisis) engendre la confusion. L'opérateur doit les étudier et connaître leur emploi aussi complètement que les lettres de l'alphabet et, s'il en est ainsi et qu'il les dispose avec ordre dans son tiroir, il n'y aura aucune confusion.

Pour fouler de l'or non adhésif il n'y a pas d'instruments convenant mieux que ceux de la figure 182, imaginés par B. J. Bing. Cette série doit être complétée par un petit condensateur et un condensateur moyen en forme de pied (fig. 183) pour le foulage des cylindres ou des blocs contre les parois cervicales.

Les manches des instruments employés pour tasser l'or non adhésif en feuilles doivent avoir une dimension permettant de les tenir solidement en main. S'ils sont en bois, le poids en sera léger et leur contact agréable. Les fouloirs doivent avoir aussi peu de courbes et d'angles que le permet la possibilité d'atteindre tous les points de la cavité. Quand ces courbes et ces angles sont multipliés, la force directe est sacrifiée. La pointe de l'instrument doit être autant que possible en droite ligne avec la tige. Il est quelquefois nécessaire de s'écarter de ce principe pour atteindre tous les points de la cavité. Beaucoup de fouloirs ont des serrations et sont employés pour toutes espèces d'or. En règle générale, ces serrations doivent être peu profondes, et, quand il y a lieu d'employer l'or adhésif, elles doivent seulement prévenir le glissement, car l'or bien adhésif se foule aussi aisément avec des pointes unies qu'avec des pointes rugueuses.

On ne sait pas d'une façon précise l'époque à laquelle le foulage de l'or par la pression a été imaginé, mais on s'accorde à penser que c'est par E. Merrit, de Pittsburg, qui, dès 1838, se servait du maillet à main pour condenser la surface des obturations faites avec la pression de la main. Les premiers maillets employés pesaient fort peu et étaient en bois ou en ivoire. A mesure que le procédé se répandit, on employa des maillets plus lourds, et ceux de plomb, d'étain, d'alliages divers et d'acier étaient préférés. Avant l'introduction de la digue, l'opérateur tenait d'une main une serviette et il lui fallait un assistant pour se servir du maillet. Cela amena des esprits ingénieux à découvrir des moyens de percussion autres que le martelage, et les fouloirs automatiques furent inventés. Les Snow et Lewis, les Foote, les Salmon se répandirent beaucoup et tous étaient bons. La figure 184 représente le maillet automatique Snow et Lewis tel qu'on le fabrique actuellement. Quand on exerce une pression à la pointe de l'instrument, on déclenche un ressort qui projette en avant un fouloir avec une grande force qui s'exerce sur l'or au-dessous de la pointe. Ce coup a un effet de tassement qui n'est surpassé par aucun des instruments en usage. Ce maillet donne à volonté un coup léger ou fort. L'opérateur fera bien de régler l'instrument pour qu'il donne des coups légers lorsqu'il s'en sert dans le voisinage de parois fragiles

Fig. 184. — Maillet automatique de Snow et Lewis.

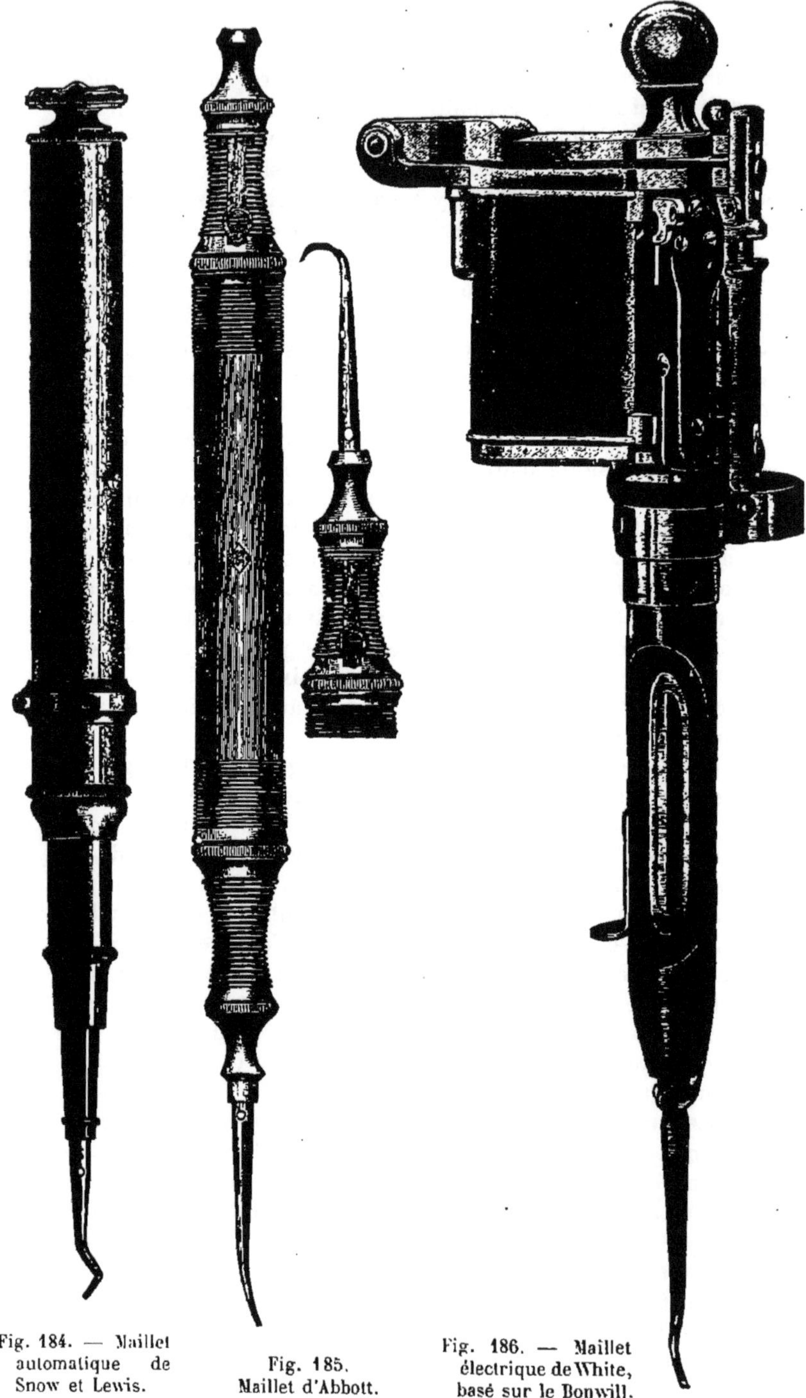

Fig. 185. Maillet d'Abbott.

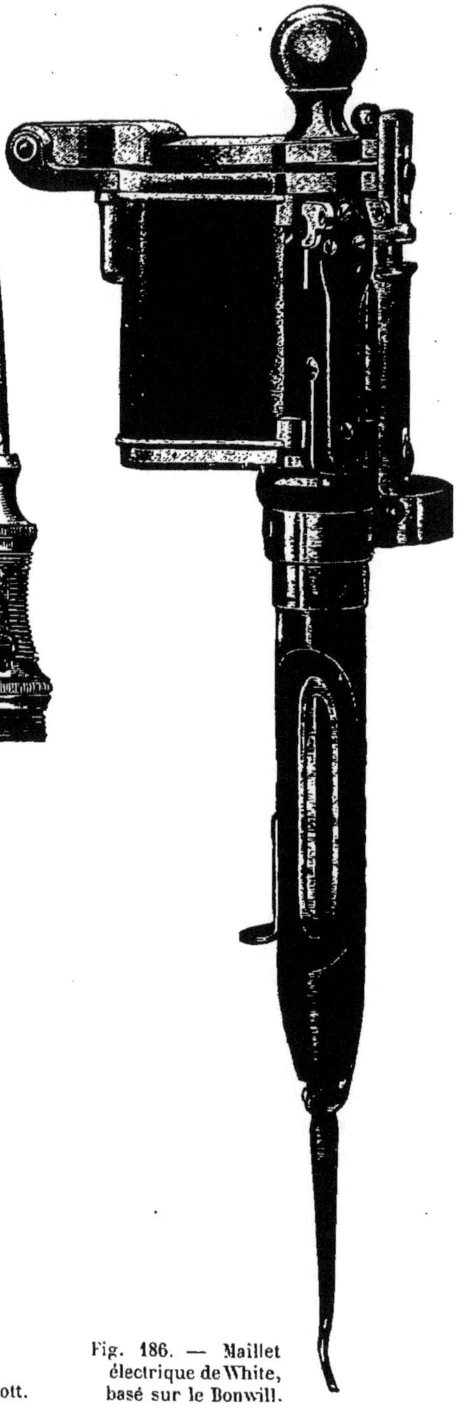

Fig. 186. — Maillet électrique de White, basé sur le Bonwill.

ou délicates, car il y a plus ou moins de danger de les fracturer.

Les instruments de ce genre ne conviennent pas bien pour fouler l'or dans les dents postérieures inférieures, car le coup est donné à un angle plus ou moins aigu et, à moins d'y apporter du soin quand l'opération va être achevée, la pointe du fouloir glisse de la surface de l'obturation et blesse les tissus mous.

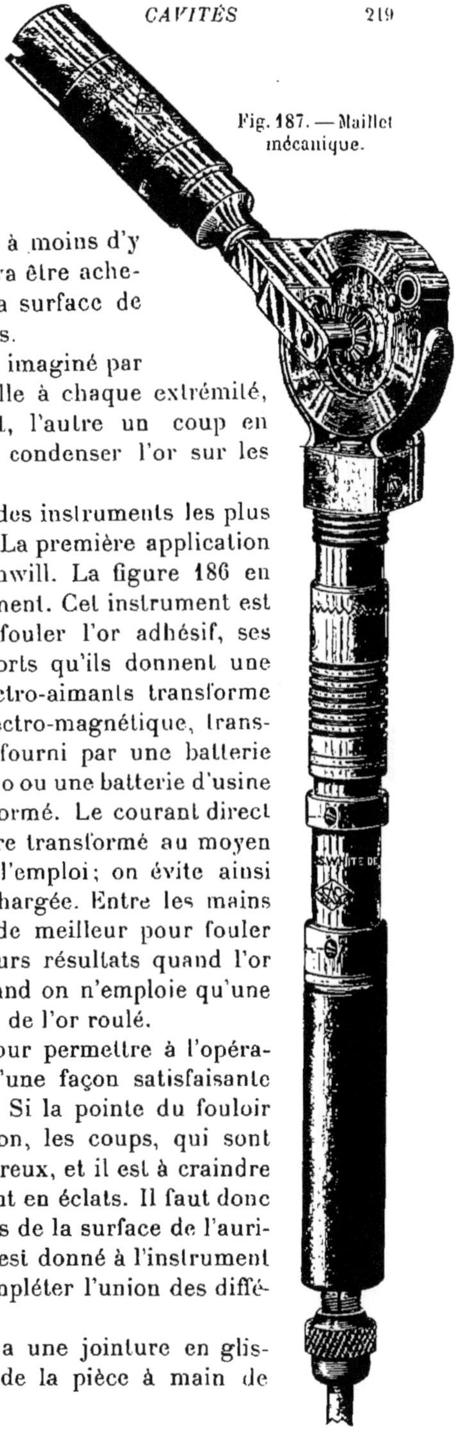

Fig. 187. — Maillet mécanique.

Un autre instrument de ce genre imaginé par Frank Abbott (fig. 185) a une douille à chaque extrémité, l'une donnant un coup en avant, l'autre un coup en arrière. Ce dernier est utile pour condenser l'or sur les surfaces distales.

Le maillet électrique est un des instruments les plus ingénieux employés en dentisterie. La première application en fut faite par feu W. G. A. Bonwill. La figure 186 en représente le dernier perfectionnement. Cet instrument est très apprécié des dentistes pour fouler l'or adhésif, ses coups sont très rapides et sont si forts qu'ils donnent une grande solidité. Une couple d'électro-aimants transforme le courant électrique en force électro-magnétique, transmise au maillet. Le courant est fourni par une batterie Bunsen ou Partz ou par une dynamo ou une batterie d'usine électrique, mais alors il est transformé. Le courant direct de la dynamo de 110 volts peut être transformé au moyen d'un rhéostat, pour en permettre l'emploi; on évite ainsi l'ennui d'entretenir une batterie chargée. Entre les mains d'un opérateur habile il n'y a rien de meilleur pour fouler l'or adhésif. On obtient les meilleurs résultats quand l'or est préparé en lames minces ou quand on n'emploie qu'une seule épaisseur de feuille lourde ou de l'or roulé.

Il faut beaucoup d'expérience pour permettre à l'opérateur d'employer cet instrument d'une façon satisfaisante pour lui-même et pour le patient. Si la pointe du fouloir donne fortement contre l'obturation, les coups, qui sont rapides et forts, deviennent douloureux, et il est à craindre que les parois de la cavité ne volent en éclats. Il faut donc tenir légèrement la pointe au-dessus de la surface de l'aurification et profiter du moment qui est donné à l'instrument par la chute de l'armature pour compléter l'union des différents morceaux d'or.

Le maillet de tour (fig. 187) a une jointure en glissière et peut s'ajuster à la place de la pièce à main de presque tous les tours en usage, quoiqu'il convienne mieux pour les tours à corde, à cause de la plus grande liberté d'action. L'instrument que représente la figure a subi dans sa construction bien des perfectionnements apportés par divers opérateurs depuis l'invention du maillet mécanique de Bonwill, sur lequel il est basé; il atteint même une perfection relative, car son fonctionnement est sûr, il est léger à manier et assure la densité de l'auri-

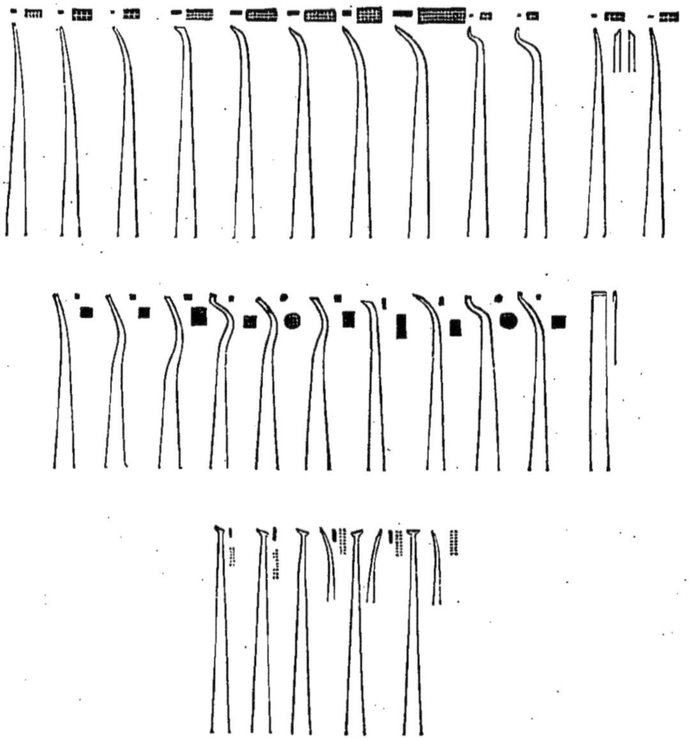

Fig. 188. — Série de Varney, série de Webb, série de Chappell.

fication. La partie essentielle est une roue rotative qui reçoit dans sa périphérie un rouleau creux cylindrique en acier. Cela constitue le marteau. Il donne un coup *avec élan*, non un coup *mort*, car il est actionné par un ressort rigide en acier. Le rouleau tourne légèrement dans sa douille à chaque contact avec le piston. Quand le tour marche à une vitesse ordinaire, la petite roue tourne avec une grande vitesse, donnant sur la tête du piston jusqu'à 15 coups par seconde. On peut modifier à volonté la force du coup par un dispositif extrêmement simple; les rainures qu'on remarque autour de l'extrémité supérieure du manchon sont réunies par un ressort fixé à celui-ci. En repoussant le manchon loin de la tête contre le ressort, et en le faisant tourner à droite ou à gauche, on élève ou on abaisse la tête du piston. En lâchant le manchon, le ressort le rejette en arrière et le manchon s'engage dans la tête, alors le coup est plus fort ou plus léger, suivant le sens dans lequel le manchon a été tourné.

La force du coup est grande ainsi, et un opérateur expérimenté peut, dans un petit espace de temps, condenser une grande quantité d'or. Quand on emploie de l'or cohésif en feuilles, on peut se servir de pointes ovales unies avec des résultats très satisfaisants. On ne doit pas presser fortement la pointe contre l'obturation, mais bien donner un mouvement doux à l'instrument. La surface de l'aurification, tassée de cette façon, a un aspect poli ou uni comme si l'on avait employé un brunissoir. Ces aurifications sont d'ordinaire fort denses.

Il existe d'autres maillets mécaniques s'adaptant au tour, qui ont un mouvement de came. Ce ne sont pas, à vrai dire, des maillets, car l'instrument est plutôt poussé que tiré en avant par un excentrique. Le maillet Buckingham et le maillet Holmes sont dans ce cas ; ils n'ont pas la même fixité que ceux qui viennent d'être décrits, et pour cette raison, entre autres, n'ont pas été employés d'une manière générale.

En choisissant des pointes de fouloir pour des maillets électriques, l'opérateur fera bien de se limiter à celles qui ont plus d'un rang de serrations et à celles dont la face est unie. Les serrations doivent avoir peu de profondeur et les angles de l'instrument être légèrement arrondis. Celles qui sont taillées en pied conviennent admirablement pour des maillets électriques, et, comme il y en a une grande variété, l'opérateur aura peu de difficultés à trouver celle qui répondra à ses désirs. Quelques pointes choisies dans les séries Webb, Varney et Chappell satisferont à tous les besoins. La figure 188 représente une collection remplissant bien le but, choisie dans ces trois séries.

OBTURATIONS DIVISÉES EN CLASSES

(Mêmes divisions que dans le chapitre VII)

I. Cavités simples des surfaces exposées.

BICUSPIDES ET MOLAIRES

Classe A. — Les petites cavités sur les *surfaces occlusales* des *bicuspides et des molaires* sont parmi les plus simples (elles sont représentées chap. VII, fig. 129). Ces cavités s'obturent aisément avec l'or non adhésif en feuilles sous forme de ruban (fig. 177) ; elles ont d'ordinaire une forme régulière et exigent peu de préparation pour devenir rétentives, quelquefois point du tout. Prendre à la pointe d'un fouloir en forme de coin un ruban de 2 cm. 5 à 5 centimètres et le porter au fond de la cavité, où on peut le tenir un instant avec la pointe dans la main gauche ; avec l'instrument tenu de la main droite, on plie l'or et on le porte dans la cavité et contre les parois de celle-ci par un mouvement latéral; on porte les plis l'un après l'autre dans la cavité en les pressant fortement dans chaque sens. Comme il vaut toujours mieux finir ces aurifications avec de l'or adhésif, on enfonce en coin une bande d'or adhésif en feuilles n° 20 dans la masse déjà introduite dans la cavité, et l'on foule au maillet tous les morceaux subséquents, afin de donner à la surface occlusale le plus de dureté possible. La figure 189 représente une aurification de ce genre. On obtient une adaptation parfaite aux parois de la cavité en se servant d'une feuille d'or non adhésif et une grande solidité n'est nécessaire qu'à la surface.

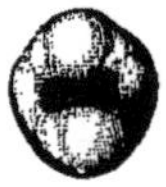

Fig. 189. — Cavité de bicuspide en fissure.

Les cavités de ce genre, quoique plus grandes, se rencontrent dans les molaires (fig. 190-192) et peuvent s'aurifier par le même procédé général. On peut remplacer le ruban par des nattes, et quand la carie s'est étendue au point de couvrir une grande partie de la face occlusale en formant, comme c'est souvent le cas, de grandes cavités rondes

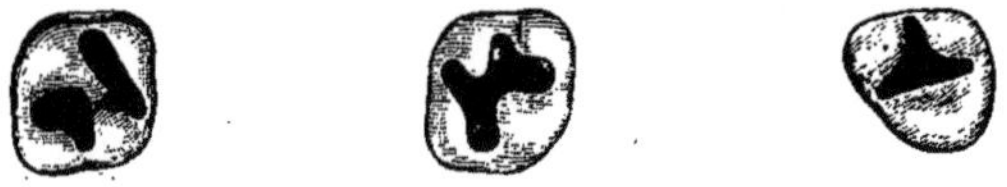

Fig. 190, 191, 192. — Obturations de cavités en fissure sur des molaires.

et profondes, on peut introduire l'or en cylindres. Autrefois, quand le dentiste n'avait pas d'autres moyens d'éviter l'humidité que la serviette, et quand il ne pouvait garantir les cavités de la salive que pour un temps limité, l'emploi des cylindres était beaucoup plus commun qu'à présent, où la digue est d'un emploi général.

Les cylindres pour ces cavités doivent être faits à la main et en or non adhésif en feuilles n° 4. Ils doivent être assez longs pour s'étendre au-dessus des bords de la cavité (fig. 193) et disposés autour des parois. Le premier est placé au point le plus profond de la cavité et foulé contre la paroi avec un instrument en forme de pied. On en met d'autres ensuite qu'on enfonce en coin latéralement, jusqu'à ce qu'il y ait de la place au centre pour un autre cylindre, qui, à son tour, est enfoncé en coin contre les parois extérieures, et l'opération est continuée jusqu'à ce qu'on ne puisse plus introduire de cylindres. Il faut alors condenser les cylindres avec une grande force sur leurs extrémités saillantes et finir avec des feuilles adhésives, comme il a été dit précédemment. Ce mode d'aurification convient surtout aux cavités profondes dont les parois sont presque parallèles et cependant assez fortes pour supporter une forte pression latérale.

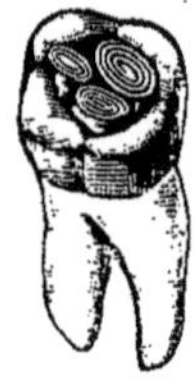

Fig. 193. — Cavité occlusale avec cylindres.

Dans une cavité de profondeur inégale, dont la partie centrale est très profonde et dont les sillons rayonnent de celle-ci, tout en étant peu profonds (fig. 194), il est bon d'employer la feuille semi-adhésive, dans la partie centrale et de la feuille cohésive dans les sillons en rayons. Ces obturations ont besoin d'être bien ancrées aux extrémités des fissures, par crainte qu'elles ne tombent sous l'action de sucreries visqueuses, qui adhèrent souvent avec une grande ténacité à la surface de l'or. L'opérateur fera bien, en obturant ces cavités, de se limiter à l'or bien adhésif, sauf dans la partie centrale.

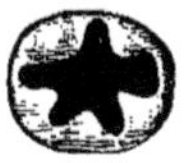

Fig. 194. — Obturation de cavité étoilée sur une première molaire inférieure.

Classe B. — Les cavités situées sur les *faces buccales* des *bicuspides* et des *molaires* sont un peu plus difficiles à obturer en raison de la difficulté de placer la digue au delà du bord cervical de la cavité. Cela fait et la siccité parfaite obtenue, ces cavités peuvent être classées parmi les cavités simples.

Dans les bouches petites ou sans élasticité, il est souvent difficile d'atteindre les 2es ou 3es molaires; par suite on voit mal la cavité. En choisissant l'or pour ces cavités, l'opérateur doit prendre en considération la profondeur de celles-ci. Si cette profondeur est faible, il fera mieux de commencer dans une rainure de rétention et d'aurifier complètement avec de l'or adhésif. Si, au contraire, la profondeur est considérable, il peut obturer l'ensemble avec des nattes ou des rubans de feuilles d'or non adhésif et, à mesure qu'il arrive près de la surface, il peut y attirer de l'or adhésif et finir avec celui-ci. Ces cavités s'obturent souvent avantageusement avec de l'or cristal de Watts, qui forme aisément le siège de la cavité et n'a pas de tendance à se déplacer. Une légère rainure le long du bord supérieur et du bord inférieur de la cavité suffit pour maintenir en place l'obturation (fig. 195).

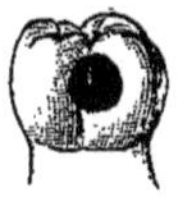

Fig. 195. — Cavité buccale sur une deuxième molaire inférieure.

Quand ces cavités sont grandes, comme c'est souvent le cas dans les molaires inférieures, et se rejoignent avec des cavités sur la surface occlusale, il faut les aurifier de la manière suivante : on place une natte ou un bloc d'or en feuilles non adhésif au bord le plus rapproché de la gencive, qu'on tient pendant un moment avec un instrument de la main gauche. On peut poser contre ce bloc un ou deux autres blocs, et quand ils ont été bien fixés dans la rainure, on les foule complètement au maillet contre le bord cervical; le reste de la cavité peut alors être obturé avec de l'or semi-adhésif ou de l'or adhésif. La surface de toutes ces aurifications doit être faite avec de l'or rendu adhésif par une recuisson récente.

Classe C. — Les cavités ne se rencontrent pas souvent sur les *surfaces linguales* des *biscupides ou des molaires*, excepté dans les dents de très mauvaise structure et dans les dents dont la gencive est descendue jusqu'à un certain point au-dessous du bord de l'émail. En raison de leur position inaccessible, il est difficile d'obturer ces cavités avec de l'or et, d'ordinaire, les matières plastiques sont indiquées. Quand les fissures des molaires supérieures sont le siège de caries, elles peuvent être aurifiées comme celles de la classe B. Il est nécessaire habituellement de fouler l'or dans ces cas presque entièrement avec la pression de la main, à cause précisément de la situation inaccessible de la cavité.

INCISIVES ET CANINES

Classe D. — Les cavités sur les *faces labiales des incisives et des canines*, situées au bord gingival, ou près de celui-ci, étaient autrefois la source de bien des ennuis pour le dentiste quand il choisissait l'or pour l'obturation. La principale difficulté provenait de l'humidité, sang ou sérum venant de la gencive blessée, mucus des follicules situés le long de la muqueuse. Depuis l'introduction de la digue, cette difficulté a été notablement réduite. Mais quand la cavité s'étend un peu au-dessus de la ligne gingivale normale, il est plus ou moins difficile de maintenir la digue au-dessus du bord gingival. On y parvient en prenant un instrument droit dont la pointe a été effilée par le frottement sur la pierre d'Arkansas. On élève alors bien la digue au-dessus du bord de la cavité, en enfonçant fortement la pointe dans le cément, et on la tient avec la main gauche pendant toute la durée de l'aurification. W. A. Woodward a imaginé dans ce but un clamp très commode (fig. 196).

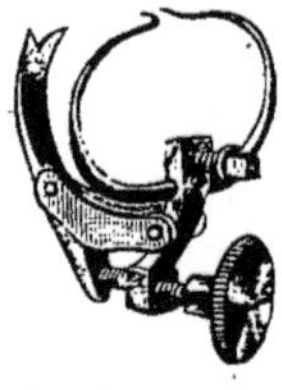

Fig. 196. — Clamp de Woodward.

La digue doit recouvrir non seulement la dent à obturer, mais plusieurs de chaque côté. Avec la main gauche, on l'étend au-dessus du bord de la cavité, tandis qu'avec la droite on presse fortement les deux petits points sur l'arc du clamp dans le cément, au-dessus de la cavité. On fixe alors le clamp en tournant la vis. Ce clamp, une fois bien fixé, se déplace rarement, et l'opérateur constate que cette opération difficile est simple. Il y a des cas cependant où la carie a suivi la gencive en retrait ou s'est étendue au-dessous dans une telle mesure qu'on ne peut employer le clamp. Pour venir à bout de cette difficulté, il faut inciser la gencive et introduire à une profondeur de 2 ou 3 filets une vis de Mack dans la dentine. On étend la digue par-dessus et elle se trouve maintenue au-dessus de la cavité. Quand l'opération est finie, couper la vis avec des pinces et la limer. Quand l'incision dans la gencive est guérie, la partie restante de la vis est cachée.

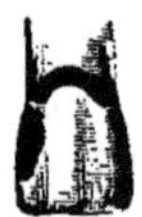

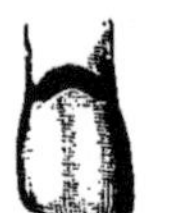

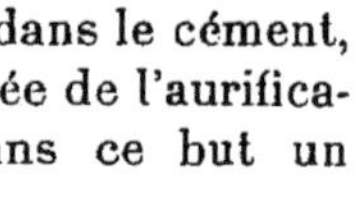

Fig. 197. Obturations labiales.

Beaucoup de cavités des faces labiales sont peu profondes et s'obturent le mieux avec de l'or cohésif cristal en feuilles de Watts. Il est bon de fixer le premier morceau solidement dans une petite rainure de rétention, et de poser chaque morceau sur un fondement solide. Comme les obturations sur ces faces sont visibles d'ordinaire (fig. 197), il est souvent avantageux d'obturer ces cavités avec de l'or platiné, parce que la teinte des deux métaux combinés se rapproche davantage de la nuance de la dent, surtout quand les dents sont jaunâtres.

Classe E. — Comme les cavités sur la *surface linguale* des *incisives* sont limitées d'habitude aux latérales et sont souvent le résultat d'un développement imparfait de l'émail par rapport au cingulum (V. chap. I), elles ont de petites dimensions et s'obturent aisément. Un ruban ou une petite natte de feuille d'or non adhésif peut être introduit d'abord dans la cavité et l'obturation complétée avec de l'or adhésif, comme dans d'autres cavités entourées par de fortes parois.

Classe F. — Comme la carie attaque rarement le *bord tranchant des dents antérieures*, l'aurification est limitée d'ordinaire aux cavités artificielles, afin d'arrêter la destruction de la substance de la dent causée par l'attrition, ou employée quand, pour une raison quelconque, il paraît préférable *d'ouvrir l'articulation*. Un grand effort est souvent exercé sur les obturations dans cette position, et on ne saurait apporter trop de soin dans la préparation de la cavité et dans le foulage de l'or.

L'or adhésif convient le mieux à ces cavités, et chaque morceau doit être fraîchement recuit pour que l'union des morceaux se fasse parfaitement. Il est bon de commencer par une rainure de rétention, puis d'obturer toute l'entaille avant d'essayer de mettre de l'or au-dessus des parois. Comme les obturations de ce genre sont exposées à une forte usure, il faut viser à la plus grande dureté possible de la surface, car autrement les bords peuvent se dégrader et l'or peut s'écailler. L'or platiné convient bien pour ce genre d'aurification. Des bandes étroites d'or n° 20 ou n° 30 bien recuit et bien condensé avec le maillet conviennent mieux que des feuilles légères (fig. 198).

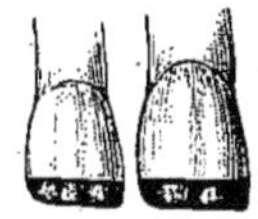

Fig. 198. — Restauration de bords tranchants.

II. Cavités proximales simples.

INCISIVES ET CANINES

Classe G. — En choisissant l'or et la forme sous laquelle il doit être préparé pour des aurifications sur les *surfaces proximales des incisives et des canines*, l'opérateur doit considérer la dimension de la cavité à obturer et l'appui qu'il peut assurer pour la rétention sans trop sacrifier de la substance de la dent.

Si la cavité est petite et située au milieu des parois labiale et linguale et si les bords sont solides, on obture aisément et rapidement en préparant de l'or non adhésif sous forme d'un ruban étroit. Une feuille d'or coupée en quatre morceaux, pliée de la largeur de 24 millimètres avec une spatule sur une serviette, puis coupée en morceaux de 18 millimètres, facilite l'opération.

Un excavateur d'un angle de 45 degrés avec la pointe brisée est un excellent instrument pour fouler l'or; mais il faut se faire de la place préalablement en enfonçant des coins de caoutchouc ou en ruban de toile, ou avec un séparateur de Perry.

Quand la cavité est obturée aux deux tiers, il est bon d'employer quelques morceaux d'or adhésif n° 20 en feuilles pour donner à l'obturation une surface bien dense.

Ces cavités peuvent être considérées comme simples et ne présentent aucune difficulté, à part leur inaccessibilité (fig. 199).

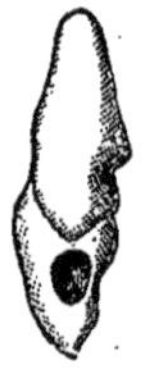

Fig. 199. Obturation mésio-proximale.

L'opérateur doit toujours s'efforcer de cacher le plus possible l'or dans la partie antérieure de la bouche et, quand cela est possible, conserver la paroi labiale intacte. On y parvient souvent en enlevant une partie de la paroi linguale et en foulant l'or presque entièrement par en bas. Quand une grande partie de la surface proximale est intéressée, pratiquer une rainure de rétention au bord cervical et au bord tranchant. Les premiers morceaux d'or doivent être ancrés dans une rainure ou une poche de rétention près du collet et le bord cervical doit être rendu bien solide avant qu'aucune autre portion de la cavité soit obturée. Un débutant fera mieux d'ordinaire de commencer avec de l'or adhésif en feuilles ou avec de l'or cristal de Watts; dans ce dernier cas, il peut compléter avec de l'or adhésif en feuilles. L'or non adhésif est rarement indiqué dans les cavités de cette classe.

Le maillet électro-magnétique et le maillet mécanique de Bonwill conviennent bien pour ces obturations.

BICUSPIDES ET MOLAIRES

Classe H. — Les cavités de dimension moyenne situées sur les *surfaces mésiales* ou *distales des bicuspides et des molaires* et n'intéressant pas la surface occlusale peuvent être aurifiées de la même façon que les petites cavités des incisives ou des canines. Les opérateurs qui n'ont pas l'habitude d'employer l'or non adhésif en feuilles préfèrent commencer ces aurifications par une petite entaille ou poche de rétention, et obturer complètement avec de l'or adhésif préparé en rubans étroits ou en cylindres peu serrés (fig. 200).

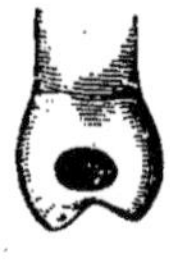

Fig. 200. — Obturation proximale d'une bicuspide.

Ces obturations, en raison de leur position, doivent être foulées fortement par la pression de la main, bien qu'on puisse employer le maillet lorsqu'elles sont sur le point d'être achevées.

III. Cavités composées.

INCISIVES ET CANINES

Classes I et J. — Les cavités *mésio-labiales* et *disto-labiales*, des incisives et des canines s'obturent de préférence avec de l'or adhésif. Chaque cavité indépendante des autres doit avoir une forme rétentive afin que, si une obturation se déplace, l'autre reste intacte.

En règle générale, il vaut mieux obturer la cavité sur la surface labiale, d'abord parce que les premiers morceaux d'or s'ancrent plus aisément dans une cavité accessible et parce qu'il y a à craindre que l'or ne se déplace dans la cavité proximale quand on obture le canal reliant les deux obturations.

Prendre tous les soins possibles en foulant l'or dans ces cavités. Le rendre complètement adhésif, en le faisant recuire et l'employer en morceaux suffisamment petits. Ces obturations sont plus ou moins visibles et il faut déployer la plus grande habileté pour les rendre aussi agréables que possible à l'œil. Reconstituer la forme primitive de la dent avec l'or, parce que l'aspect est plus agréable que s'il y a un vide entre cette dent et sa voisine (fig. 201).

Fig. 201. Obturation mésio-labiale.

Classes K et L. — Les cavités sur les *surfaces mésio-linguales* ou *disto-linguales* s'aurifient de la même manière que celles des classes I et J. Si la cavité est très profonde, employer de l'or non adhésif pour une partie, mais la majeure partie doit être obturée avec de l'or adhésif en feuilles (fig. 202).

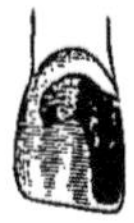

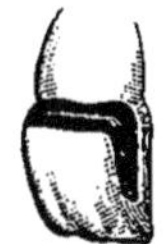

Fig. 202. Obturation mésio-linguale.

Classes M et N. — *Cavités mésio-triturantes* ou *disto-triturantes.* — Ces cavités, situées sur les surfaces proximales des incisives et communiquant avec une autre sur le bord tranchant, exigent beaucoup de soin pour le foulage de l'or. Il est souvent avantageux que la cavité sur la surface proximale soit unie à une cavité naturelle ou artificielle sur le bord tranchant, parce qu'on obtient ainsi un bien meilleur ancrage. L'or adhésif préparé en rubans ou en boulettes ou en cylindres adhésifs peu serrés peut être employé. Le mieux est d'obturer l'entaille au bord cervical de la cavité d'abord, puis d'amener l'or vers le bord tranchant en l'égalisant autant que possible et en maintenant la masse sur la même ligne que les parois labiales et linguales. C'est une garantie pour l'opérateur quand il peut ancrer ces aurifications dans une entaille ou dans une poche de rétention sur le bord tranchant. Dans les dents à larges bords tranchants on peut aisément faire une forte rainure de rétention, mais quand le bord est étroit, une entaille latérale dans la paroi palatine, au tiers postérieur du bord tranchant, assure une forte et sûre rétention pour cette partie de l'obturation. Ces aurifications exigent une grande homogénéité dans le foulage de l'or. Celui-ci doit être très adhésif et, si possible, condensé au maillet (fig. 203).

Classe O. — *Cavités mésio-disto-triturantes.* — Quand les surfaces proximales et le bord tranchant sont unis dans une même cavité, le mieux est de commencer près du bord cervical de la cavité distale, et de construire l'aurification en l'égalisant par le bas, comme dans les classes M et N, jusqu'à ce qu'on ait atteint le bord tranchant, ensuite d'obturer la cavité mésiale de la même manière en unissant les trois aurifications au coin mésio-tranchant. Il vaut mieux introduire ces obturations avec un maillet électrique ou mécanique, car il y a toujours à craindre, quand on foule au travers du bord tranchant avec la pression de la main, de repousser l'une ou l'autre des obturations hors des surfaces proximales.

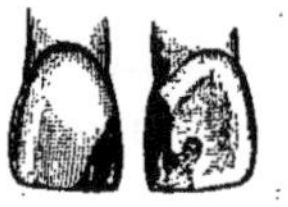

Fig. 203. — Obturation mésio-triturante.

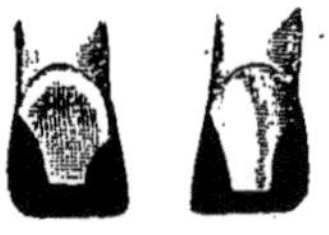

Fig. 204. — Obturations mésio-disto-triturantes.

Si aucun accident ne se produit en foulant l'or, une aurification ainsi faite est très solide, car sa forme est celle d'un crampon et chaque partie aide à maintenir les autres dans la triple cavité. L'or non adhésif ne doit pas entrer dans ces aurifications (fig. 204).

BICUSPIDES ET MOLAIRES

Classe P. — *Cavités mésio-occlusales.* — L'aurification de ces cavités ne présente pas de grandes difficultés pourvu qu'on se soit assuré un espace suffisant. Comme il convient de restaurer la forme primitive de la dent, il est nécessaire d'avoir suffisamment d'espace et l'opérateur apprendra bientôt qu'il ne peut avoir de bons résultats que s'il tient compte de l'importance de ce préliminaire.

Le bord cervical est le point vulnérable pour la récidive de la carie, et l'imperfection dans le foulage de l'or occasionne l'échec de l'aurification; de là l'importance d'une union parfaite entre l'or et la dent. On peut l'obtenir en employant un rouleau ou une cordelette d'or non adhésif. Une extrémité du rouleau est amenée avec un fouloir convenable dans l'axe gingivo-axial de la cavité et étendue à travers le bord gingival jusqu'à l'angle gingivo-bucco-axial. Apporter beaucoup de soin en ce point à cause du bord gingival. Tasser d'abord l'or complètement au bas avec un fouloir à face large et donner quelques coups de maillet automatique ou de maillet à main pour assurer une adaptation parfaite à cette paroi de la cavité. Des rouleaux d'or en feuilles non adhésif peuvent être introduits ensuite de la même manière jusqu'à ce qu'un tiers ou la moitié de la cavité proximale ait été obturé ; après quoi on recourt à l'or adhésif pour achever. Pour la surface employer de l'or récemment recuit, afin que l'obturation soit compacte.

Il vaut toujours mieux mettre trop d'or que trop peu, car l'opérateur peut façonner le contour à sa fantaisie ou suivant les besoins.

La portion occlusale de l'obturation doit être soigneusement condensée pour que cette dernière tienne en place. Une grande dureté est aussi essentielle pour empêcher la dégradation pendant la mastication (fig. 205).

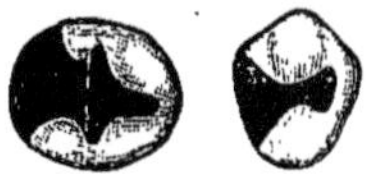

Fig. 205. — Cavités proximo-occlusales.

Classe Q. — Les *cavités disto-occlusales* peuvent être obturées de la même manière que celles de la surface mésio-occlusale. Les difficultés sont légèrement plus grandes parce que ces cavités ne sont pas aussi accessibles. On peut simplifier considérablement en se servant d'une matrice, qui transforme les cavités simples et qui, maniée avec soin et jugement, facilite extraordinairement l'obturation.

L'expérience a prouvé que le seul moyen satisfaisant d'obturer les cavités sur les surfaces proximales des bicuspides et des molaires est de restaurer, au moyen d'une matière obturatrice, la forme primitive de la dent. C'est là ce qu'on appelle *restauration de contour*. Pour cela il faut un sens artistique, une grande habileté mécanique et une connaissance approfondie de l'anatomie topographique des dents; alors l'opération est aisée, mais autrement un effort continu permettra d'acquérir cette habileté. L'opérateur inexpérimenté fera souvent mieux de se limiter au commencement à une seule espèce d'or, l'or adhésif. Cela fait, il commencera l'obturation par une rainure bien marquée, bord cervical de la cavité, puis il ajoutera, morceau par morceau, de l'or en feuilles bien recuit jusqu'à la fin de l'aurification. Ce procédé est nécessairement lent, mais il permet de faire d'excellentes opérations. Les magnifiques obturations durables de Varney et Webb et autres ont été faites ainsi.

La matrice convient le mieux aux cavités mésio-occlusales; mais d'ordinaire, elle obstrue la lumière et ajoute peu à la commodité de l'opérateur. L'obturation à l'aide de la matrice est traitée en détail dans le chap. XII.

Classe R. — Les cavités *occluso-buccales* sont limitées d'ordinaire

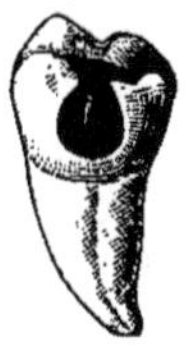

Fig. 206. — Obturation occluso-buccale.

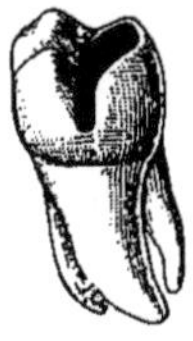

Fig. 207. — Obturation occluso-linguale.

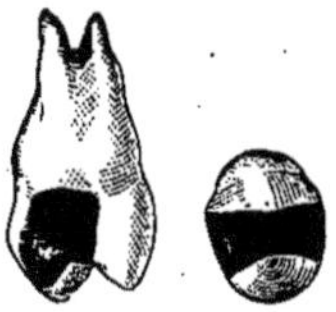

Fig. 208. — Obturation mésio-occluso-distale.

aux *molaires inférieures*. Si elles sont peu profondes, il vaut mieux obturer complètement avec de l'or adhésif. Si, d'autre part, la cavité sur la surface occlusale est profonde, l'or non adhésif peut être employé partiellement, puis l'or adhésif pour obturer le canal reliant les deux cavités. Ces deux obturations sont soumises à une grande usure et doivent être solides (fig. 206).

Classe S. — *Cavités occluso-linguales.* — Ces cavités sont presque toujours limitées aux *premières et secondes molaires supérieures* et d'ordinaire s'obturent le mieux avec de l'or adhésif. Le canal se rendant du côté lingual de la dent n'est pas souvent profond et l'or non adhésif est contre-indiqué (fig. 207).

Classe T. — Les cavités sur les surfaces *mésiales et distales* des *bicuspides* se relient souvent avec celles des surfaces occlusales et il est nécessaire de les obturer comme une seule cavité. Ces opérations sont simplifiées par l'emploi d'une matrice sur la surface distale. On peut recourir à une matrice à bande, mais elle obstrue quelque peu la lumière 'opérateur se limitera plus souvent à une matrice sur un côté seulement de la dent. Commencer l'obturation au bord disto-cervical et, après avoir introduit quelques cylindres d'or non adhésif en feuilles, agir comme pour les cavités de la classe Q (fig. 205).

Si ces cavités sont de grandes dimensions, les parois buccale et linguale sont affaiblies et il y a à craindre qu'elles ne se brisent pendant la mastication. Il est souvent bon de tronquer les cuspides légèrement et de mettre de l'or en travers de la surface occlusale pour que l'effort s'exerce directement sur l'aurification, au lieu de s'exercer sur le tissu de la dent.

OBTURATION A L'ÉTAIN.

On ne sait pas exactement à quelle date l'étain a été employé pour la première fois pour obturer les dents, mais il y a au moins un siècle qu'on s'en sert et il est très apprécié par beaucoup de praticiens. Avant perfectionnement des formules d'amalgames dentaires, il était plus employé que maintenant.

Il possède certaines caractéristiques qui lui sont propres et en font une matière obturatrice précieuse, notamment sa grande malléabilité, sa qualité de non-conducteur, et, s'il faut en croire beaucoup de praticiens, ses propriétés antiseptiques. Mais il a aussi des défauts, sa mollesse par exemple, et il se décolore quand il est exposé aux sécrétions buccales, ce qui le rend impropre aux surfaces sujettes à une grande usure pendant la mastication et aux surfaces exposées à la vue. La décoloration, cependant, est limitée à la surface et les dents obturées à l'étain ne sont pas décolorées.

Il existe plusieurs procédés de préparation de l'étain pour les opérations dentaires; la plus en faveur autrefois était l'étain en feuilles. Le métal employé doit être chimiquement pur. Un lingot de métal est roulé en ruban, puis battu, comme une feuille d'or, en lames de l'épaisseur voulue, mais en général, moins minces que l'or. Les feuilles convenant le mieux pour la plupart des obturations sont celles portant le n° 10.

L'étain pur, comme l'or pur, est adhésif, et des obturations de grande solidité peuvent être faites avec ce métal si l'opérateur est soigneux en foulant. On obtient les meilleurs résultats en prenant un tiers de feuille n° 10 et en le roulant en une cordelette lâche, puis en le coupant en morceaux de 12 mm. ou moins et en foulant chaque morceau dans le but *de rendre solide chaque partie* de l'obturation. D'aucuns préfèrent plier la feuille avec une spatule comme une feuille d'or et la couper ensuite en un ruban étroit. Les deux méthodes donnent de bons résultats.

Une manière plus rapide, mais moins satisfaisante, d'introduire l'obturation consiste à se servir de l'étain en cylindres, sans compter autant sur les propriétés adhésives du métal. Les indications relatives à l'emploi de l'or en cylindres s'appliquent également à l'emploi de l'étain en feuilles.

Copeaux d'étain. — L'adhésivité de l'étain se manifeste mieux quand on l'emploie sous forme de copeaux fraîchement enlevés d'un lingot de métal par tournage. Tout opérateur peut préparer ses copeaux et les avoir tout frais chaque jour ou chaque heure, si besoin est, par le procédé suivant : prendre une roue de corindon ordinaire de 50 mm. de diamètre et de 12 mm. d'épaisseur, comme celle qui sert au laboratoire. En faire le moule dans le sable ou la poussière de marbre, puis faire fondre dans un creuset ou dans une grande cuiller assez d'étain pur pour remplir le moule. Quand le métal est refroidi, monter soigneusement sur le mandrin du tour d'atelier et, avec un ciseau de charpentier bien tranchant, en détacher des copeaux d'une grande minceur. Quand ces copeaux sont fraîchement enlevés et avant l'oxydation de la surface par exposition à l'air, on constatera que l'étain adhère avec la même rapidité que l'or pur. Les dents brisées peuvent être restaurées par ce moyen, qui permet aussi de faire des contours de surface, tout comme l'or.

Les fouloirs qui conviennent le mieux pour l'obturation à l'étain sont ceux qui ont des serrations bien définies et des pointes peu larges. A mesure qu'on approche des bords, des pointes plus larges et des condensateurs peuvent être employés et la surface doit être bien brunie. L'opérateur ne doit pas perdre de vue que, si l'étain possède bien des qualités et se manipule aisément, il manque de dureté et ne convient pas aux surfaces exposées à une grande attrition. Où il convient le mieux, c'est sur les surfaces cachées à la vue et garanties contre l'usure, ainsi que dans les dents temporaires, où sa valeur est manifeste.

Finir les obturations avec le même soin que les aurifications, les mêmes indications s'appliquant à tous les détails.

FINISSAGE DES OBTURATIONS

Le finissage donne beaucoup de beauté et est d'une grande utilité à une obturation. Il ne suffit pas que celle-ci soit bien faite, il faut qu'elle soit bien finie, si l'on veut obtenir les meilleurs résultats.

Toutes les aurifications doivent contenir plus d'or qu'on ne désire qu'il en reste, dans le but de lui donner un aspect artistique.

On ne peut donner un beau fini à des obturations qui ne sont pas bien condensées. La solidité de la surface est une qualité essentielle. Quand le dernier morceau d'or a été bien condensé, il est bon de donner à la surface un brunissage complet afin d'obtenir une surface unie et d'assurer un contact parfait avec les bords de la cavité.

Les obturations simples sur la surface occlusale des bicuspides et des molaires se finissent le mieux avec des fraises à finir (fig. 209), finement taillées et donnant à l'or une surface plus belle que quand on emploie des fraises à cavité dans ce but.

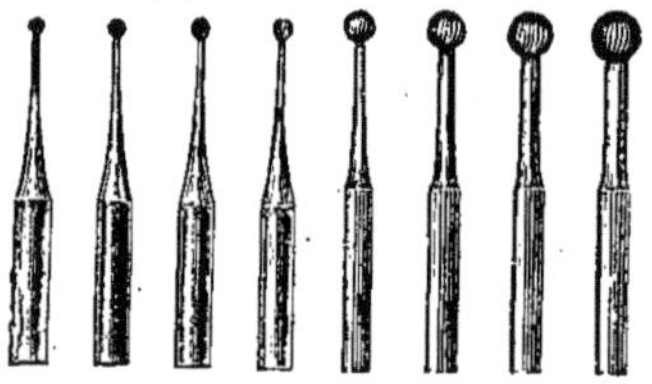

Fig. 209. — Fraises tampon à finir.

L'or doit être enlevé jusqu'à ce que le bord de la cavité soit atteint et jusqu'à ce que tout l'or débordant soit enlevé. Noter l'occlusion de la dent de la mâchoire opposée et, si cette occlusion est impossible avec l'obturation, enlever suffisamment d'or de la surface pour la rendre correcte. Quand on a donné à l'or une surface uniforme, monter une pointe de bois convenable (fig. 210) dans un mandrin du tour, la plonger d'abord dans l'eau, puis dans la poudre fine de pierre ponce, et l'on égalise la surface. L'opérateur peut se servir d'un brunissoir à bout rond s'il désire une surface polie, bien que cela n'ajoute rien ni à la beauté ni à l'utilité de l'obturation.

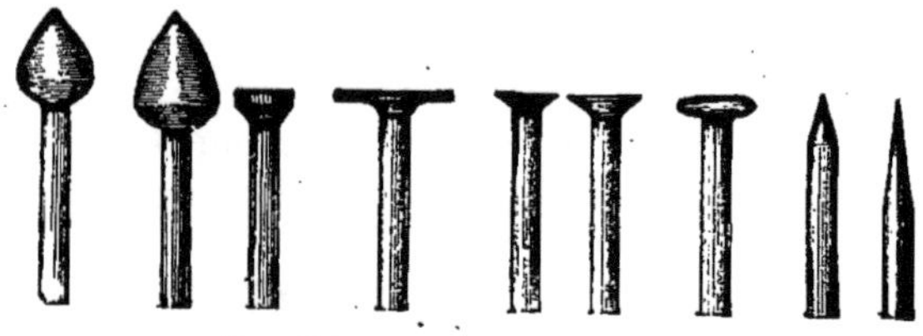

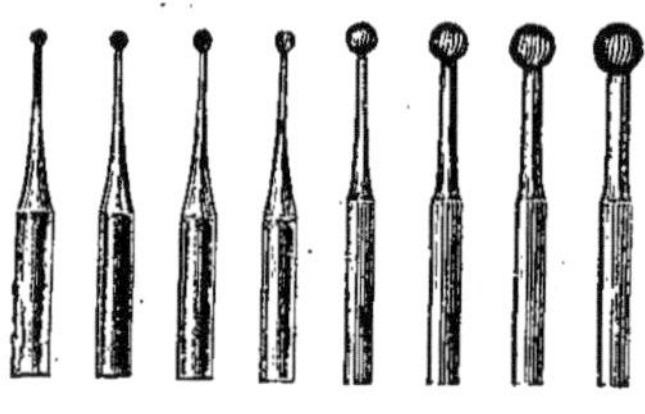

Fig. 210. — Finisseurs en bois.

Quand les obturations couvrent une grande partie de la surface occlusale, le finissage peut être fait avec des pointes de corindon ou de carborundum, qui, si elles sont bien entretenues, coupent plus rapidement que les fraises et causent moins de chaleur. Ces pointes (fig. 211) sont de divers modèles et conviennent admirablement à toutes les parties de l'obturation. Celles qui sont en corindon fin et en vernis laque ou en corindon et en caoutchouc vulcanisé valent mieux que les grosses, sujettes à dégrader les bords de la cavité à cause de la rapidité avec laquelle elles coupent.

Les obturations sur les surfaces labiales et buccales doivent être

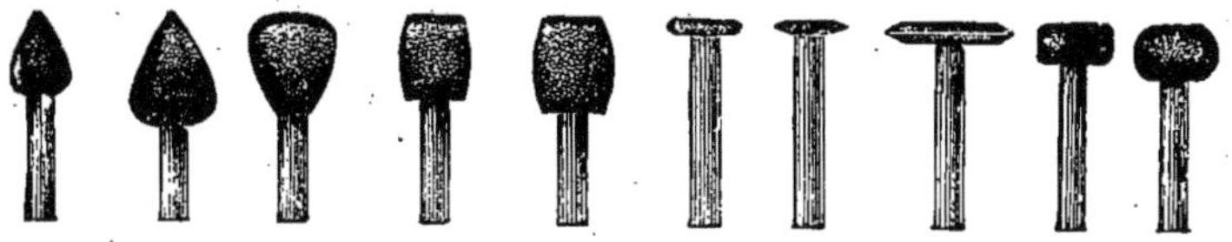

Fig. 211. — Pointes en corindon.

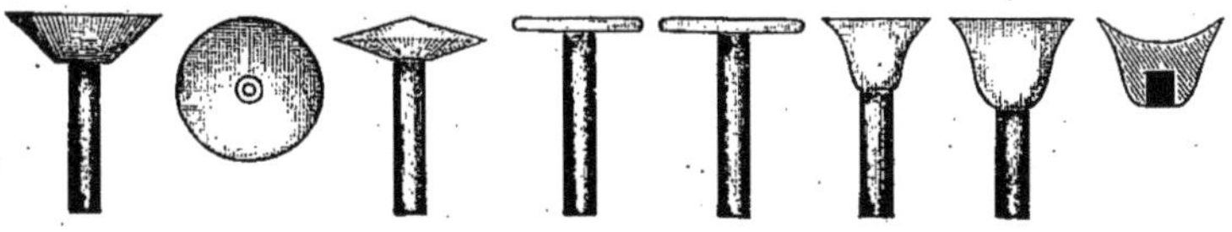

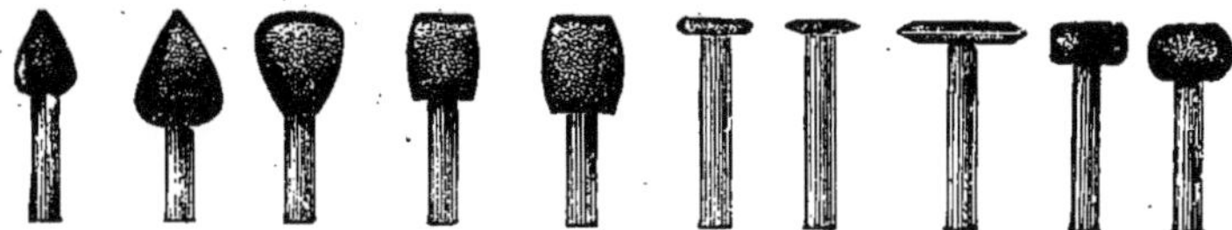

Fig. 212. — Pointes Hindoustan.

finies avec de fines pointes de corindon ou des pierres d'Hindoustan (fig. 212) jusqu'à ce qu'on soit arrivé au contour de la cavité. Le débordement de l'or sur ces surfaces donne à l'obturation un aspect raboteux et lui enlève beaucoup de sa beauté. Avoir soin de donner à l'obturation la même convexité que la dent avait précédemment; en d'autres termes l'obturation doit reproduire le contour anatomique de la dent perdue.

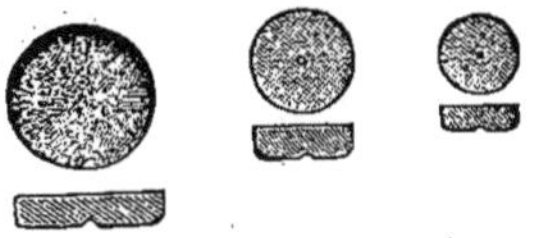

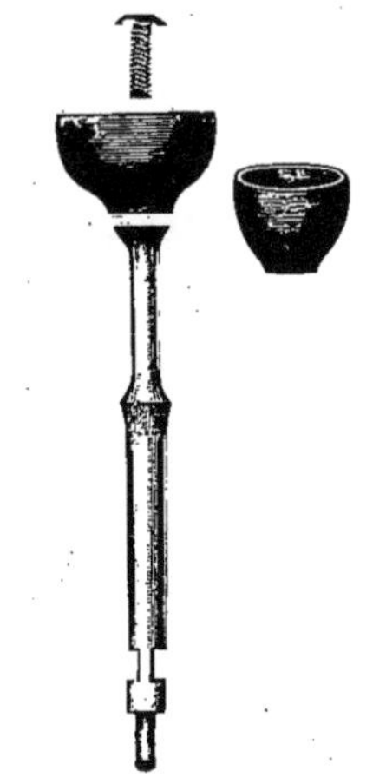

Fig. 213. — Roues à polir en feutre.

Quand on a enlevé assez d'or, égaliser la surface avec des pointes de bois rotatives chargées de ponce en poudre et d'eau, ou d'une pâte de ponce et de glycérine, après quoi le poli final peut être donné avec de la ponce en poudre, de la craie en poudre ou de l'oxyde d'étain, employés avec un disque rotatif ou une roue de feutre ou de caoutchouc mou. La coupe à polir en caoutchouc mou de John B. Wood rend des services pour polir les surfaces convexes des obturations proximales ou les obturations sur la partie cervicale des cavités labiales (fig. 214). Comme les obturations sur la surface labiale sont plus ou moins visibles, il vaut mieux ne pas les brunir. Le fini mat ou satiné que laisse la ponce en poudre est préféré d'ordinaire.

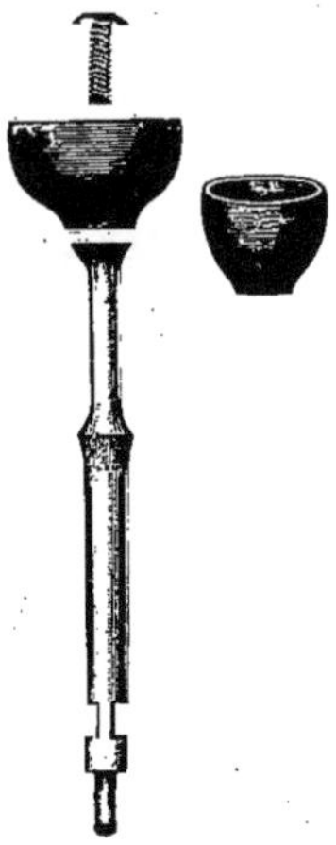

Fig. 214. — Coupe à polir de Wood.

Les obturations sur les *surfaces proximales* sont plus difficiles à finir, et l'on ne saurait y apporter trop de soin. Un opérateur est souvent jugé d'après le fini qu'il donne à ses obturations proximales et cela est juste, car aucune obturation n'exige plus d'habileté pour être finie.

Il est nécessaire que l'or déborde plus ou moins, quand on fait une obturation, et l'enlèvement de l'excès est tout aussi important que toute autre partie de l'opération. A cet effet, il existe une grande variété d'instruments : les limes à or (fig. 215 et 216) conviennent le

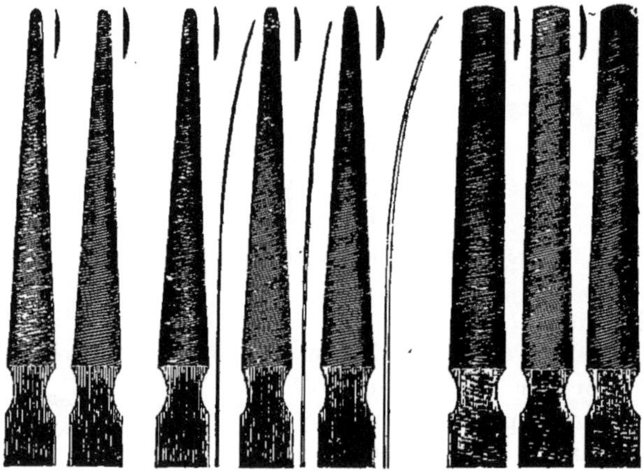

Fig. 215. — Limes tampon finisseuses.

mieux. Le bord cervical doit faire l'objet d'une grande attention. L'or doit être limé et fini jusqu'à ce que l'excavateur le plus fin ou la sonde la plus fine ne puisse pas en saisir quand on les retire du bord cervical

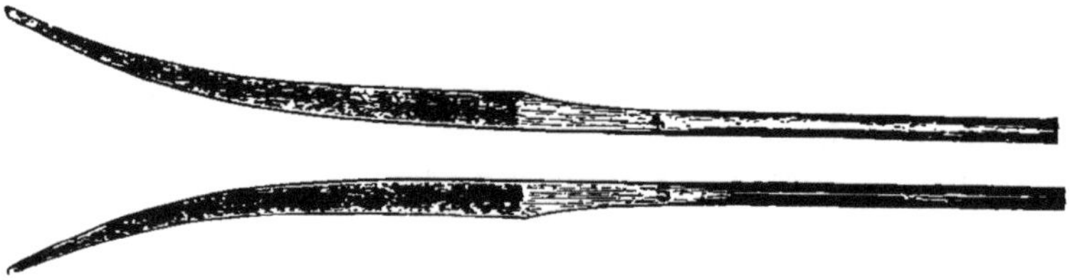

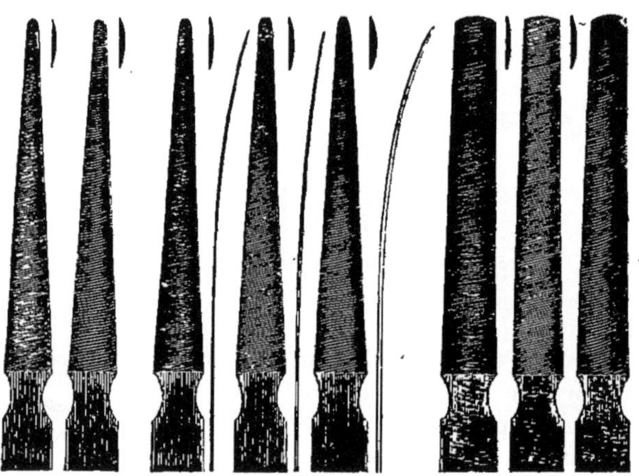

Fig. 216. — Limes finisseuses courbes.

vers le bord tranchant. En outre, on doit employer du papier d'émeri ou de verre jusqu'à ce que tous les bords soient bien nets. L'opérateur doit avoir une grande variété de ces papiers d'émeri ou de verre, quelques-uns d'extrême finesse et de grains différents. Quand l'obturation a pris la forme voulue et que tout l'or débordant a été enlevé, donner le poli final avec une bande de toile ou de coton chargée de ponce extrêmement fine. S'il est des endroits où la bande ne peut atteindre, on peut se servir d'une roue en caoutchouc mou placée dans la pièce à main du tour et chargée de la même poudre (fig. 218).

Les obturations des bicuspides et les molaires, en raison de leur situation inaccessible, sont souvent très difficiles à finir et, pour cette raison, exigent beaucoup de soin. Si l'on s'est servi d'une matrice au bord cervical et si elle a été ajustée à la dent, à la gencive ou près de celle-ci, le finissage est grandement simplifié, parce que l'or déborde moins en ce point.

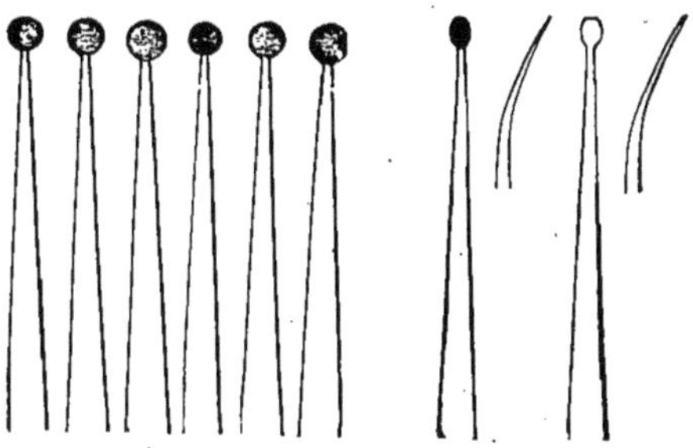

Fig. 217.

Les limes pointues droites et gauches (fig. 216) conviennent admirablement pour enlever l'or débordant au bord cervical. Avec les limes (*trimmers*) représentées fig. 217 on peut obtenir le contour général de l'obturation, puis on peut employer le papier

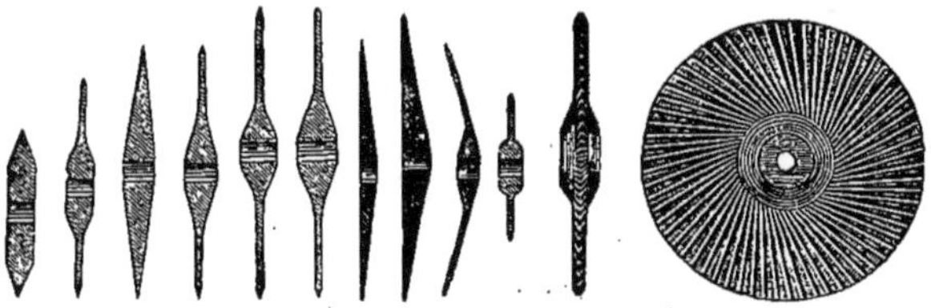

Fig. 218. — Disques en caoutchouc doux.

d'émeri et de corindon et polir l'obturation comme il a été dit ci-dessus. Des disques de papier de verre et de toile d'émeri et d'autres plus fins chargés de poudre et d'os de seiche (fig. 219) sont extrême-

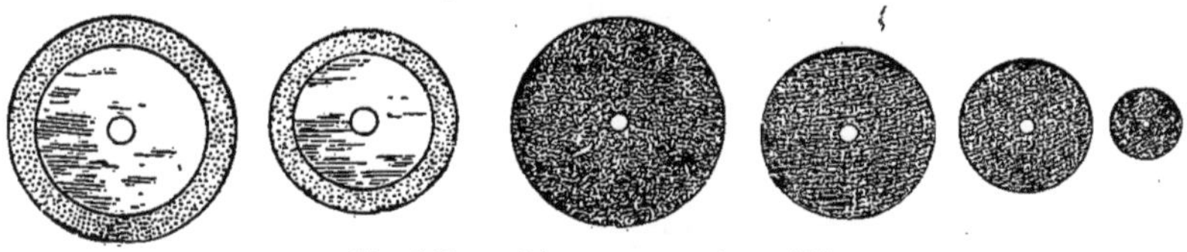

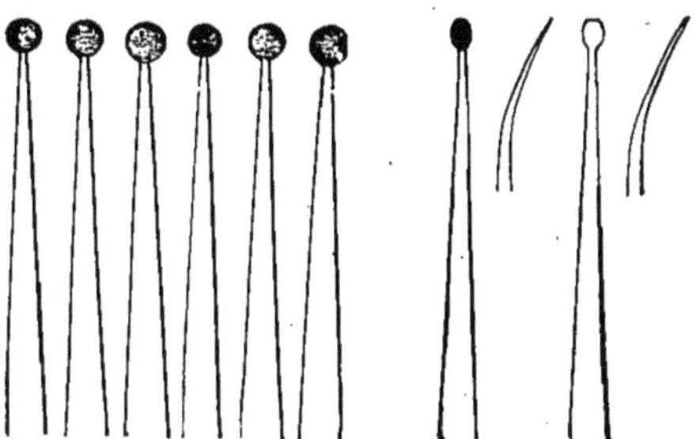

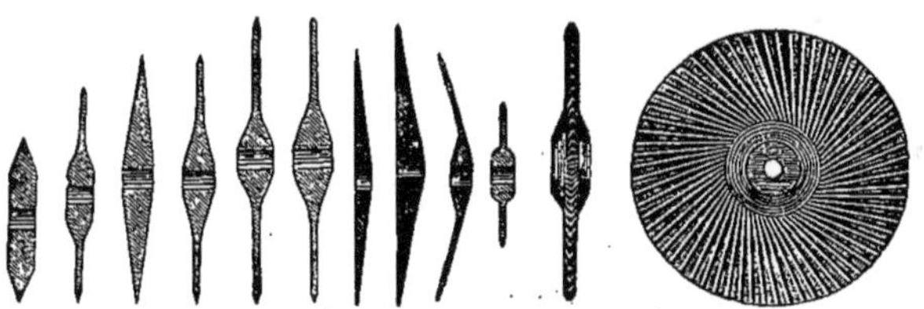

Fig. 219. — Disques en papier sablé.

ment utiles pour finir et polir l'obturation. La fig. 220 représente deux genres de mandrins à disque qu'on peut employer avec avantage pour porter les disques.

Beaucoup d'obturations proximales des bicuspides et des molaires s'étendent jusqu'à la face occlusale; dans ce cas, l'opérateur doit prêter une attention particulière à l'occlusion des dents opposées. Si elle est trop complète, le contact constant d'un cuspide opposé peut dégrader l'obturation, ou, si elle n'est pas solidement ancrée, la déplacer. Une obturation n'est pas bien finie tant qu'un instrument délicat ne peut

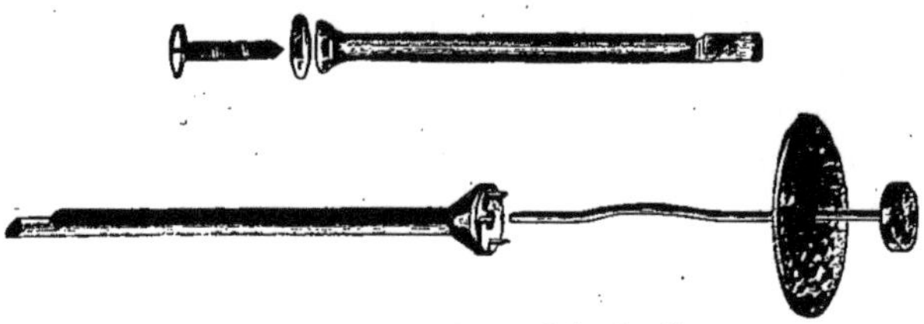

Fig. 220. — Disque à mandrin de Huey.

pas être passé de la surface de l'émail sur l'obturation sans accrocher celle-ci. Cela fait, si de la soie floche n'est pas éraillée au bord cervical, il n'est pas resté d'or débordant.

RÉPARATION DES OBTURATIONS

Les obturations un peu défectueuses ont souvent besoin de réparation. Le défaut peut quelquefois se remarquer en polissant; d'autres fois il est le résultat de carie subséquente et parfois d'une fracture de l'émail le long du bord de l'obturation.

Avant de réparer, avoir égard à la nature du défaut et à l'état de l'obturation.

Quand le défaut est dû à l'insuffisance d'or en un point de l'obturation, on peut ajouter plus d'or. Il est bon de découper d'abord une portion de l'obturation, pour faire une cavité distincte de forme rétentive. L'or adhésif convient d'ordinaire le mieux à cet égard; l'or cristal aussi rend souvent des services pour la réparation de ces défauts.

Si l'obturation a été complètement condensée et si la masse est solide, il n'est pas bien difficile d'y ajouter de l'or, pourvu que la surface soit nette. Si elle est humectée de salive, la surface de l'or doit être non seulement séchée, mais nettoyée. Il est bon de l'essuyer avec un tampon de coton ou un papier saturé d'alcool ou d'éther, après quoi l'obturation est grattée avec un instrument approprié. Si l'obturation a de grandes dimensions et est bien ancrée, on peut y pratiquer des poches de rétention peu profondes, pour contribuer à maintenir l'or à ajouter. Les défauts provenant de la carie subséquente sont peut être plus fréquents dans les surfaces proximales qu'au bord cervical ou qu'auprès de celui-ci. Ces bords sont des points vulnérables pour la récidive de la carie et une adaptation imparfaite est souvent la cause déterminante du commencement de cette carie.

Pour bien réparer ces cavités, il faut faire une place suffisante, surtout si la réparation doit se faire avec de l'or.

Si la carie ne s'est pas étendue au-dessous de l'obturation et si l'on a fait une place suffisante, il n'est pas plus difficile de réparer convenablement que d'obturer une cavité simple semblablement située. Si l'opérateur manie habilement l'or non adhésif, il sera bon qu'il prépare sa feuille en ruban étroit et qu'il la foule dans la cavité pli par pli, en laissant ceux-ci s'étendre un peu au-dessus des parois de la cavité. Quand la cavité est complètement obturée, les plis qui dépassent peuvent être bien condensés, et l'obturation peut être finie comme d'ordinaire, ou bien la réparation peut se faire avec de l'or adhésif, le premier morceau ayant été fixé dans une rainure ou point de rétention.

Ces réparations sont souvent nécessaires dans les bicuspides et les molaires, et des obturations, bonnes d'ailleurs, sont conservées grâce à une réparation au collet. Les matières plastiques sont quelquefois indiquées dans ces cas, pourvu que ce ne soit pas trop près de la partie antérieure de la bouche, ce qui serait laid. La gutta-percha convient souvent, mais dans certaines bouches elle se décompose et elle est moins sûre que l'or. Les oxyphosphates sont contre-indiqués en raison de leur susceptibilité de se dissoudre au bout de quelques mois. Les amalgames sont plus fréquemment employés et rendent presque toujours des services; malheureusement le contact avec l'or produit une décoloration et il en résulte une obturation d'un vilain aspect. Quand l'or et un amalgame sont mis en contact dans la même dent, si la surface de chacun est exposée aux fluides de la bouche, l'amalgame devient presque sûrement noir. La décoloration de la surface de l'alliage n'amoindrit pas sa valeur comme conservateur de la dent, mais sa laideur est souvent trop grande pour être tolérée ; néanmoins l'utilité joue un si grand rôle dans la question que l'opérateur a toute raison d'employer l'alliage parce qu'il est sûr de faire une meilleure réparation. Quand l'alliage a durci, finir et enlever toute la matière qui déborde au bord gingival, puis égaliser et polir avec autant de soin que pour les autres obturations.

Une fracture d'une paroi ou de plusieurs parois de la cavité est chose fréquente ; elle se répare si l'obturation a été bien ancrée dans des parties de la dent qui ne soient pas intéressées par la fracture. Cet accident survient parfois aux bicuspides et aux molaires, surtout aux premières, quand des obturations ont été faites dans chaque surface proximale, les deux se rencontrant sur la surface occlusale. La paroi buccale est quelquefois brisée, d'autres fois c'est la paroi linguale. Dans les deux cas le succès de la réparation dépend de la stabilité des obturations proximales et de l'ancrage qu'on peut obtenir à la paroi cervicale et dans les obturations exposées. En restaurant avec de l'or un cuspide buccal de la surface buccale entière d'une bicuspide, il peut arriver que l'or soit visible, ce qui serait fâcheux ; il vaut donc mieux mettre une face de porcelaine ou une couronne de porcelaine tout entière, tandis qu'une restauration de la surface linguale n'offrirait pas les mêmes inconvénients. L'or adhésif seul est indiqué pour les réparations de ce genre. L'or cristal de Watts rend des services dans ces cas.

Si la fracture s'étend au-dessus du bord de la gencive, l'opération est beaucoup plus difficile à cause du danger d'un afflux de sang et de la pose de la digue au-dessus du bord de la surface fracturée. Mais on peut surmonter la difficulté en obturant pour quelques semaines avec de la gutta; alors il y aura un retrait de la gencive causé par la pression de la gutta sur elle. Quand cette fracture survient dans une molaire, si la surface fracturée ne s'étend pas jusqu'à la pulpe et permet de poser des points de rétention sans danger pour la pulpe, il n'est pas difficile de restaurer la partie brisée avec de l'or adhésif. Les vis de Jack sont quelquefois indiquées dans des cas de ce genre, car on peut assurer un ancrage solide de cette manière sans grande perte de substance de la dent.

La fracture du bord tranchant des dents antérieures est souvent grave en raison de la difficulté de la réparation et du coup d œil désagréable que présente l'or.

Les grandes obturations des surfaces proximales des incisives qui ne s'étendent pas jusqu'au bord incisif, mais en sont assez rapprochées pour affaiblir l'émail débordant au-dessus, sont particulièrement susceptibles d'être réparées. Le coin de la dent se brise, laissant exposée la surface de l'or, et la seule rétention de l'obturation est alors le bord cervical. Pour assurer la rétention de l'or ajouté, l'opérateur doit avoir soin de ne pas déplacer l'obturation primitive. Il faut insérer un coin de bois entre les dents et l'enfoncer avec assez de force pour tenir l'obturation solidement en place pendant la réparation. Quelquefois on peut pratiquer un point de rétention latéralement dans la dentine saine, ou bien, en creusant un petit canal jusqu'à la surface linguale et en approfondissant celui-ci à son extrémité avec une fraise ronde, on peut avoir un ancrage solide pour l'or ajouté.

Apporter beaucoup de soin au foulage de l'or, de crainte que, par inadvertance, l'instrument ne glisse et ne chasse l'obturation primitive de sa position. Les surfaces fracturées doivent être réparées sans retard, car, si on les néglige pendant un certain temps, la dentine se désagrège, et la carie peut s'étendre au-dessous de l'obturation et compromettre l'opération la plus parfaite.

Zones érodées. — Il existe une catégorie de cavités qui n'a pas été spécialement traitée dans le chapitre qui précède, parce que les lésions considérées ne peuvent pas, à proprement parler, être classées au nombre des cavités cariées et qu'elles ont une forme si spéciale qu'aucune règle précise ne peut être posée pour établir quel est le meilleur mode de traitement. Si la zone érodée est étroite et limitée au bord cervical de la surface labiale et dans une bouche où les dents ne se voient pas, on peut aurifier; mais souvent la zone érodée s'étend au-dessus d'une partie considérable de la surface labiale et alors une aurification serait si peu esthétique qu'il faut l'éviter si possible. L'opérateur n'a donc que peu de choix parmi les matières obturatrices et est souvent contraint, malgré lui, d'employer l'or.

Les oxyphosphates de zinc sont tout aussi dépourvus d'harmonie que l'or quant à la couleur, et leur durée est si variable qu'on ne peut les considérer comme immuables. Il en est de même de la gutta.

Heureusement les progrès faits dans les *inlays de porcelaine* assurent à la fois la durée et l'esthétique. Il est possible, avec la grande variété de nuances de porcelaine que l'on possède de les assortir à la teinte de la dent naturelle et, si l'on apporte du soin dans le choix des nuances et si l'on donne un contour anatomique à l'inlay, ces zones érodées peuvent être recouvertes, et la dent peut prendre un aspect presque aussi naturel qu'avant la lésion. (Pour la description détaillée des inlays de porcelaine, voir chap. XV.)

CHAPITRE XII

EMPLOI DE LA MATRICE POUR L'OBTURATION

Par William CRENSHAW, D. D. S.

On employait jadis **la matrice** uniquement entre les molaires et les bicuspides; elle consistait en morceaux recourbés de métal mince de différentes sortes, qui étaient serrés avec des coins de bois entre deux dents; mais aujourd'hui on adapte la matrice à d'autres dents et à d'autres formes de cavités. Dans toutes les cavités qui se présentent sur les molaires, les bicuspides et les incisives, seules ou réunies, à l'exception toutefois des cavités situées sur les surfaces occlusales des premières et sur les bords tranchants et les angles des dernières, on se sert à présent de la matrice comme d'un auxiliaire utile pour l'obturation.

Autrefois il fallait une grande habileté au dentiste pour obturer les cavités situées entre les molaires et les bicuspides; aujourd'hui, grâce à des instruments variés, cette opération est devenue plus facile et donne un résultat plus durable et plus parfait.

On a employé pendant cinquante ans des matrices de diverses formes. A une époque antérieure on se servait même de formes plus rudimentaires. C'est Louis Jack qui, il y a trente ans, a donné la première idée pratique de la matrice, et ses efforts, plus que tout ce qui avait été fait auparavant, ont contribué à développer l'usage de cet instrument.

CONSIDÉRATIONS GÉNÉRALES

Il est très important de bien déterminer les cas dans lesquels on doit employer la matrice, sans quoi elle serait plus nuisible qu'utile. L'opérateur doit savoir discerner à quelle classe appartiennent les cavités à obturer et quelles matières obturatrices il faut employer.

Il faut que la matrice puisse s'adapter et se fixer aux dents et en même temps remplacer la partie du contour anatomique qui manque, laisser la dent dans sa position normale et conserver l'espace interdentaire voulu. Il faut aussi que la matrice soit assez solide pour résister à la condensation de l'or, puisse prendre la forme nécessaire et s'enlever d'entre les dents sans détruire la forme de l'obturation quand celle-ci est finie.

La matière avec laquelle la matrice est faite dépend un peu de la position et de la nature de la cavité à obturer.

Dans beaucoup d'opérations se faisant entre les molaires et les bicuspides, notamment quand une seule dent est cariée, et cela légèrement, on peut interposer des bandes de maillechort ou d'acier (nos 36 à 40 de la jauge). Quand il s'agit d'aurifications et que la cavité est grande, ces métaux, l'or et l'argent, mais d'un numéro plus élevé, et d'autres matières peuvent être employés. Mais si la matrice doit supporter une forte tension, mettant sa résistance à l'épreuve, il faut employer du bronze phosphoré ou de l'acier puddlé, dont la force de tension est égale ou supérieure à celle de l'acier. L'acier a des inconvénients, parce que, s'il est ployé souvent en un point, il se brise et ne conserve pas bien son poli et son laminage. Non seulement le bronze phosphoré se polit bien, conserve bien son laminage et ne se corrode pas, mais encore il se soude aisément à l'or, à l'argent, au maillechort, au cuivre, au laiton, ne s'amollit pas et ne s'amalgame pas avec le mercure employé dans les alliages à l'amalgame.

Le ruban de la matrice doit être exactement ajusté autour du bord de la cavité de la dent, et le plancher de la cavité et les parois arrivant jusqu'au ruban doivent former autant que possible des angles droits avec lui. Quand on se conforme à cette recommandation, en employant des instruments convenables, on obtient des bords bien condensés et un contour aussi parfait qu'en ont d'ordinaire les dents normales, et, quand il le faut même, un contour plus étendu.

Les matrices, dont les parties une fois réunies ne forment qu'une seule pièce, qui se posent aisément et se fixent solidement sur les dents, tout en causant aussi peu de gêne que possible, sont celles qui donnent les meilleurs résultats. Elles ne doivent pas s'écarter de la dent, car il n'y a pas de moyen de tenir la matrice écartée de la dent et en même temps de l'empêcher de glisser et de rester ferme pendant l'obturation. Parfois dans les cavités situées sur le côté mésial des premières et secondes molaires supérieures, et plus souvent sur les faces mésiales et distales des premières bicuspides supérieures s'étendant sous la gencive, on rencontre une concavité causée par la bifurcation des racines, alors nécessairement la matrice s'écarte de la dépression. L'obturation, or ou feuille d'étain, se trouve moins bien condensée en ce point pour cette raison.

Les échecs essuyés avec la matrice proviennent très souvent du choix défectueux de la matière employée. Prenons par exemple une des surfaces proximales des molaires ou des bicuspides où la cavité s'étend au delà du bord de l'émail, ce qui présente des conditions idéales pour l'emploi de la matrice; préparons cette cavité suivant les méthodes admises, appliquons la matrice, obturons avec de l'or adhésif, et nous aurons une obturation magnifique en apparence, mais encore plus trompeuse que belle, et qui favorisera la récidive de la carie le long du bord cervical plus tôt qu'avec toute autre matière obturatrice.

Il est indifférent d'employer telle ou telle variété d'or adhésif à condition qu'il ait été recuit suffisamment afin de changer ses dispositions moléculaires. Pratiquement il est impossible sans matrice d'adapter cet or de façon suffisante pour avoir des bords absolument étanches, et par suite des résultats durables. En voici la raison, d'abord la dent ne présente pas par elle-même la résistance suffisante pour permettre la condensation de l'or en lames suffisamment adaptées : nous aurions, d'autre part, des fragments d'or non condensé reposant sur les tissus fibreux de la denture et du ciment, ce qui rendrait impossible la confection d'un bord étanche. Par suite, cette situation, dans laquelle intervient à la base de l'obturation l'infiltration du liquide provenant des canalicules et des lacunes, ou l'arrivée de l'humidité externe par attraction capillaire du dehors, permet le retour de la carie. Avec l'or adhésif, le résultat serait le même, avec ou sans matrice ; l'opération serait même mieux exécutée sans matrice. La cavité bien préparée et la matrice bien ajustée, l'opération est engageante et l'opérateur éprouve une déception quand il essaye d'obturer exclusivement avec de l'or adhésif.

L'objection faite à cet or n'a pas le même fondement quand on l'adapte aux parois d'émail, parce que ce tissu est dépourvu de fibres nerveuses et possède une substance plus dense contre laquelle on peut adapter l'or. Tandis qu'il est impossible d'adapter de l'or adhésif aux tissus radiculaires de façon à arrêter l'humidité d'une manière permanente, pour la raison indiquée, il y a une différence entre la constitution histologique du cément, de la dentine et celle de l'émail, qui explique que l'or adhésif s'adapte mieux à l'émail et peut mieux empêcher l'infiltration de l'humidité que sur les bords du cément. De plus, la carie ne peut pas être aussi rapide dans les bords de l'émail à cause de sa force et de sa résistance naturelles dues à l'absence de fibres nerveuses, à sa plus grande densité et à sa plus grande dureté.

La doctrine d'Henry S. Chase, d'après laquelle l'or est la plus mauvaise matière à employer pour garantir les dents, est vraie en ce qui concerne l'or adhésif, particulièrement dans le cément et les bords de dentine en rapport avec la matrice. Mais si nous le remplaçons par l'or non cristallin ou l'or mou dans ces bords, au lieu de la plus mauvaise opération possible faite avec l'or, et rendue pire encore par l'emploi de la matrice, nous avons la meilleure possible, du moins jusqu'à présent.

L'or adhésif convient le mieux dans les cavités ouvertes avec des bords d'émail forts et s'emploie avantageusement dans les obturations cervico-occlusales conjointement avec l'or mou et des matrices coiffant la paroi proximale d'or mou. L'or adhésif, d'autre part, est le plus mauvais employé avec des matrices, quand on s'en sert aux bords cervicaux, surtout quand le contour est situé dans le cément ou la dentine, en raison des difficultés physiques rencontrées dans son adaptation et de la nature frêle des bords sur lesquels il est posé.

En employant un alliage d'amalgame formulé et composé sans soin, qu'on foule dans des cavités entourées par la matrice, en comptant trop sur celle-ci, comme c'est la tendance, ce procédé ne donne aucun résultat.

Quand on se sert de la matrice il faut la considérer comme un simple instrument mécanique ayant pour objet de simplifier les cavités composées et autres cavités difficiles, et non pas compter sur elle pour améliorer la matière obturatrice. Avec cette idée, jointe à la connaissance parfaite des caractéristiques des matières obturatrices plus qu'à une confiance absolue dans les matrices, nous saurons où et quand il faudra les employer. Les matières obturatrices doivent posséder une forme constante, et s'accommoder à une adaptation parfaite qui empêche la pénétration de l'humidité par attraction capillaire, laquelle aurait pour résultat le retour de la carie. Il est indispensable de connaître ces caractéristiques pour la permanence des obturations, quelle que soit leur situation et quelque méthode que l'on emploie ; et quand on les connaît, si l'on ajoute à cela les avantages que présente l'emploi de la matrice, l'opérateur obtiendra les meilleurs résultats. La matrice doit donc être employée pour simplifier la cavité et ne jamais conduire à l'emploi d'une matière obturatrice dont l'aspect serait trompeur et la durée problématique.

La matrice est précieuse dans les cavités à carie très prononcée intéressant les surfaces disto-occlusales, mésio-occlusales, bucco-occlusales, disto-buccales, mésio-bucco-occlusales, disto-linguo-occlusales et mésio-linguo-occlusales des molaires et des bicuspides. Dans bien des cas l'angle entier peut être restauré, car il est compris dans les surfaces disto-bucco-occlusales, mésio-bucco-occlusales, disto-linguo-occlusales et mésio-linguo-occlusales. Aucun procédé d'obturation de ces dents n'est aussi satisfaisant que le procédé à matrice, car ce dernier aide à mettre la matière en place d'une manière définie et exacte. Son avantage principal consiste à transformer une cavité composée et compliquée en cavité simple et à permettre une manipulation de la matière qui assure une adaptation et une condensation parfaites.

Une comparaison des résultats obtenus au bord cervical entre les obturations à l'or mou et les obturations à l'or adhésif présente en faveur des premières une différence si marquée, même quand il n'a pas été fait usage de la matrice, que, quand cet instrument est employé, la perfection des travaux à l'or mou dépasse de beaucoup celle des travaux à l'or adhésif.

Avec ces avantages, l'or mou en forme de coussins ou de cylindres peut parfaitement s'adapter au bord cervical ainsi qu'à la paroi s'il est recouvert avec une plaque d'or adhésif qui, une fois ancrée dans la surface occlusale, donne une aurification belle et durable.

Un autre procédé consiste à placer des cylindres ou des coussins d'étain qui s'obtiennent en repliant des cylindres sur eux-mêmes, et à les adapter au bord cervical sur la paroi cervicale jusqu'au sommet de la marche (*step*) D (fig. 221), en complétant avec de l'or adhésif ou de l'amalgame le reste de l'obturation (fig. 225). L'or mou et l'étain s'adaptent de la même façon, ce qui est dû à ce que la disposition moléculaire est détruite dans leur fabrication, d'où il résulte un ajustage avec plus d'adhérence et plus de perfection. La matrice permet à l'opérateur de profiter de cette qualité, et, si l'on ne simplifiait ainsi la cavité, il serait tout à fait impossible de limiter, de manipuler et de condenser ces matières et d'obtenir une solidité convenable et une adaptation adéquate sur les bords.

En résumé l'emploi de la matrice permet donc à l'opérateur de placer d'une façon satisfaisante aux points où il convient le mieux l'or mou, ainsi que l'or adhésif. L'or adhésif s'appliquera aux bords d'émail, et dans toute partie de l'aurification où il s'adapte le mieux et le plus aisément. De même l'or adhésif se place aussi dans une matrice au point où il résiste le mieux à l'attrition et à l'effort de la mastication et à l'usure latérale entre les dents.

L'alliage d'amalgame est encore un autre mode de traitement de ces cavités avec la matrice.

En admettant qu'on ait pris la même peine et les mêmes soins pour préparer la cavité avec l'amalgame qu'avec l'or, la simplification qui en résulte par l'emploi de la matrice permet à l'opérateur d'obtenir plus de solidité et, par suite, une meilleure adaptation aux parois de la cavité. Cette matière, employée avec la matrice et le revêtement de la cavité, place l'alliage d'amalgame à un rang qu'il n'occuperait pas sans elle. Avec la forte proportion des cavités de ce genre, ce procédé contribue à sauver nombre de dents.

PRÉPARATION ÉTENDUE DES CAVITÉS POUR TRAVAILLER A L'AIDE DE LA MATRICE

L'étude de la préparation de la cavité est liée intimement à celle de la matrice.

La forme donnée habituellement à la cavité, quand la carie des surfaces proximales des molaires et bicuspides est très prononcée, est subordonnée dans une certaine mesure à l'emploi de la matrice.

En décrivant la cavité, les mots profondeur, largeur, longueur, appliqués aux parois, doivent être limités et s'appliquer à des points spéciaux uniquement. Par exemple par *profondeur* d'une cavité il faut entendre la distance d'un point extérieur quelconque de la carie (occlusal, mésial, distal, buccal ou lingual) à la pulpe; la *largeur* s'entend d'un côté à l'autre de la cavité, de la surface occlusale, mésiale, distale, buccale ou linguale de la dent; la *longueur*, la dimension la plus grande, s'entend de la longueur maximum, quelle que soit sa direction. Le fond d'une cavité s'appelle *plancher* (voy. A et D, fig. 221). Les figures 221 et 222 représentent une molaire inférieure gauche, dont la carie pénètre de la surface mésiale dans la direction de la ligne venant de F, et la profondeur en A et C est dans cette direction; la largeur est bucco-linguale, de E en E, ou de C sur le côté buccal à un point opposé sur le

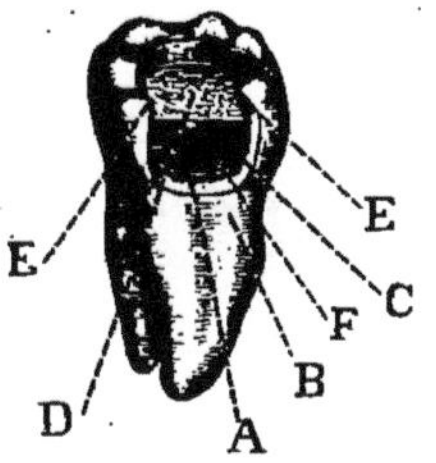

Fig. 221. — Préparation de la cavité d'une molaire pour la matrice.

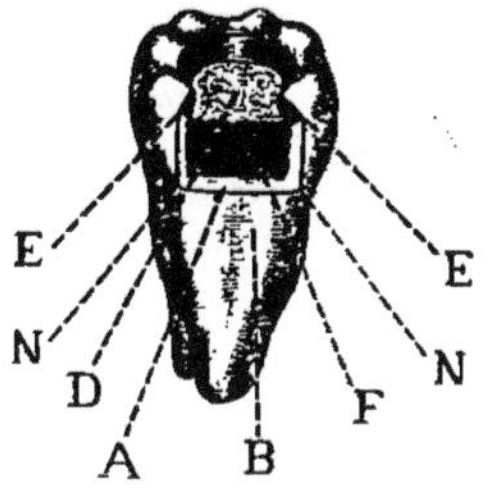

Fig. 222. — Préparation de la cavité montrant les angles du carré.

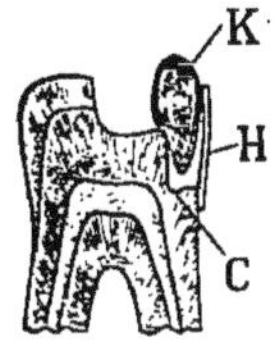

Fig. 223. — Section d'une molaire montrant l'introduction du coussin.

côté lingual. Cette cavité étant composée, la longueur comprend le plancher de la marche D, la paroi axiale F et le plancher A; la profondeur des parois linguale et buccale est en C et la profondeur du plancher en A; la paroi axiale et sa hauteur sont en F, et le plancher de la marche en D.

La figure 221 représente la préparation de la cavité qui, avec la matrice et l'or mou ou l'or adhésif, permet à l'opérateur d'exécuter des aurifications dans les cavités de cette classe avec un degré de perfection rarement obtenu sans leur aide.

Aux bords cervicaux des figures 221 et 222 le plancher A et la paroi externe B de la dent sont à angle droit, c'est l'angle donnant les meilleurs bords et les meilleurs résultats.

Commençant par en haut du côté de la paroi en C (fig. 221), arrivant le long et au bas de la marche en ciment et remontant la paroi opposée, se trouve une rainure C, qui se voit mieux dans la section (fig. 223) faite avec une tige n°s 3 ou 4 ou un excavateur Darby-Perry, n°s 11 et 12, servant d'ancrage pour la base de la colonne cervico-occlusale en or non adhésif (fig. 225). Dans cette rainure peu profonde et à la surface du plancher A est condensé l'or. La rainure s'étendant jusqu'à la paroi n'est pas nécessaire, bien qu'elle puisse être comprise dans la préparation de la cavité quand les parois sont fortes, mais la partie de la rainure qui est le long du plancher doit toujours être pratiquée.

Quand les parois latérales sont faibles et que la rainure ne peut être pratiquée, on doit avoir recours à l'ancrage occlusal D (fig. 221 et 222). En formant les bords des parois EE (fig. 222), avoir soin de les laisser assez forts pour empêcher une fracture sous la pression de la matrice. Les parois doivent être en biseau sur la ligne EE (fig. 222) et se terminer en angle obtus avec la surface externe de la dent, si cela est possible. L'angle doit être droit au minimum, car s'il était aigu, il y aurait danger de fracture.

Dans la formation de la cavité (fig. 221) avec le coin arrondi C, la préparation convient pour un amalgame ou d'autres matières plastiques en se servant de la matrice ; elle convient pour des coussins et des

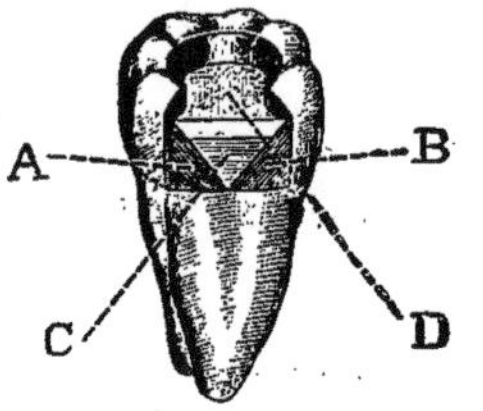

Fig. 224.—Préparation d'une cavité montrant les subdivisions de l'obturation.

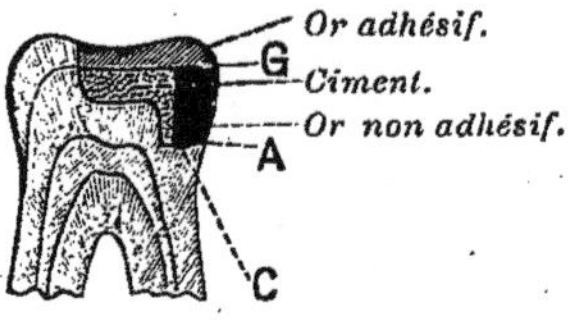

Fig. 225. — Coupe montrant la méthode de l'obturation.

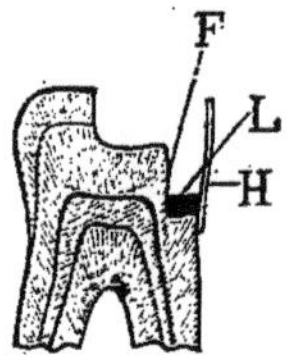

Fig. 226. — Coupe montrant le serrage du coussin K de la figure 223.

cylindres d'or en feuilles si la cavité se rapproche de la forme 221 et de la forme 222, et de celle qu'on voit en F et H (fig. 226). Mais ces coins doivent être modifiés aussi exactement que possible pour prendre la forme NN (fig. 222), si la cavité est moins profonde de A en D (fig. 222) que de F en H (fig. 226).

Les coins carrés aident à l'union et à l'enclavement des diverses parties lorsqu'on construit l'obturation de la base (fig. 224).

Mais quand la cavité prend les proportions de F à H (fig. 226), les coins carrés ne sont pas nécessaires, parce que, quand la distance du sommet de la marche (fig. 226) au plancher est plus grande que de F sur la paroi axiale à B sur le ruban de la matrice, nous avons une cavité dans laquelle les coussins et cylindres s'unissent et s'engrènent sans l'aide de coins carrés.

En règle générale mettre des marches de ciment quand la distance de

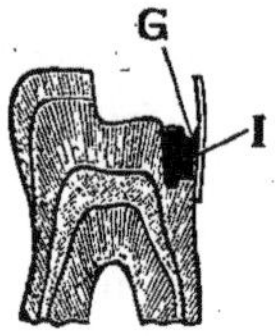

Fig. 227.—Coupe montrant la paroi cervico-occlusale bâtie au sommet de la marche. G, trou pour retenir la coiffe de recouvrement.

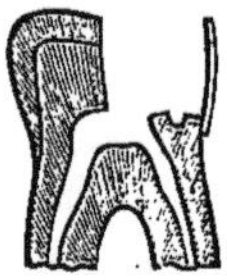

Fig. 228. — Coupe d'une molaire sans pulpe avant la pose de la marche en ciment.

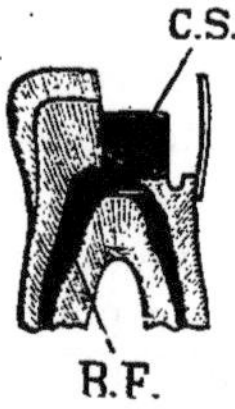

Fig. 229. — Coupe montrant la restauration d'une molaire sans pulpe au moyen d'une marche en ciment.

la paroi axiale à la matrice est plus grande que celle du sommet de la marche au sommet de la cavité et donner à la cavité une forme se rapprochant autant que possible de celle des figures 223, 226, 227 et 229. Cela exige, en effet, moins de métal, or ou étain ; c'est préférable quand c'est fini, et plus rapidement obturé au sommet de la marche (fig. 227); cela évite enfin la formation de coins carrés NN (fig. 222), s'étendant assez profondément vers la pulpe pour affaiblir les parois de la dent.

Pour mettre l'obturation dans les coins de la figure 222, porter le coussin d'or mou ou d'étain, suivant le cas, dans le coin A avec un fouloir n°s 257, 258 ou 259 (fig. 265), suivant la dimension qui conviendra le mieux, et le condenser partiellement. Au coin opposé placer la subdivision B, puis la subdivision C, cette dernière toute droite dans la direction du grand axe de la dent, tandis que les autres subdivisions (fig. 224) se placent diagonalement et se compriment sur place. A cette jonction tenir avec un instrument de forme convenable n°s 174 ou 175 (fig. 265) d'un côté et condenser l'autre avec le maillet automatique portant un fouloir taillé convenablement n° 18 (fig. 265) jusqu'à la condensation voulue. Après cela changer les instruments et traiter le côté opposé de la même manière. Si les coussins sont bien proportionnés à la grandeur de la cavité, avec deux séries de chacun placées dans les subdivisions A, B et C (fig. 224), on amènera la paroi au sommet de la marche ou à peu près.

La figure 221 représente la préparation de cavités cariées sur des bicuspides ou des molaires, dont on voit le périmètre sur la figure 230 et qui rentrent dans la classe des grandes cavités. Ces caries se préparent autant que possible comme celle de la figure 221.

En préparant la cavité 221 quand la dent est normale et remplit ses fonctions convenablement, avoir soin de ne pas s'approcher trop près de la pulpe, surtout quand la cavité est dans une bicuspide, car alors la zone dans laquelle on opère est moins profonde que dans la partie correspondante des molaires. Dans les cavités plus profondes des bicuspides et des molaires, employer le phosphate de zinc pour donner à la cavité une forme simple comme dans les figures 225, 228 et 229.

Quand ces cavités sont ainsi préparées et entourées par la matrice, non seulement il faut moins de matière pour amener la paroi cervico-occlusale au sommet de la marche, mais la cavité est simplifiée, l'obturation facilitée et le travail plus parfait.

Le ciment à l'oxyphosphate de cuivre, plus adhésif, moins bon conducteur de la chaleur et plus antiseptique que les ciments de zinc, doit être employé, quand c'est possible, pour faire des marches. Sa couleur noire condamne peut-être son emploi pour les dents antérieures, en avant des molaires; mais il est moins irritant, plus dur et plus solide que les phosphates de zinc.

Ainsi donc, quand la cavité s'étend jusqu'à la pulpe ou la dépasse et oblige à excaver à partir de la matrice en ruban jusqu'à la paroi axiale autant que dans la dent sans pulpe de la figure 228, ou quand la profondeur de F à H (fig. 226) est supérieure à la hauteur de la marche, le ciment doit être mis en position de manière à amener la paroi axiale assez près de la matrice en ruban pour donner à la cavité les dimensions des figures 225, 226 et 227, quand elle est entourée par la matrice.

Ces cavités, quand elles sont aurifiées, doivent s'obturer avec des coussins ou des cylindres d'or au sommet de la marche D (fig. 221 et 222), puis, après formation de la rainure en G (fig. 225 et 227), être complétées avec de l'or adhésif et construites solidement. L'ancrage (fig. 221, 222 et 224) D indique comment cela doit se faire.

Le procédé d'introduction de la partie d'or mou ou d'étain, dans les cavités de grande dimension, se voit en K (fig. 223), et la condensation finie en I (fig. 226). Cette introduction se fait dans le sens du grand axe de la dent et non en diagonale comme dans la figure 224, quoique cette dernière direction puisse être suivie dans des cas spéciaux favorables. Les coussins introduits, rarement plus petits comme dimension et volume qu'un cylindre nº 3 et habituellement beaucoup plus grands, ne remplissent pas jusqu'aux extrémités ou jusqu'aux parois latérales, et l'opérateur doit surveiller ces points et les niveler avec de petits cylindres ou des coussins équivalents.

La condensation finale de cette partie (E, fig. 227), avant que la portion adhésive soit commencée, se fait en tenant l'or en place d'un côté de la cavité, tandis que le maillet automatique condense à l'opposé, comme cela a été indiqué pour la figure 222. L'étudiant doit avoir égard à l'importance qu'il y a de condenser d'abord l'or mou, puis l'or adhésif dans les angles E et N (fig. 222), quand cette figure est entourée par la matrice. Les fouloirs nº 7 ou 8, figure 265, ayant une petite surface, conviennent pour cette partie de l'opération. Employer l'or adhésif en bandes étroites quand l'angle dans lequel il doit pénétrer est aigu.

Le but est d'obtenir la force maxima par la disposition des matières entrant dans la construction. Dans la formation de l'ancrage pour les obturations de la classe des grandes cavités cervico-occlusales, avoir soin de combiner la proportion d'or et d'émail en faisant la tête de l'ancrage dans la surface occlusale des aurifications de ce genre.

De même qu'il est possible d'affaiblir une roue de véhicule avec des tenons de rayons assez grands pour réduire le moyeu, de même il est possible d'arriver au même résultat en ayant des tenons trop petits et le moyeu étant assez fort. Il en est de même de l'ancrage des aurifications de cette espèce; la partie rétrécie de l'aurification pénétrant dans la tête de l'ancrage peut être assez petite, assez étroite et assez peu profonde pour que l'effort de la mastication le brise en ce point. Et de même il peut être élargi et allongé suffisamment pour que l'or devienne plus fort qu'il n'est besoin, l'émail des deux côtés devient alors faible à proportion et cède sous l'effort de la mastication.

Le problème consiste donc à proportionner la partie rétrécie de l'aurification et l'émail de façon à obtenir la force maxima.

En admettant que la longueur de la partie rétrécie soit égale à peu près à sa largeur, la règle 1/3 d'or de large et 2/3 d'émail, 1/3 de chaque côté de l'or, répond à tous les *desiderata*.

PRÉPARATION RESTREINTE DES CAVITÉS

Tandis que les principes exposés par Webb, Black et d'autres dans l'extension pour prévention — extension des bords de la cavité loin du point de contact des dents — sont justes dans une forte proportion des cas, il en est cependant où ce procédé ne serait pas justifié. Par exemple, les dents bien développées dont l'émail tapisse parfaitement les sillons séparant les cuspides des molaires et des bicuspides sont presque totalement exemptes de carie en raison de leur excellent état et de la propreté buccale du patient. Il serait donc déraisonnable et inutile d'étendre les bords de ces cavités jusqu'aux limites indiquées dans l'extension pour prévention, limites cependant si nécessaires dans beaucoup de caries de grandes dimensions.

La préparation des caries (contour intérieur, fig. 230) se fait d'après les indications fournies pour les figures 231, 232 et 233. L'étudiant

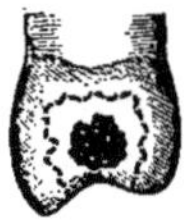

Fig. 230. — Bicuspide montrant les contours d'une grande et d'une petite cavité.

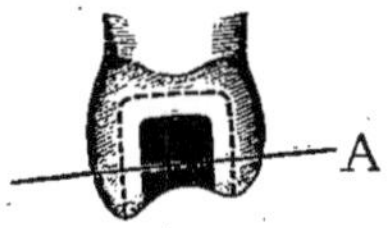

Fig. 231. — Vue de côté montrant les contours d'une grande et d'une petite préparation.

Fig. 232. — Coupe perpendiculaire à l'axe suivant la ligne A de la figure 231 montrant un ancrage de petite dimension.

doit connaître la préparation étendue et la préparation restreinte et les employer suivant les conseils donnés.

La préparation restreinte peut donc atteindre les proportions du contour intérieur de la figure 231, tandis que le contour extérieur des

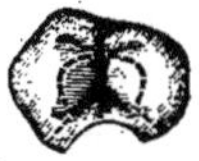

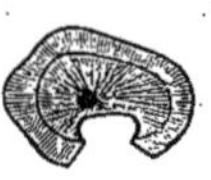

Fig. 233. — Vue supérieure montrant le contour d'une grande et d'une petite préparation.

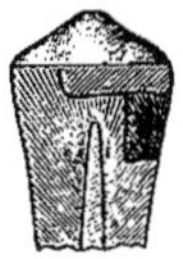

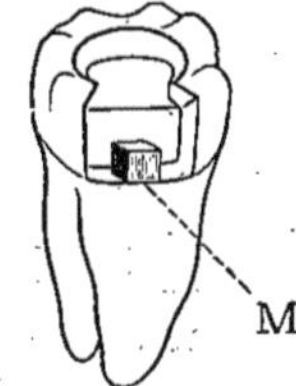

Fig. 234. — Coupe montrant le complément d'une grande obturation sur une bicuspide.

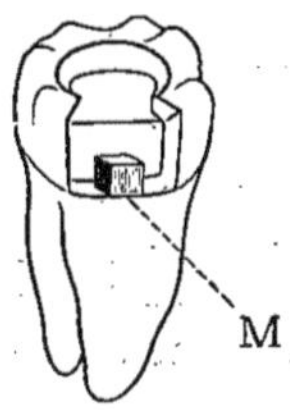

Fig. 235. — M, cube d'or de 13 centigr. montrant la grandeur relative de la cavité dans laquelle il se trouve.

figures 232 et 233 représente la préparation étendue de la même dent.

La figure 234 représente une coupe d'obturation cervico-occlusale de grande dimension achevée dans une bicuspide.

La figure 232 est une section suivant l'axe sur la ligne A de la figure 231; à ce point, l'ancrage pour la préparation restreinte se voit figure 232. L'ancrage peut et doit être fait ici sous les lobes buccaux et linguaux des bicuspides et des molaires. Au-dessus de l'ancrage, vers la surface occlusale, modifier la cavité de façon qu'elle débouche à la surface occlusale comme dans la figure 233.

Les fouloirs 115 et 116 ou 117 et 118 (fig. 265) (chaque paire se fait en deux grandeurs) sont très précieux pour ajouter l'or adhésif à l'or mou condensé. Une grande partie de l'opération se fait à la pression de la main; il importe, pour cette raison, de préparer l'or en bandes étroites qu'on recuit à la chaleur électrique afin d'assurer le maximum de cohésion.

Dans ces obturations appliquer la matrice et amener de l'or mou jusqu'à l'ancrage (fig. 232). En ce point condenser complètement de l'or adhésif dans les ancrages et finir le contour de la dent. Avoir soin de tailler légèrement en biseau la surface occlusale de cette obturation pour empêcher un engrènement trop marqué de la dent dans le maxillaire opposé.

La fixation de l'or adhésif sur l'or mou condensé, quel que soit le genre de cavité, dépend de l'observation de plusieurs détails : 1° l'opérateur doit diriger son opération de façon à isoler complètement la salivation et à travailler à sec; 2° la matrice doit être fixée et rester rigide; 3° les fouloirs doivent avoir des serrations fraîchement repassées et une forme leur permettant d'atteindre facilement le point à travailler; 4° les serrations doivent être propres et profondes; 5° l'or doit être pur et fraîchement recuit. On peut employer tous les genres d'or adhésif si les morceaux introduits chaque fois sont petits, purs et recuits. De petits cylindres d'or adhésif n^{os} $\frac{1}{4}$ et $\frac{1}{2}$ conviennent bien pour ce travail et les petits doivent non seulement être employés pour commencer, mais constamment, tant que cela est possible. Les rubans ou bandes d'or adhésif fraîchement recuits donnent les meilleurs résultats si toutes les conditions ci-dessus sont remplies. Le ruban est engagé dans l'or mou par interdigitation et cette union, tout en n'étant pas forte, l'est assez pour permettre à l'opérateur d'atteindre les points d'ancrage où il peut complètement consolider son travail.

En faisant des obturations à la matrice, si la combinaison employée est un ruban ou une boucle et n'a pas d'appareil séparateur pour assurer le contour anatomique et finir l'obturation suivant la forme primitive de la dent, on doit préalablement obturer les cavités — s'il y en a deux près l'une de l'autre — avec du coton assez serré pour donner de la mobilité aux dents afin qu'elles puissent s'écarter. Cela permet d'obtenir une plus grande séparation, surtout avec les matrices munies d'un séparateur, et de gagner suffisamment de place pour façonner le ruban de la matrice et reproduire le contour de la dent.

PRÉPARATION DE L'OR POUR TRAVAILLER AVEC LA MATRICE

Quand on travaille à l'or mou avec une matrice, la forme de l'or employé a de l'importance. De grands cylindres et de grands coussins comparativement à ceux qu'on emploie d'ordinaire dans les cavités de dimension donnée s'adaptent non seulement plus sûrement et plus parfaitement, mais aussi plus rapidement. Il importe de commencer le fond des grandes cavités cervico-occlusales des molaires et des bicuspides entourées par la matrice avec des coussins d'une dimension et d'une densité suffisantes pour s'unir facilement quand ils sont condensés, mais de ne pas condenser le premier complètement avant qu'on en ajoute d'autres. Si l'on procédait de la sorte, malgré l'union apparente du premier coussin introduit, l'union n'est définitive qu'à un certain degré de la condensation. Au delà, si l'on continue, notamment jusqu'à la densité maximum qui peut être obtenue contre la résistance que présente la dent, il y a relâchement, balancement, et l'opération ne vaut rien. Mais, si après avoir placé un coussin que l'opérateur apprend à proportionner à la grandeur de la cavité, et après l'avoir condensé partiellement, on en place un autre que l'on condense au même point que le premier, puis un autre, on peut se servir du maillet jusqu'à ce que la masse ne bouge plus, et la paroi ainsi bâtie sera ferme, bien adaptée, exempte d'humidité et impénétrable aux infiltrations résultant de la capillarité. Cela provient de ce que, quand trois ou plusieurs coussins ou cylindres sont introduits, l'appui formé en haut et en bas par les parois axiales et par la paroi matricielle est suffisant pour assurer l'union et la solidité.

Dans la figure 225 on remarquera en R un coussin d'or entrant dans la cavité entre la paroi axiale F et le ruban de matrice H. Le coussin est formé de la moitié de la tresse représentée figure 236 et contient

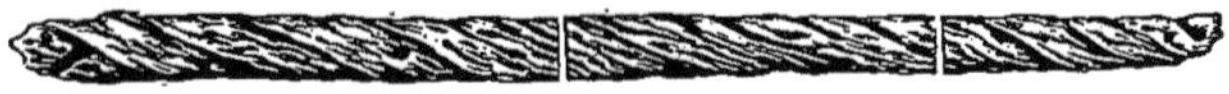

Fig. 236. — Feuille d'or n° 4 roulée, prête à former des coussins.

0 gr 141 d'or. Ce coussin condensé à sa densité ultime, comme par la fusion et le martelage, est représenté en forme de cube, de grandeur naturelle en M (fig. 235).

Un cylindre d'or n° 4, de 6 mm. de long, contient 0 gr. 0648 d'or et quand celui-ci est condensé en un cube il est la moitié du volume du cube M (fig. 235). Il arrive donc que les grands cylindres peu serrés de 0 gr. 0648 présentent une adaptation beaucoup plus difficile que ceux qui en contiennent le double ou davantage, parce qu'ils n'ont ni la masse ni la consistance qui sont nécessaires pour les faire s'unir et s'enclaver en se condensant.

En comparant le cube M de 0 gr. 141 (fig. 235) avec les proportions de la cavité dans laquelle il est placé, on voit qu'il occupe à peine la moitié de la cavité dans le sens bucco-lingual et que, si ce cube était allongé de façon à toucher les bords de la cavité, son appui contre la paroi axiale et le ruban de matrice serait abaissé au moins de moitié, et il n'y aurait pas suffisamment d'appui sur ces parois pour maintenir l'or en place. Cela montre la difficulté d'adapter l'or ou l'étain en feuille à ces points avec des cylindres ou coussins contenant moins de matière qu'il n'en faut pour unir et enclaver la masse en place pendant la condensation. Et si cela est exact, comme le montre la figure 235, on voit que le cylindre de grosseur 4, contenant seulement 0 gr. 0648, serait encore plus difficile à manipuler, parce qu'il manque encore plus de la masse et de la substance suffisante pour lui donner par les parois l'appui nécessaire à l'union et à l'enclavement pendant la condensation. Les cylindres ou coussins contenant 0 gr. 141 ou plus ne supporteront pas davantage une condensation complète dans les très grandes cavités, avant qu'on ajoute d'autres morceaux, pour les raisons déjà données. Dans les cavités extrêmement grandes, une feuille de n° 4 peut former un seul coussin et être introduite avec avantage. Un coussin contenant 0 gr. 26 ne construirait pas plus haut qu'il n'est nécessaire même s'il était en forme de parallélipipède rectangulaire (2 cubes juxtaposés) et s'étendant d'une paroi latérale à l'autre (fig. 235).

Le succès de l'obturation à l'or ou à l'étain est moins une question de densité ultime de ces matières que d'adaptation aux parois de la cavité de manière à empêcher l'infiltration sous l'obturation. Ce résultat peut être obtenu avec une compression ou une condensation de densité beaucoup moindre qu'en fondant ces métaux ou que celle qu'on pourrait attendre de la résistance de la dent.

FORMATION DES COUSSINS AVEC DES FEUILLES

Le coussin d'or ou d'étain vaut mieux que le cylindre pour le travail à la matrice, même quand les cylindres sont comprimés ou doublés sur eux-mêmes, parce que le coussin, fait avec une feuille, s'il est assez mou pour s'adapter aux irrégularités de la cavité, contient 2 à 4 fois la quantité de matière que contient un cylindre lâche, et, de ce fait, avec une cavité bien préparée, se fixe plus aisément en place.

L'étudiant doit bien considérer que, tant qu'il n'aura pas réussi une fondation à l'or mou de façon à empêcher tout déplacement pendant la condensation, il n'obtiendra pas les résultats voulus. L'emploi du coussin est donc recommandé, de préférence au cylindre.

Pour former des coussins avec une feuille on procède ainsi : on prend une feuille entière d'or mou n° 4, on la plisse en ayant les mains propres, on la tend en la laissant ondulée, puis on la plie lâchement 3 ou 4 fois sur elle-même et on la tresse sans serrer. On coupe la tresse en 3, 4 ou 5 morceaux (fig. 236), suivant la grandeur de la cavité à obturer. Les grandes cavités, par exemple celles des surfaces proximales des molaires (fig. 221 et 222), nécessitent un coussin fait avec la partie la plus longue de la tresse (fig. 236), représentant la moitié ou plus de la feuille, tandis que les cavités de la grandeur indiquée figure 231 en exigent le quart ou moins. Les petites cavités proximales des incisives exigent de 1/5 à 1/3 d'une demi-feuille préparée comme dans la figure 236. Les coussins préparés ainsi, employés pour les grandes cavités des molaires et des bicuspides, doivent ressembler quelque peu à la figure 237. La préparation ainsi obtenue vaut mieux que les cylindres en feuilles d'or mou, parce qu'elle se manipule plus aisément et avec de meilleurs résultats, et parce que l'étudiant qui apprend à le faire se ménage une ressource qui lui permet de préparer ses coussins pour les cavités de toutes grandeurs et n'est jamais embarrassé quand il a besoin de se servir d'une feuille.

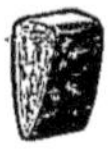

Fig. 237. — Coussin formée de la feuille enroulée (fig. 236) ou de cylindres partiels de cette feuille.

Mais quand ce genre de travail doit être fait avec une feuille d'étain, les cylindres comprimés ou doublés conviennent mieux, car il est difficile d'obtenir une feuille d'étain assez légère et assez molle pour faire les coussins voulus.

La feuille d'étain en coussins obtenus en doublant les cylindres sur eux-mêmes, pour la fondation des obturations cervico-occlusales posées avec la matrice, se manipule mieux et s'adapte plus aisément que les coussins d'or mou en feuille et, si son emploi alors n'est pas contre-indiqué par la crainte de phénomènes électrolytiques, il faut lui donner la préférence comme conservateur de la dent, surtout aux bords cervicaux, et comme non conducteur des changements thermiques de la pulpe. La feuille d'étain et l'or mou en feuille formés en coussins et posés ensemble, suivant les indications qui précèdent, peuvent s'employer avec des résultats tout aussi avantageux pour la conservation des bords entourés par la matrice que l'or ou l'étain seul, tout en évitant le danger de l'électrolyse résultant du contact de l'étain et de l'or.

FINISSAGE DE L'OBTURATION

Aucune partie de l'aurification, dans les cavités à préparation étendue en particulier, n'est plus laborieuse que le finissage. Cependant quand la matrice a été convenablement adaptée aux dents, le finissage de la partie à l'or adhésif peut être réduit au minimum.

Le finissage le plus rapide et le plus satisfaisant de l'opération après l'emploi de la matrice n'est pas un des moindres avantages de ce procédé, car non seulement la matrice donne la forme de la paroi qu'elle entoure, mais encore plus que tout autre procédé elle économise la matière obturatrice. Cela vient de ce que, quand elle est convenablement ajustée, la cavité est transformée en un moule qui prend si bien la forme de l'obturation que, quand elle est faite, il reste fort peu de chose à faire en polissant.

La première phase du polissage après enlèvement de la matrice consiste à faire le tour des bords de la partie à l'or mou de l'obturation avec un brunissoir, qui doit être tenu bien poli et bien propre. Il s'agit de comprimer le plus possible avec la pression de la main la partie à l'or mou qui peut avoir bougé sous le maillet. Puis on passe les polissoirs Rhein n°s 31 et 32 sur les bords, en les tenant de façon que la lame repose également sur l'obturation et la surface externe adjacente de la dent.

Alors, si l'on opère entre des molaires ou des bicuspides, on se sert du séparateur Perry ou Ivory, qu'on place de façon que les becs engrènent sur le bord de l'obturation, et on écarte les dents juste assez pour passer entre elles les bandes les plus minces et des disques de papier de verre. Pour manipuler ces disques, il faut du soin et de l'habileté afin d'éviter de trop meuler le contour de l'obturation.

En enlevant les angles surplombants de la partie adhésive de ces obturations, l'emploi d'un disque de grenat de 15 mm, tenu sur ces angles seulement et ne passant pas entre les dents, est plus commode que toute roue en corindon ou en carborundum.

Après cela tailler soigneusement la coiffe d'or adhésif aux points de contact et les arrondir suivant le cas, après quoi des disques de silex et le grès habituel, ensuite le disque en os de seiche complètent le polissage.

La surface occlusale de l'or adhésif se façonne aisément avec des roues de corindon et se polit avec le disque d'os de seiche, quand on peut s'en servir, ou avec des roues de cuir garnies de ponce.

Il n'y a pas de différence essentielle dans le polissage des deux sortes d'obturations, excepté dans l'étendue du travail.

MATRICES POUR MOLAIRES ET BICUSPIDES

Nous n'exposons pas dans ce chapitre toutes les matrices connues, mais seulement celles qui se recommandent par leurs bons effets.

La figure 238 représente la série de matrices imaginées par Louis Jack, pouvues de surfaces concaves pour faire le contour des dents, ce qui était le but poursuivi par l'inventeur. Elles sont plus épaisses, plus lourdes à la base des bords latéraux, ce qui aide à les fixer entre les dents, et elles sont pourvues de bords à rainures, ce qui nécessite une pince spéciale pour les mettre et les enlever.

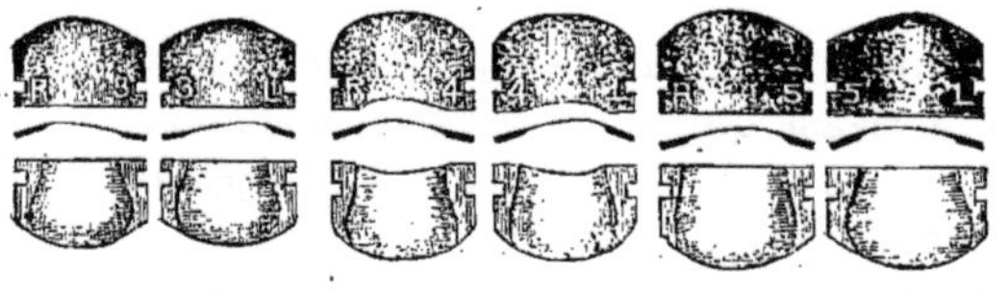

Fig. 238. — Matrices de Louis Jack.

La figure 239 représente une série de matrices à boucles qui parfois et avec des dents légèrement resserrées au collet conviennent bien, mais

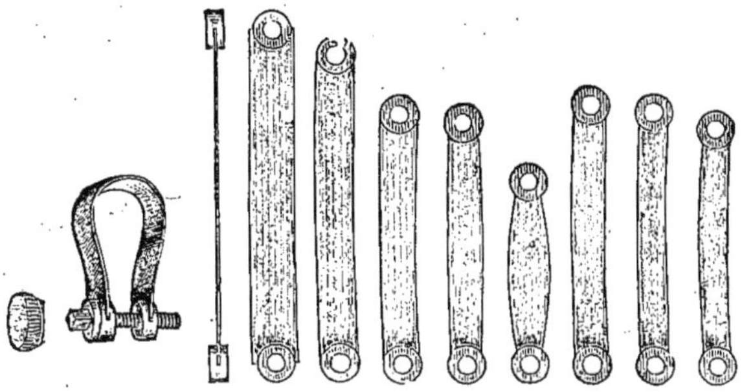

Fig. 239. — Matrices à boucles.

qui exigent de l'espace des deux côtés de la dent pour permettre l'ajustement.

La figure 240 représente une série de matrices imaginées par Truman

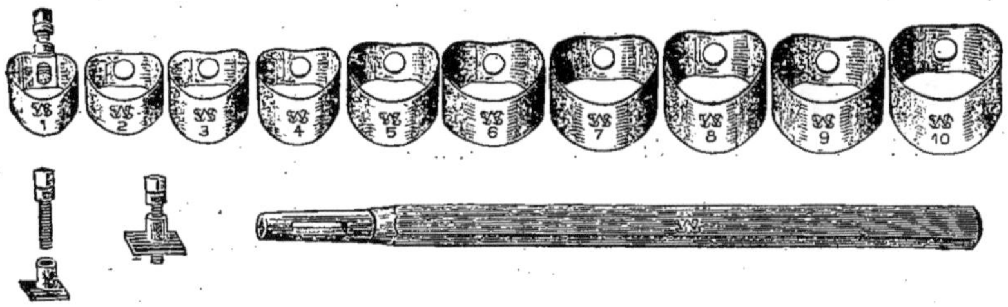

Fig. 240. — Bandes matrices de Brophy.

W. Brophy qui, avec la flexibilité des minces rubans d'étain et sous l'action de la vis, aident très efficacement l'opérateur.

Le ruban est analogue à la boucle pour passer entre les dents et celles-ci doivent céder pour la laisser passer. Toutefois, avec la minceur des rubans de cette série, il n'y a pas de difficulté à cet égard.

La forme de la matrice toutefois n'est pas ferme et elle se fixe difficilement avec rigidité sur les couronnes très courtes, notamment sur celles qui sont coniques.

La figure 241 représente une matrice à boucle perfectionnée imaginée par S. H. Guillford, et qui porte une lèvre pour que le ruban prenne au-dessous de la cavité, sans qu'il y ait besoin de repousser le ruban ailleurs autour de la dent dans la gencive. Cet instrument fait en rubans de plusieurs longueurs, quoique désagréable à ajuster en raison de ce qu'il faut manier trois morceaux, rend des services.

La figure 242 représente la matrice à vis de W. A. Woodward, dont le mince ruban métallique qui constitue la paroi peut être du n° 35, 37 ou 38 de la jauge et possède malgré cette minceur une force de tension

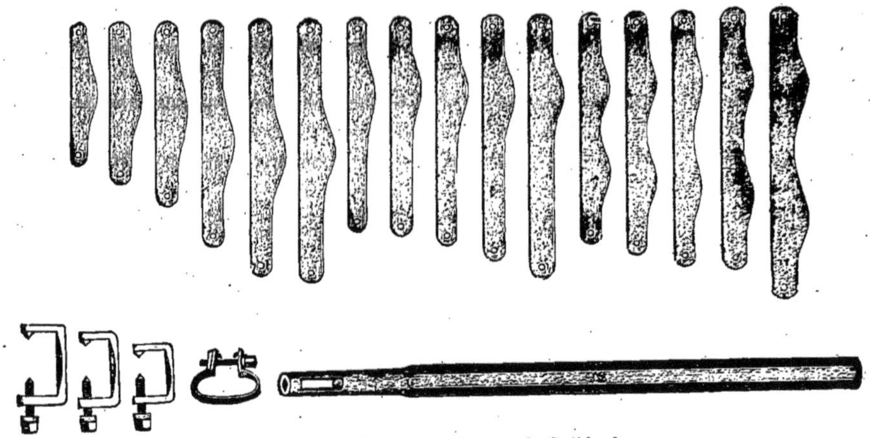

Fig. 241. — Bandes et clamps de Guilford.

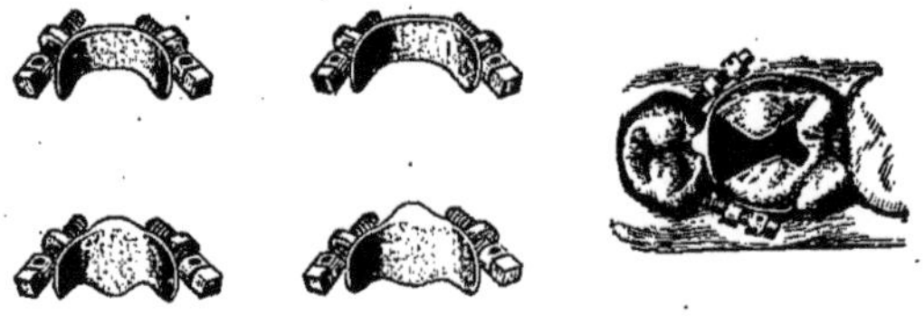

Fig. 242. — Matrices à écrou de Woodward.

convenable. De plus, elle a un système de séparateur qui sépare les dents dès le début et continue à mesure que l'opération avance, ou suivant que le cas le demande.

L'étudiant se reportera au chapitre XV pour la description et l'emploi de la matrice de Dwight M. Clapp. Cette matrice s'emploie tout autant pour faire des aurifications et des obturations plastiques que pour les obturations combinées.

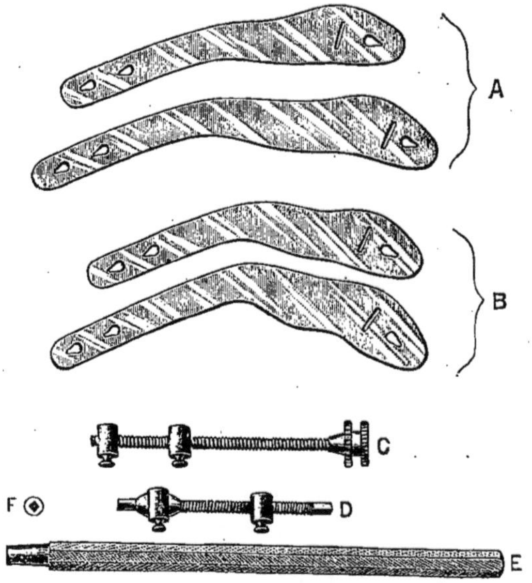

Fig. 243. — Matrices à boucles de Lodge.

La figure 243 représente la matrice à ruban de E. B. Lodge à vis de tension et à clef anglaise. Celles qui sont marquées A conviennent aux molaires et aux bicuspides de forme ordinaire, tandis que celles marquées B conviennent à ces dents, mais avec collet rétréci et avec couronne en forme de cloche plus prononcée. C et D représentent deux formes de vis à tension, F et E la clef anglaise pour tourner les vis. La figure 244 représente le modèle Lodge ajusté aux dents.

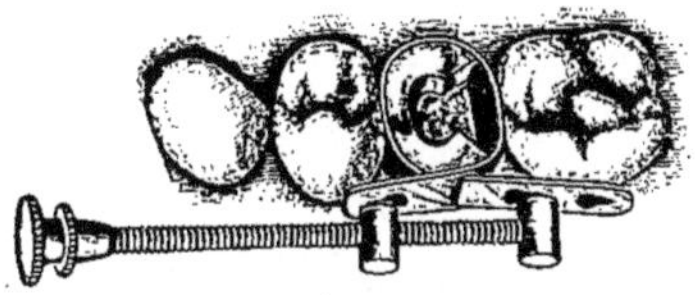

Fig. 244. — Matrice de Lodge en position sur une dent.

Les rubans de la matrice Lodge sont en maillechort et sont munis de deux œillets chacun pour en permettre l'ajustement.

Les figures 245 et 246 représentent la matrice de A. C. Hewett, remarquable par sa simplicité et son effet. Dans les cas où la matrice est employée entre les dents et est serrée par une dent adjacente, et où la séparation des dents est inutile, cette matrice peut servir, mais elle doit être serrée avec un coin, ordinairement au bord cervical.

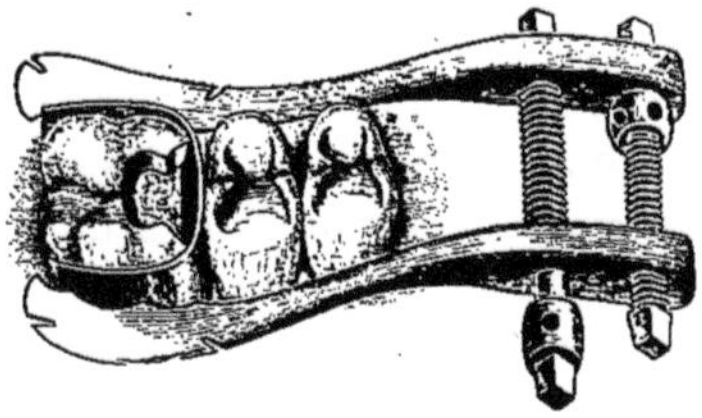

Fig. 245. — Matrice de Hewett mise en place avec le clamp de Parmly-Brown.

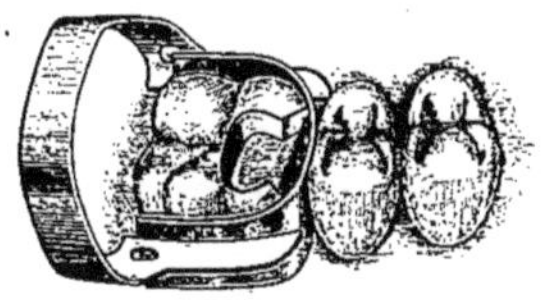

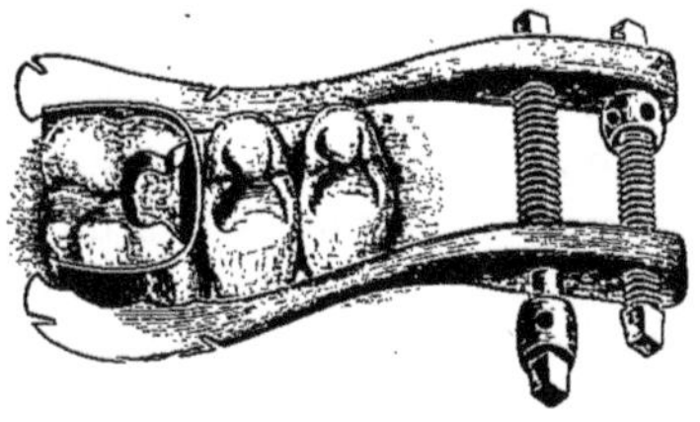

Fig. 246. — Matrice de Hewett tenue en place par le clamp à digue ordinaire.

La figure 247 représente une matrice qui a servi à l'auteur pour les cavités étendues des surfaces buccales des molaires inférieures.

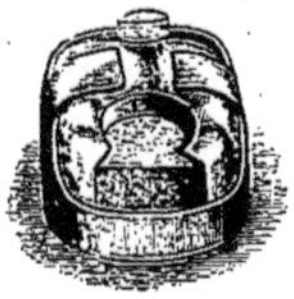

Fig. 247. — Boucle matrice employée pour les cavités buccales étendues en surface sur les molaires inférieures.

Le ruban qui doit s'adapter à chaque cas est en maillechort du n° 35 ou 36 de la jauge et couché de façon que les branches en projection tournées vers le bas du côté de la surface occlusale de la dent l'empêchent de descendre avec le coin quand la matrice est serrée. Quand la cavité s'étend au-dessous de la gencive, le ruban peut être muni d'une lèvre pour saisir au-dessous le bord marginal. La digue peut rarement s'employer dans ces cas, mais heureusement elle n'est pas nécessaire pour la première partie de l'opération. Quand les faces linguales et buccales de ces dents sont pourvues de rouleaux en coton absorbant et surtout quand on emploie la pompe à salive, la cavité peut aisément être obturée jusqu'au haut du ruban à l'or mou ou à l'étain avant que l'humidité ne pénètre.

Si l'on complète cette obturation avec un amalgame, elle peut être finie pendant le temps où les matières absorbantes protègent le champ opératoire. S'il s'agit de finir avec l'or, placer la digue à cette jointure au-dessus du ruban et de la dent, après que la partie à l'or mou a été amenée au haut du ruban, et le reste de l'obturation est fini avec de l'or adhésif.

La figure 248 représente les matrices à contour de J.-F.-P. Hodson,

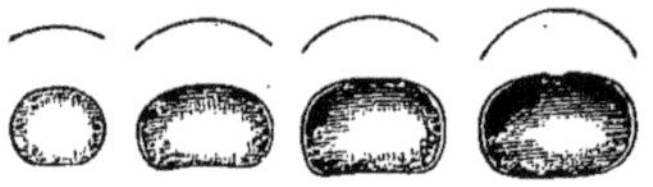

Fig. 248. — Matrices contournées en disque de Hodson.

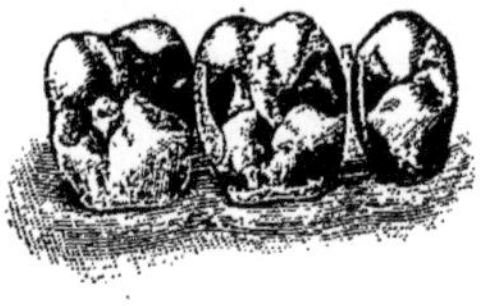

Fig. 249. — Matrices de Hodson en place.

permettant de restaurer complètement le contour des molaires et des bicuspides, mais ne pouvant servir qu'entre les dents; le dessin représente deux vues de la matrice prête à être glissée en place.

Ces matrices se font de préférence en plaque d'acier mince recuit, forgé ou estampé sur une plaque de plomb avec un repoussoir à bout ovale, leur donnant la concavité nécessaire; elles sont glissées en place, ce qui fait séparer les dents. L'extrémité ovale doit être serrée contre les dents voisines avec un coin en bois d'oranger jusqu'à ce que l'obturation soit introduite.

La matrice Hodson convient mieux pour l'amalgame que pour l'or, parce qu'elle ne possède pas la fixité rigide à un degré voulu pour rester sûrement en place dans des aurifications étendues.

Si la matière obturatrice est plastique, on laisse la matrice en place, une nuit ou davantage, pour permettre à l'obturation de prendre sous pression, ce qui peut se faire rapidement, car la matrice, telle qu'on la voit figure 249, n'est ni incommode ni désagréable pour le patient.

Quand la matrice est convenablement ajustée, la digue est inutile dans bien des cas, particulièrement à la mâchoire supérieure.

La figure 250 représente la matrice de contour imaginée par l'auteur de ce chapitre; elle est double et ne sert qu'entre les dents, agissant comme matrice, séparateur et clamp pour la digue. Ici elle est entre deux molaires, dont les cavités ont été préparées d'après les figures 221 à 223 et suivant la manière de placer le coussin. Elle permet de séparer les dents et de donner aux obturations le contour que les dents possédaient à l'origine.

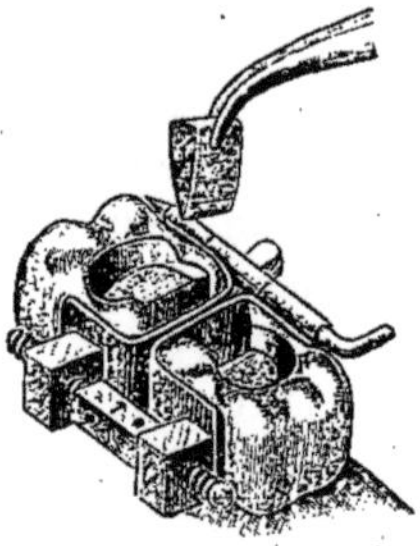

Fig. 250. — Matrice contournée de Crensbaw en position entre 2 molaires.

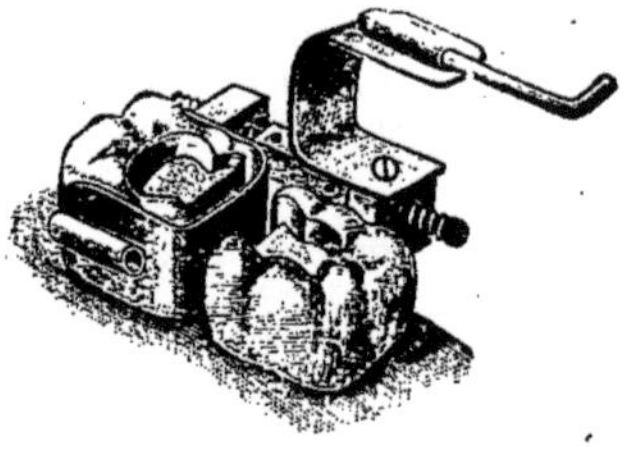

Fig. 251. — Matrice contournée munie d'une bande adaptée pour l'enlever.

La figure 251 représente le procédé d'enlèvement de la matrice, qu'on peut employer quand on se sert de l'amalgame sans soulever ou déplacer l'obturation. On retire la cheville, et le ruban entourant la dent inobturée est tourné sur la vis de tension comme sur un pivot. Puis le ruban embrassant la dent obturée est retiré; alors la matrice peut être enlevée d'entre les dents. Avec l'amalgame, une dent doit être obturée en une séance, puis, quand cette obturation s'est durcie dans la dent, on passe à la seconde.

La figure 252 montre comment l'opérateur peut protéger son opération sans digue à la mâchoire inférieure en plaçant des rouleaux de coton absorbant de chaque côté des dents, et comment ces rouleaux sont maintenus en place par la matrice. L'emploi de ces rouleaux lui donne le temps d'introduire l'amalgame et d'autres matières obturatrices avant qu'ils soient inondés de salive. De même, les faces cervico-occlusales de ces obturations peuvent être faites avec des coussins d'or ou d'étain jusqu'à la fin de la phase avec l'aide des rouleaux et de la pompe à salive; alors on enlève la matrice, la digue est posée, la matrice remise et l'opération finie à l'or adhésif.

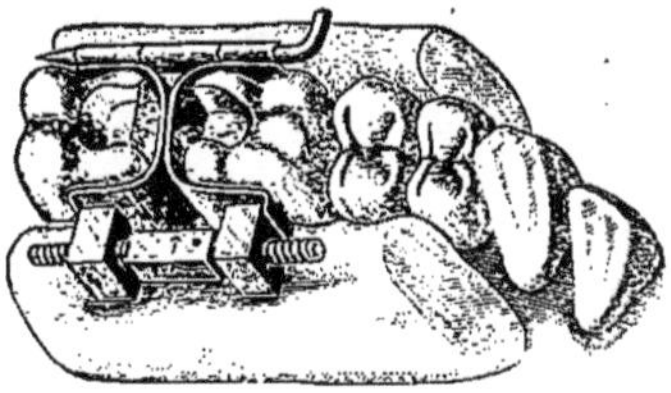

Fig. 252. — Matrice contournée en position avec du coton absorbant.

La figure 253 montre l'emploi de la matrice à barre courte pour les bicuspides et entre les canines et les premières bicuspides. Celle des

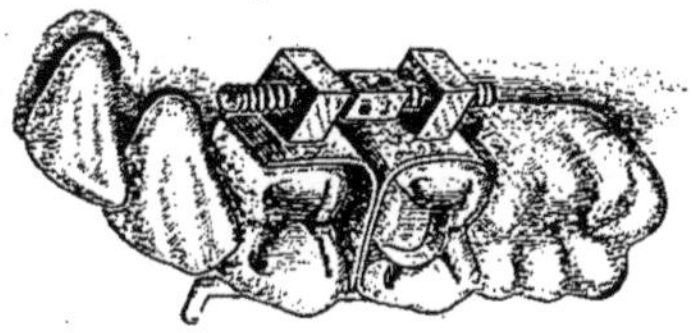

Fig. 253. — Matrice contournée en position entre deux bicuspides.

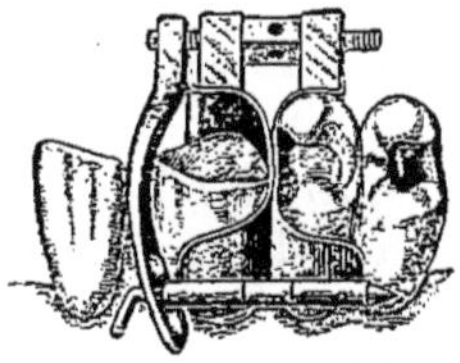

Fig. 254. — Matrice contournée en position entre une canine et la 1re bicuspide avec un arc-boutant attaché.

bicuspides convient mieux pour être employée entre les molaires et les bicuspides que celle des molaires, quoique la dernière puisse être employée en ces points.

La figure 254 représente la matrice de contour en position entre une canine et une première bicuspide avec l'arc de serrage qui l'empêche de glisser de sa position entre les dents, comme elle est portée à le faire en raison du biais du côté lingual de la canine.

MATRICE POUR LES DENTS ANTÉRIEURES

Pour rendre plus parfaites les aurifications à l'or non adhésif, l'auteur a inventé une matrice spéciale.

La figure 255 la représente agrandie, telle qu'elle est avant d'être placée sur les dents, avec la partie inférieure vue en section. Les branches A et B se projettent par les boucles situées aux extrémités du ruban métallique D, d'une épaisseur de 1/10 de millimètre, et qui peut être passé entre les dents avec un contact rigide. Ces branches sont séparables et, quand la vis de tension C est serrée, B s'étend, ce qui tend le ruban D.

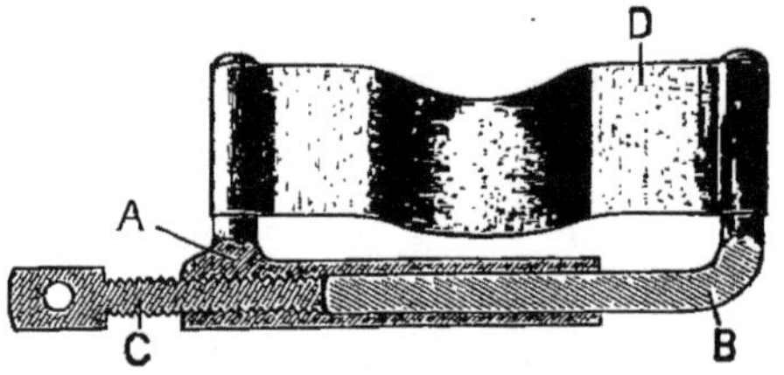

Fig. 255. — Dessin amplifié d'une matrice pour les dents antérieures. A et B, bras ; C, projection de la vis ; D, ruban métallique.

La figure 256 représente une vue linguale de 4 incisives avec la matrice à ruban en position avant qu'elle ait été adaptée au bord tran-

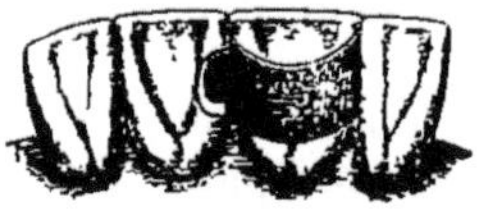

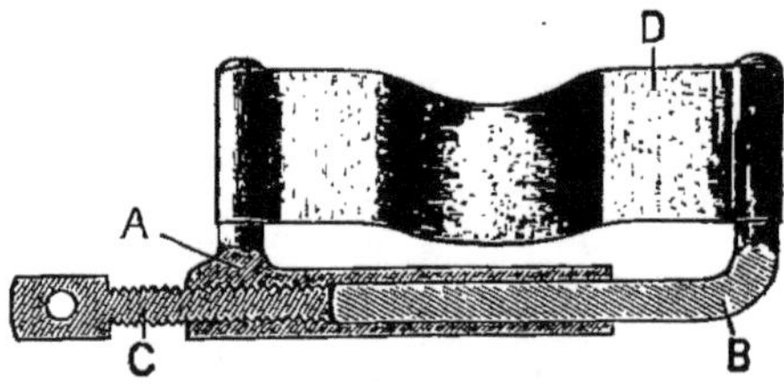

Fig. 256. — Ruban métallique en position avant le serrage.

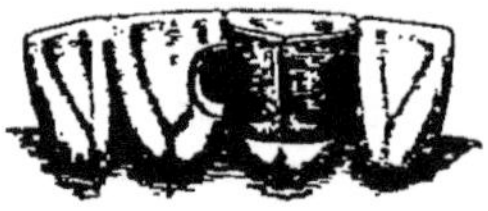

Fig. 257. — Ruban métallique adapté à une dent après le serrage.

chant. La figure 257 représente le ruban plissé et soudé, s'adaptant exactement à la dent, au bord tranchant et à la surface de la dent au-dessous du ruban.

La figure 258 représente une vue labiale de la matrice en position et montre comment des cavités qui s'étendent au travers de la face lin-

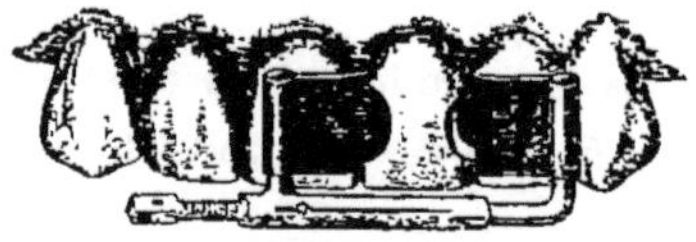

Fig. 258. — Appareil appliqué pour tendre le ruban.

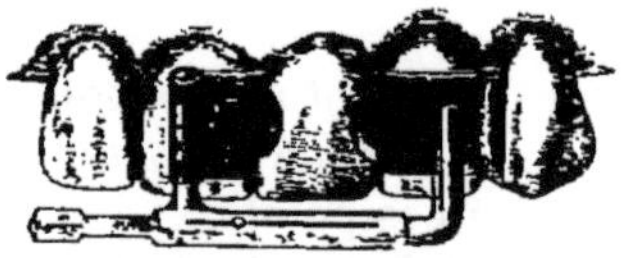

Fig. 259. — Appareil appliqué pour supporter un lien sur le ruban.

guale de la dent et y débouchent peuvent recevoir un plancher et être transformées en cavités simples.

La figure 259 montre le moyen de dégager le ruban si cela devient nécessaire, en laissant glisser la branche fendue hors du ruban. Si, à un

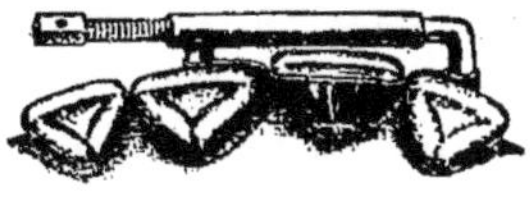

Fig. 260. — Application du ruban pour pousser en avant le centre d'une dent de gauche.

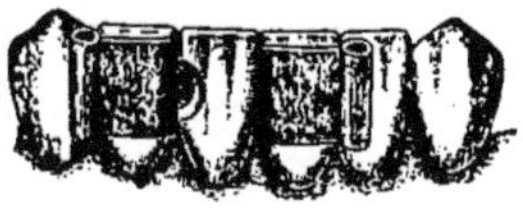

Fig. 261. — Application du ruban métallique entre les dents antérieures inférieures.

moment, la vis de tension doit être amenée à sa limite, on peut obtenir une tension supplémentaire, sans enlever le ruban.

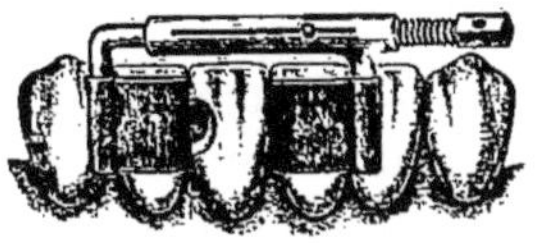

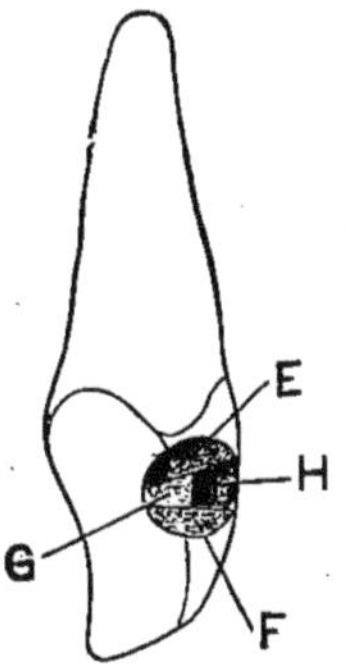

Fig. 262. — Application de l'appareil pour pousser en avant le centre d'une dent inférieure de droite.

La figure 260 montre le bord tranchant des dents et le pincement du ruban métallique.

La figure 261 représente l'application du ruban aux incisives inférieures; il se place d'ordinaire entre les dents, avant la pose du support. La figure 262 représente le support en position.

OBTURATION DES CAVITÉS PROXIMALES A L'OR ADHÉSIF ET A L'OR NON ADHÉSIF AVEC LA MATRICE POUR DENTS ANTÉRIEURES

La figure 263 représente une cavité proximale d'une incisive centrale obturée aux trois quarts à l'aide d'une matrice, après quoi celle-ci est enlevée. Les subdivisions E, F, G de l'obturation sont à l'or mou et laissent l'espace H qui doit être rempli avec de l'or adhésif. Le meilleur procédé est le suivant : si la cavité est grande, prendre un cylindre d'or mou nos 3 ou 4, le doubler sur lui-même, puis le croiser, de façon à former un coussin solide. Ce coussin doit être assez grand pour se comprimer en place. Prendre un fouloir en forme de pied à serrations légères nos 257 à 259 (fig. 265), d'une grosseur quelconque, presser ce coussin dans les entailles de la cavité en E. Après l'avoir fixé par la pression de la main, mettre un fouloir à pied convenable, nos 257 ou 258, dans le maillet automatique, en le tenant au bord lingual du coussin, frapper quelques coups sur l'autre, puis changer les instruments et fouler au maillet du côté labial. Cela fait, traiter le côté opposé de la cavité en F de la même façon; toutefois, le coussin destiné à cette subdivision peut avoir parfois à être remis en

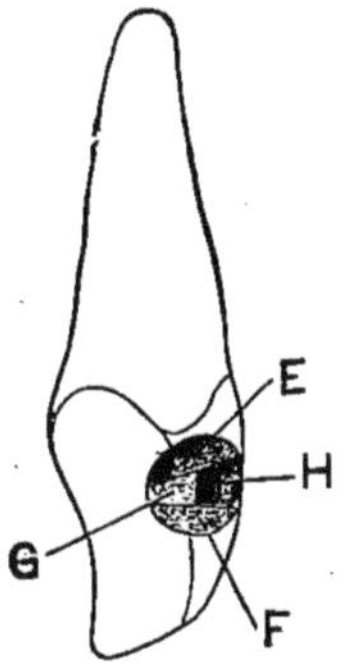

Fig. 263. — Subdivision d'une obturation proximale d'une incisive : E, cervicale; F, incisale; G, linguale; H, labiale.

place avec la gorge de l'instrument. La subdivision F condensée, prendre un cylindre n° 2 plié une fois sur lui-même, et l'introduire en G, ce qui, quand il est condensé, fixe E et F en place. Si la cavité est grande, il faut deux cylindres n° 2, et parfois trois, pour amener cette partie de l'obturation au centre de la cavité, ce qui est nécessaire pour serrer E et F en place.

Ne pas employer, dans ce cas, de petits cylindres mous, parce que, une fois condensés, ils ne permettent pas de construire assez haut pour obtenir l'appui latéral nécessaire sur les blocs E et F à maintenir fermement en place. Ne pas employer d'or adhésif non plus, sous quelque forme que ce soit.

On peut voir (fig. 263) que la cavité doit être obturée du côté labial, qu'elle s'étend sous la face linguale de la dent, et que la matrice à ruban, qui a été enlevée pour montrer le plan de l'obturation, enveloppe et embrasse la dent de manière à former le plancher de la portion linguale de la cavité, comme dans les figures 258 à 262.

Non seulement l'instrument repousse en avant la dent à obturer (fig. 260), de sorte qu'on y parvient aisément, mais encore il transforme une cavité difficile en une cavité simple et d'accès facile.

Quand l'ouverture de la cavité est vers le côté lingual avec une paroi labiale à conserver, l'instrument agit tout aussi bien en obturant du côté lingual que du côté labial (fig. 257 et 260). La matrice pousse en avant la centrale gauche et abaisse la centrale droite et la latérale gauche.

Quand l'obturation est faite du côté lingual, les subdivisions sont renversées (fig. 263), et le bloc serait placé en H, H occupant la place de G.

FOULOIRS POUR TRAVAUX AVEC LA MATRICE

La pointe d'un fouloir n'est pas la seule chose ayant de l'effet. Le manche peut notablement augmenter ou amoindrir son action, et l'étudiant, s'il n'est pas guidé dans le choix des pointes et des manches, est susceptible de faire un choix malheureux d'excavateurs et de fouloirs, qui seront pour la plupart impropres au travail qu'il doit exécuter.

Plusieurs des fouloirs recommandés ici pour travailler avec la matrice peuvent se trouver dans la boîte d'instruments de l'étudiant. Tous ceux de la figure 265 sont considérés comme des instruments à or adhésif, mais plusieurs sont peu propres à ce travail et conviennent mieux à l'or mou. Beaucoup d'instruments compris cependant dans les séries de fouloirs à or mou ne peuvent pas être utilisés pour exécuter la partie à l'or mou des obturations à matrice exposées dans le présent chapitre. Afin d'aider l'étudiant à bien connaître les instruments à or adhésif, ceux à or mou, et les manches qui leur conviennent, nous donnons les indications de ces instruments avec leur mode d'emploi.

MANCHES CONVENANT AUX FOULOIRS

Les nos 7, 8, 10, 18, 115 à 118, 207 et 208 doivent être placés dans des manches à trou conique, nos 4 ou 5 (fig. 264), suivant que la tige de la

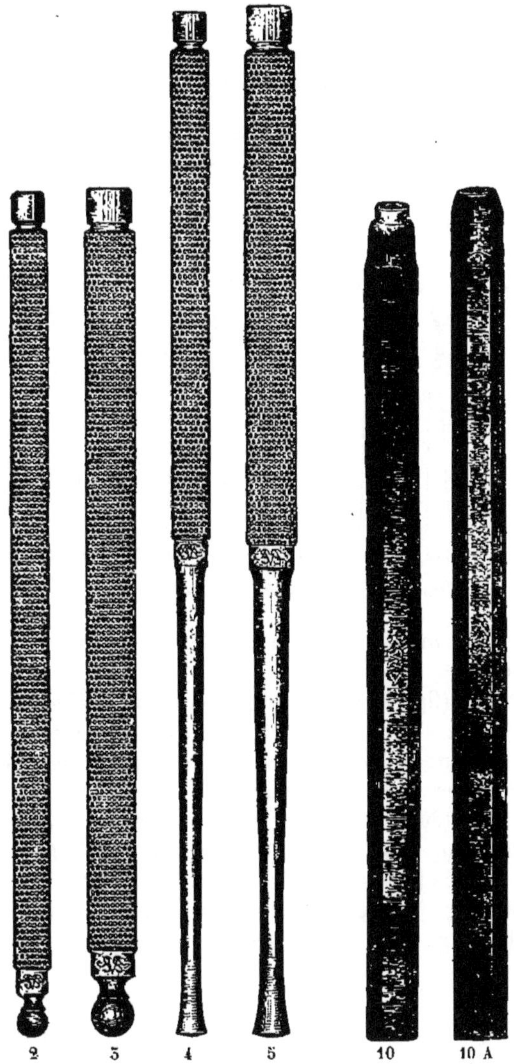

Fig. 264. — Manches pour pointes à base conique.

pointe du fouloir est petite ou grande. Ces manches peuvent servir pour la pression à main, mais sont conçus spécialement pour le maillet à main.

Les nos 174, 175, 248 et 250 doivent être placés dans les manches à trou conique, nos 2 ou 5 (fig. 264), suivant que la tige est petite ou grande.

Les nos 257 à 259 doivent être placés dans les manches de caoutchouc, nos 10 ou 10 A (fig. 264), suivant que la tige est petite ou grande.

EMPLOI DES FOULOIRS

Les nos 7, 8, 115 à 118 et 207 (fig. 265) sont pour l'or adhésif et doivent répondre aux besoins de son travail avec les obturations à matrice.

Le fouloir Parmly Brown no 60 pour or adhésif est d'un usage uni-

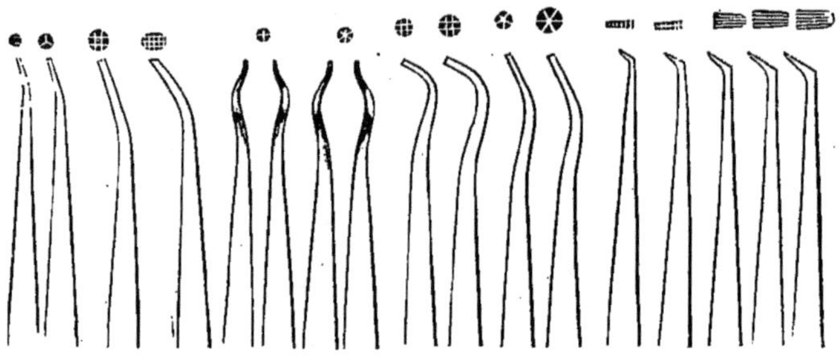

7 8 10 18 115 116 117 118 174 175 207 208 248 250 257 258 259

Fig. 265. — Jeu réduit de fouloirs.

versel et convient le mieux dans le maillet électrique ou le maillet monté sur le tour.

Les nos 174 et 175 (fig. 265) sont des fouloirs auxiliaires servant à maintenir quand on se sert du maillet et peuvent être employés pour fouler des coussins dans la colonne cervico-occlusale des obturations à la matrice de molaires et de bicuspides.

Les nos 248 et 250 (265) sont pour l'or mou et servent à placer et comprimer les coussins dans les subdivisions E et F (fig. 263) de la petite classe des cavités proximales des incisives.

Les nos 257 à 259 (fig. 265) servent à comprimer les coussins dans les subdivisions E et F (fig. 263) de la grande classe des cavités proximales des incisives. Les bouts carrés de ces fouloirs doivent être arrondis.

Les nos 10, 18, 208, 248 et 250 (fig. 265) servent à placer les coussins à l'or mou dans la colonne cervico-occlusale des molaires et des bicuspides (fig. 223, 226 et 227) et à exécuter la subdivision G (fig. 263), dans les deux cas pour le maillet également, enfin pour les obturations de cette classe.

MATRICE AUXILIAIRE

(NOTE DE L'AUTEUR)

Alfred P. Lee a imaginé un moyen simple et pratique pour surmonter la difficulté que l'on a à ajuster la matrice sur une cavité proximo-occlusale quand la portion cervicale de la paroi manquante présente une surface convexe due à la bifidité des racines.

En se servant d'une feuille de cuivre de 1/8 de millimètre d'épaisseur maintenue avec la matrice Ivory ou une autre analogue, il obtient un instrument qui, une fois enlevé, donne une obturation de la forme voulue, sans parties débordantes au collet.

Un morceau d'une plaque de cuivre, assez grand pour couvrir la partie proximale de la cavité et s'étendant à 3 millimètres au delà des bords buccal et lingual, est pressé avec des tampons de coton ou des boulettes de papier spongieux jusqu'à ce qu'il prenne la forme de

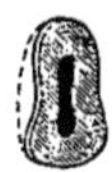

Coupe en travers d'une dent près du bord cervical de la cavité. La ligne extérieure montre la matrice de cuivre en place. La ligne double montre la portion du contour remplie de cire dure ou de soudure.

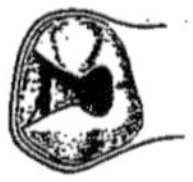

Matrice auxiliaire.

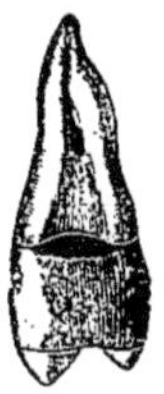

Plaque de cuivre sur une cavité cervicale remplie de soudure molle et appliquée à la cavité avant l'ajustage de la matrice.

la périphérie de la racine concave au collet. On enlève soigneusement la plaque de cuivre et, si la cavité est destinée à recevoir un amalgame, on obture la dépression du cuivre représentant la concavité cervicale avec de la cire dure jusqu'à ce qu'on ait obtenu une convexité; on met la plaque de cuivre en position, on ajuste autour une matrice d'acier, et quand elle est bien adhérente, on brunit le bord libre du cuivre contre l'acier.

Quand on doit mettre de l'or, il est nécessaire d'employer quelque chose de plus stable que la cire dure; par conséquent, on touche avec le chlorure de zinc la surface concave au bord cervical de la plaque de cuivre et, à la flamme de l'alcool ou d'un bec Bunsen, on coule de la soudure dans la dépression. L'excédent peut être enlevé avec un disque. (L'AUTEUR.)

CHAPITRE XIII

MATIÈRES PLASTIQUES POUR OBTURATIONS
LEURS PROPRIÉTÉS, LEURS USAGES ET LEUR MANIPULATION

Par Henry H. BURCHARD, M. D., D. D. S.

Les matières plastiques comprises dans le titre de ce chapitre sont : 1° les amalgames; 2° la gutta-percha et ses préparations; 3° les ciments à base de zinc.

Historique. — L'emploi de l'amalgame ne se recommande par aucune propriété spéciale bien démontrée, mais simplement par son maniement donnant une obturation relativement parfaite et un durcissement rapide, qualités qui firent son succès auprès de tous ceux qui ne possédaient pas une habileté suffisante pour travailler avec des feuilles d'or.

Soutenu par un empirisme trompeur, n'exigeant aucune habileté technique, l'amalgame courut à une condamnation méritée par l'abus qu'on en fit. On peut lire dans les journaux dentaires de 1846 à 1878 les phases de la lutte engagée par les opérateurs éclairés et habiles sous le nom de « guerre de l'amalgame ».

Le premier amalgame dentaire fut celui de Taveau appelé argent plastique. Il était fait de limailles de pièces d'argent (argent 9, cuivre 1) associées à une quantité suffisante de mercure pour former une pâte. C'est probablement cet alliage qui fut introduit en Amérique par deux charlatans du nom de Crawcour, sous la dénomination brillante de « Royal mineralsuccedaneum ». La découverte de la formule suivit de près son apparition pour les motifs indiqués ci-dessus; il en résulta aussitôt une attaque violente contre cet alliage et ceux qui s'en servaient. En outre, il fut démontré que des cas de salivation et de nécrose mercurielle étaient dus à l'emploi de l'amalgame.

L'emploi de l'amalgame par les praticiens français est dû à Thomas Evans, dentiste américain établi à Paris, en 1849; sa formule était composée d'étain et de cadmium. Cet alliage a l'inconvénient de se rétrécir et de teinter la dentine des dents par suite de la formation de sulfure de cadmium. Il est à noter que Thomas Evans fut le premier à découvrir et à publier les inconvénients de son amalgame.

En Amérique l'amalgame demeura banni jusqu'à l'époque où Elisha Townsend, de Philadephie, praticien dont on ne saurait suspecter l'habileté technique, recommanda un alliage de 44,5 d'argent pour 55,5 d'étain. L'amalgame de cet alliage obtint un succès dû plutôt à la notoriété de l'auteur qu'aux résultats pratiques et bientôt l'amalgame tomba de nouveau sous la réprobation générale.

Peu après fut fondée la société « New Departure ». Elle était composée d'un petit nombre de praticiens et de métallurgistes convaincus que l'or employé comme matière obturatrice n'est pas la panacée de la carie dentaire et que la vraie formule de l'amalgame destiné à prendre place dans la pharmacopée était encore à trouver. L'histoire de ce groupe de chercheurs n'est autre chose que celle de l'emploi rationnel des substances plastiques obturatrices. C'est à cette société incontestablement que l'on doit l'étude de leurs propriétés physiques et chimiques qui en font des agents thérapeutiques capables d'apporter le soulagement et la guérison dans les cas pathologiques bien définis. Comme les propriétés de ces agents sont de mieux en mieux connues, leur emploi rationnel dépend étroitement de cette connaissance.

L'emploi de l'une ou de plusieurs de ces matières dépend absolument de leurs propriétés individuelles, de sorte que l'étude de celles-ci doit précéder et déterminer leur manipulation.

NATURE ET PROPRIÉTÉS DE L'AMALGAME

Un amalgame est une association d'un ou de plusieurs métaux avec du mercure, c'est donc un alliage dans lequel le mercure entre comme un des constituants. Le mot amalgame est dérivé du grec (ἅμα, ensemble ; γαμέω, je marie) ou bien de (ἅμα et μάλαγμα, de μαλάσσω, j'amollis) à cause de la mollesse et de l'état pâteux que le mercure confère aux alliages.

Il faut comprendre que les amalgames sont classés comme alliages et doivent faire partie du groupe de Mathiessen, défini comme suit : composé chimique dans lequel les affinités sont exactement satisfaites ; composé dans lequel l'équilibre chimique est instable ; composé sous-chimique ou mélange mécanique ; ce dernier cas est rare parce que le mercure possède de l'affinité pour tous les métaux.

Le mercure peut agir de deux manières sur les autres métaux : 1° par affinité chimique ; 2° par abaissement du point de fusion du métal solide en formant un alliage dont le point de fusion est plus élevé que la moyenne des points de fusion des constituants. Le premier cas s'applique aux phénomènes de combinaison.

Propriétés physiques des amalgames. — Les amalgames ont des propriétés physiques définies. D'abord, celle de durcir par rapport à l'état plastique primitif, et presque tous, après le durcissement observé, présentent des changements de forme et de volume. Ce changement de volume peut être une contraction ou une expansion.

Contraction et expansion. — En se contractant la masse tend à prendre la forme indiquée figure 266. Black a démontré que l'importance de la contraction est due à plusieurs facteurs :

1° A la composition de l'alliage primitif. Toutes choses égales d'ail-

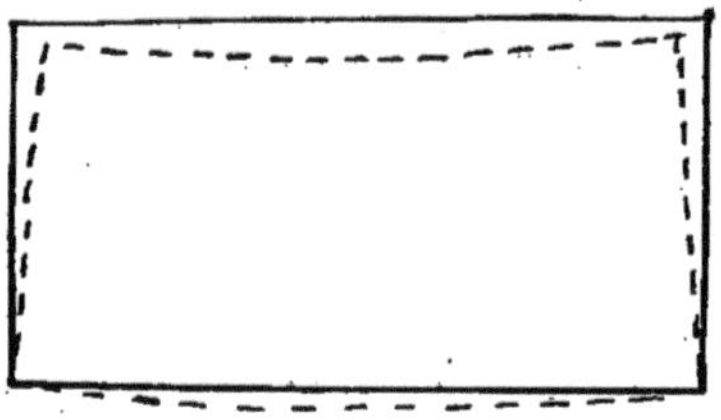

Fig. 266. — Diagramme du retrait de l'amalgame.

leurs, l'alliage de 65 pour 100 d'argent et de 35 pour 100 d'étain présente le minimum de contraction. L'alliage contenant moins de 65 pour 100 d'argent produit des amalgames à contraction; ceux qui contiennent plus de 65 pour 100 d'argent forment des amalgames à expansion.

2° A la proportion de mercure dans l'amalgame. Il y a un certain pourcentage de mercure qui donne la plus grande force possible à un amalgame; de plus, la proportion de mercure qui donne le maximum de solidité augmente en même temps la contraction des alliages à contraction et l'expansion des alliages à expansion. Un excès de mercure ne peut diminuer ni l'expansion ni la contraction. L'excès ou le défaut de mercure augmentent la contraction ou l'expansion (suivant que la proportion d'argent est supérieure ou inférieure à 65), mais ne peut remédier à ces changements de volume. Un excès ou un défaut de mercure affaiblit un amalgame. Il semblerait que les conditions qui réalisent le mieux l'union parfaite des métaux produisent les changements les plus considérables dans leur volume lorsque ce changement de volume peut se produire. Un alliage dont l'amalgame ne pourrait ni se contracter ni se dilater ne peut être obtenu par des variations dans la proportion du mercure.

3° Un facteur important réside dans l'égale distribution du mercure et de l'alliage dans la masse. Une augmentation de la proportion d'argent au-dessus de 70 pour 100 est suivie d'une expansion considérable de la masse après durcissement. On a toujours observé que l'amalgame, fait avec l'argent des monnaies, déborde par-dessus les cavités qu'il remplit. Cet alliage renferme 90 pour 100 d'argent. L'aspect d'un amalgame ainsi dilaté est semblable à celui de la glace à l'extrémité d'un tube de fer dans lequel on a fait congeler de l'eau.

L'amalgame de cuivre est le seul, d'après Black, qui ne change pas de forme en durcissant.

« **Coulée** » **de l'amalgame.** — Black a démontré que le passage à l'état sphéroïdal attribué à certains amalgames n'existe pas. Le gonflement des amalgames par-dessus les orifices des cavités était expliqué par la tendance de la masse à prendre la forme sphéroïdale. Il a prouvé que cette tendance est illusoire : le phénomène est dû simplement à la dilatation de la masse. Outre les phénomènes de contraction et de dilatation, le même chercheur a découvert une propriété jusqu'alors insoupçonnée, celle de la « coulée » des amalgames. La propriété de couler, c'est-à-dire de changer de forme par suite de mouvements moléculaires sous l'influence d'une poussée, a été observée pour la plupart des métaux, mais pour les amalgames elle a une importance spéciale. Au lieu d'être limitée à un certain degré proportionné à la pression, on a trouvé que les amalgames cèdent chaque fois à une pression répétée par intervalle comme la mastication, où cèdent d'une manière continue quand la pression est constante. Le changement semble illimité. Il est nul pour les amalgames de cuivre; moindre pour les alliages contenant 55 à 60 pour 100 d'argent avec 5 pour 100 de cuivre et le reste en étain. On verra bientôt que cette propriété exerce une grande influence sur l'intégrité et l'adaptation des obturations à l'amalgame.

Les observations ci-dessus de Black viennent de l'étude d'amalgames dont il n'avait pas la composition chimique exacte. Des expériences plus récentes [1] faites sur des alliages (préparés par lui-même avec le plus grand soin donnent des résultats très différents quant à la coulée et à la contraction, principalement quand il ajoute à l'alliage un 3e et un 4e métal.

Les premières expériences qui paraissaient démontrer un accroissement énorme de contraction et de coulée avec une diminution de résistance à l'écrasement par l'addition d'un 3e ou 4e métal (sauf le cuivre, qui diminue toujours la coulée et accroît la dureté) ne furent pas confirmées quand Black opéra sur des alliages préparés par lui-même; un facteur nouveau et insoupçonné apparut nettement : l'influence de la chaleur sur l'alliage.

J. Foster [2] a observé que les alliages possèdent des propriétés différentes suivant qu'ils sont fraîchement coupés ou suivant qu'ils sont vieux. Les expériences de Black confirment ce fait et ont eu pour but de chercher la cause de ces différences. Le mouvement a été reconnu sans influence. Par suite d'expériences complètes et concluantes, il est certain que les changements sont dus à des altérations moléculaires des alliages par l'effet du recuit ou de la trempe, c'est-à-dire que la chaleur en est la cause. On a expérimenté avec des températures variant de 54° à 100° F.

On a trouvé que la durée de l'action de la chaleur détermine le degré

(1) *Dental Cosmos*, December, 1896.
(2) Plastics and plastic fillings.

de trempe; par exemple, l'alliage soumis à la température de 30° C pendant un temps donné voit l'expansion de son amalgame réduite dans une proportion déterminée; si la chaleur est maintenue pendant une période plus longue, l'expansion décroît d'une façon correspondante. Chaque alliage, suivant sa composition, a un point 0 au delà duquel la trempe ne produit pas d'effet.

En général, on trouve que les alliages amalgamés qui se dilatent en durcissant voient leur expansion réduite par le recuit; ceux qui se contractent voient leur contraction augmenter.

Les alliages qui, non recuits, étaient sans altération de volume se contractent par le recuit.

Les tableaux suivants montrent le degré de changement produit par le recuit. Il est à remarquer que l'alliage de 72,5 d'argent pour 27,5 d'étain, indique le minimum de contraction après recuit. Il faut aussi remarquer que le recuit diminue la quantité de mercure nécessaire pour l'amalgame [1]. Les amalgames d'alliages recuits présentent une augmentation de leur coulée et de leur charge d'écrasement.

I. *Tableau d'alliages argent-étain seul.*

FORMULES		MODE DE PRÉPARATION	POURCENTAGE DE MERCURE	CONTRACTION	EXPANSION	COULÉE	CHARGE D'ÉCRASEMENT
ARGENT	ÉTAIN						
40	60	Fraîchement coupé.	45,78	6	7	40,15	178
40	60	Recuit.	34.14	9	3	44,60	186
45	55	Fraîchement coupé.	49,52	4	8	25.46	188
45	55	Recuit.	32,13	11	1	28,57	222
50	50	Fraîchement coupé.	51,18	2	2	22,16	232
50	50	Recuit.	37,58	17	1	21,03	245
55	45	Fraîchement coupé	51,62	2	2	19,66	245
55	45	Recuit.	40,11	18	0	17,53	276
60	40	Fraîchement coupé.	52,00	1	0	9,06	239
60	40	Recuit.	39,80	17	0	14,10	297
65	35	Fraîchement coupé.	52 00	0	1	3,67	290
65	35	Recuit.	33,00	10	0	5,00	335
70	30	Fraîchement coupé.	55,00	0	14	3,45	316
70	70	Recuit.	40,00	7	0	4,67	375
72,5	27,5	Fraîchement coupé.	55,00	0	42	3,92	275
72,5	27,5	Recuit.	45,00	3	0	3,76	362
75	25	Fraîchement coupé.	55,00	0	60	5,64	258
75	25	Recuit.	50,00	0	6	5,40	300

(1) Pour avoir une idée complète du surprenant travail de Black, le lecteur est renvoyé à ses contributions dans le *Dental Cosmos* de 1895 et 1896.

II. *Tableau d'alliages argent-étain avec d'autres métaux.*

FORMULES			MODE DE PRÉPARATION	POURCENTAGE DE MERCURE	CONTRACTION	EXPANSION	COULÉE	CHARGE D'ÉCRASEMENT
MÉTAL MODIFICATEUR	ARGENT	ÉTAIN						
	65	35	Fraîchement coupé.	52,33	0	1	3,69	290
	65	35	Recuit.	33	10	0	5,00	333
	66,75	33,25	Fraîchement coupé.	51,52	0	4	3,35	329
	66,75	33,25	Recuit.	35,53	7	0	5 06	380
Or n° 5.	61,75	33,25	Fraîchement coupé.	47,56	0	1	4,62	330
—	61,75	33,25	Recuit.	30,35	7	0	6,07	395
Platine n° 5.	61,75	33,25	Fraîchement coupé.	51,87	0	9	9,68	273
—	61,75	33 25	Recuit.	37,33	7	0	8,20	352
Cuivre n° 5.	61,75	33,25	Fraîchement coupé.	53,65	0	23	2,38	343
—	61,75	33,25	Recuit.	35,60	5	0	3,50	416
Zinc n° 5.	61,75	33,25	Fraîchement coupé.	56,65	0	68	1,83	290
—	61,75	33,25	Recuit.	40 65	0	9	2,07	345
Bismuth n° 5.	61,75	33,25	Fraîchement coupé.	46,26	0	0	4,78	288
—	61,75	33,25	Recuit.	25,67	6	0	5,58	308
Cadmium n° 5.	61,75	33,25	Fraîchement coupé.	57,57	0	100	6,40	225
—	61,75	33,25	Recuit.	47,25	0	5	3,54	290
Plomb n° 5.	61,75	33,25	Fraîchement coupé.	44,17	0	1	4,88	290
—	61,75	33,25	Recuit.	32,76	10	0	7,18	276
Aluminium n° 5.	61,75	33,25	Fraîchement coupé.	65	0	445		
— n° 1.	64,5	34,5	— —	46,98	0	166	12,60	198
— —	64,5	34,5	Recuit.	38,26	0	48	17,90	215

Résistance à l'écrasement. — Ce que nous appelons *edge strength* (résistance du bord) est le degré de résistance opposé par les bords ou les angles d'un amalgame à la force qui tend à les briser.

Les amalgames ont jusqu'à présent été regardés comme des masses cristallines rigides dépourvues de toute malléabilité. La découverte de la coulée est venue modifier les idées reçues à propos de la résistance à l'écrasement, car il est évident qu'une pointe ou un angle ne pourrait être brisé, mais peut cependant couler sous la pression répétée de la mastication, dans le cas où la résistance que l'on croyait grande se trouve être petite en réalité. La résistance que rencontre la propriété de couler peut être appelée rigidité ou résistance à l'écrasement.

On vient de voir que la contraction, l'expansion et la coulée sont des influences qui empêchent la permanence du volume et de la forme des obturations d'amalgames ; c'est pourquoi les conditions premières auxquelles doit satisfaire un amalgame dentaire sont de réaliser les minimums possibles de contraction et de coulée.

Couleur. — Un des inconvénients les plus sérieux de l'emploi des amalgames vient de leur coloration soit à l'état naturel, soit plus tard, quand ils ont subi à leur surface la formation d'oxydes ou de sulfures. La couleur blanche de l'amalgame d'argent est acceptable, mais n'est pas aussi harmonieuse que le jaune de l'or; aussi l'emploi de l'argent s'est-il trouvé restreint aux parties peu visibles dans lesquelles sa couleur primitive ou sa couleur secondaire ne sont pas une objection capitale. Aussi a-t-on cherché des modifications à la formule de l'alliage argent-étain dans le but de lui conserver sa coloration.

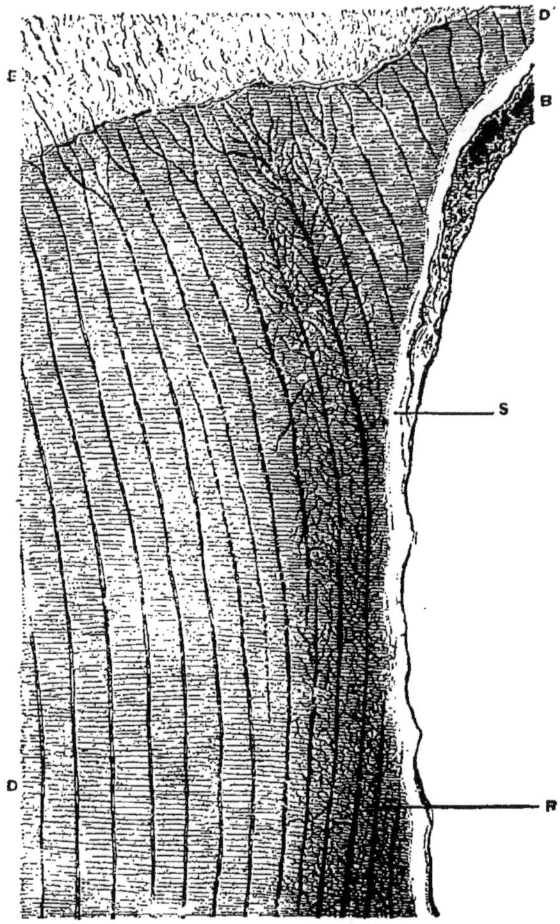

Fig. 267. — Altération de la structure dentaire par l'amalgame (Bödecker) : E, émail; DD, dentine; B, bord de la cavité; S, dentine solidifiée le long du bord de la cavité; R, réticule accentué par l'amalgame (×500).

Les décolorations ne sont pas localisées à la surface externe des obturations, mais fréquemment (surtout quand la préparation des cavités a été défectueuse) elles atteignent les parois de la cavité (fig. 267).

Comme le montre cette figure, la coloration peut être profonde. Elle viendra surtout de l'infiltration des sulfures métalliques formées par la putréfaction des matières protoplasmiques ou la décomposition des matières albumineuses constituant le réticule dentaire. Ce danger peut être conjuré par l'interposition d'une barrière entre les parois de la cavité de l'amalgame avant l'introduction de celui-ci. L'influence de chaque métal sur la coloration sera expliquée plus loin.

Influences thermiques et chimiques. — Comme conducteur de la chaleur, l'amalgame est intermédiaire entre l'or et les ciments à base de zinc.

Quant à l'action immédiate sur les tissus dentaires, il n'a jamais été démontré que l'amalgame eût une influence particulière, sauf que le cadmium paraît les décomposer par le sulfure formé (Flagg) et que le cuivre agit comme antiseptique (Miller, Fletcher).

Les amalgames dentaires sont insolubles dans les liquides buccaux; l'acide lactique les attaque peu.

Classification des amalgames. — Les amalgames se divisent en binaires, ternaires, quaternaires, etc., suivant le nombre des métaux constituant les alliages. Les seuls amalgames binaires employés en dentisterie sont ceux de cuivre et de palladium.

Amalgames binaires. — L'amalgame de cuivre s'obtient en ajoutant un excès de mercure à un précipité de cuivre métallique frais et lavé; lorsque la solution est complète, on enlève l'excès de mercure par compression dans une peau de chamois. Le résidu plastique est alors moulé sous forme de petites tablettes destinées à l'usage courant.

Une meilleure méthode, garantissant la pureté, consiste à précipiter le cuivre directement dans le mercure par voie électrolytique. Cela peut se faire en versant une certaine quantité de mercure dans un vase de verre, un petit élément de pile, par exemple; on y suspend une épaisse plaque de cuivre au moyen d'un support en bois, un peu au-dessus de la surface du mercure. On verse une solution saturée de sulfate de cuivre, jusqu'à ce que la plaque de cuivre soit complètement submergée. La cathode d'une batterie ou de toute autre source de courant électrique est introduite dans le bain de mercure et l'anode est réunie à la plaque de cuivre. La portion de la cathode traversant la solution de sulfate de cuivre en est isolée par de la gutta-percha et la partie en contact avec le mercure reste nu. Le passage du courant dissout le cuivre autour de l'anode et le dépose continuellement dans le mercure tant que le courant est maintenu. On continuera jusqu'à ce que le mercure soit saturé, ce qui se reconnaîtra par l'apparition à la cathode de la couleur rouge caractéristique de l'excès de cuivre. Quand la saturation est complète, la masse doit être lavée dans une dissolution d'acide chlorhydrique, puis dans l'eau, ensuite séchée et comprimée comme d'habitude quand l'amalgame est préparé par les moyens ordinaires. Cette méthode a été suggérée à l'auteur par E. C. Kirk.

Dans ces conditions, l'amalgame de cuivre rendu plastique par la chaleur peut être tassé dans les cavités des dents d'une façon rapide et ne subit aucune altération de forme ou de volume. C'est pourquoi une cavité bien bouchée le demeure à jamais sans éprouver de coulée. Sur sa surface externe se forme rapidement une couche de sulfure blanc qui persiste, mais ne pénètre point la structure de la dent. Les parois de la dentine sont ordinairement tachées en gris par suite de l'absorption de sels métalliques.

Dans les échantillons mal préparés, il n'y a pas union chimique parfaite entre le mercure et le cuivre. La présence dans une obturation des oxydes de l'un ou l'autre de ces métaux établit des conditions électriques qui assurent la formation d'un enduit de sulfure noir entraînant la destruction graduelle de l'amalgame. En résumé, l'amalgame de cuivre est une obturation physiquement inaltérable, il entraîne une coloration très nette de la dentine et de sa propre surface, il est antiseptique.

Le second amalgame binaire est celui de palladium. Le palladium est précipité d'une solution de son chlorure par le fer ou le zinc, lavé dans l'acide nitrique et séché. Le précipité métallique est additionné de mercure; la combinaison est accompagnée d'un dégagement de chaleur, c'est-à-dire que c'est une action chimique. S'il n'y a pas excès de mercure, l'amalgame durcit rapidement, ne change pas de forme [1], devient noir à la surface [2], mais ne décolore pas la dentine. L'addition d'un excès de mercure retarde la prise et donne une obturation imparfaite.

Amalgames ternaires. — La base de tous les amalgames ternaires est l'alliage argent-étain. Le premier fut celui de Townsend, 44 1/2 pour 100 d'argent, 55 1/2 d'étain. Après bien des années de recherches expérimentales, il fut reconnu que les meilleurs alliages sont ceux qui renferment plus de 50 pour 100 d'argent.

La formule donnée par J. Foster Flagg pour l'alliage le plus stable (60 d'argent, 35 d'étain et 5 de cuivre) fut reconnue par Black comme présentant le degré maximum de résistance au changement de forme, à la coulée et à l'écrasement. A la suite des recherches de Black sur les effets du recuit, il est évident que l'amalgame ternaire de l'avenir aura une composition approximative de 72,5 d'argent pour 27,5 d'étain.

Les alliages binaires d'argent et d'étain sont la base de tous les amalgames quaternaires employés en dentisterie.

Amalgames quaternaires. — Le métal ajouté à l'alliage de base a pour but de modifier la couleur et d'augmenter la résistance à l'écrasement de l'ensemble. L'addition de 5 pour 100 de cuivre à un alliage contenant 60 pour 100 d'argent augmente la résistance à l'écrasement et diminue en même temps la coulée et la contraction. L'alliage est blanc à l'état frais, mais il se colore par suite de sulfures divers.

L'addition de 5 pour 100 d'or contribue à maintenir la couleur de l'obturation. Il diminue légèrement la contraction comparativement aux résultats du tableau n° 2, et paraît avoir peu d'influence sur la coulée et la résistance à l'écrasement.

L'addition de platine noircit l'obturation, accroît la coulée et retarde le durcissement.

L'addition de zinc accroît la rigidité; les amalgames se dilatent longtemps après le durcissement obtenu; la résistance à l'écrasement est

[1] TOMES, *Trans. Odontological Society of Great Britain.*, 1872
[2] BOQUE, *Dental Cosmos*, 1884.

peu élevée; il y a contradiction sur ce sujet entre les divers observateurs [1].

Des additions de bismuth, calcium, plomb et aluminium furent faites à l'alliage de base, mais tous ces métaux montrèrent des propriétés qui les firent exclure des amalgames dentaires.

Black [2] établit que « dans l'alliage contenant 5 pour 100 d'aluminium le durcissement est accompagné d'un dégagement de chaleur; il en résulte une grande dilatation de la masse; les instruments de foulage sont oxydés, et on entend distinctement le bruit du dégagement du gaz. La formation de l'amalgame d'aluminium démontre l'affinité caractéristique de l'aluminium pour l'oxygène. Il se forme un oxyde d'aluminium qui augmente le volume de l'amalgame ».

Lavage des amalgames. — Les alliages qui sont vieux et dans lesquels la pureté du mercure est douteuse se revêtent d'une couche d'oxyde des métaux de base et de ceux qui salissent le mercure. L'opportunité de laver les amalgames dans des dissolvants capables d'enlever les oxydes est une question irrésolue. Il a été établi que le lavage d'un amalgame augmente sa contraction. D'un autre côté on a reconnu que cette opération fixe la couleur. Il est difficile d'expliquer comment le lavage peut affecter les propriétés de la masse, à moins d'oxyder les substances qu'elle renferme; et pourtant cette hypothèse est contredite par le maintien de la couleur de l'amalgame. L'auteur préfère laver la masse plastique dans du chloroforme avant d'en exprimer le mercure en excès.

EMPLOI DES AMALGAMES

Il faut d'abord remarquer que l'amalgame ne doit être employé que dans des cas et des conditions justifiés; en général, il doit être exclu des dix dents antérieures de chaque mâchoire, quoique cette règle ne soit pas sans exceptions. La limite antérieure de son application est ordinairement fixée à la surface distale de la première bicuspide. Son emploi général a été grandement réduit par ce qu'on appelle les obturations à combinaisons (voir chap. XVI) et par le perfectionnement apporté aux couronnes artificielles.

La première classe de cavités auxquelles l'amalgame peut être appliqué comprend : 1° celles qui s'étendent au-dessous du bord gingival; 2° les cavités buccales; 3° les cavités mixtes; 4° les cavités proximales; 5° celles qui se trouvent sur les surfaces de mastication. Ce sont, dans l'ordre ci-dessus, celles où l'or est difficile à appliquer de façon convenable et soignée. Il ne faut jamais ou du moins il faut rare-

(1) Il faut rappeler ici que les expériences de Black ont été faites avec des instruments d'une précision sans égale, celles des observateurs antérieurs avec des instruments primitifs.

(2) Communication privée.

ment fouler l'amalgame contre la dentine ou l'émail sans interposition d'une couche destinée à empêcher la coloration de la dentine ou la transparence bleue qui apparaît quand l'amalgame est en contact avec l'émail.

La préparation des cavités destinées à recevoir l'amalgame doit être faite avec assez de soin (voir chap. VII) pour que l'on ait l'assurance qu'elles le retiendront sûrement et que la dentine sera parfaitement stérilisée avant et pendant l'opération.

La séparation des dents, l'enlèvement des lambeaux de gencive surplombant les bords de la cavité et la taille des fragments d'émail doivent précéder l'obturation.

La digue doit être ajustée, autant que possible, avec soin, de manière à écarter les liquides buccaux pendant le creusement, la stérilisation et l'obturation de la cavité. Black a démontré (¹) que la permanence de la forme d'un amalgame dépend de l'égale distribution des constituants ; il faut employer tous les moyens pour y arriver; il est important que la masse de l'obturation soit foulée dans une cavité n'ayant qu'un orifice, celui de l'introduction des matières obturatrices.

D'après ce qui précède il est évident qu'un amalgame dentaire n'est jamais homogène, c'est un corps très complexe. Si la quantité de mercure est suffisante pour effectuer la dissolution de toutes les parties de l'alliage, la masse comprendra d'abord une certaine quantité d'amalgame chimique, c'est-à-dire un amalgame dans lequel les métaux sont unis en proportion atomique, ensuite un ou plusieurs autres amalgames distincts ayant chacun son propre point de solidification et son coefficient de contraction. Si la quantité de mercure est seulement suffisante pour faire une masse grumeleuse, chaque grumeau d'alliage se trouvera recouvert par un amalgame mal défini qui fera fonction de ciment entre eux. Dans cet ordre d'idées le même expérimentateur a démontré que le broyage de l'alliage et du mercure sous un pilon, l'exsudation de l'excès de mercure au moyen de fortes pinces, le foulage de l'obturation à l'aide de brunissoirs d'acier sont des moyens qui finalement diminuent la force de l'obturation.

Nous sommes en présence d'une cavité stérilisée ; toute paroi manquante a été remplacée par une matrice convenablement ajustée v. I, fig. 242, chap. XII.

Matrices. — Les matrices peuvent être fabriquées rapidement au moyen de bandes découpées dans une feuille très mince d'acier préalablement recuite et polie. Au moyen de pinces contournées on lui donne la forme convenable, puis on la fixe à sa place; elle doit être assez bien ajustée pour demeurer stable pendant l'opération.

Une méthode rapide pour former les matrices est celle de Wilhelm Herbst : on passe autour de la dent une bande de maillechort n° 33, assez large pour couvrir toute la cavité depuis la base cervicale jusqu'à

(¹) *Dental Cosmos*, 1895, vol. XXXVII, p. 553.

l'orifice et plus longue qu'il ne faut pour entourer la dent (fig. 268); on saisit les extrémités de la bande avec la pince Herbst (fig. 269) et l'on serre fortement de manière que le métal s'adapte rigoureusement sur les parois de la dent. On retire la matrice avec la pince, la ligne de jonction figurée sur la bande est imbibée d'acide chlorhydrique et soudée avec de la soudure à basse fusion dans une flamme de lampe à alcool ou dans un bec de Bunsen. On replace la matrice sur la dent, on applique la digue et l'on fixe la bande contre la paroi cervicale de la cavité au moyen d'un coin en bois.

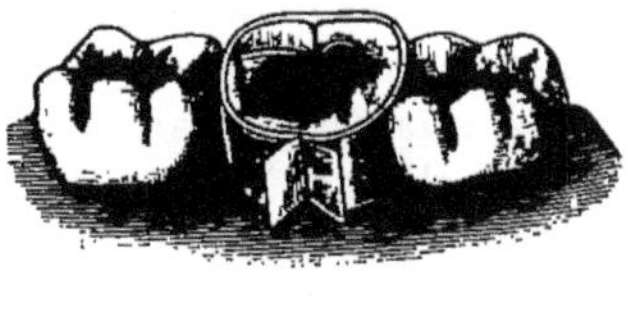

Fig. 268. — Matrice du docteur Herbst.

Les matrices de Guilford et de Brophy (fig. 240, 241, chap. XII) sont

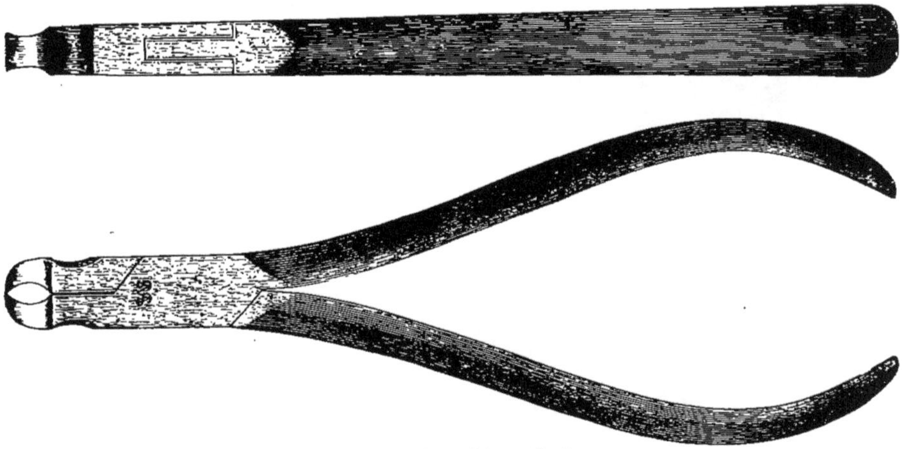

Fig. 269, 270. — Pinces Herbst.

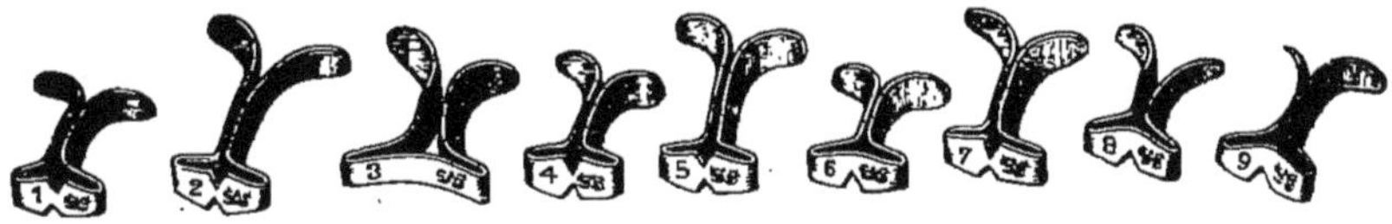

Fig. 271. — Matrices de Miller.

fondées sur un principe commun : la bande qui épouse déjà presque toute la périphérie de la dent est amenée à un contact parfait au moyen de vis à écrou.

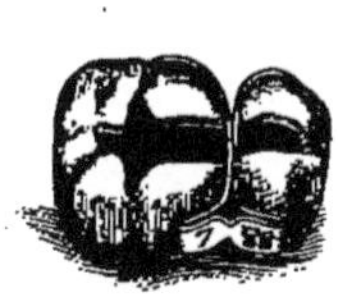

Fig. 272.
Matrice de Miller.

La matrice de Woodward est des plus satisfaisantes. Son mode d'application est indiqué par la figure 242, chapitre XII.

La matrice de Miller est pratique et adoptée pour les cavités indiquées par la figure 272, elle est maintenue en contact avec la paroi cervicale par l'action du ressort du feuillet double. Quand il est nécessaire on introduit un coin de bois entre les feuillets.

(Pour d'autres formes et applications de matrices, voir le chap. XII).

Mélange de l'amalgame. — On recommande ordinairement de peser les quantités d'alliage et de mercure. On pèse une certaine quantité d'alliage, on y ajoute des quantités pesées de mercure suffisantes pour faire une masse plastique; les proportions relatives d'alliage et de mercure doivent être vérifiées suivant la formule spéciale à chaque alliage. Avec l'alliage « submarine » (hydraulique) de Flagg (60 argent, 35 étain et 5 cuivre) les poids d'alliage et de mercure sont égaux. Quand on se sert d'un mortier pour faire l'amalgame, il est préférable d'employer un mortier et un pilon en verre (fig. 273 et 274). Le mélange dans le creux de la main est un procédé malpropre, parce que les oxydes métalliques colorent la peau.

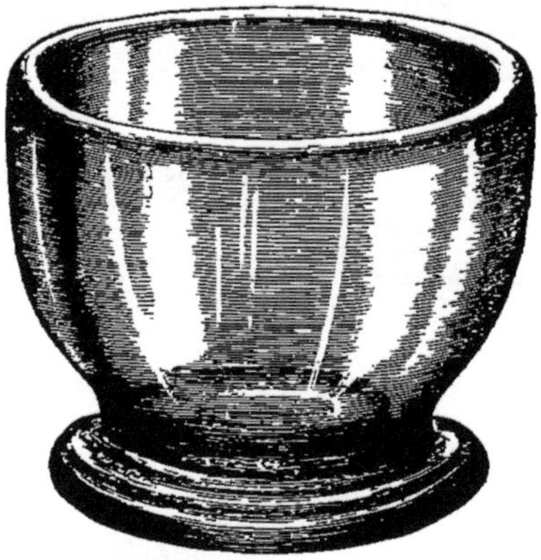

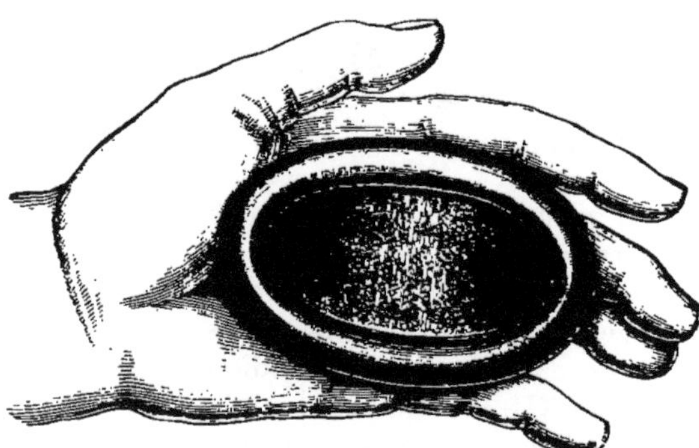

Fig. 273 — Mortier en verre.

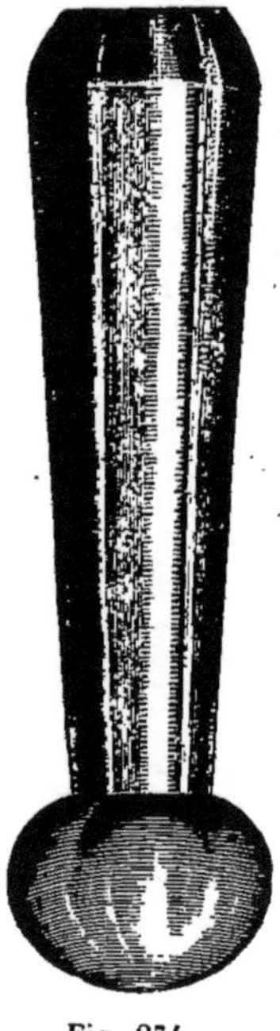

Fig. 274.
Pilon en verre.

Un mortier en caoutchouc durci (fig. 275), que l'on place dans le creux de la main, a été inventé par Genese.

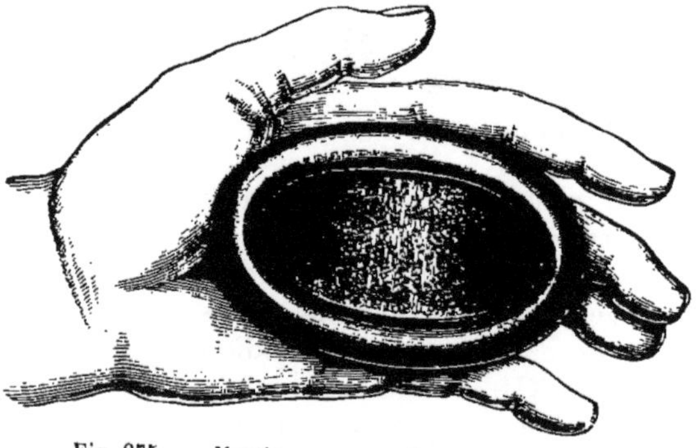

Fig. 275. — Mortier en caoutchouc de Genese.

D'après les expériences de Black, cette dernière méthode de mélange est la meilleure.

Les matières sont placées dans le récipient, le mercure est ajouté, et la masse triturée, soit dans un mortier à pilon, soit dans un bassin en caoutchouc avec l'index muni d'un doigtier. Lorsque l'amalgamation paraît complète, on prend la masse dans ses mains et on la pétrit en forme de balle. On l'enveloppe tout de suite dans une mousseline forte ou de la soie de Chine, comme le recommande C. E. Kells jeune, et l'excès de mercure est enlevé par pression ; lorsque le mercure cesse de traverser la mousseline, on en retire la balle ; elle doit présenter une cassure nette et blanche.

Une autre méthode pour mêler l'alliage et le mercure est celle de Fletcher. On place le tout dans un long tube de verre que l'on agite violemment jusqu'à ce que l'amalgamation soit complète.

Opération du foulage. — Plusieurs outils ont été imaginés pour

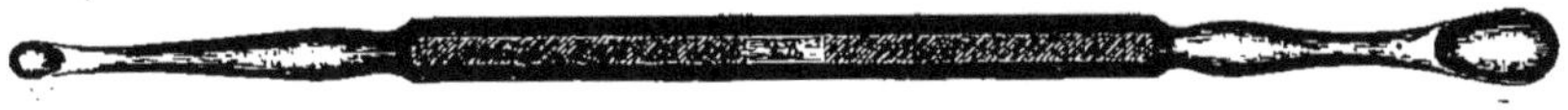

Fig 276.

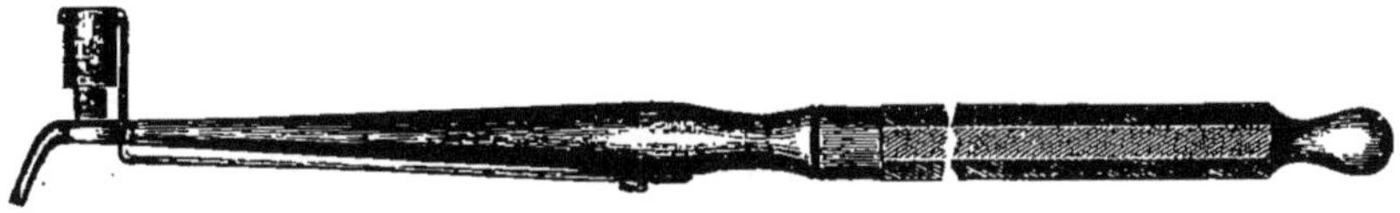

Fig. 277.

porter l'amalgame dans la cavité ; un des plus simples est celui de la figure 276 ou de la figure 277.

Un autre instrument excellent est celui de la figure 278, dont les

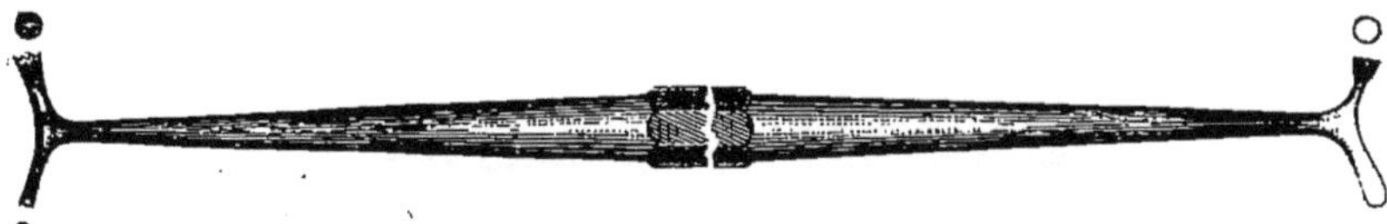

Fig. 278.

extrémités d'un côté sont striées pour retenir l'amalgame mou, et celles de l'autre côté sont en forme de fouloir.

De nombreuses méthodes ont été proposées et prônées pour le foulage. Le plus communément on emploie les brunissoirs. Black a démontré qu'ils affaiblissent la prise de la masse. On prend un morceau d'amalgame ayant au plus 3 mm. de côté, et on le porte dans l'endroit le plus profond et le plus inaccessible de la cavité ; là on le presse contre les parois uniformément ou en frappant avec le brunissoir ; chaque morceau d'amalgame est pressé successivement avec les instruments de foulage jusqu'à ce qu'il fasse corps avec le morceau précédent et qu'il s'adapte parfaitement aux parois de la cavité. La série d'instruments (fig. 279) permet d'y arriver ; les n°s 20 et 34 sont des instruments de foulage, les autres des taillants.

Un jeu d'instruments très pratiques est représenté par les figures 280, 281, 282.

W. G. A. Bonwill conseille une méthode qui réalise l'enlèvement de

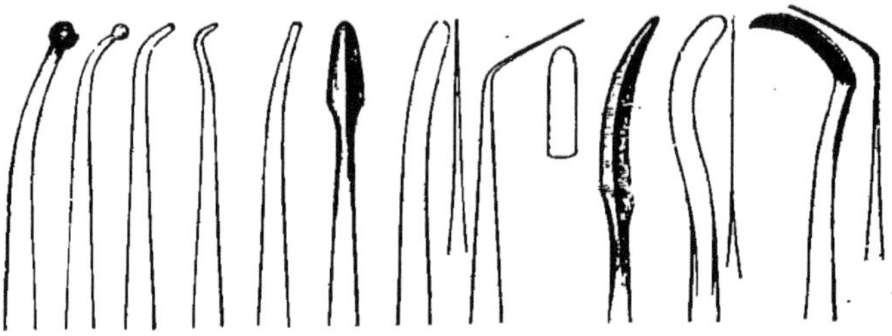

Fig. 279. — Instrument à obturer pour amalgame et zinc, de Foster Flagg.

l'excès de mercure et son égale répartition dans la masse pendant l'obturation. On prend avec les pinces de petits carrés de papier buvard que

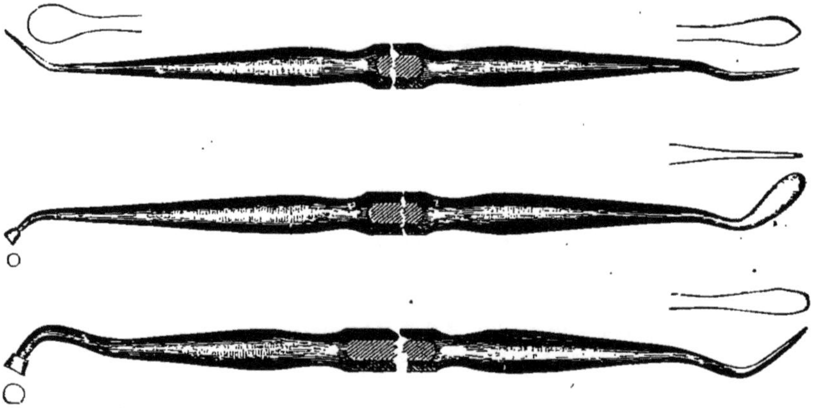

Fig. 280, 281, 282. — Instrument à double fin pour amalgame, de Woodson.

l'on pose sur l'amalgame ; par l'effet des coups de fouloir le mercure en excès est essuyé par le papier. On arrive au même résultat avec une pointe de caoutchouc mou.

Lorsque, par l'une ou l'autre méthode, la cavité est plus qu'à moitié remplie, le reste de la masse d'amalgame est comprimé pour en exprimer encore le mercure, puis on reprend le foulage, jusqu'à ce que la cavité soit plus que remplie.

Mais avant d'en arriver là on emploie ordinairement le procédé du gaufrage. La masse d'amalgame qui n'a pas été encore utilisée est comprimée à l'aide de fortes pinces dans un sac formé de peau de chamois, et l'excès de mercure filtré à travers les pores de la peau.

Lorsque l'amalgame est suffisamment sec au gré de l'opérateur, on ouvre l'appareil; son action est analogue à celle du pouce contre les doigts, mais elle est beaucoup plus forte, plus sûre et plus uniforme. On prend de petits morceaux de l'amalgame pour compléter l'obturation et on les tasse pour les unir intimement. La cavité est remplie jusque par-dessus les bords et à la fin de l'opération l'obturation est presque durcie.

Une autre méthode excellente, quand elle est applicable, consiste à fabriquer de petits morceaux de caoutchouc demi-vulcanisé que l'on cimente sur des excavateurs brisés de manière à pouvoir s'en servir comme de tampons à la fin de l'obturation. L'amalgame fluide sera débarrassé de l'excès de mercure par l'effet de ces tampons.

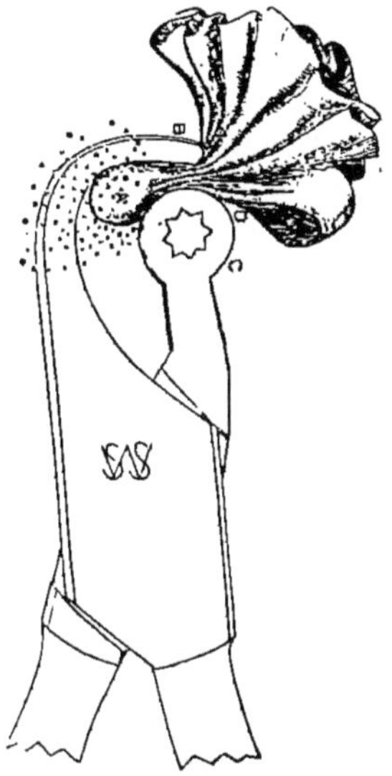

Fig. 283. — Presse à mercure.

Un autre moyen consiste à remplir la cavité plus qu'à moitié, on enlève la partie fluide et on achève l'obturation avec de l'amalgame plus sec. Les obturations que l'on a commencées avec des amalgames secs demeurent plus homogènes, sont moins sujettes à coloration et à crevasses que d'autres plus fluides. Quand on examine un amalgame après l'achèvement de l'obturation, on voit que les parties les plus fluides sont

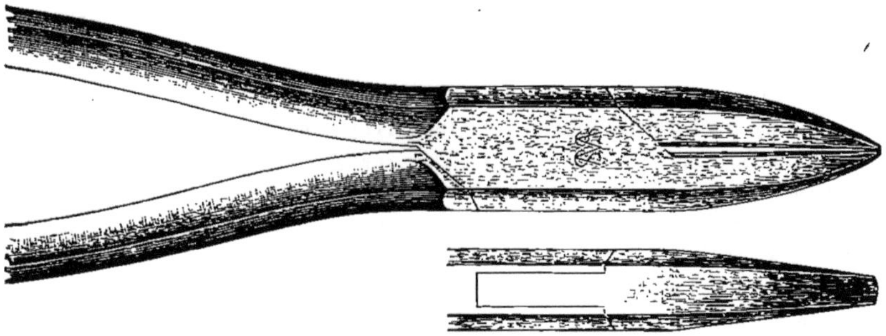

Fig. 284. — Pinces à gaufrer de Flagg.

contre les parois latérales, le centre renfermant les parties plus dures.

La pratique trop commune de placer dans la cavité une quantité d'amalgame suffisante pour la remplir à moitié d'un seul coup est défectueuse. Cette méthode ne peut nullement assurer la parfaite adhérence de l'obturation aux parois, indispensable pour un bon travail.

A la fin de l'opération du foulage on trouve la surface encore molle à moins que l'on n'ait pratiqué le gaufrage. On a recommandé d'appliquer avec le brunissoir de petites parcelles de feuilles d'or n° 1 recuit sur la surface de l'amalgame jusqu'à ce que l'or ne s'amalgame plus, alors l'obturation demeurera dure. Le mercure libre se combine avec l'or pour lequel il a une grande affinité et forme avec lui des amalgames distincts à la surface de l'obturation. Comme les amalgames d'or sont comparativement tendres, il est bon de remplir la cavité surabondamment, d'appliquer les feuilles d'or et ensuite de limiter l'obturation jusqu'à la base de la cavité. Le procédé de Rhein consiste à remplir la cavité d'amalgame plastique et de frotter dessus des morceaux d'or jusqu'à ce que l'amalgamation ne se produise plus. On laisse en place l'amalgame d'or. L'excès de mercure peut encore être enlevé à la surface de l'obturation au moyen de morceaux d'éponge ou d'or mat. Avant d'enlever la digue il faut que l'obturation soit assez dure pour résister au couteau.

Dans le cas où la digue ne peut être employée avec succès, quand l'accès est difficile, on prépare la cavité et on la stérilise en y enfermant un antiseptique pendant un jour ; après avoir placé une serviette, on prépare un amalgame « hydraulique » (renfermant du cuivre avec une grande proportion d'argent), on sèche la cavité autant que possible puis un morceau d'amalgame est introduit rapidement dans la partie la plus profonde, où on le comprime fortement avec un tampon de papier buvard. Un autre morceau d'amalgame est ajouté et comprimé en enlevant l'excès de mercure. Laissant la serviette en position, on remplit le reste de la cavité avec une obturation provisoire. Une lame de canif passée sur la surface de l'obturation enlève les parties saillantes. A une séance suivante on place la digue, on enlève l'obturation provisoire et l'on complète l'obturation avec l'amalgame.

Si l'opérateur le préfère, la digue peut être posée la première fois et l'obturation complétée dans une seule séance ; la première méthode est cependant préférable, parce que la partie cervicale de l'obturation peut être parfaitement achevée sans danger de déplacement pendant que l'on obture la seconde partie.

Dans les cavités situées au-dessous de la gencive et intéressant une large surface où la décoloration de la dent ne pourrait être tolérée, la partie cervicale de l'obturation est faite avec l'amalgame « hydraulique », on complète avec l'amalgame d'or, qui a une couleur plus satisfaisante. Si la face externe de l'obturation est bien visible et n'est pas exposée aux efforts de la mastication, on emploie un amalgame comprimé contenant du zinc et appelé *amalgame facial*. L'amalgame de cuivre s'emploie seul, ce qui est rare, pour les parois distales et buccales des 3es molaires, dans les cavités qui s'étendent sous la gencive, et sont d'un accès difficile pour la stérilisation et l'asséchement.

On prépare la cavité sans grande rétention. On place dans une cuiller *de fer* (fig. 285) un morceau d'amalgame de cuivre que l'on tient au-dessus d'une flamme de Bunsen jusqu'à ce que des globules de mercure apparaissent à la surface, alors on l'écrase rapidement dans un mortier pour en faire une pâte. Il n'y a pas d'inconvénient à laver la masse molle dans une eau ammoniacale pour dissoudre et enlever les oxydes qui formeraient des sels colorés et pour permettre l'union chimique des métaux que leur présence empêcherait. On place une serviette, ou la digue s'il y a moyen, et l'on fait l'obturation par fragments. A la fin l'obturation doit être comprimée fortement au moyen d'une spatule à lame large.

Fig. 285. — Cuiller à chauffer l'amalgame de cuivre.

Dans le plus grand nombre des cas où l'amalgame est employé seul, on a pris l'habitude de poser une couche de ciment de zinc et d'y ajouter l'amalgame comme une couverture résistante et insoluble.

Dans les cavités qui approchent de la pulpe on prend, pour éviter l'action de la chaleur, les mêmes précautions qu'avec l'or.

Les cas les plus difficiles pour obtenir un résultat satisfaisant avec l'amalgame sont ceux où la cavité s'ouvre sur la surface proximale des bicuspides et des molaires. S'il est vrai que l'amalgame peut être employé dans des espaces où l'emploi de l'or en feuilles ou même en cylindres plastiques est impossible, il faut pourtant que l'espace soit suffisant pour introduire aisément les matières, les fouler et les polir; le polissage est aussi nécessaire avec l'amalgame qu'avec l'or. L'espace suffisant s'obtient au moyen de coins ou en élargissant la cavité vers la surface occlusale.

L'espace doit être suffisant et l'amalgame doit être fait et foulé de telle sorte qu'à la fin de l'opération il n'y ait aucune trace de limaille. Pour assurer l'enlèvement de l'excès de dissolvant, il faut fouler des feuilles d'or comme on l'a dit plus haut jusqu'à ce que la masse résiste au tranchant d'une lame de lancette. L'amalgame solidifié est plus difficile à couper et à polir que l'or; la majeure partie de la taille doit se faire à la même séance que l'obturation, mais ne doit jamais être entreprise quand celle-ci est encore molle. Il faut attendre pour faire le polissage de l'amalgame dans de bonnes conditions, sans l'endommager dans sa forme, qu'il soit suffisamment dur pour que l'on soit obligé de le sculpter et non d'essuyer.

Un instrument convenable de la forme des n°s 37 à 40 de la série de Flagg (fig. 279) est introduit d'abord sur le bord cervical de l'obturation pour enlever tout excédent dû au contact imparfait de la matrice avec la cavité; ensuite on taille les bords latéraux, puis la surface de mastication. Le corps de l'obturation est laissé intact, de sorte qu'au bout de 2 jours, quand il a été poli avec les disques : os de seiche, pierre ponce, etc., il a acquis son contour correct et définitif. Une obturation bien polie gardera une surface inaltérable, tandis que, mal polie, elle prendra une couleur peu acceptable. Dans beaucoup de cas où l'on avait l'habitude d'obturer et de reconstituer des couronnes de dents presque entières avec de l'amalgame, on préfère maintenant les tailler de manière à pouvoir poser des couronnes artificielles. Cependant il y a des cas fréquents où il est indiqué d'employer une quantité considérable d'amalgame plutôt que de recourir aux couronnes artificielles : par exemple dans le cas de la perte de la moitié distale d'une molaire. Les dents doivent être sans pulpe ou bien il est nécessaire de les dévitaliser. L'aspect de la couronne après avoir enlevé de la dentine cariée et après avoir coupé les pointes fragiles d'émail est représenté par la figure 286.

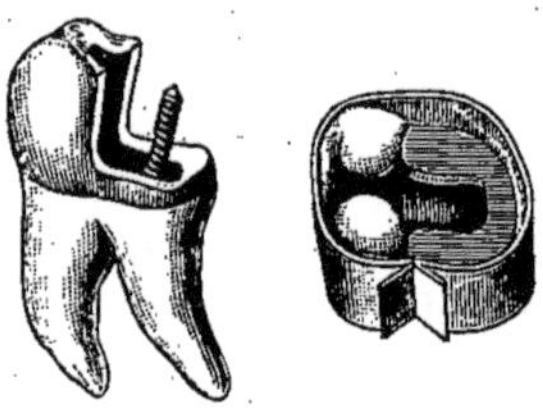

Fig. 286. — Restauration d'une molaire inférieure au moyen de l'amalgame.

On dispose une matrice de Herbst, embrassant étroitement toutes les faces de la cavité. On ajuste la digue ; naturellement les canaux des racines ont été préalablement stérilisés avec soin et obturés. Le canal postérieur est creusé d'environ 6 m/m et taraudé. On y verse une solution faible de phosphate de zinc et une tige filetée correspondant à l'écrou taraudé dans la racine est plongée dans le ciment et rapidement vissée sur place. L'amalgame est foulé en plus gros fragments que d'habitude, et comprimé avec du papier buvard vers la vis et les entailles qui peuvent exister dans la partie antérieure de la dent. L'obturation est complétée avec de l'amalgame gaufré.

Avant d'enlever la digue il faut que l'obturation soit bien prise. La partie supérieure est taillée en forme de pointes ou de sillons pour faire occlusion avec la dent correspondante. La matrice doit rester pendant 34 heures, alors elle peut être fendue et enlevée. Si la matrice a été exactement ajustée, il n'y aura aucune taille de parois, ni de contours, ni aucune égalisation à faire, l'amalgame étant prêt pour être traité par les bandes à polir. La surface occlusale est égalisée et polie avec des pointes

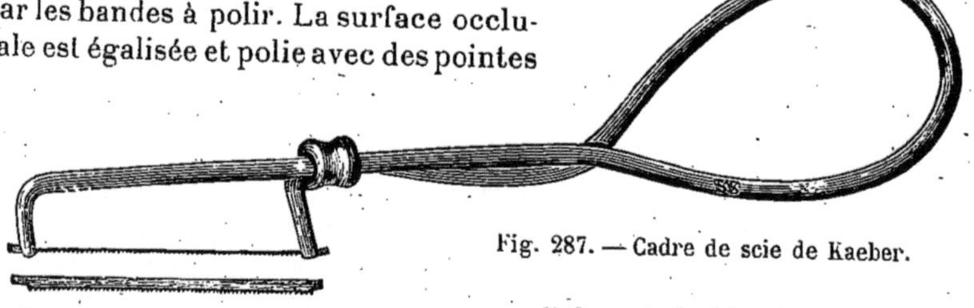

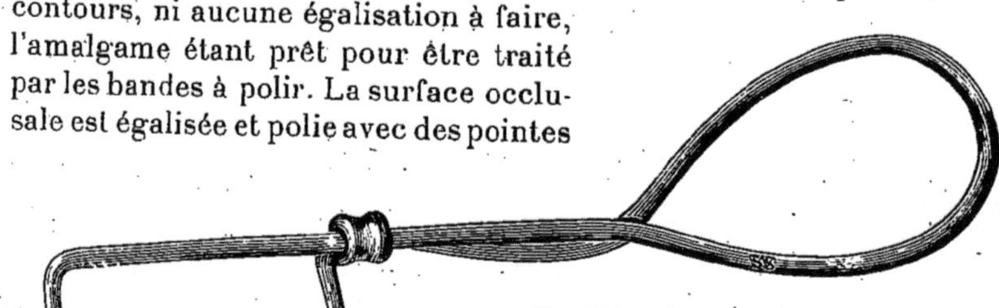

Fig. 287. — Cadre de scie de Kaeber.

en peau d'élan et de la pierre ponce, on on emploie une brosse dure pour les sillons.

Finissage. — Le procédé de finissage pour les amalgames durs est le même que pour l'or. Prenons par exemple une cavité occupant les faces proximale et occlusale d'une molaire. Une scie fine est placée dans une monture, mais de façon que ses dents soient tournées vers cette monture. La lame est passée au-dessus de la paroi cervicale de l'obturation de manière à scier tout renflement. Il est essentiel avec les amalgames aussi bien qu'avec l'or que les parois cervicales ne fassent aucune saillie. Les parois latérales sont égalisées, des bandes (*strips*) à l'émeri sont passées dans les intervalles dentaires pour dresser et polir les parois ; on complète l'opération par des bandes d'émeri de plus en plus fin.

Des bandes de toile ou de métal à polir, fraîchement chargées de pierre ponce, sont passées sur les surfaces de l'obturation de manière à les polir aussi parfaitement que possible. Les parties occlusales sont polies au moyen de caoutchouc ou de pointes en peau d'élan ou de pierre ponce. S'il s'agit d'une obturation proximale et non d'une obturation de contour, on emploie la scie pour aplanir et on polit au moyen de disques et de poudres.

Les obturations des faces buccales sont égalisées au moyen de disques et polies avec du caoutchouc ou de la pierre ponce.

GUTTA-PERCHA

Origine. — La gutta-percha du commerce est le suc coagulé de l'*Isonandra gutta*, arbre de l'ordre des Sapotacées. Le suc est fourni par tous les arbres de cette classe, mais quelques espèces ont beaucoup plus de valeur que les autres. Celle de Bornéo est considérée par les manufacturiers comme de qualité inférieure; c'est cette variété qui a donné son nom au produit : en langue malaise, *gatah* ou *gitah*, gomme, et *pertja*, arbre. La gutta Tuban de Singapore est de qualité supérieure.

Le moyen de se procurer le suc consiste à inciser la couche du cambium des arbres et à recueillir le suc quand il exsude. De cet état jusqu'à celui de feuilles, il subit plusieurs opérations (voir les traités sur la matière); il arrive que pendant ces opérations sa texture soit altérée par un excès de chaleur.

« La gutta-percha purifiée consiste probablement en un hydrocarbure ayant la formule $C_{10}H_{16}$: l'albane $C_{10}H_{16}O$, la fluavile $C_{40}H_{64}O_{3}$, et en outre un composé variable appelé guttane. La gutta pure possède toutes les bonnes qualités de la gutta-percha au plus haut degré; elle devient molle et plastique par l'action de la chaleur; elle devient dure et tenace par le refroidissement, sans devenir cassante. Les résines sont simplement des composants accessoires qui ont une mauvaise influence sur les propriétés du produit quand elles prédominent. L'eau, le bois, les fibres, les écorces, le sable sont des impuretés mécaniques de la gutta (Obach) ».

Histoire. — La gutta-percha fut introduite dans la pratique dentaire comme matière obturatrice vers 1847. Peu après une préparation secrète fut présentée sous ce nom par Hill. Beaucoup d'analyses de la pâte de Hill furent faites, aucune ne mérite confiance; ce qui prouve la valeur de son produit, ce sont les nombreuses imitations qui en furent faites; en réalité la gutta-percha blanche actuelle en provient. Il n'est pas démontré que la préparation primitive fût supérieure à nos meilleures préparations actuelles.

La gutta-percha employée actuellement comme matière obturatrice se présente sous deux formes : la gutta-percha en plaques rose, colorée par du sulfure insoluble de mercure, et la gutta blanche, d'une texture plus ferme par addition d'oxyde de zinc soluble. Les variétés de gomme brute diffèrent par la chaleur nécessaire pour les ramollir au même degré. Flagg établit que celles qui demandent le plus de chaleur pour s'amollir avant l'addition d'oxyde de zinc sont les meilleures pour les préparations dentaires. Leur fabrication consiste à ramollir une masse de gomme d'un brun jaunâtre sur une table de marbre chauffée à l'eau bouillante; on introduit l'oxyde de zinc dans la masse par un procédé de pétrissage en se servant d'un outil en acier de forme appropriée. Il faut beaucoup de temps et de patience pour répartir la poudre d'oxyde d'une façon uniforme. Un excès de chaleur pendant la manipulation est désastreux pour la structure du produit.

Classes. — Les gutta-perchas se divisent en trois classes suivant leur température de ramollissement : basse température au-dessous de 94° ; moyenne température entre 94° et 100° ; haute température de 100° à 105° C. Les variétés à basse température renferment en poids 1 partie de gutta pour 4 d'oxyde de zinc; celles de température moyenne, 1 de gutta pour 6 ou 7 d'oxyde de zinc; celles de haute température sont presque saturées d'oxyde de zinc.

Propriétés physiques. — La gutta-percha est un corps non conducteur de la chaleur et de l'électricité presque parfait. Il est moins dur et moins rigide que toute autre matière obturatrice. Il se contracte en durcissant par refroidissement. Les masses ramollies sont adhérentes à l'état sec, mais non à l'état humide. Sa couleur peut être rendue identique à celle des dents; pour les tissus, elle est le corps le plus doux et le moins irritant que l'on connaisse.

Quand il a servi d'obturation pendant un temps plus ou moins long, on trouve que sa dureté a augmenté de même que sa résistance au ramollissement, la surface et peut-être l'intérieur sont devenus poreux. L'augmentation de dureté s'observe dans les cas où il se produit quel que putréfaction, parce que, dans ces conditions, il se dégage de l'hydrogène sulfuré; la gutta apparemment subit un commencement de vulcanisation. Elle devient quelquefois poreuse par suite de la formation d'un dissolvant de l'oxyde de zinc, l'acide lactique, qui l'enlève de la masse par dissolution. La variété rose contenant du sulfure de mercure ne devient pas poreuse, mais elle s'use par frottement contre les surfaces lisses.

En résumé, il résulte de ces propriétés physiques que la gutta n'en a qu'une de commune avec l'or, l'insolubilité. Son emploi rationnel se trouve donc indiqué dans les circonstances où celui de l'or est contre-indiqué.

Indications d'emploi. — D'abord, sous ses différentes formes, elle est utilisée comme obturation provisoire soit pour les dents permanentes, soit pour les dents temporaires; à cause de sa non-conductibilité, on l'emploie au contact de la pulpe; son insolubilité la recommande pour les parois cervicales des cavités, principalement pour les cavités buccales qui ne s'étendent pas jusqu'à la surface triturante où le défaut de résistance de la gutta entraînerait vite sa disparition.

Voici les situations les plus ordinaires où la gutta doit être employée : dans des cavités très profondes sur la surface buccale des molaires s'étendant au-dessous de la gencive, avec parois d'émail déchiquetées, l'orifice de la cavité étant plus étroit que le centre; à cause de ses propriétés non irritantes, la gutta en contact ne nuira pas à la gencive.

On l'emploie dans les cavités proximales des dents antérieures qui ont une forme analogue à celle qui vient d'être décrite: de même dans les cavités labiales, principalement lorsque ces dents sont presque perdues. Par exemple, dans une cavité s'ouvrant seulement sur la surface distale d'une canine dont la carie a envahi presque toute la pulpe et où la paroi d'émail mal supportée par la dentine conserve encore sa forme et une bonne apparence.

La gutta rose en bandes plates est inappréciable pour les obturations temporaires des espaces dans lesquels on la foule, et qui doivent être plus tard remplis de métal. Cette obturation peut rester en place plusieurs mois sans que la gencive présente de traces d'irritation, malgré ce contact prolongé. On peut tasser de la gutta dans les intervalles dentaires où il n'y a pas de place pour une obturation de contour, en attendant que le travail de la mastication ait graduellement séparé les dents; la gutta agit comme un coin persistant et graduel.

Quand on est convaincu qu'une cavité n'est pas prête à recevoir une obturation permanente, la gutta-percha est l'obturation provisoire par excellence.

Quoiqu'il soit établi que la gutta se contracte d'une façon marquée en durcissant, les cavités dans lesquelles elle a été introduite ne portent pas de traces de ramollissement après des mois et même des années de service. Ceci est particulièrement vrai en ce qui concerne la variété rose employée d'une façon méthodique et correcte.

Mode de ramollissement. — La gutta-percha ne doit jamais être chauffée au delà du point qui permet de l'adapter hermétiquement sur des parois découpées et fragiles; le ramollissement doit être graduel.

Tout excès de chaleur peut la détériorer et même la détruire. Pour obtenir un ramollissement, il y a des appareils qui permettent de régler le degré de chaleur (voir fig. 288 à 290, 299). La figure 288 représente

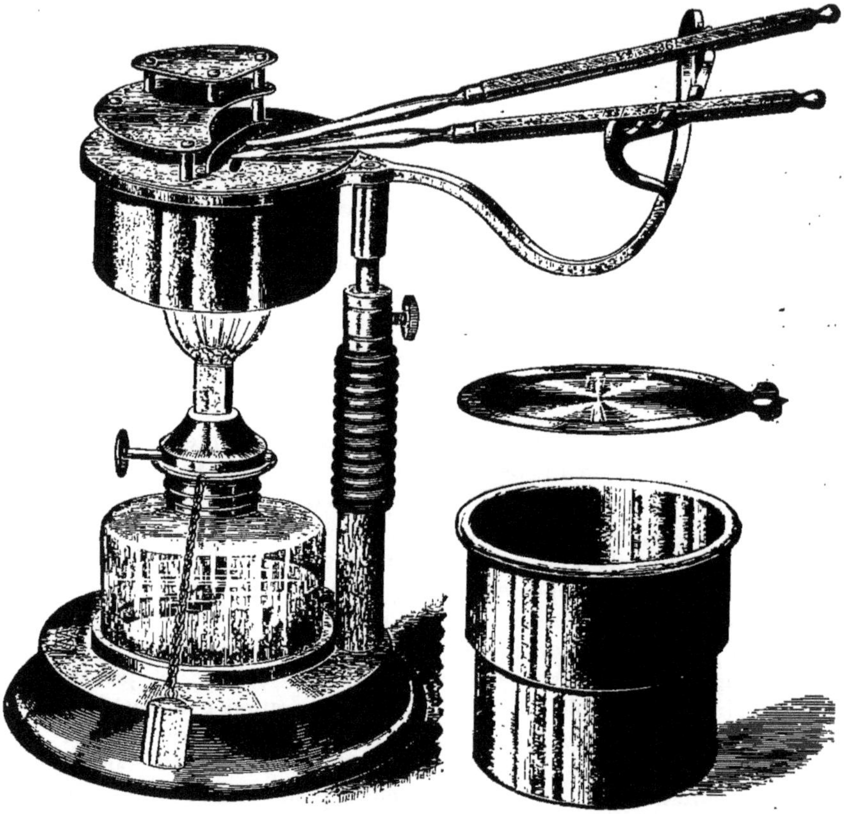

Fig. 288. — Appareil de Flagg pour ramollir la gutta-percha et chauffer les outils.

celui de Flagg. Il présente 3 plaques métalliques : la plus haute donne la chaleur la moins élevée pour le ramollissement à basse température; la seconde sert pour les guttas à haute température. La plus basse et le gril reçoivent les instruments de foulage qui doivent avoir une température plus élevée que les matières obturatrices.

La figure 289 fait voir l'appareil de L.-A. Faught pour fouler la gutta-percha. Des fils conducteurs de courant électrique réunissent les pôles de l'instrument qui sont en aluminium et fournissent une chaleur suffisante pour maintenir la gutta à l'état plastique pendant le bourrage.

Instruments.— En général, les instruments de foulage dont on se sert sont trop volumineux, de même que les matières employées elles-mêmes.

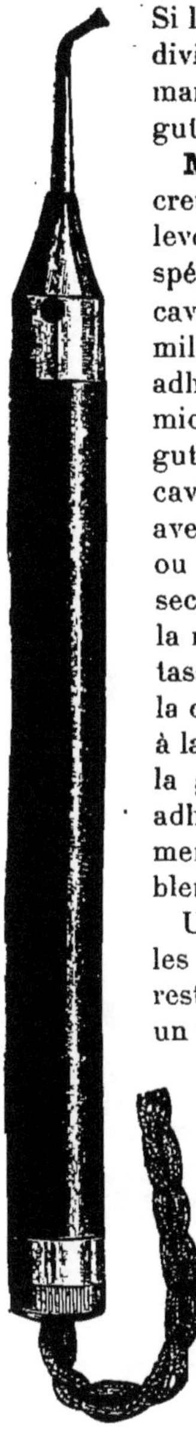

Fig. 289. — Chauffeur électrique de Faught.

Si la cavité est grande, ce qui est le cas ordinaire, il faut diviser l'obturation en 4 morceaux au moins. Il est recommandé de chauffer tous les instruments de manière que la gutta reste plastique jusqu'à l'achèvement du travail.

Manipulation. — La digue ayant été posée, la cavité creusée et stérilisée, les bords fragiles de l'émail sont enlevés, sans se préoccuper de donner aux parois une forme spéciale, mais seulement de faire de la place ; on sèche la cavité avant d'introduire la gutta. On doit opérer dans un milieu sec afin que chaque morceau additionnel de gutta adhère au précédent, ce qui n'aurait pas lieu avec de l'humidité. On prend au bout d'un instrument une portion de gutta, on la pose dans la partie la plus inaccessible de la cavité et on la presse pour lui donner un contact intime avec la paroi, au moyen du fouloir en tire-bouchon n°s 32 ou 33, comme l'indique la partie 1 de la figure 290. Une seconde boulette est ajoutée et traitée de la même façon. Les boulettes 3 et 4 sont tassées dans le même ordre. En manipulant la dernière pièce on se sert d'une spatule à large face pour adapter soigneusement la gutta aux bords de la cavité ; cette adhérence peut être obtenue plus sûrement si les parois de celle-ci ont été préalablement enduites d'une couche de vernis.

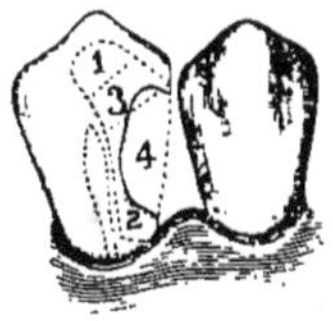

Fig. 290. — Ordre de pose des boulettes de gutta-percha.

Une autre méthode consiste à revêtir les parois avec des boulettes de gutta de sorte qu'il ne reste plus qu'un vide cylindrique ; on ramollit rapidement un cylindre de gutta de même volume et on le foule fortement dans la cavité au moyen d'une large spatule.

Si la cavité est profonde, la pulpe étant presque exposée, la partie de la dentine entourant la pulpe doit être recouverte d'une légère couche de gutta ramollie à basse température pour assurer le contact ; un disque de gutta rose convient parfaitement pour obtenir ce résultat.

L'emploi des couches de vernis indiqués récemment, principalement la solution de cellulose dite cristalline, avant de poser les parcelles de gutta, assure leur adhérence aux parois et prévient les pertes de gutta pendant son insertion. Pour obtenir les meilleurs résultats la solution cristalline doit être appliquée en couche mince et son dissolvant doit être complètement évaporé par un jet d'air chaud avant d'introduire la gutta, parce que, si l'enduit de vernis n'est pas tout à fait durci, les parcelles n'adhéreront pas à la paroi.

Obturations perfectionnées à la gutta de How. — Storer How [1] a publié une méthode d'obturation excellente et rationnelle quand elle est suivie de point en point.

« Des cavités proximales telles que C (fig. 291 et 292), où une obturation métallique serait apparente à travers l'émail aminci, seront remplies plus convenablement avec de la gutta. La section (fig. 293) montre les angles A et A′ que l'on doit donner, s'il y a moyen, aux bords de l'émail; dans certains cas la paroi demeure à angle droit sur la surface extérieure.

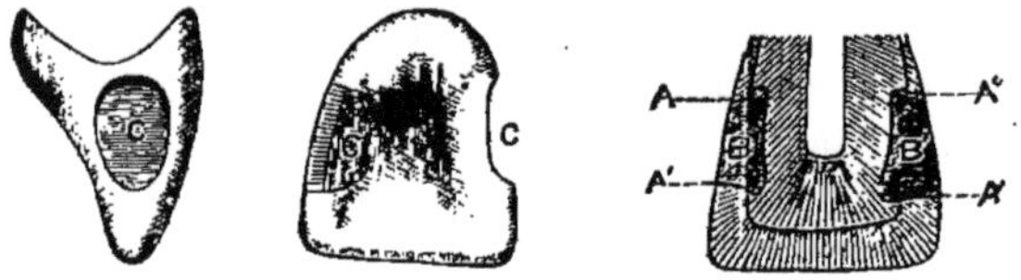

Fig. 291, 292, 293. — Cavités approximales.

« Des cavités cervico-labiales ou buccales, indiquées dans les figures 294 à 298, peuvent recevoir des obturations permanentes de gutta-percha. Naturellement il faut faire grande attention à la fixation des obturations en élargissant l'intérieur des cavités lorsque l'espace n'est pas suffisant; après avoir bien préparé la cavité, il faut l'assécher autant que possible et la maintenir telle. Le moyen de ramollir convenablement les parcelles de gutta a été obtenu au moyen du réchaud thermoscopique représenté (fig. 299), en vraie grandeur. La plaque de chauffe est en stéatite, substance qui retient

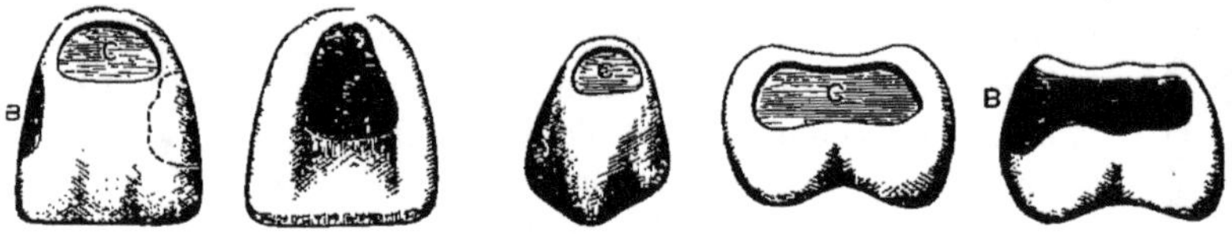

Fig. 294, 295, 296, 297, 298. — Cavités cervico-labiales et buccales.

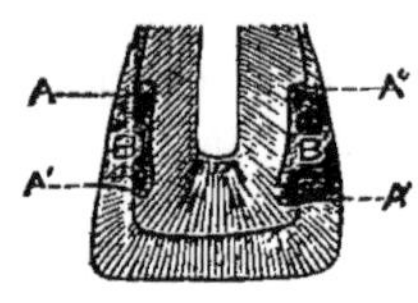

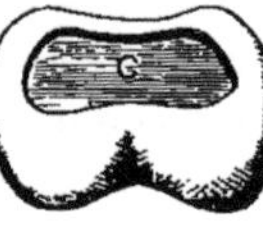

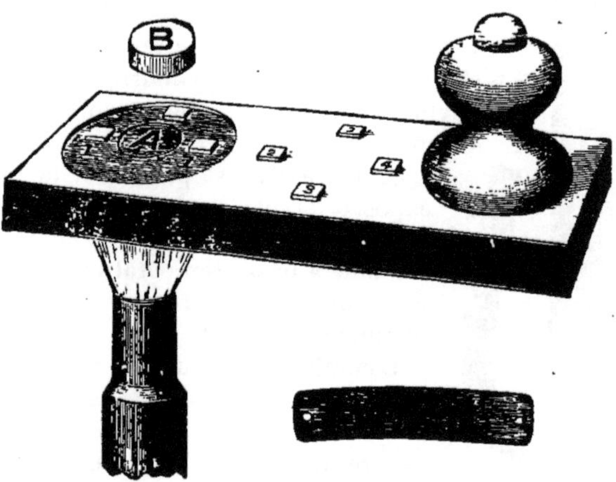

Fig. 299. — Chauffeur thermoscopique pour gutta-percha.

(1) *Dental Cosmos*, 1892, vol. XXXIV, p. 281.

la chaleur, et présente une surface appropriée à son usage. La poignée est en bois; à l'opposé, au centre d'un retrait circulaire, se trouve un petit disque A de métal fusible à environ 101°. On place sur le réchaud un certain nombre de parcelles de gutta, dans les positions 1, 1 près du métal; on tient le réchaud au-dessus de la flamme d'une lampe à recuire ou d'un bec de gaz, comme sur la figure, jusqu'à ce que le métal fusible fonde; alors on place le réchaud sur un carton et la gutta se trouve ramollie à point. La stéatite retient la chaleur assez longtemps pour une opération ordinaire, mais cependant si le métal perd sa fluidité et indique par suite une température plus basse, on y remédie rapidement en tenant un instant le réchaud sur la flamme, ce qui entraîne la fusion du métal.

« Quand la flamme est appliquée directement sous le métal, les matières placées au point 1, lorsque le métal arrivera à la fusion, seront à une température de 99° environ, tandis que les parcelles 2 seront à environ 94°, les parcelles 3 et 4 respectivement à environ 90° et 82°, la source de chaleur produisant nécessairement des températures différentes suivant la situation des divers morceaux. Le métal A ayant une température de fusion connue, le même degré de chaleur peut être renouvelé en tout point de la surface du réchaud. Si l'on continue l'action de la flamme pendant quelques secondes après la fusion du métal, la température peut s'élever à 101° ou 102°; mais pour indiquer la limite supérieure de la température un bouton B de métal fusible à 111° peut être substitué à A; après sa fusion on le verse sur un papier propre, la cavité du réchaud est faite de telle sorte qu'à froid le métal ne peut être enlevé. L'évaporation de quelques gouttes d'eau dans la cavité du réchaud peut indiquer approximativement la température, mais la fusion du métal est très préférable. Le meilleur procédé est de tenir le réchaud sur la flamme jusqu'à fusion du métal, on abaisse le réchaud, on insuffle de l'air chaud dans la cavité et on la sèche jusqu'à ce que la dent soit chaude sensiblement, on porte de nouveau le réchaud sur la flamme pour fondre le métal; alors, avec un instrument froid de forme convenable, on prend sur le réchaud une ou plusieurs parcelles pour remplir la cavité et au delà, et, d'un mouvement rapide et sûr, on enfonce la masse dans la cavité, comme si l'on voulait prendre son empreinte. Ensuite plongez l'instrument dans de l'eau froide, essuyez-le à sec et pendant quelques minutes pressez fortement l'obturation; puis, avec une lame mince à bords tranchants, enlevez le surplus en coupant obliquement vers les bords à partir du niveau (fig. 300), en prenant grand soin que l'obturation B ne fasse aucune saillie aux points *A* et *A'* (fig. 301 et 303). L'accès des cavités proximales, telles que

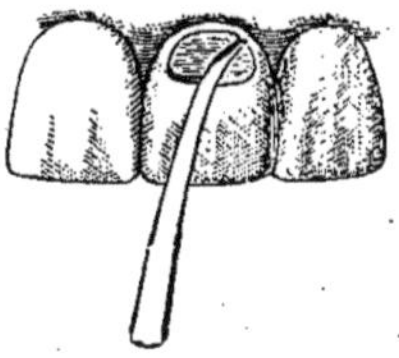

Fig. 300. — Ajustage des bords d'une obturation en gutta-percha.

C, C (fig. 291 et 292), permettra rarement de procéder avec de grandes quantités comme ci-dessus ; mais dans beaucoup de cas, une bande plate, large, de gutta chaude, aussi épaisse que l'espace vide le permettra, pourra être enfoncée dans la cavité chaude, poussée à l'aide d'une tige de métal tenue des deux mains et pressée fortement tout autour du vide pour en suivre les contours et produire le plus d'adhérence possible avec les parois.

« Il y a de bonnes raisons de croire que le procédé ordinaire d'introduire successivement de petits morceaux de gutta imparfaitement ramollie dans une cavité relativement froide, avec des instruments plus ou moins chauds, pour fouler successivement contre une paroi, puis contre l'autre, doit quelquefois produire une obturation sans adhérence, défaut que l'on attribue à la gutta, que cet inconvénient provienne de la matière employée ou de la manipulation elle-même.

« Dans le but d'essayer si la gutta convenablement ramollie, introduite en grande masse, peut faire des obturations étanches, on

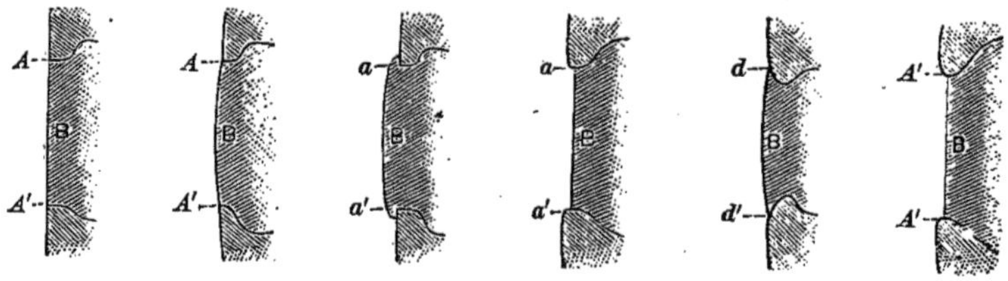

Fig. 301, 302, 303, 304, 305, 306.

fabriqua des dents en porcelaine de grandeur et de forme naturelles, munies avant la cuisson de cavités telles que les figures 291 à 298. Ces cavités furent remplies de gutta laissant des excédents en dehors des parois, tels que *a' a'* (fig. 303); après refroidissement on pratiqua des saillies en *AA'* (fig. 301 et 302) et après une immersion de plusieurs jours dans de l'aniline diluée, les dents furent retirées sans trace de coloration sur les parois des cavités. Il y eut quelques exceptions quand les bords furent arrondis comme en *a*, *a'* (fig. 303) et les obturations non taillées, mais laissées imbriquées comme des plumes (voir *d d'*, fig. 305). Dans ces quelques exemples, des colorations furent trouvées entre les lèvres de l'assemblage, mais dans aucun cas elles ne s'étendirent au delà de *A'A'* (fig. 306). Ces expériences démontrent que les mêmes conditions se trouvent réalisées dans la pratique, les obturations à la gutta peuvent donc être étanches contre l'humidité externe. Pratiquement, il vaut mieux arrêter l'obturation en arrière de l'émail (fig. 304 et 306), plutôt que de la laisser en saillie (fig. 303 et 305). Pour finir, on se sert d'un disque en papier d'os de seiche tournant rapidement et touchant légèrement, puis on essuie avec du papier buvard et de l'ouate imbibée de chloro-percha appliquée un instant pour rendre brillante la surface de l'obturation.

« Dans le cas d'un émail très mince (fig. 292) la partie C de la cavité peut être enduite d'un vernis de chloro-percha et séchée à l'air chaud avant de procéder à l'obturation décrite ci-dessus. On peut l'enduire d'abord d'une légère couche colorée d'oxyphosphate ou d'oxychlorure de zinc à laquelle on donnera tout le temps de sécher avant de placer la gutta. C'est assurément un des caractères de la bonne gutta, qu'on ne soit pas obligé de la travailler trop rapidement pendant qu'elle est à la température la plus convenable; les procédés préparatoires et complémentaires demanderaient autant de temps, de soin et d'examen que les préparations d'or les plus difficiles. Elle permet davantage de faire une œuvre d'art en ayant sous la main de la chloro-percha ou des vernis de cellulose de couleurs variées, au moyen desquels une obturation de gutta, telle que B ou C (fig. 294) peut être dotée d'une teinte qui la dissimule et dont la couleur peut être renouvelée de temps en temps, si c'est nécessaire par suite de l'usure. La figure 307 est la vue en coupe d'obturations B et C (fig. 294). »

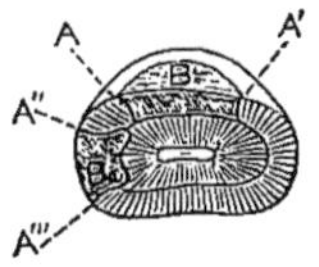

Fig. 307.

Finissage des obturations à la gutta. — Si l'obturation à la gutta a été faite avec assez de soin et d'adresse, elle demandera peu de finissage. Il ne faut pas y toucher avant qu'elle soit froide. Son durcissement peut être hâté et augmenté en la mettant en contact avec de l'eau glacée pendant quelques instants.

Les portions qui recouvrent les bords de l'émail doivent être travaillées avec des lancettes très fines ou des lames chaudes. Chaque coup doit enlever une petite parcelle de l'excédent, jamais une masse, et doit être porté vers les bords de la cavité, jamais loin d'eux. L'obturation doit être faite de façon qu'il n'y ait jamais de masse à enlever.

C'est un procédé général de donner à l'obturation une surface douce, en l'essuyant avec un linge simplement imprégné de chloroforme. La surface obtenue par ce procédé, quoique douce, ne conservera pas son intégrité aussi bien que quand elle est obtenue par la taille. L'usage de la gutta pour l'obturation des canaux est décrit dans le chapitre XVII.

CIMENTS A BASE DE ZINC

Oxychlorure de zinc. — Les ciments à base de zinc employés en dentisterie sont les oxychlorures et les phosphates; on emploie aussi les oxysulfates.

L'oxychlorure s'obtient par la combinaison d'oxyde de zinc calciné et pulvérisé avec une dissolution d'acide chlorhydrique :

$$ZnO + ZnCl^2 + H^2O = 2\,ZnClHO.$$

Ce composé a été employé comme obturation dentaire vers 1850; sa dureté, sa blancheur et son apparente insolubilité le recommandaient pour cet usage. Il ne fallut pas longtemps pour reconnaître que seul il est insuffisant. Il se désagrège rapidement et n'est pas exempt de contraction.

Propriétés. — Fraîchement préparé, il est irritant pour les tissus en contact; appliqué sur une pulpe exposée ou tout près, il peut lui communiquer une irritation passagère ou permanente ou même une inflammation. L'étendue de l'irritation est grandement facilitée par la fluidité de la pâte, c'est-à-dire par la proportion de chlorure de zinc employé.

La prise se fait en un quart d'heure, temps suffisant pour permettre de fouler par-dessus un amalgame, l'aurification demande une demi-heure. Après la prise il est plus blanc, mais moins dur que le phosphate de zinc. Il est faiblement conducteur de la chaleur et, comme tous les corps contenant de l'oxyde de zinc, il est soluble dans l'acide lactique, le dissolvant ordinaire de la bouche. Ces quelques propriétés limitent actuellement l'emploi de l'oxychlorure : 1° comme revêtement dans les cavités cariées sur lequel on placera l'obturation insoluble; 2° comme obturation des racines (cet emploi est étudié dans le chap. XVII). Il faut noter que ce ciment conserve un pouvoir antiseptique après sa prise pendant une période plus ou moins longue.

Usages. — L'oxychlorure de zinc est employé comme revêtement dans les dents ayant ce qu'on appelle une structure pauvre, dans lesquelles la carie s'établit à de grandes profondeurs sans signes externes évidents de l'étendue de l'invasion. Après que les cavités ont été partiellement creusées, on trouve, en continuant l'excavation et l'enlèvement, des couches plus profondes de dentine dure encore sensible; on arriverait probablement à découvrir la pulpe; il peut arriver que cette pulpe présente une légère hyperémie.

En pareil cas, les couches les plus profondes de la dentine partiellement altérée peuvent être laissées en place et on peut les soumettre pendant 10 minutes au contact d'eau oxygénée dans l'éther à 25 pour 100 (pyrozone caustique), ou d'une dissolution de formaline à 5 pour 100, ou mieux d'une dissolution saturée de thymol dans l'alcool. La cavité est bien séchée avec du papier buvard et un courant d'air chaud. Sur une tablette à mélanges (fig. 308) on place une goutte ou deux de chlorure de zinc et à côté une quantité suffisante d'oxyde de zinc en poudre. La poudre est mêlée graduellement au liquide au moyen d'une spatule jusqu'à consistance de pâte crémeuse. On a sous la main une quantité de boulettes de papier buvard. On prend au bout d'un instrument une portion de la pâte que l'on porte dans la cavité où on la presse rapidement pour en faire une couche contre les parois au moyen des boulettes de papier buvard. Les parois en sont recouvertes d'une égale épaisseur d'environ 1mm 1/2. La prompte application du papier buvard prévient ordinairement l'irritation due au contact de l'oxychlorure de zinc avec la dentine recouvrant la pulpe. Si la cavité est très profonde, on conseille de protéger la pulpe par l'interposition d'une pellicule de vernis à l'éther entre l'oxychlorure et la dentine.

A la fin de l'opération les bords de la cavité sont dégagés de toute trace d'oxychlorure et l'obturation est complétée avec les matières indiquées.

L'oxychlorure de zinc comme agent calmant dans le traitement d'une denture excessivement sensible a une valeur considérable et son emploi est décrit dans le chapitre VI.

L'usage de l'oxychlorure de zinc comme obturation des canaux est décrit dans le chapitre XVII.

Le ciment en *poudre* se fait avec de l'oxyde de zinc calciné et broyé, auquel on ajoute des substances telles que le borax, la silice, etc., qui modifient peu ses propriétés.

Le ciment *fluide* s'obtient en dissolvant le zinc pur ou son oxyde dans de l'acide chlorhydrique jusqu'à saturation, ou bien en préparant une solution de chlorure de zinc 4 parties, eau 3 parties et en filtrant.

L'usage et les effets du chlorure de zinc comme coiffage de la pulpe sont étudiés dans le chapitre XVI.

Phosphate de zinc. — Ces ciments sont d'une façon générale une combinaison d'oxyde de zinc calciné avec une dissolution sirupeuse d'acide orthophosphorique :

$$3\, ZnO + 2H^3PO^4 = Zn^3(PO^4)^2 + 3H^2O,$$

quoique leur composition actuelle soit en réalité plus variable que celle de toute autre matière obturatrice. La base contient ordinairement des impuretés provenant d'une préparation défectueuse; il peut en être de même de l'oxyde. La plupart des impuretés de l'acide phosphorique sont dues à son peu de fixité même, d'autres à son mode de préparation.

Beaucoup d'échantillons en poudre sont préparés avec le zinc du commerce et renferment par suite toutes les impuretés de ce métal. Parmi celles-ci il y a l'arsenic, de sorte que la présence de composés arsenicaux dans les ciments inférieurs n'est nullement impossible, ce qui peut expliquer dans quelques cas la mort d'une pulpe non exposée dans des dents obturées avec du phosphate de zinc. De récentes recherches, il est vrai, ont montré que l'arsenic se trouve, quand il existe dans le ciment, sous la forme d'arsenite de zinc insoluble, le danger d'irritation de la pulpe par ce moyen semble se trouver écarté.

La source commune de l'acide phosphorique glacial (métaphosphorique) du commerce est le phosphate de soude, dont des quantités variables sont retenues dans la solution acide à l'état de phosphate de soude dihydrogéné. Cette substance est soluble dans l'eau et doit par suite augmenter considérablement la solubilité du ciment qui en renferme. La fabrication d'échantillons purs d'oxyde de zinc et d'acide phosphorique est relativement coûteuse; cela explique le prix élevé des bons échantillons de ciment et doit mettre en garde le praticien contre l'emploi aveugle de ciments à bon marché.

Fabrication de la poudre. — Une certaine quantité d'oxyde de zinc pur est lutée dans un creuset à sable et maintenue à la plus haute température de forge pendant plusieurs heures. On brise le creuset refroidi et la masse vitreuse d'oxyde de zinc jaunâtre est réduite en poudre et passée au tamis fin. Cette poudre est placée dans des flacons hermétiquement fermés, car, exposée à l'air, elle absorbe le bioxyde de carbone et une partie se trouve transformée en carbonate de zinc hydraté. Ce changement peut être observé sur les vieilles poudres par le dégagement d'acide carbonique quand on leur ajoute de l'acide phosphorique. De nombreuses substances ont été ajoutées à la poudre de base dans le but d'amoindrir sa désintégration, c'est-à-dire sa dissolution chimique, quand elle est employée comme ciment dentaire. Ces additions sont ordinairement formées d'oxydes des autres métaux. L'oxyde de magnésium donne au ciment une prise plus rapide; l'oxyde d'aluminium également; il donne un grain plus fin, cependant la structure centrale est inférieure. Les ciments à l'oxyde de zinc et à l'acide phosphorique seuls paraissent moins solubles dans l'acide lactique que ceux qui renferment de l'alumine ou de la soude.

On a ajouté diverses autres substances qui n'entrent pas en combinaison chimique avec l'acide phosphorique dans l'espoir d'augmenter la durée du ciment, mais bien peu d'entre elles semblent avoir quelque valeur.

Fabrication du liquide. — L'acide phosphorique s'obtient à l'état pur en hydratant le pentoxyde de phosphore.

$$P^5O^5 + 3H^2O = 2H^3PO^4.$$

Souvent l'acide phosphorique employé pour les ciments est obtenu en hydratant l'acide glacial (métaphosphorique), HPO^3. L'acide se dissout rapidement dans l'eau, étant déliquescent à l'état pur. La dissolution difficile est donc une indication de l'impureté de l'acide glacial. Il faut un degré défini de chaleur pour obtenir l'hydratation chimique de l'acide; à la température de 101° l'union se fait; elle est accompagnée d'un dégagement de chaleur, l'acide glacial étant transformé en acide orthophosphorique. Ces acides sont tous hygroscopiques. Ils absorbent même l'eau de l'acide sulfurique.

Impuretés. — L'acide glacial du commerce est ordinairement ou généralement impur, renfermant des proportions variables de phosphates de magnésium ou de sodium. Ces sels, principalement le phosphate de soude dihydrogéné, sont toujours solubles dans l'acide phosphorique; c'est pourquoi ils ne manifestent pas leur présence par des précipités. Ils sont également solubles dans l'eau, ce qui a une grande importance pour la durée des ciments faits avec des acides impurs.

Il a été établi que les acides des ciments sont les méta et les pyrophosphoriques. Quelques essais sur ces variétés n'ont montré aucune réaction de pyroacide; quelques-unes donnent des traces de méta-acide.

Les précipités qui se forment dans les ciments liquides sont probablement des phosphates métalliques. L'instabilité des ciments liquides est notoire. Indépendamment des impuretés que l'on connaît, l'instabilité est un caractère distinctif de l'acide phosphorique.

Fabrication du ciment. — *Pour faire un ciment*, on incorpore mécaniquement des portions successives de l'oxyde au liquide jusqu'à faire une pâte dure. Après quelques minutes une balle de cette pâte rebondit quand on la laisse tomber sur une surface dure. La surface de rupture est granuleuse; au bout de 15 minutes on la coupe difficilement. Si le ciment liquide renferme du phosphate acide de soude, la réaction acide peut persister des heures ou des jours. Les conditions atmosphériques modifient notablement ses propriétés. Par un temps chaud et humide, la prise est plus rapide et peut être brusque. Le froid la retarde. Plus longue est la dilution, plus rapide sera la prise.

A l'état frais le phosphate de zinc est adhésif, il perd cette propriété par la prise quand il est dans l'humidité. Il est plus conducteur de la chaleur que l'oxychlorure de zinc.

Usages. — Un des principaux faits qui frappent l'esprit est la solubilité du ciment dans l'acide lactique, que l'on trouve presque toujours au collet des dents dans les espaces proximaux et le long des bords gingivaux. Son usage clinique sera d'autant plus indiqué qu'il sera plus éloigné de ces conditions, par exemple dans les cavités des surfaces triturantes où sa grande dureté est un élément de succès. On a vu des ciments durer de 3 à 8 ans. Henry Weston cite des cas où une obturation au phosphate de zinc particulièrement bien faite a duré 10 ans.

Comme élément unique d'obturation le phosphate de zinc n'a qu'un emploi limité, si ce n'est pour les dents des enfants et les obturations temporaires des dents des adultes. Chaque opérateur pourra, suivant les circonstances, juger si l'or, l'amalgame, la gutta-percha se trouvent contre-indiqués comme matières obturatrices; alors le phosphate de zinc rend d'utiles services. Son emploi le plus répandu, où il n'a certainement pas de rival, est l'obturation de la majeure partie des cavités étendues qu'on achève alors d'obturer avec de l'or ou de l'amalgame, sous forme d'inlay et de couronnes partielles. Il est inappréciable et dans beaucoup de cas indispensable comme fixatif des bridges et de certaines formes de couronnes artificielles.

Avant de placer le phosphate de zinc dans la cavité, c'est une sage précaution d'enduire cette dernière d'une couche de vernis à l'éther séchant vite, pour protéger la dentine contre le contact du phosphate acide de soude qui peut exister dans le ciment. Dans quelques cas la pose du ciment à proximité d'une pulpe non exposée peut causer une douleur marquée. Si la cavité est très profonde, on a l'habitude de placer un disque de gutta ramollie sur les parois les plus rapprochées de la pulpe. La digue doit toujours être ajustée avant l'introduction du phosphate, pour assurer la siccité, non seulement pendant l'opération, mais encore pendant la période de durcissement, environ 15 minutes.

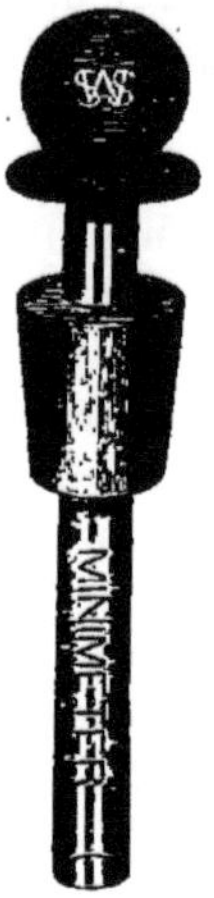

Fig. 309. Compte-gouttes.

Mélange du ciment. — C'est une des opérations les plus importantes dans la manipulation du zinc phosphaté. Henry Weston a démontré que la stabilité du ciment dépend presque entièrement du mélange. Des échantillons de poudre et de liquide, mélangés par diverses méthodes, donnent des résultats tout à fait différents, non seulement au point de vue de l'aspect,

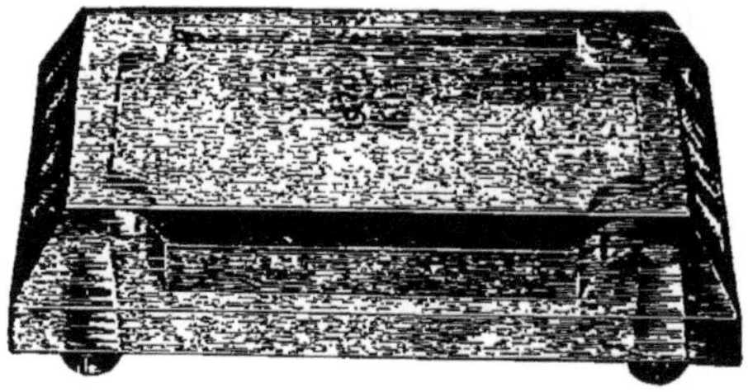

Fig. 308. — Table à mélanger en verre, avec pied en caoutchouc.

mais encore au point de vue de la dureté, de la texture et de la solubilité. La méthode de mélange exposée plus loin est du même opérateur. Prenons pour exemple une cavité proximale destinée à recevoir une obturation de contour anatomique, ou une grande cavité occlusale quelconque, qui doit être aux trois quarts remplie de ciment.

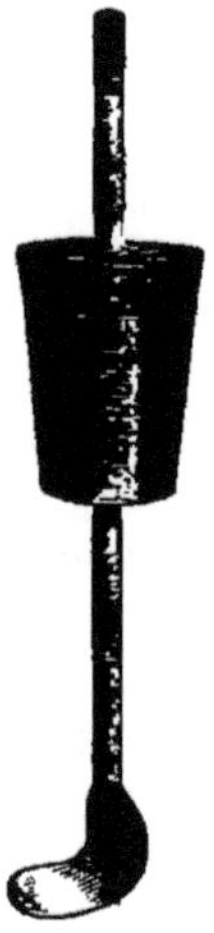

Fig. 310. Cuiller.

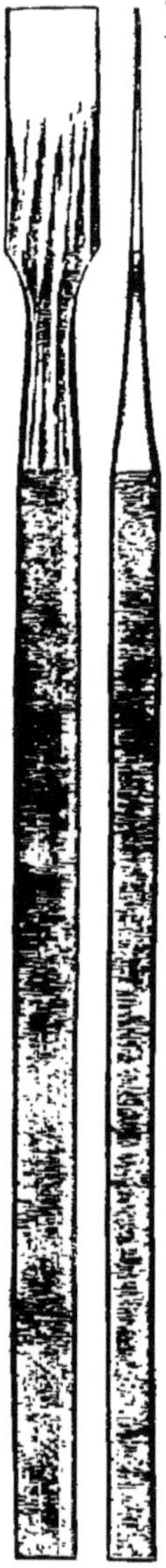

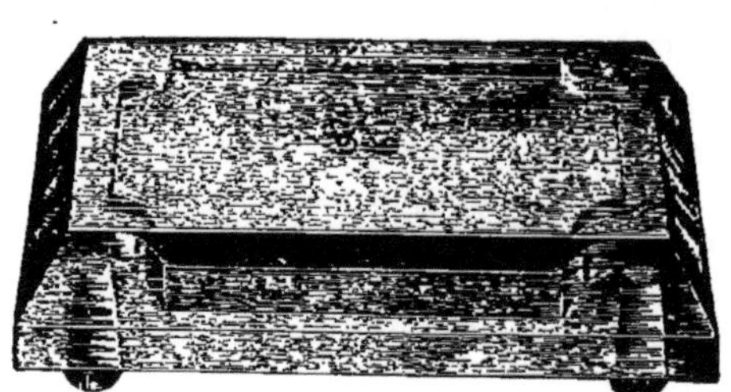

Fig. 311. Spatule.

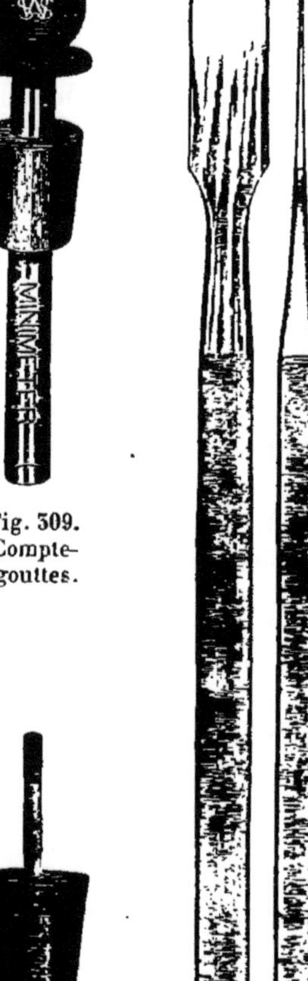

Une goutte du liquide, ou deux, si la quantité de ciment l'exige, sont placées sur une plaque de verre (fig. 308) rigoureusement propre, au moyen du compte-gouttes (fig. 309). Une certaine quantité de poudre, bien supérieure à celle qui sera nécessaire, est prise dans un flacon à l'aide de la cuiller (fig. 310) et placée à côté du liquide : on mêle la poudre au liquide avec une large spatule (fig. 311) en lui imprimant un mouvement de rotation jusqu'à ce qu'elle forme une pâte légère; on ajoute une autre portion de poudre qui se trouve lentement et complètement incorporée; on ajoute davantage de poudre jusqu'à ce que la masse soit aussi épaisse que du mastic et devienne difficile à remuer avec la spatule; la masse est rassemblée, saisie sur la spatule et roulée entre le pouce et l'index, préalablement bien lavés. On pétrit la masse et on la roule en forme oblongue.

S'il s'agit d'une cavité occlusale, un morceau d'environ 1/4 de la longueur de cette cavité est placé dans la partie la plus profonde et pressé au moyen d'un brunissoir pour obtenir le contact parfait avec les parois. D'autres morceaux de ciment sont ajoutés et ainsi de suite jusqu'à ce que la cavité soit complètement pleine, en ayant soin de dessiner exactement avec le brunissoir les bords de la cavité. La digue sera laissée en place au moins 15 minutes, davantage si c'est possible. Bonwill conseille d'appliquer sur la surface un enduit de vernis à l'éther, une solution de gutta dans le chloroforme ou de paraffine fondue; on ajourne à 2 ou 3 jours le polissage de l'obturation. Si la cavité s'ouvre sur la face proximale d'une dent, il faut employer une matrice. Le moyen le plus satisfaisant et le plus rapide est l'emploi d'un de ces strips à composition d'argent employés pour les poudres à polir (fig. 312). L'un d'eux ayant une largeur égale à la hauteur de

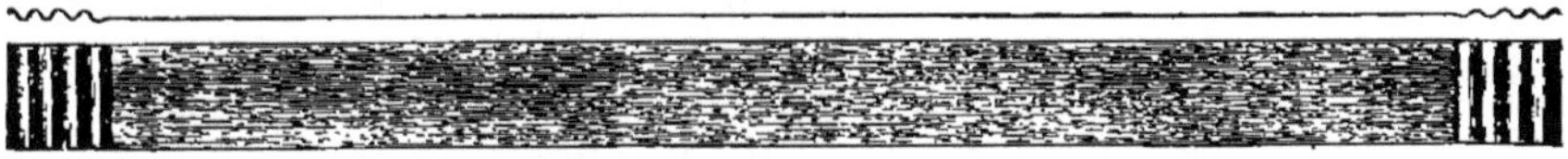

Fig. 312. — Bande à polir (*strip*).

la dent est enroulé sur lui-même à l une de ses extrémités pour former un cylindre épais de plus de 1 mm. 1/2 (fig. 313, A). Le strip est passé dans l'intervalle dentaire voisin et tiré jusqu'à ce que le cylindre A s'applique fortement sur la dent; l'extrémité libre de la dent est alors dans l'intervalle dentaire où s'ouvre la cavité; la partie qui reste sur la surface linguale de la dent est serrée avec le brunissoir pour former les parois de la cavité (313, B). Le ciment est introduit comme dans le cas précédent et quand la cavité est tout à fait pleine,

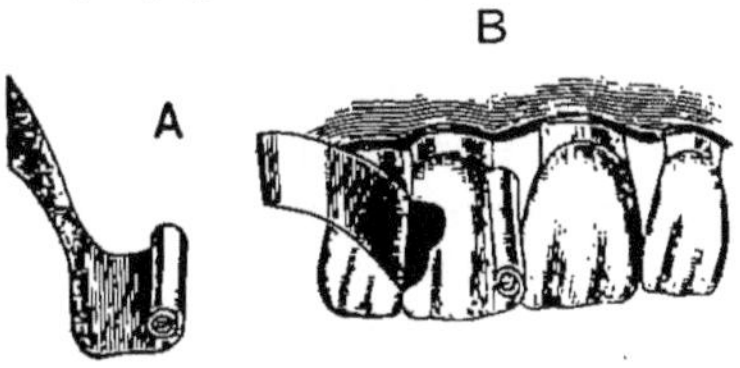

Fig. 313.

l'extrémité de la bande est tirée de façon à comprimer et arrondir l'obturation. Si le ciment est adhésif ou plus clair qu'il ne fallait, la surface de la bande flexible doit être enduite d'huile d'olive.

A la fin de l'opération le ciment doit être exactement appliqué sur les bords, excepté du côté labial, et la surface du ciment doit être assez douce pour n'être pas polie. Les ciments sont polis à sec avec les plus fins disques en os de seiche.

Le procédé pour obturer une cavité est toujours le même, excepté lorsque les bords de l'émail sont minces et fragiles. Dans ce cas, si l'espace le permet, il est préférable d'enduire les parois avec de l'oxychlorure de zinc sur lequel on place le phosphate. Avant d'introduire l'or ou l'amalgame, chaque bord de la cavité doit être dépourvu de ciment.

Quand on a à poser des appareils d'orthodontie, tels que anneaux ou coiffes, ou des pièces de prothèse, couronnes ou bridges, il est préférable d'employer un ciment spécial, quoique en général chaque opérateur se serve du ciment dont il a l'habitude en le faisant plus léger que dans le cas d'une obturation. Si c'est possible, il est bon d'opérer avec la digue, même pour appliquer des appareils d'orthodontie.

La dent est lavée au chloroforme, par exemple s'il s'agit de poser un anneau ou une coiffe, afin d'écarter les matières graisseuses et on applique une couche de vernis shellac que l'on sèche à l'air chaud. On forme une pâte de ciment assez liquide pour couler sans être aqueuse; l'intérieur de l'anneau ou de la coiffe est rempli de ciment au moyen d'une spatule appropriée à cet usage (fig. 314); on place une couche de ciment dans la partie qui doit être embrassée par la bande, laquelle est alors mise en place et doit y rester fixe jusqu'après la prise. L'application de bandes ou de ligatures est ajournée au jour suivant. Aussitôt que le ciment est durci, on enlève le surplus et l'on ôte la digue.

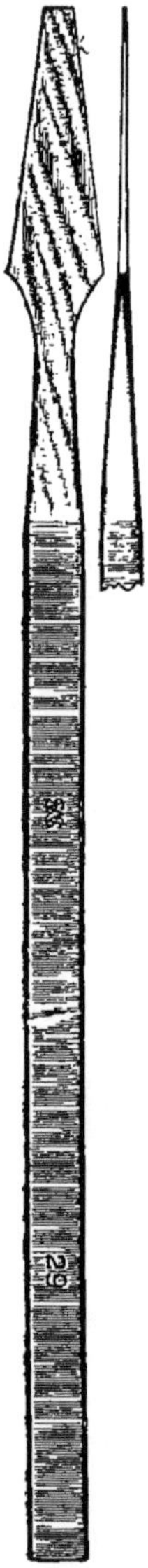

Fig. 314. Spatule affilée.

OBTURATIONS PROVISOIRES

Ces préparations sont formées de gutta-percha additionnée de diverses substances destinées à abaisser la température de ramollissement. Comme produits manufacturés elles sont de deux sortes : les adhésives et les non adhésives, ou plutôt les moins adhésives. Les premières sont ordinairement composées de gutta (généralement en plaque rose), de poix de Bourgogne, de cire blanche et de craie ou d'oxyde de zinc. Dans les variétés non adhésives on supprime la poix de Bourgogne. Ces obturations sont ordinairement de couleur rose afin d'empêcher que l'on ne confonde une obturation provisoire avec une obturation définitive à la gutta.

Comme leur nom l'indique, elles sont d'un usage temporaire pour maintenir un pansement, fixer certaines pièces, pour maintenir ouvert un espace que l'on vient d'écarter, jusqu'à ce que la péricémentite concomitante s'arrête; pour écarter la gencive sur le bord d'une cavité: pour obturer des cavités pendant quelques jours.

Contrairement à la gutta-percha, beaucoup de ces préparations ne peuvent rester en place pendant longtemps; elles peuvent devenir nuisibles surtout lorsque l'hygiène de la bouche est négligée. Pour maintenir un espace ouvert ou refouler les gencives on les emploie comme la gutta; leur basse température de ramollissement permet leur application tout près de la pulpe d'une dent sans craindre la douleur que produit la gutta chaude dans ces conditions. Un usage important de ces matières est le scellement des préparations arsenicales dans les dents.

Comme avec toute autre matière, il est nécessaire, pour faciliter l'opération, de manipuler la gutta de manière qu'il n'y ait aucune pression exercée sur la pulpe. Les obturations temporaires sont inférieures au phosphate de zinc, sous ce rapport, parce que ce dernier peut être coulé dans une cavité au-dessus d'une préparation arsenicale sans exercer la moindre pression.

Si la cavité étend ses ravages au delà de la gencive, on introduit avec soin un petit morceau conique de pâte entre le bord cervical et la gencive, pour protéger celle-ci contre le contact irritant du trioxyde d'arsenic. La pâte d'arsenic sur une boulette de coton est posée sur la pulpe, à côté si elle est trop sensible; le reste de la cavité et l'espace interdentaire sont remplis avec une obturation provisoire.

Les obturations temporaires sous forme de cônes ont été employées pour remplir les canaux (chap. XXII) et les chambres pulpaires.

Un autre emploi important de ces matières est le scellement des cavités occlusales des dents en traitement pour une péricémentite septique. On emploie des tampons temporaires de pâte pour arrêter les hémorragies alvéolaires, ainsi que pour la fixation temporaire de couronnes artificielles.

ENDUITS AU VERNIS

Ce sont des dissolutions de diverses gommes ou résines dans l'alcool, le chloroforme et l'éther, employées en pellicules non conductrices et imperméables pour recouvrir les parois de la dentine.

La première est le *vernis sandaraque*, légère dissolution de sandaraque dans l'alcool.

La seconde, une dissolution de *gomme vierge* dans le chloroforme.

La troisième, une dissolution de *baume du Canada*, de *copal* ou de *damar* dans l'éther.

Enfin la préparation connue sous le nom de *cristalline*, est une dissolution de trinitro-cellulose dans l'acétate d'amyle anhydre.

Avant d'enduire une cavité d'oxychlorure de zinc, une pellicule de ces vernis, de préférence celui qui sèche le plus vite, est appliquée et, quand elle est sèche, le ciment peut être posé sans douleur. Les vernis ont été employés pour fournir des surfaces adhésives sur lesquelles on peut tasser la gutta-percha. On conseille de passer au vernis les parois d'une cavité qui doit recevoir une obturation de phosphate de zinc pour prévenir l'action des acides ou des sels de la dentine.

Quelques-uns de ces vernis sont des isolants parfaits et servent par cette qualité avec l'or et les amalgames de la façon la plus satisfaisante.

On peut les employer pour prévenir la coloration des dents due à la présence de l'amalgame, surtout celui de cuivre.

OXYSULFATE DE ZINC

Le corps que l'on connaît dans le langage dentaire comme oxysulfate de zinc est simplement de l'oxychlorure de zinc, liquide contenant du sulfate de zinc. Le véritable oxysulfate s'obtient en mélangeant une solution saturée de sulfate de zinc avec de l'oxyde de zinc calciné. Il forme une pâte blanche qui durcit vite et atteint la dureté du plâtre de Paris de seconde qualité.

Il est doux et sans irritation sur les pulpes exposées; il est isolant, faiblement astringent, mais d'une façon continue[1].

Son principal usage est le coiffage et la protection de la pulpe. On prépare une pâte légère dans laquelle on plonge un disque de papier que l'on porte immédiatement et avec soin sur la surface exposée. Quand elle est dure (après quelques secondes) on coule une goutte de pâte liquide par-dessus cette couverture. La cavité peut alors être revêtue de phosphate de zinc.

Comme protecteur de la pulpe contre la chaleur, on l'applique en couche mince et par-dessus on étend une couche de phosphate de zinc.

(1) J. Foster Flagg.

CHAPITRE XIV

OBTURATIONS COMBINÉES [1]

Par DWIGHT M. CLAPP, D. M. D.

L'association de plusieurs substances obturatrices a été suggérée par l'observation des effets produits par le temps et l'usage sur les obturations composées d'une seule matière.

Si l'on étudie un grand nombre d'amalgames employés dans les cavités occlusales, on trouve que la plupart ont des bords imparfaits. La cause de cette imperfection vient incontestablement de la fragilité des amalgames dont les angles se trouvent brisés. En un mot, l'amalgame est un corps manquant de résistance à l'écrasement. Sa couleur sombre, quelquefois tout à fait noire, est un inconvénient, spécialement quand il est placé bien en vue.

Si l'on examine un certain nombre d'obturations en or posées dans des cavités occlusales, on trouve que les bords sont en meilleur état que ceux des amalgames placés dans les mêmes conditions. Cela vient incontestablement de ce que l'or n'est pas cassant et possède une résistance à l'écrasement suffisante pour supporter la force de la mastication. Sa couleur aussi est moins désagréable que celle de l'amalgame. Pour les cavités occlusales, l'or est donc la matière obturatrice de choix.

Si l'on étudie une série de cavités occluso-proximales obturées avec de l'or, on trouve que les faces occlusales sont en meilleur état que les bords cervicaux des obturations. Comparant ces aurifications avec une série d'amalgames dans des cavités de même genre, on trouve un résultat contraire : il y a une plus grande quantité de bords proximaux en bon état qu'avec l'or, d'où cette conclusion évidente que, des deux matières, l'amalgame est la meilleure pour remplir la partie cervicale des cavités proximales.

Le ciment au phosphate de zinc a des qualités remarquables et con-

[1] Le mot « combinées » est adopté pour désigner les diverses obturations qui vont être décrites et dans la composition desquelles entre plus d'une substance parce qu'il semble le plus expressif. L'assemblage de plusieurs corps n'entraîne pas nécessairement une combinaison chimique dans laquelle chaque partie du composé est la même partout. Strictement parlant, les obturations suivantes sont plutôt des « mélanges » que des combinaisons. Cependant, d'après les meilleurs auteurs, le sens attribué au mot « combinées » est ici tout à fait admissible.

stitue l'une des meilleures obturations connues. Il se laisse facilement travailler, son adhérence lui permet de fixer la dent à l'obturation à la façon dont le ciment réunit les blocs de granit d'une maçonnerie pour en former une sorte de monolithe. Comme préservatif, il est sans égal; mais il a un grand défaut : sa solubilité dans les liquides buccaux restreint considérablement son emploi quand il est exposé à leur action.

D'après ce qui précède, on comprend pourquoi il est désirable de composer une obturation de deux matières ou même davantage et l'on peut affirmer que plus l'opérateur choisira ses matériaux avec jugement et combinera leur emploi avec adresse et plus il arrivera à préserver un grand nombre de dents. Il n'y aurait pas lieu de taxer de plus de folie ou d'ignorance un électricien qui construirait une dynamo tout entière en cuivre, ou un horloger qui ferait une montre tout en or, qu'un dentiste qui remplirait de la même matière toutes les cavités qui se présentent à lui.

C'est une erreur de croire qu'on a recours aux obturations combinées parce qu'elles sont plus aisées que celles d'un seul métal, et que c'est un manque d'habileté que de les faire ou de les recommander. Au contraire, il est souvent beaucoup plus difficile de faire une combinaison convenable que d'opérer avec une seule substance et l'étudiant reconnaîtra que les combinaisons lui donneront l'occasion de déployer toute l'adresse et l'ingéniosité qu'il possède.

Chaque opération doit être faite avec le plus grand soin dans tous les détails, ou bien le but ne sera pas atteint, et le résultat donnera un travail inférieur qui tôt ou tard causera des ennuis au patient et des regrets à l'opérateur.

Il est impossible de décrire toutes les combinaisons intéressantes, aussi n'en étudierons-nous que quelques-unes en détail. La liste n'est limitée que par la façon dont les dents subissent des lésions et par l'ingéniosité des opérateurs à trouver des combinaisons savantes et pratiques pour faire face aux cas qui se présentent.

Dans chaque exemple de ce chapitre, les dents sont supposées en état de recevoir l'obturation sans plus ample traitement. S'il n'y a plus de pulpe, les racines sont supposées saines et obturées. Dans les cas de pulpe exposée ou presque exposée, elles sont supposées bien protégées et les dents sont prêtes sous tous les rapports pour l'opération mécanique de l'obturation.

CIMENT DE PHOSPHATE DE ZINC ET AMALGAME

Dans les cavités simples. — Cette combinaison rend les plus grands services en sauvant des dents qui autrement devraient être taillées et munies de couronnes ou même entièrement perdues. Les cavités les plus simples où le ciment peut être judicieusement employé sont les cavités occlusales. Quelquefois il ne reste de la dent que l'émail;

convenablement soutenu, il peut encore résister au travail ordinaire de la mastication. Il faut avoir grand soin de débarrasser la cavité de toute carie et être sûr qu'il n'en reste aucune trace sous les bords de l'émail. Les bords de la cavité doivent être soigneusement ajustés de manière que l'obturation affleure bien la surface externe, pour ne laisser aucune partie de l'amalgame exposée à une rupture qui amènerait la ruine totale de la dent.

Il n'y a que peu de cas, même pour les cavités occlusales, où la digue ne doive pas être employée au moins à la fin de la préparation et pour introduire l'obturation, car il est impossible de voir si la cavité est bien nettoyée, à moins qu'elle ne soit sèche. Aucune obturation ne doit, autant que possible, entrer en contact avec la salive avant qu'elle soit entièrement terminée.

Il vaut mieux se servir trop souvent de la digue que de n'en pas user assez. La figure 315 montre une cavité du genre ci-dessus décrit.

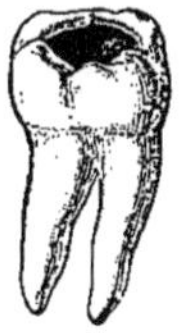

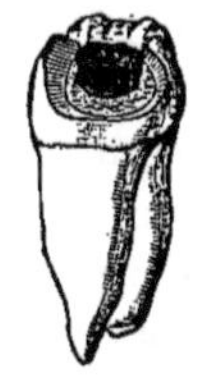

Fig. 315.

La cavité étant prête et l'amalgame préparé en quantité suffisante, on en prend 1/3. Avant d'introduire l'amalgame, la cavité est remplie aux 2/3 ou aux 3/4 avec du ciment plutôt clair, puis les morceaux d'un amalgame sont enfoncés de manière à presser le ciment sur toutes les parois de la cavité. Le ciment qui a suinté tout autour sur les bords est enlevé avec un excavateur, et l'opération présente alors l'aspect indiqué par la figure 316. L'obturation est complétée comme l'obturation ordinaire à amalgame dans une cavité occlusale.

Fig. 316. — Coupe montrant l'amalgame et le ciment. (L'excès de ciment doit être enlevé; puis on finira avec l'amalgame.)

Les avantages de ce procédé sont nombreux. La masse principale est en ciment, qui ne change pas sensiblement de forme et constitue la meilleure obturation quand il n'est pas exposé à l'action des liquides de la bouche. Le ciment unit fortement la dent à l'obturation, faisant office de support pour les parois fragiles, et d'obturation pour la cavité. Le volume du métal est réduit juste à ce qu'il faut pour constituer un revêtement destiné à garantir le ciment; la dent ne sera pas colorée par l'amalgame, comme cela arrive souvent pour les dents qui ne sont pas assez épaisses, particulièrement chez les patients jeunes, quand elles ne sont pas ainsi protégées.

La combinaison ci-dessus décrite pour les cavités occlusales peut être également appliquée dans les cavités proximales simples des molaires et des bicuspides et même dans les six dents antérieures lorsque les cavités sont situées de telle sorte que l'amalgame n'est pas visible. Quand on l'emploie sur les dents antérieures, le ciment doit rester très près des bords de la cavité; l'amalgame en ce point n'a pas besoin d'avoir plus que l'épaisseur d'une carte de visite ordinaire (fig. 317). Pour les dents de devant il faut choisir un amalgame très peu coloré, la coloration étant plus importante que la résistance.

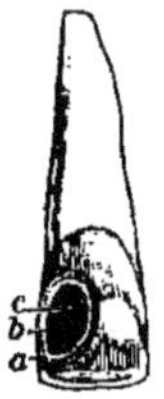

Fig. 317. — Ciment et amalgame dans une incisive. L'excès de ciment a été enlevé et l'obturation est maintenant prête pour le finissage des parties en amalgame : *a*, émail : *b*, ciment; *c*, amalgame.

Pour les molaires temporaires cette combinaison peut être employée et donner entière satisfaction, principalement dans les cavités proximales peu profondes où l'on ne peut creuser notablement sans exposer la pulpe. Le ciment doit être employé en couche très mince et l'amalgame tassé avec un brunissoir ou un instrument arrondi pour donner au ciment un tranchant en biseau sur les bords de la cavité. Dans les cas de cette espèce la restauration du contour ne doit pas être essayée parce que la force de la mastication arriverait à briser le ciment et à faire tomber l'obturation. De cette manière beaucoup de cavités difficiles peuvent être obturées avec succès, et les dents, qui autrement seraient prématurément perdues, peuvent avoir une durée normale.

Dans les cavités composées. — Une description plus étendue est nécessaire pour le traitement des cavités composées des bicuspides et des molaires, surtout quand le contour anatomique doit être restauré. Une matrice est souvent nécessaire. Beaucoup de matrices peuvent être employées avec succès, elles ont été décrites ailleurs dans ce volume; il suffit d'en mentionner une à cause de la possibilité presque universelle de son application. Elle peut être faite de tout métal inattaquable par le mercure. Le maillechort n'est point cher, il semble réunir toutes les conditions voulues. On emploie ordinairement les n°s 35 à 38. Il peut être aisément poli pour réfléchir la lumière dans la cavité, en frottant une bande de ce métal entre deux morceaux de gomme à effacer. Placez un morceau de gomme sur une table, la bande de métal tenue au moyen d'une pince est placée sur ce morceau, pen-

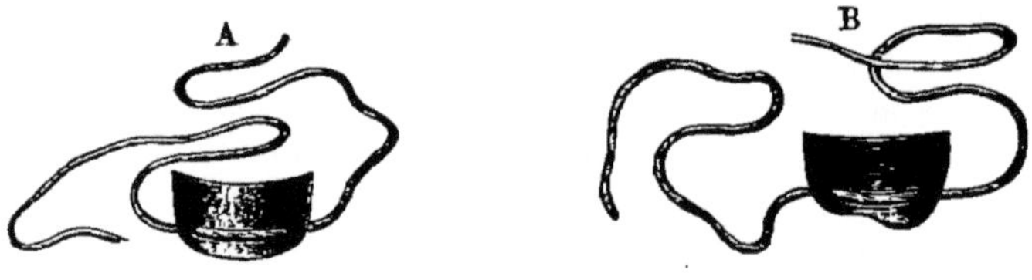

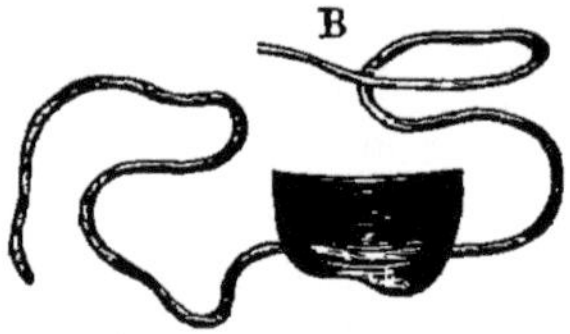

Fig. 318. — A, matrice et ligature; B, matrice à lèvre.

dant qu'avec l'autre main vous appliquez fortement un autre morceau de gomme sur le métal que vous tirez entre les deux, jusqu'à ce qu'il soit parfaitement brillant.

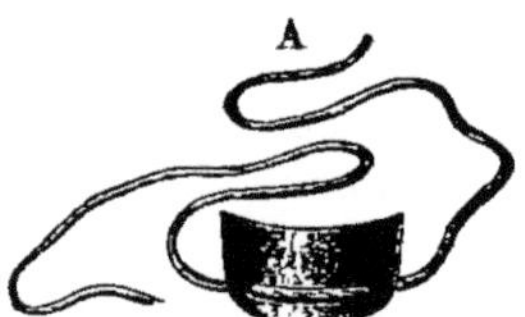

Dans les cas ordinaires on coupe une bande de maillechort comme le montre la figure 318, A, assez large pour s'étendre du sommet de la dent jusqu'à une faible distance au-dessous de la paroi cervicale de la cavité et assez longue pour couvrir la cavité latéralement et la dépasser lorsqu'elle sera mise en place. Quelquefois il est nécessaire de faire la matrice avec une lèvre s'étendant sous la gencive, comme le montre la figure 318, B, en suivant quelque autre forme irrégulière s'adaptant le mieux possible à la cavité. Suivant les cas, elle doit être large ou étroite. L'ingéniosité de l'opérateur déterminera la vraie forme.

Pour lier la matrice à la dent le fil de soie ordinaire bien graissé est ce qu'il y a de mieux. On le passe dans deux trous A et B, pratiqués dans le métal (fig. 318). Quand les trous sont faits, il faut émousser leurs angles afin que la soie ne soit pas coupée quand on la serrera fortement autour de la dent. L'opérateur doit étudier comment et en quel point il doit faire ses nœuds pour lier la matrice. D'habitude un bon moyen est de placer l'un des bouts de la ligature *a*, entre les dents, puis de faire un nœud de chirurgien, comme l'indique la figure 319. L'autre bout de la ligature, *b*, est alors forcé entre les dents et le nœud est serré. Cela amènera le nœud entre les dents du côté opposé à la matrice et fixera celle-ci jusqu'à ce qu'elle soit façonnée et pliée sur place à l'aide d'un brunissoir ou d'un instrument convenable. Le nœud est de nouveau serré et les deux bouts de la ligature sont ramenés sur le dos de la matrice, où l'on fait un nouveau nœud. Ce second nœud, fortement serré sur le dos de la matrice, la serre fortement sur les bords cervicaux de la cavité et oppose une ferme résistance quand l'obturation est mise en place. La soie est alors enroulée plusieurs fois autour de la dent et de la matrice, jusqu'à ce qu'elle les recouvre entièrement l'une et l'autre ou du moins suffisamment pour assurer sa fixité pendant l'opération. Un nœud peut être formé à chaque tour de la soie autour de la dent ou moins souvent, si on le juge à propos. Quelquefois lorsque les parois de la dent sont obliques, la ligature a tendance à glisser. On y remédie en retournant avec des petites pinces les deux coins supérieurs de la matrice, comme l'indique la figure 324. En imprégnant la ligature de sandaraque ou de tout autre vernis collant, cela suffit pour corriger cette tendance.

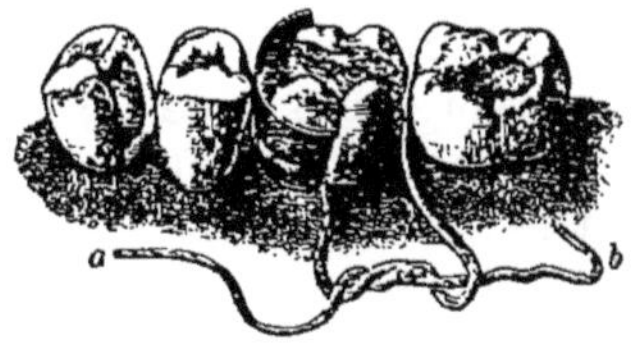

Fig. 319. — Manière de ligaturer la matrice.

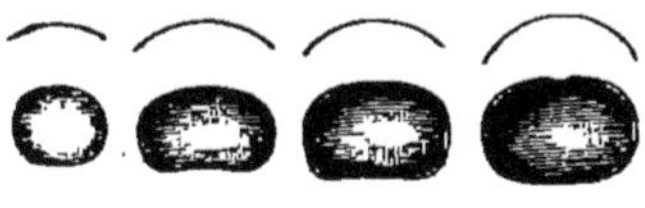

Fig. 320.

La figure 320 montre des formes de matrices simples peu volumineuses, mais très efficaces pour les cavités occluso-proximales. Elles furent imaginées à l'origine pour les substances plastiques dont elles déterminent la prise par leur pression; on les met en place et le lendemain elles se détachent facilement de la surface durcie et conforme de l'obturation.

Elles peuvent être fabriquées aisément dans chaque cas, quoique cela ne soit pas nécessaire, car elles peuvent servir plusieurs fois, de la manière suivante : on découpe dans une feuille d'acier mince un certain nombre de pièces de forme convenable, un peu plus grandes que l'ouverture de la cavité; les angles et les bords sont soigneusement émoussés; on perce un petit trou de chaque côté sur le bord buccal et sur le bord lingual; puis, chaque pièce est posée sur un bloc de plomb et emboutie (je ne dis pas simplement cintrée), pour former une concavité parfaite, plus ou moins grande suivant chaque cas particulier, en frappant sur leur surface à l'aide d'un marteau avec l'intermédiaire d'un poinçon à pointe convexe en acier très dur. Je me sers pour cela d'une pointe arrondie, en acier dur et poli, attachée à angle droit sur un manche avec une ligature en fil de fer. Chaque degré de concavité demandé est ainsi obtenu en un instant, soit avec des plaquettes n'ayant pas encore servi, soit au moyen de plaquettes modifiées pour le cas qui se présente; il suffit d'en avoir sous la main une douzaine présentant divers degrés de convexité et de forme pour les cas ordinaires. Le martelage a eu pour effet de redurcir l'acier. et ces petites rondelles, se trouvant en contact par leur surface convexe avec la paroi proximale de la dent voisine, acquièrent un serrage parfait avec les bords de la cavité à remplir, et d'une façon très satisfaisante.

Lorsque la cavité embrasse une grande partie de la couronne sur les surfaces mésiale et distale, la bande doit être assez longue pour encercler toute la dent, de sorte que les bouts se rejoignent sur la paroi saine (fig. 321). En pareil cas il est bon d'y pratiquer une ou plusieurs fentes de manière qu'elle puisse prendre plus aisément la forme de la dent (fig. 322).

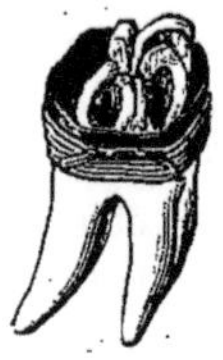

Fig. 321. Matrice continue.

Quand la ligature est complète on emploie un brunissoir de forme convenable pour achever le contour en pressant intérieurement.

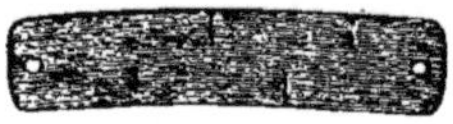

Fig. 322. — Matrices avec fentes marginales.

Un des caractères spéciaux de la matrice ci-dessus décrite est la facilité avec laquelle on arrive à donner à l'obturation la forme et le contour convenables. Quand on emploie l'aurification, on arrive avec un peu de soin à tasser l'or au delà du bord de la cavité en quantité suffisante pour assurer le recouvrage de la cavité à l'aide du brunissoir après l'enlèvement de la matrice.

La matrice ci-dessus décrite a une résistance suffisante pour retenir les aurifications; pour l'amalgame, le ciment ou la gutta-percha, il n'est pas nécessaire de faire une ligature aussi soignée. Pour l'obturation à combinaison de ciment et d'amalgame il y a deux méthodes, A et B.

A. — Ces cavités, quoique larges et s'étendant dans toute la dent, peuvent avoir une entrée relativement petite, même quand l'emploi de la matrice est nécessaire, ce qui a lieu le plus souvent. Après la pose de la matrice, on introduit le ciment, puis des morceaux d'amalgame sont enfoncés dedans; il pourra arriver que le ciment se trouve poussé sur le bord de la cavité dans la partie cervicale et, après l'enlèvement de la matrice et le finissage de l'obturation, celle-ci n'étant pas protégée sur sa partie externe se trouvera exposée à être enlevée par érosion. Pour éviter cette éventualité, il faut mettre en place une partie de l'obturation avant de poser la matrice. On place le ciment, suivi immédiatement de l'amalgame, comme pour les cavités occlusales, mais avec cette différence que la paroi proximale n'existe pas. Lorsque l'amalgame a été introduit en assez grande quantité, la partie qui a suinté est coupée soigneusement de manière à mettre à nu le bord externe de la cavité renfermant la paroi cervicale (fig. 323).

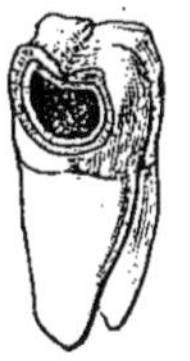

Fig. 323. — Enduit de ciment et amalgame.

Cela fait, la matrice peut être mise en place, et l'obturation achevée comme dans une cavité simple. Quelquefois il est bon de laisser la matrice en place jusqu'à ce que l'amalgame soit complètement pris. Il faut alors prendre garde de ne laisser aucun angle ou coin aigu qui puisse blesser la langue ou la joue.

B. *Cavités à larges ouvertures.* — La digue et la matrice étant mises en place, une quantité suffisante d'amalgame est tassée contre la matrice pour construire une solide paroi proximale à l'obturation (fig. 324).

Ceci laissera vide une grande partie de la cavité comme l'indique la figure. Dans cet espace on place du ciment que l'on travaille doucement en dedans de l'amalgame mou en ayant soin de n'en pas recouvrir la matrice. Avant que le ciment durcisse, on ajoute de l'amalgame, l'excès de ciment est enlevé et le tout achevé ressemble à une obturation entièrement en amalgame, tandis que, en réalité, c'est une coquille d'amalgame s'adaptant parfaitement à l'extérieur de la cavité et cimentée sur place. Si les parois de la dent sont fragiles, le ciment servira grandement à les consolider. Si, comme on le dit, les obturations métalliques volumineuses peuvent, par suite des variations de température, briser des parois minces, le danger est par cette méthode réduit au minimum, puisque la proportion de métal est juste suffisante pour donner la résistance voulue.

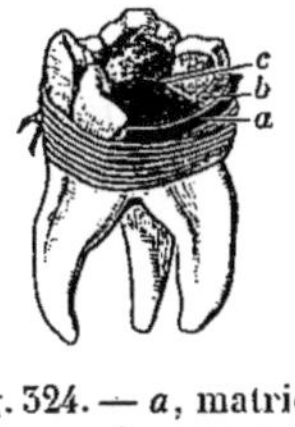

Fig. 324. — *a*, matrice; *b*, amalgame tassé contre la matrice: *c*, portion de cavité à obturer d'abord avec du ciment, puis à finir avec l'amalgame.

Il y a un autre genre de cavités qui doivent être décrites ici, présentant de grandes difficultés par elles-mêmes et qui, à l'aide de la matrice, s'obturent souvent aisément. Ce sont celles où la carie a détruit le bord alvéolaire proximal et s'est étendue sur la partie buccale ou linguale de la dent ou sur les deux, de sorte que la digue ne peut être posée au delà du bord cervical de la cavité. Si l'on fait une ligature, elle se trouve entraînée dans les sillons latéraux creusés par la carie et elle ne sert à rien (fig. 325).

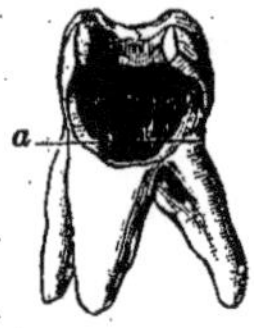

Fig. 325. — *a*, ligne alvéolaire au delà de laquelle la ligature ne peut être faite.

Le mode de traitement a déjà été décrit à l'exception du point suivant : la matrice doit être ajustée avant que la digue soit mise en place ; quand la matrice est en place, il suffit d'un instant pour poser un clamp de Palmer sur la dent, puis on glisse la digue par-dessus le clamp, la matrice et la dent. Si la matrice a été ajustée avec soin, il n'y aura aucune difficulté à maintenir la cavité à sec assez longtemps pour une opération ordinaire.

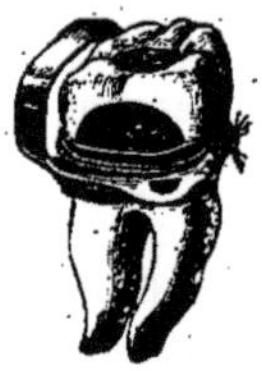

Fig. 326. — Matrice et collier ajusté, prêts pour l'application de la digue.

Il y a aussi certaines cavités buccales au-dessus desquelles il est difficile de retenir la digue. On ajuste avec une ligature et un clamp une matrice très étroite par-dessus laquelle la digue est posée et simplifie grandement l'opération (fig. 326). Des modifications de cette méthode peuvent aussi être appliquées aux bicuspides et quelquefois même aux cavités marginales des incisives et des canines avec de bons résultats.

CIMENT ET OR

Cette combinaison peut être employée avec de légères modifications, de la même manière et dans les mêmes circonstances que le ciment et l'amalgame, excepté pour la classe B. Le ciment est placé dans la cavité et, pendant qu'il est encore mou, on y enfonce des morceaux d'or « plastique », comme on l'a vu précédemment pour le ciment et l'amalgame ; l'excès de ciment est enlevé soigneusement, puis on attend que l'obturation soit assez *dure pour ne pas être brisée ou ébréchée* par la pression et alors on tasse fortement le morceau d'or placé dans le ciment. On recommande d'employer l'or « solila » de Trey, l'or plastique de Steurer, l'or mat cristallin de White ou l'or cristallin de Watts. L'obturation peut être complétée avec les mêmes ingrédients ou toute autre variété d'or adhésif. Il faut avoir soin de mettre dans le ciment une quantité d'or plastique suffisante pour que, une fois durci, il forme une base solide sur laquelle on puisse bâtir le reste de l'aurification. Si l'on a employé trop peu d'or, il se désagrégera et ne fera pas corps avec le ciment.

Dans quelques cavités volumineuses, on peut trouver plus avantageux, après avoir rempli de ciment et d'or la partie proximale, de faire un second mélange pour le reste de la cavité, dans lequel l'or sera introduit comme dans le premier.

Dans quelques cas spéciaux, on peut employer des feuilles d'or de la même manière; mais, en général, l'or plastique sera préférable.

On ne saurait attribuer trop d'importance à l'avantage de cette méthode pour les dents fragiles; se rappeler toujours que le ciment en fait la force et la rigidité. Le maçon ne saurait construire une pile de pont avec du granit seul, ni une maison avec des briques sans mortier. Quelle que soit la belle apparence des blocs de granit ou des briques superposés, c'est le ciment et le mortier qui les assemblent comme un monolithe.

Il faut une attention spéciale pour appliquer la combinaison ciment et or aux 6 dents de devant. Chez les patients jeunes et pour les dents peu développées, on trouve souvent de grandes cavités qui, remplies d'or seul, montrent au bout de quelques années ou de quelques mois, une coloration autour de l'obturation. Obturées comme il est dit ci-dessus, toute trace de carie est détruite d'abord, il en résulte un préservatif aussi idéal qu'on peut le réaliser aujourd'hui. Des dents sans pulpe très cariées peuvent être restaurées et redevenir très solides par cette méthode. La figure 327 montre une cavité dans une incisive centrale obturée avantageusement au moyen de ciment et d'or. Dans la figure 328, la pulpe avait été enlevée, et il ne restait que peu de couronne avec l'émail. La plus grande partie de la cavité fut remplie de ciment dans lequel de l'or mou fut enfoncé et serré. L'obturation fut achevée avec de l'or adhésif.

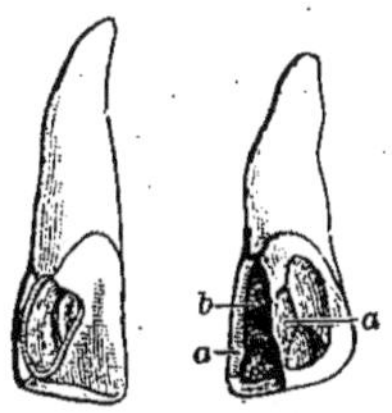

Fig. 327, 328. — *a*, *a*, parois d'émail fragile; *b*, surface faite en or plastique serré dans le ciment.

Dans les cavités composées des molaires et des bicuspides, après que le ciment et l'or ont été placés, comme il est décrit pour le ciment et l'amalgame (A), et que la matrice a été ajustée, on peut employer avantageusement des feuilles d'or dans la partie cervicale, comme il est indiqué ailleurs pour l'emploi de l'or mou et adhésif.

AMALGAME ET OR

L'or peut être employé en combinaison avec l'amalgame : A, en laissant l'amalgame durcir avant d'ajouter l'or; B, en ajoutant l'or pendant que l'amalgame est encore mou en achevant le finissage dans la même séance.

A. — Laisser l'amalgame durcir et ajouter l'or à une séance suivante constitue une méthode que l'on emploie ordinairement pour les cavités complexes des bicuspides et des molaires, quand on se propose principalement de dissimuler la couleur noire de l'amalgame. Par exemple, une obturation s'étendant sur les surfaces occlusale et mésiale d'une première molaire supérieure sera exposée à la vue dans beaucoup de bouches, et, si c'est un amalgame, il sera noir et d'aspect désagréable. Pour éviter cet inconvénient, la cavité sera presque remplie d'amalgame en laissant une partie de la surface occlusale le long de la paroi buccale à remplir plus tard avec de l'or, cette partie de l'obturation étant la plus visible.

La matrice doit être employée comme il a été indiqué pour l'obturation en ciment et amalgame. C'est une bonne méthode de la laisser en place jusqu'à ce que l'amalgame soit durci. Avant d'ajouter l'or, il faut considérer quelle sera la partie visible de l'obturation, puis on façonnera et on taillera l'amalgame. La figure 329 représente une cavité composée dans une molaire partiellement obturée avec de l'amalgame. L'amalgame a été laissé jusqu'à durcissement et l'obturation est prête à être achevée avec de l'or. La même figure montre aussi une couche de ciment sous l'amalgame.

Des sillons de rétention doivent être pratiqués dans l'amalgame pour maintenir l'or en place, car ici il n'y a aucune liaison entre les deux substances, ce qui a lieu dans le cas où l'or est ajouté sur l'amalgame non durci. L'or forme une obturation bien supérieure comme aspect à celles qui sont tout en amalgame. L'or résiste mieux à l'usure sur les surfaces de mastication, parce qu'il a une résistance plus grande à l'écrasement.

Les obturations volumineuses d'amalgame, quand il est nécessaire

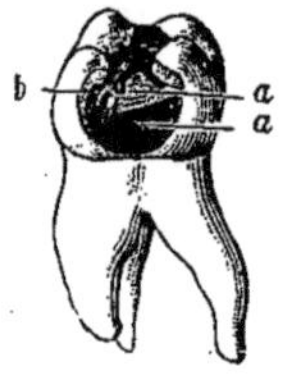

Fig. 329. — Cavité occluso-proximale en partie obturée avec l'amalgame, prête à recevoir le complément en or; *a*, amalgame; *b*, enduit de ciment.

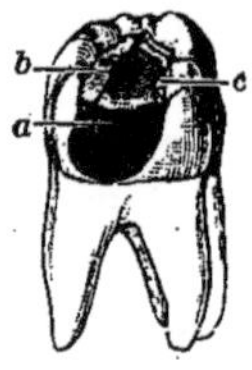

Fig. 330. — Combinaison d'amalgame et de ciment avec canal taillé dans le bord occlusal pour recevoir de l'or : *a*, amalgame; *b*, or; *c*, canal ouvert, prêt à recevoir l'or; il montre aussi l'enduit de ciment.

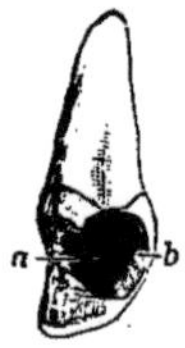

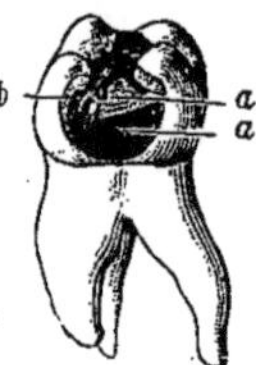

Fig. 331. — Combinaison d'or et d'amalgame sur une incisive; *a*, amalgame; *b*, or.

de leur ajouter de l'or à cause de la couleur, se trouveront grandement améliorées, si, à l'aide d'une fraise, on pratique un petit canal entre l'amalgame et l'émail, dans lequel on introduit l'or avec soin (fig. 330). Tous les amalgames auxquels on veut ajouter de l'or doivent être placés sur un ciment mou, lorsque c'est possible, comme il a été indiqué pour les obturations « ciment et amalgame ». Cette précaution dissimulera la couleur de l'amalgame et en même temps consolidera les dents. Beaucoup de dents antérieures seront sauvées et prendront un bon aspect par l'obturation ciment et amalgame ci-dessus décrite, et quand l'amalgame sera durci, on coupera la partie en vue et on la remplacera par de l'or (fig. 331).

B. Obturation, amalgame et or, l'or étant ajouté pendant que l'amalgame est encore mou. — Ces obturations sont employées ordinairement pour les cavités composées des molaires, sur les surfaces occluso-distales et quelquefois même sur les surfaces mésiales des bicuspides. L'amalgame n'occupera pas plus du 1/4 ou du 1/5 de la partie proximale de la cavité, mais quelquefois dans les cavités distales des molaires, il pourra être avantageux de mettre les 3/4 de la cavité en amalgame.

Aucune opération ne demande une plus parfaite exécution que celle de l'adjonction de l'or à un amalgame mou. Si des morceaux d'amalgame non durci sont laissés autour de la matrice dans les plis de la digue ou quelque autre part, où ils puissent être saisis par le disque ou les bandes à finir et amenés sur la surface de l'or, ils lui donneront un revêtement de mercure et altéreront l'aspect du travail. D'un autre côté, si la méthode a été suivie exactement, si aucun détail n'a été omis, si aucune matière étrangère n'est venue altérer la netteté et le contact des matériaux, le finissage peut être entrepris dès que le dernier morceau d'or est consolidé, sans craindre d'introduire un revêtement de mercure.

En préparant une cavité pour une obturation de cette espèce, on ne doit enlever aucune partie de la dent, mais simplement *faciliter l'accès* et le tassement de l'obturation de la cavité, comme il arrive souvent quand l'or est le seul ingrédient. Par suite, on épargnera beaucoup de tissu dentaire, parce que, tant qu'on se borne à enlever la carie et à couper des parois fragiles, l'amalgame peut être tassé, quelle que soit l'irrégularité de la paroi à laquelle il est adapté. Naturellement, la cavité doit être aplanie, de manière à donner à l'obturation un contour convenable et les parois doivent être taillées suffisamment pour mieux les protéger contre une carie future. Il y a beaucoup de cas cependant où avec cette méthode on pourra laisser du tissu dentaire, tandis que l'emploi de l'or nécessiterait son enlèvement, causant ainsi beaucoup de douleur au patient, dans le seul but d'exécuter une obturation parfaite.

Prenons pour exemple de simple obturation combinée de ce genre une cavité embrassant la surface occlusale et distale d'une seconde bicuspide supérieure. En premier lieu, il faut s'assurer assez de place pour pouvoir réaliser un contour rationnel et permettre le passage d'une bande mince pour opérer le finissage, il faut l'assurer par une taille préalable. Cela fait, la cavité est creusée avec les instruments convenables et les parois de la région proximale qui doit recevoir l'or doivent être taillées presque à angle droit. avec la matrice autant que possible. Ceci a pour but de faciliter le foulage de l'or, car il est très difficile d'obtenir un bord satisfaisant, si les parois forment un angle aigu avec la matrice.

Il est d'une absolue nécessité d'avoir une matrice bien ajustée pour ne pas s'ébranler sous le foulage. Après l'avoir posée comme il est indiqué ci-dessus (ciment et amalgame), on place à la paroi cervicale assez d'amalgame pour remplir soigneusement 1/4 ou 1/3 de la cavité. Il faut le tasser avec des instruments appropriés et lui appliquer une force suffisante pour le faire pénétrer dans tous les replis.

C'est une bonne méthode de se servir de petits tampons de papier buvard, en les pressant contre l'amalgame avec des instruments de moyenne grosseur. Le mercure libre qui suinte à la surface se trouvera ainsi enlevé. Il est bon d'introduire plus d'amalgame qu'il n'en faut et d'enlever le surplus, afin d'obtenir une bonne surface sur laquelle on peut tasser l'or. Avant d'ajouter l'or, il faut prendre grand soin d'enlever tout fragment d'amalgame mou sur les plis de la digue, sur les bords de la matrice ou partout ailleurs, pour qu'il ne vienne pas en contact avec l'or avant le finissage. Ces morceaux restent mous assez longtemps pour mettre le mercure en contact avec l'or, s'ils tombent sur sa surface ; c'est pourquoi ils doivent être écartés si l'on veut obtenir un résultat satisfaisant.

Après avoir mis dans la cavité une quantité convenable d'amalgame, on y introduit aussitôt des morceaux de moyenne grosseur de l'une des variétés d'or plastique dont il a été question. Les instruments dont on se sert d'abord doivent être aussi larges que la cavité le permet, parce qu'ils briseront moins l'or et permettront de l'introduire plus rapidement. J'ai imaginé, pour commencer le travail de l'or sur l'amalgame, des instruments à pointe mousse légèrement ovale très commodes, après quoi, chaque morceau d'or est tassé avec des instruments plus petits.

Aussitôt que l'or touche l'amalgame, il absorbe le mercure, et il arrivera que plusieurs morceaux d'or seront entièrement amalgamés. La surface de l'obturation deviendra très granuleuse et pour ainsi dire hachée après les premiers morceaux d'or et l'instrument, en la choquant, rendra un son particulièrement aigu. La condensation doit être finie à ce moment, ou bien l'obturation sera poreuse et peu satisfaisante. Si le tra-

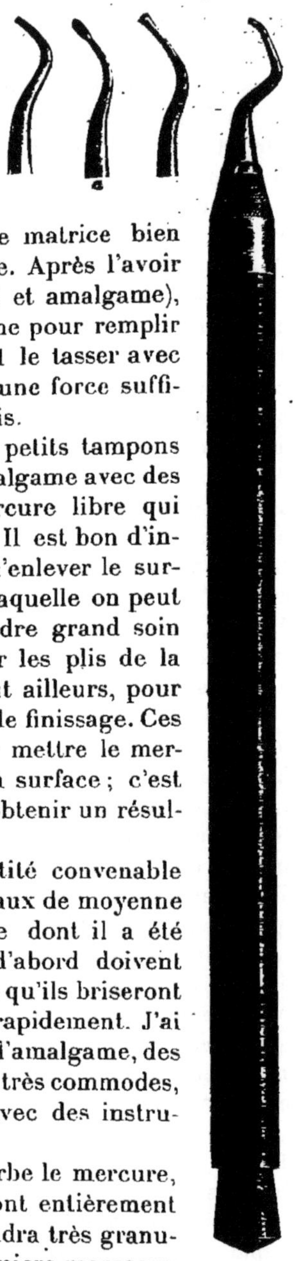

Fig. 332. Instrument à fouler l'or.

vail est bien fait, l'amalgame sera en ce point aussi résistant que partout ailleurs. L'or est ajouté morceau par morceau, le mercure cesse bientôt de le pénétrer et la surface devient entièrement recouverte d'or. Quand on en est arrivé là et qu'on ne voit plus trace de mercure, on peut se servir, pour achever l'obturation, de toute espèce d'or adhésif. La figure 332 représente quelques instruments particulièrement utiles dans ce travail. Le tassement de l'or peut se faire à la main ou au maillet, ou par les deux moyens.

Quand tout l'or est tassé, on enlève la matrice, et le finissage se fait avec des disques de papier, limes, fraises et pierres à la manière ordinaire. Le finissage de l'amalgame se fait au moyen de disques et de limes seulement. L'amalgame étant encore à l'état granuleux et non tout à fait durci serait arraché des angles et demeurerait imparfait si l'on se servait de papier de verre ou d'émeri à grain grossier. Si l'on a opéré de cette façon, l'or ne se détachera jamais, quand même il n'y aurait aucun sillon sur la dent pour le retenir, l'union avec l'amalgame suffira. La cavité doit cependant avoir une forme telle qu'elle puisse retenir l'obturation comme si elle était formée uniquement d'or ou d'amalgame.

Il y a des cas où il importe peu que l'or et l'amalgame soient parfaitement unis; alors, au lieu de placer l'or dans l'amalgame, on peut employer des feuilles d'or comme il est indiqué plus loin pour l'emploi des ors mous et adhésifs.

Maintenant que nous sommes familiarisés avec la forme la plus simple des obturations d'or et d'amalgame, il nous faut faire un pas de plus et aborder quelques-unes des complications qui se présentent continuellement. La proportion, même minime, d'amalgame employé colore quelquefois légèrement la dent, spécialement quand la paroi buccale est mince, ou si la dent n'est pas d'une structure dense. Quand il y a danger de coloration, ou pour le prévenir de façon efficace, on peut, avant de poser l'amalgame, placer contre la paroi buccale une boulette ou une feuille de moyenne grandeur d'or platiné. Le platine ayant peu d'affinité pour le mercure, l'amalgame pourra être mis en contact avec lui, sans grand danger de coloration future.

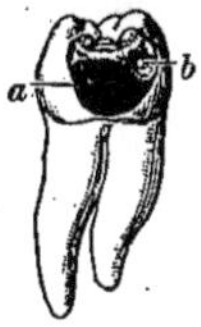

Fig. 333. — *a*, amalgame; *b*, or s'étendant sur le côté buccal près du bord de la gencive.

Sur les faces mésiales des bicuspides et des molaires il ne sera pas toujours suffisant de placer des feuilles d'or ou de platine contre la paroi buccale; une partie plus ou moins grande de la surface proximo-buccale de l'obturation étant exposée à la vue, c'est-à-dire n'étant point cachée par la dent antérieure, il serait mauvais de la faire en amalgame; par suite, dans ces cas il faut placer l'or sur la paroi cervicale comme l'indique la figure 333, l'amalgame occupant un espace triangulaire.

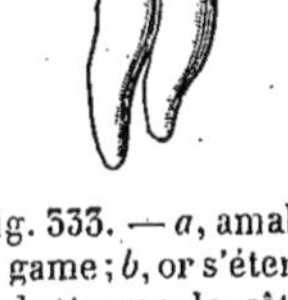

CIMENT, AMALGAME ET OR

Nombreuses sont les dents à grandes cavités et à parois fragiles qui peuvent rendre des services pendant des années en conservant un aspect de parfaite conservation par l'emploi de cette triple combinaison. Par exemple, une molaire ou une bicuspide ayant perdu leur pulpe et une grande partie de la couronne, et étant dans une position accessible à la vue, constituent pour le dentiste consciencieux un sérieux problème à résoudre. Il sait que l'emploi de l'amalgame produira un effet désagréable aux yeux. L'emploi de l'or demanderait des heures, fatiguerait le patient et l'opérateur avec la probabilité de la rupture des parois et de la sortie de l'obturation, témoignage du peu de jugement de l'opérateur en pareille circonstance. L'emploi du ciment devrait être renouvelé souvent en affaiblissant chaque fois les parois. La perte du contour résultant des élargissements successifs de la cavité produirait le changement de place de la dent ; son utilité serait graduellement perdue et bientôt elle devrait être sacrifiée parce que le dentiste n'aurait pas eu assez de science et d'adresse dans la circonstance. C'est en sauvant de pareilles dents que s'accroît la réputation d'adresse du dentiste et que s'établit l'utilité des soins dentaires ; honneur et gratitude sont la récompense de ceux qui réussissent de pareilles opérations.

La méthode varie suivant la grandeur, la forme et la position de la cavité. Si elle est petite, on peut placer un peu d'amalgame dans le ciment mou avant de poser la matrice comme il est décrit au paragraphe « Ciment et amalgame » (A) ; l'excès de ciment est enlevé sur le bord de la cavité, la matrice ajustée, on remet de l'amalgame, puis on ajoute l'or comme on l'a indiqué au paragraphe « Amalgame et or ».

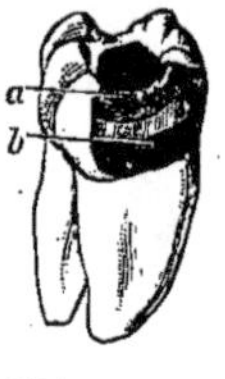

Fig. 334. — *a*, amalgame et or formant une coquille d'obturation proximale ; *b*, ciment et or auxquels il faut ajouter de l'or pour compléter l'obturation.

Dans les cavités plus larges, embrassant davantage la couronne, après avoir rempli la partie proximale avec du ciment, de l'amalgame et de l'or, on remet du ciment une seconde fois, dans lequel l'or plastique est introduit et l'obturation est complétée en tassant de l'or sur celui qui avait été ajouté à l'amalgame et le mettant au contact de celui qui avait été placé dans la seconde mise de ciment.

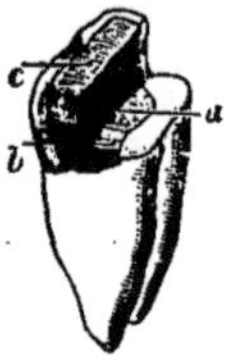

Fig. 335. — *a*, ciment ; *b*, amalgame ; *c*, or.

Dans les cavités encore plus larges on peut d'abord poser la matrice, on tasse contre elle l'amalgame pour former la coquille extérieure du côté proximal, comme il est décrit à « Ciment et Amalgame » (B) ; puis on introduit le ciment dans le corps de la dent, et dedans on presse de l'or (non de l'amalgame) et on en ajoute ensuite jusqu'à ce qu'il rejoigne l'amalgame, complétant ainsi la coquille métallique. Dans l'exemple dessiné figure 334, la matrice a été enlevée pour laisser voir les obturations partielles. On verra que le ciment joue un rôle important dans cette opération. Il garantit la couleur de la dent, ce qui n'empêche pas de se servir d'or platiné, ou d'étendre une feuille d'or sur le bord cervical de l'angle buccal de la cavité pour supporter et lier intimement l'obturation à la dent ; le tout contribuera à éloigner les influences extérieures. La figure 335 montre la section d'une obturation composée de ciment, d'amalgame et d'or.

GUTTA-PERCHA ET CIMENT

Cette combinaison est fréquemment employée parce qu'elle permet de faire un travail temporaire dans les dents des jeunes patients et dans les dents compromises par une carie ou par la fragilité de leurs parois.

On croit généralement que le phosphate de zinc, placé sur le bord de la gencive dans les cavités proximales ou juste au-dessus, ne résiste pas aussi longtemps que la gutta-percha ; cependant on peut trouver des exceptions à cette règle générale. On a l'habitude de combiner ces deux matières, en employant la gutta pour les bords cervicaux et le ciment pour la partie occlusale et les contours de l'obturation.

Il est incontestable que ces matières durent plus longtemps quand elles sont introduites avec une forte pression qui les condense et les rende plus solides. Dans ce travail la matrice est d'un grand secours. Non seulement elle permet l'emploi de la pression quand les matières sont encore plastiques, mais elle empêche leur coulée en dehors de la cavité ou dans la gencive et laisse l'obturation dans un état tel que l'opération du finissage est réduite à peu de chose.

Une matrice convenable ayant été posée (celle qui a été décrite dans ce chapitre est recommandée), on introduit soigneusement avec des instruments chauds la gutta en quantité suffisante pour remplir la cavité un peu au-dessous du bord de la gencive. La chaleur doit être suffisante pour la maintenir tout à fait plastique, mais il faut prendre garde de la brûler ou de la chauffer outre mesure, autrement ses propriétés physiques se trouveraient très altérées et la durée de l'obturation compromise.

Toutes les cavités où l'on emploie la gutta doivent être enduites d'un léger vernis, de résine blanche ou de baume du Canada dissous dans le chloroforme. Ceci préviendra la sortie de la gutta en dehors des parois de la cavité pendant le finissage et rendra l'obturation étanche. La gutta ayant été placée en quantité suffisante, on termine l'obturation de la cavité avec du ciment. La matrice ayant une forme convenable, l'opération se réduit à l'obturation d'une cavité occlusale.

Il est très important que la cavité reste sèche, par suite il faut employer la digue toutes les fois qu'on le peut. Le ciment doit être gardé sec au moins 15 minutes après sa pose, puis on le recouvre de vernis ou de vaseline pour éviter le goût désagréable dû à sa réaction acide ; il faut garder l'obturation à l'abri de la salive longtemps après que la digue a été enlevée.

Récemment ont paru sur le marché certains ciments au phosphate de zinc qui sont de la nature des ciments hydrauliques. Ils permettent de laisser les obturations exposées à l'humidité aussitôt qu'elles sont posées.

Le ciment s'usera plus uniformément s'il est aplani et bien poli. On obtient une belle surface lustrée au moyen d'un brunissoir huilé quand le ciment est juste au degré voulu de dureté, c'est-à-dire légèrement plastique.

Un excellent lubrifiant pour les instruments employés dans la manipulation du ciment ou de la gutta est le beurre de cacao. Il est nécessaire d'avoir sur la table d'opération une petite coupe de droguiste en porcelaine dans laquelle il a été fondu. Si l'on y ajoute une petite quantité d'huile essentielle, cannelle ou cassia, cette substance sera beaucoup plus maniable et plus adhérente. Ces obturations plastiques s'attachent rarement aux instruments enduits de beurre de cacao. Si l'on en place une pellicule sur un ciment terminé, il fondra instantanément et coulera sur toute la surface, en prévenant le goût désagréable qui se produit à l'enlèvement de la digue et en empêchant le contact de la salive pendant quelque temps.

GUTTA-PERCHA ET OR

Pendant nombre d'années de bons opérateurs ont eu l'habitude d'obturer les grandes cavités avec de la gutta-percha recouverte d'or. Quoiqu'il n'y ait pas d'objection à cette pratique dans quelques cas, elle ne peut être recommandée d'une manière générale. L'inconvénient principal est de fracturer les parois fragiles par suite de la dilatation de la gutta. On a cité tant d'exemples où cette combinaison a fini par les briser qu'il paraît démontré que le danger existe. Donc il n'est pas nécessaire de combiner ces deux matières, puisque le phosphate de zinc, qui est bien meilleur que la gutta pour cet objet, est acceptable et n'offre pas le danger d'expansion attribué à la gutta-percha.

GUTTA-PERCHA ET AMALGAME

Ce qui a été dit pour la gutta et l'or s'applique également à la gutta combinée à l'amalgame. Cette combinaison présente peu d'avantages.

DIFFÉRENTES ESPÈCES D'OR POUR COMBINAISON

A. **Or plastique, or mat cristallin combinés avec d'autres espèces d'or.** — Depuis quelques années, des préparations d'or autres que les préparations en feuilles, cylindres, cordes, etc., ont été lancées et ont pris une grande extension. On les appelle ordinairement ors plastiques, quoique ce terme soit impropre. La constitution granuleuse de ces préparations, c'est-à-dire leur manque de fibre, est ce qui leur donne leurs propriétés spéciales et, dans certains cas, leur adaptation remarquable au travail proposé. Pour bien comprendre ces caractères, prenez un morceau « d'or mat cristallin » de White et placez-le sur une feuille de papier buvard, puis pressez sur le milieu avec la pointe d'un fouloir de moyenne dimension. Vous observerez que l'or ne tend pas à se recourber sous la pression, il reste dans sa position aplatie et l'instrument n'a fait que découper son chemin, écrasant seulement le métal qui se trouve sous sa partie tranchante. L'or étant « sans nerfs », pour ainsi dire, les particules qui ne se trouvaient pas directement sous la section de l'instrument ne sont point refoulées, quand la pression agit. C'est pourquoi cette espèce d'or est si utile pour commencer les obturations.

Prenez maintenant un cylindre fait de feuilles d'or, placez-le sur du papier buvard comme dans le cas précédent et avec le même instrument pressez sur le milieu. Vous remarquerez que l'instrument ne traverse pas nettement le cylindre comme dans le cas d'un morceau d'or mat, et, au lieu de rester aplati sur le papier, le métal tend à se recourber. La propriété fibreuse des feuilles est un avantage quand il s'agit de construire un angle et que la ténacité du métal contribue au succès de l'opération.

En employant ces variétés d'or pour commencer les obturations, nous pourrons précisément constater les propriétés spéciales ci-dessus indiquées. Par exemple, prenons un cas extrême : celui d'une cavité circulaire peu profonde sur la surface buccale d'une molaire inférieure. Cette cavité est entièrement dépourvue d'angles ou de sillons, ses parois s'élargissent en dehors, le fond est plat presque comme s'il avait été fait à l'aide d'une large fraise (fig. 336). On met en place un morceau d'or plastique, un peu plus large que la cavité, puis avec un instrument plat, légèrement strié (*a*, fig. 332) on le travaille sur place avec soin et doucement pour le durcir partiellement ; autour des bords on insère un autre morceau plus petit. Comme l'or seul qui se trouve sous la pointe de l'instrument est atteint par la pression de l'instrument, cela se fait très rapidement sans faire bouger la pièce. Il faut

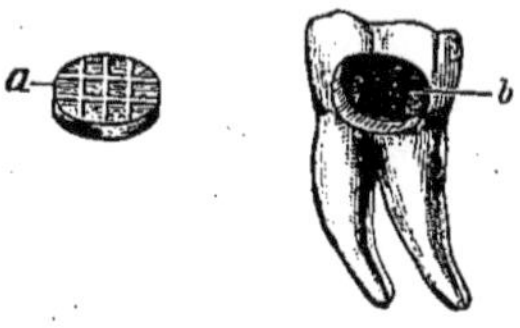

Fig. 336.

avoir soin de choisir un morceau qui ne soit ni trop grand, ni trop petit, de manière qu'il ne tombe pas en miettes pendant la manipulation. Après avoir mis en place le premier morceau, l'obturation peut être achevée avec la même variété d'or ou avec d'autres. Si c'est avec la même, il sera bon de se servir des pointes ovales (fig. 337) et de travailler l'or vers les côtés de la cavité avec une sorte de déplacement circulaire, de manière à tenir les bords de l'obturation plus haut que le milieu.

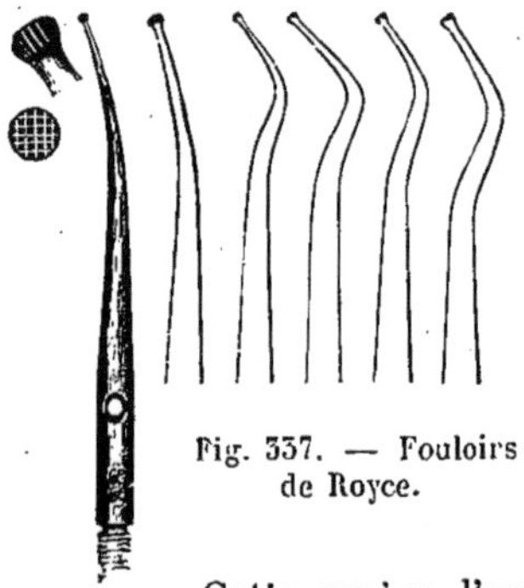

Fig. 337. — Fouloirs de Royce.

Cet or est très malléable et prend une empreinte très fine de la surface sur laquelle il est tassé, témoin les lignes tracées à travers l'obturation *a* de la figure 336 qui sont la reproduction de celles représentées en *b*, dans la figure 336. Les lignes de cette cavité ont été tracées avec la pointe d'un excavateur en forme de hachette.

Cette espèce d'or peut quelquefois être employée avec avantage dans les cavités composées au niveau de leur paroi cervicale, pourvu que la matière soit solidement ajustée. Pour commencer les aurifications dans les cavités proximales des dents de devant, il est quelquefois inappréciable, on peut l'employer en même temps que toute variété et alterner. Il est quelquefois particulièrement utile d'avoir recours à l'or mou pour obtenir une surface sur laquelle on pourra bâtir avec l'or adhésif. Il peut être foulé à la main ou au maillet, avec des instruments mousses ou striés.

B. **Or adhésif et non adhésif.** — Strictement parlant, l'or non adhésif ne peut être rendu adhésif par le recuit, et son emploi doit être restreint à faire fonction de coin.

Malléabilité et dureté sont des qualités nécessaires pour effectuer une liaison solide entre les obturations et les parois, et les bonnes préparations d'or mou et d'or adhésif les possèdent. Par suite, il faut suivre une méthode qui permette l'emploi de l'une ou de l'autre de ces variétés dans une certaine proportion, pour assurer la résistance et la dureté là où elles sont nécessaires.

On peut comparer l'imperméabilité d'une cavité obtenue par de l'or mou ou de l'or adhésif à celle obtenue par le bouchage hermétique d'une bouteille soit à l'aide d'un bouchon de liège doux, soit à l'aide d'un bouchon de bois d'hickory. On peut l'obtenir avec l'hickory, mais le temps nécessaire pour la réussir, comparé à celui que demande le liège, donne exactement la différence entre l'emploi de l'or adhésif et celui de l'or mou.

Les cavités simples, sur les surfaces occlusales ou proximales, peuvent souvent, en quelques minutes, être remplies à moitié ou aux deux tiers avec de l'or mou, puis le reste avec de l'or cohésif. Une obturation faite de cette façon est aussi bonne, et même meilleure, que celle qui est opérée avec des feuilles adhésives, et dans un temps bien moindre, parce que l'or mou peut être employé beaucoup plus vite que l'or adhésif. Dans les cavités d'accès facile, l'or mou peut être manipulé de manière à arriver en contact en tout point de la cavité. On peut employer de petits cylindres ou toute autre forme d'or mou autour des bords et remplir les parties centrales des cavités avec de l'or adhésif. Il faut avoir soin d'introduire l'or adhésif dans l'or mou avec des instruments qui ne soient point trop larges, afin que l'union mécanique des deux ors soit effective, autrement l'adhérence demeurerait faible. Dans les cavités volumineuses, lorsque les premières pièces d'or mou ont été placées et l'or adhésif introduit, les deux variétés d'or peuvent être employées alternativement.

Un morceau d'or mou peut être placé contre une paroi en le faisant suivre d'un morceau adhésif, lequel est d'abord fixé à la partie adhésive de l'obturation et ensuite employé pour pousser l'or mou en place. Ce n'est que par la pratique que l'on peut acquérir le tact et la dextérité nécessaires dans l'emploi simultané des deux ors, en observant avec soin les particularités de leur manipulation.

Dans les cavités composées l'or mou joue un rôle important. Les obturations de ces cavités se désagrègent généralement à leur paroi cervicale ; on ne saurait, dans cette région, apporter trop de soin à leur exécution aussi parfaite que possible. Dans ce but on s'accorde à reconnaître que l'or mou est préférable à l'or adhésif.

Une matrice convenable facilitera grandement l'opération en permettant d'obtenir un contour correct. Le foulage parfait de l'or sera bien simplifié si les parois de la cavité ne forment pas d'angle aigu avec la matrice, il faut s'attacher à réaliser cette condition importante.

Une matrice ayant été convenablement placée (on recommande celle que nous avons décrite au paragraphe « Amalgame d'or »), on remplit d'or mou la moitié ou les deux tiers de la cavité proximale. On peut employer des cylindres, cordes, boulettes ou nattes. Il faut avoir soin de condenser l'or de manière qu'il ne jaillisse pas sous l'action de l'instrument. La pression doit écarter la matrice de la dent pour permettre d'accumuler l'or un peu au-dessus du bord de la cavité, afin que l'emploi du brunissoir puisse réaliser une surface nette à la jonction de l'or et de la dent.

Lorsqu'on a introduit tout l'or mou possible suivant le cas, on ajoute l'or adhésif d'abord en petits morceaux afin de faciliter son entrée dans l'or mou, de manière à les mêler étroitement. Dans ce but, on emploie ordinairement de petits cylindres adhésifs, ou bien des feuilles n°s 3 ou 4, quelquefois n°s 30 ou 60, ou bien encore l'or plastique ou l'or cristallin. L'obturation sera terminée avec un or adhésif quelconque dont le choix est laissé à l'expérience de l'opérateur suivant les circonstances. On devra se rappeler, dans le cours du travail, que c'est assurer un bon résultat que d'appliquer contre une paroi exposée un morceau d'or mou sur lequel on pose un morceau d'or adhésif, comme on vient de l'expliquer.

C. **Or mou, or adhésif et or lourd.** — Les obturations à l'or mou ou à l'or adhésif, ou une combinaison des deux doivent quelquefois être terminées avec de l'or lourd. Les numéros 30, 40, 60, quelquefois 120, sont employés avantageusement. Ces ors lourds, qui sont ordinairement laminés sans être martelés, sont très denses et, quand ils ont acquis une grande résistance et une grande dureté, ils sont préférables aux variétés plus légères.

Lorsqu'une aurification qui doit être achevée à l'or lourd est arrivée au point où cette variété doit être ajoutée, la surface doit être aussi bien aplanie que possible parce qu'il est difficile de l'adapter sur des irrégularités. Les instruments doivent porter des serrations très fines ou en être même entièrement dépourvus. L'or doit être pressé à la main ou avec un maillet, avec un brunissoir à tête ovale à cannelures très fines ou lisse; le brunissoir à serrations peut se revêtir d'or. Lorsque cela arrive, on détache l'or de l'acier en le frottant sur une gomme à effacer ou sur du papier d'émeri. Le meilleur moyen d'empêcher l'or d'adhérer aux brunissoirs ou aux autres instruments qui remplissent le même but est de les porter à la chaleur bleue dans une flamme d'alcool ou de gaz, aussi souvent que cela est nécessaire.

Quand on se sert de l'or lourd il est indispensable que tout morceau ajouté soit pressé. Sans forte pression sur toutes les faces l'or s'écaillera et perdra son bel aspect, sinon son utilité.

OR ET ÉTAIN

Les cavités compliquées peuvent être partiellement remplies d'étain et finies avec de l'or.

Actuellement c'est une question encore discutée de savoir si l'étain employé dans ces conditions ne peut pas, avec le temps, être dissous par les liquides de la bouche pénétrant dans une cavité.

S'il peut être employé exactement comme on l'a décrit pour les ors mous et adhésifs, en le substituant à l'or mou, il faut l'employer généralement en moindre proportion. On le rendra beaucoup plus dense en le foulant avec des instruments aussi lourds que possible sans faire souffrir le patient.

On peut à volonté employer l'étain pour couvrir la paroi cervicale, avec assez d'or mou pour compléter un tiers ou deux tiers de l'obturation, le finissage étant fait à l'or adhésif.

La matrice rendra le même service que dans le cas de l'or mou ou adhésif.

ÉTAIN-OR

On appelle ainsi la combinaison d'étain et d'or qui consiste à étendre l'une sur l'autre une feuille d'étain et une feuille d'or, à les rouler, à les plier ou à les plisser ensemble; on s'en sert alors comme

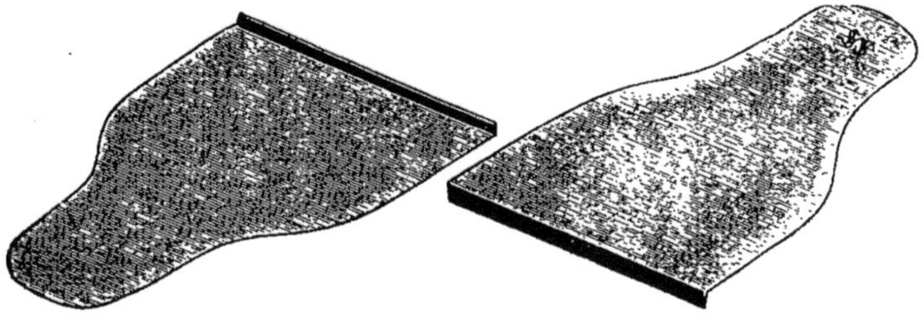

Fig. 338. — Feuilles à plisser.

d'une feuille de métal non adhésif que l'on emploie pour obturer d'après le principe du *coin*. Les auteurs recommandent diverses proportions variant d'un quart d'étain et trois quarts d'or à trois quarts d'étain pour un quart d'or; ces proportions s'appliquent à l'étendue des feuilles. Un bon moyen de préparer l'étain-or pour les cavités de moyenne taille consiste à prendre un quart de la feuille d'étain numéro 4, sur laquelle on étend un tiers de la feuille d'or non adhésif. On place le tout sur les plisseurs (fig. 338), et on en retire une feuille uniforme (fig. 339).

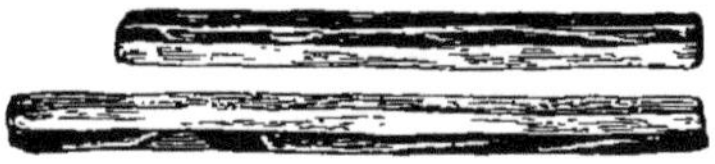

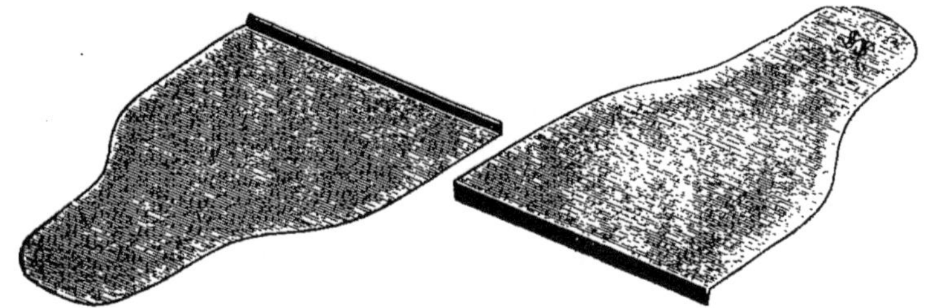

Fig. 339. — Étain-or plissé.

Celle-ci est découpée en bandes pour la cavité à obturer. Ces bandes peuvent être doublées pour faire des blocs, ou roulées autour d'une broche en forme de cylindres, à volonté. Pour des cavités plus grandes on peut employer la moitié, les deux tiers ou même la totalité d'une feuille de chaque métal. Pour les cavités très petites un quart de feuille de chaque métal suffit.

Si en réalité, comme on le dit, l'étain a des qualités préservatrices comme matière obturatrice, il sera très bon de plier ou de plisser l'assemblage de manière que l'étain soit à l'extérieur pour se trouver en contact avec les parois de la cavité.

Pour obtenir de bons résultats avec cette combinaison, il faut les mêmes soins et les mêmes précautions que pour l'or. Elle est douce et tenace et peut être travaillée avec une grande rapidité quand on en a l'habitude. La méthode est indiquée au chapitre « or non adhésif », l'étain-or se travaille comme l'or non adhésif.

Quand l'obturation étain-or est faite depuis quelque temps on y observe un changement de constitution, et au lieu de former une masse malléable, comme au début, elle devient dure et cassante, ressemblant tout à fait à de l'amalgame, mais en différant en ce qu'elle ne salit pas et ne colore pas les dents.

L'étain-or est recommandé pour les dents temporaires dans les cavités buccale et occlusale des molaires, spécialement pour les dents de faible constitution et chez les patients jeunes. Les petites cavités proximales de toutes les dents peuvent être obturées ainsi avec avantage, quand elles sont placées de telle sorte que sa couleur sombre ne soit pas une objection.

Étain-or et or. — L'étain-or peut être employé conjointement avec l'or de la même manière que l'étain avec l'or ou les ors mous et adhésifs.

AMALGAMES DIVERS EN COMBINAISON

Certains amalgames possèdent, dit-on, un caractère préservatif plus marqué que d'autres. Mais par suite de leur couleur ou de leur manque de résistance à l'écrasement, on ne peut les employer à la surface des obturations, surtout quand le contour est important ou bien exposé à la vue.

Dans les cavités simples il est facile de remplir presque complètement avec la matière obturatrice réputée la meilleure pour ses qualités préservatrices et de finir avec celle dont la couleur et la résistance conviennent le mieux.

Pour les cavités composées on peut remplir aux 2/3 avec l'amalgame en question en taillant les surfaces et dégageant le bord extérieur de la cavité comme l'indique la figure 329. On adapte alors la matrice, et le reste de la cavité est rempli avec l'amalgame ayant la résistance voulue pour le contour de la dent.

CIMENT ET ALLIAGE

On a recommandé le mélange de ciment et d'alliage au lieu d'amalgame. Cela peut se faire en ajoutant 25 à 50 pour 100 d'alliage à la poudre de ciment et en mélangeant dans le liquide, ou bien en travaillant l'alliage dans une mince couche de ciment.

Le but de l'alliage est de protéger le ciment contre les liquides de la bouche dans une certaine mesure, ce qui rend l'obturation plus durable.

Une autre combinaison de ciment et d'alliage qui a fait ses preuves par sa propriété adhésive considérable, surtout dans le cas où il est impossible d'assurer la solidité de l'amalgame ordinaire, a été décrite comme il suit par un opérateur bien connu : « Il faut employer l'alliage et non les variétés à prise rapide récemment inventées. Sur la tablette de mélange on place une certaine quantité d'oxyde de zinc en poudre et une quantité d'eau suffisante. On mélange à la manière ordinaire, mais sans exprimer le mercure, à moins qu'il ne soit en excès considérable, parce que le mélange sec est difficile à incorporer au ciment. On mélange le ciment comme pour une obturation ordinaire, puis immédiatement on y ajoute une quantité égale d'amalgame en employant une spatule d'acier durci. Les spatules en métal blanc ou en bronze ne doivent pas être employées parce que le mercure les attaque. On obtient ainsi une masse ferme que l'on roule entre le pouce et l'index sous forme de boulette que l'on place entière dans la cavité en la foulant avec soin avec un brunissoir à pointe mousse. On peut obtenir un contour parfait sans le secours de la matrice.

« Le mélange est très adhésif dans les cavités sèches et il n'est pas nécessaire d'adopter une forme rétentive spéciale. Quelques amalgames peuvent être employés sans être mélangés au ciment, ensuite on les applique sur la surface du mélange à laquelle ils adhèrent fortement; on obtient ainsi une surface métallique pure comme un placage, aussi durable qu'une obturation. On peut aussi employer un amalgame à prise rapide pour obtenir le placage.

« Comme couleur cette combinaison ressemble à l'amalgame; elle a l'aspect plus granuleux et ses propriétés sont celles du ciment dur. En durcissant, elle prend un lustre métallique sous l'action du brunissoir; si on la scie, elle montre une surface métallique. Elle est moins soluble dans les liquides de la bouche que l'oxyphosphate de zinc, mais moins durable que l'amalgame, à moins qu'elle ne soit plaquée comme ci-dessus.

« Ses avantages sont d'abord l'adhérence, qui la rend propre aux cavités difficiles à obturer d'une façon stable, ensuite la rapidité de l'obturation, très appréciable quand la siccité ne peut être maintenue plus longtemps et rendant souvent inutile l'emploi de la digue, enfin la facilité avec laquelle on obtient de grands contours sans l'emploi de matrice.

« Ses avantages sur le ciment sont sa grande dureté et sa durée, mais elle est moins satisfaisante comme couleur et ne doit être employée que pour les dents postérieures. »

CHAPITRE XV

RESTAURATION DES DENTS AU MOYEN D'INLAYS CIMENTÉS

Par Joseph HEAD, D. D. S. M. D.

Strictement parlant, le mot *inlay* (1) peut s'appliquer à toute substance placée dans une cavité dentaire, mais l'usage le restreint aux obturations insérées d'une seule pièce.

Primitivement on obturait les dents en y tassant un morceau de plomb; on employa aussi le mastic; la pierre grise trouvée dans les incisives d'un crâne humain découvert à Copan (Honduras) remonte probablement à une époque préhistorique.

Avant d'entreprendre l'étude des inlays, il faut d'abord exposer leurs avantages et leurs inconvénients, car s'ils n'ont pas de supériorité sur les autres obturations pour contre-balancer les défauts qui leur sont inhérents, leur emploi n'a pas de raison d'être.

Considérons d'abord les caractères que doit posséder l'obturation parfaite; dans un tableau comparatif, les qualités et les défauts de chaque matière peuvent être rapidement exposés.

Les caractères d'une obturation idéale sont les suivants :

1° Résistance à l'usure due à la mastication;

2° Résistance à l'action des liquides buccaux;

3° Harmonie de couleur;

4° Exclusion des bactéries et résistance au développement de celles qui pénètrent par les bords;

5° Non-conductibilité pour la chaleur;

6° Manipulation commode pour le patient;

7° Manipulation aisée pour l'opérateur;

8° Manipulation sans effet sur les parties saines des dents.

Par l'étude du tableau de la page suivante, on verra que l'or adhésif possède sur les autres substances la seule, mais importante supériorité de résister le mieux à l'écrasement sous la force de mastication. Il est vrai qu'il exclut les bactéries, mais l'expérience prouve que les bords de l'obturation à l'or adhésif tolèrent l'introduction des micro-organismes, l'or semble manquer complètement du pouvoir antiseptique possédé par l'étain, l'amalgame, la gutta-percha et les ciments. Il résiste parfaite-

(1) La commission d'enseignement de l'École dentaire de Paris a décidé de remplacer le mot *inlay* par le mot « incrustation ».

TABLEAU SYNOPTIQUE DES CARACTÈRES DES DIVERSES MATIÈRES OBTURATRICES.

ATTRIBUTS DE L'OBTURATION IDÉALE	OR ADHÉSIF	OR MOU	ÉTAIN	AMALGAME	OXYPHOSPHATE DE ZINC	OXYCHLORURE DE ZINC	GUTTA-PERCHA	INLAYS EN PORCELAINE
1. Résistance à l'usure due à la mastication.	Le meilleur de tous pour la résistance à l'écrasement.	Presque aussi bon que l'or adhésif.	Presque aussi bon que l'or non adhésif	Se boursoufle et s'écorne sur les angles.	Bonne résistance à l'écrasement par suite de l'adhérence, usure par abrasion.		Elle manque de résistance à la pression, elle s'use.	Eclatent sur les angles, excellente résistance à l'écrasement.
2. Résistance à l'action des liquides buccaux.	La meilleure de toutes les matières.		Se corrode légèrement.		Très faible.		Faible.	Excellente.
3. Harmonie de couleur.	Faible.	Faible.	Mauvaise.	Mauvaise.	Bonne pour peu de temps seulement.			La meilleure de toutes les matières.
4. Prévient la carie. — Exclut les bactéries.	Exclut.	Médiocrement.	Modérément.	Arrête mal.	Exclut partiellement.		Laisse passer aux bords.	Exclut.
4. Prévient la carie. — Empêche le développement des bactéries qui entrent par les bords.	Très peu.	Très bien.	Très bien.	Considérablement.	Partiellement.		Empêche, etc.	Empêche, etc.
5. Non-conductibilité pour la chaleur.	Bon conducteur.	Moins bon conducteur que l'or adhésif.	Moins bon conducteur que l'or mou.		Excellent, comme mauvais conducteur de chaleur.			
6. Manipulation facile pour le patient.	La plus fatigante de toutes les matières.	Moins fatigant que l'or adhésif.		Facile pour le patient.	La plus faible de toutes les matières.	Douloureux pour les dentines sensibles.	Facile.	Facile.
7. Manipulation facile pour l'opérateur.	Très difficile pour le corps et pour l'esprit.	Difficile.	Difficile.	Facile.	La plus facile de toutes les matières.		Facile.	Fatigue l'esprit non le corps.
8. Manipulation non destructive pour les dents saines. — Adhère aux parois des cavités.	Pas d'adhérence.	Pas d'adhérence.	Pas d'adhérence.	Pas d'adhérence.	Grande adhérence.		Adhérence modérée.	Grande adhérence.
8. Manipulation non destructive pour les dents saines. — Sillons inutiles	Sillons profonds nécessaires.	Sillons nécessaires.	Sillons profonds nécessaires.	Sillons nécessaires.	Sillons inutiles.		Souvent inutiles.	Pas toujours nécessaires.
8. Manipulation non destructive pour les dents saines. — Libre accès et coupage des angles inutiles.	Nécessaire.	Nécessaire.	Nécessaire.	Inutile.	Inutile.		Inutile.	Absolument nécessaire.

ment à l'action des liquides buccaux, mais il manque si complètement des autres qualités de l'obturation idéale que, pour les dents antérieures, les dents fragiles, celles des patients nerveux, il présente plus d'inconvénients que d'avantages.

L'or mou soulève les mêmes objections, mais il a l'avantage de résister à l'écrasement, d'être inattaquable par les liquides de la bouche et, à un degré moindre, d'exclure les bactéries.

L'étain possède presque toutes les bonnes et les mauvaises qualités de l'or mou, mais il noircit.

L'amalgame se déforme sous la mastication, s'écorne sur les angles, s'oxyde et n'est pas imperméable; mais souvent il prévient la carie, en remplissant d'oxyde les canalicules de la dentine. Oxydé, il devient mauvais conducteur de la chaleur. Il est d'une adaptation facile pour le patient et pour l'opérateur, et n'exige pas le sacrifice de parties saines de la dent. Donc il est souvent acceptable là où l'or ne l'est pas.

L'oxyphosphate de zinc a tous les avantages manquant à l'or adhésif, plus la couleur, et manque de tous les avantages que possède ce dernier. Sa résistance à l'écrasement n'est due qu'à sa grande adhérence. Il s'use sous la mastication, se dissout dans les liquides de la bouche et ordinairement absorbe les bactéries; mais, d'un autre côté, il empêche le développement des germes, il est mauvais conducteur de la chaleur, il a une meilleure couleur que l'or, il est facile à insérer pour le patient et pour l'opérateur, il garantit les parois faibles et ne demande pas de sillons de rétention.

Les propriétés de l'oxychlorure de zinc sont les mêmes, excepté qu'il cause de la douleur sur les dentines sensibles et sur les pulpes exposées.

La gutta-percha dans les mêmes cas, à l'exception de la couleur, possède tous les avantages qui manquent à l'or adhésif et est dépourvue de tous les avantages qu'il possède. Elle se déforme et s'use sous la mastication, offre une faible résistance aux liquides buccaux, a une couleur peu satisfaisante et laisse passer les micro-organismes; mais, d'un autre côté, elle empêche le développement futur des germes qui pénètrent, elle est mauvaise conductrice de la chaleur, facile à insérer pour le patient et pour le dentiste, et permet de conserver les parois fragiles, quoique saines.

Arrivant aux inlays, nous avons avec eux un procédé d'obturation qui unit les avantages du ciment à ceux de l'amalgame, de l'or ou de la porcelaine, et réduit au minimum les inconvénients de chacun.

Quand une cavité est enduite d'un léger ciment de zinc chassé au dehors par le foulage d'un amalgame mou, que l'amalgame a été purgé du mercure en excès, et que les angles du métal ont été bien adaptés aux bords de la cavité, cet amalgame représente en réalité un inlay. Cette manière d'opérer fait disparaître trois des inconvénients reprochés à l'amalgame : conductibilité pour la chaleur, manque d'adhérence à la cavité et coloration des dents adjacentes, puisque l'adaptation du métal plastique aux bords de la cavité peut se faire aussi parfaitement que s'il n'y avait pas de ciment. Ainsi, en appliquant à l'amalgame le principe de l'inlay, on obtient trois avantages sans aucun inconvénient, ce qui semble indiquer que le ciment de zinc doit être employé sous l'amalgame autant que possible.

Quand un inlay d'or est cimenté dans une cavité avec de l'oxyphosphate de zinc, on obtient tous les avantages de l'or adhésif et du phosphate, sauf que la couche de ciment restant sur les bords peut devenir avec le temps un point faible. Mais l'expérience nous apprend que, si cette couche est suffisamment mince pour empêcher l'action capillaire, c'est-à-dire un lavage constant et une dissolution par renouvellement de la salive, le mucus qui se forme sur place empêchera la destruction du ciment comme une obturation effective. A part cette couche de ciment, l'obturation ci-dessus, comparée à l'obturation idéale, possède une excellente résistance à la mastication et à l'action des liquides buccaux. Elle a le pouvoir d'empêcher le développement des bactéries qui peuvent pénétrer, elle est mauvaise conductrice de la chaleur, facile à placer pour le patient, et sa manipulation ne demande pas plus de travail et de perte de matière obturatrice que l'emploi de l'or adhésif.

Les deux objections possibles contre cette obturation sont sa couleur peu satisfaisante et ses angles protégés par un ciment soluble.

Donc, étant donnés une bonne structure dentaire, pouvant supporter l'action du maillet sans danger d'être écrasée, une dentine insensible aux changements de température et un patient qui supporte le maillet, l'obturation à l'or adhésif est supérieure à l'inlay, car l'or adhésif peut avoir des bords excluant parfaitement les bactéries, quoiqu'il ne soit point antiseptique. Quoique les inlays empêchent le développement des germes qui pénètrent par les bords, néanmoins ils les laissent entrer; et l'obturation qui exclut complètement les bactéries doit être considérée comme supérieure à celle qui les laisse entrer, puis les arrête et les détruit. Malheureusement, dans les dents molles et sensibles des patients nerveux, la manipulation de l'or adhésif ne produit pas l'exclusion complète des germes de carie. Les bords des dents sont pulvérisés et affaiblis par l'introduction de l'or, l'entrée des germes cause une carie rapide, l'or adhésif n'ayant point de pouvoir antiseptique pour les détruire. Les changements de température, la fatigue du patient, qui atteint quelquefois un très haut degré, tout contribue à présenter des conditions malsaines pour la bouche et pour les dents. En pareil cas l'inlay est indiqué, le patient ne pouvant supporter le maillet; et puisque les germes de la carie entreront probablement dans certaines conditions, il est nécessaire d'employer une obturation dont l'action pourra les arrêter et empêcher leur développement.

Dans les cavités proximales où l'obturation ne doit pas être vue et où il est nécessaire d'opposer une grande résistance à la mastication, il faut préférer ordinairement l'inlay d'or. La seule objection est la couche de ciment qui l'unit aux parois; mais, si l'or est préparé soigneusement, bruni et fini comme cela est décrit ci-après, la couche de ciment sera rendue si mince que pratiquement elle ne sera plus une source de danger. Sous les autres rapports, l'inlay d'or, quand il n'est pas visible, atteint presque les qualités d'une obturation idéale; il a l'avantage d'une parfaite résistance à la mastication, il empêche le développement des bactéries, il n'est pas conducteur de la chaleur, sa manipulation est aisée, il adhère fortement aux parois, et son adaptation ne fatigue pas autant la structure dentaire que l'insertion de l'obturation ordinaire.

Nous allons parler maintenant de l'inlay en porcelaine qui, dans les cavités labiales et buccales, réunit plus que toute autre matière les caractères de l'obturation idéale. Il a une couleur qui rivalise réellement avec celle des dents.

Il exclut les germes de carie et empêche le développement de ceux qui sont entrés. L'inlay en porcelaine est mauvais conducteur de la chaleur, il adhère aux parois, sa manipulation est facile pour le patient et il conserve la structure des dents. La seule objection réelle pour les parties labiales est que son insertion demande une certaine habileté et une grande patience. Si, cependant, les inlays en porcelaine doivent supporter de grands efforts de mastication, comme dans les figures 363, 368 et 369, ils sont exposés à éclater sur les angles. Cette objection les rend un peu moins utilisables que les inlays d'or pour les cavités invisibles proximales des molaires et des bicuspides; si même la porcelaine est suffisamment forte pour résister à l'écrasement de la mastication, l'éclatement des bords tend à accroître le défaut signalé de la solubilité du ciment, lequel constitue la seule défense contre les bactéries. Lorsque cet éclatement se produit sur les surfaces triturantes des molaires et des bicuspides, les bords fracturés doivent être coupés avec une fraise fine à cône renversé, remplis d'un ciment de phosphate à consistance crémeuse, et ce ciment doit être exprimé avec de l'or spongieux que l'on condense finalement.

Cette opération donne à la porcelaine une résistance à l'écrasement égale à celle de l'or. Ainsi, avec du soin et de la patience, l'inlay de porcelaine acquiert les avantages de l'or, du ciment et de la porcelaine, tandis qu'il n'a aucun des inconvénients ordinaires.

Inlays en porcelaine. — Il nous reste à étudier la fabrication et la manipulation des inlays en porcelaine.

Autrefois on moulait des pièces de porcelaine imitant les dents naturelles, pour les fixer dans les cavités à l'aide de ciment. Cette façon d'opérer n'est guère pratique que pour les cavités labiales sur les dents de devant. Une excellente méthode, pour obtenir une bonne adaptation, est la suivante : sur la cavité préparée (fig. 340, *b*), on presse légèrement, avec un brunissoir, un lambeau de feuille d'étain et l'on y dessine soigneusement les bords, soit avec un brunissoir ou un tampon de coton que l'on presse dans la cavité; la feuille prend l'aspect indiqué par la figure 340, c. On découpe cette feuille suivant la ligne de démarcation et l'on colle ce découpage sur la surface d'une pièce en porcelaine représentant la dent naturelle (fig. 340, d); la porcelaine est alors découpée suivant les bords de l'étain et tout autour, et l'on obtient ainsi

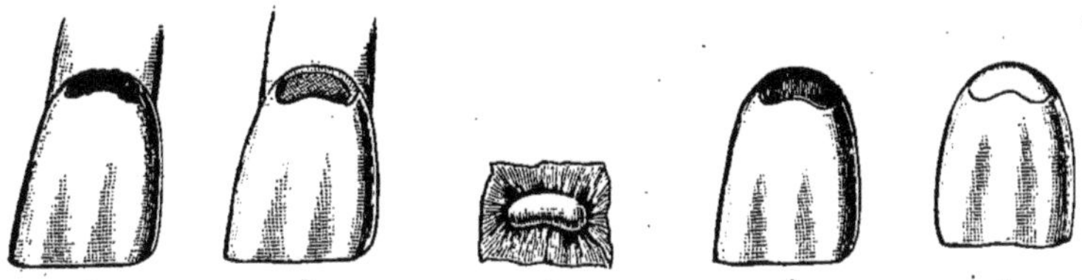
a b c d e

Fig. 340. — a, défaut au bord gingival; b, cavité préparée; c, empreinte des bords sur la feuille d'étain; d, feuille d'étain découpée et collée sur une dent artificielle; e, pièce de porcelaine cimentée dans la cavité.

un gabarit convenable (fig. 340, c). Cette méthode est supplantée par des découvertes récentes; mais, au point de vue historique, la figure 340 montrant les degrés de l'opération présente de l'intérêt.

On garde en réserve des inlays en porcelaine faits d'avance. Ils sont

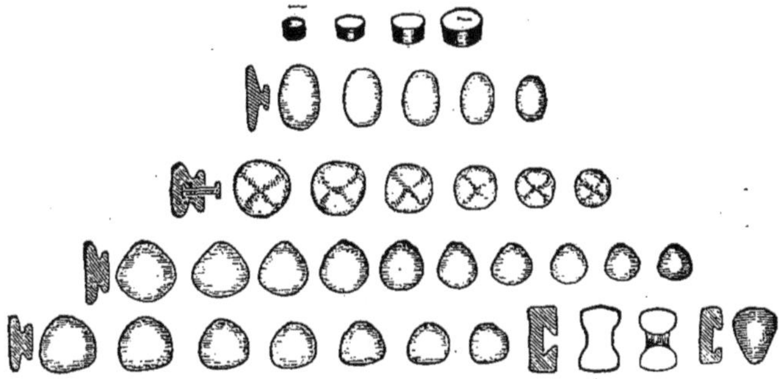

Fig. 341. — Obturations de cavité (inlays) en porcelaine.

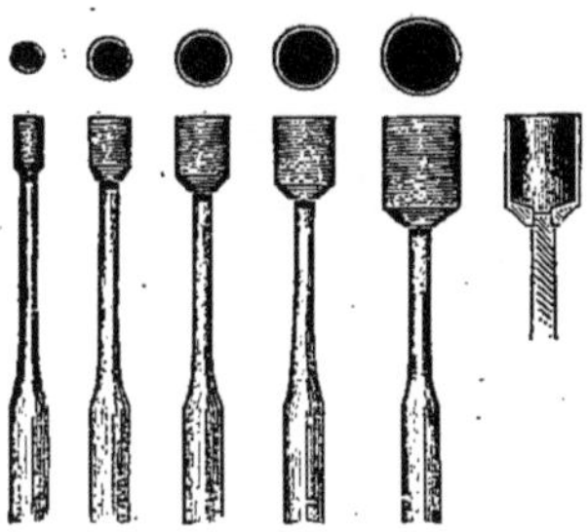

Fig. 342. — Tréphines à diamants de Weagant.

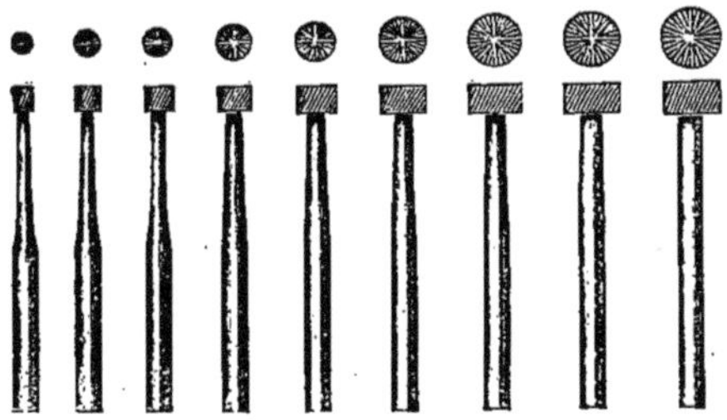

Fig. 343. — Fraises pour inlays de How.

de différentes formes et de différentes tailles et sont destinés à être meulés suivant les cavités et finalement cimentés (fig. 341). Quelques-uns, au lieu d'être ajustés pour convenir à la cavité, demandent que la cavité soit au contraire façonnée à leur taille. Georges H. Weagant a construit une trousse d'instruments propres à ce travail (fig. 342) comprenant 5 tréphines, de grosseurs croissantes, en cuivre revêtu de poussière de diamant. Ces instruments sont faits pour découper des pièces de porcelaine dans une dent artificielle ayant la couleur de la dent naturelle; quant à la cavité dans la dent naturelle, on la façonne avec les fraises de How (fig. 343), correspondant aux numéros des tréphines. Cette méthode présente plusieurs inconvénients graves dont le principal est le suivant : pour donner à la cavité une forme circulaire, il faut sacrifier beaucoup de dentine saine ordinairement. Prenons par exemple le point carié (fig. 344, *a*). Pour arriver à l'élargir suivant la figure 344, *b*; il y a un inconvénient sérieux.

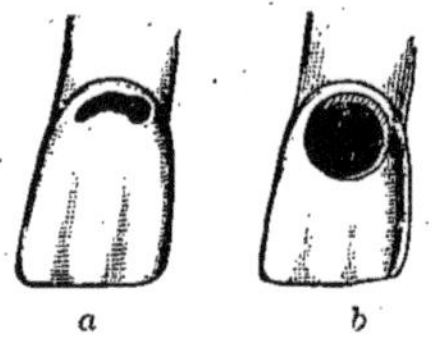

Fig. 344.

Dès 1882, Herbst a préconisé les obturations de verre. On les préparait en prenant des empreintes de la cavité en cire et en coulant deux modèles en plâtre ou en amiante. Le verre du fond était alors coulé dans le 1er modèle où se faisait la majeure partie du retrait. Cette obturation partielle était ensuite enlevée et placée dans le second modèle où l'on versait encore du verre afin de compléter l'obturation. Même avec cette méthode primitive, on obtenait de bons résultats, quoique les bords fussent loin d'être parfaits et que le verre fût assez perméable pour noircir. Néanmoins ces obturations ont préservé des dents pendant des années. En 1887, C. H. Land réussit à fabriquer mécaniquement des bords aussi parfaits que possible par l'invention de la matrice métallique. Il employa l'or et le platine, mais trouva le second préférable parce que, s'adaptant avec la même facilité, il permet d'employer des corps fondant à haute température beaucoup plus solides et moins sujets à se détériorer que ceux qui doivent être coulés dans l'or, ce qui exige une forte proportion de verre, de sorte que, ces obturations comme celles de Herbst avaient un brillant et une couleur très éphémères. De la découverte de Land date l'usage effectif de la porcelaine comme obturant. Auparavant des morceaux de porcelaine avaient été meulés puis adaptés avec succès à des cavités labiales, des morceaux d'émail naturel provenant de dents extraites avaient été insérés de la même façon, mais l'application soignée de la porcelaine aux cavités proximales était impossible avant l'apparition de la matrice métallique.

Actuellement les partisans des obturations de porcelaine se divisent en deux groupes : les uns préconisent la porcelaine à basse fusion, pouvant être fondue dans une matrice d'or, et les autres la porcelaine ayant une température de fusion et une résistance au moins égales à la pâte de « continuous gum » de Close, laquelle exige l'usage d'une matrice en platine. Les premiers disent que l'or est plus facile à employer comme moule que le platine; si c'est vrai, c'est un avantage important; mais les autres, partisans de la haute fusion, disent qu'ils peuvent se servir du platine aussi bien que de l'or, et que leur porcelaine a une plus belle couleur, est plus solide, plus durable, plus aisément travaillée, et que leur travail atteint une perfection inconnue avec les corps à basse fusion employés jusqu'à présent, parce que la résistance

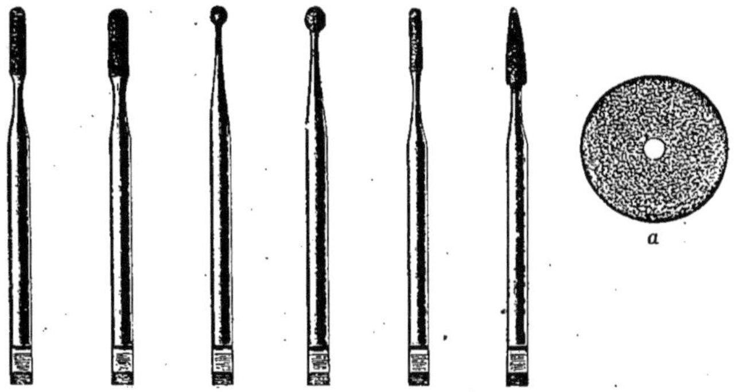

Fig. 345. — Pointe de diamant, nos 1 à 6; *a*, disque de cuivre recouvert de poussière de diamant.

et la durée de la porcelaine sont en raison directe de l'élévation de son degré de fusion. Dans ces conjonctures, nous devons rappeler que les hommes de science qui, après beaucoup d'essais, ont perfectionné le procédé de Close (gencive continue) auraient sans nul doute adopté les substances à basse fusion s'ils en avaient trouvé qui, fondues sur l'or, demeurassent inaltérables. Le fait qu'ils ont adopté le platine pour faire des porcelaines durables semble bien indiquer que les porcelaines à basse fusion sont incapables de résister à l'action dissolvante de la salive et à la force de mastication.

La préparation des cavités pour l'une ou l'autre porcelaine est identique. Les cavités doivent être dépourvues de parties en retrait. Si celles-ci sont inévitables à cause d'une carie avancée, la partie en retrait doit être remplie d'abord d'oxyphosphate de zinc. Les bords doivent être tranchants et lisses et, quand ils sont voisins de la face proximale, on doit faire une séparation suffisante pour permettre de brunir la matrice métallique et de la retirer sans déformation, car il est impossible de réussir avec une matrice déformée. Le polissage final sera fait le mieux possible avec des instruments à pointe de diamant (fig. 345), ou de pierre d'Arkansas, dont on peut se procurer les diverses variétés chez les fournisseurs pour dentistes. La séparation sera obtenue à l'aide de coton ou de fil de soie. Les cavités proximales peuvent être préparées plus facilement par la face linguale (fig. 367, *a*, *b*, *c*, *d*,). Quand les obturations siègent entre les bicuspides, les parois linguales doivent être fortement entaillées si cela est nécessaire. Lorsque l'obturation doit résister à la force de mastication, les bords de la cavité doivent être à angle droit avec la

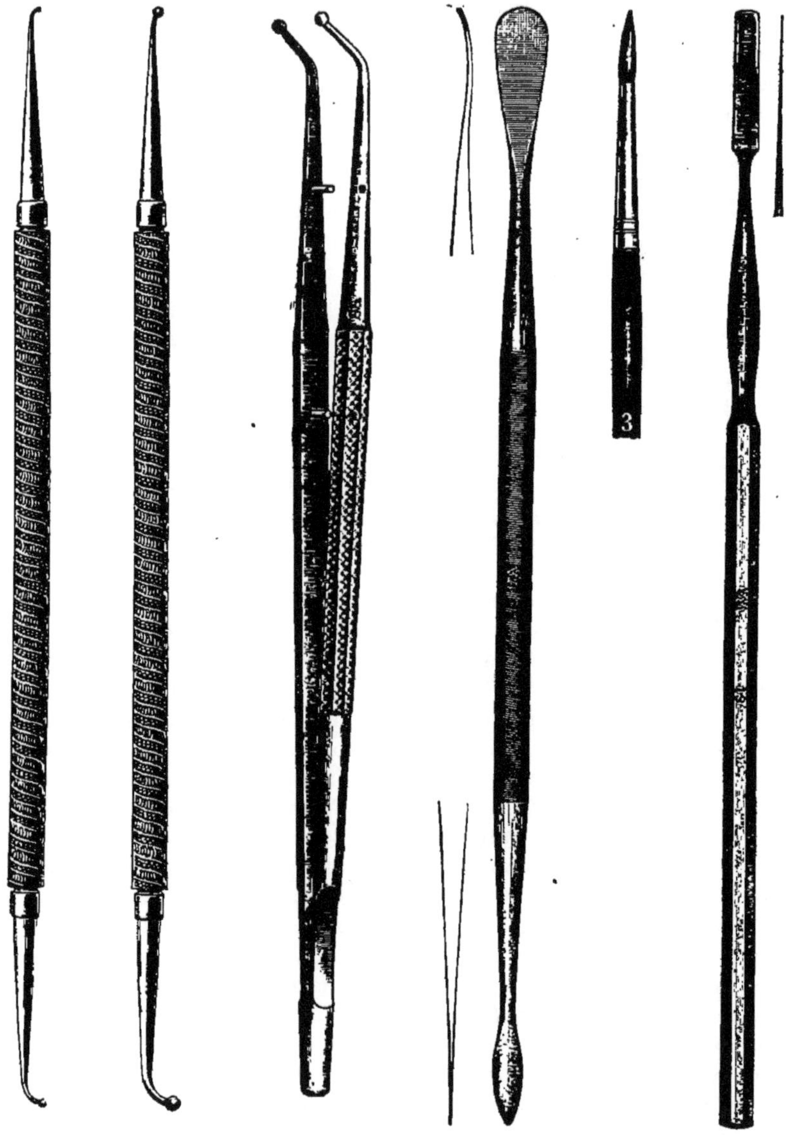

Fig. 346, 347, 348, 349, 350, 351.

face triturante (fig. 363 et 368). La préparation de la cavité étant terminée, la matrice de platine laminé doit avoir un quarantième de millimètre d'épaisseur, si la porcelaine doit être à haute fusion. Un platine plus mince pour les petites cavités peut être employé à volonté; le brunissage énergique demande ordinairement que la feuille de platine

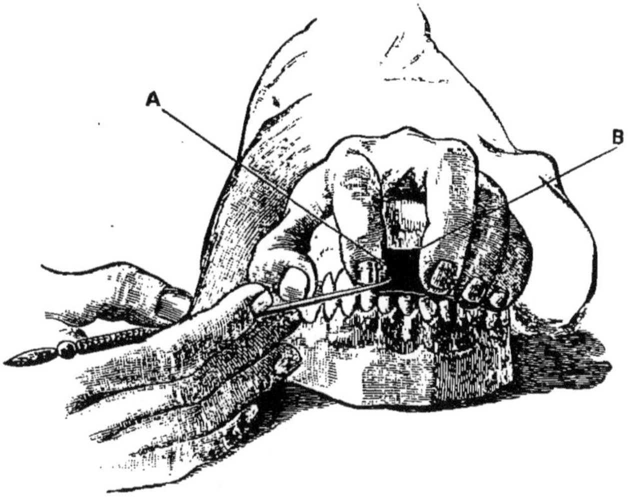

Fig. 352. — A, cavité labiale; B, feuille de platine assez large pour pouvoir être tenue tout à fait immobile par le premier et le second doigt pendant la formation du moule.

varie de 1/40 à 1/120 de millimètre ou bien 1/160 de millimètre sur les bords où l'épaisseur trop grande du métal peut être un inconvénient.

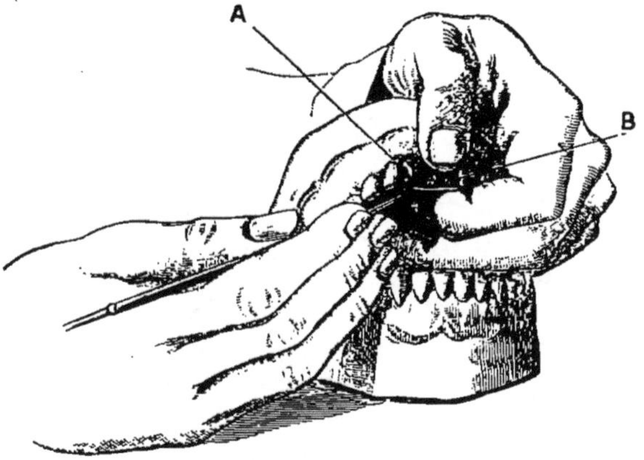

Fig. 353. — A, cavité distale sur une incisive latérale; B, platine replié par-dessus le bord tranchant pour assurer l'immobilité et donner le relief de la dent de manière à obtenir un contour parfait de la porcelaine.

Les feuilles plus minces que 1/40 de millimètre semblent manquer de corps pour se brunir convenablement sans se déchirer. Ce platine, s'il est recuit sur un bec Bunsen ou sur un chalumeau, devient dur et ne convient pas à cet usage, mais quand il est placé dans le moufle du four électrique il devient malléable. Il est très essentiel que le platine soit malléable. Le platine est placé sur la cavité et poussé avec de l'amadou ou du papier buvard aussi loin que possible sans le déchirer. Cette opération nous donne la plus grande dimension du moule. Les bords doivent à ce moment être formés et dès lors le platine doit être tenu parfaitement immobile ou bien le résultat sera mauvais. Quand les bords sont formés on peut passer dessus soigneusement un brunissoir à boule (fig. 346 et 347) pour rendre le métal dur et sans ride et l'on peut alors le faire entrer dans la cavité aussi loin qu'on le peut sans danger de le déchirer. S'il y a des plis, il faut les faire disparaître avec la spatule indiquée figure 349. Cela fait, le métal doit être fortement pressé sur le fond de la cavité avec du papier buvard. Cela s'accomplit habituellement sans déchirer le métal, mais s'il se produisait des déchirures, elles sont inoffensives parce qu'elles ne peuvent atteindre le bord où la feuille a déjà été adaptée. Lorsque la cavité labiale s'étend sous la gencive, un large lambeau de la feuille de platine s'étendant rigidement sur toute la gencive et pressé au fond de la cavité avec le papier buvard formera une voûte qui presse et refoule la gencive, de sorte que le bord supérieur de la cavité se trouve net

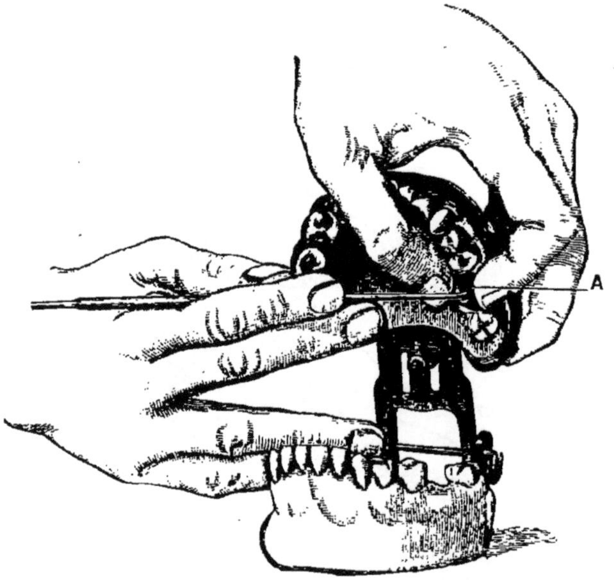

Fig. 351. — A, cavité sur la surface antérieure proximale d'une première molaire.

dans des cas qui d'abord paraissaient impossibles à traiter. Le platine mou non pressé donne une belle empreinte, mais lorsque le métal a été travaillé au brunissoir et pressé, il devient élastique. Si donc la matrice remue pendant qu'on la travaille, il est impossible d'avoir une empreinte soignée, car le platine devenu élastique ne peut revenir à sa position primitive avant d'avoir été recuit. Si des critiques ont été élevées contre le platine par les partisans des matrices d'or, cela doit provenir de ce qu'ils ont essayé de travailler le platine de la même manière que l'or.

Quand la matrice est terminée, il faut l'enlever avec soin et la porter

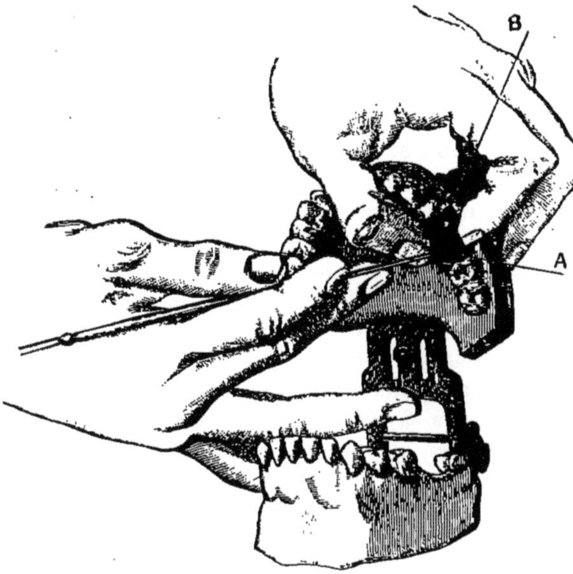

Fig. 355. — A, Cavité proximale postérieure dans une deuxième bicuspide; B, bord du platine s'étendant par-dessus la première bicuspide pour assurer l'immobilité.

au rouge pour détruire toutes les matières organiques qui tendraient à altérer la teinte de la porcelaine.

Pour les cavités labiales la feuille de platine doit être coupée suffisamment grande pour s'étendre au delà des deux dents adjacentes et le métal doit être moulé sur les 3 dents par pression avec du coton et du papier buvard. Le métal est tenu solidement sur les 2 dents adjacentes avec le premier et le second doigt (fig. 352), pendant que l'ajustage de la matrice à la cavité se fait rapidement. La largeur de la feuille a deux grands avantages : elle procure l'immobilité du métal pendant la formation de la matrice et elle donne la forme labiale entière de la dent, de sorte qu'on peut avoir une idée exacte du meilleur contour à donner à l'obturation.

Dans les angles des dents centrales (fig. 353), le platine doit être plié sur les surfaces linguale et labiale de la dent; il doit être aussi recourbé au-dessus du bord tranchant de manière à former une sorte de coiffe, au-dessous de laquelle se trouve tout le coutour de la dent et qui permet d'obtenir l'immobilité complète pendant que les bords de la cavité se dessinent et que la matrice se forme. Le même principe s'applique aux cavités proximales des bicuspides et des molaires au moyen d'une large couverture de platine qui doit s'étendre (fig. 354 et 355) depuis le bord triturant jusqu'au bord cervical et sur les côtés de la dent adjacente. Il doit être tenu solidement avec l'index et le médius de la main gauche, tandis que la main droite presse le métal avec le coton introduit dans la cavité. Le bord et le fond de la matrice peuvent alors être bien définis avec le brunissoir. Il est très important que la plus grande partie de la surface triturante de la dent soit bien définie; par ce moyen les côtés de la matrice ne peuvent se fausser soit lorsque celle-ci est enlevée de la dent, soit lorsque la porcelaine y sera fondue.

Dans les cavités mésiales, le métal doit être bruni entre l'index et le majeur (fig. 354). Dans les cavités distales, le métal doit être poussé vers l'opérateur qui travaille autour et au delà de sa main en tenant le platine comme l'indique la figure 355.

Lorsque, comme il arrive quelquefois, le platine doit être taillé en forme de queue d'arronde autour de la dent, ce qui rend son enlèvement difficile ou impossible sans torsion, le bord extérieur du platine doit être fendu avec un canif bien affilé à partir du bord de la gencive jusqu'au delà du bord de la cavité, comme l'indique la figure 356. La figure 357 indique un moyen quelquefois très utile pour obtenir l'im-

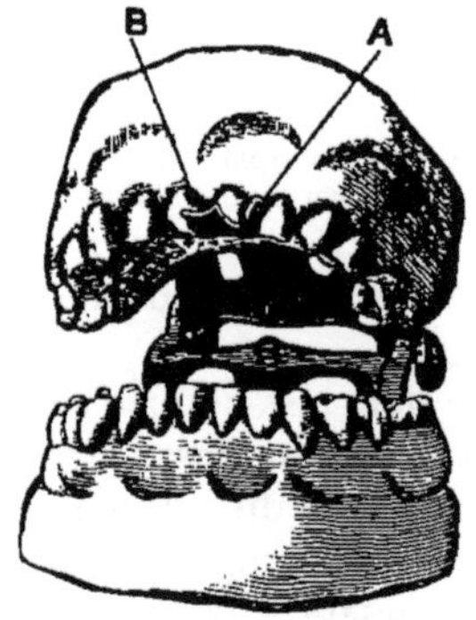

Fig. 356. — A, dessin de cavité proximale; B, languette de platine qui a été taillée et recourbée pour faciliter l'enlèvement du moule.

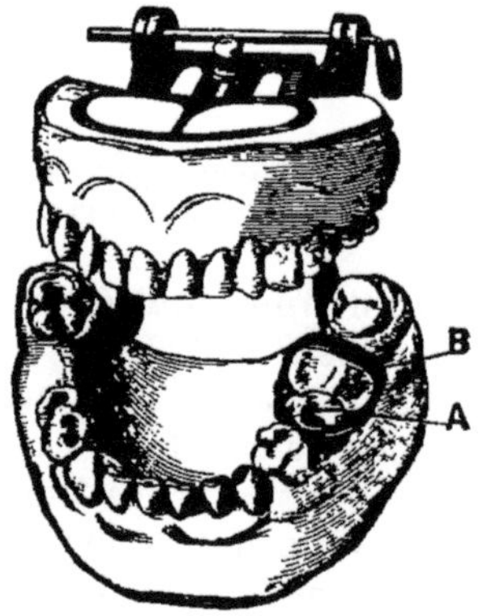

Fig. 357. — A, dessin d'une cavité dont on doit prendre un moule en platine; B, collier tenant le platine immobile pendant que la matrice est mise sur place.

mobilité de la matrice au moyen d'un clamp. Les figures 358 et 359 montrent la position des doigts quand on ajuste la matrice sur les dents inférieures. Naturellement, il faut tenir la matrice immobile dans la cavité. Il est quelquefois bon, pour obtenir une immobilité parfaite, de bourrer la matrice avec du papier buvard ou du coton. Quand cela

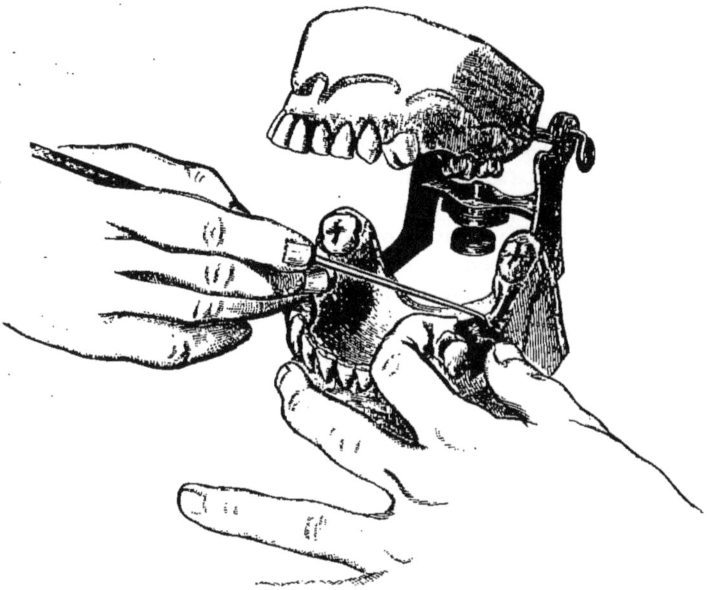

Fig. 358. — Position des doigts : bicuspide inférieure gauche.

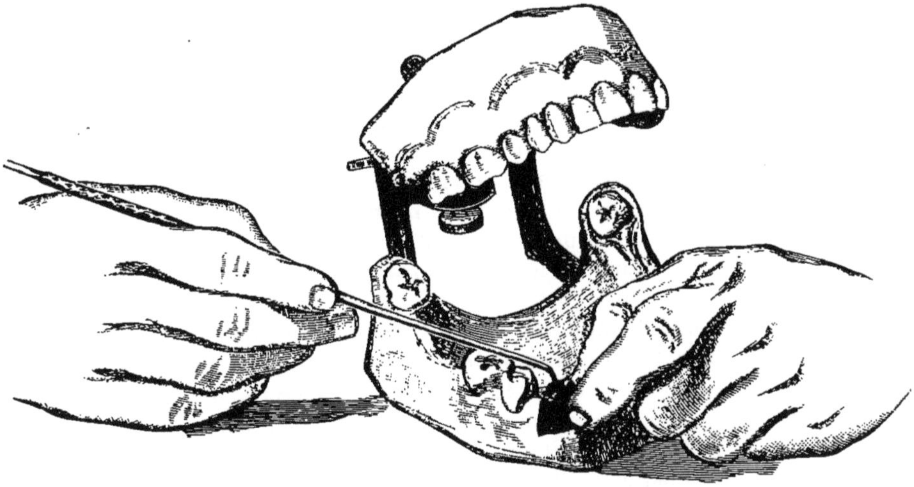

Fig. 359. — Position des doigts : bicuspide inférieure droite.

est fait et le bourrage enlevé, il n'y a aucune difficulté à retirer sans torsion la matrice en dehors de la cavité.

La nuance de l'obturation doit tout de suite être déterminée au moyen de l'échelle des teintes. La couleur de base des 9/10 des obturations est le jaune clair, le blanc que l'on y ajoute à volonté suivant les cas suffit pour obtenir une imitation parfaite, quelle que soit la teinte demandée ; il faut d'abord fixer la couleur de base afin d'ajouter tout à son aise le complément pour la nuance comparative. Le mélange étant fait, mouillé avec de l'eau distillée et séché avec du papier buvard ou de la mousseline et arrivé à la consistance d'une pâte, on le place dans la matrice avec la pointe d'une brosse ou d'une spatule (fig. 350 et 351); puis on l'étale sur le fond en frappant de petits coups sur le manche des précelles qui maintiennent la matrice; on ajoute de la porcelaine jusqu'à ce qu'elle atteigne les bords qui doivent être rigoureusement propres. Quand la matrice bourrée a été séchée avec soin en la retournant sur un morceau de mousseline molle, on la place dans un four électrique ou à gaz et on cuit jusqu'à ce que le mélange prenne un aspect brillant.

Cette cuisson produira un retrait d'environ 1/5 du volume. On enlève la matrice imparfaitement remplie, on laisse refroidir, on la remplit jusqu'aux bords avec de la pâte de porcelaine et on fait cuire de nouveau. Une troisième addition de porcelaine peut se trouver nécessaire. Après cuisson, l'obturation peut être sortie du four presque immédiatement; pratiquement les grosses pièces seules doivent être refroidies lentement, quoique théoriquement le refroidissement gradué doive donner une porcelaine plus dure. Le revêtement de platine peut alors être enlevé en ayant soin de le détacher en partant des bords de l'inlay. Si on le détache en allant du centre vers les bords, cela peut le faire éclater. Si de petites pellicules de platine s'attachent à la porcelaine, il faut les détacher avec un instrument pointu, dur et trempé.

Dans les cavités volumineuses et difficiles, un double brunissage est quelquefois nécessaire. On le fait comme il suit : la première addition de porcelaine ne se fait pas jusqu'aux bords de la matrice. On cuit et laisse refroidir. On replace avec soin la matrice dans la cavité, en la tenant immobile; on repasse les angles au brunissoir. Dans les cavités ordinaires, l'avantage théorique du second brunissage n'équivaut pas au risque de ne point replacer le moule exactement dans sa position primitive.

L'obturation est maintenant prête à être insérée. On fait avec soin des sillons dans la cavité et des cannelures sur la porcelaine au moyen d'un mince disque de cuivre (fig. 345 *a*), chargé de poussière de diamant, de manière à ne pas endommager les bords. Si l'opération a été bien faite, ce procédé s'applique d'une façon sûre et aisée aux plus petites cavités. Le disque et la porcelaine sont maintenus humides pendant la taille des rainures. L'inlay doit être tenu de manière que le bord adjacent à la rainure soit en contact avec la peau du doigt; cette rainure peut alors être pratiquée résolument par la révolution rapide du disque, qui coupe seulement la porcelaine et repousse sans l'endommager la peau du doigt faisant fonction de support. Si la porcelaine est noircie par le disque de cuivre, on obtient la décoloration par un jet d'eau. Cependant s'il n'est pas possible de faire des rainures suffisantes, le glaçage sera enlevé à l'aide d'un disque de papier de verre ou avec de l'acide fluorhydrique. L'acide fluorhydrique à employer est appelé dans le commerce « acide blanc » et se prépare comme il suit : à l'acide fluorhydrique ordinaire on ajoute du carbonate d'ammoniaque jusqu'à saturation. On évapore à moitié du volume sur un plat en plomb, on remplit d'acide fluorhydrique jusqu'au volume primitif, et encore une fois on fait évaporer à moitié du volume. Le liquide peut alors être versé dans une bouteille en gutta-percha et gardé à l'abri de l'air et de l'humidité. Cet acide donnera une surface craquelée, tandis que l'acide ordinaire donnerait une gravure plus unie.

Pour graver, on peut employer le moyen suivant : la face de l'obturation est enfouie dans une bande plate de cire molle laissant libre la face qui doit entrer dans la cavité. Une goutte d'acide est alors posée sur la porcelaine, et on l'y laisse pendant une minute environ, puis la cire et la porcelaine sont lavées à l'eau et l'obturation enlevée de la bande. La surface supérieure sera craquelée et le ciment y adhérera parfaitement, mais pas aussi bien qu'avec des rainures bien faites.

La porcelaine et la cavité doivent être lavées à l'alcool, puis bien séchées. La digue peut être appliquée avec avantage juste au moment d'insérer la porcelaine, quoique la parfaite siccité ainsi obtenue puisse d'abord faire paraître la porcelaine trop sombre.

Pour insérer la porcelaine, on opère comme il suit : un ciment d'oxyphosphate de zinc, de consistance crèmeuse, à prise lente, correspondant comme couleur, autant que possible, à celle de la dent, est placé dans la cavité, puis la porcelaine est enfoncée au moyen d'une spatule à ciment et pressée sur place. La porcelaine doit être maintenue en place une minute ou deux, jusqu'à ce que l'oxyphosphate ait perdu son élasticité; car, quelle que soit la perfection apportée à la fabrication de l'inlay, s'il ne prend pas exactement sa place, les bords seront aussi imparfaits que si l'on avait employé une matrice mal adaptée. Comme on l'a dit, un ciment clair à prise lente est essentiel, et jusqu'à présent le ciment de Harvard paraît donner toute satisfaction. Quand l'obturation est enfin en position, la prise du ciment peut être activée par un courant d'air chaud ou par un instrument chaud appliqué sur la porcelaine. Quand le ciment est essuyé et la dent lavée, on coule par-dessus de la paraffine ou du vernis, de manière que le ciment puisse rester six heures avant d'être exposé à l'action de la salive. Le jour suivant, les bords sont usés à la pierre d'Arkansas ou polis avec du papier de verre. Il vaut mieux, pour finir, que les bords soient un peu bas, plutôt que trop hauts. Si cependant la porcelaine est trop haute, on peut l'user et obtenir un bon résultat. Mais l'aspect brillant original est ordinairement préféré.

Ayant décrit l'opération générale de la mise en place de l'inlay, quelques remarques ne seront pas déplacées avant de décrire les opérations spéciales.

Les cavités labiales doivent être profondes si l'on désire une bonne couleur et une grande adhérence. La surfusion est une des principales causes des couleurs médiocres; plus la porcelaine se rapproche du verre, plus le ciment qui est au-dessous détruira la couleur. La rétention obtenue par un bloc de porcelaine constitue un ancrage plus solide qu'une tige de platine, puisque le platine peut se dilater, et il tend toujours à affaiblir la porcelaine.

Dans les larges contours, on peut éviter une contraction excessive et ajouter 1/4 d'une poudre incolore à haute fusion à cette partie de l'émail qui forme la première cuisson. Les particules non fondues s'étendent dans toutes les directions, la matrice constituant une sorte de revêtement interne. Le léger brillant ainsi obtenu est entièrement couvert par le second revêtement, et l'on obtient un contour convenable en peu de cuissons. Quand on fait de petites obturations, les pinces et la cavité peuvent être gardées mouillées jusqu'au moment de l'insertion, parce que la capillarité empêche l'obturation en cavités de tomber et d'être perdue. En plaçant sur une pince opératoire les toutes petites obturations dans la position relative qu'elles doivent occuper sur la dent même, on prévient des erreurs dans lesquelles on peut tomber sans cette précaution.

Outre la classification : labiale, buccale, proximale, etc., les obturations en porcelaine de ces cavités peuvent être divisées, par rapport à leur position dans la bouche, en deux classes : celles qui conservent leur couleur une fois cimentées sur place, et celles qui prennent une teinte plus sombre. Si cette classification n'est pas bien comprise, plus d'un inlay bien assorti finira par paraître sombre et déplaisant dans la bouche. Les variations de couleur sont semblables à celles que l'on observe en regardant un morceau de verre à vitre. La surface peut être presque incolore pendant que les bords sont sombres. La couleur des porcelaines dépend de la perfection avec laquelle la lumière est réfléchie à l'œil de l'observateur. Par exemple, en pleine lumière, la porcelaine jaune reste jaune, parce que tous les autres rayons qui composent la lumière sont absorbés et que les jaunes seuls sont réfléchis à l'œil. Si la lumière diminue graduellement, moins de rayons jaunes seront réfléchis et la couleur paraîtra sombre; quand il n'y aura plus de lumière réfléchie, la porcelaine paraîtra noire. Plus la lumière sera abondante de face et de côté sur les obturations, moins il y aura de variation de couleur, avec l'ombre. Prenons, par exemple, une cavité labiale simple (fig. 360). Si elle s'étend assez profondément pour empêcher de voir la couleur de l'oxyphosphate de zinc ou de tout autre ciment, et si la porcelaine n'a pas été trop cuite, elle apparaîtra avec sa vraie couleur. Si cependant nous plaçons cette couleur bien assortie sur la surface proximale de la dent (fig. 361), dans le voisinage d'une dent empêchant la réflexion directe et permettant ainsi aux rayons indirects seuls de frapper nos yeux, la couleur se perdra dans l'ombre, et, après avoir été parfaitement assortie ou presque, la dent prendra la couleur terne du plomb. De même, si dans la figure 360,

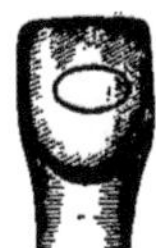

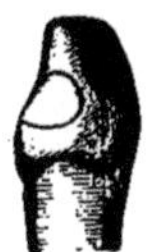

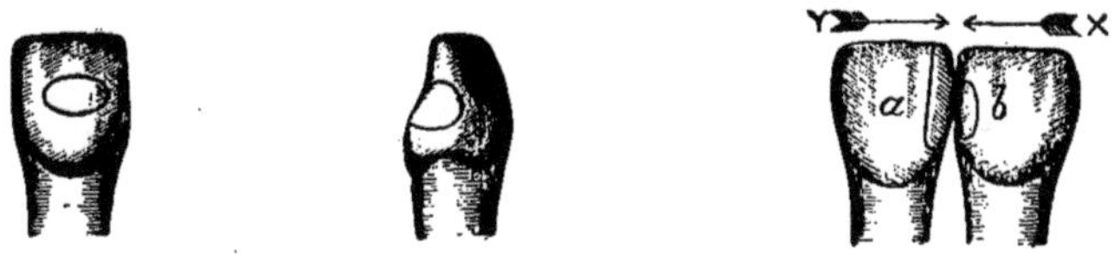

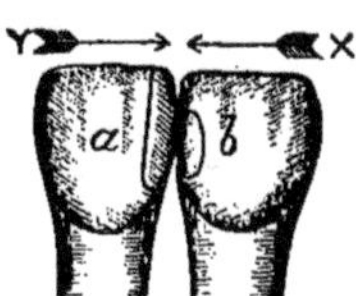

Fig. 360, 361, 362.

la cavité labiale pénètre entièrement à travers la dent et même à travers l'émail lingual, l'inlay présentera une difficulté d'exécution presque insurmontable; en effet, presque tous les rayons directs passeront au travers de celui-ci et seront perdus dans les ombres de la bouche, pendant que les rayons latéraux seront arrêtés par le ciment de zinc non transparent. Cette difficulté peut être tournée en posant deux obturations, l'une sur la surface linguale, l'autre sur la surface labiale. L'inlay ovale traversant toute la dent n'est ici mentionné que pour faire voir l'importance des variations de couleur que l'on peut rencontrer; plus un inlay en porcelaine se rapprochera de ces conditions, plus grande sera la tendance de la couleur à se perdre dans l'ombre.

Prenons encore pour exemples les deux obturations de la figure 362. Dans chaque dessin, les obturations pénètrent également les parois de l'émail palatin et labial, et pourtant, s'ils sont faits de matière bien assortie comme couleur, l'inlay du coin paraîtra clair, tandis que celui en forme de demi-lune paraîtra sombre. Si cependant *b* ne traverse pas la paroi linguale et si le ciment s'étend entièrement derrière lui, sa couleur sera presque, sinon tout à fait égale à celle du coin, parce qu'il rentre dans la classe des cavités labiales simples susmentionnées. La différence dans les teintes des deux obturations peut s'expliquer comme il suit : le coin *a* est éclairé par de la lumière venant latéralement du bord tranchant, tandis que l'obturation en demi-lune *b* est enfermée sur 3 côtés, par le ciment, et sur le 4e côté par la dent adjacente. Il faut encore noter par comparaison avec le coin *a* que, si on le regarde de face ou dans la direction de la flèche X à travers le ciment, la couleur sera bonne; si, au contraire, on le regarde en dehors du ciment, comme l'indique la flèche Y, la couleur sera plus brillante ou plus sombre, suivant l'intensité de la lumière; mais on ne verra pas la vraie coloration. Cependant ceci n'est pas une objection sérieuse, parce que les obturations sont ordinairement vues de face et les aspects occasionnels de côté se divisent également en bons et mauvais.

Nous pouvons donc dire qu'un inlay d'angle qui ne comprend pas plus de 1/3 du bord tranchant de la dent est un cas favorable. Les obturations buccales des bicuspides et des molaires sont aussi faciles à harmoniser que les cavités labiales simples, car elles se trouvent dans les mêmes conditions de lumière réfléchie; mais tous les inlays proximaux, depuis la surface postérieure des canines postérieures jusqu'aux molaires, montrent la même défaillance de coloration, et à moins qu'on ne passe sur ce défaut, on obtiendra des résultats décourageants pour un travail soigné d'autre part. L'inlay sera d'autant plus sombre que le ciment interceptera davantage la lumière et profilera plus d'ombre sur le corps de la porcelaine (fig. 367).

Les cavités labiales simples, les coins des incisives centrales et latérales, et les cuspides des canines et des bicuspides ne se trouvent pas affectés.

Les plus affectées sont les pointes des incisives centrales et latérales, et les cavités proximales en demi-lune s'étendant à travers l'émail

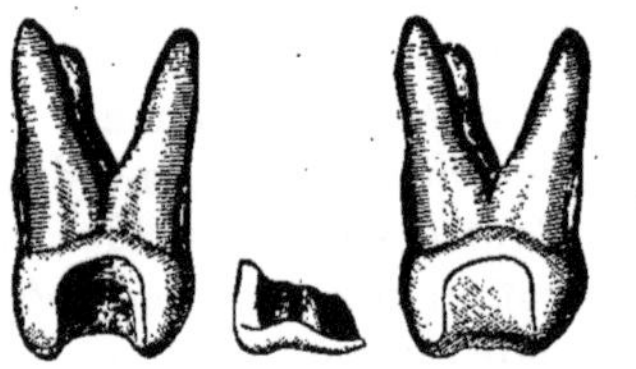

Fig. 363. — Large cavité dans une molaire embrassant les surfaces proximale et broyante, restaurée par un inlay en porcelaine.

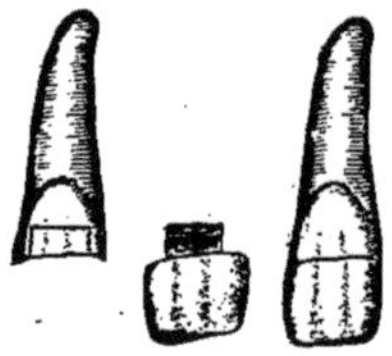

Fig. 364. — Restauration d'une incisive latérale rompue, au moyen d'une pointe en porcelaine.

lingual. Plus la dent adjacente est large, plus le manque de lumière et l'obscurité qui en sera la conséquence seront grands. Les obturations reconstituant la pointe des incisives centrales et latérales et occupant toute l'épaisseur de la dent sont si exposées aux décolorations provenant des rayons transversaux obliques, d'en haut ou d'en bas, que leur emploi n'est conseillé que pour 1/3 de la dent. Lorsque la moitié d'une dent a été bien assortie et cimentée sur place, la pointe peut paraître de bonne teinte en pleine lumière du jour, mais la nuit elle peut aussi paraître sombre; de même, dans une lumière artificielle venant d'en haut, la dent et la ligne du ciment paraîtront très noires, tandis que la porcelaine sera d'un blanc de neige.

Pouvons-nous remédier aux variations de couleur? Les cavités en demi-lune (fig. 361 et 362) peuvent être aurifiées sur la paroi linguale, ce qui rend possible l'assortiment de l'inlay; mais, généralement, les variations peuvent être évitées par un éclairage judicieux appliqué à l'obturation.

Maintenant, après avoir décrit le mode d'emploi de la porcelaine à haute fusion, voyons les modifications nécessaires pour utiliser la porcelaine à basse fusion, avec matrice en or. On prétend à présent que les porcelaines à basse fusion gardent leur couleur et leur texture indéfiniment dans la bouche, et sont assez fortes pour résister à l'usure, cela prouve qu'elles ont été bien perfectionnées depuis huit ou dix ans. Le meilleur produit paraît être celui de Jenkins. Les porcelaines qui peuvent être fondues dans une matrice d'or sont de deux classes : celles qui sont fondues à une température assez basse pour être traitées dans une matrice nue, et celles qui fondent à une température si voisine du point de fusion de l'or qu'il est nécessaire de revêtir la matrice pour qu'elle ne soit pas altérée par le feu. Dans les porcelaines de la première catégorie, les procédés sont tout à fait semblables à ceux que nous avons décrits pour les porcelaines fondues à haute température, dans une matrice en platine. La feuille d'or n° 30 est placée sur les bords de la cavité, comme nous l'avons vu dans l'emploi du platine; et alors, au lieu de la presser ou de l'étirer par place, on la comprime dans toute l'étendue de la cavité, au moyen d'amadou ou de coton. Le métal est si mou et si ductile que cela se fait plus facilement qu'avec le platine, et c'est même cette manipulation aisée de l'or qui fait le seul avantage des porcelaines à basse fusion sur les porcelaines à haute fusion. La matrice est ensuite retirée de la cavité. Ceci doit être fait avec soin, puisque, étant plus facilement adaptée, la matrice d'or est ainsi plus facilement faussée que la matrice en platine. Le mélange convenable de porcelaine est placé dans la matrice, et la cuisson est conduite comme avec les matières à haute fusion; la seule différence marquée est que les matières à basse fusion tendent à prendre l'aspect sphéroïdal en perdant leur contour. On y remédie en mêlant à la pâte une petite quantité de porcelaine à haute fusion ayant la même couleur.

Quand on emploie des porcelaines qui demandent un revêtement pour la matrice d'or, cette matrice ne doit pas être déchirée au fond, parce que, en pareil cas, la porcelaine tend à passer à travers le revêtement au lieu de s'écarter de la déchirure, ce qui arrive dans une matrice en platine sans revêtement. L'envers du moule d'or doit être enduit d'une pâte d'amiante et d'alcool qu'on laisse évaporer. Alors la porcelaine peut être introduite dans le moule peu à peu pour diminuer le rétrécissement.

La méthode décrite par J. Léon Williams est la suivante : « Plus l'or sera mince et plus l'inlay achevé sera parfait. Il est important d'avoir un jeu d'instruments convenables pour façonner l'or et manipuler la porcelaine. J'ai composé, dans ce but, une trousse d'instruments (fig. 365). Ils sont tous à double extrémité. Les n°s 1, 2, 3 et 4 servent pour adapter l'or à la cavité; les n°s 5 et 6 pour manipuler la pâte de porcelaine. L'or doit être découpé de manière à représenter grossièrement la forme de l'orifice de la cavité, mais beaucoup plus large. La figure 366 montre la forme convenable pour une cavité semblable à celle qui est figurée en *a* (fig. 367). Ce sera faciliter beaucoup le façonnage de l'or que d'y pratiquer une brèche, comme l'indique la figure 366, et en même temps diminuer les chances de déchirer l'or quand on le forcera

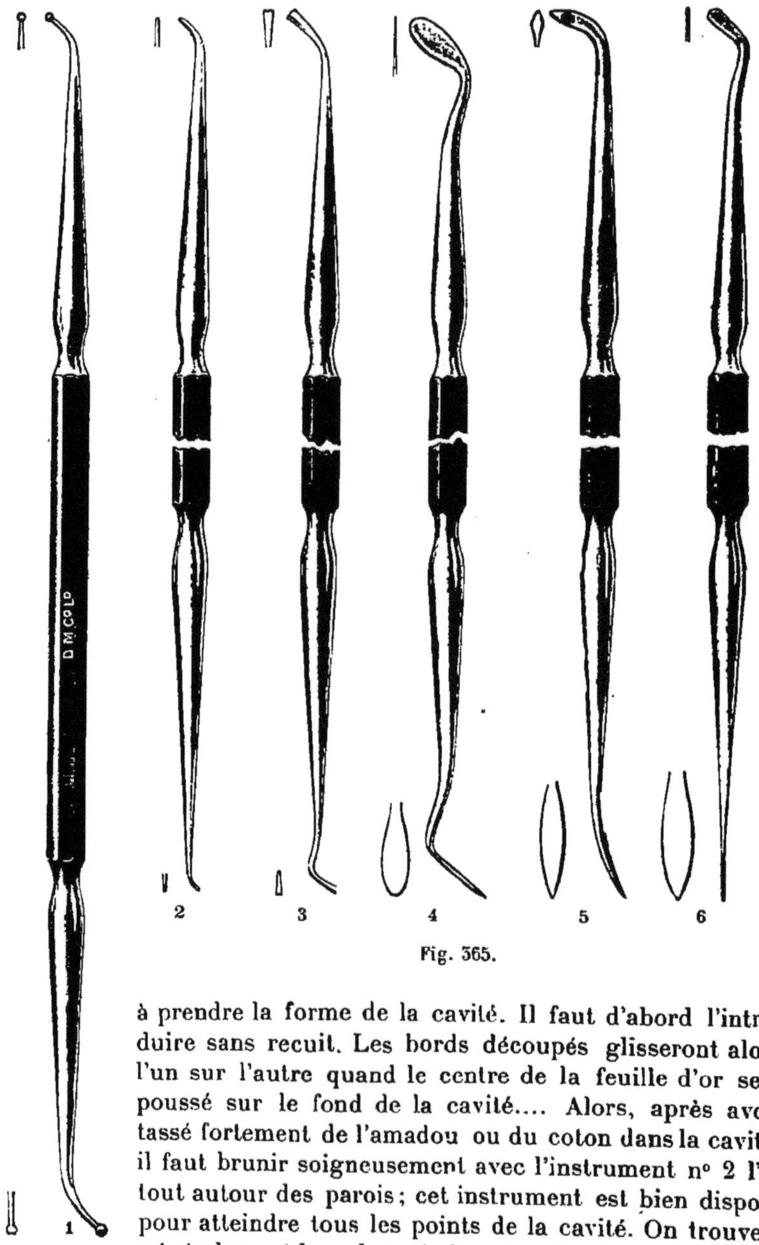

Fig. 365.

à prendre la forme de la cavité. Il faut d'abord l'introduire sans recuit. Les bords découpés glisseront alors l'un sur l'autre quand le centre de la feuille d'or sera poussé sur le fond de la cavité.... Alors, après avoir tassé fortement de l'amadou ou du coton dans la cavité, il faut brunir soigneusement avec l'instrument n° 2 l'or tout autour des parois; cet instrument est bien disposé pour atteindre tous les points de la cavité. On trouvera généralement bon de tenir le coton écarté des bords de la cavité pendant le brunissage avec un instrument tenu de la main gauche, préférablement un brunissoir à boule, qui sert en même temps à presser le coton contre la cavité. Ceci oblige l'or à rester en place et prévient l'ébranlement quand on brunit les bords.

« La plupart des opérateurs ont trouvé que l'enlèvement du moule

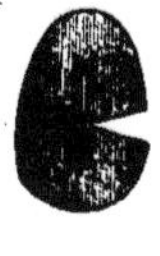

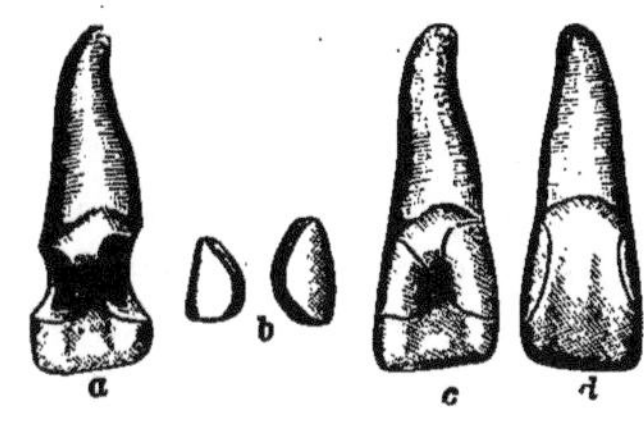

Fig. 366. — Feuille d'or ou de platine ébréchée et prête pour l'adaptation à la cavité.

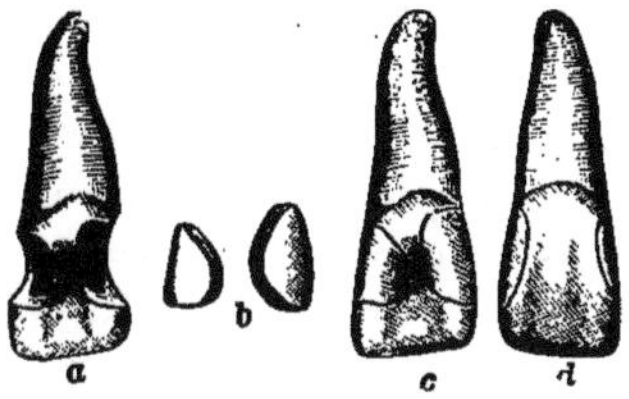

Fig. 367. — Dent centrale supérieure droite montrant deux larges cavités proximales dont l'accès a été obtenu en coupant largement les parois linguales : *a*, dent avec les cavités préparées ; *b*, inlays en porcelaine pour lesdites cavités ; *c*, dent montrant la surface linguale ; *d*, surface labiale après le cimentage des inlays.

d'or et sa mise dans la cire sont des opérations très délicates et que, par la méthode ci-dessus décrite, on n'est jamais tout à fait certain de leur réussite avant que l'inlay ait été achevé et essayé à sa place. Toute cette incertitude peut être évitée par le procédé suivant : on chauffe légèrement et on roule entre les doigts une petite boule de cire blanche telle que celle que l'on emploie pour les couronnes et les bridges. La boulette de cire doit être un peu plus volumineuse qu'il n'est nécessaire pour remplir complètement la cavité, c'est-à-dire qu'elle doit déborder tout autour sur les bords de la cavité. La cire doit être tout à fait dure une fois introduite dans le moule lui-même en place dans la cavité de la dent. Alors on prend le brunissoir large n° 4, fig. 365, et on presse fortement la cire sur place. Pour empêcher le brunissoir de s'attacher à la cire, il faut auparavant le plonger dans de la chaux de France, ou du savon pulvérisé. Dans des cavités telles que les montre la figure 367 en *a*, un large ruban à polir enduit de chaux de France peut être employé pour presser la boulette de cire à sa place ; mais il faut faire grande attention à ne pas tirer le ruban dans un sens, puis dans l'autre comme quand il s'agit de polir une obturation. Ceci ébranlerait le moule et compromettrait le succès. Le tirage doit se faire sur place et également par les deux bouts du ruban, puisque l'on a pour but de presser la cire partout au-dessus des bords de la cavité. Un courant d'eau froide est passé sur la cire, qui peut alors être enlevée avec le moule. Si cette partie de l'opération est faite avec le soin habituel, l'inlay achevé s'adaptera toujours avec perfection. Pour faciliter le rapide enlèvement du moule, il faut avoir soin d'éviter que la cire ne déborde sur l'or en un point en dehors du bord de la cavité. Dans ce but et aussi pour assurer le revêment de la matrice d'or, il est bon de laisser les bords de l'or se prolonger autant que possible au delà des bords de la cavité.

« La matrice peut maintenant être revêtue sans craindre que sa forme ne se trouve modifiée. Pour cette opération, je me sers de plâtre et de poussière de marbre. Quand le revêtement est suffisamment dur, la cire est tout à fait fondue au moyen d'un courant d'eau bouillante. Il est alors séché et porté à la chaleur rouge avec un chalumeau. On peut alors le refroidir et il est prêt à être rempli de pâte à porcelaine. Maintenant le point important à éviter en introduisant la pâte de porcelaine est qu'elle ne s'écarte pas des parois de la cavité. On y arrivera aisément, quelle que soit la pâte, si l'on se conforme strictement aux instructions suivantes : Mélangez la pâte jusqu'à la consistance d'un mastic mou et, avec la pointe supérieure de l'instrument n° 6, figure 365, *placez un anneau de ce mastic autour de la circonférence entière de la cavité laissant le centre presque libre ou vide.* En fondant une

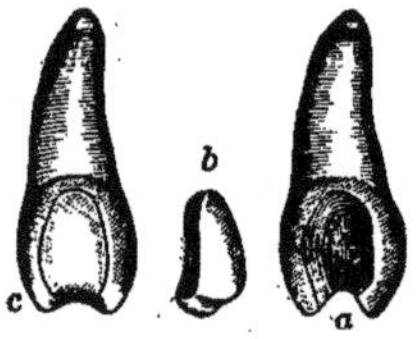

Fig. 368. — Bicuspide avec une cavité embrassant les surfaces proximale et triturante : *a*, dent avec la cavité préparée ; *b*, inlay en porcelaine : *c*, inlay cimenté sur place.

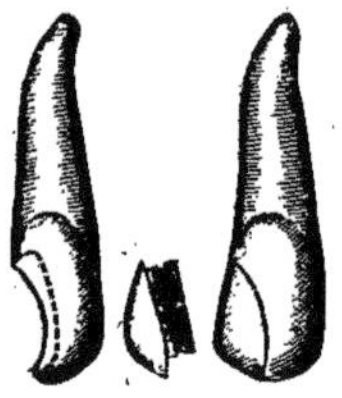

Fig. 369. — Dent canine montrant en *a* une large cavité, et en *b* et *c* de larges inlays en porcelaine restaurant le contour primitif de la dent.

pâte de porcelaine, elle se retrécit naturellement vers la plus grande masse ou vers le centre de la masse. Si donc ce centre est enlevé, nous pouvons naturellement compter que la masse va se contracter vers la circonférence, et c'est précisément ce qui arrive quand on dirige la manipulation comme ci-dessus. La porcelaine sort toujours de la première cuisson bien fondue partout sur ses parois. Et elle ne bougera pas de cette position aux cuissons suivantes, à moins qu'elle ne soit très surchauffée.

« Après chaque application de la pâte de porcelaine, on prend un fin pinceau en poil de chameau que l'on mouille (entre les lèvres à la manière des aquarellistes), et que l'on traîne sur les bords du moule pour enlever les parcelles de pâte. Si cela n'est pas fait, on trouvera souvent les bords de l'inlay dentelés ; or, un bord parfait est le caractère essentiel d'un inlay en porcelaine. Si l'on se sert d'eau gommée pour mêler la pâte, il sera nécessaire d'enlever ces particules avec grand soin, parce que la tendance naturelle de l'eau gommée est de les coller sur les bords du moule d'or ou de platine. Quand on prépare un inlay pour restaurer des coins de dents, et pour les contours en général, on facilite beaucoup le travail quand, après la première cuisson opérée comme ci-dessus, on place un petit morceau de porcelaine solide, au point le plus élevé du contour de l'inlay. Ces morceaux de porcelaine peuvent être obtenus en brisant de la vieille porcelaine dans un mortier de fer. Il faut avoir soin de prendre un morceau assez petit pour que son bord extérieur ne se voie pas quand l'inlay sera complété. Des coins semblables à celui de la figure 369 peuvent être établis de cette façon sans beaucoup de difficulté. »

Le sujet ayant déjà été traité, nous n'avons pas besoin d'insister sur la fin de la méthode de Williams; comme nous l'avons dit : on sépare matrice de la porcelaine, on fait des rainures sur l'inlay et on le cimente dans la cavité.

En résumant les avantages et les inconvénients de la basse fusion et de la haute fusion, nous voyons que les partisans de la première disent seulement que l'or est plus facilement adapté à la matrice que le platine, tandis que les partisans de la seconde disent que la porcelaine à haute fusion est un corps permanent, gardant sa couleur au feu, sans tendance à passer à l'état sphéroïdal, dispensant de l'emploi aventureux du revêtement, et fournissant un procédé si simple et si sûr que les obturations peuvent être entreprises avec une plus grande certitude de bons résultats et avec plus de rapidité.

Trois genres de fourneaux peuvent être employés pour la fusion de la porcelaine : au gaz, à la gazoline et à l'électricité. Les deux premiers sont bruyants, odorants et sales, mais rarement dérangés, s'ils le sont jamais. D'un autre côté, le four électrique est silencieux, beau et propre, mais il a une durée limitée. Même dans des mains expérimentées, ses fils brûlent et ont besoin de réparation une ou deux fois par an; entre des mains novices, il peut facilement être détruit en quelques secondes. Néanmoins, malgré ces inconvénients, le four électrique doit être préféré aux autres, qui conviennent seulement pour le laboratoire. Les seuls fours à gaz praticables pour la haute fusion sont ceux possédant

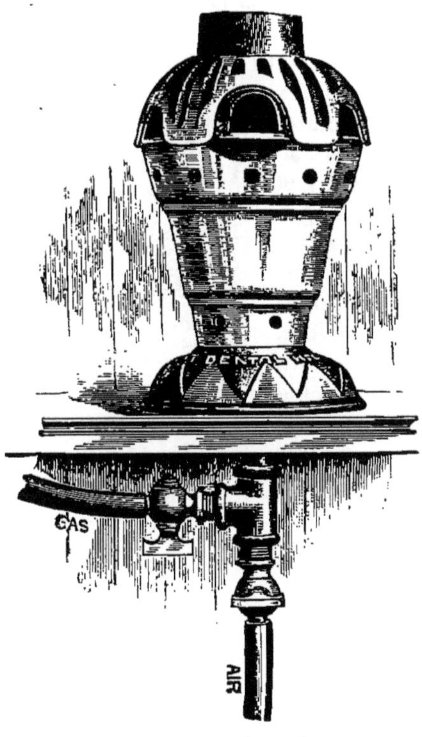

Fig. 370. — Fourneau à gaz à couronne de Downie.

un moufle en platine, dans lequel la porcelaine peut être protégée complètement contre le gaz, car la porcelaine fondue ne peut garder sa couleur, si elle est exposée aux produits de la combustion du charbon. Les deux fours à gaz les plus pratiques pour la haute fusion sont le Downie (fig. 370), et le Midget Land. L'un et l'autre, convenablement dirigés, fondent le continuous-gum en 3 minutes. Ils agissent d'après le principe du chalumeau et nécessitent l'un et l'autre un réservoir de pression ou un soufflet à pied. Deux fourneaux à gazoline sont praticables, le Brophy et le Turner, ils agissent au chalumeau, sont très odorants et dangereux dans des mains novices. Les fourneaux électriques sont basés sur ce fait qu'un fil de platine entouré d'argile réfractaire rougit quand on y fait passer un courant. L'argile réfractaire accumule cette chaleur indéfiniment, de sorte que tout degré de chaleur inférieur au point de fusion du platine peut être obtenu. Ce point de fusion est à 2800° centigrades environ. Le meilleur fourneau pour

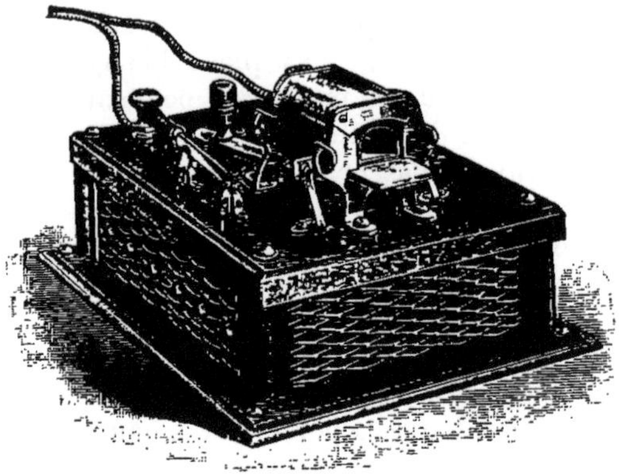

Fig. 371. — Four Hammond n° 1.

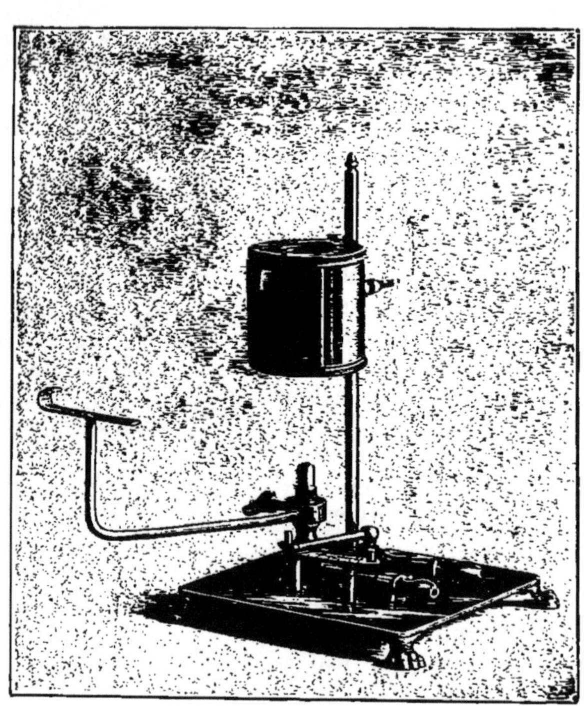

Fig. 372. — Réduction du four à gaz de Jenkins.

haute fusion de 1550° à 1860° centig. est le four électrique à couronne de Hammond (fig. 371).

L'appareil à gaz de Jenkins est propre et pratique; en réalité, comme appareil à gaz, il est presque idéal, mais ne convient que pour les basses fusions. Le petit four électrique construit par Ash (fig. 373), est

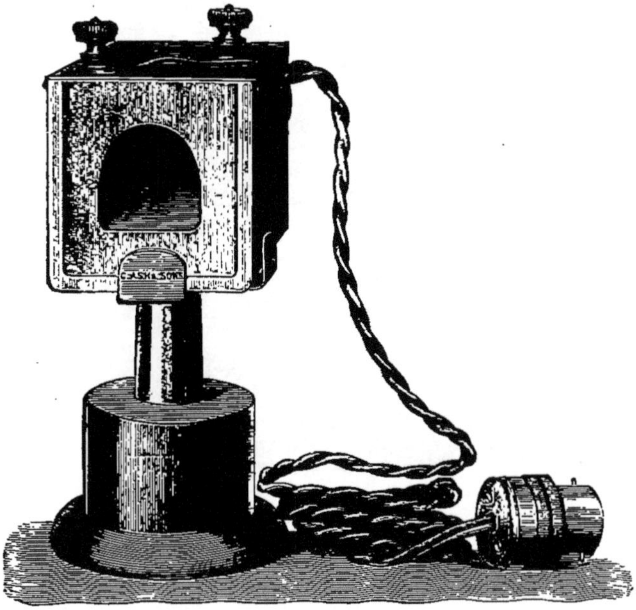

Fig. 373. — Four électrique d'Ash.

parfait pour les basses fusions, et, quand on possède un courant, il est très recommandable. Son seul inconvénient est qu'il ne peut être réparé et, s'il se produit une brûlure, il faut demander au fabricant une nouvelle bobine de fils. Il n'a pas un pouvoir suffisant pour atteindre les hautes fusions (1).

Inlays d'or. — Comme on l'a dit plus haut, l'inlay d'or résiste parfaitement à l'écrasement, c'est pourquoi on le préfère quelquefois à l'inlay de porcelaine dans le fond de la bouche où sa couleur n'a pas d'inconvénient et où sa résistance à la mastication est de première importance. L'inlay d'or est facile à faire. La cavité doit être préparée comme on l'a dit plus haut. Alors une feuille d'or mou, jauge 36, est posée bien immobile au-dessus, puis brunie et assujettie dans la cavité.

(1) Voir Platschick. *Des moyens de contrôle de la cuisson des pâtes céramiques.* Odontol., 30-1-1900. On construit maintenant des fours électriques à pyromètre qui facilitent beaucoup la direction de la cuisson. Le four Platschick, qui possède cet important perfectionnement et qui permet en outre le changement de moufle instantané, semble réaliser le meilleur type de ces appareils. Voir fig. 373 *bis*. Le four Barrié sans pyromètre est très résistant et très régulier.

De petites déchirures au fond n'ont pas d'importance. Quand la matrice a été bien préparée, pendant qu'elle est encore dans la dent, on y bourre for-

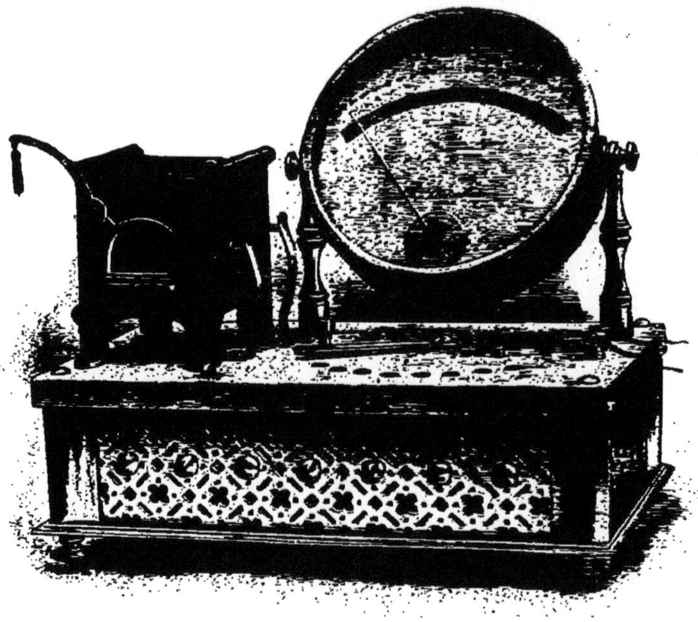

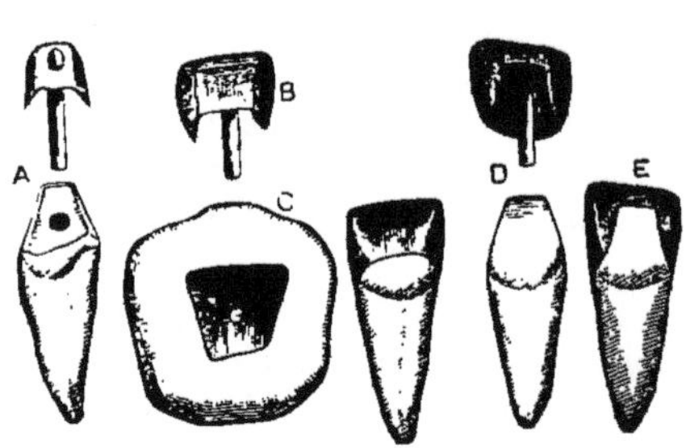

Fig 373 *bis*. — Four Platschick.

tement et rapidement jusqu'aux bords, de l'or en fibres ou de l'or spongieux, pour obtenir le contour convenable. Si la salive vient à baigner la matrice pendant l'opération, cela n'a pas d'importance ; les bords cependant doivent rester propres. La matrice remplie est enlevée et on y coule de la soudure à 22 carats, en gardant les bords toujours propres. On découpe alors l'obturation en laissant un peu d'or au-dessus des bords de l'inlay. On le place de nouveau dans la cavité, et l'on passe une seconde fois le brunissoir sur les bords. S'il faut davantage d'or spongieux pour le contour, on l'ajoute et on le soude rapidement. Les bords peuvent finalement acquérir leur contour avec cette soudure. On fixe l'inlay avec du ciment à la manière ordinaire.

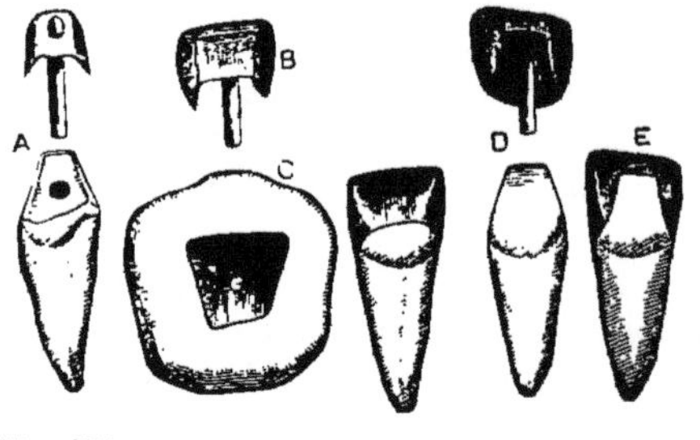

Fig. 374. — Détail du procédé employé pour fabriquer des obturations fondus pour incisive : *A*. pilier avec feuille adaptée ; *B*, couloir restauré en cire ; *C*, contour revêtu ; *D*, contour fondu détaché ; *E*, *E*. restauration terminée.

C. L. Alexander (¹) décrit la méthode suivante : « Ma méthode consiste dans le brunissage de platine sur la surface à restaurer; des pivots sont adaptés dans des canaux préalablement préparés. Puis, on chauffe une petite quantité de composé à modeler sur une lampe à alcool, on le presse fortement sur la surface et on le laisse refroidir; on peut alors enlever ensemble le platine et les pivots bien placés les uns par rapport aux autres. On met un revêtement et l'on soude les pivots à l'or pur. La pièce est replacée dans la bouche, sur la dent, et, après l'avoir ajustée soigneusement au brunissoir, on prend une empreinte, et quand l'articulation est nécessaire, on la fait faire par le patient qui rapproche les dents, avant que la matière de l'empreinte soit durcie. Le métal de fondation sera enlevé par l'empreinte quand on la sortira de la bouche. Chaque côté de l'empreinte ainsi obtenue est rempli d'une bonne substance de revêtement et placé dans un articulateur. Après avoir chauffé et enlevé cette matière, le contour de la dent sera restauré par une obturation de cire. Pardessus la surface de la cire, on brunit une feuille d'or ou de platine; si c'est de l'or, il devra être lourd : employer le n° 60. Une portion notable de la cire étant laissée à découvert, le travail est enlevé du modèle et investi, à l'exception de la partie de la cire laissée à découvert par le métal. Par cette ouverture, la cire est lavée à l'eau chaude, laissant une matrice revêtue de métal qui agit comme support pour l'or fondu; il faut employer pour cela de la soudure d'or à 20-22 carats. Quand on se sert d'or pur, naturellement la matrice doit être revêtue de platine entièrement. Une fois débarrassée de son revêtement, l'inlay est fixé et cimenté à sa place dans la dent.

« Dans les bicuspides et les molaires, on trouvera fréquemment

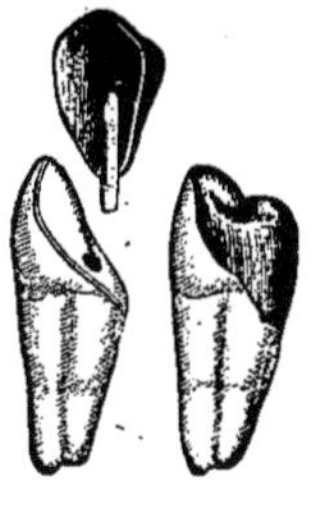

Fig. 375. — Restauration d'une bicuspide par une obturation fondue.

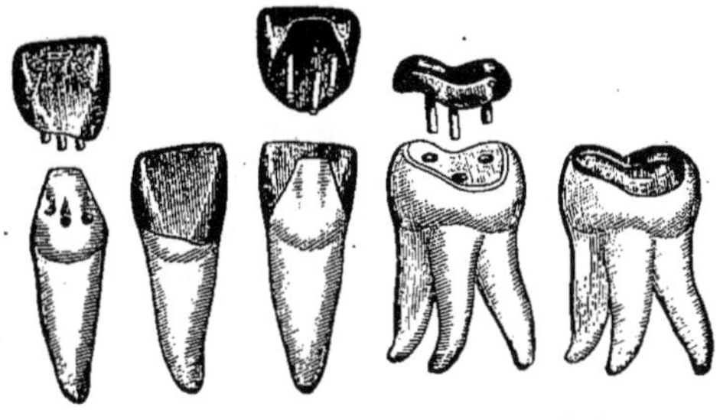

Fig. 376. — Vues de front et d'arrière de la restauration d'une incisive, et obturation fondue d'une molaire.

plus commode d'estamper les cuspides avec de l'or pur n° 35. »

Les pièces fabriquées comme l'indique Alexander peuvent être em-

(¹) *Dental Cosmos*, octobre 1896, vol. XXXV, III, p. 850.

ployées comme arc-boutants de bridges. Les inlays d'or doivent naturellement être cimentés avec grand soin sous le rapport de l'asepsie, de la siccité et de la mise en place. Ils ont un grand avantage sur les inlays en porcelaine, en ce que leurs bords peuvent être brunis sur place pendant que le ciment est mou; aussi, quand ils reçoivent leur dernier polissage avec le disque en papier de verre, ce disque doit toujours être dirigé vers les bords, de sorte qu'il se forme un biseau qui, après le brunissage indiqué, formera un joint aussi parfait que possible (¹).

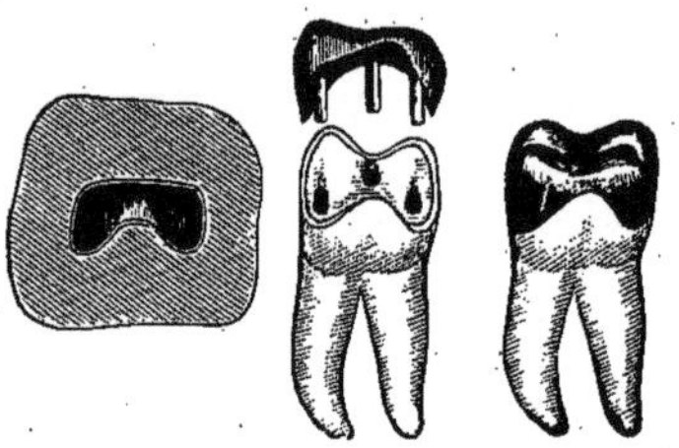

Fig. 377. — Moule revêtu d'une feuille. Obturation fondue pour molaire.

Inlay en caoutchouc dur. — Quelques dentistes sont partisans de faire des inlays avec du caoutchouc dur imitant la couleur des dents. Ces inlays sont pratiqués seulement dans les cas où l'on peut prendre rapidement une empreinte parfaite de la cavité, l'obturation étant alors faite par le moyen habituellement employé pour les travaux en vulcanite. L'inlay en caoutchouc est regardé comme une curiosité et on ne recommande pas son emploi, parce que sa couleur ne vaut pas celle de la porcelaine et sa résistance à l'écrasement ne vaut pas celle de l'or. Comme nous avons non seulement d'autres matières qui donnent de meilleurs résultats, mais encore qui peuvent être manipulées dans le temps demandé seulement pour vulcaniser le caoutchouc, il ne semble pas judicieux de préconiser un procédé sans valeur pratique.

FABRICATION DES MATRICES SUR MODÈLES POUR LES INLAYS EN PORCELAINE

Quelques praticiens prennent l'empreinte des cavités destinées à recevoir des inlays en porcelaine et ces empreintes sont ensuite remplies de plâtre ou d'oxyphosphate de zinc. Sur les modèles ainsi obtenus, on forme les matrices, et les blocs de porcelaine sont achevés suivant les nuances choisies lors de la prise de l'empreinte. Ceci a l'avantage de faire gagner du temps à l'opérateur parce que le travail de construction peut être confié à un assistant au laboratoire. Comme de bons résultats ont été obtenus, ce procédé peut être discuté, mais théoriquement la dilatation du plâtre, ou la contraction de l'oxyphosphate de zinc (²) employés pour le moule tendent à fausser les bords. La plupart des céramistes trouvent suffisamment difficile d'arriver à une parfaite adaptation quand le moule est bruni sur un émail dur et, sauf dans

(¹) Voir Appendice, chap. xv.
(²) Mouillé, l'oxyphosphate de zinc se dilate ordinairement; sec, il se contracte.

les cavités labiales, d'obtenir un contour exact. La couleur demande aussi un tel soin qu'un assistant n'ayant pas vu la bouche ne pourra pas arriver à un mélange satisfaisant. Quoique de bons résultats aient été obtenus en donnant les matrices à obturer à un assistant spécialement entraîné dans l'art de fondre et de mêler les porcelaines, prouvant ainsi qu'on peut pratiquement gagner du temps, il n'en est pas moins vrai que généralement le dentiste ne doit pas aborder l'art des inlays avec l'idée de gagner du temps. Il aura probablement assez d'autres causes d'erreur, en travaillant lui-même sur la cavité dentaire et y consacrant toute son adresse personnelle. Avec les inlays en porcelaine, la question de l'effet artistique de la couleur est capitale, et ce n'est que par la minutie que les meilleurs résultats peuvent être obtenus.

NOTE DU TRADUCTEUR

Depuis la publication de l'édition américaine de cet ouvrage, l'inlay d'or a été l'objet de nombreuses communications dans les sociétés dentaires de tous les pays. Son mode de fabrication s'est, en effet, à la fois simplifié et perfectionné, à tel point que son emploi s'est généralisé dans les cavités de grande et même de moyenne dimension des prémolaires et des molaires.

On chercha d'abord à rendre la matrice moins fragile et mieux adaptée à la cavité, puis on abandonna le procédé par matrice pour le procédé à cire perdue sans matrice.

Parmi les premiers travaux de cette période de transformation de l'inlay d'or, citons les recherches d'Ollendorf, de Breslau, qui le premier eut l'idée d'appliquer le procédé dit à cire perdue à la fabrication des pièces de métal; mais il y ajoutait un principe nouveau, celui de la compression appliquée au moment de la fusion du métal dans le but d'obtenir une adaptation plus parfaite du métal aux parois du moule. Il réalisa cette idée en adjoignant au moule une cheminée d'accès longue de trois pouces. Au moment de la coulée, cette cheminée était remplie d'or en fusion sur toute sa hauteur et le poids de cet or s'ajoutant au poids de l'inlay lui-même déterminait dans le moule une pression relativement plus forte, suivant le principe de Pascal.

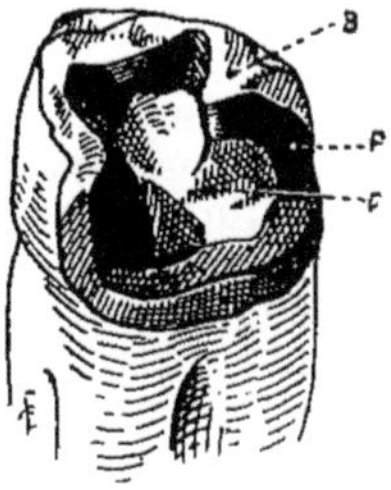

Fig. 1. — *B*, partie de la feuille de platine débordant la cavité. — *O*, partie périphérique de la feuille de platine recouverte d'or. — *C*, noyau de plâtre et tube placé au centre de la matrice.

C'est de cette méthode purement prothétique que s'inspirèrent les travaux suivants qui conduisirent aux procédés actuels.

En février 1906, G. Villain, à la Société d'Odontologie, à Paris, présenta des inlays faits à l'aide d'une matrice de platine renforcée au niveau des bords de la cavité avec de l'or à 24 carats. « J'ai ainsi, dit-il, une matrice renforcée suffisamment rigide, pour ne plus pouvoir être déformée. Je la pose sur la dent du malade et la brunis parfaitement au bord de la cavité, l'or ajouté présentant une malléabilité suffisante » (fig. 1).

Cette matrice renforcée était ensuite remplie de cire, remise en place articulée et sculptée de façon à lui donner une forme extérieure identique à celle que devait présenter l'obturation terminée.

La cire était remplacée par de l'or suivant la méthode à cire perdue d'Ollendorf.

L'auteur indiquait également un procédé de fabrication des inlays creux pour les grandes cavités que nous indiquerons plus loin.

Citons encore, à la même époque, les articles de Capon et de Henshaw, in *Dental Cosmos*, novembre 1906.

En décembre eut lieu, à l'*American dental Club of Paris*, une séance où l'on s'occupa beaucoup des inlays. S. Roussel présenta des inlays avec matrice de platine et cire perdue investie dans un mélange de sable fin et de plâtre et remplie de parcelles d'or fin fondues au chalumeau.

A la même séance Solbrig présenta une méthode inspirée du procédé Ollendorf. Il s'agissait toujours d'un inlay à matrice avec cire articulée et coulé en or monétaire. Burt perfectionne ce procédé par un dispositif spécial : il fait fondre l'or à la partie supérieure du moule et la coulée a lieu automatiquement par un léger renversement du moule.

Tous ces procédés, excellents en eux-mêmes, avaient l'inconvénient d'être longs et minutieux. Taggart, de Chicago, après de patientes recherches, mit la question au point et présenta, en janvier 1907, à la *New-York dental Society* une méthode nouvelle donnant les résultats rapides et parfaits.

Les avantages de cette méthode peuvent se résumer ainsi :

Suppression de la matrice, adaptation parfaite, exécution très rapide.

Voici d'ailleurs les passages principaux de sa démonstration :

« Le titre de ma communication devrait être plus complet ; il devrait comprendre le bridge et la plaque d'or, car je pense que cette méthode est celle de l'avenir[1] pour les plaques partielles et les inlays ; il devrait contenir également une indication sur le temps passé, car c'est là un des plus grands points. Avec ce procédé je pense faire les inlays les plus compliqués en trente à quarante minutes au lieu de mettre trois à quatre heures. Aucun des inlays que je vous présente ce soir n'a demandé plus de trente-cinq minutes. Ce temps ne comprend pas naturellement la préparation de la cavité ou le cimentage en place qui est le même pour cet inlay que pour tout autre ; ces trente-cinq minutes représentent le temps passé réellement à confectionner l'inlay.

« Après préparation de la cavité on filtre un morceau de cire spéciale à l'aide de papier à filtrer pour enlever tout corps étranger, on le chauffe et on le presse soigneusement dans la cavité avec les doigts, et l'on fait mordre le patient dans ce morceau dans tous les sens, comme dans la mastication. On obtient ainsi une empreinte des cuspides opposés dans la cire. On enlève alors la cire de la cavité juste assez pour la déplacer et voir qu'elle n'adhère pas à la cavité. Refroidir alors légèrement avec de l'eau et l'excès de cire est enlevé. Pendant cette phase de la préparation maintenir à une température où elle soit aisément maniable.

« En d'autres termes, donner à un inlay de cire la forme exacte que l'on désire pour l'inlay d'or. Le fait de donner de l'apparence à la cire

[1] Voir Brochure. *La Presse Solbrig-Platschick pour tous travaux de métal.* Ash. Paris.

à cette phase économisera du temps à la fin, parce que la cire se sculpte plus aisément que l'or, et en sculptant avec des instruments lubrifiés avec de la vaseline parfumée, on devient rapidement habile à faire des inlays de cire. Si la cavité est située de telle manière qu'il n'y ait pas de dent voisine pour aider à maintenir la cire en place pendant qu'on la sculpte, toute la masse de cire peut être refroidie et soigneusement enlevée de la cavité, puis, en la maintenant complètement froide avec l'eau, on peut la sculpter et la remettre dans la cavité un certain nombre de fois, en la sculptant hors de la bouche, et l'ajustage final des bords est aisé.

« On a maintenant un parfait inlay de cire ne contenant pas de matière étrangère. On insère dans cet inlay un fil métallique en le chauffant assez pour fondre la cire. (Voir fig. 5, 6, 7, 8.) L'inlay de cire avec cette tige est alors fixé au couvercle du moufle, puis il est complètement entouré d'une matière de revêtement et, quand celle-ci a durci, le couvercle est ôté du moufle et la tige de métal vient avec, de sorte qu'il reste alors un creuset avec un trou conduisant à l'inlay de cire. On passe le moufle à la flamme et l'on chauffe lentement; la cire est absorbée dans la matière du revêtement et laisse un moule qui a exactement la forme de l'inlay de cire. Pas de séparation du moufle pour dégager le modèle comme on le fait dans tout autre procédé de moulage.

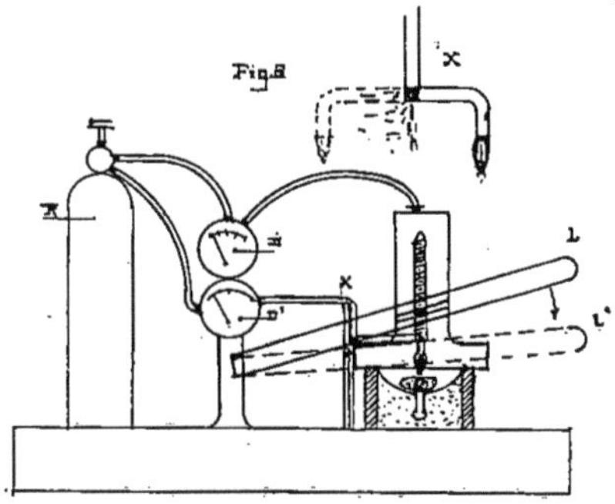

Fig. 2. — Schéma de l'appareil Taggart.

« On met le moufle dans la machine à mouler qui porte un chalumeau à protoxyde d'azote pour fondre l'or et un récipient à air comprimé pour chasser l'or liquide dans le moufle avec une pression de 25 à 40 livres pour 25 millimètres carrés. La flamme de protoxyde d'azote est presque nécessaire, car c'est la seule pouvant assez liquéfier l'or pour le mouler et permettant de le refroidir sans retrait.

« Quand la flamme a chauffé l'or bien au delà du point de fusion, on abaisse rapidement le levier, la flamme s'éteint automatiquement et l'air est de même lancé à la surface de l'or en fusion, qui, bien entendu, doit entrer dans le moule sous forte pression. Quelquefois des fentes se forment dans la matière de revêtement et l'or a été refoulé dans ces fissures minuscules en feuilles minces comme une feuille de papier.

« Le temps réel nécessaire pour introduire le métal fondu dans le moule hermétiquement clos sous cette forte pression n'est qu'une fraction de seconde, mais le succès de l'opération dépend de cette brièveté.

« Au moment où le métal est fondu et versé dans le moule, il est assez refroidi pour être épais et n'est pas un liquide clair pour un beau moulage. Dans ce procédé chaque fraction de seconde a son utilité et avec cette forte pression au sommet, sans possibilité pour l'air ou pour l'or de s'échapper, l'or liquide est facilement refoulé. Par liquide j'entends l'or en ébullition, un grand nombre de degrés au-dessus du point de fusion. Quand il est dans cet état, la pression est maintenue quelques instants pour lui permettre de se solidifier complètement et cette pression continue empêche l'or de se contracter, dans tous les cas l'obturation s'adapte parfaitement.

« On a dit qu'avec des métaux plus purs et à titre élevé, il y a moins d'expansion et de contraction qu'avec des métaux à bas titre; cela est vrai dans une certaine mesure, mais il doit y avoir une autre raison, car on sait que le coefficient d'expansion et de contraction diffère pour chaque métal, et cependant l'or, l'argent, le cuivre jaune, le laiton s'adaptent tous parfaitement à la cavité.

« La théorie est la suivante : les molécules de métal fondues sont introduites par force dans le moule et y sont maintenues; par conséquent elles ne peuvent se disposer comme s'il n'y avait pas de pression.

« En résumé, ce procédé exige du soin : en suivant strictement ces indications et en n'obéissant pas à ses propres inspirations, un praticien

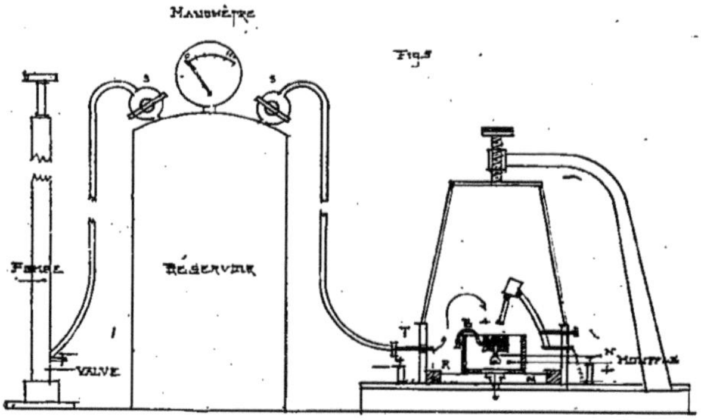

Fig. 3.

d'une habileté moyenne pourra apprendre en une demi-heure à faire des inlays d'or infiniment meilleurs à tous égards, que ne les ferait le praticien le plus habile pour tout autre procédé connu et aussi parfaits qu'il aura pu les rêver (1). »

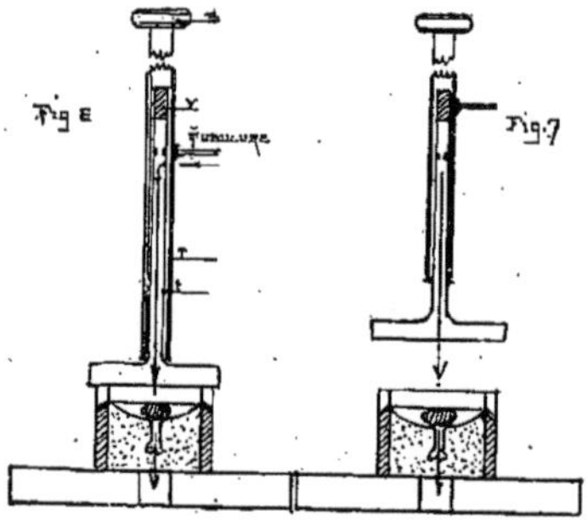

Fig. 4.

A la suite de cette communicatiou parurent en Amérique une foule d'appareils basés sur le même principe de la pression appliquée sur l'or en fusion.

Citons les appareils de Custer où la fusion de l'or était produite par l'arc voltaïque et la pression par de l'air comprimé dans un récipient à manomètre à l'aide d'une simple pompe foulante (fig. 3), celui de Lanes, celui de Keryon (fig. 4), etc. (2). Tous ces appareils étaient d'un réglage très minutieux et d'un prix élevé. Ce fut Solbrig qui le premier rendit vraiment pratique la méthode de la cou-

(1) *Dental Cosmos*, novembre 1907, p. 1117.
(2) Voir Dr Lemière. *Odontologie*, 300 et 1907. Inlays en or coulé sous pression. Appareil Taggart et similaires.

lée sous pression. Voici son procédé exposé par lui-même dans l'*Odontologie* du 3 décembre 1907.

« Le mode opératoire antérieurement décrit est applicable à tout méthode réclamant le coulage sous pression. Ayant déjà eu l'honneur de vous exposer notre méthode, nous n'en rappellerons que très brièvement les différentes phases.

« Le bloc en cire piqué avec une tige de 1 millimètre d'épaisseur est

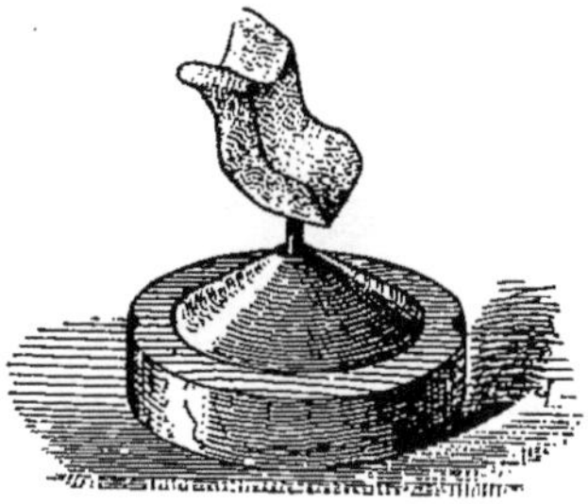

Fig. 5.

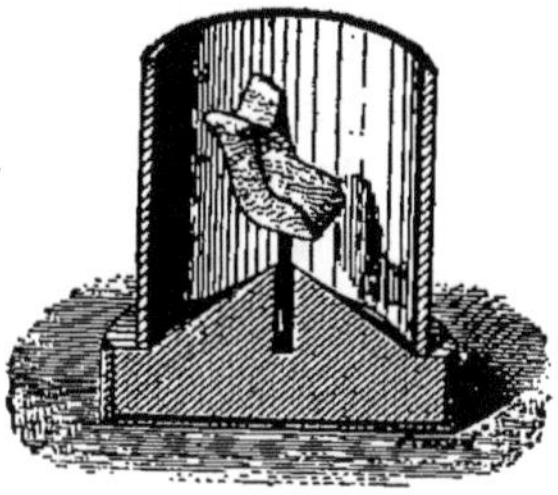

Fig. 6.

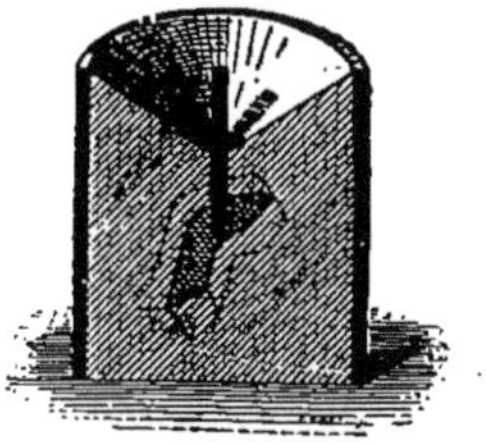

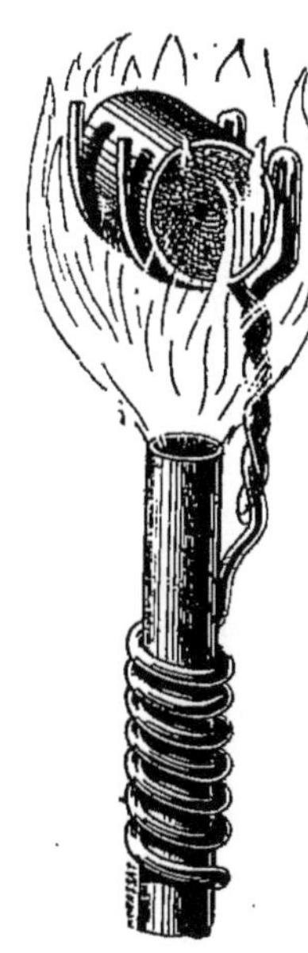

Fig. 7.

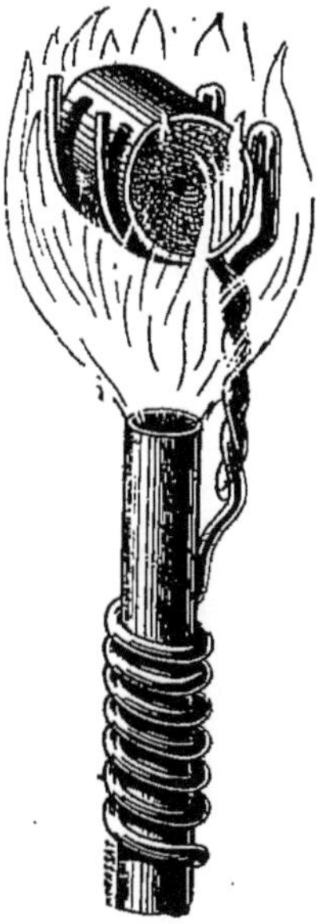

Fig. 8.

fixé sur le cône creux comme l'indique la figure 5. Il est mis en revêtement en prenant quelques précautions pour éviter la formation de bulles d'air. Le bloc en cire est d'abord revêtu d'une mince couche de matière qu'on laisse durcir avant de remplir le cylindre (fig. 6 et 7), et, cela fait, il faut attendre le durcissement de l'ensemble et ne pas essayer de l'activer au sel avant de l'exposer à la flamme d'un brûleur Bunsen pour le séchage et le brûlage de la cire. Pour ce faire, il importe de tenir le cylindre couché pour le chauffer de façon que la vapeur puisse s'échapper des deux côtés (fig. 8). Quand le revêtement est bien sec et la cire intérieure brûlée, on procède au coulage de l'or. La branche supérieure de la pince aura été munie de deux rondelles d'amiante bien humectées. Puis on saisit la pince de la main gauche par la branche supérieure et on place le cylindre sur la mâchoire inférieure de la pince (fig. 9). On dispose ensuite dans l'évidement deux ou trois morceaux d'or de préférence à vingt-deux carats formant un volume deux ou trois fois plus grand que celui du bloc à faire, soit en moyenne environ 4 grammes. La pince étant toujours tenue par une seule branche, l'opérateur dirige le jet d'un chalumeau sur l'évidement jusqu'à ce que l'or soit complètement fondu et bien fluide (fig. 10). Pour faciliter la fusion de l'or, un peu de borax doit être employé à ce moment, sans cesser de darder le chalumeau; l'opérateur ferme la pince en appuyant la deuxième branche sur

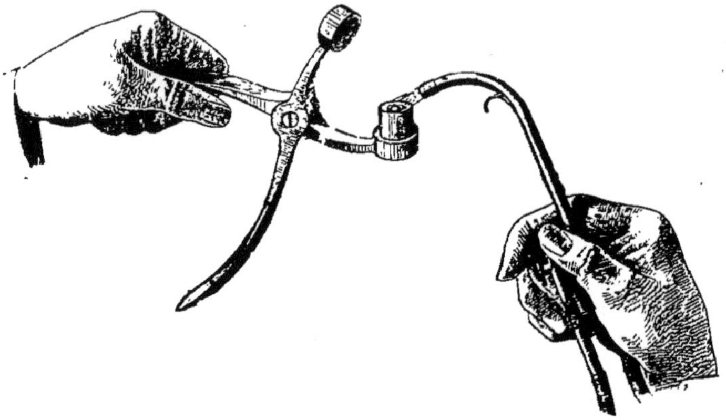

Fig. 9.

la table et en approchant sa main gauche de cette table. Le chalumeau n'est retiré qu'au dernier moment, lorsque la distance entre

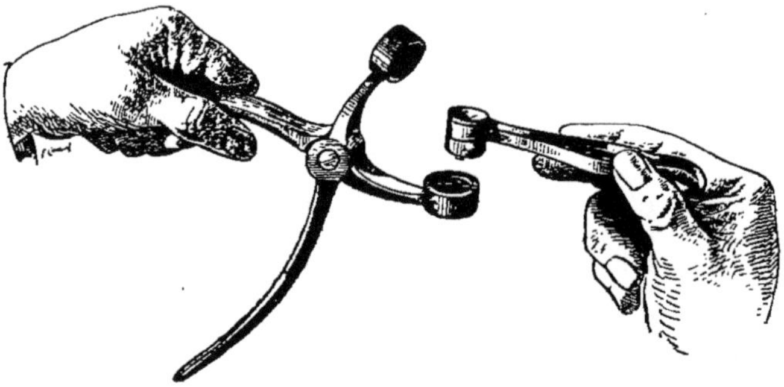

Fig. 10.

les deux mâchoires est devenue trop petite pour laisser passer la flamme, afin de tenir l'or liquide jusqu'au dernier moment. La pince étant maintenue fermée, on plonge les mâchoires dans l'eau froide. L'opération est terminée : dans la pince fermée, la pression de la vapeur d'eau produite a refoulé l'or dans les plus petits détails de la cavité (fig. 11).

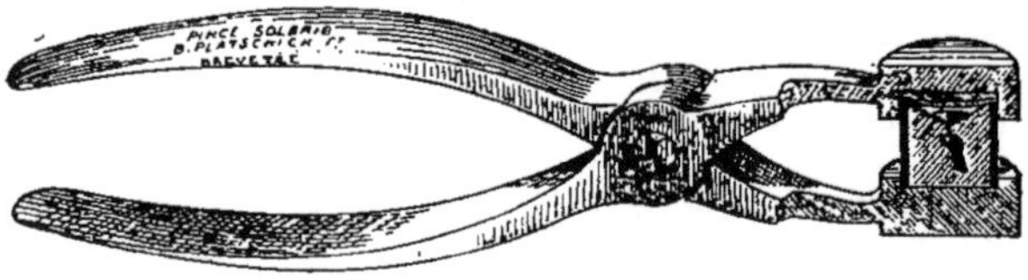

Fig. 11.

« Il faut ensuite défaire le revêtement et couper la masselotte. Si le modèle en cire du bloc a été bien fait, le bloc en or obtenu doit s'ajuster et s'articuler sans aucune retouche, de manière parfaite. Il ne reste plus qu'à prendre les dispositions pour la pose du bloc. L'opération nous est connue, étant la même que pour les blocs en porcelaine.

« Bien que l'inlay en or ne soit pas destiné à supplanter l'aurification, il est nombre de cas où rien de meilleur ne saurait être conseillé. Relativement à ces cas, je suis assez tenté de formuler un certain nombre de règles, et en tout cas, je prendrai la liberté de donner quelques indications :

« 1° Chaque fois que l'on pourra faire un inlay en or dans le même temps ou dans un temps moindre qu'une aurification dans la même cavité, l'inlay en or est indiqué parce qu'il est moins fatigant pour le patient et pour l'opérateur. On pourra ainsi de la sorte couper avec moins de parcimonie les angles fragiles et se conformer plus strictement aux lois de « l'extension pour prévention », le temps nécessaire restant d'ailleurs le même ;

« 2° Chaque fois qu'une dent est trop fragile pour supporter une aurification, l'inlay est indiqué puisque, par le ciment, il contribuera à fortifier la dent ;

« 3° Chaque fois que la sensibilité de la dent ou du patient, comme dans le cas d'une personne très nerveuse ou dans le cas d'un enfant, ne permet pas de faire une aurification, l'inlay en or peut être employé ;

« 4° Chaque fois qu'une grande résistance est nécessaire contre les

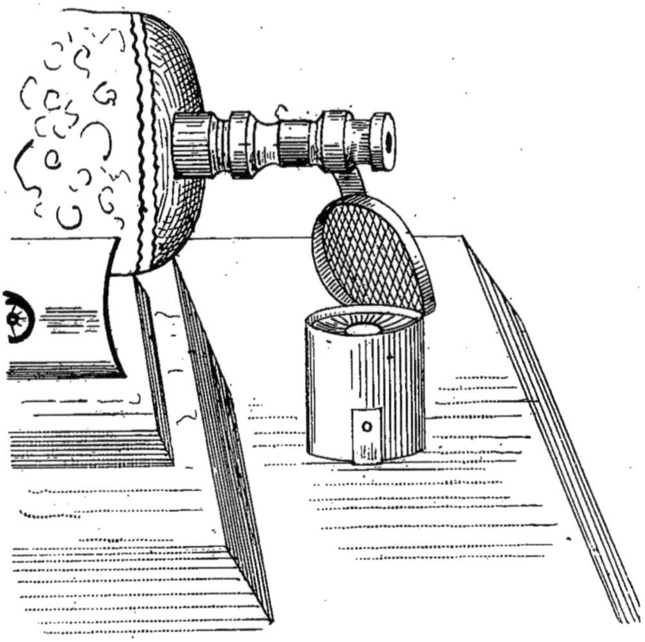

Fig. 12.

efforts masticatoires, comme dans le cas où l'articulation est surélevée par des obturations, les inlays en or sont indiqués ;

« 5° Même dans les cas où l'emploi de la digue est impossible, la dent peut être obturée au moyen de l'or sous forme d'inlay. »

Un autre procédé fondé sur la force centrifuge semble également très pratique. Au moment de la fusion de l'or, le moufle est animé d'un mouvement de rotation rapide qui force l'or à épouser les parois de la cavité, comme dans le procédé à forme gazeuse. Ce procédé est dû à Jameson, qui construisit un appareil rotatif actionné par un ressort. Ferrand eut l'idée ingénieuse d'utiliser le tour d'atelier pour produire la rotation du moufle (fig. 12). Le moufle est supporté par une sorte de récipient adapté à l'axe de rotation par une pièce métallique longue de 15 à 20 centimètres. Ce récipient fermé empêche le refroidissement trop rapide et toute perte d'or (fig. 13).

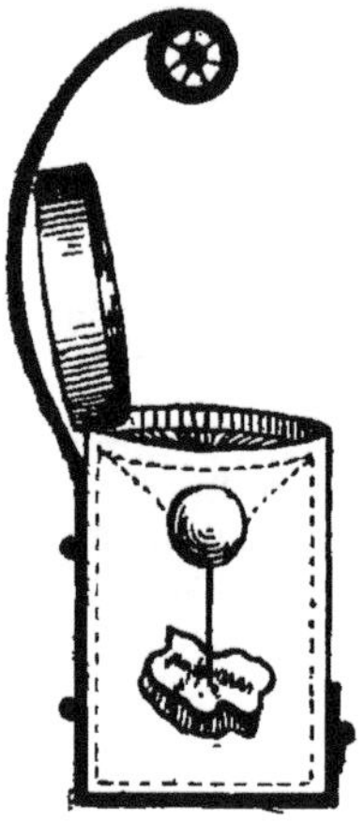

Fig. 13.

Enfin Bardet, de Genève, a encore simplifié ce procédé, la rotation est produite à la main avec une simple fronde.

Ces procédés sont excellents et donnent des blocs d'or parfaits.

Dans les cavités très volumineuses il y a intérêt à faire des inlays creux. L'adaptation est meilleure et il en résulte une sérieuse économie de métal (fig. 14).

Voici deux méthodes dues à Georges Villain :

« Les appareils permettant la coulée du métal sous pression nous ont fait abandonner la matrice dans la plupart des cas. Les inlays creux se font alors de deux manières différentes :

1° Après avoir préparé la cavité comme je l'ai indiqué pour les inlays à matrice, je fais un gradin dans ma cavité avec un mélange de plâtre et de talc : celui-ci durci, je reconstitue la dent à l'aide de cire et retire l'obturation de cire et le gradin de plâtre et talc en même temps, le gradin ayant été fait de telle sorte que sa portion externe soit légèrement plus large que la portion en contact avec les parois de la cavité. Ce noyau de plâtre et talc adhère parfaitement au revêtement dans lequel on placera le tout pour procéder à la coulée à l'aide d'un appareil à pression ou force centrifuge.

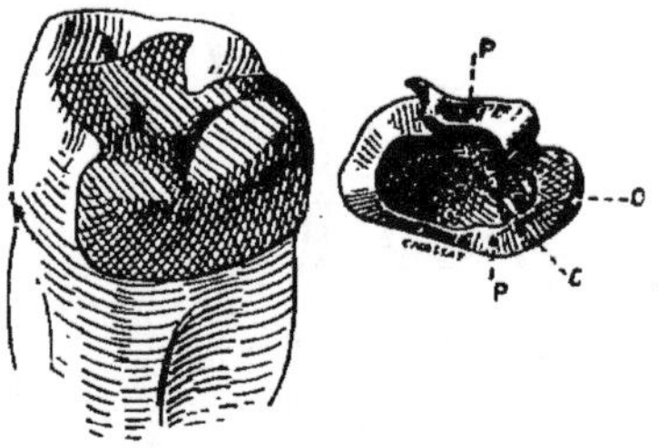

Fig. 14.

2° Le second procédé consiste à faire l'inlay en cire dans la bouche du malade (la cavité ayant été préparée de la même façon que pour les deux méthodes précédentes).

L'inlay est ensuite placé sur le cône devant servir à former la cuvette de fonte dans le revêtement ; la portion externe de l'inlay de cire et 2 millimètres de largeur sur ses bords internes sont recouverts de revêtement ; celui-ci durci, on creuse à l'aide d'un excavateur la portion interne de l'inlay ; lorsque le creux désiré est obtenu, ce qui se fait facilement, la transparence de la cire guidant l'opérateur, on place le tout dans le cylindre rempli d'une matière de revêtement rugueuse, on sèche et l'on procède à la coulée. »

Mahé remplace le gradin de plâtre et talc par un petit morceau de sucre. Ce morceau de sucre est retiré avec la cire et traité à l'eau froide. Le sucre fond et il reste un inlay creux que l'on investit comme un inlay ordinaire et que l'on coule par un des procédés décrits ci-dessus.

On peut également creuser l'inlay avec une fraise; c'est souvent le procédé le plus simple et le plus rapide. Si l'on veut avoir une très forte rétention, au fond de la cavité ainsi obtenue, on soude une petite sphère de métal. (Procédé Legrand.)

CHAPITRE XVI

TRAITEMENT CONSERVATEUR DE LA PULPE DENTAIRE
DÉVITALISATION ET EXTIRPATION

Par Louis JACK, D. D. S.

Comme la pulpe dentaire, par son apport nutritif, maintient la vitalité de la dentine et accroît la résistance générale de la dent, il est important, lorsque cet organe est exposé à des influences destructives, de chercher à le conserver. Il y a une autre raison pour conserver la vitalité de la dentine; en effet, lorsque la pulpe commence à se dévitaliser, la diminution de la force de cohésion qui en est la conséquence conduit tôt ou tard à la fracture et finalement à la perte de la dent, ce résultat fatal se trouvant ajourné suivant la résistance particulière de la dent et la période de la vie où a lieu la dévitalisation.

Le traitement des dents, quand la pulpe a été plus ou moins atteinte par l'invasion de la carie dentaire, a été étudié préalablement (chapitre VI); nous allons donc exposer ici une méthode de traitement pour le cas où la pulpe est nettement envahie.

PHYSIOLOGIE ET PATHOLOGIE DE LA PULPE DENTAIRE

Les éléments anatomiques de la pulpe dentaire sont décrits dans le chapitre II. Les caractères saillants de ces éléments que l'on doit avoir présents à l'esprit en vue du traitement sont :

1° La délicatesse du foramen apical qui détermine la diminution du courant circulatoire quand se produit le phénomène vasculaire connu sous le nom de « détermination ».

2° L'extrême ramification des nerfs immédiatement au-dessous de la couche des odontoblastes, formant un plexus qui rend toute la surface de l'organe extrêmement sensible quand l'afflux sanguin augmente par l'effet de l'irritation.

3° Les anastomoses des capillaires partant des vaisseaux verticaux. Cette disposition des vaisseaux diminue la tendance à l'inflammation.

4° L'absence de lymphatiques, ce qui enlève à la pulpe le pouvoir de résister à l'inflammation (1) ou d'amener des médicaments insolubles.

(1) Voir Cavalié in *Revue générale de l'art dentaire*, 1908.

Il faut noter que la pulpe, dans son état normal, n'est pas un organe extrêmement sensible, mais elle le devient au plus haut degré par l'irritation due aux influences externes d'ordre chimique ou infectieux, conséquences de son exposition. Et dans ces conditions elle est si sensible à la compression que, si cette compression est énergique, il peut en résulter la destruction irrémédiable de la pulpe. Cela provient sans doute de la possibilité de disjonction de la pulpe d'avec les parois en raison de leur faible liaison avec elle.

Sous l'influence de l'irritation, la pulpe subit les phénomènes pathologiques suivants :

1° L'hyperesthésie.

2° L'hyperémie circonscrite due à une légère irritation.

3° La congestion ou hyperémie mécanique sous l'influence d'une irritation croissante qui se termine par une stase par suite de la diminution de la circulation.

4° La prolifération des tissus profonds résultant de la congestion latente accompagnée de dégénérescences graisseuses des cellules et d'un développement des nodules pulpaires.

Une considération importante liée au traitement de la pulpe est l'indication fournie par un état des dents que l'on nomme sensibilité thermique. C'est un état variable suivant les individus, quelques-uns étant capables de supporter dans la bouche l'eau la plus froide ou de croquer de la glace sans douleur, tandis que d'autres, dont les dents sont saines, sont violemment affectés par le contact de l'eau fraîche avec ces organes. Quand se produit l'irritation de la pulpe, la sensibilité thermique se trouve exagérée. Cette variation anormale, permettant de distinguer les dents saines, est un procédé de diagnostic important, comme on le verra plus loin. Il a été déjà mentionné lorsque la pulpe a été exposée à une irritation légère, c'est-à-dire lorsque cet organe a été protégé notablement contre les influences extérieures par une couche de dentine incomplètement décalcifiée ; alors elle se trouve légèrement altérée. Lorsque la dénudation est devenue complète et que la proportion de surface pulpaire en contact avec la carie est devenue considérable, alors de plus en plus, par suite de la dissolution et du déplacement des matières cariées, l'influence des liquides buccaux devient directe et les désordres pulpaires deviennent importants. D'après ce que nous connaissons aujourd'hui de ces influences destructives, leur cause doit être attribuée à l'infection de la pulpe par divers micro-organismes qui ont leur siège dans la bouche. Le tissu pulpaire est infecté suivant qu'il est plus ou moins découvert et en proportion inverse de son pouvoir de résistance à l'action pathogène de ces organismes. C'est devenu un axiome que l'activité du processus inflammatoire est ordinairement proportionné au degré et à la nature de l'infection. C'est pourquoi il faut ici et ailleurs dans les opérations chirurgicales ne pas perdre de vue l'existence des agents infectieux.

Cette considération nous permet de comprendre pourquoi certains traitements réparateurs demeurent inefficaces, lorsque l'invasion de la pulpe par les microorganismes a été tolérée pendant une période considérable. Lorsque ces agents infectieux ont agi longtemps, les tissus plus profonds de la pulpe, comme il est établi ci-dessus, se trouvent envahis, et évoluent vers la suppuration. Cet état de l'organe indique clairement l'invasion de germes pyogènes, le processus inflammatoire qui l'accompagne étant la conséquence de cette affection particulière. Dans quelques cas il en résulte une stase suivie de gangrène; dans d'autres cas c'est la suppuration quand la tension artérielle n'a pas été élevée. Le caractère du processus de suppuration est d'être rarement circonscrit à un abcès de la pulpe, le plus souvent il comprend une ulcération progressive et destructive de l'organe.

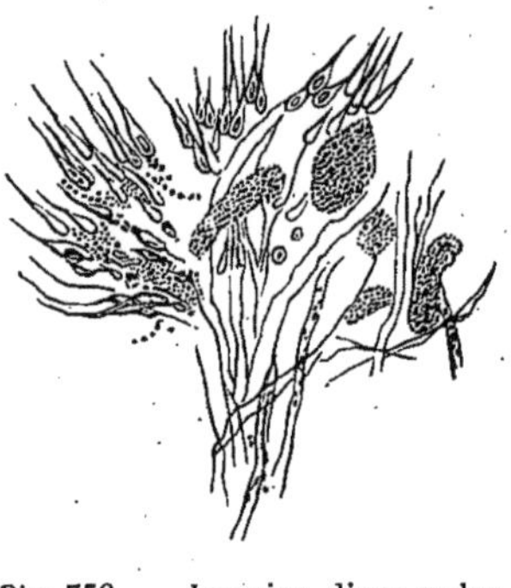

Fig. 378. — Invasion d'une pulpe par les microcoques.

La figure 378 (d'après Arkövy) montre le phénomène de l'invasion d'une pulpe par les microcoques (¹).

Dans le traitement d'un organe qui ne peut être soumis à l'observation il faut pour faire le diagnostic étudier les symptômes fonctionnels.

Les rapports anatomiques ci-dessus expliqués, les propriétés physiologiques et les symptômes pathologiques sont d'un grand poids dans la détermination du traitement de la pulpe.

Exposition de la pulpe dentaire. — Le degré de tolérance de la pulpe est démontré par le fait suivant. Après la disparition de l'émail, la carie de la dentine progresse sans signe d'irritation notable, jusqu'à ce que la pulpe soit sur le point d'être atteinte. C'est une exception que même les personnes les plus nerveuses aient conscience des progrès de la carie vers la pulpe avant qu'elle ne soit réellement atteinte.

Au début de l'exposition pulpaire les premiers éléments attaqués sont les filaments nerveux périphériques qui sont hyperesthésiés. A ce degré, la pulpe devient sensible au froid et peut indiquer la nature de la lésion par la douleur réflexe dans les autres branches du trijumeau. Plus tard, à moins que cet état ne soit amélioré par le traitement, la congestion de l'organe se produit quand des symptômes objectifs dans l'organe lui-même peuvent être découverts. Ils sont démontrés par la douleur à la percussion accompagnée d'une douleur vive à l'application de la chaleur.

Ces symptômes dénotent un grand afflux sanguin. Survient la

(¹) Sur ce sujet, voir les *Microorganismes de la bouche humaine*, par W. D. Miller, pp. 293-295.

dilatation des vaisseaux artériels de la région apicale; le sang, ne pouvant entrer par le foramen, est distribué dans la membrane péridentaire. Ces manifestations indiquent que le moment du danger approche. Bientôt après la congestion se manifeste avec une intensité telle que l'espoir de tout traitement conservateur s'évanouit.

Lorsque les patients sont soumis à des observations fréquentes et reçoivent des soins réguliers et périodiques, la pulpe malade sera trouvée dans un état d'hyperhémie et, si elle est soignée dès que la carie s'est approchée de la pulpe, le pronostic peut être favorable. Mais quand il y a négligence, on ne sait plus à quel degré elle se trouve, et, si le patient est obligé de chercher du secours par suite de l'apparition des symptômes ci-dessus indiqués, accompagnés de douleur locale et de pulsations, il n'y a plus d'autre moyen que de pratiquer la dévitalisation et l'extirpation.

L'exposition de la pulpe est souvent découverte pendant le traitement des cavités ordinaires d'une façon inattendue, aucune indication n'apparaissant avant que la pulpe ne soit mise à nu; d'autres fois c'est une série d'indications subjectives ou, s'il est possible, objectives, qui amènent à cette conclusion.

Dès le commencement de tout traitement dentaire, excepté dans les cavités très petites, on doit supposer que la pulpe a été touchée et chaque manœuvre doit être faite en vue de cette probabilité. La destruction de la dentine est souvent d'une profondeur surprenante et les cornes de la pulpe peuvent être aiguës et rencontrées d'une façon inopinée; c'est pourquoi, même dans les cas simples, il faut approcher avec précaution du fond de toute cavité.

MÉTHODE D'OUVERTURE DE LA CAVITÉ

Pour ouvrir une cavité, il faut se servir d'instruments qui ne soient pas trop pénétrants, et les caries les plus molles doivent être enlevées de manière à n'exercer aucune pression sur la pulpe. C'est pourquoi, dans l'enlèvement de la carie, l'excavation doit d'abord porter sur les côtés de la cavité et aussi le long du bord cervical dans les cavités proximales. Alors la matière cariée la plus rapprochée de la pulpe doit être enlevée par pellicules sans pression et sans irritation. Ceci est le comble de l'adresse opératoire.

Les instruments destinés à l'enlèvement de la carie doivent être fins, bien affilés, à surface coupante arrondie, parce que les excavateurs anguleux et taillés à angle droit sont capables de faire des expositions de pulpes inutiles. Il est important que le mouvement des excavateurs soit dirigé de la partie cervicale vers la partie occlusale, autrement dit en tirant plutôt qu'en poussant. La différence de douleur produite par ces deux modes de procéder est surprenante et peut seulement être appréciée par ceux qui en ont fait l'expérience sur eux-mêmes. La raison probable de ce fait est sans doute que, pour couper en poussant, il faut déployer plus de force et que cela peut amener une compression de la carie ou des liquides contre la pulpe. Cette méthode cause plus de douleur sur le moment et est suivie d'une irritation plus considérable. Le patient ne tardera pas à se plaindre d'une douleur réflexe causée par une opération mal faite. Il est évident que tout mode opératoire qui accroît l'irritation locale au début du traitement de la pulpe ne peut avoir que des effets pernicieux. Le danger de provoquer des expositions de pulpe accidentelles et de blesser la pulpe est augmenté par la méthode qui consistera à tailler en poussant. Il est clair aussi que l'usage de la fraise pour les parois pulpaires des cavités est à déconseiller, puisque, par le fraisage, la compression est presque inévitable.

Ici se pose une question intéressante : une cavité se montre assez profonde pour déterminer une exposition pulpaire, elle a été nettoyée soigneusement et les cornes pulpaires ne sont pas apparentes. Il est alors nécessaire de déterminer s'il y a réellement une exposition, quoique minime, ou s'il reste encore assez de dentine saine pour protéger la pulpe au-dessous de l'obturation.

Une méthode consiste à ouvrir en croix la cavité et à la parcourir au moyen d'un fin explorateur. Cela se pratique en tenant l'instrument très légèrement et en le passant doucement sur la surface suivant des lignes parallèles dans deux directions. Si la pulpe a été atteinte, l'instrument arrive au point d'invasion, ne rencontre plus de résistance et peut même atteindre la pulpe.

Quoiqu'il n'y ait pas de signes visibles de l'existence d'une exposition de la pulpe, on peut cependant en acquérir la certitude pendant la préparation d'une cavité, par le témoignage de la figure du patient qui prend une expression particulière, différente de celle qui accompagne l'excision des dentines les plus sensibles. Ce changement de contenance, accompagné d'un léger tressaillement des traits, peut survenir sans douleur. Ce signe se constate quelquefois avant l'enlèvement complet de la carie; il est probablement causé par une certaine tension de l'extrémité des cornes pulpaires produite par l'enlèvement de la dentine cariée.

VALEUR DU DIAGNOSTIC DE LA RÉACTION DE LA PULPE AUX VARIATIONS THERMIQUES

Il a déjà été question des effets produits sur les dents par les changements de température. Pour traiter clairement ce sujet, il est nécessaire de comparer les réactions de la pulpe à l'état de santé ou de maladie.

La température normale à laquelle la pulpe d'une dent saine réagit à l'application du froid varie suivant les individus, de 26° F (17°,7 C) à 66° F (36°,6 C) au-dessous de la chaleur du sang; la réaction à la chaleur varie de 20°F (11°,11 C) à 55° F (30°,5 C), au-dessus de la chaleur du sang, ces chiffres étant les extrêmes observés par l'auteur.

Le degré de réaction à la chaleur peut être désigné par le signe +, celui du froid par le signe —. Les extrêmes vérifiés peuvent être considérés comme l'étendue de la tolérance pour chaque cas individuel.

La vérification de l'étendue de la tolérance des dents à l'irritation thermique est importante dans tous les cas. Lorsque cette étendue à l'état sain est de + 144° F (62° C) à — 32° F (0° C), comparée à une autre de + 124 F (51°,1 C) à — 76° F (24°,44 C), on voit tout de suite la différence : dans le 1er cas l'étendue est de 112° F (62° C), dans le second 48° F (26°,66). Il en résulte que la détermination de l'étendue normale est une base essentielle pour établir la réaction thermique d'une pulpe malade. Il est évident que, si l'étendue de la tolérance est grande, on a plus de chance de trouver un traitement favorable que si cette étendue est faible. Lorsque l'étendue normale est trouvée inférieure à 50° F (27°,8 C), à moins que les autres conditions ne soient très favorables, le traitement conservateur devient aléatoire. L'étendue normale de la tolérance est très facile à trouver en soumettant les incisives inférieures à un écoulement continu d'eau au moyen d'une seringue à petite ouverture. La seringue la plus convenable est celle qui est munie d'une large ouverture pour se remplir et d'une petite pour se vider (1).

Les épreuves sont commencées à la température de 80° F (26°,6 C) et réduites successivement de 10° F (5°,5 C) jusqu'à ce qu'une légère douleur apparaisse. La continuité du courant froid est nécessaire pour que l'effet atteigne la pulpe à travers la dentine. Avec quelques personnes, une réponse rapide indique que la dentine est refroidie.

Beaucoup de sujets sont affectés par des températures de 40° F (4°,4 C) à 60° F (15°,5 C).

L'intolérance à la chaleur est déterminée de la même manière, excepté qu'il est souvent nécessaire d'isoler la dent à l'aide de la digue, parce que la gencive commence à souffrir à 130° F (54°,4). Dans tous les cas où le cément est exposé, il faut isoler, puisque le cément peut réagir sous de légères variations voisines de la chaleur du sang. Pour assurer l'exactitude dans chaque cas, l'isolement est préférable à l'épreuve libre, sans digue.

Quand la lésion de la pulpe provient des progrès de la carie, la sensibilité de la pulpe aux changements de température est très marquée, et lorsque l'irritation de la pulpe causée par son exposition est légère, la réaction est surtout sensible au froid, le degré de cette réaction dépendant de la gravité de l'hyperémie. Quand la réaction de la chaleur est marquée, la congestion de l'organe est à craindre.

(1) La meilleure pour cet objet est la seringue modifiée de Laskey.

Les maladies de la pulpe paraissent exciter les autres éléments anatomiques des dents, comme l'indique la réaction au froid et à la chaleur plus rapide dans les dents malades que dans les dents saines. On peut obtenir aussi une plus exacte détermination de température dans ces conditions.

Il est essentiel, pendant ces expériences, que la cavité cariée soit close par un tampon de coton mouillé. Cela est suffisant pour préserver la dentine la plus sensible parce que l'eau est un corps très mauvais conducteur de la chaleur.

Exemples pratiques à l'appui :

	Fahrenheit.	Centigrades.
1. Tolérance de la cavité nue.	+ 110° — 80°	+ 43°,3 — 26°,6
— protégée comme ci-dessus.	+ 130° — 60°	+ 54°,4 — 15°,5
— normale	+ 131° — 58°	+ 56° — 14°,4
2. Tolérance de la cavité nue.	+ 108° — 90°	+ 42°,2 — 32°,2
— normale	+ 134° — 65°	+ 56°,6 — 18°,3
3. Tolérance de la cavité.	+ 120° — 50°	+ 48°,8 — 10°
— normale	+ 128° — 48°	+ 53°,3 — 8°,8

Le tableau suivant montre les températures des réactions normales de la pulpe obtenues sur différentes personnes par application du froid ou de la chaleur.

Températures de réaction.

Fahrenheit.		Centigrades.	
De + 152°	à + 41°	ou bien de + 66°,5	à + 5°
+ 150°	+ 40°	+ 65°,5	+ 4°,4
+ 144°	+ 48°	+ 62°,2	+ 8°,8
+ 144°	+ 32°	+ 62°,2	+ 0°
+ 140°	+ 48°	+ 60°	+ 8°,8
+ 140°	+ 46°	+ 60°	+ 7°,7
+ 140°	+ 46°	+ 60°	+ 7°,7
+ 140°	+ 32°	+ 60°	+ 0°
+ 140°	+ 56°	+ 60°	+ 13°,3
+ 134°	+ 58°	+ 56°,5	+ 14°,4
+ 134°	+ 65°	+ 56°,5	+ 15°,5
+ 133°	+ 66°	+ 56°	+ 18°,8
+ 131°	+ 63°	+ 55°	+ 17°,2
+ 130°	+ 55°	+ 54°,4	+ 12°,8
+ 130°	+ 72°	+ 54°,4	+ 22°,2
+ 128°	+ 48°	+ 53°,3	+ 8°,8
+ 126°	+ 64°	+ 52°,2	+ 17°,7
+ 124°	+ 76°	+ 51°,1	+ 24°,4
+ 124°	+ 60°	+ 51°,1	+ 15°,5
+ 122°	+ 75°	+ 50	+ 25°,8
+ 120°	+ 72°	+ 49°	+ 22°,2
+ 118°	+ 74°	+ 48°	+ 23°,3

Moyennes normales du tableau précédent :

9 cas de +152 à 140°.	66°,6 à 60° centigrades
Moyenne +143°,3 — 43°,2 = 100° de tolérance.	61°,8 à 6°,3
7 cas de +140° à +130.	60° à 54°,4
Moyenne +132°,3 — 62°,7 = 69°,6 —	55°,7 à 17°
7 cas de +130° à +118°.	54°,4 à 47°,7
Moyenne +123° — 67° = 56° —	50° à 19°

CAUSES CACHÉES DE DOULEUR RÉFLEXE

Il y a quelquefois des cas de diagnostic difficile dans lesquels il s'agit de savoir si la douleur est causée par la pulpe hyperesthésiée, par le paludisme ou par la diathèse goutteuse. Dans les deux derniers cas, les dents ne sont pas sujettes aux irritations thermiques; de même, les crises douloureuses ne sont pas localisées au soir, comme cela arrive dans les premiers stades d'une affection purement dentaire.

Les états de la pulpe exposée sont divisibles en trois périodes : 1° la quiescence; 2° les symptômes subjectifs; 3° les manifestations objectives.

1° La quiescence peut, dans beaucoup de cas, continuer longtemps après que la carie a atteint la pulpe, si la situation est telle que la force de mastication ne puisse comprimer le contenu de la cavité. Malgré la constante suppuration des tissus gélatineux et la présence des microcoques qui produisent la carie de la dentine, l'excitation de la pulpe peut ne pas se produire. Le fait n'est pas douteux que quelques personnes échappent aux douleurs odontalgiques malgré une progression de l'altération du tissu pulpaire telle que la gangrène se déclare dans l'organe.

2° Ordinairement cependant, après une période de quiescence plus ou moins longue, apparaissent une série de troubles subjectifs déterminés par la continuité de l'irritation chimique et par la présence de liquides dans la cavité; ces influences deviennent de plus en plus actives à mesure que la surface exposée s'accroît. La douleur qui s'ensuit alors est réfléchie à une ou deux branches de la cinquième paire. Des crises douloureuses frappent les dents de l'autre mâchoire, les yeux ou la région supra-orbitale; la région le plus souvent affectée est celle des oreilles, où la douleur réflexe se présente sous la forme la plus générale. La douleur se trouve exacerbée le soir et cesse d'abord entièrement pendant la journée. Souvent la douleur, à cette période, disparaît entièrement si l'on fait disparaître la pression de la pulpe et l'irritation chimique.

Dans cette période, la pulpe ne présente pas de traces d'inflammation. Du manque de continuité des symptômes, il est rationnel de conclure que l'hyperesthésie observée est due aux impressions faites sur le point de contact et se trouve confinée aux fibrilles nerveuses distribuées dans les anastomoses capillaires envahies; là, l'hyperesthésie produit des effets réflexes dont les fibrilles sont le principal élément anatomique atteint.

3° Les symptômes objectifs comprennent les manifestations qui, après que les symptômes subjectifs ont duré quelque temps, se trouvent localisées à la dent atteinte. Ce sont : quelques douleurs dans la membrane péridentaire, une extrême sensibilité à la chaleur, accompagnée d'une douleur sourde, pénible, dans la dent et enfin de pulsations.

L'ordre ci-dessus est la série ordinaire des phénomènes observés. Ils sont le résultat de l'extension de la maladie aux tissus circulatoires plus profonds. Lorsqu'ils se présentent au début d'un cas ou dans le cours d'un traitement, le pronostic est défavorable à la récupération.

TRAITEMENT PRATIQUE D'UNE PULPE DÉCOUVERTE

Expositions accidentelles. — Ce sont celles qui arrivent pendant la préparation des cavités; si elles ont été produites sans compression par des instruments propres (aseptiques), elles demandent un traitement simple. La douleur disparaît par l'application de teinture de calendule, 1 partie, pour 4 d'eau. Lorsque l'hémorragie s'arrête, le point d'exposition est pansé d'une façon antiseptique et coiffé comme il sera indiqué.

Si l'attaque a été légère, la cavité peut du même coup être obturée avec un métal, en ayant égard à la force, à la position et à la fixation de la coiffe employée pour défendre la partie malade contre la compression. Ici la fixation de la coiffe peut être obtenue en la recouvrant d'une feuille d'or; après l'avoir adaptée aux bords des parois de la cavité, on peut procéder à l'obturation. En cas de doute, on peut employer un métal moins conducteur, tel que l'étain ou l'amalgame. L'obturation métallique convient ici, puisqu'une irritation thermique légère semble favorable. (Voir chap. VI.)

Traitement des expositions récentes. — Lorsque la pulpe a été complètement découverte, comme il a été dit ci-dessus, la cavité doit être lavée à l'eau tiède propre, protégée soigneusement par une digue contre les liquides de la bouche, séchée et remplie d'un tampon de coton imbibé de désinfectant doux. Par suite de l'invasion de la dentine située sous la carie par les bactéries et les microcoques, il y a des mesures de stérilisation à adopter. Ceci étant nécessaire dans le traitement des cavités ordinaires, l'est ici *a fortiori*. La pulpe supportant difficilement les remèdes, il faut choisir avec soin l'agent de stérilisation. Le choix doit être fait entre l'hydronaphtol, l'acétanilide et la formaline : la première substance à raison de 1 pour 300 parties d'eau; la deuxième, pour 200; la troisième, à 1,5 pour 100 au plus.

Le tampon de coton saturé peut rester dans la cavité pendant que l'on prépare la pâte de pansement, que l'on choisit la coiffe, etc.

Lorsque ces préparatifs sont achevés, la cavité doit être séchée de nouveau. le séchage étant terminé par quelques bouffées d'air chaud. On bouche alors avec un tampon imbibé d'acide phénique et d'essence de girofle, en parties égales, le point d'exposition et la dentine adjacente. L'effet est de coaguler superficiellement le point exposé. Cette pratique est tout à fait empirique. On peut l'éviter dans les cas où il n'y a pas eu de troubles antérieurs; mais, lorsqu'il y a irritation évidente, elle semble indispensable.

De cette manière, l'application de l'acide phénique ne dure qu'un instant. Comme il a une très faible affinité pour l'eau et comme le contact du topique n'est que momentané, il est probable que l'acide phénique n'envahit pas les tissus en quantité notable. Il faut remarquer aussi qu'il possède des propriétés anesthésiques.

L'étudiant ne manquera pas de remarquer que le traitement est applicable au cas où il est évident que le tissu pulpaire n'est pas très irrité. Il s'agit d'une hyperémie de l'organe, indiquée par l'hyperesthésie existante. Il n'y a pas de congestion ni de troubles inflammatoires. Il faut en conclure que, après l'enlèvement de la carie, la surface de la dentine et le point exposé pourront être stérilisés, la force vitale de la pulpe pourra prendre le dessus, malgré la légère invasion de bactéries dans l'organe. Il demeure bien établi que les tissus ont un pouvoir considérable, celui de maîtriser l'influence des germes non pathogènes et d'aider puissamment à l'œuvre de reconstitution.

Traitement des expositions anciennes. — Dans le cas où la dénudation s'est étendue considérablement et où l'irritation dure depuis longtemps, les troubles qui se manifestent en conséquence dans les vaisseaux sanguins et l'altération de la plupart des éléments anatomiques de la pulpe diminuent les chances d'établir la période de quiescence.

Dans les premiers stades des troubles objectifs, quand les conditions constitutionnelles le permettent, on peut faire un essai de traitement conservateur, après que l'inflammation a été réduite par antisepsie, en employant en même temps des résorbants et des colorants sur la gencive.

COIFFAGE DE LA PULPE

Un caractère essentiel du traitement conservateur consiste à garantir la pulpe contre la pression, par suite de ce fait bien établi qu'il n'y a pas d'irritation plus fatale à ses fonctions normales, ni dont elle puisse se rétablir plus difficilement. C'est pourquoi tous les moyens employés pour la conservation se conforment à la nécessité d'éviter la pression la plus légère; ces moyens sont connus sous le nom de méthode de « coiffage de la pulpe ».

Un autre principe d'égale importance, applicable comme le précédent, c'est que la coiffe doit être en contact immédiat avec la pulpe.

Cela vient de ce que, s'il existe le moindre espace entre la coiffe et le point exposé, cet espace se remplira de liquides et il se produira des phénomènes de putréfaction et des gaz qui exerceront une pression sur la pulpe (1).

MÉTHODE DE COIFFAGE

On emploie diverses méthodes, telles que celle qui consiste à poser sur la pulpe des disques de papier ou d'amiante aseptiques; on peut employer des disques de papier enduit, du côté placé sur la pulpe, de chloro-percha ou d'autre matière plastique; on peut couler sur le point exposé de l'oxysulfate ou de l'oxychlorure de zinc, pourvu qu'on soit sûr que le liquide renfermant le chlorure de zinc contient une proportion d'eau suffisante pour que l'oxyde de zinc soit neutralisé. Il est commis fréquemment des erreurs sur la concentration du liquide employé. Quand on emploie cette méthode, on coule le ciment sur la pulpe ou dans la coiffe, et, quand il est quelque peu pris, on introduit par-dessus avec grand soin une obturation plus résistante.

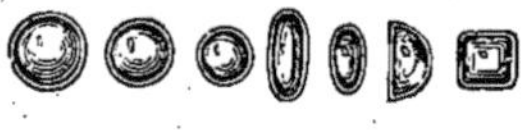

Fig. 379 — Coiffes de Weston pour cavités dentaires.

Avec toutes ces précautions, ces pansements sont compliqués et inapplicables aux petites cavités ou à celles d'accès difficile. Dans ce cas, l'auteur emploie généralement un emplâtre composé d'acide phénique et d'essence de girofle par parties égales; combiné avec l'oxyde de zinc, il forme une pâte plastique de consistance telle que, appliqué sur la pulpe, il la soutiendra comme s'il y était adapté, mais sans pression et il coulera autour des bords de la coiffe métallique quand on emploiera celle-ci pour le contenir.

La composition du pansement est fondée sur la propriété du dissolvant d'être antiseptique et quelque peu anesthésique. Il demeure invariable et conserve ses caractères quand le dissolvant a disparu. L'action thérapeutique du dissolvant combiné avec l'oxyde de zinc est douce et on l'emploie parce qu'il agit lentement avec l'oxyde et forme un pansement convenable.

La coiffe. — Dans tous les cas où l'on emploie une obturation métallique, il faut placer une coiffe métallique. La méthode est plus simple et plus facile que si les pansements sont employés sans coiffe; ensuite on est plus sûr d'éviter toute compression.

Les meilleures coiffes sont en aluminium, parce que ce métal est résistant et facile à travailler dans ce but.

Lorsque l'obturation est en gutta-percha ou en ciment minéral, on peut employer comme coiffes des disques concaves en étain pur. Les

(1) Les coiffes de Weston doivent porter un trou sur la surface fermée.

coiffes en étain et en aluminium sont découpées sur la plaque, au moyen de l'emporte-pièce des quincailliers, avec lequel on en fabrique de rondes ou elliptiques de toutes dimensions. En les travaillant à la bouterolle sur un morceau de bois, on leur donne la concavité demandée. Pour les cas ordinaires, elles doivent être minces; mais quand on les recouvre d'or, leur épaisseur et leur concavité doivent être telles qu'elles soient capables de résister au foulage de l'or. Quand on remarque des signes de congestion, ou si l'exposition n'est pas récente, il faut ajouter au pansement une portion de guaïacocaïne.

Pose de la coiffe. — La pose de la coiffe est une opération importante. Il faut s'assurer qu'elle est de grandeur suffisante pour s'étendre au delà des bords de l'organe exposé, et dans les cavités proximales elle doit couvrir les parois de la cavité pulpaire sans entrer dans les parois marginales. S'il s'agit d'une exposition simple, la coiffe doit être ronde; si deux cornes sont exposées, ou bien on emploiera deux coiffes, ou bien une seule, ovale, suivant la solution qui semble la meilleure. Dans les molaires où il y aura deux points exposés, le mieux sera ordinairement d'employer deux coiffes; dans les bicuspides, une coiffe ovale dans les mêmes circonstances. La coiffe doit être posée de champ, de façon qu'une fois en place l'excès de pansement puisse s'écouler par le bord situé vers l'opérateur. Ceci a pour effet de prévenir une pression involontaire et d'éviter que de l'air ne reste inclus au-dessous du pansement, ce qui empêcherait le contact parfait avec la pulpe.

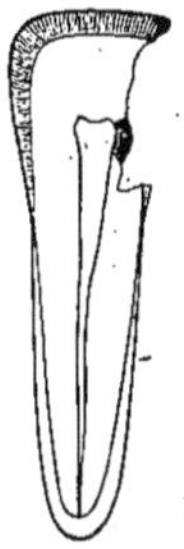

Fig. 380.

En cas d'accès facile, la coiffe peut être mise en place au moyen de pinces à fines pointes, par exemple les pinces de Bogue; la plupart du temps, il est préférable de revêtir de cire le côté métallique convexe, puis, avec un instrument *ad hoc*, on met en place et l'on fixe comme il a été dit. Il faut une pression suffisante pour l'amener en contact avec la dentine. On enlève l'excès de pansement en essuyant légèrement avec un excavateur et, lorsque la cavité ne doit être obturée que temporairement, il vaut mieux fixer la coiffe par une coulée de chloropercha qui, une fois séchée, l'empêchera de remuer pendant l'achèvement de l'obturation.

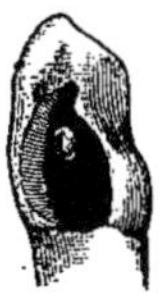

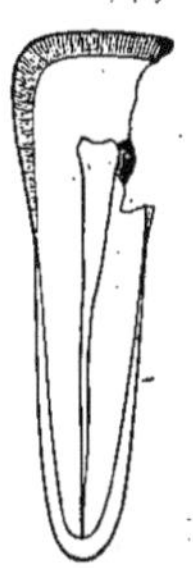

Fig. 381.
Coiffe en position.

Quand la pulpe est exposée au fond d'une dépression, comme cela arrive quelquefois dans les molaires, il faut faire attention que cette dépression doit être remplie entièrement au niveau du plancher de la cavité; on y arrive en prenant une parcelle de pansement avec un instrument convenable et en obturant soigneusement ce point; autrement, quand la coiffe sera placée, la pâte ne pourra se trouver en contact avec la pulpe.

Au moment de placer la coiffe, comme la pâte sous la pression dépasse les bords de la coiffe en contact avec la dentine, on peut quelquefois déterminer une certaine douleur; mais à moins que la pâte ne soit trop dure, aucune compression de la pulpe ne peut en résulter.

Obturation de la cavité. — Le diagnostic indiquera si l'obturation doit être temporaire ou permanente; cela dépend des conditions et de l'état de la pulpe.

A ceux qui ont peu d'expérience de ce traitement, il serait imprudent de recommander une obturation permanente, excepté dans les expositions accidentelles et dans les cas où l'absence de troubles antérieurs est manifeste et où la réaction thermique est faible; même dans ce dernier cas, il est bon de se réserver un délai d'un an avant l'obturation permanente au moyen d'un corps conducteur, en faisant pendant ce temps l'expérience d'un corps mauvais conducteur de la chaleur. Au bout de ce temps, l'obturation peut être enlevée presque complètement en faisant attention de ne pas détériorer la coiffe, puis, avec quelque précaution, on peut faire une obturation métallique.

Dans la majorité des cas, il est bon de remplir la partie cervicale avec de la gutta-percha que l'on met sur la coiffe, puis on complète avec le phosphate de zinc. De cette manière, en renouvelant à l'occasion l'obturation temporaire, on peut la faire durer dix ou quinze ans.

Les dents peuvent cependant être obturées d'une façon permanente et sûre, après un essai de cinq ans sans irritation apparente. Dans quelques cas, il se produit un dépôt de dentine secondaire dont le caractère exact n'est pas bien connu. L'auteur a observé dans la pratique une foule de cas où l'ouverture du point exposé se trouvait bouchée par une sorte de tissu osseux. Dans quelques cas, ce phénomène s'est produit au bout de deux ans, dans d'autres, après une période plus longue. Dans un cas, une incisive latérale fut protégée par cette formation, mais par suite d'une erreur de diagnostic d'un autre état causant de la périostite, un instrument fut passé à travers le nouveau tissu jusqu'à la pulpe vivante. Le nouvel orifice se cicatrisa de nouveau. Dans la même bouche, une autre incisive fut sauvegardée dans la même période. Dans quelques cas, quand une quiescence complète a été maintenue pendant plusieurs années, on trouvera que la pulpe n'a subi aucun changement.

Il n'y a rien d'étonnant cependant à ce que la pulpe puisse rester dans un état d'insensibilité pendant une longue période, quand on considère que, dans les caries avançant lentement, la pulpe sera souvent exposée longtemps sans présenter de signes d'irritation, à moins que, par suite de sa situation dans la bouche, la pulpe ne soit soumise à la pression de la mastication.

On peut conclure que si la pulpe vient à être protégée par des dépôts secondaires ou acquiert un état d'insensibilité complète, le traitement conservateur dans ce cas a un avantage considérable sur la dévitalisation immédiate. Encore faut-il dans ces circonstances, pour éviter des embarras, faire une sélection soignée des sujets à traiter de cette façon et aussi une analyse convenable de l'état apparent de la pulpe elle-même. Pour aider à cet examen, il faut se graver dans l'esprit le tableau suivant :

a) Il n'existe pas de troubles antérieurs.

b) La dent est sensible seulement aux basses températures.

c) En outre, des douleurs réflexes ont été observées dans des régions déterminées.

d) La dent est devenue très sensible à l'application de la chaleur.

e) Des troubles objectifs tels que la douleur au toucher ou douleur locale spontanée accompagnée de pulsations continuent d'apparaître.

Les classes *a*, *b* et *c* peuvent être considérées comme favorables au traitement et aussi, d'une façon problématique, la classe *d*, si elle a été prise au début. La classe *e* doit, en vertu des principes établis dans ce chapitre, être éliminée des traitements conservateurs, et si des cas, en apparence favorables, amènent des désordres classés dans ce tableau, ils sortent ordinairement du ressort du traitement palliatif.

Il est important de noter l'influence des qualités physiques du patient dans le traitement conservateur de la pulpe. Pour quelques personnes, ce traitement est suivi des plus heureux résultats; même des cas douteux se terminent bien. Mais avec d'autres sujets, un cas simple tend à se ranger dans la classe *e*, en dépit de tous les soins.

La première condition favorable au succès est la bonne santé du sujet. Quant à l'indication que l'on peut tirer des tempéraments, parmi les sujets en bonne santé, les lymphatiques seuls doivent être exclus et plus particulièrement les bilio-lymphatiques. Ces derniers ne supportent pas le traitement de la pulpe, et, quant à leurs pulpes exposées, il est probable que, par manque de réaction dans les parties malades, l'organe sera vite envahi par les bactéries, et il se produira de tels changements dans les éléments anatomiques de la pulpe que l'on perdra toute chance de succès. Les cas les plus favorables sont ceux des personnes à tempérament actif, à bonne circulation, à peau mince, à gencives saines et à sécrétions buccales limpides.

Après le traitement. — Il est habituel que les classes *a*, *b* et *c* exigent un traitement prolongé. Pour cette raison, il faut continuer de faire des examens soignés pendant quelque temps. L'opérateur judicieux a dû faire un choix soigneux des cas à traitement conservateur et il lui a fallu décider, dès le début, si le pronostic est favorable ou non. Comme on l'a dit, quelques cas favorables en apparence ne guérissent pas par la raison que l'état exact actuel de la pulpe n'avait pu être déterminé. Une partie de la difficulté vient de ce que l'on ignore les manières de réagir du patient, qui dans tous les cas sera prié de revenir à la consultation si la douleur au froid apparaît ou s'il se produit des douleurs réflexes. Si ces conditions se présentent, c'est un signe qu'il faut des soins pour éviter des troubles plus grands.

Une forme très marquée de douleur réflexe se fait sentir dans l'oreille et survient fréquemment avant l'aggravation des réactions thermiques. Il faut attacher tant d'importance à ce symptôme de troubles pulpaires que la première question à poser à un patient paraissant souffrir, ou lorsqu'on approche d'une pulpe suspecte, est celle-ci : Souffrez-vous dans l'oreille de ce côté? Comme la douleur réflexe de l'oreille se fait sentir d'avance dans les autres branches de la 5e paire, il est important de noter soigneusement ces observations. Dans cet état, il faut du repos combiné avec un traitement calmant.

Dans quelques cas où la dent est impressionnée par le froid, soit avant, soit après le traitement, il faut faire à la gencive au-dessus de la dent une application de teinture de racine d'aconit, 2 parties, et de chloroforme, 1 partie. Le mode d'application est important. Un tampon de coton ou de mousseline suffisant pour couvrir une surface de 12 mm² ou de 18 mm² doit être imbibé de cette préparation, que l'on presse ensuite presque à siccité entre les plis d'une serviette pour empêcher l'excès du liquide de couler dans la bouche et d'entrer avec la salive dans le pharynx, où il serait très irritant et ferait subir au patient un traitement intempestif. Avant d'appliquer le tampon, la surface de la gencive doit être nettoyée du mucus qui la recouvre, autrement le remède n'arriverait pas en contact avec la membrane. Il est également important que la siccité de la surface soit assurée. Cette application doit être maintenue pendant 12 ou 15 minutes. Si on la laisse plus longtemps, elle pourrait produire des vésications. Le traitement prolongé consiste à renouveler l'application de l'aconit comme il vient d'être indiqué, la répétition au même point ne devant être faite qu'après 48 heures. Quand il est désirable de rechercher de l'apaisement, la gencive peut être scarifiée très superficiellement par des mouvements rapides et légers d'un petit scalpel. On conseillera au patient d'éviter de soumettre la dent à des températures extrêmes dans un sens ou dans l'autre. La période de surveillance des cas à traitement conservateur est de quinze jours après le coiffage.

Il est important que le traitement commence dès le début des troubles, alors quelques applications suffisent. Les cas négligés sont, par suite de la tendance rapide de la pulpe à s'altérer, souvent impossibles à traiter par la méthode conservatrice.

On observe souvent une phénomène intéressant, c'est que, si la température augmente, la pulpe devient d'abord moins tolérante au froid. Dans le cas où la pulpe continue à réagir sous l'influence du remède, l'étendue de la tolérance augmente dans les 2 sens.

Exemples : N° 1, W. H. J., + 108° — 75°; + 112° — 76°; + 120° — 74°; + 124° — 74°; + 128° — 67°; + 130° — 66°.

N° 2, I. A. W., + 120° — 84°; + 120° — 86°; + 128° — 86°; + 124° — 76°; + 134° — 70°; + 140° — 67°; + 142° — 66°; + 142° — 64°.

Il est quelquefois nécessaire d'ouvrir les cavités et de recoiffer. Il peut y avoir deux sortes d'expositions. La coiffe peut n'avoir pas recouvert toutes les parties exposées et il peut y avoir eu compression en forçant la coiffe ou celle-ci peut avoir été déplacée en achevant le travail.

Il faut conserver soigneusement les observations de tous les cas de coiffage de la pulpe en indiquant les conditions et les symptômes que l'on a contrôlés. Ces observations doivent être classées méthodiquement dans un cahier destiné à cet usage. S'il survient une nouvelle irritation, il faut faire un nouveau diagnostic suivant les faits et les conditions nouvelles. Les observations sur le traitement de pulpes conservées doivent être mises à jour à chaque visite périodique des dents. Il faut marquer, sur la fiche dentaire, ces dents à l'encre rouge, pour éviter d'enlever les obturations comme étant des obturations temporaires. Il faut aussi expliquer leur raison d'être et ainsi empêcher de découvrir ainsi sans nécessité une pulpe traitée avec succès.

CALCIFICATION DE LA PULPE APRÈS LE COIFFAGE

Lorsqu'une perte de substance se fait lentement par l'action de la carie ou par attrition, une calcification notable se produit dans la chambre pulpaire à l'opposé du point attaqué dans la direction des rayons des canalicules (fig. 382). Si la perte de substance de l'extérieur

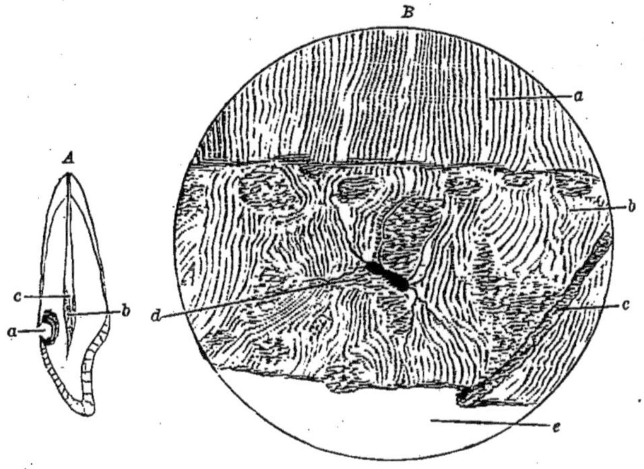

Fig. 382. — Dentine secondaire résultant de l'irritation des fibrilles dentinaires par la carie (Black) : *A*, diagramme d'une incisive ayant un point attaqué sur la face labiale, *a*, et un dépôt de dentine secondaire en *b*. Le point que représente la figure *B* est en *c*. *B*, figure du tissu du dépôt secondaire formé sur *A* : *a*, dentine primaire; *b*, dentine secondaire; *c*, semble être un vaisseau sanguin qui a été calcifié; *d*, défaut irrégulier ayant quelque ressemblance avec des lacunes d'os : *e*, chambre pulpaire. Il faut noter qu'il y a des dépôts irréguliers de matière granuleuse dans la substance de la dentine secondaire et que les tubuli s'enroulent autour de ces dépôts.

progresse assez lentement, l'envahissement de la pulpe n'a pas lieu. La chambre pulpaire peut devenir envahie par le dépôt progressif des matières calcifiées que l'on nomme dentine secondaire.

Le caractère morphologique du dépôt de dentine secondaire est his-

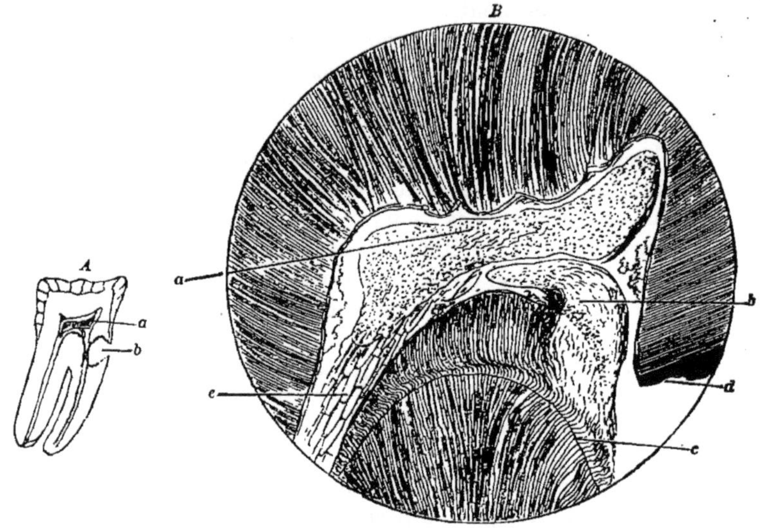

Fig. 383. — Calcification de la pulpe dentaire (Black). En *A*, on voit le dessin d'une molaire inférieure ayant une cavité en *b*. La chambre est très réduite en volume et remplie de matière calcifiée, comme l'indique la figure *B*. *a*, *a*, grande masse de matière calcifiée, très transparente, mais finement granuleuse. Quelques rares lignes irrégulières sont visibles au centre ressemblant un peu à des tubes dentinaux; près *b*, excroissance de dentine de forme irrégulière et d'une transparence peu ordinaire; *c*, séparation de l'excroissance de dentine d'avec le plafond de la chambre pulpaire : l'excroissance dans les autres directions est assez parfaitement régulière pour n'avoir pas laissé de trace; *d*, bord de la cavité cariée; *c*, paquets de cylindres formés de matière calcifiée s'étendant en bas dans le canal de la racine. Ils pénètrent jusqu'à l'apex.

tologiquement irrégulier, étant fréquemment mixte. Il présente quelque analogie avec la dentine et contient aussi des cellules cémentaires avec des canalicules rayonnant et s'anastomosant. Pour cette raison, les dépôts ont été désignés sous le nom d'ostéo-dentine.

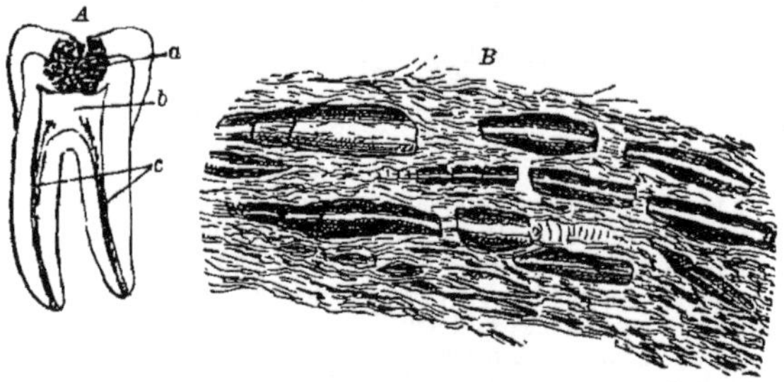

Fig. 384. — *A*, dessin d'une molaire inférieure avec une large cavité cariée en *a*,; *b*, chambre pulpaire; la partie ombrée *c* était occupée par des cylindres calcifiés. *B*, figure représentant les calcifications cylindriques (grossiss. 100) (Black).

Dans les premières années de la vie, il n'y a pas lieu d'étudier ces changements de structure, parce que le progrès de la carie est trop rapide; mais avec l'âge, ils sont communs, et il n'est pas rare de trouver une oblitération complète de la cavité pulpaire et même du canal de la racine (fig. 383). Dans quelques exemples, les nodules de matière calcaire paraissent détachés des parois de la cavité pulpaire (fig. 384). Ils augmentent de volume quelquefois par développement externe, et, dans d'autres cas, par la cohésion de plusieurs nodules contigus. Ou bien plusieurs nodules formés dans la chambre pulpaire peuvent croître sans s'attacher et, continuant à se développer ensemble et s'accommodant les uns avec les autres, ils finissent par remplir toute la cavité dont souvent il est très difficile de les détacher.

Il est à remarquer que, dans quelques cas, les nodules pulpaires sont la source de violentes douleurs par suite de la pression qu'ils exercent sur la pulpe, tandis que, dans la majeure partie des cas, la substitution du tissu anormal s'accomplit jusqu'à complète occlusion de la cavité pulpaire sans provoquer de douleur.

Souvent des nodules apparaissent dans des pulpes qui semblent parfaitement normales, mais généralement ils prouvent l'existence d'une irritation continue, de forme bénigne, résultant du développement lent de la carie de la dent. Mais ce n'est pas toujours nécessairement le cas, puisque quelques-unes des plus violentes attaques de névralgie dentaire viennent de la présence de nodules dans une bouche parfaitement saine.

Le diagnostic de l'existence des nodules comme cause de l'irritation pulpaire n'est point une chose facile à faire. La détermination de l'état de la dent atteinte de nodules pulpaires ne peut ordinairement être obtenue qu'après l'extraction de la dent. Comme ils ne se présentent point de bonne heure dans la vie, tant que les dents poursuivent leur développement ordinaire, on les remarque seulement après le milieu de la vie. La douleur est sourde et réflexe et les paroxysmes sont fréquents. Il y a sensibilité au froid, rarement à la percussion. Lorsque les dents sont saines, les troubles sont ordinairement déterminés par les changements de température.

Une différence importante entre l'irritation de la pulpe ordinaire causée par l'exposition ou l'irritation thermique causée par la proximité de grandes obturations métalliques et celle produite par les nodules, c'est que l'irritation provenant de la présence des nodules n'est pas rapide, mais progressive; elle peut continuer longtemps sans exacerbation ni apaisement.

Tout traitement est inutile, sauf la dévitalisation. La difficulté du traitement par dévitalisation est qu'il est accompagné d'une grande douleur, parce que, la chambre pulpaire étant envahie par des nodules, l'action de l'agent dévitalisant n'est pas libre. Dans ce cas les restes de la pulpe entre les nodules et les parois de la chambre sont peu importantes, mais quand ils sont irrités par l'acide arsénieux ils donnent lieu à une douleur excessive (1).

(1) Pour la forme et l'étendue des nodules calcifiées, voir *American System of Dentistry*.

Influence de la pulpe exposée et effets du traitement conservateur sur les dépôts calciques. — Nous avons déjà dit que les dépôts calciques produits sur les parois de la chambre pulpaire sont le résultat de l'irritation périphérique. Il est établi que ces concrétions ne se produisent que lorsque le degré d'irritation est léger, mais continu. Au contraire, quand l'irritation est forte, la formation de dépôts calciques n'a pas lieu sur les parois de la chambre pulpaire; ou bien si, au début de la carie, ils commencent à se déposer par suite des progrès destructifs qui atteignent la pulpe, le phénomène est suspendu, et dans quelques cas, c'est la destruction de la dentine secondaire qui se produit.

C'est apparemment de cette façon que la pulpe se trouve dénudée sous l'influence d'une irritation thermique ou traumatique, dans les cas où la pulpe ne semblait pas exposée au moment de la préparation et de l'obturation de la cavité. Ce résultat paraît venir de ce principe que les tissus secondaires ou de réparation sont exposés à la résorption, comme étant des produits de l'irritation ou des troubles de la nutrition.

La présence fréquente de la dentine secondaire, à la suite du traitement conservateur de la pulpe, se produisant dans quelques cas spontanément dans les pulpes exposées, donne lieu à d'importantes considérations sur ce sujet. L'auteur a vu dans un cas personnel et chez d'autres personnes, beaucoup d'exemples de dentine secondaire oblitérant des expositions pulpaires.

La tendance du traitement conservateur à former des dépôts nodulaires ne doit pas être considérée comme un inconvénient, à moins que la chambre pulpaire ne soit complètement remplie. La pulpe à la période de la vie où se produisent les dépôts calcaires n'est pas aussi sensible que dans le jeune âge et c'est pourquoi, sauf dans la vieillesse, l'existence de pareils dépôts n'est point incompatible avec la préservation de la pulpe. L'auteur, qui a vu souvent des pulpes dévitalisées après traitement conservateur, a rarement observé, dans ces cas, des « pierres de pulpe ».

Il est important de considérer que, quand les dépôts calcaires se produisent sous des obturations, dans les cas où la pulpe fut récemment exposée, ou s'ils sont consécutifs au traitement conservateur, ils sont sujets à résorption s'il se produit une irritation de la pulpe provenant de toute cause qui augmente l'afflux du sang. Ceci est d'autant plus remarquable que la pulpe n'a pas de vaisseaux lymphatiques. Ce changement peut se produire par le développement des ostéoclastes à la surface de la pulpe. Il y a plusieurs exemples de ce développement où la dentine fut résorbée jusqu'à ce que l'émail fût atteint par le progrès de la dénudation, et, à la suite de conditions favorables, il se forma un dépôt de dentine secondaire.

EXTIRPATION DE LA PULPE DENTAIRE (PULPECTOMIE IMMÉDIATE)

L'enlèvement de la pulpe est nécessaire quand les troubles de l'organe rendent le traitement conservateur inadmissible : il en est ainsi, quand la pulpe a été dénudée par attrition ou par fracture de la couronne, ou bien quand on a besoin des racines pour y fixer des couronnes artificielles ou des arcs-boutants de ponts (bridges).

Pour faciliter l'extirpation immédiate, l'emploi de la cocaïne, depuis quelque temps, est entré en usage pour obtenir l'anesthésie de la pulpe. Dans ce but on dissout le chlorhydrate de cocaïne dans une solution à 1 pour 1000 d'adrénaline. — 1 grain (0gr,065) à 5 minims (5 gouttes) de cette composition seront suffisants.

L'application peut être faite :

1° Par instillation;

2° Par pression;

3° Par cataphorèse.

Le choix de la méthode dépend de la situation, de la direction de l'accès et de l'état de l'organe.

Il est nécessaire, dans chaque cas, quelle que soit la méthode, que les matières cariées soient enlevées au préalable, que la dent et les voisines, si c'est nécessaire, soient isolées par la digue, pour empêcher la solution de se répandre dans la bouche.

L'*instillation* est surtout applicable aux dénudations par attrition ou par fracture et quand l'accès est direct ou que la digue ne peut être appliquée; de même pour anesthésier un fragment pulpaire dans des canaux où la pression ou bien la cataphorèse n'ont pas réussi à atteindre les apex des racines.

Pour effectuer l'instillation on dépose une goutte de la solution sur la pulpe dénudée et, après un moment, on presse, légèrement sur la surface de l'organe. Cette opération conduit le liquide dans le tissu; on arrête quand la douleur se manifeste et on recommence quand elle peut être tolérée. Dans les plus simples racines quelques minutes suffisent pour l'enlèvement complet de la pulpe. Si l'accès est direct ou peut être rendu tel, l'opération est facilement effectuée au moyen du foret de Gates-Glidden, de taille appropriée.

Méthode par pression. — Elle consiste à poser sur la surface dénudée de la pulpe, après l'avoir soigneusement et largement découverte, un petit morceau d'amadou imbibé d'une solution de cocaïne dans l'adrénaline à 1 pour 100, l'alcool absolu, ou le chloroforme. La cavité est ensuite bouchée avec un morceau de caoutchonc non vulcanisé. La première chose à faire est d'exercer dessus une pression dirigée vers la pulpe avec un instrument qui entre librement dans la cavité, mais sans être trop petit, de façon à pouvoir presser le caoutchouc en entier et non la partie centrale seule. La pression doit d'abord être légère et aller en croissant à mesure que la cocaïne agit sur la pulpe. On presse par reprises, en diminuant quand la douleur augmente, mais en maintenant la pression jusqu'à ce que toute sensibilité disparaisse. A la fin, quand il n'y a plus de douleur, quelle que soit la pression, on enlève la gomme et l'amadou puis la pulpe par les moyens habituels. Cette opération doit être rapidement faite pour éviter le retour de la sensibilité.

Ceux qui emploient ce procédé disent qu'il produit des effets uniformes et qu'il rend possible l'obturation immédiate du canal et de la chambre pulpaire.

Il faut remarquer que la cocaïne détruit la sensibilité à la surface de la pulpe et que la pression anesthésie le reste du tissu. Quand la cocaïne a atteint l'apex, la douleur ne reviendra pas, ainsi que dans le procédé par instillation.

Si l'anesthésie de la pulpe dans les canaux n'est pas complète, l'instillation peut être pratiquée comme précédemment.

Quand la pulpe est trop sensible pour permettre la dénudation complète de la cavité, on y introduit une goutte d'adrénaline et 1/5 de grain (0gr,012) de cocaïne, ensuite on exerce une légère pression croissante jusqu'à ce que la douleur cesse. La pulpe peut alors être complètement dénudée et la solution ordinaire peut être appliquée avec une pression suffisante; comme il est indiqué plus haut, pour produire l'anesthésie complète de la pulpe.

Anesthésie par cataphorèse. — La pulpe peut être rapidement anesthésiée par la cocaïne, comme dans le traitement des dentines très sensibles, par cataphorèse; et dans certains cas, pour les personnes très nerveuses, c'est un procédé plus acceptable que ceux qui sont décrits plus haut. Il faut que l'isolement soit parfaitement assuré et que la tension faible au début, soit augmentée jusqu'à ce que la douleur se fasse sentir. Quand la pulpe est découverte et pleinement exposée on peut continuer le procédé ou le compléter par la pression ou l'instillation, suivant les cas.

Quand la pulpe est enlevée après complète anesthésie par un des moyens ci-dessus, les canaux des racines peuvent être immédiatement remplis d'une substance qui pénètre jusqu'à l'apex et les bouche complètement. Il arrive quelquefois que le sang coule par l'extrémité des vaisseaux atteints. On l'arrête par une application d'adrénaline.

Les méthodes ci-dessus décrites ont, sur l'ancienne pratique de dévitalisation à l'acide arsénieux, l'avantage d'être plus rapides, de causer moins de douleur dans les pulpes congestionnées, enfin d'éviter tout danger de coloration des dents.

Il y a encore une autre considération importante, c'est que les troubles post-opératoires de la région apicale accompagnant l'emploi de l'arsenic sont fréquemment évités.

DÉVITALISATION DE LA PULPE

Il s'agit maintenant d'étudier les conditions nécessaires pour dévitaliser la pulpe. Dans ce but il n'y a pas d'agent plus acceptable que l'acide arsénieux. La formule en usage est la suivante :

		Grammes.
R. Acide arsénieux.	gr. xx	1,20
Acétate de morphine.	gr. xxx	1,80
Essence de girofle. .	q. s.	quantité suffisante.
M. et faire une pâte.		

R. Acide arsénieux. . . .	ãã
Chlorhydrate de cocaïne..	ãã
Eugénol.	q. s.
M. et faire une pâte.	

Quand l'arsenic est appliqué sur une pulpe vivante qui n'a pas ressenti de troubles et se trouve par suite dans l'état de quiescence favorable au traitement conservateur, il ne se produit que peu ou même aucune excitation de l'organe. Si la pâte est appliquée avec soin de manière à éviter toute compression, la pulpe ne reçoit pas ordinairement d'excitation et succombe sous l'action chimique de l'arsenic. Quand, au contraire, la pulpe est en état de congestion active, comme cela arrive dans les cas de dénudation prolongée, ou si la congestion est la conséquence d'efforts vains en vue de la conservation, une excitation violente est alors presque certaine. Dans ces conditions la pulpe résiste à l'absorption de l'arsenic, malgré des tentatives répétées. L'impossibilité de distinguer entre les diverses conditions de la pulpe explique largement les différences d'action de la même formule sur une pulpe dénudée.

Il devient donc important de diminuer l'état d'hyperesthésie de la pulpe et de faire cesser la congestion dans beaucoup de cas avant de commencer la dévitalisation.

La rémission de la *congestion* demande d'abord la désinfection de la pulpe et de la dentine contiguë. L'agent le plus efficace dans ce cas est la formaline, qui, après une légère douleur, apporte presque immédiatement du soulagement. La formaline doit son pouvoir désinfectant à son extrême diffusibilité et, à la dose employée, ne paraît pas avoir de pouvoir coagulant. La dose ne doit pas dépasser 2 1/2 pour 100. Comme la formaline se compose de 40 volumes de formaldéhyde pour 60 d'eau, le pourcentage ci-dessus de formaldéhyde s'obtient par 1 volume de formol pour 14 volumes d'eau.

Pour faire cesser la congestion ordinaire de la pulpe, la cocaïne offre les meilleurs moyens à cause de son action directe et positive sur les capillaires ; cette action vient, d'une part, de son influence anesthésique et, d'autre part, de la diminution d'afflux du sang dans les capillaires, d'où il suit que les fibrilles nerveuses se trouvent moins stimulées. Lorsque la congestion n'est accompagnée d'aucune effusion de lymphe ou de pus sur la surface dénudée, la pulpe doit être lavée avec une forte solution de cocaïne, puis recouverte d'une coiffe remplie de pâte de cocaïne et d'essence de girofle et scellée hermétiquement pendant plusieurs jours; ensuite on peut employer la pâte arsenicale ordinaire sans grand danger d'irritation. Une excellente méthode, quand on peut attendre, est de couvrir la pulpe avec une coiffe métallique remplie d'une pâte légère d'eugénol et de cocaïne recouverte d'un mélange épais d'oxyde de zinc et d'eugénol. Cette obturation tenue humide devient suffisamment dense pour persister quelques semaines.

Dans ce cas, et même toujours, une excellente formule de dévitalisation est la combinaison de 10 grains ($0^{gr},60$) d'acide arsénieux avec 20 grains (1 gr. 20) de cocaïne. On en prend une très petite quantité sur un tampon de coton préalablement imbibé d'huile de girofle ou d'acide phénique ; on l'étend sur le point dénudé et on scelle hermétiquement, en ayant soin, pour éviter la compression, de recouvrir le pansement avec une coiffe convenable, ou bien de couler sur ce pansement une pâte molle de l'un des ciments minéraux connus.

On ne saurait employer trop de soin à protéger la gencive contre l'atteinte de la préparation arsenicale, puisque la gencive et l'alvéole peuvent être sérieusement endommagés par l'acide arsénieux.

Quand la sortie du pus est visible, il faut l'arrêter par l'application de chlorure de zinc déliquescent ou par des lavages au pyrozone. Habituellement, la surface de la pulpe devient alors nécrosée par suite de suppuration et ne sera pas aussi rebelle à l'action de l'arsenic que dans les cas ordinaires.

Le temps nécessaire pour que l'action de l'arsenic atteigne bien l'apex des racines est ordinairement de 4 à 6 jours. Ceci toutefois dépend de la quantité de préparation appliquée et de la résistance des tissus pulpaires. Comme le but est d'atteindre la mort complète de la pulpe par une seule application, il faut attendre longtemps pour rencontrer moins de difficultés et gagner du temps plutôt que de renouveler l'application à intervalles rapprochés.

POCHE DE SÛRETÉ

Au lieu d'appliquer le pansement arsenical à la pulpe, il est préférable, dans les cas de congestion, de l'introduire dans une poche creusée près de la pulpe à la région cervicale de la cavité. Cette méthode est fondée sur ce principe que le siège principal du trouble de la pulpe est vers la région dénudée. Donc, plus le point d'application sera écarté de cette région, moindre sera l'irritation arsenicale et plus prompte sera l'action caustique[1].

(1) Cette poche a été appelée poche de sûreté par Clowes, qui paraît en être l'inventeur.

Souvent un trouble du péricément succède à la dévitalisation arsenicale. Il suit rarement l'usage de la cocaïne ci-dessus décrit, ce qui nous induit à conclure que l'arsenic est entré dans la circulation de cette région. Par suite, on conseille de faire une application de cocaïne, quand elle est praticable, pour terminer le traitement.

Quand l'application est faite à une pulpe en état de quiescence, on trouvera, au bout d'un ou deux jours, qu'une broche peut être enfoncée jusqu'à l'apex des dents à simple racine : Dans ce cas, si la pulpe n'est pas enlevée à ce moment, on trouvera des exemples où plus tard la sensibilité apparente sera revenue. L'explication de ce fait c'est que l'arsenic anesthésie les nerfs de la pulpe sans agir plus profondément qu'à la surface. Dans ce cas, on peut répéter l'application longtemps sans altérer les tissus. En enlevant les pansements, si la sonde ne pénètre pas au fond du canal, on a le choix entre deux moyens : on peut répéter l'application sans enlever la partie dévitalisée, ou bien instiller avec soin une forte solution de cocaïne, jusqu'à ce qu'elle arrive à l'apex, au moyen d'une sonde. Ce moyen est parfaitement appliqué en isolant la dent avec la digue et remplissant la chambre pulpaire avec la solution de cocaïne, qui peut être conduite sûrement en avant par de légers mouvements d'avance et de recul imprimés à l'instrument. La meilleure forme est la broche suisse trempée un peu plus qu'un ressort.

Une remarque très importante à propos des instruments employés dans ces manipulations, c'est qu'ils n'aient jamais servi auparavant, ou qu'ils soient complètement désinfectés avant de servir. Si l'on emploie un instrument au hasard ayant probablement été infecté par un cas purulent, il se produira des désordres septiques à l'apex des racines. Le moyen le plus sûr est d'employer des broches neuves, de taille et de dureté appropriées au cas considéré.

PRÉCAUTION A PRENDRE POUR PRÉVENIR LA COLORATION DE LA DENTINE

Si l'acide arsénieux produit une violente irritation de la pulpe, il arrive que la congestion désorganise les corpuscules sanguins en produisant une invasion de l'hématine à travers la dentine. Ce très mauvais résultat provient de l'application du remède à une pulpe déjà congestionnée sans avoir réduit cette congestion. Il peut aussi se produire si, dans ces circonstances, la pulpe n'a pas été entièrement séparée des matières cariées.

L'enlèvement des dernières couches de matière cariée est important pour permettre à la pulpe de saigner. Il est nécessaire d'éviter toute application arsenicale jusqu'à ce qu'on soit sûr que le sang ne coule plus, autrement ce sang peut amener une coloration. En outre, ce sang ou tout autre écoulement empêche le contact entre la pulpe et la pâte arsenicale.

Ces indications générales s'appliquent aussi à l'emploi du cobalt en poudre comme agent de dévitalisation. La différence d'action entre le cobalt et l'acide arsénieux vient de leur différence de solubilité dans les liquides de la pulpe, le cobalt ayant un coefficient de solubilité très bas. Pour cette raison, cette substance demande un temps plus long, au moins une semaine, pour que son action s'étende jusque dans les canaux. Pour les dents antérieures, il faut préférer une période plus courte. Avec cette substance, il est très important que l'application soit faite directement à la pulpe. La méthode à suivre est la suivante :

Un tampon de coton de la grosseur d'une tête d'épingle est imbibée d'une huile essentielle, on le plonge ensuite dans la poudre et on le place sur la pulpe. Les précautions indiquées sont prises pour éviter de presser le tampon contre la pulpe et protéger la cavité contre l'humidité.

Dans ces procédés qui ont pour but l'enlèvement de la pulpe, l'alcool est un aide important à cause de son affinité pour l'eau, en assurant la siccité et en même temps la propreté des parois. La siccité de la chambre pulpaire est une condition de succès dans ces opérations délicates. Elle diminue la douleur dans les parties encore vivantes, elle donne de la fermeté aux parties dévitalisées et rend leur enlèvement plus facile. Elle facilite l'action des désinfectants que l'on emploie pour éviter la décomposition rapide des matières organiques renfermées dans les canaux. La dessiccation peut être facilitée par l'emploi d'un courant d'air chaud.

Dans tous les procédés de traitement de la pulpe en vue de sa dévitalisation, il faut recommander l'emploi de la digue. Cela est nécessaire non seulement pour faciliter l'inspection et assurer la dessiccation de la dent, mais encore pour protéger la bouche contre l'infection.

L'enlèvement des tissus morts se fait au moyen de petites broches barbelées, que l'on introduit entre la pulpe et les parois du canal. Quand elles atteignent l'apex, la pulpe peut, la plupart du temps, être arrachée par l'instrument au moyen d'une légère rotation. Quand cela ne se produit pas à cause du peu de consistance du tissu, on y supplée par une rotation constante de l'instrument, qui l'enlève par morceaux. L'enlèvement des débris s'effectue le mieux possible en enveloppant la broche de quelques fils de coton trempés dans l'alcool.

Auparavant, on a dû établir une large communication entre la cavité et la chambre pulpaire, et ménager un libre accès aux canaux de la racine, non seulement pour l'enlèvement des tissus morts, mais encore pour faciliter l'obturation complète jusqu'aux apex. Cette obturation est destinée à empêcher l'entrée des matières organiques provenant des tissus adjacents.

Des indications minutieuses sur la forme des accès aux divers canaux et sur les procédés employés sont données dans le chapitre suivant.

CHAPITRE XVII

TRAITEMENT ET OBTURATION DES CANAUX RADICULAIRES[1]

Par Henri H. BURCHARD, M. D., D. D. S.

ÉTATS PATHOLOGIQUES

Le mode de traitement des chambres pulpaires et des canaux des dents à pulpe morte ou dont la pulpe est absente est déterminé par leur état pathologique. On peut diviser d'une façon générale ces états en aseptiques et septiques, c'est-à-dire que, dans les uns, il s'agit de pulpes non envahies par les micro-organismes ; dans les autres, la pulpe et ses ramifications fournissent un terrain sur lequel se développent les micro-organismes.

La première classe comprend les cas dans lesquels la pulpe a été intentionnellement dévitalisée « en masse » et aussi ceux dans lesquels l'organe a subi un processus connu sous le nom de momification ou de gangrène sèche. Ce dernier état apparaît quelquefois comme la conséquence de la mort de la pulpe à la suite d'un traumatisme n'ayant pas amené la « mise à nu » et quelquefois comme la conséquence d'un essai de conservation d'une pulpe exposée par le procédé de coiffage avec l'oxychlorure de zinc.

Les cas septiques peuvent être divisés en différentes classes suivant l'invasion plus ou moins profonde des organismes septiques. Ils produisent des désordres variant d'une ulcération superficielle de la pulpe jusqu'à sa complète désorganisation par la putréfaction et l'infection des tissus au delà de l'apex de la racine.

Immédiatement après, ou même avant la mise à nu de la pulpe dentaire, sa surface et par conséquent sa substance sont envahies par quelques-uns des nombreux organismes qui vivent habituellement dans la bouche humaine.

La première classe de cas septiques comprend ceux dans lesquels les organismes ont envahi la portion coronaire de la pulpe et ont détruit par un processus d'ulcération une partie de sa substance ; de tels cas deviennent aseptiques par l'enlèvement de la pulpe en masse, à condition que nul organisme ne soit apporté dans le canal pendant ou après l'enlèvement de la pulpe.

(1) Voir Thioly Regard. Tricrésol-Formol. *Traitement de Buckley* in *Odontologie*. 15-X-07, p. 309-317.

La seconde classe de cas comprend ceux dans lesquels les organismes septiques ont envahi la pulpe par la voie veineuse et ont détruit la masse de l'organe par un processus de suppuration. Dans ces cas, il n'est pas rare de trouver les tissus de la région apicale plus ou moins atteints, sans doute par l'infection et les nombreux produits des organismes. Puis a lieu une péricémentite transitoire, qui cesse lorsque la pulpe morte perd sa connection vitale à l'apex. Les stades de l'infection qui suivent sont ceux d'une gangrène humide et d'une décomposition par putréfaction des tissus pulpaires. Les affections du cément et du péricément suivent ces états pathologiques dans la région apicale qui, comme résultat, se trouve atteinte d'un processus inflammatoire. Tous ces stades de l'infection et de la décomposition peuvent se trouver réunis dans la pulpe à un moment donné, le processus de suppuration précédant celui de putréfaction. Des cultures faites avec une pulpe

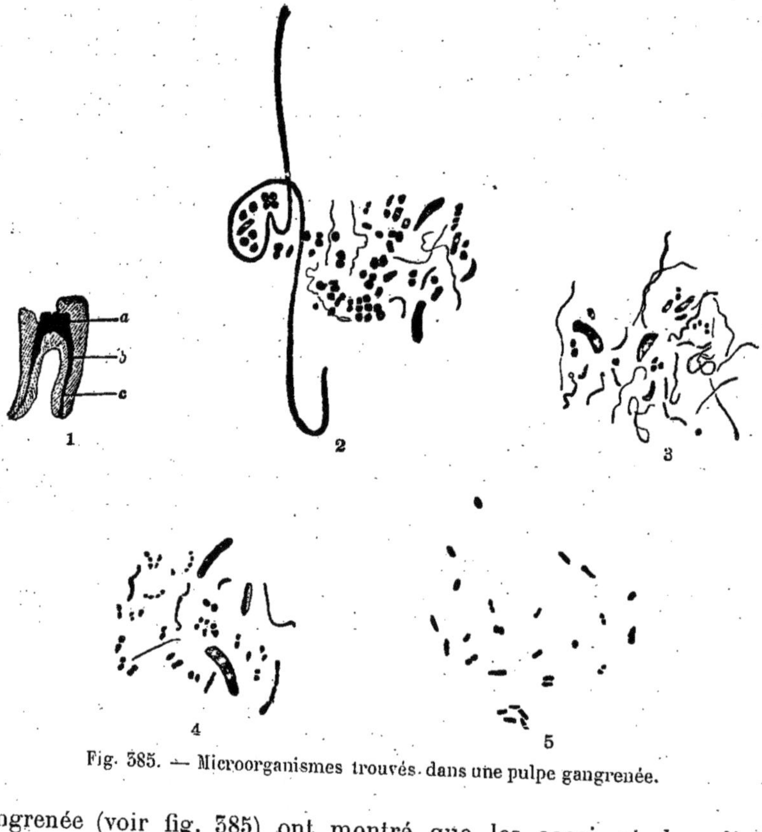

Fig. 385. — Microorganismes trouvés dans une pulpe gangrenée.

gangrenée (voir fig. 385) ont montré que les cocci et les diplocoques (5) les plus petits étaient les plus voisins de l'apex de la racine (c, fig. 385, 1) où la suppuration était en progrès. Les formes les plus grosses et les plus variées se trouvaient dans la partie décomposée et nécrosée de la pulpe (4-3-2). Les cas de gangrène pulpaire présentent une infection mixte; on y trouve différentes variétés de cocci, de bacilles et de spirochètes.

On rencontre quelquefois des cas dans lesquels la pulpe d'une dent non cariée a été dévitalisée à la suite d'un coup qui a endommagé les vaisseaux à leur entrée dans l'apex de la racine; il n'est pas rare d'observer le même effet à la suite d'un mouvement de redressement des dents trop rapide ou trop étendu. Dans ces cas la pulpe est probablement détruite par une thrombose des vaisseaux au niveau de l'apex de la racine. On peut pendant des années ne pas s'apercevoir de la mort de la pulpe; on peut la découvrir grâce à une opacité et à un changement de coloration de la dent lorsque la décomposition des matières albuminoïdes devient évidente. Dans d'autres cas, des abcès alvéolaires peuvent se former et s'ouvrir en quelque point près de la dent, ou quelquefois à quelque distance de celle-ci. On peut supposer que les organismes qui ont produit cette décomposition de la pulpe et la suppuration sont arrivés jusqu'à elle par le courant circulatoire.

Tout dentiste s'est rendu compte que les produits de décomposition qui prennent naissance dans ces états constituent un terrain favorable au développement des micro-organismes virulents, dès que la dent est ouverte.

Les différents états que nous venons de décrire peuvent être considérés, au point de vue du traitement, comme des états pathologiques bien définis. Le traitement doit tendre à assurer le maintien de la dent et à faire disparaître toute manifestation pathologique.

Cas dans lesquels la pulpe a été intentionnellement détruite et enlevée en masse. — Habituellement on adopte ce procédé à la suite d'une suppuration ou d'une inflammation de la pulpe; les organismes septiques, les staphylocoques, les streptocoques et les bacilles ont suivi le cours habituel de l'inflammation, c'est-à-dire qu'ils ont pénétré par la voie veineuse. Si l'on a constaté la présence des microbes de la putréfaction, on verra qu'ils n'ont atteint les parties les plus externes de la pulpe que de façon très limitée; la couleur de la dentine, en effet, n'est altérée qu'à une très légère profondeur. Après l'ablation de la pulpe le contenu des canalicules de l'ivoire ne se trouve pas modifié chimiquement; les canaux ne contiennent aucune matière organique, à l'exception du sang qui peut avoir fusé à la suite de l'ablation de la pulpe. Il peut aussi rester des odontoblastes qui ont été détachés par l'action mécanique pendant l'opération; si l'on n'a introduit aucun organisme pendant ou après l'ablation, les canaux sont aseptiques, pourvu que les précautions antiseptiques voulues aient été prises : l'isolement et la stérilisation de la dent à opérer, de même que celle des instruments employés, ne laissent prise à aucune infection. C'est dans des cas de ce genre que l'on peut recommander l'obturation immédiate de la racine et qu'elle peut être pratiquée avec succès.

Si le processus septique a envahi la pulpe, le tissu pulpaire, à mesure que sa destruction progresse, devient le siège d'une décomposition putride qui envahit aussi à des degrés variables le contenu des canalicules de l'ivoire, et la dentine subit une série de modifications dans sa coloration (1). La figure ci-contre (fig. 386) représente un diagramme de la série des décompositions d'une pulpe infectée. Les albuminoïdes de la pulpe subissent une décomposition graisseuse: la dernière phase de la décomposition aboutit à la production d'hydrogène sulfuré, d'ammoniaque et autres produits qui achèvent la réaction. Selon l'étendue de l'invasion septique et selon sa variété, des produits de décomposition prennent naissance (ptomaïnes et autres substances composées). Ils sont dus aux organismes qui agissent comme irritants des tissus vivants jusqu'à ce que les portions apicales encore vivantes de la pulpe aient constitué un terrain favorable au développement des organismes pyogènes et qu'ensuite ces tissus soient atteints. Habituellement, dans les dernières phases de la suppuration de la pulpe, la dent devient sensible à la percussion. Succédant à cet état de choses a lieu une période de tranquillité illusoire pendant laquelle les tissus de l'apex, bien que sans doute atteints par les substances toxiques, ne donnent lieu qu'à de légers symptômes subjectifs. Les ramifications de la pulpe subissent une décomposition progressive, de même que le contenu des canalicules de l'ivoire. Après une période variable suivant la virulence des organismes et suivant la résistance des tissus de la région apicale, ces derniers succombent empoisonnés par les substances toxiques qui ont été formées à leur contact et l'inflammation se déclare; elle peut se traduire par une sensibilité à la percussion, par une teinte plus foncée de la gencive recouvrant l'apex, signes constituant un état connu sous le nom de péricémentite subaiguë. Si l'attaque a été plus vive ou si la résistance a fait défaut, les symptômes sont plus violents : on constate une hyperémie marquée, qui

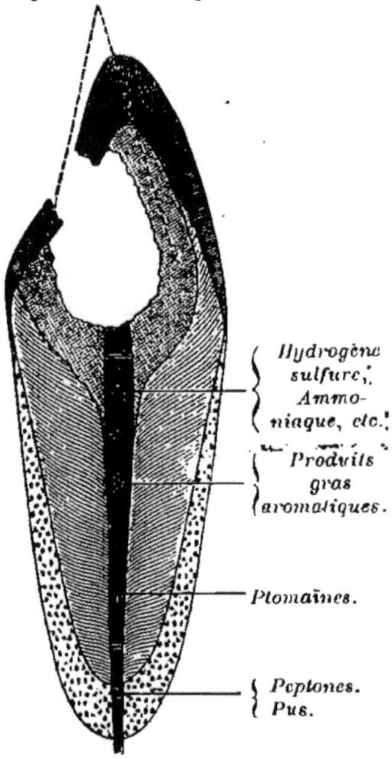

Fig. 386.

(1) Voir chap. XX, sur le *Blanchiment*.

progresse rapidement par suite d'un état inflammatoire bien caractérisé. La dent, par suite de la propagation infectieuse au péricément, devient surélevée et extrêmement sensible au toucher; la coloration foncée de la gencive s'accentue, et l'on ressent une vive douleur; la péricémentite fait de rapides progrès. Dans les cas plus graves, on constate un œdème marqué de la gencive et quelquefois de la face ; le pouls augmente de volume, de tension et de fréquence; on constate de la fièvre avec une température pouvant s'élever jusqu'à 39° C ou 40° C; dans d'autres cas. des signes évidents d'une intoxication septique peuvent apparaître et enfin, dans une dernière phase, on peut constater même la septicémie ou la pyémie (1).

La gravité de l'inflammation dépend, sans doute, de la variété des organismes infectants et aussi de l'état de l'individu atteint. D'après l'évolution et le début, on peut établir que les staphylocoques sont les agents infectieux si l'inflammation est circonscrite, et que ce sont les streptocoques qui sont en jeu dans les cas ayant une tendance à fuser le long des aponévroses et à devenir des phlegmons (2). Schreier (3) a constaté, dans ce cas, la présence presque constante d'un diplocoque, probablement le *diplococcus pneumoniæ*.

Les individus présentant une des manifestations du lymphatisme, acquis ou héréditaire, souffrent d'une faiblesse générale de leurs échanges vitaux et peuvent présenter une inflammation d'un caractère extrêmement grave (voir Abcès alvéolaire, chapitre XVIII).

Lorsqu'une dent, en règle générale, a été le siège d'une péricémentite subaiguë pendant une longue période ou d'une péricémentite septique aiguë pendant vingt-quatre à quarante-huit heures, un certain nombre d'éléments cellulaires sont détruits, il y a formation de pus et un abcès alvéolaire est constitué (voir chapitre XXVIII).

Dans les cas de péricémentite subaiguë, même dans ceux où la formation de pus n'est pas évidente, les tissus de la région apicale sont envahis par des produits de la décomposition putride, difficile à surmonter, comme nous l'avons vu précédemment, les tissus se refusant, à chaque tentative de traitement, à fermer la voie de dégagement des gaz qui produisent l'irritation.

Chacun des phénomènes mentionnés à propos des stades de l'inflammation septique et des décompositions de matières albuminoïdes doit entrer en considération pour le choix des procédés thérapeutiques.

AGENTS THÉRAPEUTIQUES

La conséquence naturelle de ce qui précède est que les agents thérapeutiques à employer localement dans ces cas appartiennent tous à

(1) Voir le cas de E. T. Darby dans *Proc. Odontological Society of Pennsylvania*, 1892.
(2) Voir cas cité par E. C. Kirk. *Proc. Odontological Society of Pennsylvania*, 1892.
(3) Voir *Dental Cosmos*, vol. XXXV, 1893, p. 617.

la classe générale des germicides, des antiseptiques et des désinfectants.

Le caractère distinctif que possèdent toutes ces substances est le pouvoir, variable chez chacune d'elles, de détruire les organismes pathogènes ou de rendre inoffensifs leurs produits destructeurs ; leurs autres propriétés diffèrent considérablement, de sorte que le choix d'un agent thérapeutique, pour une maladie spécifique, sera fait en considérant quel sera celui qui réalise le mieux le but que l'on se propose. Suivant leur action sur les albuminoïdes, on peut considérer ces agents comme divisés en deux classes : ceux qui coagulent les matières albuminoïdes et ceux qui ne les coagulent pas. Dans la première classe sont compris les sels de métaux et les alcools, dans la dernière un grand nombre d'huiles essentielles.

Les acides minéraux et les alcalins agissent en détruisant chimiquement les albumines. Les sels métalliques que l'on emploie ou que l'on a essayés comme germicides dans les canaux pulpaires sont : les chlorures de zinc et d'aluminium, le bichlorure de mercure, le bichlorure d'or et de sodium, le sulfate de cuivre et de nitrate d'argent. Les sels de cuivre, d'argent et d'or ne sont pas employés, à cause de la décoloration qu'ils produisent. Le chlorure de mercure présente le même inconvénient, de sorte que le seul sel métallique dont l'application soit générale est le chlorure de zinc.

Les alcools employés sont l'alcool éthylique (commercial), l'alcool phénilique, c'est-à-dire l'acide phénique, la créosote avec les dérivés du goudron, les crésols. Dans cet ordre d'idées, nous recommandons, comme très efficace, le formol — solution à 40 pour 100 de gaz formaldéhyde ; dans la pratique dentaire, on le réduit à 3 ou 5 pour 100.

Les préparations d'iode, de brome et de chlore sont des désinfectants et des antiseptiques puissants. On ne peut recourir au brome à cause de ses effets irritants et de son odeur désagréable ; le chlore est employé sous forme d'hypochlorite ; on s'en sert habituellement dans des solutions d'électrosone et de méditrine, produits électrolytiques de l'eau de mer. La solution d'hypochlorite de soude de Labarraque paraît être généralement abandonnée ; il en est de même des hyposulfites ; on emploie habituellement l'iode sous forme de teinture ; le trichlorure d'iode passe [1] pour être cinq fois plus actif comme antiseptique que le chlorure de mercure.

Les huiles essentielles recommandées comme antiseptiques pour stériliser la dentine et les canaux sont : celles de thym, de cannelle, de cassia, de myrrhe et d'eucalyptus.

Les alcalins employés comme agents de stérilisation sont : le mélange de potassium et de sodium de Schreier appelé *Kalium-natrium*, le carbonate de soude et le bioxyde de soude ; les acides minéraux recom-

(1) Langenbach, cité par Miller, *Dental Cosmos*, vol. XXXIII, p. 342.

mandés sont : l'acide chlorhydrique et l'acide sulfurique, ce dernier dans la méthode de Callahan (1).

L'oxygène et le chlore à l'état naissant sont employés comme agents de stérilisation, surtout le premier. Lorsque ces gaz sont employés pour le blanchiment, la stérilisation est produite simultanément, comme on le verra dans le chapitre sur le blanchiment.

L'oxygène est mis en liberté dans les solutions aqueuses et éthérées d'eau oxygénée et dans les solutions de bioxyde de soude.

L'iodol, l'iodoforme et les substances analogues ne sont pas employés comme germicides par eux-mêmes, mais à cause des propriétés thérapeutiques qu'ils possèdent en eux-mêmes, par exemple la propriété qu'on leur attribue de maintenir la stérilisation après l'application, comme germicides, d'antiseptiques plus puissants.

L'aristol ou thymol biiodé est un autre corps de ce groupe, par sa composition chimique théoriquement préférable aux autres ; il contient deux fois la quantité d'iode en combinaison instable et, de plus, il a comme base un antiseptique puissant, le thymol.

Ces agents sont censés agir comme antiseptiques, par suite de la mise en liberté de l'iode lorsqu'ils sont mis en contact avec les substances albuminoïdes.

Il a été démontré que l'iodoforme n'est pas un germicide pour les organismes se développant dans son milieu, mais il semble détruire ou amoindrir les effets des substances toxiques qui ont pris naissance autour de lui et résultant de la décomposition des matières albuminoïdes.

Le dernier procédé d'antisepsie que nous mentionnerons est l'enlèvement mécanique des tissus infectés.

Le chlorure de zinc, en contact avec l'albumine, forme un précipité épais et presque incolore d'albuminate de zinc. Placé à une extrémité d'un tube capillaire contenant de l'albumine, il fuse rapidement à travers la solution, la précipitant tout entière (2).

L'acide phénique forme un précipité moins dense, et la créosote encore moins. Le chlorure de mercure et le nitrate d'argent forment aussi des précipités denses. A ce sujet nous pensons qu'il est bon d'appeler l'attention sur une observation présentée par Kirk dans un article lu devant la First District Dental Society de New-York. Il prétend que la coagulation est un phénomène chimique dont l'union du chlorure de mercure avec l'albumine est un exemple. Le sel métallique n'agit pas par catalyse, mais il y a un rapport quantitatif distinct entre le coagulant et la matière coagulée, le phénomène prenant fin lorsque le rapport quantitatif de ces corps est chimiquement accompli ; si l'on a employé un excès de $HgCl^2$, une quantité définie de ce sel se com-

(1) *Proc. Ohio State Dental Society*, 1894.
(2) JAMES TRUMAN, *Proc. Academy of Stomatology of Philadelphia*, déc. 1894.

bine avec l'albumine pour former un albuminate de mercure, qui reste en suspension dans la solution en excès de $Hg\ Cl^2$.

Si l'on a employé un excès d'albumine, il se forme un albuminate de mercure, qui reste en suspension dans une solution d'albumine. Lorsque l'albuminate de mercure est mis en présence d'un composé sulfureux facilement décomposable, il peut être réduit par formation d'un sulfure de mercure et l'albumine est ramenée à son état primitif, ce qui semblerait indiquer que $Hg\ Cl^2$ est un germicide incertain, lorsque la décomposition putride donne naissance à $H^2\ S$.

Le formol agit rapidement et facilement à la fois sur l'albumine et sur la gélatine, les réduisant à l'état de précipité solide qui conserve sa forme et paraît être un antiseptique persistant pour certaines variétés de micro-organismes.

Les huiles essentielles agissent comme antiseptiques sans produire de coagulation; elles ont une action germicide moins marquée que les agents cités ci-dessus. Placées dans les canaux des racines, elles diffusent à travers la dentine et entretiennent un état antiseptique de longue durée; leur absorption par la dentine produit dans ce tissu un certain degré de décoloration. Ces huiles diffèrent les unes des autres comme pouvoir antiseptique : l'huile de thym et l'huile de cannelle tiennent la tête de liste; l'huile de girofle et l'huile d'eucalyptus viennent loin après elles parmi les antiseptiques. La valeur antiseptique de l'huile de thym provient de son principe actif, le thymol, que l'on sépare de l'huile par une distillation fractionnée; on le purifie ensuite en le traitant par la soude puis par l'acide chlorhydrique. Le thymol possède un grand pouvoir antiseptique non seulement dans la stérilisation des canaux pulpaires, mais aussi dans le traitement d'une pulpe infectée. Ce fut Hartmann (1) qui, le premier, appela l'attention sur la valeur du thymol comme agent de stérilisation dans l'infection pulpaire; ses observations furent confirmées dans la suite par les expériences de C. Röse (2).

Le thymol semble posséder la propriété très appréciable de détruire les organismes infectants sans altérer en même temps la vitalité des éléments cellulaires de la pulpe. Les expérimentateurs cités ci-dessus ont, en effet, rapporté de nombreux cas de guérison de pulpes infectées après application de thymol en substance.

Les alcalis employés comme antiseptiques saponifient les matières grasses formées au cours de la décomposition des matières albuminoïdes et dissolvent aussi les matières albuminoïdes, lorsqu'ils sont en contact avec elles.

Le premier de ces alcalis, le mélange de potassium et de sodium (3), mis en contact avec une pulpe en voie de décomposition, sépare les

(1) Voir *Deutsche Monatschrift f. Zahnheilkunde*, vol. I. et II, 1892.
(2) Voir *Dental Cosmos*, vol. XXXVI, 1894, p. 41 et 362.
(3) Préparation de Schreier, voir *Dental Cosmos*, vol. XXXV, 1893, p. 22.

éléments de l'eau et forme des hydroxydes de sodium et de potassium, qui possèdent la propriété de saponifier les matières grasses et de dissoudre les albumines. Le carbonate de soude possède la même propriété, mais agit moins énergiquement. Le bioxyde de sodium forme dans les mêmes conditions un hydroxyde de sodium; l'oxygène naissant est mis en liberté, agit comme germicide et décompose aussi les substances colorantes des canalicules de la dentine, en agissant comme agent de blanchiment de l'ivoire. Les solutions d'eau oxygénée sont décomposées en eau et oxygène naissant au contact du contenu des canaux putréfiés; l'oxygène mis en liberté agit comme un oxydant.

Lorsque l'on emploie les acides minéraux, ils remplissent un double but. L'acide sulfurique, placé à l'orifice de canaux étroits, les remplit et décompose les sels de calcium de la dentine, formant du sulfate de calcium, que l'on enlève facilement avec de fins excavateurs à canaux; il agit en second lieu comme germicide actif, détruisant tous les organismes au contact desquels il est placé.

SUBSTANCES EMPLOYÉES POUR L'OBTURATION DES CANAUX DES RACINES

Les substances employées pour obturer hermétiquement les foramens apicaux des canaux stérilisés sont à l'état solide; elles sont introduites en masse ou en portions successives; ou bien ce sont des pâtes qui agissent seules ou associées à quelque autre agent qui sert de véhicule; une autre classe comprend des substances ordinairement solides, mais que l'on a rendues fluides avant de les introduire.

Les propriétés que doit posséder une bonne substance d'obturation sont les suivantes : l'imperméabilité — elle doit obturer hermétiquement le foramen apical, empêchant effectivement l'issue des organismes pathogènes et de leurs produits de décomposition des canaux vers les tissus de la région apicale, et inversement elle doit empêcher les infiltrations du tissu apical dans les canaux pulpaires. Elle doit rester stable, malgré les influences qui peuvent s'exercer sur elle, ne pas être irritante pour les tissus mous et posséder une plasticité suffisante pour s'adapter facilement aux parois de la cavité qu'elle doit remplir. Enfin, elle doit être aseptique au moment de son emploi, ou mieux antiseptique : elle sera d'autant plus appréciée qu'elle conservera plus longtemps cette dernière propriété et qu'elle remplira en même temps les autres desiderata.

Les substances solides qui ont été employées dans ce but sont : l'or en feuille, les fragments d'étain, d'or, de cuivre et des pointes de plomb, des pointes de charbon saturées de créosote, des pointes de bois trempées dans la créosote, du coton partiellement carbonisé.

Les métaux facilement oxydables n'ont pas joui d'une grande faveur à cause de la coloration que leur emploi peut donner à la dentine. Les substances pratiques employées sont des cônes de gutta-percha ramollis et le ciment d'oxychlorure de zinc; ce dernier est fréquemment employé pour remplir les interstices d'une boulette de coton non apprêtée ou de fibre d'amiante servant de véhicule pour introduire la pâte. Il faut se rappeler que, lorsque les fibres de coton sont en contact prolongé avec le chlorure de zinc, la cellulose subit une modification chimique; elle est convertie en une substance appelée amyloïde, colloïde, incolore et qui ne subit pas de modifications dans les conditions où elle se trouve à l'apex du canal pulpaire.

Le coton lui-même peut être compris parmi les substances plastiques d'obturation des racines.

Les substances liquides que l'on emploie sont les solutions de gutta-percha rouge dans le chloroforme, constituant ce que l'on appelle la chloropercha qui, dans ce cas, contient du vermillon; si la chloropercha est faite avec de la gutta-percha blanche, elle contient de l'oxyde de zinc et d'autres substances minérales en proportions variables. Les autres substances de cette classe sont : le salol et la paraffine, que l'on rend liquides par la chaleur avant leur introduction et qui durcissent par le refroidissement.

L'or fut la première substance employée pour obturer les canaux; ce fut Maynard qui en indiqua l'usage il y a environ 50 ans. Lorsqu'il est appliqué d'une façon convenable, il peut constituer une obturation hermétique du foramen apical; il est difficile à travailler et il est presque impossible de l'enlever lorsqu'il a été adapté de la façon voulue. L'étain possède la même propriété et donne lieu à la même objection, qui en réalité s'applique à tout métal introduit de force dans la portion apicale du canal. Cependant, ceux qui préconisent l'emploi d'un métal pour cette opération disent avec quelque raison que, lorsqu'un canal pulpaire a été entièrement stérilisé et obturé, il n'y a jamais lieu d'enlever l'obturation de ses racines. La confiance ainsi exprimée n'a pas encore prévalu contre l'opinion des opérateurs partisans de la conservation, de sorte que les métaux sont d'un emploi extrêmement limité dans ces opérations.

Les substances plastiques le plus fréquemment recommandées et celles que les statistiques et l'expérience générale reconnaissent comme les plus appropriées à l'obturation des canaux sont l'oxychlorure de zinc et la gutta-percha. Le ciment de zinc sous forme de pâte peut être employé dans tout canal accessible et il conserve une action antiseptique un certain laps de temps après qu'il a été appliqué. L'action particulière et spécifique de cette substance sur les composés albuminoïdes de la dent peut être considérée comme la justification de son emploi dans le coiffage de la pulpe. Beaucoup de dents, dont les chambres pulpaires ont été ouvertes quelques années après l'opération du coiffage, ont présenté des pulpes converties en une masse sèche et dure qui n'a jamais été le siège d'une invasion septique; de plus, la couleur normale de la dentine a été conservée, ce qui démontre que la décomposition chimique ne s'est pas étendue au contenu des canalicules; ces canaux deviennent durs comme s'ils avaient été obturés et la coloration reste blanche; ils peuvent être cathétérisés, s'il y a lieu, par des applications répétées d'acide sulfurique et d'après la méthode de Callahan.

Lorsqu'elle vient d'être faite, la pâte d'oxychlorure est manifestement irritante pour les tissus vivants avec lesquels elle est en contact, et souvent on constate une irritation considérable des régions apicales de la membrane péridentaire après son emploi comme substance d'obturation du canal. Cette irritation peut déterminer une vive douleur due à la diffusion d'une partie du chlorure de zinc par le foramen apical avant qu'il se soit combiné chimiquement avec la poudre d'oxyde de zinc employée pour former le ciment. Cette action irritante, bien que donnant lieu à des symptômes semblables à ceux du début d'une inflammation septique des tissus de l'apex, ne détermine pas de suppuration, mais persiste pendant un temps variable de quelques heures à un ou deux jours. Une guérison complète a lieu toutes les fois que les canaux ont été obturés avec soin. Cette irritation chimique produite par le chlorure de zinc non combiné peut être évitée en plaçant à l'apex du canal une parcelle de coton imbibée d'un antiseptique doux comme la créosote, l'acide phénique ou une huile essentielle.

Lorsque les interstices du coton ont été remplis avec une pâte épaisse, le chlorure de zinc agit sur le coton et le convertit en une substance amyloïde; de sorte que si l'on place dans la portion apicale du canal de la racine une boulette de coton imprégnée d'un antiseptique calmant et que l'on applique ensuite la pâte sur le coton, après que l'action chimique signalée s'est produite, l'apex se trouve obturé non par du coton, mais par la substance amyloïde imperméable et immuable.

Il est facile de faire des cônes de gutta-percha longs, minces et plastiques, mais leur adaptation aux parois du canal est moins intime que celle de l'oxychlorure de zinc. La gutta reste dans l'état où elle a été introduite et elle constitue la plus douce et la moins irritante des substances d'obturation. Son enlèvement, une fois qu'elle a été mise en place de façon convenable, est difficile, mais n'est pas impossible. La gutta-percha composée employée comme obturation temporaire possède les mêmes propriétés, mais elle est moins résistante.

La dernière des substances plastiques préconisées est une substance résineuse appelée le *balsamo del deserto* (baume du désert). C'est probablement un produit d'exsudation fourni par une variété de pin ou de sapin. C'est W. H. White, de Silver City, qui le premier décrivit ses propriétés et son mode d'emploi. De ses expériences il résulte (¹) que cette résine possède une action antiseptique marquée; la valeur antiseptique de ce produit est augmentée dans la pratique par l'addition d'huile de cassia dans la proportion de 3 à 5 pour 100. C'est cette combinaison que possèdent aujourd'hui les maisons de fournitures dentaires. Le balsamo del deserto ainsi préparé adhère aux surfaces humides, n'a aucune action irritante sur les tissus mous avec lesquels il est en contact. Il demeure inaltérable lorsqu'on l'emploie pour obturer un canal. White a découvert que les racines des dents temporaires qui ont été obturées avec ce produit ne subissent aucun obstacle dans leur résorption du fait de sa présence.

Les solutions épaisses de gutta-percha dans le chloroforme (chloro-percha) sont très employées comme matière d'obturation pour les canaux fins et tortueux. Ces solutions peuvent être introduites dans tout canal pouvant admettre le plus fin tire-nerf. Elles se contractent en durcissant, de sorte qu'un canal obturé de cette façon n'est pas exempt de cavités après le durcissement de la substance d'obturation.

On emploie couramment la solution précédente alliée aux cônes de gutta. R. Ottolengui (²) recommande une méthode que l'on peut suivre avec avantage : un certain nombre de morceaux de soie floche, longs environ de 25 mm., sont saturés de chloro-percha et séchés; on les pousse alors dans le canal rempli de chloro-percha encore fluide. Devient-il nécessaire d'enlever l'obturation, on saisit l'extrémité libre de l'un des fils de soie et toute l'obturation est enlevée.

L'usage du salol a été tout d'abord indiqué et recommandé dans ce but par A. E. Mascort, de Paris (³). Le salol, salicylate de phénol, est un antiseptique doux. En présence des alcalis, il est décomposé en acide phénique et en acide salicylique, tous les deux antiseptiques puissants. Il fond à 40° C; s'il est fondu à cette température ou un peu au-dessus, il cristallise en quelques minutes; si l'on chauffe davantage, la cristallisation se trouve retardée pendant quelque temps après que la masse a été refroidie bien au-dessous de son point de fusion normal. Le salol à l'état de fusion peut être porté rapidement dans un canal admettant le plus fin tire-nerf. Si quelques parcelles de cette substance dépassent le foramen apical, il ne semble pas qu'elles produisent de l'irritation.

Les articles relatifs à cette substance, à sa valeur, à sa stabilité, sont très différents; certains auteurs l'adoptent avec enthousiasme, les autres le condamnent sans restriction. Beaucoup d'opérateurs qui avaient obturé des canaux au salol n'en ont plus trouvé à la réouverture des canaux. Cependant, lorsqu'on a employé pour la partie centrale du canal un cône de gutta trempé dans du salol fondu, on n'a plus

(¹) Voir *International Dental Journal*, vol. XV, 1894, p. 690.
(²) *Methods of Filling teeth.*
(³) *Dental Cosmos*, 1894, p. 352.

constaté l'absence du salol. On a découvert que le salol subissait une décomposition rapide dans les canaux traités par l'un des alcalis fixes immédiatement avant l'introduction du salol.

La paraffine a été employée pour l'obturation des canaux. Elle est rendue fluide par la chaleur et introduite dans le canal; elle est douce, non irritante, inaltérable, et on peut facilement l'enlever (¹). On peut l'employer en combinaison avec le salol et le thymol, tous les deux solubles dans la paraffine fondue, ce qui donne à la masse une valeur antiseptique. On peut enfin la mélanger à l'aristol et l'employer comme substance d'obturation dans les canaux stérilisés (²).

Avant de discuter la question du nettoyage des canaux pulpaires, il est bon d'envisager certains moyens et certaines méthodes qui permettent d'éviter tout l'ennui et la peine que nécessite le nettoyage mécanique des canaux les plus inaccessibles. Ces résultats sont obtenus au moyen des pâtes préservatrices.

Momification de la pulpe. — En même temps que l'on utilisait l'acide arsénieux comme agent de dévitalisation, on remarquait que, dans un certain nombre de cas on ne constatait manifestement plus de troubles ou qu'on en constatait très peu après l'application de l'arsenic et l'obturation de la cavité. Plus tard on découvrit que les applications d'antiseptiques puissants sur des pulpes exposées étaient suivies d'une longue période de tranquillité de l'organe. Enfin lorsqu'on eut une connaissance plus exacte des conséquences pathologiques qui peuvent résulter de la présence de portions de substance pulpaire laissées dans les canaux des dents après dévitalisation par l'arsenic, on remarqua que, lorsque ces canaux avaient été saturés de solution de créosote ou de chlorure de zinc, dans beaucoup de cas il n'y avait que peu de troubles péricémentaires consécutifs ou même qu'il n'y en avait pas du tout.

Il est sans aucun doute préférable d'enlever toujours entièrement les derniers vestiges d'une pulpe dévitalisée. Cependant certains canaux tortueux et inaccessibles demanderaient trop de temps, de soin, d'habileté, pour obtenir un nettoyage parfait. Ces cas ont entravé la généralisation de cette méthode. La seule solution possible de cette difficulté est de modifier le tissu que l'on n'enlève pas, de le rendre aseptique si possible par l'application d'antiseptique.

Les observations tirées de l'expérience clinique, bien qu'ayant sans aucun doute une grande et durable valeur, sont incertaines; mais nous ne connaissons ce sujet d'une façon vraiment scientifique que depuis les expériences de W. D. Miller. Il attribue à Witzel les premières observations méthodiques à ce sujet. Witzel dévitalisa, en effet, en 1874, la portion coronale d'une pulpe au moyen d'arsenic, enleva cette por-

(¹) *Dental Cosmos.*
(²) *Ibid.*, juin 1897.

tion, laissant la pulpe indemne dans les canaux, mais traitant leurs extrémités accessibles comme une pulpe récemment exposée. C'est la méthode suivie par Herbst, qui emploie le cobalt, sulfure d'arsenic natif ou arsenic métallique, au lieu de trioxyde d'arsenic.

Les expériences de Miller ont montré qu'aucun des antiseptiques introduits n'a de valeur comme agent de stérilisation permanente. Les plus puissants sont le cyanure, le bichlorure et le salicylate de mercure, le sulfate de cuivre et l'huile de cannelle. L'orthocrésol, l'acide phénique, le phénol trichloré, le chlorure de zinc, imprègnent rapidement les tissus pulpaires, mais diffusent trop facilement et disparaissent en quelques semaines.

Miller attribue une valeur douteuse à l'acide salicylique, à l'eugénol, au camphre phéniqué, à l'hydro-naphtol, aux naphtols α et β, à l'acétotartrate d'alumine et à quelques huiles essentielles : la résorcine, le sulfo-phénate de zinc, etc.

Les antiseptiques suivants sont sans valeur ou à peu près : l'iodoforme, les matières colorantes à base d'aniline, le borax, l'acide borique, le dermatol, l'europhène, le chlorure de calcium, l'eau oxygénée, les sels de sozoïodol, la teinture d'iode, l'esprit de camphre et la naphtaline.

La préparation qui donne les meilleurs résultats est composée de chlorure de mercure 0 gr. 0075, thymol 0 gr. 0075, sous forme de petites tablettes.

La pulpe est dévitalisée, sa portion coronale et toutes ses portions radiculaires facilement accessibles sont enlevées ; l'une des tablettes est alors placée dans la chambre pulpaire et poussée au moyen d'un fouloir à amalgame, puis recouverte avec une feuille d'or. Le sel de mercure tend à décolorer la couronne de la dent, de sorte que l'on doit restreindre son emploi aux dents postérieures ; à la vérité, d'une façon générale, il n'y a lieu de l'employer que dans les dents où il est très difficile d'enlever les débris de la pulpe. Miller paraît avoir confiance dans le pouvoir de l'huile de cannelle comme agent de stérilisation définitive des fragments pulpaires. Il réserve l'emploi expérimental des tablettes stérilisantes aux dents que l'on doit sauver rapidement, mais qui sont encore pour diverses raisons « à la merci du davier ».

Théodore Söderberg, de Sydney, rapporte les excellents résultats qu'il obtient continuellement dans sa pratique avec un procédé de stérilisation pulpaire. Il emploie une pâte composée de :

R. Alun calciné	}
Thymol	} ãã. 2 gr.
Glycérol	}
Oxyde de zinc	q. s. pour faire une pâte ferme. — M.

On remarquera qu'il substitue l'alun calciné au tanin qu'il employait primitivement comme agent de durcissement, mais son expérience lui a montré que le tanin produisait la décoloration. Le chlorure de mercure est abandonné pour la même raison. L'huile de cassia employée en pâte produit également la décoloration. Söderberg ajoute maintenant une petite quantité de cocaïne à la pâte pour prévenir la douleur produite par l'alun calciné. Il déclare (novembre 1895) qu'en une année il a appliqué sa pâte à quatre-vingt-dix-sept cas et

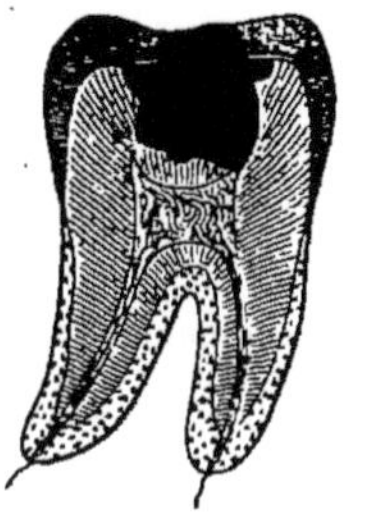

Fig. 587. — Carie dénudant une des cornes de la pulpe.

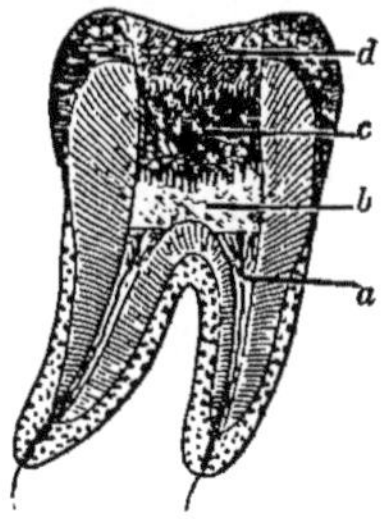

Fig. 588. — *a*, racine de la pulpe; *b*, pâte momifiante; *c*, zinc phosphaté; *d*, or en amalgame.

qu'il n'a jamais eu de résultats fâcheux. La disposition de la substance est représentée figures 387 et 388.

C. A. Firth, de Queenleyan [1], conseille d'omettre l'oxyde de zinc dans la composition de la pâte, afin d'éviter la formation de tannate de zinc de couleur brune. Il conseille l'usage d'un mélange d'acide tannique et de thymol à parties égales, amené à l'état pâteux avec de la glycérine et que l'on applique au moyen des instruments en ivoire, afin d'éviter les décolorations. Il déclare qu'il a été lui-même satisfait des résultats obtenus. Une autre formule fournie par le même praticien est ainsi conçue :

R. Chlorure de mercure. . . . . Thymol . . . . Acide phénique.	āā 2 grammes.
Acide tannique . . . . Acétate de morphine	āā 1 gr. 5.
Huile de menthe . . . . Huile de cassia.	āā q. s. pour faire une pâte ferme. M.

« Il se forme un tannate de mercure insoluble, mais qui ne cause que peu de douleurs par suite de son absorption ».

Il est bien entendu que l'on ne doit utiliser ces préparations et cette méthode de conservation de la pulpe que dans les cas où l'on ne peut faire le nettoyage parfait et l'obturation des canaux. Défectueuse dans le cas d'une extirpation parfaite, la pâte ne doit être employée que dans les cas où il n'est pas possible d'enlever tous les reliquats pulpaires.

[1] *Dental Cosmos*, mai 1896.

LÉGENDES DES FIGURES 389, 390, 391.

Fig. 389. La figure 3 donne la vue comparative des dents temporaires et des dents permanentes supérieures en coupes passant par leurs diamètres latéraux. La figure 4 donne la vue des dents correspondantes inférieures, en coupes passant par leurs diamètres antéro-postérieurs; *a*, *b*, *c* représentent respectivement en comparaison les incisives de front temporaires et permanentes; *d*, *e*, *f*, les incisives latérales; *g*, *h*, *i*, les canines; *k*, les molaires temporaires, supérieures et inférieures; *l*, *m*, les remplaçantes des molaires temporaires, les bicuspides; *n*, *o* représentent les molaires permanentes; *c*, *f*, *i*, *m*, *o* ont des lignes pointillées indiquant l'épaisseur de l'émail enlevé par usure, l'atrophie du ciment et la réduction du volume de la pulpe due au progrès de la calcification; ces changements étant dus à l'âge avancé.

Fig. 390. La figure 1, de *a* à *h* et de $\underline{a}$ à $\underline{h}$, donne les coupes verticales, c'est-à-dire longitudinales des seize dents supérieures, coupes passant par le diamètre labio-palatal de la chambre pulpaire et du canal (couronne et racines); la coupe des molaires étant faite par les racines antéro-buccale et palatale, tandis que les bicuspides *d* *e* et $\underline{d}$ $\underline{e}$ font voir le cas d'une compression assez forte pour diviser la chambre pulpaire en deux canaux, condition qui existe assez fréquemment dans les racines aplaties. La série à double lettre, de *dd* à *hh* et de $\underline{dd}$ à $\underline{hh}$, représente les molaires en coupes passant par les racines postéro-buccale et palatine. On constate très facilement l'augmentation légère du diamètre latéral de la chambre pulpaire et celle plus importante du calibre des canaux des racines postérieures comparativement à celui des racines antérieures. Les prémolaires désignées par les lettres *ee*, *dd*, et $\underline{dd}$, $\underline{ee}$ représentent des modifications de la chambre pulpaire et des canaux avec bifurcation des racines dans l'un des cas. Ces coupes sont pratiquées suivant des axes ou des plans différents dans la série *a*, *b*, *c*, etc. La figure 2, de *a* à *h* et de $\underline{a}$ à $\underline{h}$, représente les seize dents inférieures en section suivant leur long diamètre, comme dans la série supérieure. Les incisives font voir la compression et l'aplatissement de leurs racines en comparaison avec la structure cylindrique des racines des incisives supérieures, tandis que les bicuspides *d* *e* et $\underline{d}$ $\underline{e}$ font voir la simplicité de leur chambre pulpaire et la structure cylindrique de leurs racines en comparaison de l'aplatissement et de la compression des racines des bicuspides supérieures. Les molaires *f*, *g*, *h* et $\underline{f}$, $\underline{g}$, $\underline{h}$ présentent des coupes suivant la racine antérieure faisant voir la compression et la chambre pulpaire divisée dans la première et la deuxième molaire et un peu aplatie dans la racine antérieure de la troisième molaire; *ff*, *gg*, *hh* et $\underline{ff}$, $\underline{gg}$, $\underline{hh}$ présentent une chambre pulpaire simple et cylindrique dans la racine postérieure des molaires inférieures, tandis que *bb*, *cc* et $\underline{aa}$, $\underline{bb}$ représentent les incisives et canines de la même série avec des chambres pulpaires modifiées en conséquence de leur développement.

Fig. 391. La figure 1 de *a* à *h* et de $\underline{a}$ à $\underline{h}$ représente les dents supérieures, en coupe transversale ou horizontale, à la base de la chambre pulpaire dans la couronne, faisant voir l'entrée des canaux de plusieurs racines, tandis que les mêmes lettres dans la figure 2 représentent la série inférieure de la même manière. La figure 3 représente les dents supérieures, en coupe transversale ou horizontale, au-dessous du plus large diamètre de la chambre pulpaire et à travers les canaux après leur écartement de la chambre centrale, mais avant les racines dans lesquelles ils courent dans le cas des molaires bifurquées. La figure 4 représente de la même manière la série inférieure montrant bien l'aplatissement ou la compression du canal dans les racines antérieures des molaires et la division de la chambre, comme cela s'observe fréquemment dans les racines des incisives inférieures. Les lettres *aa*, *bb*, *cc*, *dd*, *ff*, *dd* et *ee* (fig. 3), les formes relatives, soit circulaires, ovales, ou aplaties du canal pulpaire dans les racines des incisives supérieures, centrale et latérale des canines de la première et de la deuxième bicuspide et des première, seconde et troisième molaires, tandis que les mêmes lettres dans la figure 4 représentent les formes relatives du canal pulpaire dans les dents semblables de la série inférieure.

Ces figures sont extraites de *Anatomie des Mundes* de Carabelli.

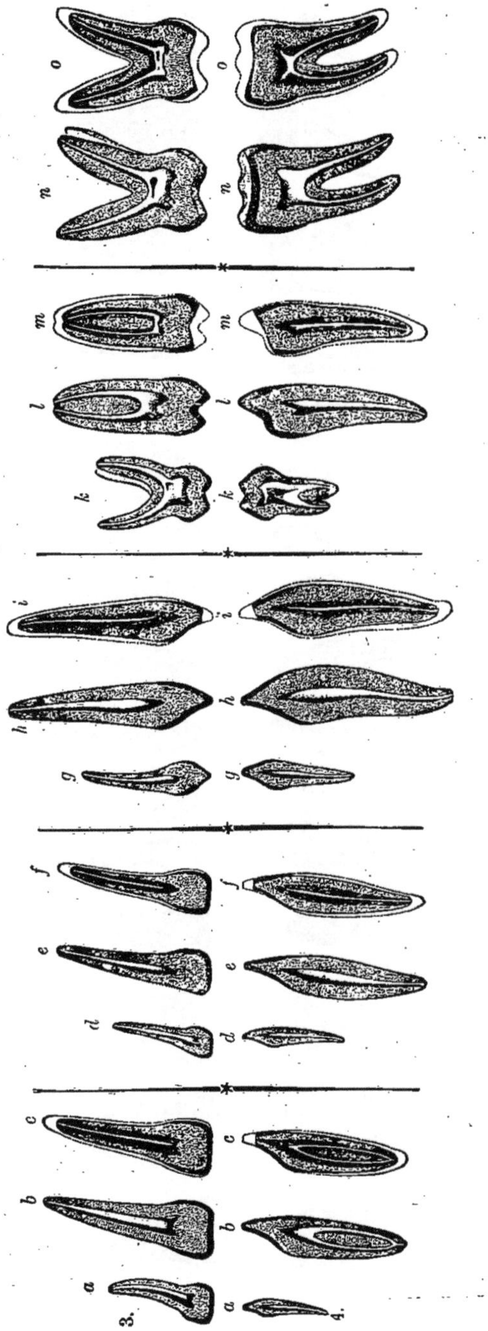

Fig. 389.

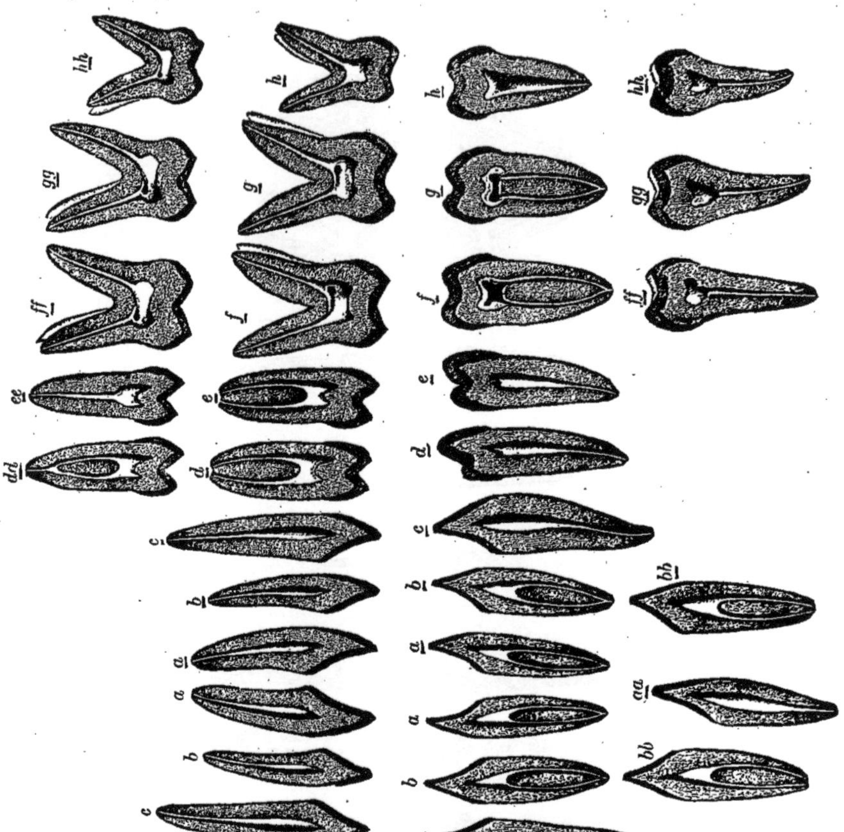

Fig. 390.

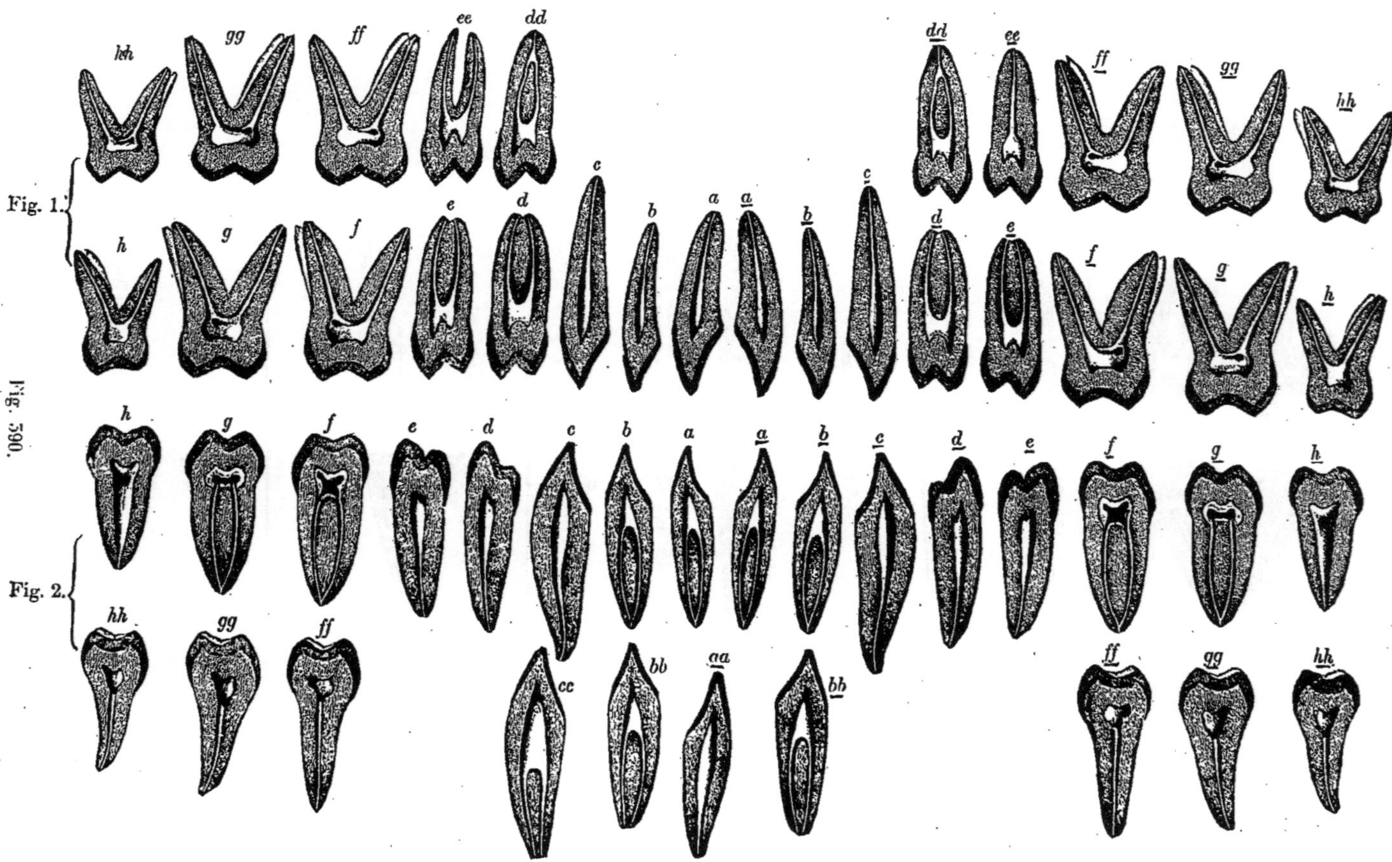

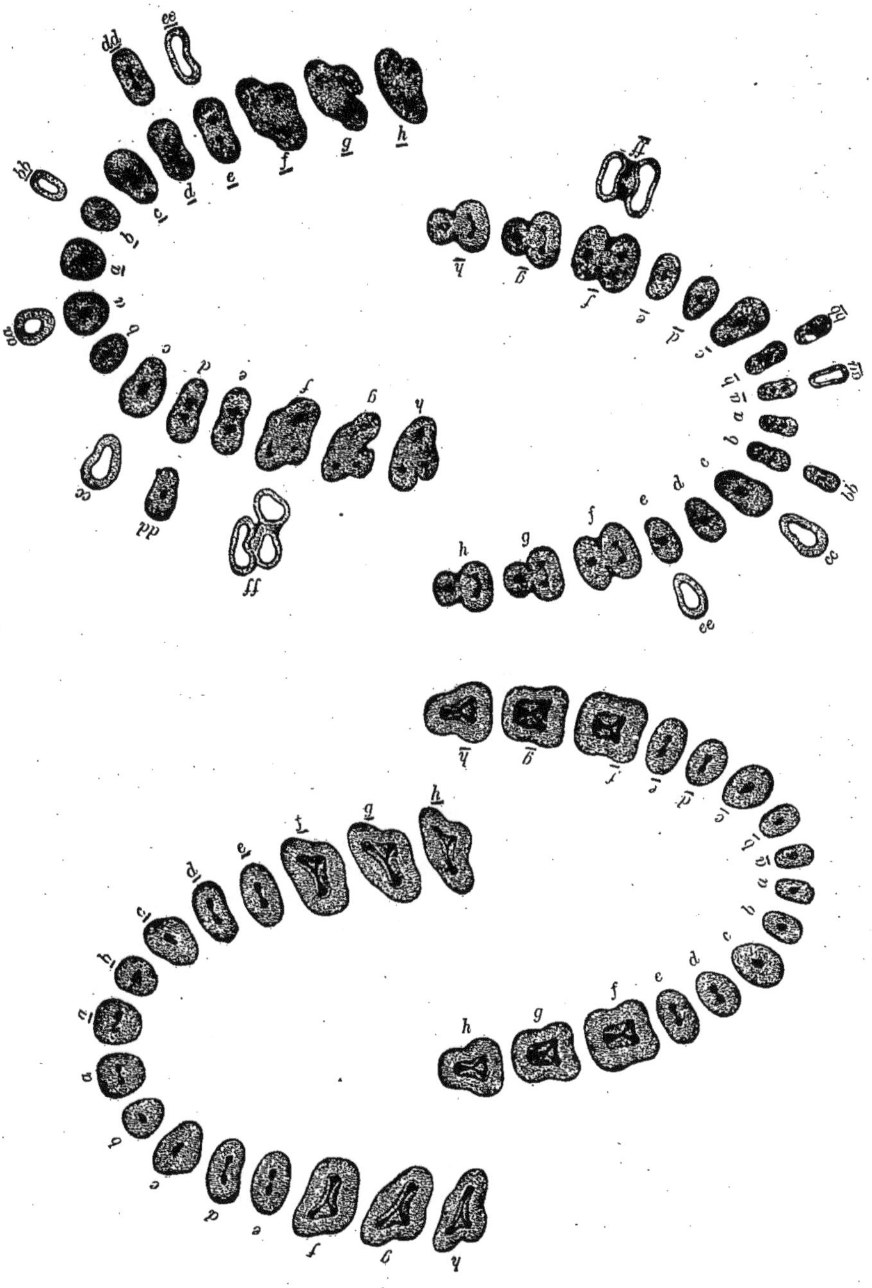

Fig. 391.

La formaline et son isomère, le paraformol, ont été employés comme agents de momification avec des succès constatés, mais l'emploi de ces substances dans ce but est encore dans le domaine de l'expérimentation. La nature irritante de la formaline nécessite une certaine circonspection dans son usage constant pour traiter la pulpe et les canaux pulpaires. Plusieurs cas de nécrose chimique des tissus dentaires ont, en effet, été relatés à la suite d'un emploi irraisonné de cette substance.

ANATOMIE TOPOGRAPHIQUE DE LA CHAMBRE PULPAIRE ET DES CANAUX

Pour ouvrir et nettoyer de façon convenable la chambre pulpaire et les canaux, il est essentiel d'être tout d'abord familiarisé avec leur anatomie topographique. Les figures 389, 390 et 391 représentent les formes habituelles de la chambre pulpaire.

Les figures 392-427 sont des reproductions exactes de coupes faites

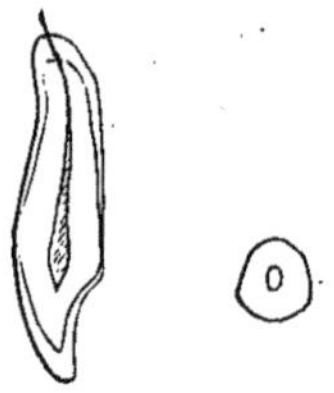

Fig. 392. — Incisive centrale supérieure.

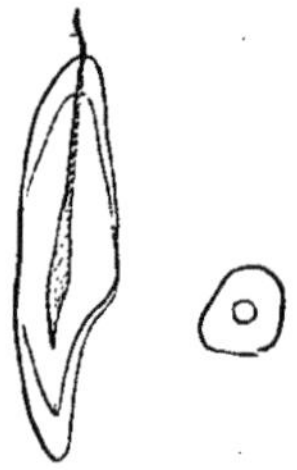

Fig. 393. — Incisive latérale supérieure.

dans des dents de type normal, établies par comparaison avec un grand nombre d'autres coupes, afin de réaliser la forme anatomique moyenne.

Incisives centrales supérieures. — La chambre pulpaire (fig. 392) rappelle approximativement la forme de la dent elle-même. L'ouverture du canal apparaît presque circulaire et occupe l'axe de la dent.

Incisives latérales supérieures. — La chambre pulpaire de l'incisive latérale (fig. 393), a une forme semblable. Le canal tend à s'écarter

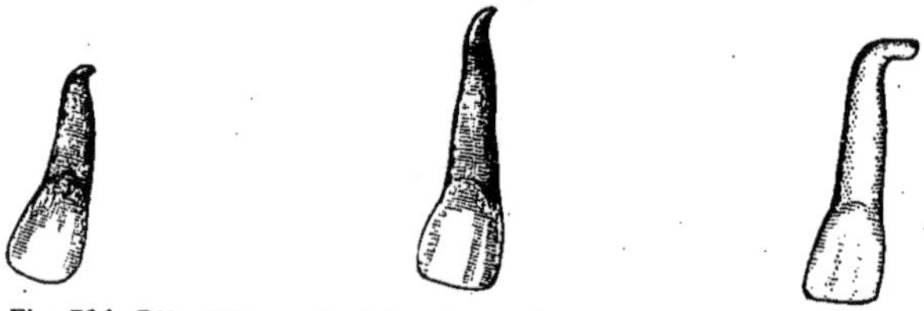

Fig. 394, 395, 396. — Incisives latérales supérieures (Ottolengui).

de la ligne droite vers son extrémité apicale, voir figures 394-396. L'entrée du canal est presque ovale.

Canines supérieures. — La chambre pulpaire de la canine supérieure est large et accessible. L'entrée du canal est elliptique (fig. 397).

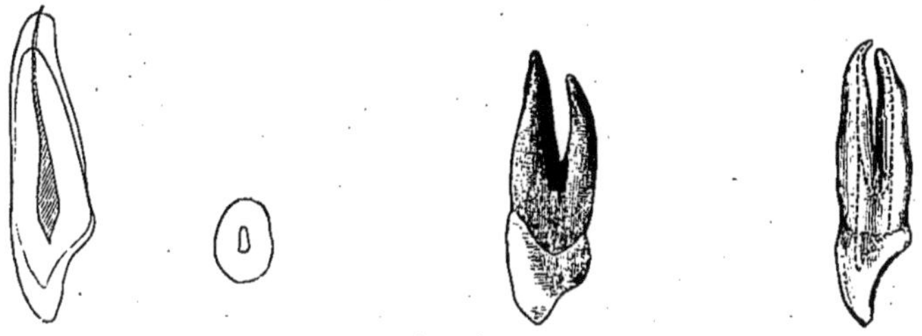

Fig. 397, 398, 399. — Canines supérieures.

La racine de cette dent peut aussi s'écarter de l'axe. Dans quelques cas rares on constate une bifurcation de la racine (fig. 598 et 599).

La première prémolaire supérieure présente communément une bifurcation de la racine qui peut s'étendre à une certaine distance de la couronne (fig. 400). A son entrée, le canal pulpaire a la forme d'une

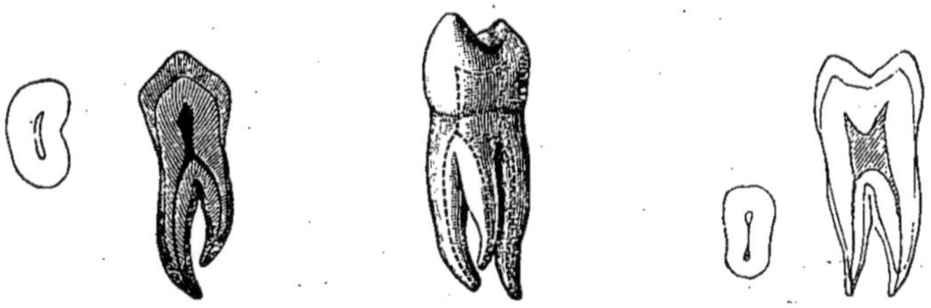

Fig. 400, 401, 402. — Premières prémolaires supérieures.

haltère, la poignée de l'haltère étant peu dessinée. La séparation des canaux peut commencer presque à la base de la chambre pulpaire ou n'être effective que près de l'apex des racines. On peut constater la présence de deux canaux distincts, même en l'absence de la bifurcation de la racine. Les racines de cette dent peuvent être très incurvées. La figure 401 représente une variété que l'on rencontre quelquefois : la présence de trois racines sur une prémolaire. La figure 402 représente une coupe à travers les racines buccales; cette figure représente aussi la coupe au niveau du collet de la dent. Dans la même bouche, on trouva trois prémolaires présentant cette même forme. La canine bifurquée figure 399 appartenait à la même denture.

Seconde prémolaire supérieure. — La figure 403 (*a* et *b*) représente des coupes de deux formes typiques de seconde prémolaire. Dans des cas analogues à *b*, cas qui sont loin d'être rares, on voit facilement quel danger et quelle difficulté il y a à obturer le canal généralement aplati au delà de l'obstruction en forme d'ellipse. Dans les deux types, la section au niveau du collet est presque la même.

Première molaire supérieure. — La section cervicale de la première molaire supérieure — figure 404, *a* — représente l'entrée libre de la

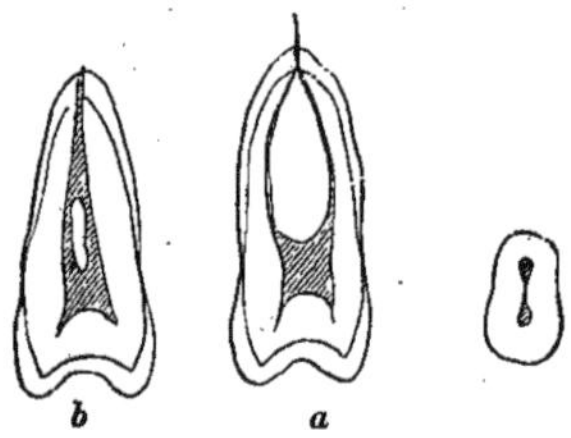

Fig. 403. — Seconde prémolaire supérieure.

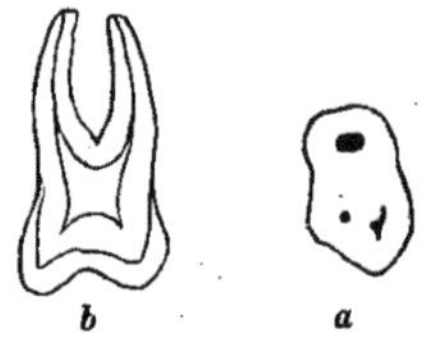

Fig. 404. — Première molaire supérieure.

racine palatine; la racine buccale antérieure possède une forme triangulaire, elle est située près de l'angle mésio-buccal de la dent. L'entrée de la racine disto-buccale est très petite; dans la figure 404, *b* représente une coupe de la racine buccale de la dent. On rencontre quelquefois des cas dans lesquels une couronne étroite est associée à des racines très longues et très divergentes (fig. 405).

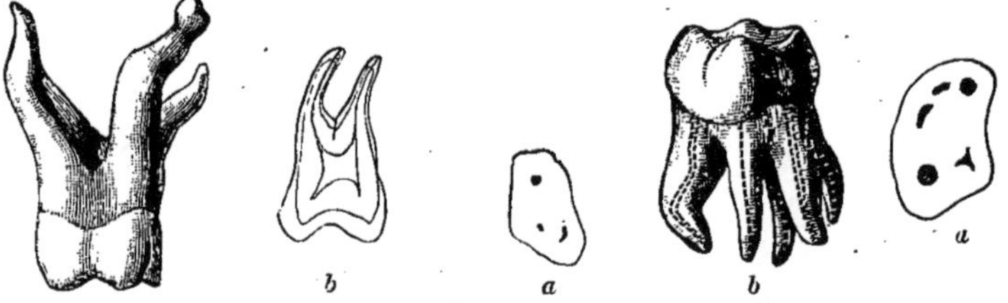

Fig. 405. — Molaire supérieure.

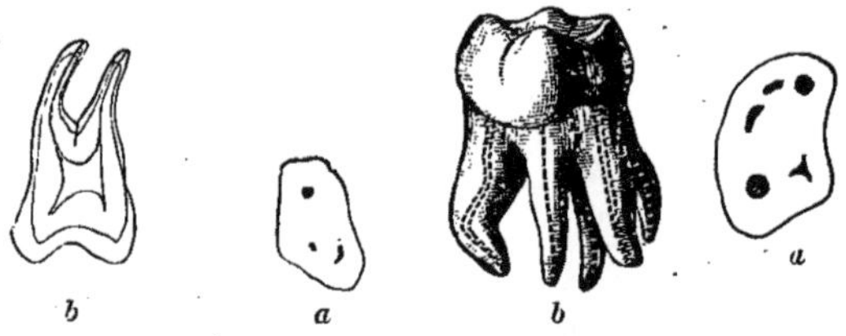

Fig. 406, 407. — Seconde molaire supérieure.

Seconde molaire supérieure. — La disposition des canaux de la seconde molaire supérieure — figure 406, *a* — rappelle beaucoup celle de la

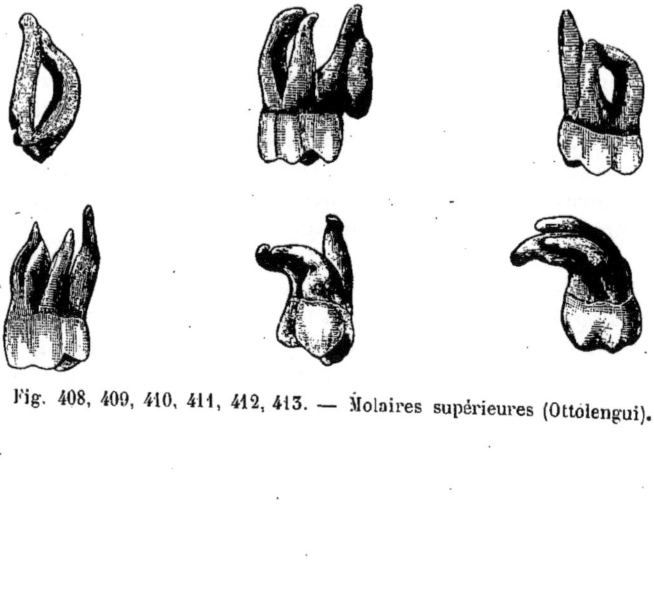

Fig. 408, 409, 410, 411, 412, 413. — Molaires supérieures (Ottolengui).

première molaire; cependant la dent a une forme comprimée qui rapproche les unes des autres les entrées des canaux. Dans la figure 406, *b* représente une coupe des racines buccales. Cette dent présente quelquefois des variations marquées dans la situation et la distribution des canaux pulpaires. La figure 407 représente un cas dans lequel la racine palatine était divisée en trois. Les figures 408-413 (Ottolengui) (1) représentent d'autres anomalies des canaux des molaires supérieures.

Troisième molaire supérieure. — Les trois racines de la troisième molaire supérieure sont fréquemment agglomérées et présentent l'aspect d'une seule racine conique arrondie. Dans beaucoup de cas on ne trouvera qu'un seul et large canal, comme dans la figure 414, *a*. En règle générale il y a trois canaux, comme le représente la figure 414, *b*, qui montre aussi une coupe à travers les racines buccales. La racine est généralement plus ou moins recourbée en arrière.

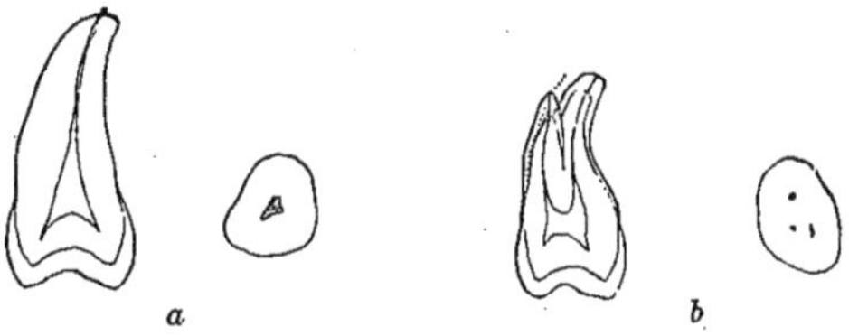

Fig. 414. — Troisième molaire supérieure.

Dents antérieures inférieures. — Les figures 415 à 417 représentent la forme des canaux et l'entrée des canaux des dents antérieures inférieures. La bifurcation partielle du canal représentée par les figures 416 et 417 est fréquemment observée sur les coupes longitudinales de dents caractéristiques.

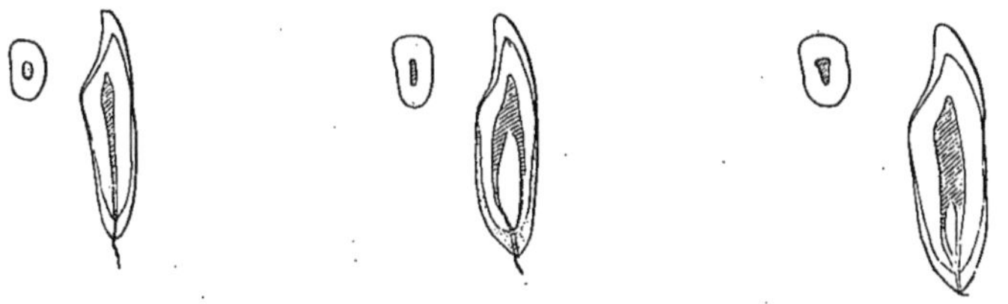

Fig. 415, 416, 417. — Incisives et canine inférieure.

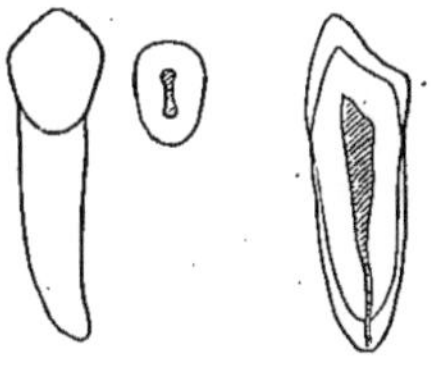

Fig. 418. — Première bicuspide inférieure.

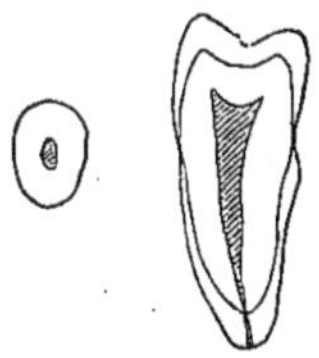

Fig. 419. — Seconde bicuspide inférieure.

(1) *Methods of Filling teeth.*

Prémolaires inférieures. — La forme des canaux des prémolaires inférieures est très analogue; le canal de la première cependant tend à prendre à son entrée la forme d'haltère (fig. 418 et 419). Il n'est pas rare de rencontrer des canaux tortueux et beaucoup d'entre eux ne permettent pas le libre accès de leur entrée jusqu'à leur extrémité; dans la figure 420 la racine avait la forme d'un tire-bouchon; dans

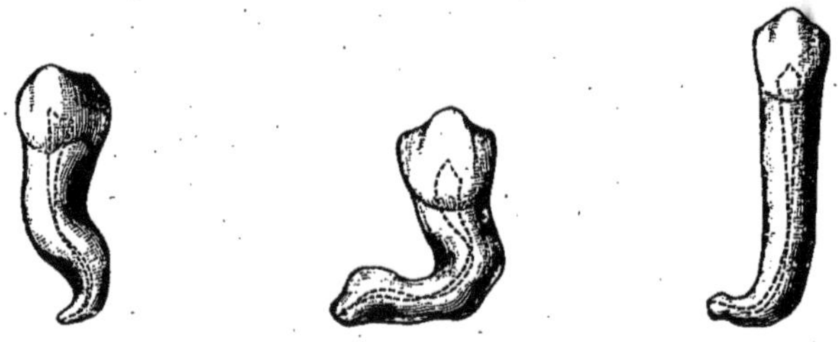

Fig. 420, 421, 422. — Prémolaires inférieures.

la figure 421 elle était recourbée à angle droit, et dans la figure 422, une couronne très courte était associée à une racine extrêmement longue et recourbée.

Premières molaires inférieures. — Les premières molaires inférieures présentent habituellement deux canaux : un canal largement accessible pour la racine postérieure, comme le représente la figure 423 (*a* et *b*), tandis que la racine antérieure présente un canal aplati en forme de ruban et très difficile d'accès.

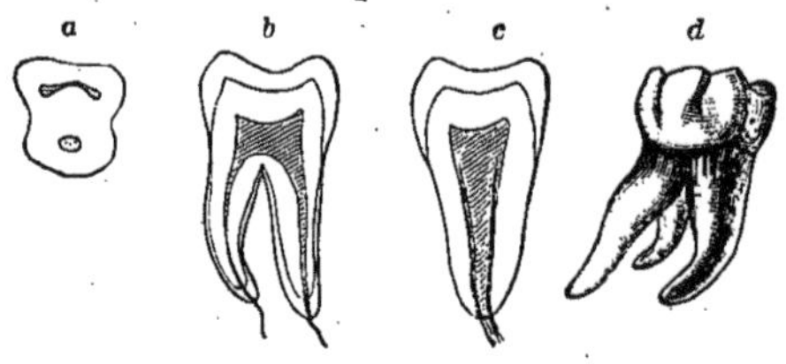

Fig. 423. — Premières molaires inférieures.

La figure 423, *c*, représente une section longitudinale de la racine antérieure. Le plus souvent pour trouver l'entrée de ces canaux, il est absolument nécessaire de mettre la digue et de bien sécher la dent. La figure 425, *b*, représente une coupe passant par

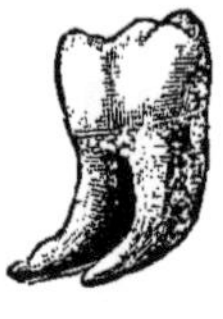

Fig. 424. — Première molaire inférieure.

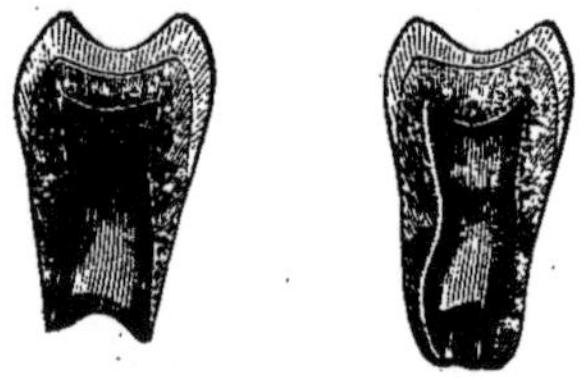

Fig. 425. — *a*. Première molaire inférieure, *b*, prématurée.

les deux racines. Il n'est pas rare de trouver deux canaux antérieurs distincts, mais on ne trouve que rarement deux racines distales, comme le représente la figure 423, *d*. Les racines de cette dent, comme celles des autres molaires inférieures, sont généralement recourbées en arrière. La figure 424 représente, d'après Ottolengui, une exagération de cette courbure.

Il n'est pas rare que les canaux de cette dent réclament des soins avant que les racines soient complètement formées. La figure 425, *a*, représente en coupe la moitié antérieure de cette dent non développée; la moitié postérieure est représentée par la figure 425, *b*.

Seconde molaire inférieure. — Une coupe de la seconde molaire inférieure ressemble à celle de la première, mais on observe fréquemment deux canaux distincts dans la racine antérieure, comme le représente la moitié antérieure de la coupe dans la figure 426, *a*.

Troisième molaire inférieure. — Dans la troisième molaire inférieure,

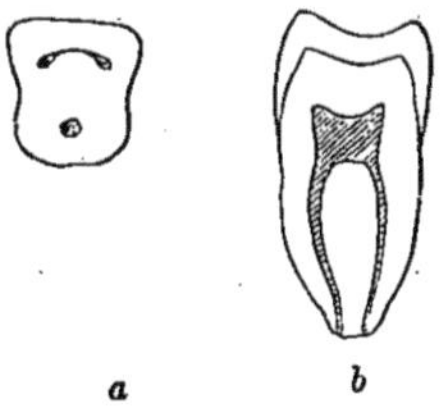

Fig. 426. — Seconde molaire inférieure.

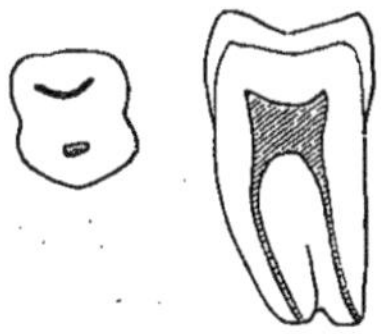

Fig. 427. — Troisième molaire inférieure.

les racines sont fréquemment rapprochées les unes des autres, ne présentant une bifurcation qu'au niveau de leurs apex (fig. 427).

Dans tous les points de leur trajet, les canaux des dents peuvent présenter des étranglements et des courbures. Bien qu'il n'y ait aucune indication absolue des courbures, des racines ou de leur longueur anormale, on doit toujours faire un examen de la gencive; lorsque la gencive et la paroi alvéolaire sont très minces, il est possible de déterminer la longueur et l'irrégularité des dents; s'il existe quelqu'une de ces irrégularités, il est important de la découvrir et, pour pénétrer dans les canaux, il faut apporter un excès de précautions.

INSTRUMENTS POUR LE TRAITEMENT DES CANAUX

Les pages précédentes traitent du champ opératoire, de son état au point de vue de l'infection, des agents communément employés pour produire l'asepsie et l'antisepsie et pour les rendre durables. Nous avons étudié d'abord l'état des canaux radiculaires et de la dentine, ensuite les différents antiseptiques usités, enfin les substances obturatrices des canaux. Les pages qui suivent traitent des instruments employés et de leur application particulière.

Ce sont d'abord les *ciseaux à émail*. On les emploie pour couper les bords d'émail qui ne sont pas soutenus et toutes les parties de l'émail que l'on peut atteindre et qui s'opposent à l'accès direct des canaux pulpaires. Ensuite les *fraises* de formes variées : d'abord la variété connue sous le nom de *fraise à fissure dentaire* (dental fissure bur) qui sert à couper l'émail; puis celles en *rose*, en *cône renversé* et ovales destinées à agrandir les cavités et à enlever la dentine infectée. Enfin différentes sortes de broches, de *canal cleansers*[1] (instruments à nettoyer les canaux), de forets (les forets de Gates Glid-

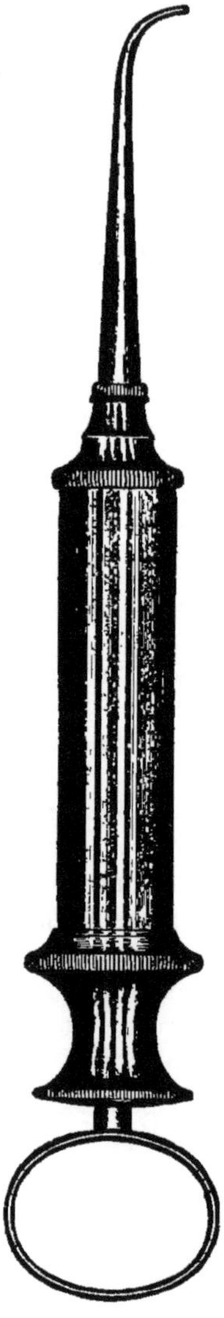

Fig. 428. — Seringue dentaire.

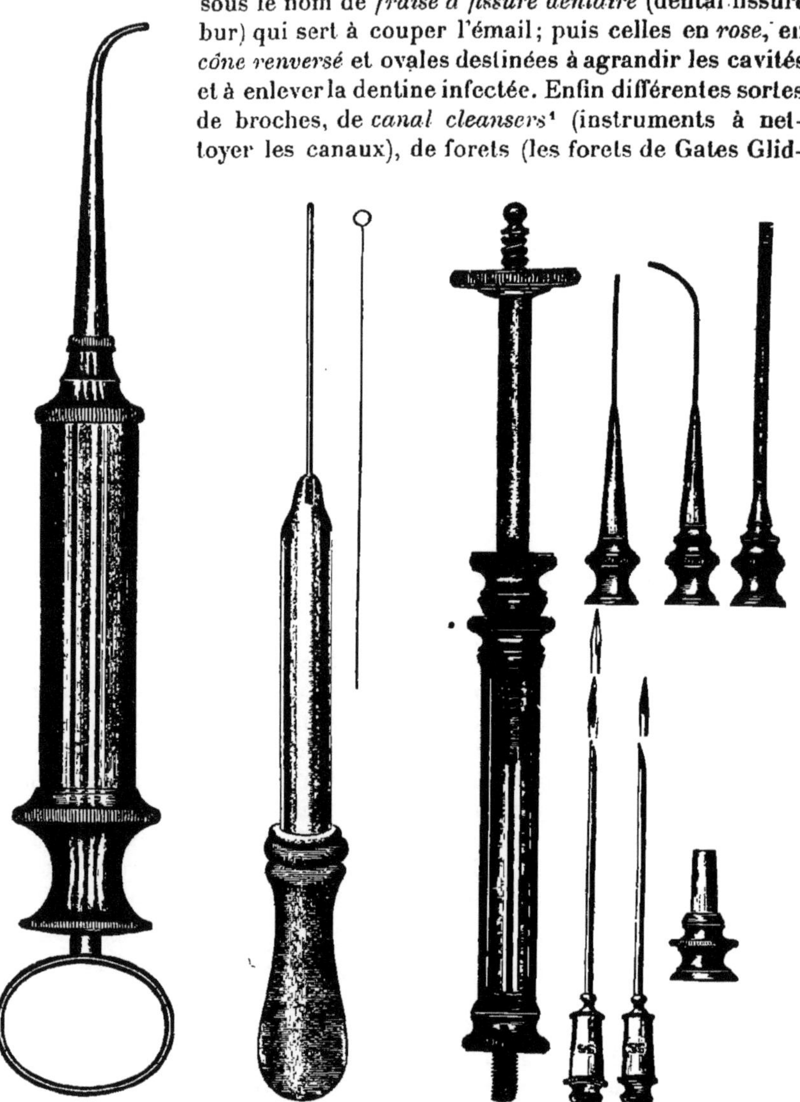

Fig. 429. — Compte-goutte.

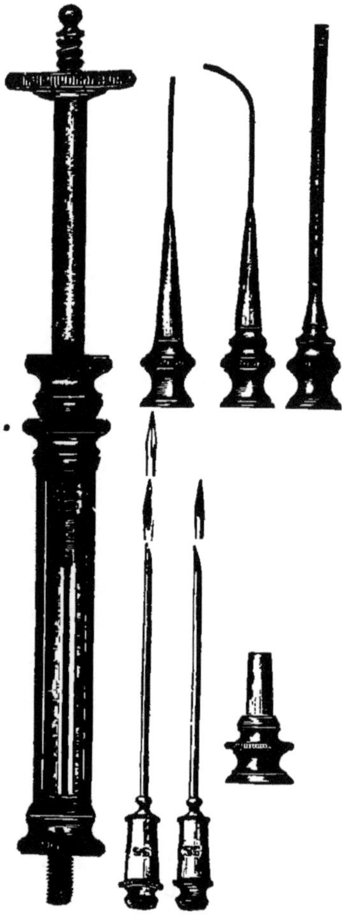

Fig. 430. — Seringue pour abcès alvéolaire de J. N. Farrar.

(1) Le mot *canal cleanser* désigne tous les instruments qui permettent de nettoyer les canaux, depuis la simple sonde à canaux sur laquelle on enroule du coton, jusqu'aux diverses formes de tire-nerfs barbelés.

den) [alésoir] ; ensuite viennent *les seringues*, *les fouloirs*, enfin la digue et un choix varié de *clamps*. Au sujet de l'emploi de ces derniers, nous rappelons que des expériences ont montré que la salive est un liquide très infectant par cette raison qu'il contient une grande variété d'organismes pathogènes qui doivent être exclus des canaux pulpaires si l'on désire y établir l'asepsie. Il n'y a pas d'autres moyens de réaliser mieux ce but que l'isolement au moyen de la digue.

On emploiera aussi différentes variétés de seringues. Il est nécessaire de posséder un instrument de grande dimension qui permette d'entraîner par son jet les débris qui peuvent se trouver dans les cavités (fig. 428); on utilise aussi des seringues plus petites pour déposer avec soin des quantités précises de médicaments dans les canaux (fig. 429, 430 et 431).

Les fraises à fissure sont excellentes pour enlever les portions

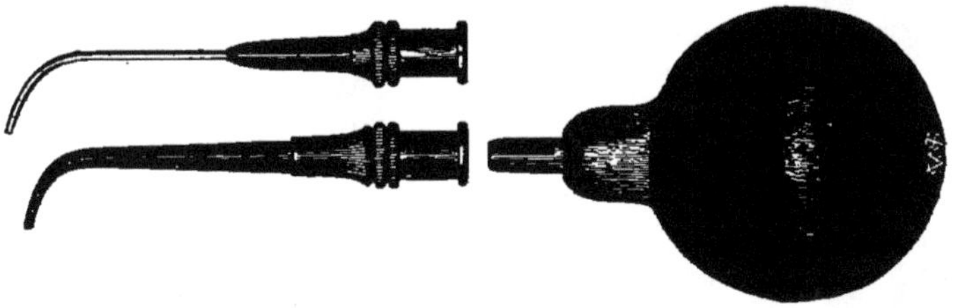

Fig. 431.

d'émail sain qui s'opposent à l'accès direct des canaux des racines. En donnant à la fraise un mouvement de scie et en coupant de l'intérieur vers l'extérieur, on peut en quelques minutes étendre un sillon sur la face occlusale d'une molaire de l'intérieur d'une cavité distale jusqu'à un point situé au-dessus de la racine antérieure.

Les larges *roses*, les cônes renversés, les fraises ovales servent à enlever la dentine qui peut masquer l'entrée directe des canaux; en

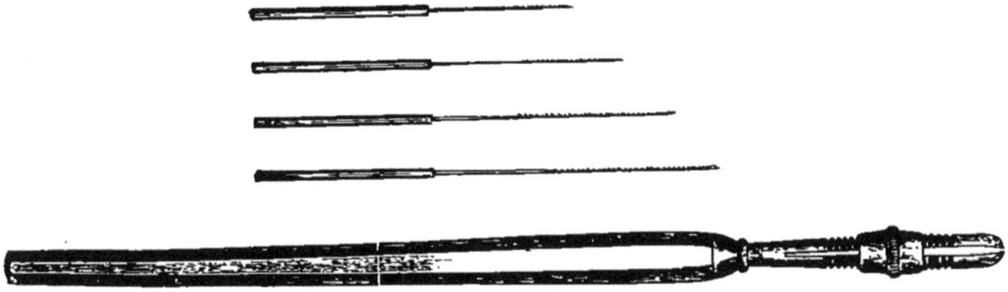

Fig. 432. — Extracteurs de pulpe barbelés, manche.

règle générale ces fraises doivent être employées en les plaçant d'abord dans la partie la plus profonde de la cavité et en les ramenant vers l'opérateur tout en tournant. Il faut faire attention à ne pas enlever plus de paroi qu'il n'est nécessaire, particulièrement lorsqu'il s'agit du plancher de la chambre pulpaire, afin d'éviter d'affaiblir la dent.

Les broches usitées sont de plusieurs formes. Une broche est à proprement parler un instrument destiné à élargir une ouverture; toutefois les broches à nerf barbelées ne sont pas employées comme broches, mais comme extracteurs de la pulpe (fig. 432). Elles sont utilisées ainsi que d'autres formes de tire-nerfs (fig. 433) pour élargir et pour enlever les débris des canaux.

La résistance de ces instruments est remarquable. Ils sont trempés de telle façon qu'on peut les plier dans tous les sens et, lorsqu'ils sont maniés avec soin, on peut les introduire facilement jusqu'à l'apex dans un canal étroit et tortueux sans crainte de les briser. Ils sont de deux formes : les uns présentent des crochets pointus et servent à enlever la pulpe, les autres droits présentent des extrémités légèrement rugueuses et servent à porter un fragment de coton dans les canaux pour les nettoyer ou pour traiter un abcès alvéolaire; les instruments à nettoyer les canaux de Donaldson sont aussi employés dans ce but (fig. 434). Les pointes de ces instruments sont de faible dimension afin d'entrer facilement dans les canaux; et les *barbelures*, qui sont taillées juste de la profondeur voulue pour accomplir leur travail, sont disposées en spirales autour de l'axe en formant une vis, afin qu'il n'y ait pas deux coupures exactement opposées l'une à l'autre (voir la fig. agrandie, *a*, 434). Si l'on se sert habituellement de ces instruments avec soin, la substance pulpaire sera parfaitement enlevée, sans qu'ils se cassent ou qu'ils restent fixés dans le canal. Si quelquefois l'instrument ne sort pas facilement de la racine, on l'enlève immédiatement en faisant un tour ou deux sur la gauche (mouvement de dévisser); ils sont en acier résistant de fil de piano et leur manche en vulcanite polie. On peut les employer sans manche avec un porte-broche.

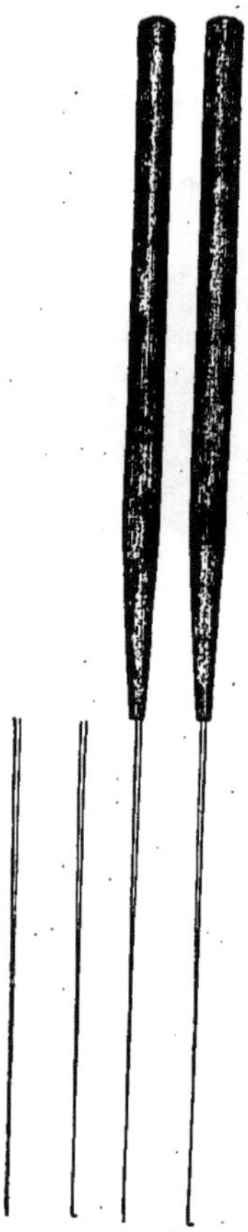

Fig. 433. — Extracteurs de nerfs filiformés, trempés, de Donaldson.

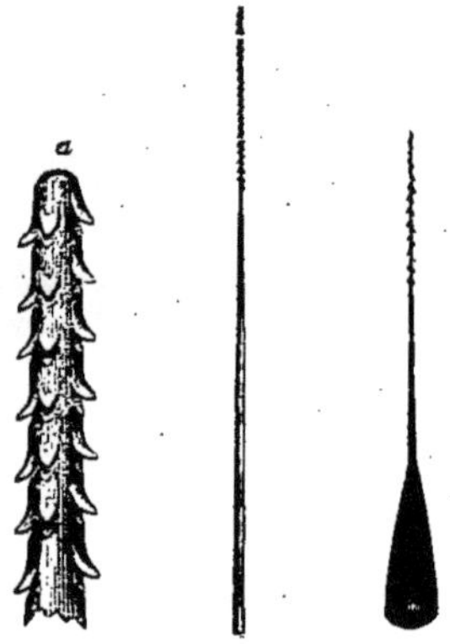

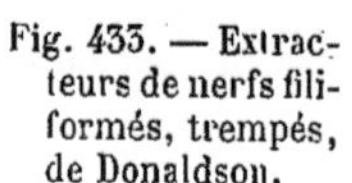

Fig. 434. — Instruments à nettoyer les canaux de Donaldson.

Le foret à canaux de Gates Glidden (fig. 435) démontre la sécurité particulière que donne la pointe Glidden, qui n'élargit pas le canal, mais guide simplement le foret dans un canal qui n'est pas plus large qu'elle, jusqu'à ce qu'on atteigne l'apex de la racine à travers lequel la pointe seule dépasse et détermine une sensation de douleur qui prévient de sa pénétration. De plus, à moins que le foramen ne soit plus large que la base du canal, le foret de Gates n'agira pas au delà de l'extrémité de la racine, danger que tout foret perfectionné doit spécialement éviter. Les alésoirs sont faits de façon que leur partie la plus faible soit au point de jonction de la partie coupante, afin que, si une fracture de l'instrument a lieu, il reste une longue partie sortant de la dent et que l'on peut facilement retirer. Lorsque l'on utilise des séries de ces instruments en les employant les uns après les autres avec soin et réflexion, on peut élargir de façon convenable même les canaux tortueux; mais il faudra se rappeler constamment que beaucoup de racines sont minces au niveau de leurs portions apicales et que leurs canaux, si on les élargit beaucoup, peuvent être perforés sur leur partie latérale; d'où l'opportunité d'employer habituellement les forets de la plus petite dimension et, lorsque le canal est étroit d'employer d'abord le plus fin.

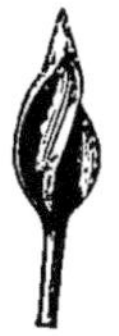

Fig. 435. — Foret de Gates Glidden pour nettoyage mécanique des canaux avec le tour.

Il y a une divergence d'opinions au sujet de l'emploi justifié des alésoirs à canaux de tout genre. Quelques opérateurs les condamnent tous, d'autres conseillent leur emploi dans tous les cas.

NETTOYAGE DES CANAUX

L'étudiant a été familiarisé avec les états pathologiques qu'il est appelé à traiter. Il possède également un arsenal thérapeutique qu'il saura utiliser.

Il est, maintenant, fort à propos de reviser les arguments pour et contre l'élargissement des canaux de la racine. Les objections sérieuses portées contre l'élargissement, considéré comme un procédé de routine, sont, d'abord, le risque d'empiéter sur le cément avec l'alésoir; deuxièmement, la rupture dans le canal des alésoirs fins, la difficulté et souvent l'impossibilité de retirer le fragment quand cet accident se produit; enfin le risque de pratiquer de faux canaux dû à l'impossibilité de limiter l'action du foret au canal anatomique. L'argument en faveur de ce procédé est l'accès direct et rapide de toute la longueur du canal. Étant donnés la finesse et les contours de nombre de canaux, l'opérateur ne peut guère avoir la certitude de les avoir nettoyés et obturés complètement; élargissant avec soin et convenablement les canaux qui sont d'un accès direct avec de fins alésoirs, on peut leur donner une forme qui permette de placer le pansement en supposant que l'apex soit hermétiquement obturé. On prétend que beaucoup de racines, notamment les racines antérieures des molaires inférieures, les racines buccales antérieures des molaires supérieures, les racines des bicuspides supérieures et des incisives inférieures, ayant une forme aplatie, leurs canaux pulpaires ont la forme d'un ruban. En élargissant de tels canaux, on risque de perforer le cément avec l'alésoir à la partie mince de la racine. Aussi les partisans de l'élargissement des canaux conseillent-ils dans ces cas d'employer les instruments à nettoyer les canaux de Donaldson pour gratter les parois du canal afin de les élargir d'une façon uniforme.

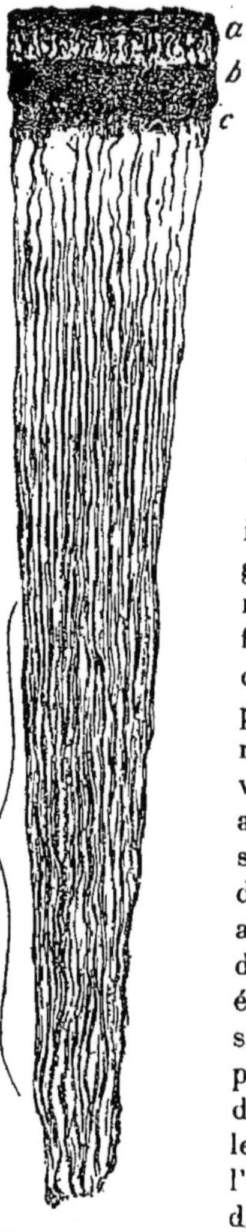

Fig. 436. — Section d'une coupe en travers d'une racine malade : *a*, cément; *b*, couche granuleuse; *c*, tubuli très minces et finement branchés; *d*, région infestée (grossiss. 150).

Le risque de briser les alésoirs est toujours imminent, bien que ces accidents soient dus généralement à des instruments mal faits ou imparfaitement trempés, ou encore à la négligence de l'opérateur. Les plus habiles même feront bien de surveiller toute résistance inaccoutumée qui pourrait s'opposer à la pénétration de l'instrument. Ce danger augmente si le canal dévie de la ligne droite. Il est évident qu'avec tout instrument contourné la pointe doit être maintenue dans la même direction que le manche pour restreindre l'effort à la portion immédiatement au-dessus de la partie coupante.

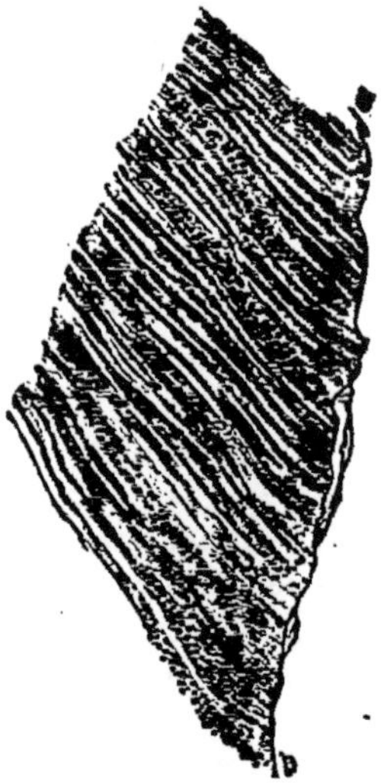

Fig. 437. — Fragment de dentine de la racine d'une dent affectée d'un abcès, montrant la pénétration des cocci jusqu'à environ 1/10 de millimètre de profondeur. Le côté *ab* est limitrophe du canal (grossiss. 1000).

Aussi l'emploi des alésoirs n'est-il conseillé que pour les racines presque droites ou arrondies; l'idée prédominante qu'on doit retenir, c'est qu'on emploie les alésoirs simplement pour les canaux uniformément élargis qui existent déjà, jamais pour en former de nouveaux. Les canaux qui ont une forme aplatie sont élargis au moyen des instruments à nettoyer les canaux, en utilisant progressivement des instruments de plus en plus gros et en facilitant leur action, si cela est nécessaire, au moyen d'acide sulfurique, comme le conseille J. R. Callahan (1). Cette méthode est très appréciable; elle donne la possibilité de pénétrer dans les canaux qui étaient considérés précédemment comme inaccessibles, de les nettoyer et de les élargir.

L'opérateur a observé sans doute combien il est rare que des racines bien préparées pour recevoir des couronnes artificielles de la variété indiquée deviennent le siège de péricémentites. Ce fait amène à supposer que l'enlèvement mécanique des parois limites des canaux de la racine, en produisant l'expulsion de ces portions de dentine envahies par des organismes septiques, peut diminuer les risques d'infection. Miller (2) a montré que cette infection de la dentine autour des canaux est généralement superficielle (fig. 437). Les observations apportées par Miller montrent aussi qu'il n'y a pour ainsi dire aucun danger que les canalicules de la dentine provenant du canal de la racine envahissent le péricément latéral. Il arrive cependant que l'infection se produise à une certaine profondeur (fig. 436). Il est incontestable que l'infection septique du péricément provient des canaux par l'intermédiaire du foramen apical, et que, si ce parcours est rendu aseptique, on n'a plus rien à craindre.

Le but de toutes les opérations qui vont suivre étant de supprimer et non d'établir un état septique, l'opérateur doit prendre grand soin de ne pas introduire d'organismes septiques dans le champ opératoire. La première opération consiste donc à produire l'asepsie de ce champ. On devra d'abord nettoyer les dents avec une brosse et du savon, puis rincer la bouche avec un antiseptique tel que le pyrozone à 3 pour 100, une solution de méditrine à 10 pour 100, ou une solution de permanganate de potasse. Les instruments doivent être stérilisés : un excellent moyen consiste à les tremper dans une forte solution d'ammoniaque (3) une fois qu'ils ont été nettoyés mécaniquement. Si quelques débris d'aliments ou de pulpe occupent la chambre pulpaire, il faut laver avec l'antiseptique employé pour stériliser la bouche. On pose la digue en caoutchouc et l'on procède à la stérilisation complète des canaux et des tissus de l'apex, si cela est indiqué.

Méthode d'entrée dans les canaux. — Le premier stade de l'opération consiste à entreprendre l'accès direct et libre dans chaque canal de la racine. Cela peut quelquefois paraître nécessiter l'ablation excessive d'une portion de la couronne de la dent. Malheureusement cela est vrai, mais les efforts faits pour conserver le plus possible la couronne dans sa structure et dans sa forme sont fréquemment

(1) *Proc. Ohio State Dental Society*, 1894.
(2) *Dental Cosmos*, 1890, p. 353.
(3) Voir aussi chap. IV.

suivis d'un nettoyage imparfait et d'une obturation incomplète des canaux. Cette dernière imperfection constitue le plus dangereux de ces deux inconvénients. Il en résulte que l'on doit toujours pratiquer l'ablation de la couronne dans une proportion suffisante pour accomplir le but que l'on se propose.

Dans la plupart des cas où il est nécessaire d'enlever une pulpe septique et putride, la carie s'est déjà étendue jusqu'à la couronne de la dent, il faut alors enlever avec un excavateur la partie cariée de la cavité jusqu'à ce qu'elle soit absolument indemne de toute dentine cariée; les parois d'émail faibles sont ensuite régularisées avec des ciseaux à émail; de cette façon on obtient l'accès de la chambre pulpaire. Mais cela est encore insuffisant : la cavité doit être accessible à tel point que la sonde à canaux du plus petit calibre puisse être introduite directement jusqu'à l'apex de la racine, sans danger de briser l'instrument.

Dans les incisives centrales, les cavités sont habituellement ouvertes sur les surfaces proximales; on atteint l'entrée de la chambre pulpaire en étendant le bord palatin de la cavité au moyen d'un sillon qui vient surplomber l'entrée de la chambre pulpaire (A, fig. 438).

On emploie le même procédé pour les incisives latérales et les canines. Si la pulpe a succombé, après la pose d'obturations irréprochables au

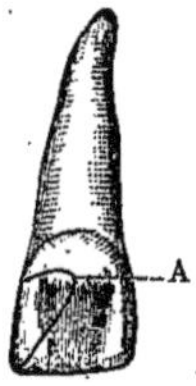

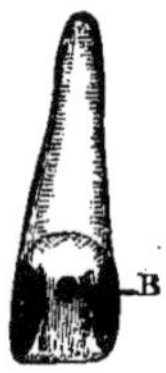

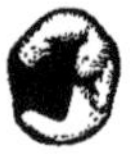

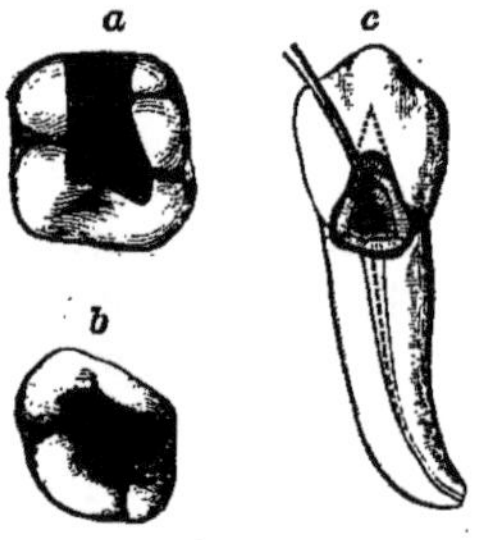

Fig. 438. Fig. 439. Fig. 440. — Cavité dans une bicuspide. Fig. 441.

point de vue mécanique, on aborde le canal pulpaire par une ouverture basilaire (B, fig. 439). Pour les canines, l'ouverture est faite en un point plus élevé, environ à la jonction du tiers incisif. Ces ouvertures seront assez larges pour permettre facilement l'accès des canaux, mais ne devront pas l'être au point d'affaiblir la couronne ou d'avoir à redouter une fracture pendant le travail physiologique.

Les cavités atteignant la pulpe des prémolaires sont habituellement situées sur les surfaces proximales, on les étend sur la face occlusale de la dent, jusqu'à ce qu'on puisse atteindre les canaux. (Voir fig. 440).

On procède de la même façon pour les molaires. Dans les molaires inférieures, si la cavité occupe la paroi distale, il faut l'étendre artificiellement jusqu'à ce que l'on puisse porter directement la sonde dans chaque canal (fig. 441, *a*). On emploie la même méthode pour une cavité mésiale. Dans les molaires supérieures, il faut avoir spécialement soin de dégager l'accès de la racine buccale antérieure, et l'on doit réséquer le tissu dentaire jusqu'à ce que l'orifice soit perméable (fig. 441, *b*). Si les cavités étaient situées sur les faces buccales des dents postérieures ou sur les faces linguales des dents antérieures, le bord supérieur de la cavité, le plus éloigné de la gencive, peut être étendu vers le bord incisif de la dent, jusqu'à ce qu'une sonde courbée puisse facilement atteindre l'apex de chaque racine (fig. 441, *c*). Lorsque l'on opère sur la plupart des canaux des dents postérieures, il est nécessaire de recourber le tire-nerf ou l'instrument à nettoyer les canaux, jusqu'à ce qu'il forme un angle droit.

Dans les six dents antérieures, si l'on doit pratiquer les ouvertures, en l'absence de larges cavités, il faut aborder la pulpe par la paroi linguale.

J. Foster Flagg donne un conseil relatif à la position des ouvertures à pratiquer dans les différentes dents, lorsque ces dents cariées ne présentent pas de cavités donnant accès à la chambre pulpaire :

« Au moyen d'un foret à diamant ou d'une fraise à cône renversé, on fait une marque bien visible au centre de la face que l'on doit perforer, cela empêche le glissement du foret acéré que l'on emploie pour pénétrer dans la chambre pulpaire. On agrandit ensuite les parois de la chambre pulpaire avec des fraises. La fraise dentaire est le moyen le plus efficace d'élargir de telles cavités. On doit agrandir l'ouverture jusqu'à ce qu'une sonde fine puisse être introduite dans chaque canal. Les dents sont perforées aux endroits suivants :

Dents supérieures. — Incisives centrales et latérales : sur la face linguale.

Canines : sur le tubercule ou bien dans la direction disto-linguale.

Première et seconde prémolaire : sur les faces occlusales ou buccales.

Premières molaires : sur les faces occlusales ou, moins bien, sur les faces buccales.

Secondes molaires : sur les faces occlusales, mésio-occlusales ou buccales.

Troisièmes molaires : sur les faces mésio-occlusales.

Dents inférieures. — Incisives centrales et latérales : sur la face linguale, en arrière du bord incisif.

Canines : sur la portion disto-labiale près de la gencive.

Prémolaires : sur la face mésio-buccale.

Première, deuxième, troisième molaire : sur la face mésiale, buccale, ou mésio-occlusale. »

TRAITEMENT DES CANAUX

Lorsque la dent à traiter, ainsi que les dents voisines ont été isolées au moyen de la digue, que chaque canal est directement accessible, que les parois des cavités sont stérilisées au moyen d'un germicide approprié répandu dans la chambre pulpaire élargie, enfin que chaque instrument dont on doit se servir a été stérilisé, la façon de procéder dépend absolument de l'état de la chambre pulpaire, des canaux, de l'ivoire (et peut-être aussi du péricément), en ce qui concerne leur septicité. Puis, il faut considérer l'une des différentes parties envisagées au début de ce chapitre : nous voulons parler de la thérapeutique.

Et d'abord, étudions le cas où la pulpe a été intentionnellement dévitalisée et extirpée. La pulpe ayant été enlevée « en masse », on a supprimé avec elle toutes les sources d'infection, à condition que, pendant ou après son extirpation, on n'ait introduit aucun micro-organisme. Le danger à redouter maintenant réside dans les fragments de tissu pulpaire qui constituent, s'ils ne sont pas enlevés, un terrain favorable au développement des microorganismes introduits. Le sang peut aussi faire issue hors des canaux à l'endroit où la pulpe morte a été séparée au niveau de l'apex. L'hémorragie peut être réduite au minimum et l'opération de l'extirpation pulpaire, dans la plupart des cas, peut être faite sans épanchement de sang, par l'emploi de l'une des diverses préparations d'extrait de capsules surrénales en combinaison avec un anesthésique local, le tout appliqué au tissu pulpaire avant son ablation.

Si, cependant, il se produisait quelque exsudation de sang ou de plasma, elle cesserait en enlevant les derniers débris organiques. L'eau oxygénée est l'agent qui désorganise le plus rapidement et le plus entièrement les globules sanguins. On la porte dans le canal et on la laisse agir pendant quelques minutes ; on l'absorbe alors au moyen de coton ou de parcelles de papier buvard, on emploie ensuite les instruments à nettoyer les canaux, en commençant par les plus petits numéros, afin de nettoyer les parois et de les libérer de toute parcelle pulpaire ou de tout odontoblaste qui peuvent avoir été séparés au moment de l'ablation de la pulpe. On emploie ensuite des numéros de plus gros calibre, jusqu'à ce que le canal soit élargi et parfaitement lisse. S'il s'agit d'une racine ronde et que l'on éprouve quelque difficulté à introduire ces instruments jusqu'à l'apex de la racine, il est évident que l'on éprouvera la même difficulté à introduire la substance obturatrice jusqu'à l'apex. On élude cette difficulté en faisant un judicieux forage de la racine. On emploiera le numéro d'alésoir de Gates Glidden qui pourra entrer facilement dans le canal en le faisant tourner avec la main ; ou, si l'on emploie le tour, ce sera avec une grande lenteur et en s'arrêtant à la moindre résistance. L'alésoir est fréquemment retiré afin d'enlever les débris qui se rassemblent derrière lui. Dès que l'on sent de la résistance, un instrument fin à nettoyer les canaux est passé au delà du point de résistance et les parois sont raclées; on introduit alors à nouveau l'alésoir. On continue à se servir alternativement de ces instruments jusqu'à ce qu'une certaine sensibilité avertisse que l'extrémité de l'alésoir a atteint le péricément. On emploie ensuite l'alésoir de numéro supérieur, afin d'élargir uniformément le canal. Dès que le canal a été alésé, on l'obture avec un pansement temporaire de coton et d'alcool, afin d'empêcher la pénétration des débris des autres canaux — cela, s'il s'agit d'une dent possédant deux racines ou plus. Il faut tout d'abord nettoyer et placer un pansement dans la racine palatine et dans la racine distale pour les molaires supérieures. Si l'on opère une dent à racine unique, on doit la préparer de façon à fermer hermétiquement l'apex et à obturer le canal; si l'on opère une dent à plusieurs racines, on pénétrera dans le canal le *plus rapproché*, comme dimensions, de celui d'une dent à racine unique, si la racine en est ronde, comme on peut s'en rendre compte d'après la forme générale du canal. Par exemple les racines antérieures des molaires inférieures, les racines buccales des molaires ou des prémolaires supérieures qui présentent une ouverture arrondie ont habituellement, mais pas toujours, une forme ronde; ceux qui présentent des contours en forme de rubans ont généralement une forme extérieure correspondante. Tous les efforts que l'on doit tenter pour aléser de tels canaux devront porter sur leur portion arrondie; ainsi, s'il s'agit d'une molaire inférieure, on emploiera à la main l'alésoir le plus fin de W. W. Walker (fig. 442), pour pénétrer dans les orifices buccaux et linguaux de ces canaux en forme de ruban afin de les élargir. Tout élargissement plus important sera fait avec les instruments à nettoyer. La même règle s'applique aux racines buccales des molaires et des prémolaires supérieures. Lorsque l'on éprouve quelque hésitation, l'élargissement doit toujours être fait avec les instruments à nettoyer les canaux, au lieu des alésoirs.

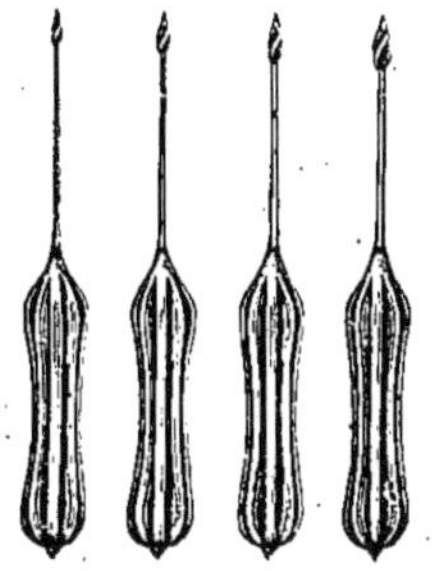

Fig. 442. — Instruments de Walker.

Il n'est pas rare de rencontrer les canaux d'une racine (ou seulement l'un d'entre eux) possédant un calibre si restreint qu'il refuse d'admettre les plus fins instruments à canaux. En règle générale, on rencontre de tels canaux dans les racines buccales des molaires supérieures et dans la racine ou les racines antérieures des molaires inférieures; les prémolaires, particulièrement les premières prémolaires supérieures, présentent quelquefois ce phénomène. C'est dans de tels cas que la méthode de nettoyage et d'élargissement présentée par Callahan trouvera son application. On se sert d'une fraise en forme de rose pour pratiquer une petite cavité dont l'entrée du canal pulpaire occupe le centre. On place dans cette cavité une goutte d'acide sulfurique en solution à 50 pour 100; immédiatement après le contact de l'acide, on introduit aussi loin qu'il peut entrer dans le canal le plus fin numéro des instruments de Donaldson; l'instrument est introduit et retiré partiellement pour racler le sulfate de calcium formé par l'action de l'acide sur les sels calcaires de la dent. L'acide est rapidement neutralisé et de nouvelles applications sont faites goutte à goutte, pendant que l'on continue le raclage et le sondage avec l'instrument, jusqu'à ce que l'on sente que la pointe de l'instrument a atteint ou franchi le foramen apical. Toute matière organique, telle que des filaments ou de menus fragments de tissu pulpaire pouvant occuper l'intérieur du canal, se trouve détruite. Cette destruction atteint aussi toute matière organique en voie de décomposition, ainsi que tout micro-organisme; comme il n'est besoin de déployer aucune force dans cette opération, on pourra l'entreprendre même dans les cas de péricémentite ou d'abcès aigus, afin d'atteindre librement et directement le siège de l'action morbide, le foyer de développement des germes.

Dans le cas où l'opérateur est incapable de découvrir à l'aide d'instruments les orifices de canaux étroits, Callahan conseille de placer une boulette de coton imbibée d'une petite quantité d'acide à l'endroit occupé probablement par chaque canal et d'obturer jusqu'au lendemain. Le jour suivant, après avoir posé la digue et desséché la cavité, le point d'application de l'acide sera représenté par une petite surface blanche dans laquelle l'entrée du canal, s'il existe, sera représentée par un point noir. Une petite cavité est pratiquée en ce point et l'on y applique de l'acide, on essaye alors d'y pénétrer à l'aide des instruments à canaux; si l'on ne peut y parvenir, il est très probable que le canal est oblitéré en partie ou complètement par des dépôts secondaires, par une pulpe en voie de résorption, auquel cas, aucune affection future n'est probable. Dès qu'on a senti que l'instrument touche ou dépasse le foramen apical, les canaux sont lavés à l'aide d'une seringue avec une solution saturée de bicarbonate de soude; de l'acide carbonique se dégage, qui entraîne dans la chambre pulpaire les débris laissés dans les canaux et qui neutralise l'acide.

Nous avons déjà décrit la manière de pénétrer dans les canaux d'une dent dont la pulpe a été intentionnellement dévitalisée et extraite, le moyen de nettoyer entièrement ces canaux et de les élargir d'une façon uniforme; la question qui se pose maintenant est la suivante : quel est le traitement à suivre? Par suite de la méthode d'extraction de la pulpe, le contenu des tubes de l'ivoire n'a pas encore subi de modifications au point de vue chimique et il est à peine besoin de démontrer que, s'il peut être conservé dans une condition stable, il constitue la meilleure substance d'obturation de ces tubes. Si l'on examine la liste des médicaments que l'on peut employer comme agents de préservation, le chlorure de zinc est le seul qui détermine un état invariable du contenu des tubes. Les expériences de J. Truman ont démontré que cet agent diffuse rapidement à travers un tube capillaire contenant de l'albumine, la convertissant en un précipité blanchâtre d'albuminate de zinc reconnu par tous les anatomistes comme étant le plus efficace des agents de préservation. Des pièces anatomiques, injectées avec une solution de chlorure de zinc et soumises à toutes les conditions favorables au développement de la putréfaction, se retrouvent intactes après un certain nombre d'années. C'est pourquoi on peut conseiller — conseil suivi par un grand nombre d'opérateurs — de placer dans chaque canal une solution de chlorure de zinc. Une parcelle de coton hydrophile est trempée dans une solution de ce sel. Si le foramen apical est large, on emploie une solution d'environ 10 pour 100; s'il est étroit, la concentration peut atteindre 40 pour 100. A moins que cette opération ne soit faite sans soins ou que l'on ait employé un excès du coagulant, il n'y a que peu de danger que la solution passe au delà de l'apex de la racine. Après dix ou quinze minutes on cesse l'application, des cônes de papier ou de coton sont passés dans le canal afin d'absorber tout excès de chlorure et les canaux sont désormais préparés pour l'obturation.

Nous avons déjà parlé du formol comme agent constituant des pâtes employées pour momifier la pulpe. L'idée d'employer le formol dans ce but fut suggérée par son effet destructeur observé sur les tissus vivants, quand il est appliqué en concentration suffisante ou en quantité considérable pendant une longue période de temps. On peut contrôler son action comme topique des canaux des racines, avec plus de certitude que lorsqu'il est placé d'une façon permanente dans l'obturation d'un canal comme partie constituante d'une pâte momifiante.

Le formol est le nom propre d'une solution aqueuse à 40 pour 100 de gaz aldéhyde formique ou formaldéhyde CH^2O. C'est un antiseptique diffusible puissant, qui possède la propriété de tanner ou de durcir les substances protéiques, formant avec elles des composés insolubles paraissant avoir des propriétés antiseptiques durables.

Pour rendre le contenu des tubes de l'ivoire stérile, fixe et invariable, on peut considérer le formol comme égal en valeur au chlorure de zinc; tandis que, pour traiter la dentine infectée et les cas où l'infection a dépassé le foramen apical et s'est étendue aux tissus périapicaux, la diffusibilité du formaldéhyde lui donne un avantage marqué sur les autres agents de stérilisation.

Dans les canaux non infectés, lorsque la pulpe a été enlevée chirurgicalement, le canal, préalablement nettoyé avec un tire-nerf entouré de coton trempé dans une solution de formol à 10 pour 100, peut etre obturé immédiatement sans danger. Cependant, lorsque le médicament doit être laissé *in situ* à titre de pansement, comme dans le cas où l'on traite un canal infecté après l'enlèvement d'une pulpe putride, on doit employer une solution plus diluée. Une solution de formol à 1 ou

2 pour 100, en quantité suffisante pour humecter le pansement de coton, peut être tassée lâche dans un canal septique sans que l'on ait à redouter d'irritation et, dans beaucoup de cas, une telle application est tout ce qui convient pour désinfecter entièrement le canal de la racine, s'il n'y a aucune complication provenant d'un trouble chronique de l'apex. Il faut remarquer ici que l'on doit entendre le pourcentage des solutions comme des parties centésimales de la solution aqueuse de formaldéhyde à 40 pour 100, connue sous le nom de formol, et non le pourcentage considéré avec le gaz lui-même.

OBTURATION DES CANAUX DES RACINES

Lorsque l'on a décidé d'employer le chlorure de zinc comme substance d'obturation définitive, le traitement préliminaire du canal avec la solution de chlorure de zinc est superflu ; en effet, l'action coagulante et antiseptique du chlorure de zinc employé pour faire le ciment d'oxychlorure remplit entièrement le but désiré pendant la courte période de temps qui s'écoule avant que la combinaison chimique du liquide et de la poudre produise un composé solide. Si l'on examine les statistiques importantes concernant les différentes substances employées pour obturer les canaux dans de tels cas, on trouvera un plus grand nombre de succès à l'actif de l'oxychlorure de zinc — c'est-à-dire qu'avec lui on observe un nombre de cas moindre présentant des signes de septicité consécutive; cela est tout à fait en accord avec une thérapeutique rationnelle. Cette substance est capable d'obturer l'apex d'une façon hermétique et ne varie pas avec le milieu où elle se trouve; son action antiseptique ne joue probablement pas un grand rôle ou du moins un rôle constant et disparaît peu de temps après la pose de l'obturation; cependant, il est incontestable que, lorsque cette substance a été employée pour coiffer une pulpe, il n'est pas rare de constater que la pulpe entière a été convertie en un précipité hyalin qui reste constamment aseptique.

Cette substance est remarquable surtout par la facilité, la rapidité et la précision avec lesquelles on peut la mettre en place.

La gutta-percha vient en second lieu comme substance d'obturation des canaux; cette seconde place ne lui est pas échue par suite de l'insuffisance de ses propriétés spécifiques qui pourraient restreindre son usage, mais elle ne présente pas la même certitude d'adaptation aussi précise et d'obturation aussi hermétique que l'oxychlorure. L'or, l'étain et toutes les autres substances dont on a étendu l'emploi à ces cas donnent lieu à la même objection, c'est-à-dire la difficulté de la manipulation.

Toutes ces substances sont, dans la pratique, inamovibles. Les substances amovibles qui ont été recommandées sont les suivantes :

Le coton. — C'est à J. Foster Flagg que l'on doit l'emploi du coton, non comme substance obturatrice par elle-même, mais comme véhicule pour un antiseptique. La variété de coton employée est le coton non cardé et non apprêté. Flagg cite cette preuve de l'imperméabilité du coton lorsqu'il a été tassé de façon convenable : les balles de coton qui ont flotté sur l'eau de mer pendant un long espace de temps ne présentent aucune trace d'humidité à leur intérieur.

On n'est pas d'accord sur la valeur de cette substance d'obturation. Les partisans du coton disent que, tassé de façon convenable, il reste sans se modifier pendant de longues années; il est facile de le tasser, et, s'il est besoin, on peut l'enlever facilement. Ceux qui rejettent son emploi prétendent qu'il est bientôt envahi par les produits de décomposition, et qu'au bout de quelques années sa texture est détruite, ce qui rend son enlèvement difficile.

Dans ce conflit d'opinions, la force de l'évidence est en faveur de ceux qui s'interdisent l'emploi du coton, emploi resté par conséquent très limité.

Les autres substances amovibles, le salol et la paraffine, sont des innovations trop récentes pour que l'on puisse déterminer leur valeur et leur place parmi les substances d'obturation des canaux. Les observations concernant le salol sont suffisamment contradictoires pour que son emploi ne puisse être conseillé qu'associé à une masse centrale de gutta-percha ou d'étain en forme de pointe; le salol remplit l'espace laissé libre entre la pointe de gutta-percha ou de métal et les parois du canal.

Tels sont les arguments pour et contre les différentes substances obturatrices; il est évident que l'oxychlorure de zinc d'abord et la gutta-percha ensuite jouissent aujourd'hui d'une grande faveur.

La question qui se pose maintenant est la suivante : quand faudra-t-il obturer les canaux? Faudra-t-il le faire immédiatement ou bien laisser s'écouler un certain temps pour être certain qu'aucune inflammation n'aura lieu et que l'obturation sera une barrière qui favorisera sa prompte réduction? Deux causes peuvent produire l'inflammation. D'abord, les manipulations dentaires qui accompagnent l'ablation de la pulpe et le nettoyage des canaux peuvent produire une irritation suffisante pour déterminer une réaction inflammatoire; dans ce cas, l'ouverture du canal offrira une issue aux produits de l'inflammation. En second lieu, on peut redouter l'inflammation lorsque des organismes septiques ont été introduits et n'ont pas été complètement détruits; leur inclusion dans les canaux peut déterminer une inflammation septique. Si l'on a suivi les procédés de nettoyage précédents, il est presque impossible qu'aucun organisme puisse survivre. L'expérience générale démontre que, dans un petit nombre de cas seulement, le péricément souffre d'une façon marquée des traumatismes provenant du nettoyage et de la stérilisation des canaux, de sorte qu'il est évident que l'on peut obturer ces canaux immédiatement avec une réaction nulle ou insignifiante.

Les principes de la chirurgie rationnelle montrent clairement la convenance et les avantages de l'obturation immédiate des racines dans tous les cas où existe un état aseptique des canaux et où il n'y a aucune congestion due à l'irritation traumatique et chimique des tissus périapicaux. Par suite de l'usage de plus en plus restreint des préparations arsenicales dans la dévitalisation pulpaire et de la substitution de l'ablation chirurgicale de la pulpe sous anesthésie locale, une cause fréquente d'irritation des tissus de rétention de la racine dentaire a été éliminée. Les méthodes perfectionnées pour le traitement des canaux et l'emploi de germicides efficaces ont porté la solution du problème de la stérilisation des canaux presque jusqu'à la certitude.

Lorsqu'il s'agit d'un canal pulpaire non infecté d'où l'on a enlevé chirurgicalement l'organe central avec les précautions antiseptiques convenables, il n'est pas plus normal de différer l'obturation de la racine et de s'exposer à des risques d'infection produits par la mise en place et l'enlèvement répété de pansements que de laisser une ouverture pour le drainage dans une cicatrice abdominale, lorsque la cause de l'opération n'était pas de nature septique. Une éminente autorité chirurgicale a dit : « Si nous ne sommes pas responsables des germes que nous trouvons dans un endroit, nous sommes responsables de ceux que nous y introduisons. » Le pansement répété d'un canal radiculaire est un moyen très efficace d'infecter un endroit qui, dans le cas de l'extraction récente d'une pulpe vivante, était primitivement stérile et qui serait resté tel si l'on avait employé les moyens indiqués. L'infection consécutive aurait été prévenue par l'obturation de la racine fermant hermétiquement le canal et prévenant tout transport infectieux à la membrane péridentaire.

Si l'on emploie l'oxychlorure comme substance obturatrice du canal, on se rappellera que, récemment mélangé, l'oxychlorure de zinc possède une action irritante marquée sur les tissus vivants; donc il est bon de placer entre la pâte et les tissus de la région apicale un préservatif contre l'action de ce sel. Ce préservatif peut être en gutta-percha. Un petit cône de gutta-percha long d'environ 6 mm. est trempé dans l'huile d'eucalyptus ou l'huile de cajeput, afin de lisser sa surface; on le porte à l'apex de la racine à l'aide d'une fine sonde et on l'assujettit dans cette position. On peut employer aussi une petite boulette de coton trempée dans une solution concentrée de thymol ou d'aristol. Il est très probable que, lorsque l'oxychlorure fraîchement mélangé est placé sur la boulette, le coton se convertit en amyloïde qui obture de façon hermétique et permanente le foramen apical; le même changement a lieu avec le coton sur lequel on place de l'oxychlorure. De fines mèches de coton sont roulées assez minces pour pouvoir passer facilement dans les canaux. On fait une pâte légère d'oxychlorure, on y trempe les mèches de coton jusqu'à ce qu'elles soient parfaitement imbibées, on saisit l'extrémité de la mèche avec la pointe d'un fouloir à canaux long, mince et lisse, et on la porte dans le canal en contact avec l'apex ; le fouloir est alors retiré en arrière d'environ 3 mm. et cette même longueur est reportée sur le coton, que l'on replie sur lui-même ; le reste du canal est foulé de la même manière jusqu'à ce qu'il soit plein ; l'excès de longueur du coton est alors coupé, et du papier absorbant est appliqué contre l'obturation du canal pour boire l'oxyde de zinc en excès ; le plancher de la chambre pulpaire peut être recouvert avec une pâte durcissante.

La méthode suivante permet de porter à l'apex de la racine avec beaucoup de soin et de précision le coton chargé d'oxychlorure : on coupe avec des ciseaux la plus fine des pointes de Donaldson qui présente des côtés lisses, et l'extrémité coupée est rendue plane en la frottant légèrement sur une pierre d'Arkansas. On peut facilement obtenir ce résultat en saisissant l'instrument très près de sa pointe entre le pouce et l'index, et en le frottant légèrement par un mouvement de va-et-vient sur la surface de la pierre. L'instrument est alors aplani sur une tablette de verre et bruni, du talon à la pointe, jusqu'à ce que la surface soit parfaitement lisse et que toute trace sur la pointe due à l'action de la pierre ait entièrement disparu. On saisit alors entre le pouce et l'index de la main gauche quelques fibres de coton que l'on dirige dans la direction du grand axe de l'index. La pointe du tire-nerf ainsi préparé est alors posée sur les fibres de coton, puis tire-nerf et coton sont roulés ensemble entre le pouce et l'index. L'action de rouler entre le pouce et l'index sert à feutrer les fibres de coton sur le tire-nerf ; on la continuera jusqu'à ce que le coton soit également feutré sur l'extrémité carrée du tire-nerf. Toute cette opération est faite avec la main gauche. On ne fait pas tourner le tire-nerf dans le coton avec la main droite, comme on fait habituellement dans les cas où l'on se sert d'une sonde porte-coton à surface rugueuse. Avec une broche lisse et des fibres de coton feutrées de la façon décrite, on peut pousser avec une force considérable la broche dans un canal sans traverser le coton, qui est ainsi, d'une façon certaine, porté aussi loin que la broche peut atteindre. Par suite des surfaces lisses de la broche, on peut facilement la tirer en arrière sur une petite longueur, puis, l'engageant à nouveau dans le coton qui la surmonte, on s'en sert comme d'un fouloir pour tasser le coton en avant. On continue de fouler ainsi jusqu'à ce que tout le coton soit mis en place. La disposition du coton sur la broche suivant la méthode décrite forme en réalité un tube de coton dont l'instrument occupe la partie centrale, ce qui constitue un dispositif favorisant puissamment l'introduction du coton et permettant à l'opérateur d'utiliser le coton (ou toute autre fibre appropriée comme véhicule) pour le pansement des canaux ou pour leur obturation permanente, lorsqu'il est allié au ciment d'oxychlorure de zinc.

Si l'on choisit la gutta-percha comme matière d'obturation des canaux, il faut déterminer avec soin si le foramen apical est relativement large ou très étroit; dans ce dernier cas, on introduit d'abord de la chloro-percha dans le canal; dans le premier cas, il est plus sage de s'en abstenir à cause du passage toujours possible du liquide à travers le foramen apical. Dans tous les cas où un canal doit être obturé avec un cône de gutta-percha, il est bon de lubrifier tout d'abord les parois avec l'une des huiles antiseptiques, de cannelle, d'eucalyptus ou de cajeput. Celles-ci faciliteront le passage de la pointe jusqu'à l'apex et, comme dissolvants de la gutta-percha, rendront sa surface plus lisse et permettront une adaptation plus intime aux parois du canal. Si l'on trouve que le foramen apical est large, l'extrémité pointue du cône de gutta-percha sera coupée. Le canal est lubrifié avec l'huile essentielle, le cône lui-même trempé dans la même substance, sa base est saisie avec l'extrémité d'un fouloir et on l'introduit avec soin dans le canal aussi loin que possible. Le fouloir est alors retiré; des jets d'air chaud sont dirigés sur l'extrémité libre du cône avec une poire à air chaud, jusqu'à ce qu'elle se ramollisse; elle est alors fortement mise en place au moyen de fins fouloirs; on ajoute un nombre suffisant de cônes que l'on met en place jusqu'à ce que l'obturation vienne affleurer la chambre pulpaire.

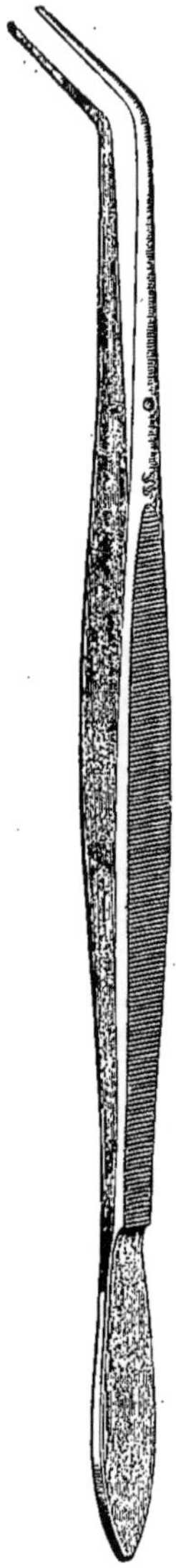

Fig. 443. — Précelle à pansement de Flagg.

Il est d'une pratique courante de remplir d'abord de chloro-percha légère les canaux fins et tortueux; une petite quantité de la solution est saisie entre les extrémités d'une paire de précelles à pansement de Flagg (fig. 443) et portée à l'orifice du canal. Alors, si les précelles sont ouvertes, la goutte de liquide est déposée; elle est introduite dans le canal au moyen d'une fine broche lisse. Pour réduire au minimum les espaces produits par la contraction de la chloro-percha en durcissant, on conseille d'introduire au milieu de la substance liquide dans le canal un cône de gutta-percha aussi large que le canal peut l'admettre. Ottolengui recommande les pointes de soie décrites au commencement du chapitre; leur extrémité peut être laissée saillante dans la chambre pulpaire et, si l'enlèvement de l'obturation devenait nécessaire, cette extrémité pourrait être saisie et toute l'obturation retirée.

Si l'on se propose d'obturer le canal avec de l'or, on mesure sa longueur exacte en plaçant un petit disque de digue sur un fouloir à canaux et en enfoncant le fouloir dans le canal, de façon que la pointe atteigne l'apex. Le plancher de la chambre pulpaire retient le morceau de digue et, lorsque la pointe du fouloir a atteint l'extrémité du canal, le petit index de caoutchouc marque sa longueur exacte. On coupe de petits fragments d'or mou et on les porte un à un à l'extrémité du canal, l'index de caoutchouc du fouloir permettant de se rendre compte que l'apex a été atteint d'une façon parfaite. Aujourd'hui cette méthode est rarement employée. W. S. How conseille l'usage de l'étain pour obturer l'apex des canaux. On mesure la longueur du canal au moyen d'une série de fines sondes (comme le montrent les figures 444 à 448), et des fragments de feuille d'étain sont portés à l'apex et tassés au moyen de fouloirs appropriés.

Le salol et la paraffine sont travaillés de la même façon. Une fine

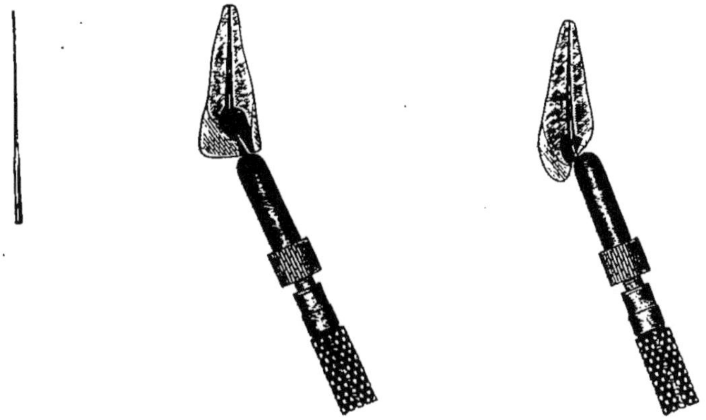

Fig. 444, 445, 446.

sonde est introduite dans le canal jusqu'à son apex; une parcelle de substance est saisie entre les mors d'une précelle à pansement (fig. 445) et tenue au-dessus de la flamme d'une lampe à alcool jusqu'à ce qu'elle soit fondue; les mors rapprochés de la précelle sont portés dans le canal près de la sonde et ouverts, la substance fluide pénètre dans le canal. Retirant alors lentement la sonde, le liquide prend la place de celle-ci, obturant le canal jusqu'à l'apex; il est bon cependant de chauffer la sonde et d'assurer, par un mouvement de piston, la pénétration de la substance obturatrice dans toutes les parties du canal. Si l'on emploie le salol, un cône de gutta-percha de dimensions telles qu'il puisse être facilement introduit jusqu'à l'apex sera plongé dans le salol liquide, et la plus grande portion du canal sera effectivement obturée avec la gutta-percha. Plusieurs observateurs dignes de confiance ont noté la disparition du salol des canaux dans lesquels il avait été placé; la gutta-percha réduit au minimum les risques qui accompagnent cette disparition. La gutta-percha remplit un autre but : s'il devient nécessaire d'enlever l'obturation du canal, un jet d'air chaud dirigé contre l'extrémité du cône de gutta-percha suffit à faire fondre le salol, et le cône peut être facilement retiré. Il est encore plus facile d'obtenir cette fusion et d'enlever l'obturation si la masse centrale est métallique.

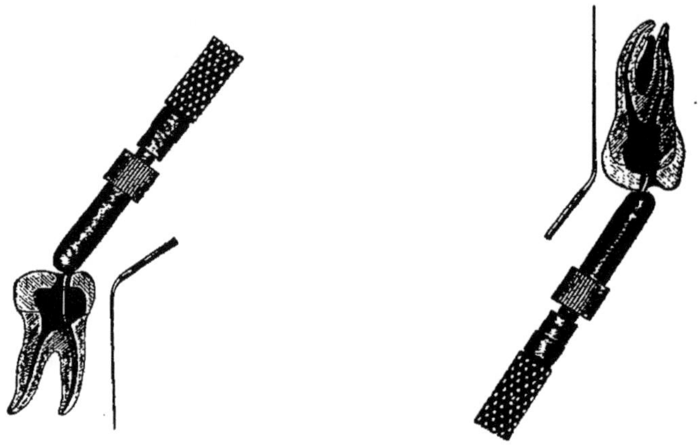

Fig. 447. 448.

L'usage du salol comme obturateur des canaux est mieux adapté aux dents temporaires qu'aux dents permanentes par suite de son manque de stabilité dans quelques cas, comme nous l'avons déjà dit.

En combinaison avec la paraffine, sa stabilité est très augmentée, et il constitue une substance d'obturation des canaux efficace, antiseptique et non irritante.

TRAITEMENT DES CANAUX DES RACINES A PULPES MOMIFIÉES

Parmi les cas aseptiques, il reste à étudier les pulpes momifiées. Aussi longtemps que ces cas restent parfaitement aseptiques, ils ne donnent lieu à aucun symptôme et ils sont généralement découverts accidentellement, rarement quand on les recherche

Leur histoire habituelle est la suivante : quelque temps auparavant, parfois des années, une pulpe exposée ou en voie d'exposition a été recouverte d'un coiffage ou bien la cavité a été obturée à l'oxychlorure de zinc, puis une période de calme s'est produite. Quelque temps après, il devient nécessaire d'ouvrir la dent, le plus souvent par suite de la récidive d'une carie : on constate l'absence totale de sensibilité de l'ivoire, la dent n'a changé de couleur que très légèrement, si toutefois elle s'est modifiée, et l'opérateur avance avec soin vers la pulpe, afin de se rendre compte de son état. On remarquera que l'absence de sensibilité de la dentine, dans une dent ayant une coloration normale et présentant une très large obturation, est une indication de la mort aseptique de la pulpe. L'opérateur renouvellera toutes ses précautions d'antisepsie en isolant complètement la dent au moyen de la digue, en stérilisant parfaitement tous ses instruments et le champ opératoire. On continue à fraiser sans aucun signe de sensibilité et l'on sent finalement l'instrument pénétrer dans la chambre pulpaire. Il n'y a aucune odeur, aucun échappement de liquide; on trouve la pulpe sèche et racornie. Si des tire-nerfs stérilisés sont introduits dans les canaux, on peut extraire les restes de la pulpe, qui ne présente aucun signe de décomposition, tels que l'odeur et le ramollissement. Tel est habituellement le cas lorsque les pulpes sont mortes sous un coiffage d'oxychlorure de zinc, le chlorure de zinc agissant comme un antiseptique préservateur.

Même lorsque la pulpe n'a pas été soumise à l'action du chlorure de zinc, lorsque sa mort a été déterminée par des causes qui n'ont pas favorisé l'accès des germes de la cavité buccale, comme dans le cas de mort de la pulpe à la suite d'un traumatisme, il est très certain qu'on ne trouvera aucun organisme, à moins qu'il n'ait été introduit de l'extérieur par l'opérateur. Cette possibilité doit éveiller l'attention, car beaucoup ont constaté que, lors même qu'il n'y aurait pas d'organismes dans les canaux, ceux qu'on pourrait y introduire du dehors trouveraient un terrain favorable à leur développement. Lorsque l'ouverture de ces pulpes mortes et stériles n'a pas été faite avec toutes les précautions de la plus stricte antisepsie, on voit apparaître des signes d'infection en quelques heures ou parfois même après un délai d'environ deux jours. Cet état peut survenir même avec des dents dont les pulpes ont succombé sous un coiffage d'oxychlorure de zinc par le fait que la quantité de chlorure de zinc employée dans la substance obturatrice était insuffisante pour saturer complètement le tissu pulpaire et le rendre définitivement antiseptique. C'est pourquoi l'on conseille de nettoyer les canaux avec quelque antiseptique puissant et pénétrant, afin de détruire tout organisme et de placer une obturation radiculaire temporaire, bien que parfaite, jusqu'à ce que le moment du danger soit passé. L'antiseptique qui remplit le mieux ces indications est une solution de formol de 3 à 5 pour 100 ou une solution éthérée d'eau oxygénée à 25 pour 100, connue sous le nom de pyrozone, que l'on peut laisser dans les canaux pendant plusieurs minutes. Les canaux sont alors séchés et une obturation temporaire au salol est rationnellement indiquée; au bout de trois jours, si aucun signe de péricémentite ne s'est produit, l'opérateur peut enlever le salol, faire une nouvelle application d'antiseptique et obturer les canaux avec l'oxychlorure ou la gutta-percha.

On devrait instituer comme une règle absolue de pratique de ne jamais ouvrir une chambre pulpaire stérile dont la pulpe est devenue dévitalisée, sans poser la digue et sans appliquer à la surface de la dent ou de la cavité un germicide puissant à travers lequel le foret devra passer, stérilisant ainsi sa pointe et excluant du canal tout organisme infectieux.

CAS SEPTIQUES

La seconde grande classe de cas, les cas septiques, comprend ceux dans lesquels la pulpe a subi un certain degré de décomposition. En règle générale, les premiers organismes qui envahissent le tissu pulpaire sont les staphylocoques et les streptocoques, qui trouvent un terrain de développement favorable dans la pulpe vivante. Pénétrant d'abord le long des veines, leurs toxines produisent l'inflammation; les organismes envahissent, transforment en peptones et liquéfient les *exsudats* inflammatoires. A mesure que ces cocci avancent vers l'apex de la racine, les tissus nécrosés et altérés laissés en arrière deviennent un terrain de culture pour les autres organismes, particulièrement pour les microbes de la putréfaction. Les parties altérées du tissu pulpaire sont décomposées en produits d'une composition chimique de plus en plus simple, jusqu'à ce que toutes les substances albuminoïdes aient été transformées : d'abord il y a formation de peptones, leur décomposition produit des ptomaïnes, ensuite on trouve des bases telles que la leucine, la tyrosine et les amines, ainsi que des acides gras [1]; en dernier lieu, les produits terminaux sont l'hydrogène sulfuré, l'ammoniaque, l'acide carbonique et l'eau.

La fermentation et la putréfaction ne peuvent alors avoir lieu que lorsque les moisissures peuvent vivre, et l'étendue de la décomposition est proportionnée au nombre des moisissures (*Ziegler*).

De même qu'il y a différents types distincts de décomposition, de même il y a un nombre correspondant de variétés d'organismes. Les cas septiques peuvent être divisés en deux classes : d'abord ceux dans lesquels l'invasion n'a pas dépassé le foramen apical et n'a pas donné de signes d'irritation ou d'inflammations péricémentaires, ces tissus étant menacés, bien que non envahis; en second lieu ceux dans lesquels le péricément est devenu le siège de l'invasion septique; cette dernière classe est subdivisée suivant la nature de l'invasion septique : la première subdivision comprend les cas de péricémentite aiguë non purulente, la seconde les cas de péricémentite chronique sans formation évidente de pus, la troisième les cas de péricémentite purulente qui peuvent être soit aigus, soit chroniques :

1° Dans la première subdivision de la première classe (traitant des cas dans lesquels la suppuration a envahi la pulpe jusqu'à son extrémité), les parties nécrosées de la pulpe subissent la décomposition putride. Vers la fin de la décomposition, lorsque la portion apicale de la pulpe est envahie, il n'est pas rare de constater des signes d'irritation péricémentaire. Cette irritation cesse souvent spontanément comme si l'irritation avait déterminé la formation d'une barrière entre

(1) ZIEGLER, *General Pathology*, 1895, page 437.

les tissus de la région apicale et la pulpe en état de suppuration. Une décoloration progressive de la dentine montre que le contenu des tubes de l'ivoire subit aussi une décomposition. Il est nécessaire d'enlever cette masse, ce qui amène la disparition des produits de décomposition, cela sans porter l'infection jusqu'aux tissus vivants au delà de l'apex. Lorsque l'on perçoit une odeur d'hydrogène sulfuré, il est évident que les albuminoïdes accomplissent leur dernier stade de décomposition. Comme il est très probable que les organismes pourront être transportés, par un instrument employé sans discernement, du foyer putride à l'apex de la racine, et qu'il y a là un danger imminent, il est de toute sagesse et de toute prudence de détruire tout d'abord les organismes; il n'y a pas de moyen plus rapide et plus effectif de neutraliser l'hydrogène sulfuré et probablement de supprimer la cause de sa production que des applications d'iode.

La décomposition de H^2S par l'iode fut indiquée par W.-F. Litch (1) : « Si l'on fait passer un courant d'hydrogène sulfuré à travers de la teinture d'iode, ce dernier élément s'empare de l'hydrogène en formant un acide hydroiodique qui reste en solution; le soufre précipite et la solution est décolorée ». L'excès d'iode qui peut rester est enlevé facilement par une application d'ammoniaque, il se forme une solution d'iodure d'ammonium que l'on peut facilement enlever par un lavage.

Il est indiqué maintenant d'employer un antiseptique pénétrant de façon à produire la stérilisation à une aussi grande profondeur que possible. Une solution de formol à 5 pour 100 répond à cette indication. Son action dure quelque temps. Le contenu du canal est enlevé par un raclage; il ne faut jamais enfoncer la broche avec laquelle le raclage est fait, dans la crainte d'introduire plus profondément des organismes dans le canal.

Comme nous l'avons dit, les canaux septiques contiennent des matières grasses et des dérivés de l'albumine, ainsi que du tissu pulpaire plus ou moins désorganisé, enfin différentes bactéries infectieuses. Si l'on examine la liste des agents thérapeutiques, on voit que l'un d'entre eux, le bioxyde de sodium, possède des propriétés capables de neutraliser chacun de ces éléments nocifs. Cette substance peut être employée soit à l'état solide, soit en solution. Les solutions de bioxyde de sodium doivent être faites avec un grand soin, afin d'empêcher la disparition de l'oxygène. Un verre d'eau distillée est placé dans un récipient contenant de la glace; le bioxyde de sodium est projeté en poudre dans l'eau distillée très lentement et en petites quantités. Chaque addition de bioxyde est marquée par un dégagement de chaleur (2). Le bioxyde de sodium est ajouté jusqu'à saturation, on réduit la concen-

(1) *Dental Cosmos*, 1882.
(2) W. Truman conseille de perforer le couvercle du récipient contenant l'oxyde comme une poivrière et de secouer le bioxyde de sodium pour le projeter dans l'eau distillée à travers les perforations.

tration de la solution au pourcentage voulu en ajoutant de l'eau distillée [1].

On place une goutte de la solution saturée sur un bâtonnet d'amiante, car elle détruit le coton, et on la porte dans le canal; au bout de quelques instants la cavité peut être lavée avec une seringue et l'on fait une application plus profonde de la solution de bioxyde — cette fois on se sert d'une solution à 50 pour 100; chaque fois que l'on retire l'amiante, on constate que la dentine décolorée entourant le canal devient plus blanche, la matière colorante dans les tubes a été détruite.

Lorsqu'un tire-nerf peut être passé librement jusqu'à l'apex de la racine et que la solution en ressort claire, la stérilisation est présumée complète. Une solution d'acide sulfurique à 10 pour 100 est introduite dans les canaux avec une tige d'iridium; cet acide neutralise tout alcali qui pourrait s'y trouver. Le canal ou les canaux sont alors lavés avec de l'eau distillée chaude, séchés avec du coton, remplis d'alcool et enfin bien desséchés par des jets d'air chaud.

Beaucoup d'opérateurs obturent immédiatement et de façon définitive les canaux ainsi préparés; cependant comme la stérilisation peut n'être pas absolue, il est de pratique courante d'obturer les canaux d'une façon provisoire, bien que parfaite. Le salol et une pointe métallique constituent pour les canaux une excellente obturation dans ces cas. Lorsque les canaux et les parois de l'ivoire ont été bien desséchés avec de l'alcool et des jets d'air chaud, on les obture avec du salol rendu très liquide et l'on introduit la pointe métallique au milieu du canal ainsi rempli. Quelques légers troubles peuvent s'observer du côté du péricément, mais ils disparaissent rapidement sous l'influence d'un calmant appliqué sur la gencive au niveau de la racine (iode, teinture d'aconit et chloroforme, ãã quantité égale). On place une obturation adhérente pendant quelques jours; alors, si le péricément est normal, l'obturation au salol est enlevée (si l'opérateur le désire) en chauffant des précelles et en saisissant l'extrémité saillante du cône métallique. Dans la pratique on obture généralement alors le canal à l'oxychlorure ou à la gutta.

Si le cas présente des signes de perturbations profondes dans le contenu des tubes, c'est-à-dire une décoloration marquée, on peut laisser dans le canal, pendant un jour, la solution de bioxyde de sodium à 50 pour 100; le jour suivant, les canaux sont lavés à la seringue avec une solution acide d'eau oxygénée. Kirk conseille de saturer la dentine avec la solution de bioxyde de sodium; puis, en ajoutant de l'acide chlorhydrique, il se forme du bioxyde d'hydrogène lorsque le sodium est imbibé, et il s'écoule une matière savonneuse formée par l'action de l'hydroxyde de sodium sur les produits de la décomposition.

(1) E. C. Kirk, *Dental Cosmos*, vol. XXXV, p. 195; F. R. Van Woert, *ibid.*, vol. XXXVI, p. 499.

Avant d'obturer les canaux, dans la pratique, on les remplit généralement en quelques minutes d'un antiseptique qui agira pendant une période de temps considérable. Parmi tous les antiseptiques, l'huile de cannelle paraît avoir dans ces cas l'action la plus prolongée. On peut faire à l'emploi de cette huile pour les dents antérieures quelques objections, à cause de la décoloration de la dentine qui en résulte. C'est pourquoi il vaut mieux alors employer un pansement de formol dilué (solution à 2 pour 100) qui par sa diffusibilité pénètre les tubes entièrement et stérilise leur contenu.

CAS DANS LESQUELS IL Y A DE LA PÉRICÉMENTITE

La classe que nous allons maintenant considérer traite des cas dans lesquels les tissus de la région apicale sont envahis. Le premier signe de cette invasion est la sensibilité de la dent à la pression. La cause de cette sensibilité est sans aucun doute la réaction inflammatoire de ces tissus, consécutive au contact et à l'absorption des produits de désorganisation des micro-organismes développés dans le canal pulpaire. Dans les cas les moins graves la dent est sensible au toucher, elle remue et fait légèrement saillie et la gencive située au-dessus de la racine malade est plus rouge que normalement. Dans cette forme bénigne, comme dans toutes les formes, on doit chercher à supprimer d'abord les causes de l'inflammation, ensuite on traite l'inflammation elle-même. Pour pénétrer dans les canaux de ces dents (car elles seront naturellement ouvertes) et les nettoyer aussi rapidement et aussi entièrement que possible, on soutiendra latéralement ces dents afin de résister à la pression des fraises; si la cavité est proximale, on place l'extrémité du doigt sur la face de la dent opposée à la fraise. Si la direction d'entrée est une ligne perpendiculaire, un lien d'une grande longueur est noué étroitement autour du collet de la dent et l'on exerce, en tirant, une contre-pression.

Si cela est possible, le nettoyage et la stérilisation doivent être accomplis tout de suite; si la dent est trop sensible pour permettre les manipulations habituelles, la masse putréfiée sera enlevée au moyen de la solution de bioxyde de sodium ou traitée par la méditrine au moyen d'une seringue et extirpée à l'aide de tire-nerfs. On place alors en contact avec la masse putride une boulette de coton saturée de lysol, qui est une forte base, et l'on applique sur la gencive de l'iode à quelque distance du lieu de l'inflammation; lorsque le calme s'est produit, le nettoyage et la stérilisation des canaux seront terminés et l'on introduira un pansement antiseptique et calmant. Le camphre phéniqué et l'huile de cannelle sont particulièrement indiqués.

Dans les cas plus prononcés la sensibilité, la saillie et l'ébranlement de la dent sont plus marqués; au cas où la dent présenterait une obturation sous laquelle la pulpe a succombé — et telle est l'histoire habituelle de ces cas — la libération des gaz méphitiques emprisonnés s'impose. En exerçant une contre-pression, on introduit dans la chambre pulpaire à travers la paroi de la dent un foret de petite dimension très pointu en forme de lance. Dans les cas d'extrême sensibilité, il peut être nécessaire de pratiquer cette ouverture au collet de la dent, le chemin étant plus court. Après quelques minutes, l'ouverture est irriguée avec de la méditrine et un vésicatoire est appliqué sur la gencive à quelque distance de la dent, à une distance de deux dents en arrière environ. Plusieurs couches d'une solution alcoolique saturée d'iode sont appliquées successivement et avec rapidité, à mesure que l'application précédente a séché et jusqu'à ce que la muqueuse présente une coloration bronzée d'iode qui produira une révulsion suffisante; on peut ainsi couvrir une zone d'un centimètre et demi à deux centimètres. On conseille au patient de prendre immédiatement un bain de pieds chaud à la moutarde et de se laver fréquemment la bouche avec une solution de pyrozone à 3 pour 100 ou un autre antiseptique puissant. Lorsque la dent fait une forte saillie et se trouve irritée par le choc de la dent opposée, on conseille de placer un coiffage sur la dent postérieure à la dent atteinte. On peut faire facilement une coiffe en quelques minutes en prenant une empreinte de moldine ou de plâtre de la dent à coiffer et en coulant un petit modèle de métal fusible; on enfonce ce modèle dans un bloc de plomb et l'on estampe un morceau d'argent ou de maillechort nº 26 qui s'adapte au modèle: cette coiffe qui recouvre la surface d'occlusion et environ la moitié des parois des côtés de la dent est fixée au moyen de phosphate de zinc, ce qui assure ainsi le repos chirurgical de la dent malade. Il était autrefois d'usage de maintenir ouverte l'ouverture pratiquée au collet de la dent pour permettre l'issue des gaz provenant de la décomposition. Il en résultait que ces cas étaient dans un état constant de septicité. Cette pratique est surannée et doit être condamnée formellement.

Dans les cas où l'inflammation est aiguë, la dent est extrêmement sensible, très saillante, branlante, la gencive qui surmonte la dent devient livide, le pouls augmente de fréquence, on constate de la fièvre, quelquefois de façon marquée, la langue est chargée et la respiration pénible. Il est nécessaire d'intervenir énergiquement pour enrayer l'action nécrotique dans les tissus de l'apex. Dans ce cas, et d'ailleurs dans tous sans exception, la promptitude et la perfection de la guérison dépendent d'abord de la perfection avec laquelle la cause déterminante de l'inflammation a été supprimée. Il s'agit dans ce cas du contenu septique de la chambre pulpaire. Dans tous les cas où l'on peut pénétrer directement dans les canaux, et il en est très souvent ainsi, tout effort n'allant pas jusqu'à produire une grande souffrance pour le patient devrait être tenté. Les lavages et l'extraction de la masse putride sont particulièrement efficaces; s'il est nécessaire, on emploiera de l'acide sulfurique pour pénétrer dans les canaux et l'emploi de puissants antiseptiques précédera toujours l'entrée du tire-nerf. Dans ce cas le lysol est un excellent médicament, le camphre phéniqué en est un autre. Le canal est ouvert et lavé à plusieurs reprises avec une seringue et une solution de pyrozone à 3 pour 100, qui peut aussi servir de lavage antiseptique de la bouche. Une saignée locale comme le conseille G. V. Black [1], est souvent un moyen effectif d'amener le calme. On fait une coupure profonde dans la gencive allant *jusqu'au* procès alvéolaire, l'incision doit être à 6 millimètres environ du bord de la gencive et doit entourer le collet de la dent. Elle tend à débarrasser les vaisseaux engorgés de la région apicale; des ventouses sèches sur la face et au cou et toujours les bains de pieds chauds à la moutarde sont des auxiliaires précieux.

Si l'inflammation est aiguë, si l'on constate un pouls plein, bondissant, une langue chargée, de la fièvre, de la constipation, de la céphalalgie et d'autres symptômes fébriles, on doit encore essayer de faire avorter l'action inflammatoire. Après un nettoyage complet des canaux et un lavage antiseptique, autant que cela est possible dans ces circonstances, il est bon de faire une saignée locale au moyen de sangsues suédoises comme le conseille et le décrit Litch [2]. On lave la gencive, on la touche avec du sucre et l'on y applique des sangsues, qui sont d'abord placées dans un tube à essai dont l'orifice est posé sur la gencive. Lorsque la sangsue est gorgée, elle tombe dans le tube. La bouche est alors rincée avec de l'eau chaude afin que l'hémorragie continue; on donne de la quinine à des doses qui ne seront jamais inférieures à 6 grains (36 centig.), dans l'espoir de limiter l'exsudation à la zone enflammée. L'un des meilleurs et des plus efficaces moyens de dérivation est la production d'une décharge alvine aqueuse. On conseille au patient de prendre un sel cathartique ou une injection rectale de 15 grammes de glycérine pure. Si le pouls continue à être plein et bondissant et que la céphalalgie persiste, on emploie comme sédatif artériel la teinture d'aconit ou la teinture de vératrine. Une goutte de teinture de racine d'aconit ou deux gouttes de teinture de vératrine sont appliquées toutes les heures jusqu'à ce que le pouls se calme et diminue de volume et de tension. Au moment du coucher, si l'inflammation n'a pas diminué de façon sensible, un calmant diaphorétique est prescrit, la poudre de Dover à forte dose, 6 décigrammes donnés dans de la limonade chaude. Pendant que le patient boit cette limonade, il est enveloppé dans des couvertures chaudes, et les pieds et les jambes sont immergés dans un bain de pieds chaud à la moutarde. Le lendemain matin, un purgatif salin — sulfate de magnésie, quinze grammes — est pris dans un verre d'eau. Ces prescriptions (en sub-

[1] *American system of Dentistry*, vol. I, page 927.
[2] *Ibid.*, v. p. 928.

stance celles de Litch) peuvent être suivies avec succès dans beaucoup de cas, même lorsque l'inflammation n'avorte pas, sa violence est invariablement atténuée.

Si l'inflammation est restée à l'état aigu pendant plus de vingt-quatre heures, il est presque certain qu'il y a eu formation de pus et il est indiqué de lui donner issue. On plonge dans la gencive au niveau de l'apex de la racine malade un bistouri en forme de lance avec une force telle qu'il devra pénétrer, si possible, le procès alvéolaire. Dans le cas où on ne peut pas l'atteindre, on introduit, à travers le procès alvéolaire jusqu'à la région apicale la pointe d'un foret en forme de lance tournant avec une grande rapidité. Bien que l'on puisse accomplir cette opération très rapidement, il peut être nécessaire d'administrer du protoxyde d'azote, afin de tranquilliser le patient et de rendre l'opération du forage indolore. L'anesthésie peut être produite par l'injection d'une à cinq gouttes d'une solution de cocaïne à 1 pour 100 à laquelle on a ajouté deux gouttes d'une solution d'adrénaline à 1 pour 1000.

Black a décrit une méthode qui permet de pénétrer sans douleur dans la région apicale[1]. On place une serviette sur le champ opératoire, la gencive est séchée et l'on touche le point que l'on a choisi avec une goutte d'une solution d'acide phénique à 95 pour 100 (on peut se servir aussi d'acide trichloracétique concentré). On enlève la muqueuse nécrosée au moyen d'un fouloir jusqu'à ce que le malade éprouve une sensation. On applique alors une autre goutte d'acide et l'on continue à gratter jusqu'à ce que l'os soit mis à nu. On pénètre alors dans la région apicale avec un ciseau effilé. Il ne doit pas s'écouler de sang pendant cette opération, excepté à la fin.

Le cas dont il s'agit maintenant appartient au chapitre suivant et s'y trouve décrit avec les abcès alvéolaires. Dans tous les cas où l'on a lieu de croire que le patient est syphilitique — la périostite alvéolaire se rencontre, en effet, quelquefois dans la syphilis tertiaire[2] — il est indiqué de prescire énergiquement de fortes doses d'iodure de potassium. Si des mesures énergiques n'ont pas été prises pour éviter ces cas — et les mesures antiphlogistiques sont peu efficaces — le périoste se trouve atteint entièrement et il se produit de la nécrose. Il ne faut pas administrer moins de trente-six centigrammes d'iodure de potassium toutes les trois heures. Si l'on constate de façon évidente le détachement du périoste, phénomène qui est indiqué par de l'œdème, on introduit franchement jusqu'à l'os un bistouri et l'on fait une large incision.

(1) *American System of Dentistry*, vol. I, page 298.
(2) Voir le cas — Heath, *Injuries and Diseases of the jaws*, 3rd edition.

TRAITEMENT DE LA PÉRICÉMENTITE CHRONIQUE

La forme la plus habituelle de la péricémentite chronique apicale est celle qui se présente avec formation de pus. Elle sera étudiée dans le chapitre suivant sous le titre : *Abcès chronique de l'apex*. On peut observer un nombre considérable de cas dans lesquels la formation de pus n'est pas évidente et cependant les tissus de la région apicale sont le siège d'une inflammation chronique. Si l'on ouvre la chambre pulpaire, la cause devient évidente et nous en avons vu le traitement. Beaucoup de cas reconnaissent pour cause la malocclusion. Il faut observer ce point avec beaucoup de soin, car il affecte souvent des dents à pulpe vivante et indemnes de toute carie. La dent est branlante et sensible à la pression. L'examen révèle une occlusion anormale soit trop énergique, soit mal dirigée. Si la dent présente une obturation, elle réagit habituellement d'une façon normale aux applications du froid et de la chaleur ; si l'on examine l'obturation, on voit qu'elle présente un point où l'occlusion est trop accentuée. Dans les deux cas, il faut meuler la dent saillante au niveau de l'obturation ou de la dent elle-même et appliquer un révulsif sur l'apex présentant de l'inflammation. Bien que la cause soit supprimée, l'inflammation persiste.

Quelquefois on constate une inflammation évidente, mais sourde et persistante, au niveau de l'apex de dents dévitalisées et obturées; on constate rarement un trouble inflammatoire plus grave. La cause la plus commune de cette inflammation continue est probablement la décomposition d'un léger fragment de tissu pulpaire qui n'a pas été enlevé du canal. Ce sont aussi des canaux bien nettoyés, mais qui n'ont pas été obturés jusqu'à l'apex. Ces cas sont modérément septiques, mais la guérison complète n'est possible qu'en recommençant le nettoyage, la stérilisation et l'obturation parfaite des canaux. Ces dents sont toujours plus ou moins douées d'hyperesthésie, bien qu'on ne la remarque pas, et c'est pourquoi elles ne fournissent pas tout leur travail tant qu'elles n'ont pas été guéries.

D'autres cas que l'on peut croire avec raison parfaitement stérilisés et obturés présentent de l'anémie vasculaire au niveau de la région apicale de la racine. Les massages répétés et continus sont efficaces [1], ce trouble étant dû apparemment à la paralysie des vaisseaux des parois et non à une cause septique.

Le tonus vasculaire peut être amélioré par l'application du courant galvanique. Ce mode de traitement est très fréquemment employé en médecine et en chirurgie générale.

On doit se souvenir que, lorsque les tissus de la région apicale ont été irrités, on peut constater pendant plusieurs mois une série de dégéné-

[1] W. F. Rehfuss, *International dental Journal*, vol. XI, p. 581.

rescences dues aux produits de la pulpe en décomposition, et qui peuvent exiger quelque temps pour disparaître. On devra continuer la stérilisation et éviter une obturation trop prématurée des canaux. Dans ces cas, après chaque période de traitement, on appliquera quelque antiseptique stimulant ; le camphre phéniqué, l'huile de cannelle, ou la remarquable mixture 1,2,3, de Black.

Huile de cannelle.	1 partie
Acide phénique.	2 parties
Huile de Wintergreen.	3 parties

On doit faire des applications répétées de teinture d'aconit et d'iode sur les gencives.

Une source de péricémentite apicale chronique (fréquemment ignorée jusqu'à ce que l'abcès se soit formé et ouvert, quelquefois en un point éloigné) réside dans la mort de la pulpe à la suite d'un thrombus, ou d'un étranglement. A un moment donné, la dent a reçu un choc, ou bien elle a été déplacée trop rapidement par un appareil de redressement, ou bien une pulpite idiopathique a eu lieu. Quelques années après, un examen fortuit fait découvrir une coloration plus foncée de la dent ; à la lumière réfléchie, on observe de l'opacité ou de la décoloration du corps de la dent. Elle peut être légèrement sensible à la percussion, ce qui permet de découvrir que l'on a affaire à une dent saine de couleur foncée.

On diagnostique une pulpe morte, on ouvre la dent avec d'extraordinaires précautions d'antisepsie, on la nettoie avec du bioxyde de sodium — l'agent thérapeutique idéal dans ce cas — on la sèche et l'on essaye enfin de l'obturer avec du salol.

Une autre classe où l'on trouve la pulpe dans un état analogue est celle où la pulpe est morte à la suite de variations thermiques répétées produites par une obturation métallique trop rapprochée d'elle. Bien que la conséquence habituelle d'une telle irritation soit une action néoformatrice se traduisant par des dépôts secondaires, on constate souvent à une période plus éloignée une dégénérescence profonde du tissu pulpaire. Le traitement est le même que dans le cas précédent.

Si l'on n'a pas pratiqué dans ces cas le nettoyage des canaux avec toute l'antisepsie dont nous avons parlé, une péricémentite fâcheuse et tenace se déclare, dont il est difficile de se débarrasser. Nous ne saurions trop signaler l'importance du traitement des troubles inflammatoires, particulièrement dans leur forme subaiguë affectant le péricément apical. On suppose, et avec juste raison, que non seulement beaucoup de formations cancéreuses trouvent leur origine dans des inflammations chroniques ; que des troubles réflexes divers de la sensibilité et des sens spéciaux sont dus à de telles origines, mais encore que toute inflammation ayant une situation anatomique semblable est un feu qui couve et qui, sous l'influence de certaines conditions particulières, devient le début d'un processus pathologique.

En dernier lieu, l'usage immodéré des préparations arsénicales dans la dévitalisation pulpaire peut produire une irritation chronique de la totalité ou d'une partie de la membrane péridentaire, l'action irritante étant prolongée indéfiniment après l'extirpation de la pulpe et l'obturation correcte de ses canaux. Ce processus est dû à la diffusion de l'arsenic à travers la structure de l'ivoire et du cément. Il est plus facile de l'éviter que de l'enrayer. Lorsque l'application arsénicale a été prolongée indûment par suite de circonstances échappant aux moyens d'action de l'opérateur et que l'on soupçonne une pénétration anormale du toxique, on applique du nitrate d'argent sur les parois du canal, ce qui rend l'arsenic inactif, par suite de leur combinaison qui donne un arséniate d'argent insoluble.

La possibilité de troubles dans la membrane péridentaire à la suite d'applications d'arsenic sur la pulpe limite son usage au seul cas où l'extirpation chirurgicale de la pulpe se fait sous anesthésie locale.

CHAPITRE XVIII

ABCÈS ALVÉOLO-DENTAIRE

Par HENRY H. BURCHARD M. D., D. D. S.

Définition. — En décrivant dans le chapitre précédent l'inflammation septique qui affecte les tissus de la région apicale, nous disions que le résultat ordinaire de l'inflammation était la nécrose cellulaire et la formation de pus; cet état est connu sous le nom d'abcès alvéolaire ou alvéolo-dentaire.

L'abcès alvéolaire situé sur quelque autre portion du péricément est possible et se rencontre quelquefois sans mortification pulpaire[1], mais l'infection septique et l'invasion microbienne des tissus de la région périapicale, provenant des canaux pulpaires infectés, demeurent les causes les plus communes de cette affection. Ce terme d'abcès alvéolo-dentaire dans son sens technique désigne la péricémentite apicale septique.

CAUSES DE L'ABCÈS ALVÉOLO-DENTAIRE

Les causes déterminantes de cette affection sont les cocci pathogènes et probablement les autres micro-organismes pyogènes qui habitent les portions les plus profondes de la pulpe putréfiée, s'y développent et pénètrent jusqu'aux tissus périapicaux par le foramen apical de la dent. Schreier, de Vienne, a trouvé que le diplocoque de la pneumonie était la cause de l'inflammation dans dix-sept sur vingt des cas de périostite dentaire examinés par lui [2]. Les ptomaïnes et les autres produits de désorganisation résultant des processus vitaux de ces organismes déterminent l'empoisonnement et l'affaiblissement des éléments cellulaires de cette région. Tout en admettant que ces organismes soient la cause déterminante, il existe un autre facteur qui détermine dans une grande proportion le développement, l'heure du développement de la maladie et sa gravité : nous voulons parler des causes prédisposantes; nous étudierons sous ce titre les conditions qui favorisent ou entravent dans les tissus le développement des micro-organismes.

[1] Cas rapportés dans les *Proc. Academy of Stomatology of Philadelphia*, 1895.
[2] *Œsterr. Ungarische Viertelj. für Zahnheilk.* Avril, 1893.

Causes prédisposantes. — Il est incontestablement vrai que les individus résistent de façon différente aux invasions morbides. Il est, d'autre part, un fait reconnu de tous : c'est que l'un des plus puissants antiseptiques, sinon le plus puissant, se trouve dans la résistance particulière du protoplasma sain ; en d'autres termes, les tissus sains présentent une barrière au développement des causes déterminantes, tandis que les tissus qui ont été affaiblis par une des nombreuses affections qui ont pu les atteindre présentent une résistance moindre à l'invasion des agents d'une maladie aiguë.

Parmi les causes qui favorisent le développement et l'extension des processus pyogènes, il y a lieu d'insister sur l'état héréditaire désigné de façon vague sous le nom d'état *strumeux*. Les tissus des enfants appartenant à une famille syphilitique ou tuberculeuse présentent souvent un manque de résistance vitale. S'ils sont atteints des affections qui frappent les enfants issus de parents sains, ils y succombent rapidement, tandis que ceux-ci ne sont atteints que légèrement, si toutefois ils le sont. Les inflammations de la bouche au niveau des dents et des tissus mous chez eux ont une évolution grave; les affections septiques du péricément s'étendent aux lymphathiques voisins et s'accompagnent de signes d'intoxication. Ces prédispositions persistent pendant toute la vie d'un individu ; cependant, d'une façon générale, elles sont moins prononcées et moins évidentes avec l'âge.

La cachexie acquise de l'adulte constitue une importante prédisposition à l'invasion des tissus par les organismes pathogènes. On observe fréquemment que la tuberculose et, à un degré plus prononcé, la syphilis diminuent d'une façon marquée la résistance des tissus. Les troubles inflammatoires qui, chez un individu exempt de cachexie, seraient probablement circonscrits, deviennent diffus et virulents chez un cachectique. Les causes locales prédisposantes consistent dans le défaut d'hygiène qui produit la faiblesse des tissus ; on remarque, en effet, que les abcès ont une évolution plus virulente dans les bouches malpropres que dans celles qui sont exemptes de matières putrides et fermentées ; c'est là une loi générale, mais non universelle.

PATHOLOGIE ET ANATOMIE PATHOLOGIQUE

L'étude pathologique de la péricémentite septique a été faite au chapitre XVII. Nous allons étudier l'abcès alvéolaire. Il commence dès qu'il y a des éléments cellulaires morts dans les produits d'exsudation. Cette exsudation est produite dans le foyer de l'inflammation par l'action des ferments ; les leucocytes sont envahis par les cocci pyogènes et s'efforcent de les détruire. Entre eux s'engage la lutte décrite par Metchnikoff ; les leucocytes succombent, meurent et forment les corpuscules du pus qui contiennent des cocci pyogènes. Les exsudations cellulaires sont alors transformées en détritus granuleux qui, avec les corpuscules morts et les sécrétions peptonisées, constituent le pus.

On prétend que le diplocoque de la pneumonie accompagne toujours l'abcès alvéolaire et Schreier croit que ce micro-organisme particulier est l'agent habituel de l'action inflammatoire dans ces cas.

L'abcès siège d'abord habituellement dans le péricément entre son point d'attache au cément et son point d'attache à l'alvéole. De la cavité centrale de ramollissement, le processus nécrotique s'étend à la périphérie ; cellule par cellule, la paroi enflammée formant les contours de l'abcès est liquéfiée, et la cavité devient plus large ; les fragiles structures osseuses qui entourent l'apex de la racine sont envahies et deviennent le siège d'une ostéo-myélite. L'abcès devient de plus en plus volumineux, jusqu'à ce que soit envahi, se ramollisse et se détache de l'os le périoste qui tapisse le procès alvéolaire. L'action inflammatoire précède la formation du pus en suivant les lignes de moindre résistance. Si l'inflammation est aiguë, le périoste peut être ramolli sur une zone très étendue et se séparer de l'os par suite de l'exsudation produite au-dessous de lui. Le pus pénétrant dans le périoste, les tissus mous sont envahis et ramollis ; le pus pénètre alors à travers les muqueuses, s'échappant habituellement par le chemin le plus court de l'abcès vers l'extérieur. La destruction septique progresse suivant la ligne de moindre résistance et, bien que, d'une façon générale, ce soit au niveau de la surface externe de la gencive, immédiatement au-dessus de l'apex de la racine atteinte, elle peut cependant suivre d'autres directions. Dans quelques cas le pus trouve une issue à travers le canal pulpaire de la dent malade, c'est là ce qu'on appelle communément un abcès aveugle, bien que ce terme soit incorrect. Cette forme d'abcès diffère de celle qui possède une fistule extérieure par son mode de formation plutôt que par une différence essentielle dans sa pathologie. La période inflammatoire aiguë est habituellement absente, ou si elle a eu lieu, elle ne produit que des troubles légers. L'invasion du péricément apical par les bactéries est lente et superficielle, et la réaction inflammatoire est limitée aux tissus entourant immédiatement le foramen apical ; le processus nécrotique prend le caractère d'une ulcération, la membrane succombe molécule par molécule ; lentement, jusqu'à ce que les tissus situés aux environs du foramen aient disparu et que l'apex dénudé se trouve faire saillie dans une cavité nécrosée que l'on peut drainer à travers le foramen et le canal radiculaire ; dans ces cas la cavité de l'abcès est à l'ordinaire relativement restreinte et l'action inflamma-

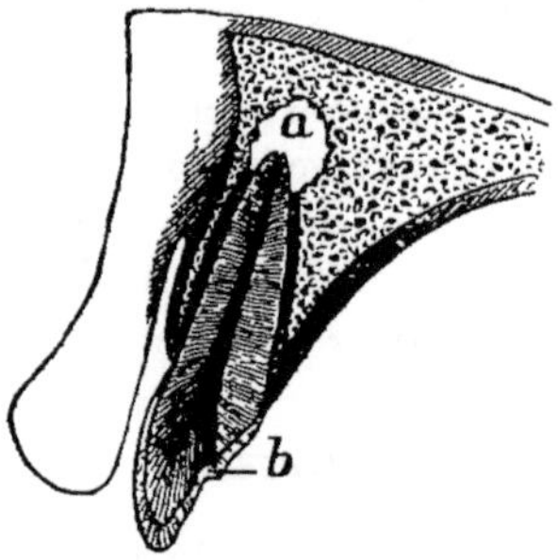

Fig. 449. — Abcès aveugle à la racine d'une incisive supérieure (Black) : *a*, cavité de l'abcès dans l'os : *b*, trou de foret dénudant la chambre pulpaire pour le traitement.

toire est moins grave que lorsque le pus suit un plus long trajet de sortie (voir fig. 449).

Le pus peut présenter des signes de semi-enkystement. Des collections purulentes peuvent séjourner dans les tissus de la gencive pendant de longues périodes sans donner lieu à une fistule. Le cas clinique représenté dans la figure 450 avait persisté pendant plusieurs années au niveau d'une dent réimplantée; il guérit promptement après traitement.

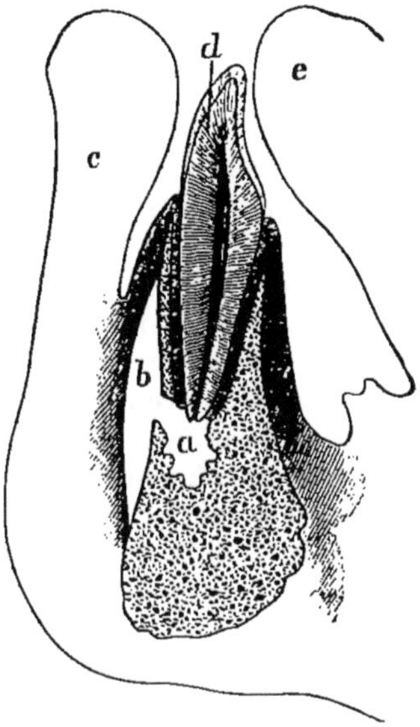

Fig. 450. — Abcès alvéolaire aigu d'une incisive inférieure avec cavité purulente entre l'os et le périoste (Black) : *a*, cavité purulente dans l'os; *b*, pus entre le périoste et l'os; *c*, lèvre; *d*, dent; *e*, langue.

Dans d'autres cas, le péricément limite la zone de destruction des tissus et la formation purulente, le pus s'échappant par le collet de la dent malade. Beaucoup de ces cas se produisent avec des dents sans pulpe qui se sont allongées ou avec des dents qui ont déjà subi une perte de péricément.

Les abcès formés sur les incisives supérieures centrales ou latérales peuvent perforer le plancher des fosses nasales (voir figure 451). Après une période de péricémentite

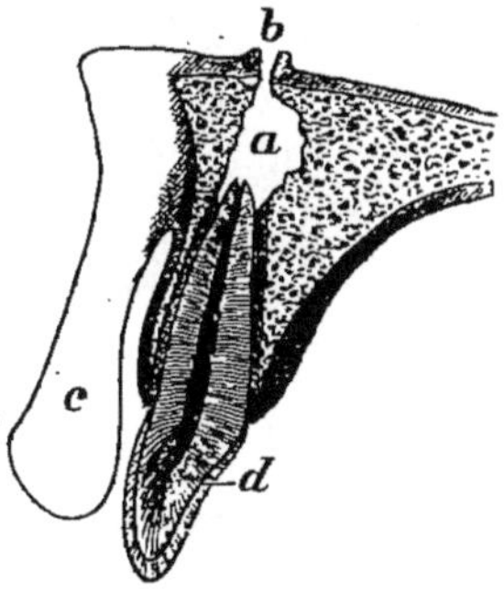

Fig. 451. — Abcès alvéolaire à la racine d'une incisive supérieure se déchargeant dans le nez (Black); *a*, large cavité de l'abcès dans l'os; *b*, orifice de la fistule sur le plancher des narines; *c*, lèvre; *d*, dent.

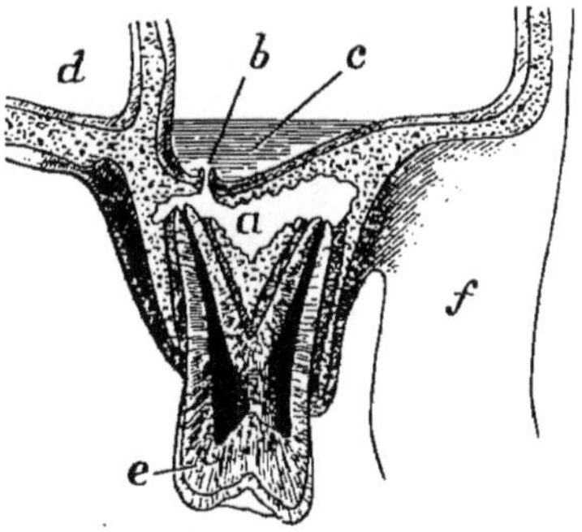

Fig. 452. — Abcès alvéolaire à la racine d'une molaire supérieure se déchargeant dans l'antre d'Highmore (Black) : *a*, cavité de l'abcès dans l'os; *b*, orifice de la fistule sur le plancher de l'antre; *c*, pus dans la cavité de l'antre.

marquée, l'inflammation aiguë, déterminant de la douleur et de l'œdème de la racine du même côté, les symptômes peuvent alors soudainement disparaître sans qu'il y ait eu aucun signe de décharge purulente. Bientôt après, on constate une décharge purulente par la narine, ce qui amène à croire que l'on a affaire à un catarrhe nasal purulent (ozène); dans beaucoup de ces cas, on fait le diagnostic d'ozène et on les traite comme tels. En injectant une incisive centrale sans pulpe particulièrement avec du pyrozone, on constate que le pus et le liquide sortent par la narine, ce qui démontre la véritable origine du pus. Les abcès formés au-dessus des secondes prémolaires et des molaires peuvent perforer le plancher du sinus (fig. 452).

Dans la mâchoire inférieure, le pus peut faire issue hors du procès alvéolaire sans parvenir à perforer les tissus sous-jacents, mais en se frayant un chemin qui peut aboutir sur la face, au-dessous de la mâchoire ou sous le menton (fig. 453). Dans d'autres cas le pus peut

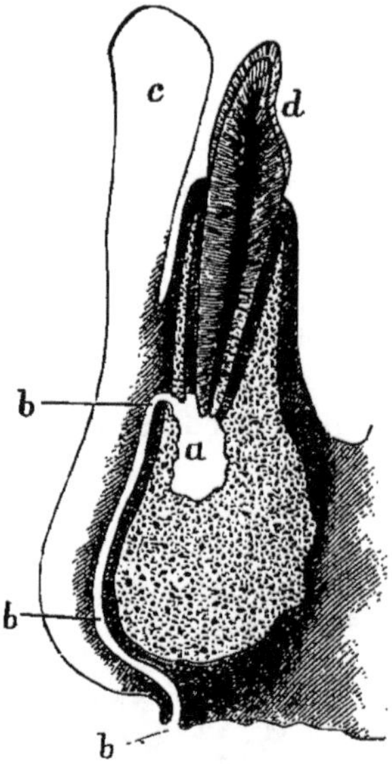

Fig. 453. — Abcès alvéolaire chronique à la racine d'une incisive inférieure, avec une fistule se déchargeant sur la face sous le menton (Black); *a*, cavité de l'abcès dans l'os; *b*, *b*, *b*, fistule suivant le périoste jusqu'en bas du rebord de l'os et s'ouvrant sur la peau.

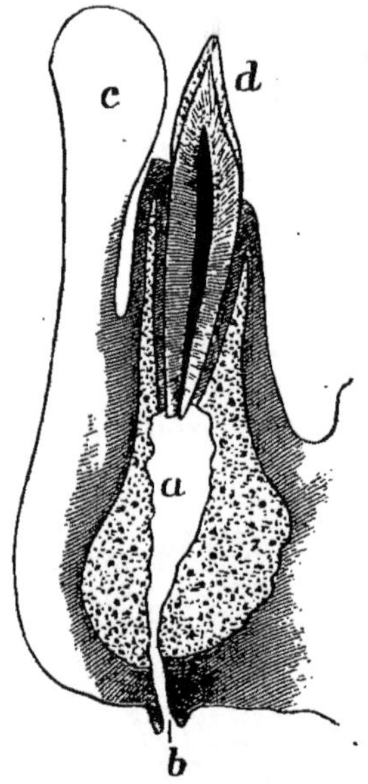

Fig 454. — Abcès alvéolaire chronique de la racine d'une incisive inférieure avec cavité passant à travers le corps de l'os et se déchargeant sur la peau au-dessous du menton (Black) : *a*, cavité d'abcès très large; *b*, orifice de la fistule.

pénétrer à travers le corps de l'os et s'ouvrir une issue sur la face (fig. 454 et 455).

Dans un cas de fistule persistante s'ouvrant sur le côté de la face au-dessous du corps du maxillaire inférieur, la gencive édentée ne présentait aucun signe d'inflammation. Une incision exploratrice faite en un point signalé par une sonde passée dans le sinus révéla la présence d'un petit fragment de racine. La guérison de la fistule fut spontanée après son enlèvement. M. H. Cryer (1) rapporte le cas d'un abcès s'ouvrant sur le corps du maxillaire inférieur immédiatement en

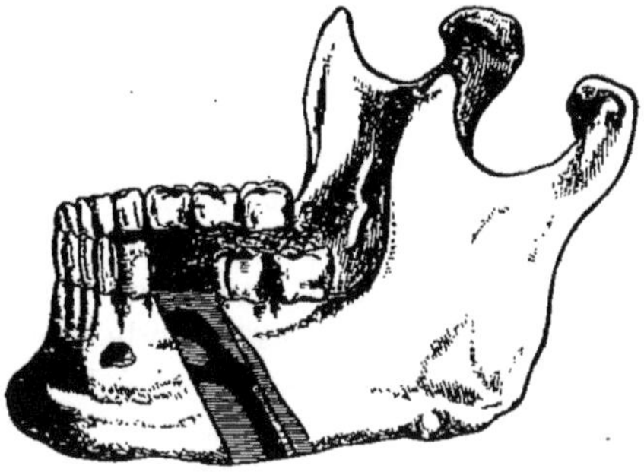

Fig. 455. — Fistule passant à travers le corps de la mâchoire inférieure (Black).

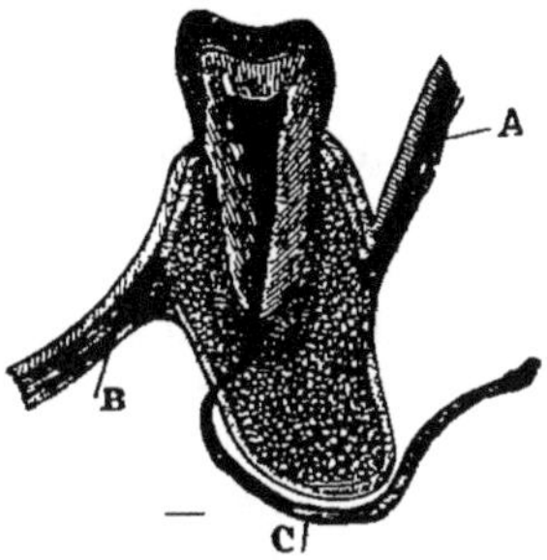

Fig. 456. — Abcès avec sinus tortueux s'ouvrant sur la face : A, tissu de la joue B, plancher de la bouche; C, chemin de l'abcès.

avant du sillon de l'artère faciale (fig. 456). Une sonde flexible passée dans la fistule paraissait pénétrer dans le triangle sous-maxillaire; en l'absence de toute cause dentaire évidente, on avait diagnostiqué un cas d'abcès de la glande sous-maxillaire et on l'avait traité comme tel. La direction prise par la sonde ne semblait pas indiquer qu'une dent eût été atteinte; les agents thérapeutiques habituels que l'on emploie pour les abcès sous-maxillaires étant demeurés inefficaces, on fit un examen des dents de ce côté. Sur l'une des dents, la seconde molaire, se trouvait un amalgame de grande dimension, la pulpe présentait, quoique faiblement, ses signes habituels de vitalité; en pénétrant dans la dent, on trouva la portion antérieure de la pulpe partiellement vivante et la portion postérieure morte et décomposée. On enleva la pulpe. Des antiseptiques furent introduits et firent issue par la fistule et la relation de cause à effet entre la putréfaction et l'abcès fut établie par la prompte disparition de la maladie.

Dans un abcès de la troisième molaire inférieure, le pus pénétra dans les tissus voisins de l'insertion du muscle ptérygoïdien interne. On a rapporté des cas dans lesquels le pus d'un abcès d'une molaire inférieure s'était infiltré dans l'os et s'était insinué au-dessous de l'os dans l'aponévrose; de là il était passé au-dessous du muscle et s'était enfin échappé par une ouverture située dans la région du cou ou de l'épaule; un abcès d'une molaire supérieure peut faire issue sur la face au-dessous de l'os malaire. Quelquefois le canal de Sténon est compris dans

(1) *Proc. Academy of Stomatology*, 1896.

le trajet de l'abcès et il en résulte une fistule salivaire. Black[1] prétend que les abcès qui s'ouvrent au-dessous de l'os malaire sont habituellement de forme aiguë. En règle générale cependant, les cas dans lesquels le pus fait issue à une certaine distance du siège de l'abcès appartiennent à la forme chronique.

Les formes aiguës et chroniques diffèrent par leur évolution clinique.

ÉVOLUTION CLINIQUE D'UN ABCÈS ALVÉOLAIRE AIGU

Les cas de péricémentite apicale avec suppuration présentent habituellement les signes évidents d'une grave inflammation. La sensibilité et la douleur, l'œdème et la congestion sont marqués; il peut y avoir et il y a habituellement un mouvement fébrile plus ou moins accentué avec ces symptômes consécutifs; le pouls est plein et bondissant, les parties voisines sont plus ou moins œdématiées, les yeux du côté malade peuvent être injectés, etc., comme cela a été décrit dans le chapitre XVII sous le titre de péricémentite aiguë. Au bout de vingt-quatre à quarante-huit heures, apparaît un point fluctuant à la partie la plus élevée de l'enflure, ce point devient jaune et s'ouvre bientôt en donnant issue au contenu de l'abcès. Aussitôt que le pus s'est écoulé, les symptômes de l'inflammation disparaissent rapidement et une fistule persiste, communiquant avec la cavité de l'abcès; cette évolution relativement bénigne et ce mode de terminaison ne sont pas généraux. Il n'est pas rare du tout de trouver des cas dans lesquels l'acuité de l'inflammation donne lieu à des signes d'intoxication septique. Les produits septiques formés par les micro-organismes et dans d'autres cas les organismes eux-mêmes pénètrent dans les canaux lymphatiques et de là dans les ganglions lymphatiques les plus rapprochés, y déterminant des signes d'inflammation. La douleur et l'hypertrophie de ces glandes sont très fréquentes. On a signalé des cas dans lesquels des streptocoques paraissent avoir envahi les tissus sous-cutanés, en donnant lieu à une inflammation phlegmoneuse marquée. La littérature dentaire contient des observations de pyémie consécutive à un abcès alvéolaire; les micro-organismes, en pénétrant dans les vaisseaux sanguins, forment des embolies septiques.

Les cas moins graves suivent l'évolution moyenne que nous avons décrite; dans beaucoup de cas le pus, trouvant une issue précoce à travers le canal pulpaire de la racine malade, présente une inflammation relativement légère; mais dans les cas où l'évacuation du pus est retardée ou si l'ouverture se produit en un point éloigné du foyer de la maladie, l'inflammation peut être grave et prolongée. Si le pus a des tendances à faire issue sur la face, la peau, les tissus sous-cutanés et même le périoste interne présentent des signes d'inflammation mar-

(1) *American System of Dentistry*, vol. I, p. 940.

quée; il y a beaucoup d'enflure, la peau peut devenir œdémateuse, elle est rouge, chaude et la douleur lancinante. L'application spontanée de cataplasmes par le patient, traitement habituel dans les familles, peut aggraver les symptômes, ramollir les tissus et favoriser les progrès du pus vers l'extérieur.

Si, lorsque l'abcès fait saillie dans la bouche, une enflure anormale se produit au moment de la période la plus aiguë d'une inflammation prolongée, on a lieu de craindre que le pus ne passe sous le périoste, en détachant la membrane ramollie sur une certaine étendue. Si ces cas ne sont pas traités rapidement par l'évacuation du pus, la nécrose de l'os mis à nu peut avoir lieu (fig. 457). La fixation nouvelle du périoste peut se produire même après une séparation étendue, à condition que le pus ait été évacué de bonne heure.

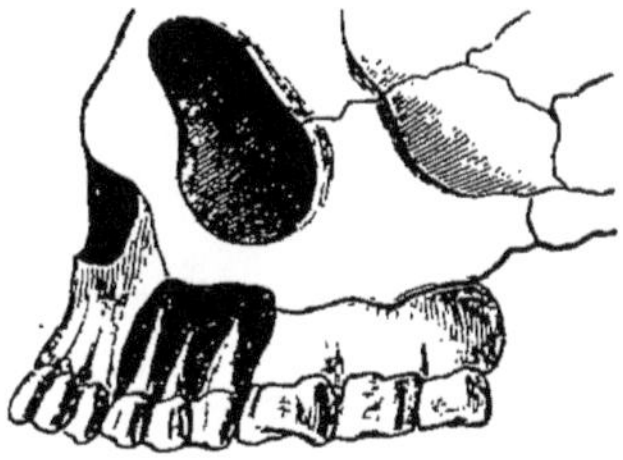

Fig. 457. — Nécrose de la paroi buccale du procès alvéolaire par suite d'un abcès alvéolaire (Black).

L'état cachectique exerce une action modificatrice puissante sur l'évolution et la terminaison des abcès alvéolaires. Chez les individus strumeux ou délicats, la maladie tend à envahir les tissus voisins dont la résistance est diminuée. Ce fait est bien mis en lumière par un cas persistant de carie du maxillaire qui détruisit tous les procès alvéolaires d'un côté, la maladie ayant débuté par une péricémentite apicale d'une prémolaire inférieure. La carie devint chronique après l'extraction de la dent nuisible et persista jusqu'à la mort du patient, qui succomba à la tuberculose. L'abcès alvéolaire se déclarant chez un patient syphilitique a des tendances à envahir les tissus profonds, et une nécrose consécutive, plus ou moins étendue, n'est pas rare.

ÉVOLUTION CLINIQUE D'UN ABCÈS ALVÉOLAIRE CHRONIQUE

Après la résolution des symptômes liés à la formation et à l'ouverture d'un abcès aigu, la guérison spontanée et la cicatrisation de la cavité de l'abcès sont rares et sont subordonnées à la formation des granulations de tissus sains; le développement des organismes dans la cavité de l'abcès et dans le canal pulpaire continue, ce qui entretient la suppuration et donne lieu à l'abcès chronique.

Dans d'autres cas, l'abcès peut s'être développé sans symptômes d'inflammation marqués, mais une formation de pus tenace et prolongée a lieu dans les tissus de la région apicale, le pus faisant issue par le canal pulpaire et constituant ce que l'on appelle un abcès aveugle, l'une des plus fréquentes parmi les formes chroniques.

Parmi les abcès s'ouvrant sur la face, beaucoup appartiennent à la forme chronique. Pendant la période du développement de l'abcès et de sa rupture, il peut n'y avoir que de légers signes d'inflammation au niveau de la dent malade. C'est là l'histoire habituelle des cas consécutifs à la mort de la pulpe due à un traumatisme remontant à des années avant la découverte de l'abcès. A un moment donné, une dent reçoit un choc sérieux et, pendant quelque temps, elle est le siège d'une péricémentite traumatique qui disparaît : c'est seulement des années après qu'une fistule s'établit dans la bouche ou sur la face, sans que l'on ait observé de troubles inflammatoires.

Comme l'a remarqué Black, la direction suivant laquelle le pus forme des trajets est déterminée par la pesanteur : ainsi, si un abcès se déclare sur une incisive inférieure, le pus creuse une cavité qui s'ouvre au-dessous du menton, comme le montrent les figures 455 et 456.

John Tomes (1) a appelé l'attention sur la tendance qu'avaient les abcès de la troisième molaire inférieure à s'ouvrir à l'angle de la mâchoire (voir les cas rapportés ci-dessus.)

DIAGNOSTIC ET PRONOSTIC

Diagnostic. — Si le péricément d'une dent ouverte et sans pulpe a été le siège d'une inflammation apicale aiguë d'origine septique pendant une période qui a excédé trente-six heures, il y a, presque invariablement formation purulente, et l'abcès alvéolaire est établi. Les symptômes qui permettent de faire le diagnostic sont ceux de la péricémentite aiguë décrits dans le chapitre XVII. Lorsque l'on a découvert quelque trouble inflammatoire marqué dans la région maxillaire, soit à l'intérieur, soit à l'extérieur de la bouche, on doit toujours faire l'examen des dents du côté malade, car un grand nombre de ces inflammations sont d'origine dentaire. Toute fistule située dans la région maxillaire, soit à l'intérieur, soit à l'extérieur de la bouche, doit être soupçonnée d'avoir son origine dans une péricémentite septique.

On introduit le long du trajet une sonde en argent doux, afin de déterminer sa direction et de voir, si possible, quelle est la dent atteinte. En règle générale, cette dent présente elle-même des signes objectifs d'abcès, et le patient donnera lui-même l'histoire des symptômes subjectifs — ceux de l'inflammation du péricément.

Si la dent que l'on suppose atteinte est indemne de toute carie, on emploiera l'épreuve thermique afin de savoir si la pulpe est vivante ou nécrosée. Si la dent ne réagit pas à l'application d'une pointe de glace, il est possible qu'elle puisse offrir une légère réaction à une application de chaleur. Elle est ensuite examinée à la lumière réfléchie, soit à la lumière du jour, à la lumière ordinaire, ou, ce qui vaut mieux, au miroir buccal électrique ; si la pulpe est morte, on découvrira alors l'opacité de la couronne.

(1) *Dental Surgery.*

Un abcès d'une incisive supérieure s'ouvrant sur le plancher des fosses nasales peut donner lieu à une décharge purulente qui simule celle de l'ozène ; un examen du nez révélera la présence d'une élévation mamelonnée de la muqueuse recouvrant le plancher des fosses nasales et l'on constatera que l'incisive sous-jacente est cariée et possède une pulpe en putréfaction, ou bien, si elle n'est pas cariée, on constatera de l'opacité et l'on reconstituera l'histoire d'une péricémentite traumatique.

Nous pouvons mentionner ici, à propos de la mort de la pulpe consécutive à un traumatisme, que l'habitude de couper continuellement du fil avec ses dents, celle de mâcher des substances très dures, comme des morceaux de glace, des noix, etc., peuvent entraîner la mort de l'organe, probablement par thrombose.

Il est possible que la sonde introduite dans la fistule ne se dirige pas vers les dents présentes, mais vers l'espace occupé par une dent extraite. Dans ce cas, on peut soupçonner la présence d'un fragment de racine ou d'un fragment de procès alvéolaire nécrosé (¹). Si l'on en arrive à exclure les dents voisines comme cause de l'inflammation, on ne doit pas hésiter à faire une incision exploratrice à l'extrémité de la sonde qui a été introduite dans la fistule. On a découvert de la sorte des cas de kystes d'origine dentaire. Ces cas, cependant, pourraient être soupçonnés, si l'on n'avait constaté, avec l'absence d'une ou de plusieurs dents dans une arcade, aucun signe de péricémentite actuelle ou ancienne ; on en conclura la présence d'une tumeur kystique dans la mâchoire. Ce peut être, enfin, la présence d'une fistule s'ouvrant sur la face, après l'évolution d'une périostite maxillaire.

Bien que la carie et la nécrose soient, dans beaucoup de cas, le résultat d'une péricémentite apicale septique, on peut cependant trouver des fistules s'ouvrant dans la bouche et n'ayant aucune relation évidente avec les dents. En règle générale, ces cas de nécrose présentent des signes certains et marqués d'inflammation chronique des tissus qui recouvrent l'os plus ou moins dévitalisé ; habituellement on constate la présence de plusieurs fistules ayant leur origine dans l'os.

La carie peut ne donner lieu qu'à une seule fistule et simuler exactement l'abcès alvéolaire ordinaire. On fait le diagnostic en passant un excavateur à travers la fistule, l'os mort est facilement reconnu par le toucher ; il donne la sensation de la nécrose ; l'instrument peut s'enfoncer à travers l'os mort dans diverses directions, et l'on produit, en tapant, un son caractéristique d'os mort. Dans tous ces cas, on doit faire un examen soigneux des dents, afin de reconnaître l'état de la pulpe et des canaux pulpaires.

Lorsque l'on passe un instrument à travers une fistule qui conduit à l'apex d'une racine, siège d'un abcès, où l'action morbide a été de

(¹) Voir une observation. BLACK. *American System of Dentistry*. vol. I.

longue durée, on peut découvrir que l'apex de la racine est dépourvu de pericément et rugueux; cela indique que le cément de l'apex est nécrosé. On peut découvrir aussi des dépôts étrangers qui occupent des portions de la zone nécrosée.

Pronostic. — Il y a plusieurs facteurs qui déterminent le pronostic d'un abcès alvéolaire intéressant une dent et les tissus voisins. C'est d'abord la gravité et le caractère de l'inflammation et de l'invasion septique. Dans les cas où l'inflammation est localisée et ne donne lieu qu'à peu de fièvre ou même n'en donne pas du tout, le pronostic est favorable en règle générale, mais il se produit un léger degré de nécrose dans les tissus. D'autre part, si l'action inflammatoire procède avec une grande violence, il est possible que non seulement le péricément souffre sur une grande étendue, mais aussi qu'une portion considérable de ce péricément au niveau du procès alvéolaire soit séparée de l'os pendant la décharge purulente. Si cette séparation du périoste dure plus de quelques heures, l'os situé au-dessous est exposé à un certain degré de nécrose. Si le système lymphatique est atteint de façon marquée, si les glandes voisines présentent de l'hypertrophie et de la sensibilité, si même la peau qui les recouvre présente des signes d'inflammation glandulaire, une intoxication plus ou moins septique aura probablement lieu et, si le foyer de l'infection n'est pas promptement stérilisé, on doit craindre de la septicémie. Si l'on constate des signes d'inflammation diffuse qui indiquent l'invasion de streptocoques dans les tissus mous voisins, on a lieu de redouter la pyémie (1). Heath (2) rapporte un cas d'œdème de la glotte dû à l'envahissement des tissus voisins par l'œdème qui accompagnait le développement d'un abcès d'une molaire inférieure.

Dans une grande majorité des cas le pronostic est bon, lorsque la dent a été extraite aussitôt après le début de l'abcès ou au moment de ses symptômes les plus intenses. Il en est de même dans les cas très graves en apparence; le pronostic est encore très favorable si l'on conserve la dent malade, à moins que l'abcès n'ait une évolution phagédénique. Dans beaucoup d'abcès chroniques à décharges purulentes éloignées, la guérison peut être obtenue et la dent conservée. Dans d'autres cas, la guérison est absolument impossible tant que la dent malade reste en place.

TRAITEMENT

Traitement de l'abcès aigu. — Les principes généraux du traitement de l'abcès alvéolaire sont ceux du traitement d'un abcès situé dans une partie du corps quelconque. Les détails du traitement

(1) Voir une observation de E. C. Kirk. *Proc. Odontological Society of Pennsylvania*, 1892.

(2) *Injuries and Diseases of the jaws.* 3rd édition.

sont variables suivant les particularités anatomiques de la région où l'on doit opérer. Ces principes consistent dans l'ablation de la matière morte, ainsi que dans la suppression des causes productrices de l'inflammation et de la suppuration, c'est-à-dire des micro-organismes et de leurs produits; ils consistent aussi à favoriser la régénération des tissus qui devront remplacer les parties détruites par la formation de l'abcès. Les agents thérapeutiques employés sont les instruments de chirurgie et les moyens médicaux. Les instruments sont ceux que l'on utilise pour arriver au foyer de l'action morbide et pour enlever mécaniquement les parties mortes. Les agents médicaux comprennent ceux que l'on emploie pour laver le trajet de l'abcès, ensuite ceux qui servent à détruire les causes productrices de la suppuration, en troisième lieu les remèdes employés pour favoriser la formation de nouveaux tissus, et enfin les agents qui maintiennent l'asepsie pendant que s'achève la guérison.

Les indications pricipales du traitement de l'abcès alvéolaire aigu sont au nombre de quatre : d'abord, si l'on est appelé de bonne heure, on doit s'efforcer de faire avorter l'inflammation, comme il a été dit au chapitre XVII ; en second lieu, il faut limiter autant que possible l'étendue de la formation purulente, par suite l'étendue des tissus détruits ; en troisième lieu, il faut évacuer le plus tôt possible le pus formé; quatrièmement, stériliser entièrement la cavité de l'abcès et ses parois.

On peut être appelé à voir un abcès à une phase quelconque de son évolution, depuis la péricémentite du début jusqu'à l'établissement d'une fistule. Le traitement de ces cas précoces est celui de la péricémentite. Dans tous ces cas il ne faut pas oublier un fait important, c'est que les canaux pulpaires sont le centre de l'infection et, plus tôt et plus entièrement ils seront traités avec des antiseptiques puissants, plus limitée sera l'inflammation en étendue et en violence et moins abondant sera le pus. C'est pourquoi il faut s'efforcer de pénétrer dans ces cavités et de les stériliser par les procédés antiphlogistiques destinés à faire avorter l'inflammation et à la limiter.

Traitement de l'abcès sans fistule. — L'abcès a été décrit par les anciens chirurgiens comme un moyen par lequel la nature se débarrasse elle-même d'un agent irritant. Cela est vrai en partie, mais l'abcès est essentiellement un processus de destruction et non de conservation. La nature se débarrasse elle-même de l'agent irritant au moyen de la suppuration; mais ce résultat est obtenu par une perte de substance; aussi, le chirurgien avisé s'efforce-t-il de supprimer le principe irritant et de limiter la destruction. Lorsque l'inflammation a persisté à son maximum pendant vingt-quatre heures, il y a probablement du pus dans les tissus de la région apicale. Si l'on donne au pus une issue immédiate, les symptômes inflammatoires disparaîtront. Si la dent n'est pas à ce point sensible qu'on ne puisse la toucher, on doit s'efforcer, après avoir lavé la chambre pulpaire avec des antiseptiques puissants, d'introduire un instrument très fin de Donaldson à travers le foramen apical. Dans beaucoup de cas cela est possible, le pus s'échappe par le canal et les symptômes inflammatoires commencent à disparaître ; tel est le cas de l'abcès aveugle. Nous nous occuperons tout d'abord de son traitement.

Dans leur état actuel les débris de la pulpe subissent plus ou moins la décomposition putride; les contenus des tubes de l'ivoire sont également en voie de dissolution. Au delà du foramen apical existe un tissu fibreux contenant des vaisseaux sanguins et des nerfs dans les mailles duquel se forme du pus. Au delà des foyers de suppuration, les tissus qui sont surtout osseux et légèrement fibreux deviennent le siège de l'inflammation.

Lorsque le pus est évacué, la région tend à guérir spontanément à condition que les causes de l'irritation soient détruites. La première phase de la stérilisation est la destruction des matières putrides dans les canaux pulpaires. Si la dent reste sensible après l'évacuation du pus par le foramen apical, on conseille au patient de se laver fréquemment la bouche avec un antiseptique tel que le pyrozone à 3 pour 100 ou l'une des solutions d'eau oxygénée. Le patient doit revenir au bout de quelques heures. Le tire-nerf est alors introduit jusqu'à l'apex de la racine, le canal est lavé à l'aide d'une seringue avec de l'eau oxygénée et rendez-vous est donné pour le lendemain. Les symptômes inflammatoires seront alors calmés à tel point que l'on pourra travailler sur la dent. A ce moment, on trouvera encore un léger écoulement purulent, les canaux sont lavés avec une seringue, la digue est appliquée, mais le clamp ne sera jamais placé sur la dent malade.

On introduit dans les canaux le bioxyde de sodium, soit à l'état sec, soit en solution à 50 pour 100 et l'on en fait des applications fréquentes. Au bout d'une demi-heure, les canaux et la cavité de l'abcès sont lavés avec une solution acide d'eau oxygénée, puis séchés. Les canaux seront alors stérilisés, ainsi que la cavité générale de l'abcès. Il est possible cependant et même probable que les organismes occupent encore les parties les plus profondes des tissus limitant la cavité de l'abcès. Les parois de l'abcès possèdent une vitalité relativement amoindrie et ne peuvent agir sur les organismes présents comme le feraient des tissus plus vascularisés. Il est d'un usage courant à ce moment de leur appliquer un antiseptique puissant : soit le *camphre phéniqué*, soit la mixture 1-2-3, de Black, soit le lysol, qui sont des agents admirables dans ce cas particulier. Ils sont introduits dans la cavité de l'abcès, aussi loin que possible, et l'excès en est absorbé au moyen de boulettes de coton.

Il y aura après cette opération une exsudation des parois de l'abcès plus ou moins considérable, qui diminuera à mesure que les granulations se produiront aux environs de l'apex de la racine. Cet état est celui de l'ulcère granuleux. Une issue est ménagée pour cette exsudation en laissant les canaux séchés et inobturés pendant vingt-quatre heures. On place alors un pansement de coton lâche; après chaque pansement on ferme hermétiquement la cavité en communication avec la salive. Au bout de deux jours, le pansement est enlevé, on stérilise les parois de la dent en ayant soin de l'isoler lorsque la cavité doit être ouverte. Le troisième jour on met un pansement de coton plus épais, trempé dans le camphre phéniqué et exprimé ensuite. Au bout de deux jours le coton ne présente que de légères traces d'exsudation ou même plus du tout. On place alors un pansement plus consistant, qui restera environ quatre jours. Le pansement suivant restera en place une semaine, la cavité de l'abcès sera alors remplie de granulations jeunes. Pendant que s'organise le tissu granuleux, il n'existe probablement pas de meilleure substance obturatrice pour le canal qu'un noyau de gutta-percha entouré de salol. Il n'est pas irritant et peut être appliqué sans inconvénients. Des solutions étendues de formol ont été très appréciées dans cette catégorie de cas, de même que toutes les fois qu'il s'agit de la stérilisation d'un canal pulpaire. La grande puissance antiseptique du formol et son pouvoir de pénétration le placent parmi les substances donnant les meilleurs résultats dans la pharmacopée dentaire. Dans le traitement des canaux des racines atteintes de péricémentite apicale, une parcelle de coton, imprégnée d'une solution de formol à 5 pour 100 (solution du gaz dans l'eau à 40 pour 100) et placée dans le canal pendant quelques heures, produira sa complète stérilisation, si bien que l'on peut habituellement obturer le canal de façon définitive dans les vingt-quatre heures. Il est rarement besoin d'un second pansement. Des solutions plus concentrées sont irritantes et doivent être évitées; elles peuvent produire la nécrose si on les emploie au delà de la concentration indiquée et il en est de même avec cette concentration si on l'emploie en trop grande quantité ou trop fréquemment[1].

Si les efforts faits pour pénétrer dans la région apicale à travers le canal ne sont pas couronnés de succès et que la présence de pus soit certaine, on pratiquera une ouverture à travers la gencive. En un point de la gencive situé immédiatement au-dessus de l'apex de la racine malade, on plonge rapidement un bistouri pointu jusqu'à l'os, l'écoulement du sang est facilité par l'application d'eau chaude pendant quelques minutes, alors on applique contre le périoste au fond de l'incision une boulette de coton trempée dans de l'acide phénique à 95 pour 100. En quelques secondes, on introduit à travers l'os jusqu'aux tissus

[1] Dans ces cas, nous pratiquons une injection de novocaïne suprarénine au niveau de la racine. Souvent cette injection calme instantanément toute douleur spontanée, elle permet d'ouvrir la dent sans causer de réaction douloureuse sur le péricément et de pratiquer, s'il est besoin, une incision évacuatrice profonde et également indolore. (Note du traducteur.)

de la région apicale un foret effilé mû par le tour. Tout saignement qui peut survenir est facilité par le moyen indiqué ci-dessus. Pour laver les incisions et l'abcès dans ces cas, il n'est pas d'agent préférable au phénol sodique en solution à 20 pour 100. Il est en effet à la fois sédatif et antiseptique. Un fil de soie floche trempé dans l'acide phénique est introduit dans la fistule jusqu'au siège de l'abcès. Son extrémité reposera sur la gencive; ce fil est destiné à empêcher la cicatrisation trop rapide de la fistule. Le cas est maintenant semblable à celui d'un abcès avec fistule ouverte qui constitue la variété que nous allons étudier, le traitement étant le même dans les deux cas.

Traitement d'un abcès avec fistule. — On observe les cas d'abcès alvéolaires aigus à fistule ouverte, soit lorsque le pus a perforé l'os et s'écoule à travers les tissus mous, soit lorsque les symptômes inflammatoires sont intenses, que les méthodes abortives habituelles ont échoué et que le pus s'est formé. L'abcès se décharge rapidement, dans les trente-six heures généralement. L'usage des emplâtres et des médicaments du même genre destinés à produire l'ouverture de l'abcès est irrationnel, ils ne rendent aucun service que l'on puisse comparer en avantages et en rapidité à une incision faite profondément jusqu'à l'os au moyen d'un bistouri effilé. Dans les cas de péricémentite apicale aiguë avec œdème de la gencive, une incision précoce et profonde est utile et recommandable. Si le pus est déjà formé et que l'abcès menace de s'ouvrir, on en facilite l'issue; si le pus n'a pas encore traversé le périoste, cette membrane reçoit de la sorte un secours rapide et se trouve à l'abri de cet état menaçant. Plus considérable est l'œdème, plus urgente est la nécessité de l'incision, qui sera large. Un bistouri effilé et recourbé, tenu comme un porte-plume, la pointe dirigée toujours vers l'os, est enfoncé entièrement jusqu'à l'os immédiatement au-dessus de l'apex de la racine.

En règle générale, les symptômes inflammatoires disparaissent promptement aussitôt qu'est facilitée la sortie du pus; dès que l'on peut opérer la dent on traite les canaux comme étant les foyers d'infection virulente. On les ouvre largement et on les stérilise avec le plus grand soin. La méthode que l'on emploie habituellement et qui donne le plus de satisfaction est la stérilisation au moyen d'une solution de bioxyde de sodium à 50 pour 100. Ensuite on introduit avec force dans le trajet de l'abcès une solution de pyrozone à 3 pour 100 au moyen d'une seringue. L'application est répétée jusqu'à ce que le bioxyde ressorte clair. Ensuite on place dans le canal pulpaire, au moyen des précelles à pansement de Flagg, quelques gouttes soit de camphre phéniqué, soit de la mixture 1-2-3 de Black. Ce pansement peut être fait dans la cavité de l'abcès et le long de son trajet, par l'ouverture de la fistule, au moyen d'un petit appareil de R. M. Hunter [1]. On obture avec de

[1] *Dental Cosmos*, vol. XXXIV, p. 82.

la gutta-percha l'orifice de l'une de ces cupules de caoutchouc qui servent au finissage des aurifications et au nettoyage des dents. La concavité de la cupule est mouillée et appliquée contre la gencive recouvrant la fistule. Si l'on exerce une traction sur le centre de la cupule, en maintenant toutefois ses bords en contact avec la gencive, on crée de la sorte une succion qui attire le médicament à travers le trajet de l'abcès. L'auteur a utilisé ces cupules dans ce but pendant plusieurs années, mais montées sur un mandrin n° 300 (fig. 458). La découverte utilisée et conseillée par Hunter, pour vider une cavité d'abcès, est en vérité étonnante et donne toute satisfaction, comme il le dit lui-même.

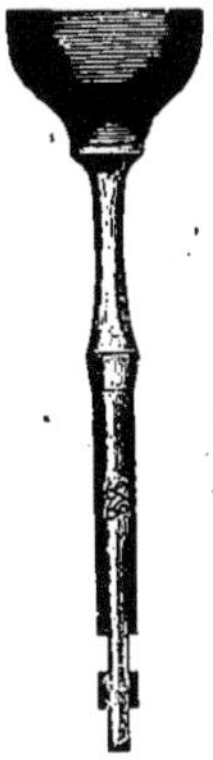

Fig. 458.

Les canaux stérilisés sont alors entièrement obturés avec des boulettes de coton ou un fil imbibé de l'antiseptique désigné précédemment ou d'une solution de formol à 5 pour 100. La cavité de la couronne est obturée et l'on renvoie le patient. Au bout de vingt-quatre heures, on ne fait sourdre de la fistule qu'un très léger exsudat séreux. Au bout d'une semaine, la cavité de l'abcès sera guérie. A ce moment les canaux pourront recevoir une obturation définitive, mais il est plus sage de différer l'obturation de la couronne pendant quelque temps — si l'obturation doit être faite à l'or adhésif.

Dans le cas d'un abcès aigu, lorsque l'inflammation étendue aux parties voisines persiste après l'évacuation du pus, que la gencive est pourpre et enflée, la dent très branlante, enfin que la fièvre ne diminue pas, les tissus voisins de la dent sont alors en danger et l'extraction est indiquée. Une incision large et précoce permettra d'éviter les complications.

Si, à un premier examen, le cas présente des signes marqués d'une invasion des tissus de la face et que l'abcès menace de s'ouvrir sur la face, il est nécessaire d'employer rapidement des moyens énergiques. En règle générale, ces cas ont été traités d'après la pernicieuse méthode familiale qui consiste à appliquer des cataplasmes sur la face, il en résulte que les tissus des joues sont distendus et ramollis; la douleur s'est calmée, mais le pus s'est infiltré parmi les tissus ramollis. On peut appliquer sur la face des compresses imbibées de laudanum et d'un sel de plomb

R	Sous-acétate de plomb	3 parties.
	Teinture d'opium.	3 parties.
	Eau.	6 parties. M.

et on pratiquera une incision suivant la ligne de jonction de la joue avec la gencive. Cette incision ira jusqu'à l'os au niveau de l'apex de la racine. Généralement dans ces cas le pus s'est pratiqué un chemin dans les tissus de la joue, mais il s'écoule à travers l'incision. Il ne faut pas faire l'incision dans le sens de la joue, mais dans le sens opposé, afin d'éviter de couper l'artère faciale ou quelqu'une de ses branches. On peut de cette façon éviter de faire l'incision sur la face, même lorsque le pus est sous la peau; on doit avoir présent à l'esprit le danger d'intéresser le canal de Sténon, dans le cas d'abcès d'une molaire supérieure et il faut prendre des mesures énergiques pour prévenir l'accident fâcheux désigné sous le nom de fistule salivaire. Lorsque l'on a perçu avec évidence la fluctuation d'une tumeur inflammatoire dans la région faciale et que l'indication d'une ouverture extérieure est évidente, il est préférable de l'établir avec un instrument tranchant et non de la laisser se produire par suppuration. La cicatrice d'un abcès qui s'est déchargé spontanément est irrégulière et laide, celle qui résulte d'une incision faite proprement n'est constituée que par une ligne. On se sert d'un bistouri recourbé pour transpercer le sommet de la partie enflée, l'instrument est alors porté vers l'extérieur en pratiquant une incision de 25 millimètres de long environ. Dans ce cas, comme dans tous les cas d'abcès avec collection purulente, l'indication qui se présente est de donner au pus une issue immédiate.

Il peut arriver quelquefois que l'on trouve un abcès siégeant sur le côté d'une dent à pulpe vivante. La dent est indemne de toute carie et parfaitement translucide. Ces abcès se trouvent le plus souvent situés sur la face labiale des dents antérieures et sur la face buccale des molaires, entre le bord gingival qui peut être intact et l'apex de la racine. Généralement ils cèdent rapidement à l'évacuation du pus et à l'application de pansements antiseptiques. Abandonnés à eux-mêmes, ils se déchargent habituellement en suivant le bord de la gencive. Ils sont fréquemment associés à cet état décrit spécialement par Black sous le nom de péricémentite phagédénique. Ceux qui voient dans la goutte l'origine de cette affection ont remarqué sa présence chez les goutteux [1]. Dans ces cas l'abcès est plus ou moins suivi de la destruction du péricément. On a observé des cas dans lesquels l'abcès envahit les tissus voisins de l'apex de la racine, la pulpe étant vivante; mais sans aucun doute, elle meurt à la suite de cette invasion.

Les abcès aigus de l'apex peuvent se décharger au bord de la gencive en suivant le péricément. Ces cas doivent être traités comme l'abcès à fistule. Dans quelques cas, à la suite du traitement de l'abcès, on constate une réparation du péricément qui avait disparu par suite de la formation de la fistule. Dans d'autres cas la perte des tissus est définitive. Ce genre de décharge purulente est fréquent avec les racines mortes qui ont séjourné dans la mâchoire sans leur couronne pendant une longue période; une résorption du procès alvéolaire a eu

[1] Des cas typiques sont rapportés dans les *Proc. Academy of Stomatology of Philadelphia*, 1895.

lieu et la racine est maintenue par du tissu fibreux. Dans ces cas, le traitement est celui que l'on doit employer avec toute racine dont on ne peut tirer parti, c'est l'extraction.

Traitement de l'abcès chronique. — Au point de vue du traitement les abcès chroniques sont divisés en deux classes : ceux qui se déchargent à travers le canal pulpaire et qui sont connus sous le nom d'abcès aveugles, et ceux qui se déchargent sous la gencive, au collet de la dent ou en tout autre point, par une fistule.

Un abcès aveugle se présente habituellement dans l'état suivant : c'est une cavité de volume variable dont les diamètres cependant dépassent rarement 9 millimètres ; cette cavité est limitée de tous côtés par une capsule fibreuse analogue aux tissus indurés qui entourent un ulcère. La paroi représentée par le cément de la dent malade peut être dépourvue de tissus fibreux, le péricément étant nécrosé. La chambre pulpaire est le centre de l'infection. La cavité de l'abcès est l'habitat des bactéries qui produisent la peptonisation de l'exsudat inflammatoire provenant des murs de circonvallation. Ces bactéries détruisent les éléments de l'exsudation, déterminant ainsi une formation continue de pus. Nous avons cité précédemment l'observation et les remarques de Black dans

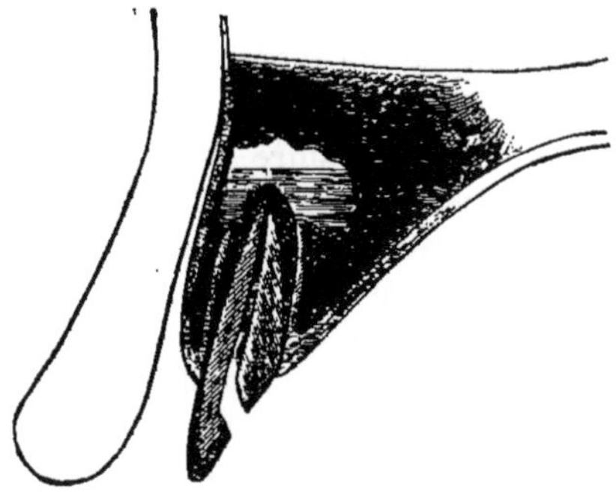

Fig. 459. — Abcès chronique aveugle de l'incisive supérieure montrant la tendance du pus à détruire progressivement le péricément sous l'influence de la pesanteur.

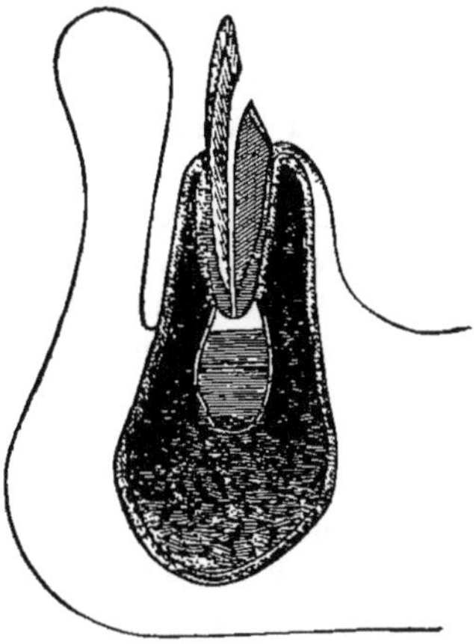

Fig. 460. — Abcès chronique aveugle d'une dent supérieure, montrant la tendance du pus à pénétrer dans la substance du maxillaire inférieur sous l'influence de la pesanteur.

lesquelles il déclare que la pesanteur détermine la direction suivie par le pus dans les abcès chroniques. La même règle s'applique également aux abcès aveugles.

Cette tendance à la suppuration continuelle s'étendra du voisinage des racines des dents supérieures le long du péricément et produira la nécrose de ce tissu jusqu'à l'apex. Cet état est représenté figure 459. La proportion suivant laquelle l'apex de la racine plonge dans la cavité augmente avec les progrès du processus de nécrose.

Dans les dents inférieures, l'influence de la pesanteur éloigne la suppuration de l'apex de la racine, la cavité de l'abcès augmentant de volume par sa partie inférieure (fig. 460).

Si l'on a examiné le cas peu de temps après l'apaisement de la crise inflammatoire qui aura précédé la suppuration, la cavité peut être de dimensions très restreintes, une très légère quantité de péricément ayant été détruite.

Dans ces cas, on conseille, après une entière stérilisation des canaux et de la dentine au moyen de bioxyde de sodium ou de formaline, d'augmenter la dimension du drain naturel en élargissant le canal pulpaire. Un fin instrument à nettoyer de Donaldson sera passé librement à travers le foramen apical. La cavité de l'abcès est ensuite irriguée abondamment à l'aide d'une seringue avec une solution de pyrozone à 3 pour 100. On conseille, après que l'effervescence a disparu, d'enlever mécaniquement ou d'aspirer le contenu de l'abcès. Cela peut être réalisé facilement en introduisant l'extrémité d'une seringue dans le canal : l'extrémité étant assujettie à la gutta-percha, on tire le piston et le contenu de l'abcès s'écoule dans la seringue. Tout instrument ayant servi à cet usage sera plongé pendant des heures dans un antiseptique avant de servir à d'autres cas; une solution à 20 pour 100 de phénol sodique est un excellent agent de stérilisation. La même seringue ne devra jamais servir à d'autres usages. Une petite quantité de pyrozone en solution éthérée à 25 pour 100 peut ensuite être refoulée dans les canaux et de là dans la cavité de l'abcès; les canaux sont alors séchés au moyen de jets d'air chaud; puis une boulette de coton trempée dans le camphre phéniqué et exprimée est tassée dans le canal. Le patient revient le lendemain et, si aucun trouble ne s'est produit, la dent restera obturée jusqu'au jour suivant. Si, à l'ouverture de la dent, on ne constate aucune exsudation et si nulle effervescence ne se produit après une application de pyrozone à 3 pour 100, le canal est à nouveau séché et l'on place un autre pansement qui restera environ trois jours. Si l'on ne découvre aucune trace de pus, les canaux et l'abcès seront lavés à l'aide d'une seringue avec une solution de pyrozone étendue et l'on peut alors introduire dans l'abcès quelques gouttes de camphre phéniqué ou de la mixture 1-2-3 de Black ou de myrtol. Et à l'aide de jets d'air chaud ces quelques gouttes seront réparties sur toute la surface de la cavité. Au bout de vingt-quatre heures on doit observer une légère exsudation séreuse; mais si, au bout de trois jours, on ne constate aucune trace de pus, cela indique qu'il faut établir une fistule externe. Cette opération est faite de la façon décrite précédemment. Le traitement devient alors le même que celui de la classe suivante, celle des abcès chroniques ayant une fistule ouverte.

Abcès chroniques à fistule ouverte. — Dans ces cas comme dans tous les autres les canaux sont ouverts et stérilisés au moyen des puissants antiseptiques que nous avons énumérés. Le trajet de l'abcès est lavé à la seringue avec une solution de pyrozone à 5 pour 100 jusqu'à ce que l'effervescence cesse à l'orifice externe. Les canaux sont remplis de camphre phéniqué ou de mixture 1-2-3 par la méthode des pinces à pansement. Ces substances sont aspirées dans la cavité de l'abcès au moyen de la cupule en caoutchouc dont nous avons parlé. Dans les cas où l'on ne parvient pas, à l'aide de la cupule de caoutchouc, à produire un écoulement du médicament, de la chambre pulpaire à travers le trajet fistuleux, on obtient le résultat désiré en remplissant les canaux et la chambre pulpaire avec le liquide que l'on veut introduire, par exemple du camphre phéniqué ou de l'acide phénique concentré; on place alors sur la cavité un tampon de caoutchouc non vulcanisé ou bien de la gutta-percha chauffée et ramollie (gutta-percha *base plate*, gutta rose) et l'on exerce une forte pression sur le tampon avec l'extrémité sphérique d'un brunissoir de dimensions aussi restreintes que celles de la cavité, afin de forcer la substance à pénétrer dans la chambre pulpaire. Cette manœuvre obligera le médicament à s'écouler à l'ouverture de la fistule et, dans le cas où l'on aurait employé l'acide phénique, sa présence sera manifestée par la coagulation qui se produira sur les bords de l'orifice fistuleux.

Les canaux doivent être obturés de façon temporaire avec du coton saturé d'antiseptique et, en règle générale, le cas tendra rapidement à la guérison. Il y a lieu de faire un nouveau nettoyage et de placer un nouveau pansement si tous les signes de l'action inflammatoire indiqués par la coloration de la gencive n'ont pas disparu au bout de trois jours. Au bout d'une semaine, la fistule externe doit être fermée. Si après une semaine la fistule reste ouverte, en donnant issue à du sérum, un excavateur stérilisé introduit à travers la fistule peut montrer la dénudation et la rugosité du cément apical. Lorsqu'une racine a été le siège d'un abcès apical chronique pendant une longue période, non seulement le péricément apical peut être détruit (fig. 461), mais le cément lui-même peut avoir été saturé par les produits de la décomposition et envahi par les organismes septiques. Il n'est pas rare de trouver des dépôts de calculs sur le cément dénudé. Un apex dans ces conditions est la source d'une irritation constante, c'est un corps étranger qu'il faut enlever.

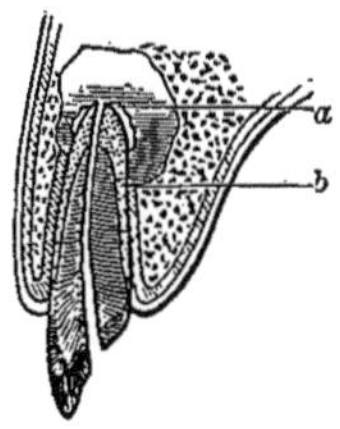

Fig. 461. — Abcès chronique montrant la dénudation de l'apex de la racine (de *a* à *b*), avec dépôt de calculs sur le cément.

Cette opération est connue sous le nom technique d'amputation de l'apex; le canal entièrement stérilisé est solidement obturé avec de la gutta-percha. On fait une incision verticale qui comprend la fistule et met à nu le procès alvéolaire; l'ouverture du procès alvéolaire est élargie en agissant sur ses bords au moyen d'une large fraise dentaire. On tamponne alors avec du coton saturé de phénol sodique l'incision, l'ouverture osseuse et la cavité de l'abcès jusqu'à ce que toute hémorragie ait disparu.

Le cément nécrosé est alors mis à nu ; une fraise à fissure de petite dimension et extrêmement aiguisée est appliquée, animée d'un mouvement rapide contre la paroi distale de la racine et l'on maintient la fraise par une pression constante jusqu'à ce que la partie morte ait été amputée. On emploie ensuite un *scaler* bien aiguisé pour arrondir les bords de la racine et rendre lisses les parties coupantes. La cavité est lavée à la seringue avec du phénol sodique pour enlever entièrement tous les caillots, terrain de culture favorable aux microbes. En dernier lieu, les parois sont touchées au camphre phéniqué et les bords de l'incision amenés en contact; on place, s'il est besoin, un point de suture pour réunir les bords supérieurs. Dans la cavité de l'abcès on tasse de la gaze iodoformée ou imprégnée de nosophène qui sera renouvelée au bout de deux jours. On conseille au patient de faire pendant une semaine des lavages répétés de la bouche avec du pyrozone à 3 pour 100. On ne devra pas essayer d'obturer à l'or adhésif une dent dans cet état pendant plusieurs mois. Dans quelques cas d'anomalies de forme de la racine, par exemple une courbure aiguë de l'extrémité supérieure de la racine, ce qui rend impossible l'accès de l'apex même à l'aide de l'acide sulfurique, il peut être nécessaire de traiter l'abcès à travers l'orifice fistuleux. Les racines sont stérilisées et nettoyées le plus loin possible au moyen de l'acide sulfurique et de fins instruments, et l'on s'efforce de faire pénétrer de l'eau oxygénée à travers le foramen apical et hors de la fistule à l'aide d'une seringue. On obture la cavité de la couronne avec de la gutta-percha rose à travers laquelle passe l'extrémité de la seringue remplie d'une solution de pyrozone à 3 pour 100, en veillant à ce qu'elle atteigne bien la partie supérieure du canal. On presse le piston de la seringue; il est possible que la solution apparaisse à l'ouverture de la fistule, mais il est possible aussi que la solution ne parvienne pas à dépasser le foramen et que sa pression en arrière refoule la gutta-percha. Dans ce cas, on place du myrtol dans le canal, qui est obturé avec du fil imprégné de la même substance. On injecte alors dans la cavité de l'abcès à travers la fistule du pyrozone à 3 pour 100, jusqu'à ce que l'effervescence cesse. Le bec d'une petite seringue (fig. 429) remplie de camphre phéniqué ou de mixture 1-2-3 est introduit dans la cavité de l'abcès et y dépose deux gouttes de liquide. Dans beaucoup de cas l'abcès commence à guérir. On appliquera de nouveau le traitement si cela est nécessaire. Si plusieurs pansements appliqués à des intervalles d'une semaine n'amènent pas la disparition du pus, il sera nécessaire de pratiquer l'amputation de la partie malade de la racine. Une méthode héroïque de traiter un abcès chronique qu'on n'arrive pas à guérir est l'extraction suivie de réimplantation; cette méthode s'applique seulement aux dents à racine unique, quoiqu'elle ait été appliquée avec succès aux molaires.

On stérilise la bouche du patient et l'on extrait la dent. Celle-ci est immédiatement placée dans une solution de bichlorure de mercure à 1 pour 1000 à la température de 55 degrés centigrades. On a souvent avancé, cependant sans en avoir fait aucune démonstration satisfaisante, que les cellules de la couche profonde du péricément et les cémentoblastes, ainsi que les corpuscules du cément, conservent leur vitalité quelque temps après l'extraction, et qu'il résulte d'une réimplantation immédiate un rétablissement de l'union physiologique entre la dent et l'alvéole. Il est certain que les moyens et les procédés nécessaires à la stérilisation complète de la dent avant sa réimplantation détruiront toute vitalité cellulaire conservée sur le cément et sur les tissus qui le recouvrent.

Le canal pulpaire est ouvert jusqu'à son apex et nettoyé et l'on introduit dans le canal une solution de pyrozone à 25 pour 100, elle y séjourne pendant quelque temps. Cependant, on injecte du pyrozone dans l'alvéole de la dent extraite et, si le péricément n'est pas resté adhérent à la dent, on gratte la profondeur de l'alvéole au moyen de larges excavateurs, en forme de cuiller pour enlever les tissus intéressés par l'abcès. On lave la cavité avec du pyrozone, et on place au fond de l'alvéole une boulette de coton imbibée de camphre phéniqué. La dent est séchée à l'air chaud, les tissus mous, s'il en existe à l'apex, sont enlevés sur 3 millimètres environ. Le canal est obturé à la gutta-percha ou plus solidement avec de l'or; l'extrémité de la racine est diminuée de toute sa portion dénudée de péricément, on en lisse la surface et on la replonge dans la solution antiseptique. Le coton est enlevé de l'alvéole, dans lequel on injecte du pyrozone à 3 pour 100, et l'on remet la dent en place; on la fixe aux dents voisines avec des ligatures de soie, ou on la maintient en place au moyen d'un appareil de rétention approprié.

Quelquefois, l'abcès peut siéger au point de bifurcation des racines d'une molaire. Cela peut survenir sur une dent vivante à la suite de l'introduction d'un corps étranger sous le bord de la gencive, jusqu'au point de bifurcation. Dans ces cas, on remarque que l'inflammation atteint la gencive près du collet de la dent. Au niveau de l'apex des racines, il peut n'y avoir aucun signe d'inflammation. La formation du pus et la décharge purulente sont rapides. On injecte du pyrozone à 3 pour 100, suivant le trajet purulent, ce qui entraîne habituellement le pus et le corps étranger, qui peut être un poil de brosse à dent, et le cas guérit rapidement.

On a observé des cas dans lesquels la fixation de la gencive au collet de la dent n'est pas détruite; on voit aussi d'autres cas où l'on peut pénétrer librement jusqu'à l'apex de chacune des racines d'une dent souffrant manifestement d'une péricémentite aiguë, due probablement à une pulpe en putréfaction. Au bout d'un jour ou deux, on constate une décharge purulente au collet de la dent. Lorsque l'on extrait de telles dents, on constate de façon certaine la présence d'un abcès dans le péricément au niveau de la bifurcation des racines. On ne sait pas exactement si les organismes pyogènes ont traversé l'ivoire au fond de la chambre pulpaire et le cément situé au-dessous et ont ainsi déterminé la suppuration ; il est possible, cependant, que les produits de décomposition provenant de la source indiquée et suivant le chemin que nous venons de décrire puissent avoir saturé le cément de leur substance nocive et produit l'inflammation, ou bien que les organismes aient trouvé leur porte d'entrée au bord de la gencive. Le diagnostic de ces cas est des plus incertains, avant que le pus s'écoule du bord gingival ; on traite ces cas par le bioxyde de sodium concentré, que l'on place sur le fond de la cavité soumise à des lavages fréquents et renouvelés jusqu'à ce que le fond de la chambre pulpaire devienne blanc. On injecte du pyrozone dans la cavité de l'abcès.

Nous devons faire mention d'une autre variété d'abcès. Ils se produisent au niveau des troisièmes molaires et atteignent le tissu gingival qui recouvre partiellement la couronne faisant son éruption. La gencive qui environne et qui recouvre la dent en voie d'éruption devient rouge, tuméfiée et d'une grande sensibilité. Si l'on ne fait pas avorter l'inflammation par une incision précoce et des lavages antiseptiques, il peut se former du pus et la gencive peut prendre une apparence ulcéreuse. Le traitement indiqué est une incision franche à travers la gencive enflée et une injection de pyrozone à 3 pour 100. Si l'on a des surfaces ulcérées, on les touchera avec de l'acide trichloracétique en solution à 50 pour 100. Quelquefois les muscles de la mastication sont atteints d'inflammation ; il en résulte l'impossibilité d'ouvrir la mâchoire. De tels cas ne sont pas rares lorsque l'éruption de la dent est retardée par suite du manque de place entre la branche montante du maxillaire et la seconde molaire. Il peut devenir nécessaire, pour assurer la guérison, de faire l'extraction de cette dernière dent.

COMPLICATIONS DE L'ABCÈS ALVÉOLAIRE

Les complications de l'abcès alvéolaire sont dues, dans les cas aigus, à l'envahissement de tissus autres que ceux qui sont habituellement atteints au cours de la formation de l'abcès et de la décharge purulente. Ils dépendent, en grande partie, d'anomalies dans les rapports anatomiques entre les dents et les parties voisines, et comme les variations anatomiques ne sont pas rares dans cette région, on peut faire des erreurs fréquentes et fâcheuses concernant l'évolution de ces affections. L'examen de quelques coupes de Cryer [1] nous a montré, dans un cas, la racine d'une seconde prémolaire inférieure pénétrant dans le canal destiné aux vaisseaux et aux nerfs dentaires inférieurs.

(1) *Proc. of American Dental Association*, 1895.

Il est très possible qu'un abcès siégeant sur cette dent et venant à se rompre près des gaines fibreuses de ces vaisseaux puisse s'étendre jusqu'à des régions éloignées, en arrière, à travers le trou dentaire inférieur, ou, en avant, jusqu'au *trou mentonnier*. Les racines des molaires, au lieu d'avoir du côté buccal, leur couverture osseuse la plus mince, peuvent presque perforer de leur apex la paroi linguale de l'os ; dans d'autres cas, on trouve l'apex de la racine d'une molaire inférieure sous la ligne d'insertion du muscle mylo-hyoïdien. Dans ce cas, un abcès s'ouvrirait probablement, non pas dans la cavité buccale, mais dans le triangle sous-maxillaire (voir le cas de Cryer cité au début du chapitre). Harrisson Allen (¹) rapporte un de ces cas. Les racines infectées d'une troisième molaire inférieure étaient la cause déterminante d'une péricémentite qui fut suivie d'une ostéite et d'une périostite du maxillaire. Le pus trouva une issue entre le muscle mylo-hyoïdien et s'infiltra en formant une collection près de l'os hyoïde. De ce point il remonta sur la face au niveau de l'artère faciale. En outre, l'abcès atteignit directement le plancher de la bouche et détermina une glossite unilatérale qui amena la mort du patient, par suite de l'action mécanique qu'elle eut sur les organes de la respiration. La durée de cette complication extra-maxillaire ne fut que de quatre jours.

Dans la résorption progressive de la portion interne du maxillaire supérieur qui accompagne la formation du sinus maxillaire, phénomène plus accentué chez certaines personnes que chez d'autres, les structures osseuses peuvent être à tel point amincies que les apex des racines des molaires ne sont plus recouvertes que par une mince couche d'os, le périoste et la muqueuse. Dans les coupes de Cryer, on trouve deux cas dans lesquels la cavité du sinus descend entre les racines d'une molaire supérieure, déterminant une disposition telle qu'un abcès survenant, soit sur la racine buccale, soit sur la racine palatine, doit presque inévitablement se décharger dans le sinus. Sans aucun doute beaucoup de cas d'empyème du sinus au début avortent à la suite de l'extraction précoce de molaires possédant un abcès, la complication du côté de l'antre passant d'ailleurs inaperçue. Il est probable que la plupart des cas d'empyème du sinus présentent des signes subjectifs relativement précoces dus à l'acuité de l'inflammation et aux catarrhes purulents.

Nous conseillons à l'élève qui étudie les rapports des dents avec le sinus maxillaire de consulter avec soin et souvent les coupes de Cryer. Il appelle l'attention sur un fait que l'on néglige souvent d'apprendre et d'enseigner, c'est que l'ouverture réunissant le sinus maxillaire à la cavité nasale est près de la paroi supérieure de cette dernière, de sorte que, lorsque le patient est dans la position verticale, les collections liquides peuvent presque remplir le sinus avant qu'il y ait une

(¹) *Garretson's Oral Surgery*, 6th édition.

décharge, mais dans la position couchée le liquide s'échappe et l'on peut constater sa présence dans la narine « d'un seul côté seulement ». Tels sont les signes de l'empyème du sinus. Dans les maladies aiguës du sinus, il y a plus d'enflure; l'œdème s'étend jusqu'aux paupières, etc., des élancements douloureux et aigus ont lieu dans la mâchoire; dans les cas chroniques il se produit de larges collections purulentes jusqu'à ce que l'os se soit aminci et se brise, émettant à la pression un son de craquement. L'extraction de la dent malade fournit une issue au pus.

On essaie habituellement d'introduire un instrument à travers les canaux pulpaires jusqu'à l'antre et l'on s'efforce de conserver la dent. Si ce drainage est insuffisant, la petite opération suivante se fait facilement : en un point situé environ à 5 millimètres ou plus au-dessus de l'apex des racines des molaires, on fait une incision à travers la muqueuse de la paroi alvéolaire buccale s'étendant jusqu'à l'os ; un large foret à pointe aiguë est introduit rapidement à travers la paroi externe de l'antre. Le foret est dirigé en haut et en dedans. On fait l'ouverture suffisamment large pour permettre un lavage facile. Dans l'ouverture ainsi faite on place l'extrémité d'une seringue percée en pomme d'arrosoir et on lave la cavité avec du pyrozone à 5 pour 100, dilué de moitié et rendu légèrement alcalin par l'addition de bioxyde de sodium. Comme l'a remarqué, il y a longtemps, W. H. Atkinson, si l'on ne rend pas le liquide de lavage légèrement alcalin, il est irritant. Il est très bon de faire ensuite une injection stimulante avec la solution de Lugol (composé d'iode, vingt gouttes par 30 grammes). Le canal de la dent est entièrement stérilisé et obturé. Pour traiter les autres complications, si le cas est aigu, l'extraction immédiate de la dent malade et d'abondants lavages antiseptiques produiront habituellement la guérison. Dans le traitement des abcès chroniques, si les foyers d'infection, c'est-à-dire les canaux pulpaires, sont rendus antiseptiques et que l'on puisse introduire à travers le trajet de l'abcès des agents thérapeutiques, on peut obtenir des cures merveilleuses comme en témoignent les rapports dentaires.

Abcès des dents temporaires. — Parmi les cas les plus difficiles que puisse rencontrer un opérateur, se trouvent les troubles du péricément des dents temporaires. L'opérateur se trouve en proie à des sentiments opposés : le désir de calmer rapidement la douleur du petit malade et l'hésitation ou la crainte de lui infliger une certaine souffrance, nécessaire cependant pour calmer la douleur aiguë. Heureusement la douleur est relativement moins vive que chez les adultes ; les tissus étant plus mous, l'enfant n'éprouve pas la souffrance mortelle qui accompagne la formation rapide de pus dans les tissus de l'apex chez l'adulte. La tuméfaction, la rougeur et la fièvre sont habituellement plus considérables chez l'enfant que chez l'adulte : le pus se forme plus rapidement et apparaît plus vite. Le principe du traitement est le même que chez l'adulte, il faut évacuer le pus. L'incision nécessaire peut être faite presque sans douleur avec un bistouri pointu et tranchant. L'enfant, rassuré par un examen auquel on a procédé avec douceur et fermeté, est invité à ouvrir la bouche et à fermer les yeux lorsque le bistouri, comme une plume, est introduit rapidement dans la partie tuméfiée.

On doit stériliser les canaux des dents temporaires d'abord avec du pyrozone, ensuite avec de l'huile de cassia, puis ils doivent être obturés avec du « balsamo del deserto ». W. H. White, à qui l'on doit cette substance, prétend que dans les racines des dents temporaires traitées avec ce produit la résorption n'est pas entravée.

Un abcès survenant sous une dent temporaire doit être l'objet de soins rapides, afin d'éviter toute atteinte à la dent permanente située au-dessous. Cependant cela n'est pas aussi fréquent qu'on pourrait le supposer. Les enfants strumeux sont prédisposés à l'envahissement prononcé des lympathiques de la région de l'abcès alvéolaire, et des abcès secondaires des ganglions ne sont pas rares.

Chez un individu cachectique qui ne peut supporter le traitement local, l'abcès chronique se trouve bien du traitement général. Celui-ci comprend la régularité dans les fonctions digestives, l'emploi d'aliments tels que des peptones provenant de la viande de bœuf, la maltose, etc. On prescrit du fer et de l'arsenic lorsque le patient est anémique, comme c'est habituellement le cas. Plus important que tout agent thérapeutique est l'exercice régulier au grand air. En traitant l'état général, on améliore la vitalité des tissus et, par là, on augmente la résistance à la maladie.

Racines perforées. — La conséquence directe de la perforation est l'inflammation du péricément et le résultat habituel est l'ulcération de ce tissu. Les symptômes et leur gravité dépendent généralement de la situation de la perforation. Si celle-ci se trouve à la partie inférieure (vers la couronne) de la racine, il se produit généralement une prolifération des tissus qui envahit la chambre pulpaire. Ce tissu hypertrophié, une résorption du bord du procès alvéolaire se produira, et une masse fongueuse présentant beaucoup d'analogie avec la pulpe fongueuse fera saillie dans la chambre pulpaire. En effet, dans nombre de cas, il est impossible de distinguer, à l'œil nu, l'aspect de l'hypertrophie pulpaire de l'état précédent. L'excroissance remplit la chambre pulpaire et masque la perforation; en outre, dans nombre de cas elle est d'une sensibilité excessive. De toutes façons, qu'il s'agisse de pulpes ou de gencives hypertrophiées, il est nécessaire de réséquer la masse hypertrophiée.

Un jet de chlorure d'éthyle est sans doute l'anesthésique le plus efficace. En quelques minutes, une lancette effilée, à pointe fine, est passée autour de l'excroissance aussi loin que possible et on enlève la portion réséquée. Une application de tanin arrête le sang; on tasse des petites boulettes de coton trempé dans la teinture d'iode contre ce qui reste de l'excroissance et l'on obture le tout avec du coton et du vernis à la sandaraque pendant vingt-quatre heures. Ce pansement est renouvelé tous les jours jusqu'à ce que, dans le cas où l'on a affaire à une fongosité de la gencive, on puisse voir complètement les bords de la perforation. Le canal est nettoyé, stérilisé, séché et obturé au salol ou à la gutta-percha, environ jusqu'à moitié de sa profondeur. Le reste du canal inobturé et la cavité de la couronne sont lavés avec du pyrozone à 25 pour 100, et l'on pose un pansement occlusif temporaire qui obture la perforation, mais sans exercer encore une grande pression sur les tissus mous. En deux jours, le pansement occlusif temporaire est enlevé et la cavité est lavée avec du pyrozone à 3 pour 100 et séchée. On taille plus large que la perforation un fragment d'or N° 60, on le trempe dans la chloro-percha et on l'applique sur la perforation. Un disque de gutta-percha plus large que la feuille d'or est chauffé et appliqué sur elle, la fixant aux parois de la cavité. Le reste de la cavité est obturé avec du phosphate de zinc.

Si la perforation siège près de l'apex de la racine, la difficulté est considérablement augmentée. Si l'on essaye de passer des instruments à nettoyer les canaux à travers le foramen apical, on aboutit comme résultat à piquer le péricément au niveau de la perforation et il en résulte une hémorragie qui remplit le canal. On recourbe les instruments de façon que, en les introduisant dans la direction de l'apex, ils pressent contre la paroi opposée à la perforation; la portion apicale du canal peut être atteinte et nettoyée de cette manière dans quelques cas. Les pansements temporaires que l'on emploiera dans ces canaux seront l'une des huiles antiseptiques de cassia ou de myrtol. On laissera en place pendant une semaine le pansement d'huile sur du coton, et l'on n'essayera pas d'obturer le canal avant que tout signe de troubles péricémentaires ait disparu. Lorsque cela est possible, on introduit un cône fin de gutta-percha dans le canal au delà de la perforation; le reste du canal est obturé avec de la chloro-percha et des pointes de soie recouvertes de gutta-percha. Le canal, du côté proximal de la perforation, est rempli avec la solution au moyen des longues pinces à pansement, la soie recouverte de gutta-percha étant mise doucement en place pendant que la masse générale est encore liquide. Le « basalmo del deserto » sera employé avec avantage dans ce cas. On remplit partiellement ou en totalité le canal avec cette substance et on y place une forte pointe de gutta (1).

(1) Dans les cas de carie de la région apicale de la racine avec abcès chronique para-apical, Frey, de Paris, est partisan de la résection de l'apex. Ce procédé donne les meilleurs résultats. Roy pratique le curetage des parties nécrosées après large ouverture de la gencive. Voir *Comptes rendus*, Congrès de Lille, 1909, de l'A. F. A. S.

CHAPITRE XIX

PYORRHÉE ALVÉOLAIRE [1]

Par C. N. PIERCE, D. D. S.

Définition. — Le terme « Pyorrhée alvéolaire » est un terme générique qui, strictement défini, signifie l'issue du pus hors d'un alvéole. En réalité, c'est un symptôme qui accompagne habituellement toute une variété d'affections. En clinique dentaire ce terme s'applique à un ensemble de symptômes qui constituent plus ou moins nettement une maladie spécifique. Dans son acception actuelle, la pyorrhée alvéolaire est caractérisée par les symptômes suivants : une nécrose moléculaire des tissus de rétention (ligaments, péricément), une atrophie des parois alvéolaires et en même temps une hyperémie chronique de la gencive qui produit une hypertrophie limitée. Après une période de durée variable, les dents tombent et la maladie cesse après leur chute. Un examen des racines avant et après leur exfoliation (v. plus loin) montre habituellement des dépôts de calculs sur leur surface. En général, mais pas toujours, la maladie est accompagnée d'un écoulement de pus par les alvéoles.

Historique. — Cette pyorrhée alvéolaire n'est pas une maladie récente. Elle n'est pas non plus spéciale aux tempéraments modernes, comme on peut s'en rendre compte par l'examen comparatif des crânes anciens avec les crânes actuels. Les procès alvéolaires de beaucoup de crânes anciens présentent des altérations marquées de structure qui ressemblent très exactement à celles des procès alvéolaires atteints de la pyorrhée actuelle.

Pour trouver les premières observations concernant cette affection, il faut remonter au moins jusqu'à 1746, époque à laquelle Fauchard décrivit ses principaux symptômes cliniques, mais sans la désigner par aucun terme particulier. Plus tard des communications furent publiées par Jourdain en 1778, par Toirac en 1823 et par Marchal, de Calvi en 1860, dans lesquelles cette affection était désignée par les termes de « suppuration commune aux gencives et aux alvéoles », de « pyorrhée inter-alvéolo-dentaire » et de « gingivite expulsive ».

La contribution la plus importante qui ait été apportée jusqu'ici

[1] V. J. ENDELMAN. *Le problème de l'acide urique dans ses rapports avec les inflammations péricémentaires* in *L'Odontologie*, 15 octobre 1908 et suiv. — FREY in *L'Odontologie*, 30 décembre 1906. La pyorrhée alvéolaire et le terrain.

sur la nature de cette maladie fut celle de Magitot en 1867. Dans son mémoire il déclare que la maladie est caractérisée par une inflammation lente, mais progressive, détruisant le périoste et le cément, se développant du collet à l'apex de la racine et entraînant la perte de la dent. Il désignait la maladie d'après le siège exact de la lésion du nom d'« ostéo-périostite alvéolo-dentaire ». Bientôt après l'apparition de l'inflammation du périoste, elle se complique des affections de la gencive et des parois osseuses de l'alvéole, quoique celui-ci n'en soit jamais primitivement le point de départ. Magitot considérait comme très complexes les causes de l'inflammation et disait qu'on ne devait pas les chercher dans les dents et dans les gencives, mais dans un état particulier de la nutrition générale. Le plus souvent, la goutte et le rhumatisme donnent lieu à la maladie, mais sa présence est extrêmement fréquente chez les individus atteints de diabète et d'albuminurie. Le dépôt de tartre sur les racines des dents, que l'on peut au premier abord considérer comme une cause importante de la maladie, est, d'après Magitot, une circonstance accidentelle et ne doit pas être regardé comme une cause. Cet auteur considère cependant l'enlèvement du tartre comme un préliminaire indispensable à l'efficacité de tout traitement. Les symptômes qui permettent de faire un diagnostic différentiel entre cet état et le précédent (celui de la gingivite), quelle que soit sa gravité, avaient été ainsi nettement reconnus et signalés.

Après l'intéressante communication de Magitot, il y en eut une nouvelle, en 1880, par Aguilhon de Sarran, dans laquelle l'auteur présente quelques exceptions à certaines affirmations de Magitot, de même qu'il n'admet pas le nom proposé par ce dernier pour désigner la maladie. Il reconnaissait cependant que l'affection était surtout fréquente dans l'âge moyen de la vie et accompagnait principalement la goutte, le diabète et l'albuminurie. Il pensait que la première manifestation était une congestion des gencives, accompagnée d'une exsudation de la membrane péridentaire détruisant sa vitalité, amenant la formation de pus et déterminant enfin tous les autres symptômes et conditions pathologiques caractéristiques de la maladie. Une commission, composée de Desprez, Delens et Magitot, fut réunie par la Société de chirurgie pour étudier les déclarations d'Aguilhon de Sarran. Dans leur rapport[1] ils nient l'origine gingivale de la maladie et déclarent croire que la membrane du périoste et le cément sont le siège anatomique primitif de la lésion ; que la succession des phénomènes morbides combat complètement l'idée d'une gingivite initiale; que la maladie commence sans aucune trace de congestion des gencives; qu'une fois déclarée, le pus envahit le bord gingival, qu'il détache, sans toutefois, pendant un certain temps, lui enlever son aspect normal; que les gencives ne sont atteintes qu'après une augmentation considérable du flot

[1] *Bulletin et Mémoires de la Société de Chirurgie*, tome VI, p. 411.

purulent et après l'ébranlement des dents; que la maladie n'a rien de commun avec l'hypothèse d'une maladie gingivale et qu'elle est enfin le plus fréquemment une manifestation d'un état général ou d'une diathèse.

Telles étaient les idées admises et publiées par des chirurgiens français sur la nature de la pyorrhée alvéolaire, à peu près à l'époque où cette maladie commença à être étudiée par les dentistes américains. Bien que l'on eût depuis longtemps reconnu la pyorrhée alvéolaire aux États-Unis et que diverses observations, concernant sa pathologie et son traitement, eussent été déjà publiées, ce ne fut qu'en octobre 1875, lorsque John W. Riggs présenta à l'*American Academy of Dental Surgery* un rapport intitulé : « Inflammation suppurative des gencives, résorption des gencives et des procès alvéolaires », que la maladie commença à attirer toute l'attention que mérite sa gravité. Malgré les idées de Magitot et des autres concernant les causes de la maladie, Riggs, dans sa communication (¹), nie expressément qu'elle soit une affection de l'os ou des gencives et qu'elle soit héréditaire ou constitutionnelle; mais, au contraire, il pense que les dents rendues rugueuses par les sécrétions, quelle que soit leur origine, sont les causes véritables de l'inflammation; que l'origine est purement locale, résultant des concrétions situées près et au-dessous du bord libre des gencives et que l'enlèvement de ces concrétions, même à la troisième période de la maladie, est suivi de guérison.

En 1877, F. H. Rehwinkel (²) protesta contre l'origine locale de la maladie, et s'efforça de démontrer que non seulement elle peut exister, mais encore qu'elle existe indépendamment des dépôts extérieurs et qu'elle doit reconnaître d'autres causes que les causes simplement locales; enfin qu'elle est une maladie héréditaire et constitutionnelle.

En 1881, L. C. Ingersoll publia un mémoire intitulé : *Calculs sanguins* (³), dans lequel il était dit que l'écoulement persistant et la décharge du pus sur les côtés de la dent étaient produits par une inflammation et une ulcération siégeant à l'apex ou près de l'apex de la racine. Il en résultait une destruction moléculaire, le sang s'échappait des vaisseaux dans les tissus environnants et se décomposait, les sels calcaires cristallisaient sur la surface des racines et formaient les dépôts qu'il désignait, par suite de leur origine, sous le nom de calculs sanguins. Il considérait ces dépôts comme entièrement distincts des calculs salivaires. Ils étaient le résultat de l'inflammation et non sa cause. En d'autres termes, il prétendait que la pyorrhée est une maladie locale, mais à début interne, c'est-à-dire qu'elle commence à l'apex ou près de l'apex de la racine.

En 1882, A Witzell lut une communication devant la Société alle-

(¹) *Pennsylvania Journal of Dental Science.* Vol. III, p. 99.

(²) *Rapport du Comité de Pathologie et de Chirurgie.* Trans. American Dental Association, 1877, p. 96.

(³) *Ohio State Journal of Dental Science.* Vol. I, p. 189.

mande de dentistes[1], dans laquelle il était dit que la première modification pathologique était une inflammation et une carie du bord alvéolaire, suivies d'un dépôt situé sous les bords libres des gencives, qui se rétractent et se modifient. La pénétration de micro-organismes dans cette région cariée favorise le développement du pus, qui devient plus ou moins infectieux. Il appelait, en conséquence, la maladie « alvéolite infectieuse ». Il la considérait comme une alvéolite locale primitive, n'ayant absolument aucun rapport avec la constitution, puis comme une nécrose moléculaire de l'alvéole, ou comme une carie de la cavité alvéolaire produite par une irritation septique de la moelle osseuse.

En 1886, G. V. Black publie le mémoire probablement le plus complet paru aux États-Unis, dans lequel la pyorrhée est considérée comme un trouble local[2]. Il emploie les termes d'inflammation calcique et de péricémentite phagédénique pour indiquer son caractère. Bien qu'il considère cette affection comme purement locale, il pense qu'à son origine peut se trouver associée de très près l'influence de dépôts séreux ou sanguins. Il la décrit comme une inflammation destructive du péricément, distincte des autres inflammations de ce tissu, bien qu'ayant beaucoup de ressemblance avec elles. « Cette affection, pense-t-il, atteint particulièrement la membrane péridentaire, plutôt que l'alvéole ; quoique la destruction de ces deux tissus ait lieu presque au même moment, il est difficile de dire quel est celui qui atteint le premier. »

En 1886, W. J. Reese fit une communication devant l'Association dentaire de l'État de Louisiane sur « L'urémie et ses effets sur les dents[3] », dans laquelle il étudiait les rapports chimiques, physiologiques et pathologiques de l'acide urique avec la nutrition générale. Dans cette communication, Reese exprima l'opinion que l'inflammation du péricément, suivie de suppuration et de désorganisation, lorsqu'elle est en contact avec les sécrétions buccales, est produite par un dépôt d'acide urique provenant du sang, et que cette affection devrait être nommée « péricémentite phagédénique », que le terme de « pyorrhée alvéolaire » est une erreur. Il ajoutait aussi que les tophus des racines des dents accompagnent habituellement les dépôts d'acide urique, mais qu'il n'en est pas nécessairement ainsi, et que la résorption du péricément peut avoir lieu sans qu'il y ait aucun dépôt. Tout en recommandant un traitement local, il déclarait que, sans traitement systématique et général, la récidive peut avoir lieu.

John S. Marshall exprima sa conviction que la pyorrhée a une origine

(1) *Vierteljahresschrift für Zahnheilkunde*, 1882; *British Journal of Dental Science*. Vol. XXV, p. 153.

(2) *Diseases of the Peridental Membrane having their Beginning at the Margin of the Gum, in American system Dentistry*. Vol. V, p. 953.

(3) *Dental Cosmos*. Vol XXV, p. 550.

constitutionnelle et est étroitement liée à la diathèse goutteuse ou rhumatismale; « que les dépôts de concrétion sur les racines des dents étant situés dans des endroits difficilement accessibles à la salive ou dans d'autres endroits où la présence de la salive serait une impossibilité, ces dépôts sont dus aux mêmes causes qui produisent les formations calcaires dans les articulations ou dans les tissus fibreux des individus goutteux ou rhumatisants » (1).

Dans une série de communications publiées pendant les années 1892-1894 et 1895 (2), l'auteur présenta un certain nombre de faits cliniques et pathologiques par lesquels était établie une parenté entre la pyorrhée alvéolaire, ou péricémentite calcique hématogène, et l'état constitutionnel connu dans le langage courant sous le nom de goutte ou diathèse urique.

La littérature médicale américaine contemporaine a souvent traité du problème de l'étiologie de cette maladie et s'est principalement occupée de déterminer si son origine est constitutionnelle ou locale, ou si elle procède à la fois des deux. Parmi les plus récentes communications sur ce sujet, on peut mentionner celles de E. T. Darby, H. H. Burchard, G. V. Black, M. L. Rhein, E. C. Kirk, James Truman, Junius E. Cravens, Louis Jack, R. R. Andrews et R. Ottolengui.

Terminologie. — Parmi toutes les maladies qui font partie du domaine de la chirurgie, il n'y en a pas une qui ait reçu autant de noms et de noms si divers que celle que nous étudions. Chacune de ces appellations successives tendait à en donner une idée descriptive; mais quand il fut reconnu que la nature essentielle de la maladie était plus compliquée et que, même actuellement, elle n'est pas complètement découverte, il devint évident que la plupart de ces appellations représentaient simplement autant de vues diverses et qu'elles ne pouvaient par conséquent subsister.

La liste suivante indique de façon très complète tous les synonymes employés pour désigner cette affection : suppuration conjointe, pyorrhée inter-alvéolo-dentaire, gingivite expulsive; ostéo-périostite alvéolo-dentaire; cémento-périostite; alvéolite infectieuse; pyorrhée alvéolaire; inflammation calcique; péricémentite phagédénique; maladie de Riggs; péricémentite calcique hématogénique; blennorrhée alvéolaire; péricémentite goutteuse.

Au point de vue clinique, on peut diviser en deux classes les cas dans lesquels on observe ces phénomènes : 1° les cas où la maladie commence immédiatement au-dessous du bord de la gencive; 2° les cas qui commencent dans une portion de l'alvéole située entre le bord de la gencive d'apparence saine et non détachée et l'apex de la racine, la pulpe de la dent étant vivante. Ces deux états sont si nettement diffé-

(1) *The Rheumatic and Gouty Diathesis with its manifestations in the Peridental-membrane.* Trans. American Medical Association, 1891.

(2) *International Dental Journal.* Vol. XIII, XV et XVI.

renciés qu'ils réclament l'un et l'autre une description spéciale. Entre ces deux classes, mais intimement liés à la première, on doit intercaler les cas décrits par G. V. Black[1] sous le nom de « péricémentite phagédénique ».

CLASSE I. — PYORRHÉE ALVÉOLAIRE DÉBUTANT AU BORD DE LA GENCIVE (PÉRICÉMENTITE CALCIQUE PTYALOGÉNIQUE)

La première classe — qui comprend les cas débutant non au bord de la gencive, mais immédiatement au-dessous — est peut-être la plus fréquente, quelques auteurs ayant supposé qu'elle constituait le seul type des cas de ce genre. Nous en ferons la description tout d'abord, car leurs causes, leur évolution, leur pronostic et leur traitement sont absolument différents des cas de la seconde classe.

Ire Classe. — Les causes. — Comme dans toute maladie, les causes de la pyorrhée alvéolaire (classe I) peuvent être divisées en causes prédisposantes et causes déterminantes. Les causes prédisposantes sont toutes comprises dans le chapitre des troubles qui déterminent l'inflammation subaiguë des gencives. Ce sont les causes générales de l'inflammation; les dépôts de faible importance, mais irritants, que l'on trouve au collet des dents; les dépôts des dents des fumeurs, les dépôts d'aliments qui fermentent, la stomatite des buveurs de spiritueux, la gingivite qui accompagne la respiration buccale, le tassement des dents, la malocclusion et le défaut d'occlusion. Les causes prédisposantes peuvent fréquemment aussi devenir les causes déterminantes. Les causes déterminantes propres sont les dépôts de calculs de forme écailleuse situés sous la gencive.

Histoire clinique. — Dans la bouche d'un patient appartenant à l'une des catégories ci-dessus mentionnées, on remarquera à quelque période une gingivite, c'est-à-dire un gonflement de la gencive qui ne s'étend pas loin de son bord. Il faut remarquer que dans ces cas, comme dans la classe suivante, on constate habituellement que la maladie attaque les dents qui sont relativement ou tout à fait exemptes de carie. Peu après le début de la maladie, on peut trouver serrés, sous le bord de la gencive, des débris d'aliments et du mucus épaissi. A un stade plus avancé, on peut détacher, à l'aide d'un *scaler* tranchant passé sous la gencive, un dépôt de calculs noirs ou gris et de forme aplatie. Plus tard, on constate que les gencives deviennent œdématiées et se détachent progressivement du collet de la dent, que l'irritation et l'inflammation de la gencive deviennent plus profondes; « il est probable que ces dépôts ont leur origine dans une réaction qui a lieu entre

(1) *American System of Dentistry*. Vol. I.

les sécrétions muqueuses altérées des glandes gingivales et les produits de fermentation lactique, sels calcaires dérivant de la salive [1] ». Le détachement de la gencive n'est pas très marqué jusqu'à ce que les dépôts noirâtres écailleux aient atteint les bords de l'alvéole. Bientôt après ou même avant, on observe des signes d'infection dus à ce fait que le pus peut être pressé hors des poches gingivales. La maladie progresse, les dents sont ébranlées et tombent finalement ou sont enlevées avec les doigts. La gencive enflammée reste comme une masse ramollie et toute trace de maladie disparaît avec la perte de la dent. La maladie peut atteindre deux ou trois dents ou davantage, et, dans quelques cas, la denture tout entière. L'origine de ces dépôts, aussi bien que des calculs ordinaires, est si évidemment due à la salive que l'auteur a proposé le nom de *péricémentite calcique ptyalogénique* pour les états pathologiques qu'ils déterminent.

Pathologie et anatomie pathologique. — La figure 462, semi-diagrammatique, fait voir clairement la nature du processus morbide. Elle représente une section longitudinale à travers une dent et son alvéole, ainsi que les formations vasculaires de ces tissus. Le péricément et les parois de l'alvéole sont jusqu'à une certaine distance de l'apex de la racine dans leur état normal. Au collet de la dent, on voit deux dépôts de calculs, *a*, *a*. La gencive qui les recouvre, *b*, *b*, est enflée et tuméfiée; immédiatement au-dessous du calcul, à l'endroit où il touche le péricément, ce dernier tissu et une portion du périoste alvéolaire ont été nécrosés (*d*). La portion de paroi alvéolaire non recouverte de périoste est en voie de dissolution. Dans la poche formée, sous le calcul, on aperçoit une collection de pus (*c*, *c*), de sorte que les tissus situés au delà du calcul subissent une dégénérescence suppurative qui peut progresser lentement ou rapidement.

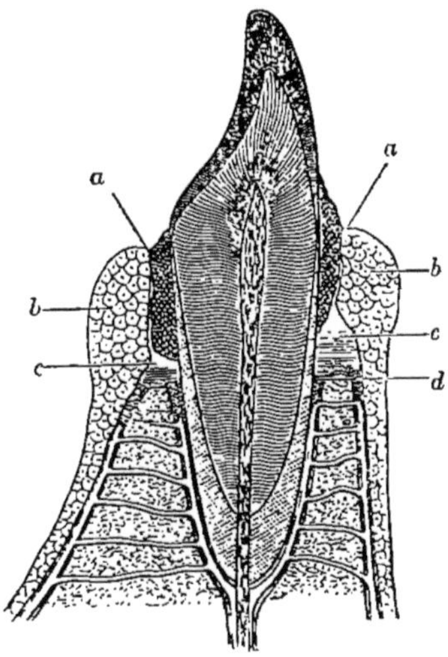

Fig. 462. — Péricémentite calcique ptyalogénique.

Diagnostic. — Le diagnostic se fait par la vue, le toucher et fréquemment par l'odeur, qui est particulière dans les bouches peu soignées; une odeur désagréable atteste les progrès de la maladie. Les gencives sont tuméfiées; on peut faire sourdre du pus en pressant le collet des dents, et l'examen montre la présence de calculs fortement adhérents, aplatis, noirs et écailleux.

(1) H. H. BURCHARD. *Dental Cosmos*. Octobre 1895.

Le pronostic est favorable, même à une période avancée, pourvu que l'on puisse réaliser certaines conditions, c'est-à-dire la suppression ou l'atténuation des causes prédisposantes et la disparition absolue des causes déterminantes.

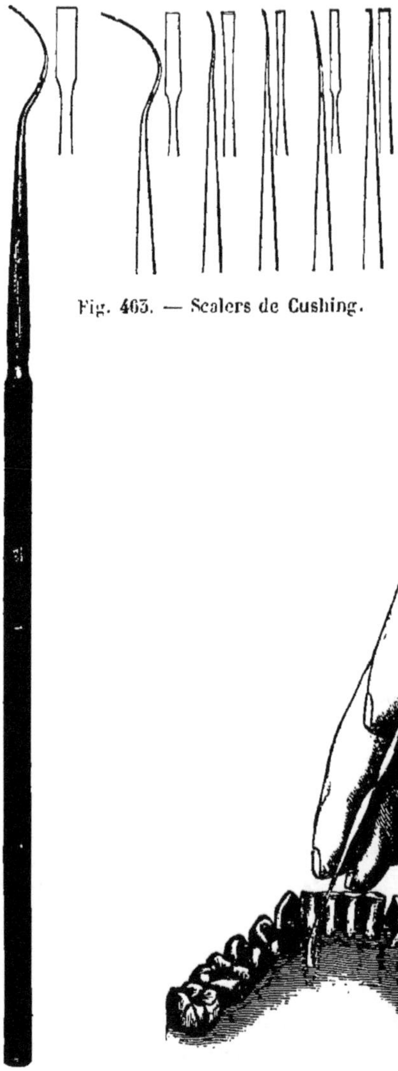

Fig. 463. — Scalers de Cushing.

Traitement. — Le traitement varie suivant les conditions existantes, en ayant en vue deux buts principaux : le premier est de faire disparaître toute cause d'irritation; le second de faire un traitement chirurgical jusqu'à ce que l'on ait obtenu le retour à l'état normal des tissus voisins.

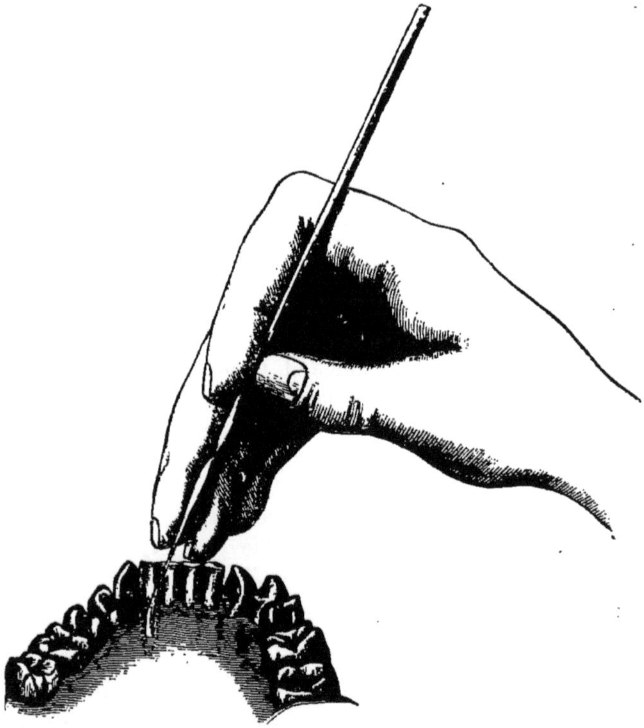

Fig. 464. — Manière de tenir l'outil pour détacher les dépôts calcaires quand on s'en sert pour pousser. Le 3e doigt s'appuie sur le bord des dents, laissant à la main la liberté de faire des mouvements rapides et efficaces pour déloger les calculs.

En règle générale, la première partie de l'opération consiste dans un raclage soigneux et complet des dents. Il est essentiel d'éviter l'emploi de *scalers* volumineux, d'abord pour cette raison qu'ils peuvent rarement atteindre les parties les plus profondes des dépôts; en second lieu, s'ils y parviennent, ils déterminent plus ou moins la lacération de la gencive, que l'on doit garder aussi indemne que possible de toute atteinte. Les instruments qu'emploient dans ce but un grand nombre d'opérateurs constituent la série connue sous le nom de scalers de Cushing (fig. 463). Leur mode d'emploi et leur position par rapport aux racines sont représentés dans les figures 464 et 465. Aucun instrument qui coupe en tirant ne peut enlever ces dépôts avec la même perfection que ceux qui coupent en poussant. Maniés avec précaution, il est probable que ces instruments ne peuvent blesser les tissus vivants au delà du calcul. Il faut se servir des instruments que l'on pousse avec grand soin, afin d'éviter d'enfoncer les particules détachées, dans la profondeur des tissus. Le grattage (*scaling*) est une opération ennuyeuse, mais que l'on doit poursuivre jusqu'à ce que les racines des dents malades soient absolument lisses. Le grattage est alterné avec le lavage, que l'on pratique avec du pyrozone à 3 pour 100 ou de l'eau oxygénée qui entraîne au dehors les parcelles de calculs détachées et qui désinfecte la région. « Lorsque les gencives sont tuméfiées et s'opposent de façon notable à l'opération du grattage, on fait des applications d'acide trichloracétique en solution à 1 pour 10 à l'aide d'une boulette de coton. Ce procédé tarit le suintement, rétrécit la gencive, donne à la région un meilleur aspect et tend à ramollir les dépôts[1] ». « Il n'est pas rare que les dents qui ont subi une perte considérable de leurs bases de maintien tendent à être encore plus ébranlées par l'opération du grattage. Dans ce cas, il faut corriger la malocclusion et soutenir les dents par un appareil avant de poursuivre l'opération. On ligaturera les dents à leurs voisines, et l'occlusion trop complète sera corrigée en meulant les points de contact avec des roues de corindon, de façon suffisante pour libérer les dents de leur travail et pour permettre la fixation d'un appareil de soutien métallique au moyen duquel les dents peuvent être maintenues solidement pendant et après l'opération du grattage[2].

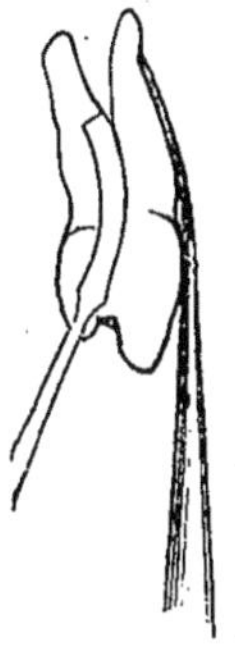

Fig. 465. — Application d'un outil plat et mince aux surfaces labiale et proximale d'une bicuspide supérieure (mouvement de poussée).

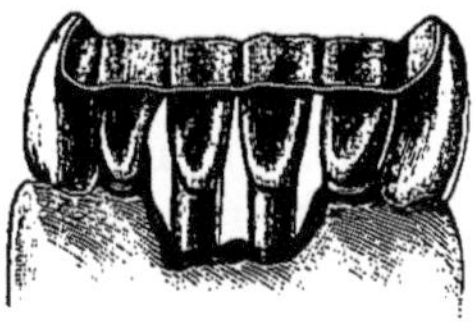

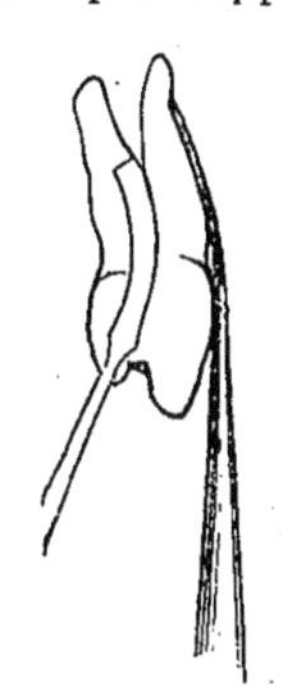

Fig. 466.

Dans ces cas, les appareils de soutien sont des calottes estampées faites en métal n° 31, en or ou en argent, que l'on cimente aux dents

(1) E. C. Kirk.
(2) H. H. Burchard. *International Dental Journal.* Août 1895.

(fig. 466). Lorsque les dents ont une forme favorable, on peut employer une série d'anneaux soudés ensemble. Dans d'autres cas, les dents sont liées entre elles au moyen de fil d'or fin. Pour un usage temporaire, on peut se servir de fil de laiton recuit n°s 31 ou 32 et, si on le laisse en place pendant des semaines ou des mois, il n'exerce aucune action nuisible. En réalité, il paraît posséder des propriétés antiseptiques semblables à celles que l'on attribue à l'amalgame de cuivre employé comme substance obturatrice. On peut employer la soie floche, à condition de la renouveler fréquemment. Les appareils construits dans ce but sont aussi nombreux que les combinaisons du bridge-work.

Chaque racine doit être grattée de façon parfaite avant qu'on passe à une autre dent. Pendant le grattage, les poches sont largement injectées avec du pyrozone à 3 pour 100, et on applique un astringent, soit du chlorure de zinc en solution à 10 pour 100, soit de l'iodure de zinc en solution à 20 pour 100, soit de la teinture d'iode diluée par moitié avec de l'alcool. On emploie aussi des préparations d'aristol et la teinture d'iode officinale. Toutes ces préparations remplissent le but désiré en stérilisant la région et en produisant la constriction des vaisseaux dilatés de la gencive. On prescrit au patient un dentifrice antiseptique et astringent dont il fera usage journellement pendant quelque temps. La préparation suivante, appliquée à l'aide d'un petit rouleau ou d'une boulette de coton, ou encore à l'aide d'une brosse à dents remplit admirablement le but que l'on se propose :

R. Chlorure de zinc cristallisé	6 grammes.
Eau de menthe poivrée	120 —

S. Appliquer localement sur les gencives.

On doit faire aussitôt que possible, au début du traitement, un examen complet afin d'enlever tout calcul découvert.

La méthode suivante a donné à l'auteur des résultats très satisfaisants :

Nettoyer d'abord la bouche et chaque poche en particulier avec de l'eau oxygénée, de l'électrozone ou quelque antiseptique également efficace. Alors, à l'aide d'une broche émoussée, mais flexible, en or ou en argent, on sature d'acide trichloracétique, chaque poche ayant donné issue à du pus. Cette opération est répétée à chaque visite, si le pus continue à sourdre. Après cela, les poches et les bords de la gencive sont entièrement traités à la teinture d'iode, ensuite à l'hydronaphtol en solution alcoolique. Si les gencives cependant demeurent tuméfiées, on fera avec avantage une application d'acide phénique :

R. Hydronaphtol	8 grammes.
Alcool	120 —

Il faut employer cette préparation avec soin, car elle peut donner au patient beaucoup d'ennui, si elle entre en contact avec les lèvres ou avec la langue.

La fréquence des visites et des applications dépendra de la virulence de la maladie. Des lavages faits journellement par le patient, avec la formule suivante, rendront de grands services :

R. Hydronaphtol	0 gr. 6.
Glycérol	30 grammes.
Alcool	60 —
Eau distillée	60 —

L'emploi de l'hydronaphtol dans le traitement de la pyorrhée alvéolaire fut indiqué par James Truman.

La perte des parois alvéolaires est définitive; le plus que l'opérateur puisse espérer dans les cas extrêmes est la réorganisation des tissus qui ont été ramollis à la suite de l'action inflammatoire.

CLASSE II. — PYORRHÉE ALVÉOLAIRE CONSTITUTIONNELLE PÉRICÉMENTITE GOUTTEUSE

Dans la seconde classe des cas de pyorrhée — ceux dans lesquels la thérapeutique locale ne produit pas de bons résultats durables — l'état chronique est habituel, durant une période de temps variable parce que ces cas sont la manifestation locale d'un état constitutionnel.

Parmi ces formes de pyorrhée, il en est une particulièrement persistante, qui ne se termine, si elle n'est pas traitée convenablement, que par la perte de toutes les dents atteintes. L'auteur pense que cette forme particulière, qui a été l'objet de nombreuses discussions pendant les vingt-cinq dernières années, n'est qu'une manifestation locale de la diathèse goutteuse, et qu'elle est causée directement par le dépôt de débris d'aliments imparfaitement oxydés, tels que l'acide urique et les urées, ainsi que par la présence de sels calcaires dans les membranes du péricément; il est probable que des composés analogues et très proches, tels que la xanthine ou des bases alloxuriques (xanthine, guanine et adénine), peuvent exister en petite quantité. En réalité, comme la diathèse goutteuse dépend, pour une bonne part, d'un métabolisme imparfait de composés protéides et d'une élimination défectueuse des dérivés contenant du nitrogène, il est très possible, bien que le fait ne soit pas prouvé, que quelques-uns des dérivés ci-dessus, et même tous, apparaissent dans tout dépôt pathologique. Cependant, comme ces composés existent en petite quantité, l'acide urique et les sels de l'urée doivent être considérés comme les principaux de ces irritants spécifiques. Ces sels ayant leur origine dans le sang, l'auteur a proposé la dénomination de péricémentite calcique hématogénique. Plus tard, E. Darby, suggéra l'expression si heureuse de péricémentite goutteuse.

Histoire clinique. — Il est à remarquer que nombre de patients, présentant une denture magnifique, presque totalement exempte de carie, commencent à ressentir, vers l'âge moyen de la vie, un ébranlement des dents qui conduirait à la perte totale des dents, si l'on n'y remédiait; la maladie peut être observée à toute phase, depuis un léger ébranlement jusqu'à la chute imminente. En examinant un grand nombre de cas, on constatera que bien que ces cas présentent, en apparence, des conditions diverses, on retrouve sous ces différences une uniformité frappante, spécialement en ce qui concerne les antécédents de famille des malades.

Il est assez difficile de faire une étude complète de la suite de symptômes que présente un cas typique de péricémentite goutteuse, du début jusqu'à la disparition de la maladie, faute d'observations étendues pendant toute la période de son évolution et de sa disparition. Cette remarque peut s'appliquer particulièrement aux premières phases. Néanmoins, il est permis de croire que l'étude approfondie des diverses phases de la maladie, dans un grand nombre de cas individuels, peut autoriser une description assez exacte.

Et tout d'abord, les dents sont presque totalement exemptes de caries récentes. Elles présentent fréquemment une tendance à l'érosion sur leurs bords incisifs ou leurs surfaces labiales. Si le patient est d'un tempérament sanguin, ou encore sanguin et bilieux à la fois, la tendance à l'érosion est beaucoup plus marquée. Il faut reconnaître que cette destruction du tissu de la dent n'a rien de commun avec la carie dentaire ordinaire ou avec les conséquences du frottement dans la mastication.

En préparant des cavités ou en examinant des portions de dents perdues, on constatera que, dans presque tous les cas, la pulpe s'est retirée, c'est-à-dire qu'elle a subi une excitation continue dans son activité fonctionnelle presque jusqu'à la résorption.

Le patient viendra consulter le dentiste sur des attaques répétées de névralgies dentaires, ou bien encore au sujet du changement de position d'une ou de plusieurs dents. Et cependant l'examen des organes ne révèle ni la cause évidente d'une névralgie ni la raison d'un déplacement.

Si l'on continue à observer les dents en malposition, on constatera habituellement qu'elles se surélèvent, qu'elles sont ébranlées et tombent finalement. D'autres dents sont atteintes de la même manière. Burchard a divisé l'évolution de la pyorrhée en trois stades, de la façon suivante : premier stade, durcissement des dents; second stade, érosion et dissolution chimiques des couronnes dentaires; troisième stade, perte des tissus de rétention de la dent. Au point de vue pathologique, il y a d'abord une phase d'excitation; secondement, une phase d'irritation caractérisée par une sécrétion modifiée (érosion); troisièmement, la nécrose. Cette sécrétion altérée provient pour une grande part des glandes labiales. La nécrose attaque la membrane péricémentaire et l'extrémité apicale de la racine ou cette portion qui a été privée de membrane, tandis que le procès alvéolaire, d'après l'auteur, ne subit aucun changement, si ce n'est la résorption et l'atrophie.

Dans la plupart des cas, la maladie se révèle quand elle a déjà frappé une ou plusieurs dents et que leur perte est imminente.

En admettant que la diathèse goutteuse, plus ou moins établie, puisse être une cause prédisposante et que le dépôt, dans les tissus du péricément, de quelque formation goutteuse spécifique, provenant du sang, soit la cause immédiate ou déterminante, on trouve une explication de l'irritation et de la nécrose alvéolo-cémentaire qui, dès les premières phases, est facilement reconnaissable. Outre l'hyperémie péricémentaire, on constate une plus ou moins grande rougeur ou turgescence des gencives, accompagnée de sensibilité et de douleur et bien souvent de névralgie, ce dernier symptôme précédant les autres. Chez les individus atteints de pyorrhée, cette première phase d'irritation de la maladie peut être souvent observée préalablement dans les dents, à l'exclusion de tout autre signe. Dans presque tous ces cas, le foyer de l'action pathologique est limité à la région apicale de la racine sans le moindre signe de gingivite locale périphérique. Il en résulte que l'on doit éviter à la dent un trop grand travail, ce symptôme indiquant de façon incontestable le début de la maladie et étant un des premiers éléments de diagnostic.

Non loin de l'apex de la racine, il se produit une enflure marquée, simulant un aspect apical aigu, la dent est sensible à la percussion, mais pas autant que dans la péricémentite purulente apicale ; de plus, en isolant la dent, on constate qu'elle réagit à l'application du froid, ce qui est un signe de vitalité. Un bistouri passé à travers l'enflure donne lieu à une hémorragie, et ordinairement, mais pas toujours, à un écoulement glaireux et purulent. Dans quelques cas, une sonde introduite dans l'ouverture peut révéler la présence de procès alvéolaire en ce point, et une rugosité indiquer la présence d'un dépôt sur la racine de la dent.

Les dents qui sont affectées présentent ainsi une élévation appréciable, une propulsion hors de leur alvéole, qui est le résultat d'une membrane élargie, épaissie ou congestionnée. Si l'on ne remédie pas à cette congestion, on arrive à la période inflammatoire résultant de la présence continue du dépôt irritant et à ces symptômes concomitants : la douleur, la chaleur, l'enflure, l'altération marquée et, dans quelques cas, l'arrêt total des fonctions des tissus attaqués.

L'inflammation, une fois établie, donnera lieu à la suppuration locale, avec atténuation des symptômes aigus. Dans la grande majorité des cas, on pourra constater, si le cas a été observé et diagnostiqué de bonne heure, que la suppuration est localisée près de l'extrémité apicale de la racine. De façon générale, le pus suit la ligne de moindre résistance et pénètre du côté de la racine pour s'ouvrir extérieurement près du bord gingival. Quelquefois la ligne de moindre résistance se trouve vers la surface labiale, l'écoulement de pus sur la gencive opposée à l'extrémité de la racine établissant par là une ouverture fictive, simulant les conditions observées dans un abcès alvéolaire aigu; ces cas toutefois sont rares.

Une fois établi, cet état de congestion et de tuméfaction des gencives avec écoulement continuel de pus peut durer pendant des mois et des années. La rapidité avec laquelle la maladie progresse et l'étendue des lésions dépendent directement de l'état général de la nutrition et du régime habituel de l'individu.

Comme résultat de l'irritation continuelle produite par les dépôts, l'inflammation s'étend, les échanges entre le sang et les tissus voisins deviennent de plus en plus troublés, les gencives deviennent flasques, spongieuses, décolorées, et ont tendance à produire des hémorragies. En plus de cet état de congestion et d'épaississement du péricément, on constate une résorption et un ramollissement progressif du procès alvéolaire qui peuvent devenir tels que la racine soit presque entièrement et dans certains cas tout à fait mise à nu dans toute sa longueur. La dent, ainsi libérée de ces tissus de rétention, devient branlante; il est facile de la mouvoir dans son alvéole élargi et la partie détruite, et il est extrêmement facile de l'extraire par le plus léger effort; si même on a soin de l'éviter, la dent tombera dans une période de temps très proche, par suite de la destruction entière et complète de tous ses tissus de rétention. Après ce dernier résultat, les progrès de la maladie sont arrêtés. La cavité alvéolaire reste largement ouverte, les tissus en voie de décomposition et ceux qui ont en partie succombé sont enlevés; les tissus qui restent sont ramenés progressivement à l'état normal par le processus habituel de cicatrisation.

Une fois établie, la pyorrhée alvéolaire ne se confine pas à une dent, mais elle peut s'étendre aux dents voisines ou apparaître successivement et rapidement dans des régions très différentes de la bouche, dans la mâchoire inférieure aussi bien que dans la mâchoire supérieure, jusqu'à ce que toute la denture ait été atteinte. Il peut en résulter la perte de toutes les dents et une complète résorption du procès alvéolaire. Si l'on examine les dents tombées de la sorte, on trouvera en quelques points de la racine, presque toujours près de l'apex, une incrustation de calculs rugueux et noirâtres. Il peut aussi y en avoir plusieurs; dans ce cas, ils sont de petite dimension. Il est évident que l'origine de ces dépôts n'est point salivaire comme celle des calculs que l'on trouve dans la maladie décrite dans la classe I. On les a appelés calculs sanguins ou séreux; l'auteur a proposé de désigner cette maladie produite par de tels dépôts sous le nom de *péricémentite calcique hématogénique*.

Ces dépôts présumés d'origine goutteuse amènent l'auteur à examiner les antécédents de famille des patients atteints de cette maladie. Presque sans exception, on constate que ces individus sont atteints de la goutte sous l'une de ses formes, ou à l'une de ses périodes, ou de rhumatisme caractérisé, ou sont des arthritiques rhumatisants (rhumatisme goutteux); ou bien on retrouve nettement ces affections dans leurs antécédents de famille. Des observations soigneuses prises particulièrement pendant ces trois dernières années, par d'autres observations (Kirk, Darby, Burchard, Jack et d'autres), ont mis en lumière les mêmes démonstrations. Des générations de praticiens ont constaté que les ressources de la thérapeutique dentaire étaient insuffisantes pour calmer ou guérir cette maladie Tous les traitements locaux que l'on a pu employer ont été reconnus de peu de valeur ou même dépourvus d'utilité. On en vint à rechercher naturellement la nature exacte des causes prédisposantes et déterminantes de la maladie, afin de fonder la thérapeutique sur une base rationnelle.

Comme on ne trouvait pas de causes purement locales suffisantes pour expliquer l'état de la dentition, on examina tous les états constitutionnels connus pour avoir une répercussion sur les dents ou les alvéoles et l'on compara ces phénomènes avec ce trouble dentaire. On trouva alors et l'on trouve encore que plusieurs états constitutionnels prédisposent à la pyorrhée alvéolaire, c'est-à-dire à l'écoulement de pus hors des alvéoles, et beaucoup de ces états peuvent être rangés parmi les maladies agissant par défaut d'oxydation; mais, parmi ces maladies, on n'en trouva aucune dont l'évolution clinique corresponde exactement à celle que nous étudions. En procédant par élimination et en dernier lieu par des expériences et des observations cliniques, on rétrécit le domaine des recherches jusqu'à ne plus considérer que les états classés en médecine sous le nom de troubles produits par la diathèse goutteuse.

Afin de comprendre nettement le rapport de l'état général avec la maladie locale, il est nécessaire d'étudier la nature essentielle, intime de la goutte et ses multiples manifestations. Il a régné beaucoup de confusion dans les discussions sur ce sujet. Elles étaient dues au désaccord des observateurs sur la question de savoir ce qu'est exactement la goutte; beaucoup apparemment pensaient que la goutte est nécessairement et inséparablement liée à une attaque aiguë, localisée à l'articulation métatarso-phalangienne (gros orteil).

De l'état constitutionnel pathologique. — La pyorrhée alvéolaire, considérée comme une manifestation locale de la diathèse goutteuse, est le résultat d'un dépôt de sels uriques dans le péricément : ceux-ci agissent comme irritants locaux et déterminent une inflammation spécifique. Dans d'autres manifestations, au contraire, le dépôt de substance d'origine goutteuse est déterminé par un état anormal de la membrane, un état de vitalité affaiblie, résultat de quelque irritation mécanique ou autre qui prédispose à l'infiltration.

Comme on ne peut comprendre d'une façon intelligible aucune des manifestations particulières de la diathèse goutteuse sans se reporter à ces relations constitutionnelles, il ne sera pas déplacé de considérer rapidement : (I) les symptômes de la diathèse goutteuse considérée comme maladie constitutionnelle ; (II) les manifestations particulières que nous étudions sous le nom de nécrose moléculaire du péricément, c'est-à-dire de pyorrhée alvéolaire.

La *diathèse goutteuse*, dans l'acception large du mot, est une maladie constitutionnelle qui se manifeste sous un grand nombre de formes, suivant les individus. Elle est caractérisée par un excès d'acide urique ou de produits voisins dans le sang. Cet excès est dû à une augmentation dans la production par suite de l'assimilation imparfaite et défectueuse des substances azotées ou à une élimination imparfaite des urates par les reins. Dans l'un et l'autre cas, il y a un trouble dans les rapports normaux entre la production d'acide urique et la nutrition générale. Les substances protéiques, par lesquelles la diathèse se manifeste, varient suivant la constitution et suivant les particularités de l'organisme, suivant le degré de vitalité des organes et des tissus. On croit que les lésions ou les états pathologiques que l'on observe sont dus aux dépôts, dans les tissus, d'urate de soude provenant du sang. Cette diathèse est sans aucun doute héréditaire, et l'on peut constater sa présence sous une forme ou sous une autre dans au moins 75 pour 100 des cas, pendant deux et même trois générations. La diathèse peut aussi être acquise par des individus sujets aux causes qui la rendent héréditaire. C'est entre trente-cinq et cinquante ans que se manifestent les troubles locaux, à l'époque où la croissance a cessé et où l'alimentation n'a plus qu'à pourvoir à la réparation des tissus et à la production de la chaleur. Elle est particulièrement fréquente parmi les individus dont la vie est sédentaire et qui ont une alimentation azotée excessive, dépassant la quantité intégralement oxydable par l'individu, et chez ceux qui consomment en excès des boissons fermentées et des vins généreux.

La cause immédiate de toutes les manifestations goutteuses paraît être la présence d'urates dans le sang. Le taux normal en est si peu élevé qu'il est presque impossible de le déceler par les méthodes ordinaires de l'analyse chimique. Garrod a montré que dans la goutte le taux était augmenté de 0,175 pour mille et que cette proportion, si minime en apparence, était suffisante pour agir comme cause irritante de la goutte — fait qui a été confirmé par d'autres observateurs. Les différentes théories que l'on a émises à diverses époques pour expliquer cette augmentation d'acide urique dans le plasma sanguin ne sont pas satisfaisantes et sont même contradictoires ; est-elle le résultat d'une élimination imparfaite ou d'une production augmentée par suite d'un excès de nourriture azotée ? Il est difficile de l'établir positivement dans l'état actuel de la pathologie. Il est très probable que la diathèse est une névrose qui frappe simultanément les fonctions d'assimilation aussi bien que les fonctions d'excrétion de l'organisme. Quelle que soit l'explication que l'on puisse donner de cette accumulation d'urates, on admet généralement que leur présence dans le sang est la cause immédiate de toutes les manifestations goutteuses. Dyce Duckworth déclare « qu'il n'est pas possible de concevoir cette maladie si l'on exclut le rôle joué par l'acide urique, et que le signe le moins équivoque de la vraie diathèse goutteuse est qu'elle est due à la présence d'urates dans les tissus. » La cause immédiate du dépôt d'urate dans les tissus doit être cherchée dans une vulnérabilité spéciale des tissus, une perte de vitalité, résultat d'influences chimiques, mécaniques ou vitales. On admet généralement les idées d'Ebstein au sujet du dépôt d'urates. Il paraît avoir démontré que dans tout tissu conjonctif, avant la formation de tout dépôt, il y a d'abord une nécrose des éléments des tissus sans laquelle la cristallisation ne pourrait se produire; de plus, que ce trouble dans la vitalité des tissus constitue le facteur prédisposant, et la cristallisation, le facteur déterminant des affections goutteuses. Le plasma sanguin, transsudant à travers les parois des vaisseaux capillaires, transporte avec lui l'urate de sodium en solution; dans les tissus partiellement dévitalisés, l'épaississement a lieu, et par conséquent la cristallisation.

A mesure que l'urate de sodium s'accumule, il agit comme un irritant spécial des tissus, donnant lieu à des phénomènes différents suivant les caractères du tissu atteint. Les manifestations goutteuses peuvent être aiguës ou chroniques. Dans les formes aiguës, les signes et les symptômes sont ceux d'une inflammation aiguë spécifique d'une articulation, généralement celle du gros orteil. L'étude clinique de la pyorrhée indique de façon évidente que la maladie frappe fréquemment l'articulation alvéolo-dentaire avant les autres articulations.

Les symptômes locaux, la douleur, la chaleur, la tuméfaction, sont associés à des réactions dans l'état général, à des digestions troublées et à de nombreux désordres dans la nutrition générale. L'attaque peut durer de quelques jours à quelques semaines. Des attaques répétées conduisent à un trouble des fonctions de l'articulation et à une altération permanente de ses tissus.

Dans les formes chroniques, les symptômes se manifestent sur une plus grande étendue et leur intensité est moins marquée, suivant les tissus attaqués. On peut classer de la façon suivante les diverses manifestations de la goutte.

La *goutte articulaire*, dans laquelle les dépôts se produisent dans les articulations.

La *goutte tégumenteuse*, dans laquelle les dépôts se produisent dans la peau et dans les muqueuses. Les maladies de la peau, comme l'eczéma et le psoriasis, et les affections catarrhales des muqueuses, comme la pharyngite, la bronchite chronique, les inflammations gastriques et intestinales, ont été reconnues depuis longtemps comme des manifestations de la goutte.

La *goutte viscérale*, dans laquelle les dépôts ont lieu dans les viscères, comme les poumons, le cœur, les vaisseaux, la rate, le foie, les reins, ce qui donne lieu à différents états pathologiques ou ce qui donne une forme particulière à une maladie déjà établie.

La *goutte nerveuse*, dans laquelle le tissu nerveux est envahi et qui se manifeste par une perte d'énergie intellectuelle, de l'abattement, de l'irritabilité d'humeur, des maux de tête, de la névralgie, etc.

Les limites de ce chapitre ne nous permettent pas d'entrer dans un exposé détaillé des symptômes et des éléments de diagnostic des diverses phases de la diathèse goutteuse ; il est suffisant de dire que, sous une forme ou sous une autre, ils existent fréquemment et sont associés à la pyorrhée alvéolaire. La pathologie de l'inflammation péricémentaire à la suite de dépôts d'urates se développe d'elle-même logiquement lorsque l'on a considéré la diathèse dans ses aspects constitutionnels. Si l'on a présent à l'esprit que la membrane alvéolo-cémentaire est un tissu conjonctif, il n'est plus surprenant qu'elle devienne le siège de dépôts d'acide urique.

Pathologie de la maladie dentaire. — Malheureusement les rapports anatomiques de la région, ainsi que d'autres facteurs, empêchent le praticien de réunir une série complète et coordonnée d'observations concernant la pathologie de la maladie, de sorte que nos déductions à ce sujet sont nécessairement restreintes à un ensemble de renseignements cliniques.

Le péricément, étant la région de moindre résistance, se trouve naturellement être la partie atteinte. La diminution de volume qui accompagne le progrès de la maladie est nécessairement suivie d'un rétrécissement dans le calibre des vaisseaux sanguins. Il semble assez probable que, par suite d'un état général, des modifications de nature athéromateuse se produisent dans les vaisseaux sanguins du péricément et amènent leur obturation. S'il est nécessaire, comme certains pathologistes l'affirment, que la mort des cellules précède les dépôts goutteux, ce changement vasculaire proviendra de la nécrose. La réaction acide de la zone nécrosée produit le dépôt d'urates insolubles dans les acides.

Les dépôts sont la source d'une irritation qui, dans la plupart des cas, est suivie d'inflammation entraînant la dégénérescence inflammatoire et probablement la nécrose des éléments cellulaires. Les parois alvéolaires disparaissent peu à peu, le péricément disparaît également, la zone atteinte devient habituellement infectée par des organismes pyogènes et la suppuration vient s'ajouter, amenant la perte de la dent. Comme dans toute autre zone nécrosée, des dépôts calcaires se produisent, recouvrent et masquent presque entièrement le dépôt primitif d'urate.

La figure 467 représente par un diagramme la vue latérale d'une racine et son état à la suite d'un dépôt dans le péricément. Au point *a*, on voit le calcul environné d'une zone de corpuscules inflammatoires *b*. Le péricément ayant échappé à la destruction est représenté aux points *c* et *d*; au point *d* il reçoit sa nutrition au moyen des vaisseaux anastomotiques provenant du périoste alvéolaire. A une période plus avancée cette portion du péricément est frappée de dégénérescence et le pus s'échappe au collet de la dent. Dans d'autres cas, la dégénérescence inflammatoire s'étend du dépôt jusqu'à la gencive qui le recouvre et qui est perforée.

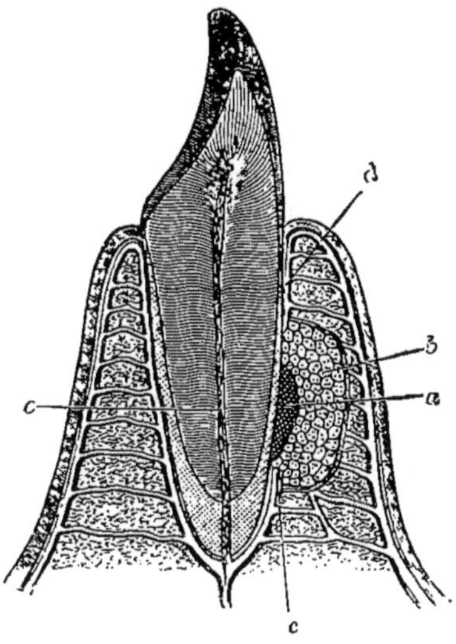

Fig. 467. — Péricémentite calcique hématogénique (Burchard).

On conçoit que de tels changements dans les tissus puissent se produire à la suite de traumatismes supportés pendant les manipulations dentaires habituelles, le fonctionnement irrégulier des dents dans la mastication de substances dures ou même le mauvais usage des cure-dents, des brosses, etc. Si l'on admet cette supposition, — qui a bien des apparences de vérité, car la maladie se développe fréquemment après la séparation, le martelage des dents, etc., — il est raisonnable de penser que, pendant la transsudation de la lymphe à travers les vaisseaux lymphatiques de la membrane, le cément et l'ivoire se chargent d'urates qui se déposent et cristallisent dans l'articulation alvéolo-dentaire, comme dans toute autre partie de l'organisme. L'auteur a constaté que fréquemment la présence de pus dans les poches était produite uniquement par une séparation ou un martelage prolongé et que ces poches se déclaraient sur des dents qui, avant l'opération, étaient aussi indemnes de tout signe pathologique que des dents normales peuvent l'être, à moins qu'il n'existe une idiosyncrasie ou une prédisposition, la cause déterminante seule ayant été suffisante pour produire la maladie.

Ces dépôts et ces accumulations entre deux surfaces osseuses résistantes se trouvant ensuite pressés contre les éléments des tissus, il en résulte que ces sels agissent comme des irritants spécifiques et engendrent les phénomènes bien connus: douleur, congestion, tuméfaction, exsudation, nutrition défectueuse, désorganisation des tissus, formation de pus, ostéomyélite résultant de la résorption du procès alvéolaire et finalement perte des dents, phénomène caractéristique de la pyorrhée alvéolaire. Le siège le plus habituel du dépôt de ces sels est l'apex de la racine, où la structure dela membrane alvéolo-cémentaire est moins compacte, moins résistante et plus volumineuse.

Cette supposition que la pyorrhée alvéolaire est une manifestation locale de la diathèse générale est devenue une certitude après que l'on eut démontré la présence d'acide urique et d'autres sels associés dans les incrustations des dents extraites. Les analyses chimiques, faites par le professeur Ernest Cougdon de l'Institut Drexel, ont démontré la présence de ces sels (1). On employa tous les réactifs connus de l'acide urique et dans tous les cas on découvrit des cristaux d'acide urique, de l'urate de sodium et du phosphate de calcium. Dans quelques cas les urates de soude étaient les sels les plus abondants. La présence constante de ces sels à la surface des racines, présence constatée par des analyses spéciales et par la vue, constitue un fait qui, coexistant avec les autres manifestations goutteuses dans les autres tissus, justifie cette opinion que la forme de pyorrhée alvéolaire décrite ici est une inflammation goutteuse.

L'origine sanguine des sels, l'abondance des sels de calcium et le siège primitif de l'inflammation ont suggéré à l'auteur le terme de péricémentite calcique hématogénique, bien qu'il soit admis que la seule désignation de *péricémentite goutteuse* est suffisante au point de vue explicatif et descriptif. Les dépôts d'urates expliquent et justifient la succession des divers états pathologiques. La formation de pus est précédée d'un ralentissement de la vitalité et d'une dissolution des tissus du pericément. Après ce premier phénomène, la membrane péridentaire désagrégée constitue un terrain favorable à l'entrée et au développement des micro-organismes qui peuvent être introduits par la voie circulatoire ou par des lésions situées près du bord gingival et facilitant l'infection directe par les liquides de la bouche.

Lorsque des organismes ont eu accès dans les tissus dévitalisés, ils multiplient avec une grande rapidité, et par là augmentent la désagrégation et la liquéfaction de la membrane péricémentaire, ainsi que la formation du pus. Les bactéries découvertes dans le pus appartiennent aux formes habituelles ; ce sont : le staphylocoque pyogène doré, le citrin et le blanc, qui, bien que capables de former du pus, ne sont cependant pas pathogènes, en ce sens qu'ils ne sont pas les agents de la formation de la péricémentite avec abcès. Le liquide purulent s'infiltre suivant les lignes de moindre résistance, c'est-à-dire, dans la majorité des cas, par le bord gingival. De là, il s'écoule dans la bouche, et le trajet fistuleux ainsi établi constitue la poche purulente bien connue.

Par suite de l'irritation continuelle due aux dépôts d'urates et à la coopération des micro-organismes, le processus inflammatoire conti-

(1) Voir *International Dental Journal*, 1894, vol. XV, p. 1.

nue jusqu'à ce qu'il ait détruit la membrane à tel point qu'elle ne soit plus capable de nourrir et de supporter les dents.

La résorption du procès alvéolaire se produit suivant les règles qui président au ramollissement osseux et à la résorption en général.

Toute pression constante, provenant d'une exsudation inflammatoire, d'une tumeur, d'une cause mécanique, ou d'une infection qui s'oppose à la nutrition, conduit au ramollissement et à la résorption.

Dans la péricémentite, l'épanchement exerce une pression dans deux directions, sur le cément et sur les parois alvéolaires. Comme ces dernières sont spongieuses, elles subissent rapidement la résorption. Si la pression continue indéfiniment et jusqu'à ce que les parois alvéolaires soient dénudées, la carie et la nécrose s'installent inévitablement. Heureusement, cette terminaison est rare, si même elle a jamais été observée : l'examen le plus attentif du procès alvéolaire sur un grand nombre de patients n'a jamais permis de découvrir aucune dénudation alvéolaire; jamais, dans sa pratique, l'auteur n'a vu de caries, de nécroses, de pertes osseuses ou de séquestres. Il ne pourrait du reste y en avoir, pour cette raison que les dents sont enlevées soit naturellement, soit artificiellement, avant que la destruction complète du péricément se soit produite. A la suite de l'enlèvement des dents et de l'irritation qui en résulte, le processus de cicatrisation commence. Les tissus morts ou endommagés sont enlevés et les tissus fibreux apparaissent, s'organisent et bientôt toute trace d'un état anormal a disparu.

Diagnostic. — Le diagnostic de la pyorrhée alvéolaire devient relativement facile lorsque l'on a présents à l'esprit ses rapports avec l'état constitutionnel, son mode d'origine, ses principaux symptômes et sa pathologie. Les seules maladies avec lesquelles elle pourrait être et a été effectivement confondue sont : d'abord, cette forme de péricémentite qui a été désignée sous le nom de péricémentite calcique ptyalogénique; en second lieu, la gingivite généralisée, due à quelque trouble diathésique et résultant du ptyalisme mercuriel ou de la syphilis; en troisième lieu, une grave inflammation continue due à quelque trouble local tel qu'une pièce partielle mal ajustée ou une dent emprisonnée, quelquefois la troisième molaire; cette affection pourrait être très aggravée par quelque état morbide. Ces formes de péricémentites ont cependant beaucoup de points distincts et sont très différentes dans leur histoire clinique, leur symptomatologie et leur réaction au traitement. Dans les formes d'origine sanguine, le patient, dans la grande majorité des cas, présente quelque autre manifestation plus ou moins prononcée de la goutte ou de la diathèse rhumatismale.

L'âge auquel elle apparaît est habituellement entre trente-cinq et cinquante ans. La douleur extrême que l'on constate autour des racines d'une ou de plusieurs dents dans les premières périodes (auparavant il n'y a aucun signe de gingivite), la déviation, la surélévation apparente ou réelle, une sensibilité à la pression, l'enflure et l'épaississement du péricément, la légère tuméfaction des gencives, qui deviennent rouges ou couleur pourpre au niveau de l'extrémité apicale de la racine de la dent ou des dents atteintes, et, comme suite, l'apparition du pus, le caractère spécial de l'inflammation qui habituellement est limitée à une ou deux dents ou plus dans des régions très différentes de la bouche, l'exsudation et la décharge purulente le long d'un seul côté de la racine détachant la gencive au niveau du collet et établissant ainsi un sinus ou une poche purulente, l'issue plus abondante de pus hors de l'alvéole sous l'influence de la pression, les dépôts habituellement en petite quantité (ce qui contraste avec la forme ptyalogène), la destruction de la membrane péricémentaire et la mise à nu du cément, l'ébranlement et la perte des dents qui deviennent d'une structure résistante et modifient leur aspect (ce qui constitue l'un des principaux caractères de la maladie), tous ces traits pris dans leur ensemble caractérisent l'affection, de sorte qu'il n'y a pas de difficulté à la reconnaître.

Dans la forme ptyalogénique, ce sont les signes opposés qui dominent. En règle générale, il n'y a aucun signe que l'on puisse considérer comme une manifestation de la diathèse constitutionnelle. La période de la vie pendant laquelle elle a lieu s'étend de la dix-huitième année, quelquefois plus tôt, jusqu'à la vieillesse. Cette forme est d'une virulence variable suivant la constitution et le régime de l'individu. Le dépôt calcaire autour du collet de la dent est souvent très abondant; la gingivite primaire, occasionnée par la présence de cet irritant mécanique, n'est pas limitée à une dent ni à des régions isolées de la bouche; l'extension consécutive, dans les cas négligés, l'infiltration de ce dépôt dans la membrane péricémentaire, la localisation dans les premières périodes autour du bord marginal, l'ébranlement retardé des dents, leur chute rare et la réussite habituelle du traitement après l'enlèvement des calculs salivaires, ces signes réunis caractérisent absolument la maladie et permettent de l'identifier aisément.

Il existe évidemment des cas distincts et variés suivant les différents états d'inflammation du péricément depuis leur début jusqu'à leur transmission, mais qui se rapprochent cependant de très près des cas normaux avec lesquels ils peuvent s'associer fréquemment et se confondre.

Étiologie. — Si nous admettons au début de nos recherches que la pyorrhée alvéolaire est une manifestation spéciale de la diathèse goutteuse, nous devons nous attendre à lui trouver les mêmes causes prédisposantes et déterminantes qu'à toutes les autres manifestations de la diathèse générale.

Causes prédisposantes. — 1. *Hérédité.* — Parmi les causes prédisposantes de la pyorrhée alvéolaire, on peut mentionner l'hérédité, qui peut être considérée comme l'un des facteurs les plus importants de son développement.

Après des recherches soigneuses dans l'histoire des antécédents d'un grand nombre de malades atteints de pyorrhée, l'auteur se croit autorisé à affirmer que 90 pour 100 au moins montrent une prédisposition héréditaire pour cette maladie, parents et grands-parents ayant été victimes des mêmes troubles. Il y a des années Magitot était convaincu de l'importance de ce fait et déclarait que la pyorrhée s'étend sur deux ou trois générations et fait son apparition aux mêmes périodes de la vie et sous des formes analogues chez des tempéraments analogues.

2. *Sexe.* — Autant que les observations de l'auteur permettent de l'affirmer, le sexe ne semble pas avoir grande influence sur l'apparition de la pyorrhée, les femmes paraissant être atteintes aussi bien que les hommes. Si l'on éliminait la différence produite par le régime alimentaire aux dépens du sexe fort, les deux sexes paraîtraient avoir pour cette maladie la même prédisposition.

3. *Age.* — L'âge auquel apparaît le plus souvent la pyorrhée est la période moyenne de la vie — c'est-à-dire entre trente et cinquante ans. On peut la constater, quoique très rarement, avant trente ans, et encore moins souvent après soixante ans. Ces observations sont confirmées par les écrits de Magitot et autres. Il est tout à fait évident que la pyorrhée est une maladie concernant cette période de la vie où la croissance a cessé et où l'alimentation n'est destinée qu'à réparer les tissus et produire de la chaleur.

4. *Régime.* — Des examens attentifs du régime des malades atteints de pyorrhée ont amené à constater qu'il y a généralement consommation excessive de matières albuminoïdes et amylacées, beaucoup plus importante que ne le nécessite la nutrition et que ne le permet l'oxydation avec le mode d'existence ordinaire de l'individu. En même temps il y a une moins grande consommation d'eau, entraînant une élimination imparfaite et par suite l'accumulation des produits de cette oxydation incomplète, conséquence d'une alimentation trop riche : il faut aussi mentionner comme facteurs actifs la consommation de liqueurs fermentées : bière, vins généreux, champagne, etc. Si l'on ne peut pas dire qu'un genre particulier d'aliments puisse être spécialement actif pour produire la pyorrhée, il reste évident qu'une abondance et une variété excessives, en diminuant l'activité de l'appareil digestif et en donnant naissance à une grande quantité de produits de déchets azotés dus à une oxydation imparfaite, atteindront et diminueront effectivement l'activité fonctionnelle du système dans l'ensemble et des tissus individuels en particulier.

5. *Occupations sédentaires.* — Le genre d'occupation est aussi un facteur important dans la production de la pyorrhée. Dans la majorité des cas, elle fait son apparition chez ceux qui sont obligés de mener une vie d'inactivité forcée, professeurs, comptables, etc. Toutes les

occupations sédentaires qui entraînent l'insuffisance d'exercice favorisent l'oxydation imparfaite de l'alimentation et en même temps retardent l'élimination des produits de déchet.

Causes déterminantes. — La cause directe du développement de la pyorrhée est, sans conteste, le dépôt dans la membrane du péricément de produits de déchets azotés combinés aux sels calcaires provenant du sang. Ces substances morbides, jouant le rôle de corps étrangers, irritent la membrane et déterminent une activité inflammatoire et tous les symptômes consécutifs. Cependant en admettant que ce dépôt ait lieu, il faut supposer que la membrane est prédisposée et offre un terrain spécialement favorable au dépôt. De plus, on pense que cette prédisposition est analogue à celle qui accompagne les autres dépôts (de caractère goutteux) qui se produisent dans tous les autres tissus du corps humain. Il faut ici en chercher l'origine soit dans une nutrition défectueuse et une vitalité affaiblie due aux efforts mécaniques d'une denture singulièrement disposée, soit dans les traumatismes et contusions résultant d'opérations dentaires ordinaires et apparemment inévitables, tels que la séparation des dents, les coups de maillet et les procédés analogues. On peut encore invoquer l'emploi maladroit de cure-dents, brosses à dents, etc., bien que ces causes soient relativement rares, comparées aux autres facteurs et autres conditions susceptibles d'altérer la nutrition normale de la membrane du péricément.

Dans de nombreux cas où il y avait prédisposition, la pyorrhée s'est développée immédiatement après qu'on eût opéré une ou plusieurs dents. Armand Desprez (¹) attribue une importance considérable à la disposition anormale de dents tassées en désordre comme cause prédisposant au développement de la pyorrhée.

Traitement. — Le traitement de la péricémentite goutteuse est à à la fois local et général.

Le *traitement local* consiste à enlever les dépôts, à enrayer et supprimer l'inflammation et les phénomènes qui l'accompagnent. Ce traitement local a déjà été décrit avec l'étude de la péricémentite calcique ptyalogénique.

Traitement général. — Quelle que soit la cause prédisposante, on doit toujours avoir présente à l'esprit la cause immédiate ou déterminante. On pense que cette cause réside, tout au moins dans une certaine mesure, dans ces phénomènes mécaniques si bien connus du dentiste, qui affaiblissent ou diminuent la nutrition du péricément, ce qui le rend apte dans certaines conditions particulières à recevoir des dépôts de sels uriques. On s'est demandé pourquoi la périmembrane d'une dent ou de plusieurs dents largement séparées ou même situées dans des côtés opposés de la bouche devient simultanément ou successive-

(¹) *Leçons de clinique chirurgicale*, p. 9-656.

ment le siège de l'inflammation, alors qu'il n'y a entre elles aucune continuité.

On peut répondre à cela que la nutrition ralentie et la vitalité diminuée dans ces tissus sont dues dans la majorité des cas à des troubles mécaniques. On peut signaler la malocclusion comme une cause importante. Beaucoup de dentistes observateurs ont certainement constaté par leur expérience personnelle que la pyorrhée se développait souvent sur une dent lorsqu'elle a été soumise aux manipulations mécaniques nécessaires à la protection et à la préservation des dents.

Cet obstacle apparent à la nutrition de la membrane péricémentaire, qui se produit avant le dépôt des sels d'acide urique, s'accorde avec ce que nous connaissons des autres manifestations de la diathèse goutteuse. C'est pourquoi, comme moyen prophylactique, on conseille, toutes les fois que l'on constate la plus légère tendance à la pyorrhée ou tout autre signe de diathèse goutteuse, d'apporter un grand soin dans toutes les opérations dentaires, de façon à ne pas diminuer la nutrition du péricément et à ne pas établir ainsi la condition nécessaire au dépôt d'acide urique ; en particulier, dans la correction des cas de malocclusion, on s'abstiendra autant que possible de toute intervention chirurgicale. Le traitement général que nous avons indiqué comme efficace pour éliminer l'acide urique et pour ramener la nutrition défectueuse à son état normal peut être à juste titre divisé en traitement hygiénique et traitement médical.

Le traitement hygiénique recommande les exercices réguliers en plein air, la stimulation de l'activité fonctionnelle des organes excréteurs (c'est-à-dire de la peau, des intestins, des reins), la régularité du régime, sur laquelle on doit insister dans les cas bien caractérisés et en particulier chez des individus qui, pour des raisons diverses, ont une vie sédentaire et inactive. L'augmentation de l'activité musculaire accélère la circulation, rend les mouvements respiratoires plus amples et plus profonds et stimule puissamment les fonctions générales de la nutrition; les produits de déchet sont éliminés plus rapidement et la combustion de la nourriture est augmentée par une absorption plus considérable d'oxygène. L'augmentation de l'activité fonctionnelle des organes d'élimination est certainement une des mesures hygiéniques les plus importantes.

On stimulera la transpiration, les glandes sébacées et la circulation capillaire par des lotions d'eau froide sur la peau, de vigoureuses frictions, quelquefois des bains turcs, à moins que ce traitement ne soit contre-indiqué par une affection cardiaque ou pulmonaire. Si le foie et les glandes de l'intestin ont une sécrétion imparfaite et que la constipation domine, l'activité de ces organes sera stimulée par l'emploi d'eau salée, les meilleurs purgatifs que l'on puisse employer dans ce but sont les eaux d'Hunyadi Janos et de Friedrichshalle; ces eaux sont particulièrement recommandables parce qu'elles contiennent des sulfates de soude et de magnésie en grande quantité et que ces sels sont d'actifs agents d'élimination.

Les reins seront soulagés dans l'excrétion des produits de déchet par l'emploi des eaux négatives, c'est-à-dire d'eaux dans lesquelles les sels constituants existent en proportions minimes.

De l'eau chaude ou distillée prise en quantité suffisante détergera le tube digestif, augmentera le volume du sang et stimulera l'activité des reins. Ce n'est pas seulement un fait d'observation commune, mais encore un fait remarquable que les goutteux sont portés à boire des quantités d'eau relativement faibles; 1 litre d'eau chaude pris chaque jour en quatre fois avant le déjeuner du matin, entre les repas et au moment du coucher, produit des effets bienfaisants en aidant à la dissolution et à l'élimination des produits irritants.

Les plus importantes des mesures hygiéniques à appliquer dans le traitement des manifestations goutteuses sont celles qui concernent le régime. L'acide urique étant un composé azoté et, par suite, un des produits imparfaitement oxydés de l'alimentation amylacée ou azotée, il est nécessaire que ces aliments soient exclus du régime journalier. La valeur de cette prescription est admise et appliquée par tous les praticiens.

Dans les manifestations bénignes de la diathèse goutteuse telles qu'elles nous semblent apparaître dans la pyorrhée, il n'est pas aussi urgent de proscrire toute matière albuminoïde; néanmoins comme nombre de patients consomment une grande quantité de viande, il serait bon d'insister pour tenter l'abstention totale du bœuf, du mouton, du veau et du porc, limitant les matières albuminoïdes aux viandes blanches, volaille, huîtres, poissons et homards. Le fromage, les haricots et le blanc d'œuf sont contestés et dans nombre de cas de goutte aigus sont strictement proscrits par le médecin.

L'expérience a montré que diverses boissons alcooliques telles que le champagne, le porto, le madère et le xérès sont spécialement capables de produire l'accumulation de l'acide urique. Les vins plus légers, tels que le vin de Bordeaux et le vin du Rhin, ne sont pas considérés comme aussi nuisibles. Les liquides fermentés, la bière, l'ale, et le porter, sont aussi considérés par nombre de praticiens comme tout à fait contre-indiqués.

Il est évident que le traitement médical et constitutionnel doit être dirigé vers l'élimination de l'acide urique et de ses composés. Dans ce but, il est indiqué d'appliquer les remèdes qui favorisent la formation de produits solubles, facilement diffusibles et promptement éliminés par les reins. De temps immémorial, les alcalis et composés alcalins ont été utilisés avec grand succès dans toutes les phases de la diathèse goutteuse.

Le traitement de la goutte aiguë nécessite naturellement des remèdes différents ou plus actifs que ceux employés dans les formes *subaiguës* ou chroniques que le praticien dentaire est appelé à rencontrer.

Parmi les divers alcalis composés de la lithine, le citrate et le carbonate ont été employés avec succès, dans les phases bénignes de la maladie. L'auteur a retiré de grands avantages de l'emploi suggéré par E. C. Kirk du bitartrate de lithine, et aussi de l'alkalithine préparée sous la même forme que les composés ci-dessus, en tablettes comprimées de cinq grains (0 gr. 32) chacune; une tablette trois ou quatre fois par jour est suffisante. Si l'emploi de ces tablettes de lithine ne convenait pas au patient, on pourrait leur substituer le carbonate de potassium à la dose de 10 grains (0 gr. 648) délayés dans quelque liquide amer, de l'eau de gentiane ou de quassia, et administré trois ou quatre fois par jour. Un auxiliaire précieux du traitement médical est l'absorption d'une grande quantité d'eaux alcalines qui contribuent à éliminer les produits de déchet, quoiqu'il soit probable que l'efficacité attribuée à ces eaux soit due pour une grande part à la quantité absorbée.

On a reconnu l'efficacité des eaux de Saratoga, de Vichy, du Wisconsin, de Marienbad, de Carslbad, d'Apollinaris. Si le patient est très dyspeptique, comme c'est souvent le cas, il est naturellement indiqué de traiter les organes digestifs. S'il y a anémie, le fer sera nécessaire. La combinaison de fer et de sels de potassium a été très appréciée pour améliorer le sang. On fera bien de l'absorber sous forme de pilules de Blaud composées de ces deux produits, à la dose suffisante de trois par jour.

Il est en outre un facteur qui peut être considéré comme thérapeutique ou prophylactique et qui mérite un moment d'attention. Il faut prendre grand soin d'éviter les traumatismes de la membrane péricémentaire toutes les fois que la présence de la fâcheuse diathèse paraît probable.

Quelque ingénieuse que puisse être l'interprétation des phénomènes pathologiques, quelque logiques que puissent sembler nos déductions, le témoignage définitif de leur valeur apparaît dans la promptitude avec laquelle l'affection cède au traitement approprié.

Si la pyorrhée alvéolaire est une manifestation de la diathèse goutteuse et que les symptômes soient déterminés par le dépôt de l'acide urique et de ses sels, il faut avoir recours d'une façon générale aux mesures thérapeutiques efficaces dans le traitement des autres formes de la goutte sur les autres parties du corps. Il ne faut pas oublier cependant que, bien qu'un cas puisse demeurer guéri pendant une période de six mois ou même un an, le patient peut craindre une rechute, s'il revient à un genre de vie irrégulier. Il est inutile de dire que c'est le cas dans toutes les maladies diabétiques. Chez tous les individus prédisposés aux accumulations d'acide urique, il faut imposer un nouveau genre de vie, sans négliger les plus grands soins pendant une longue période.

Les conclusions admises peuvent être résumées dans les postulats suivants :

1) La pyorrhée alvéolaire d'origine constitutionnelle — forme la plus néfaste et la plus tenace — débute par un trouble local inflammatoire dans les tissus, sur le côté de la racine voisin de l'extrémité apicale et secondairement, dans une grande majorité de cas, s'étend jusqu'aux bords gingivaux ;

2) La cause de cette inflammation (gingivite et péricémentite) est cette exsudation des vaisseaux sanguins chargés de sels, qui, par leur dépôt et leur cristallisation sur le tissu de la racine et leur infiltration dans les tissus les plus vasculaires, jouent le rôle de corps étrangers et réagissent comme irritants ;

3) Les sels en question découverts par l'analyse chimique sont : les urates de calcium et de sodium, l'acide urique libre et les phosphates de calcium ;

4) La nature chimique de ces sels indique que le sang contient un excès d'urates et d'acide urique dus à une production exagérée ou à une élimination imparfaite ;

5) L'excès de ces sels, comme on le sait, est considéré par les pathologistes comme l'indication d'un métabolisme défectueux et est la cause immédiate d'une série d'accidents locaux qu'on désigne sous le nom de goutteux, les troubles de la nutrition donnant naissance à la diathèse urique ;

6) Une étude soigneuse et un examen sévère des divers organes et des tissus atteints de pyorrhée alvéolaire révèlent la coexistence dans de grandes proportions d'une ou de plusieurs manifestations de cette diathèse constitutionnelle ;

7) Ce fait d'une maladie constitutionnelle dont une phase a éveillé l'attention du praticien dentaire indique que, pour qu'un traitement soit effectif, il ne doit pas s'appliquer à la manifestation locale, mais aussi à l'état général.

8) Le traitement constitutionnel, joint aux interventions locales ordinaires dans un certain nombre de cas authentiques de pyorrhée alvéolaire, a donné des résultats si satisfaisants que l'auteur se croit autorisé à maintenir ses idées concernant l'origine de la maladie.

Bien que les pages précédentes contiennent des considérations résultant d'une expérience étendue, l'auteur reconnaît que nombre de considérations anormales, étroitement rattachées par des symptômes superficiels aux conditions reconnues et décrites, peuvent se rencontrer sans qu'il apparaisse d'autres manifestations locales d'origine urique.

Durant le siècle dernier, plusieurs auteurs ont reconnu les relations qui unissent les maladies dentaires connues sous le nom générique de pyorrhée alvéolaire aux conditions d'une mauvaise nutrition générale.

Mais, avant ces dernières années, on ne signale aucun effort systématique vers une classification. M. L. Rhein, qui a étudié soigneusement les rapports unissant les troubles généraux aux maladies dentaires, constatant que plusieurs maladies générales sont accompagnées de pyorrhée alvéolaire, et que le trouble dentaire persiste aussi longtemps que la maladie générale, suggère l'idée que les maladies connues sous la dernière dénomination soient divisées en deux classes : pyorrhée simple et pyorrhée complexe.

Sous le nom de pyorrhée simple sont comprises les variétés dans lesquelles des mesures de thérapeutique locales suffisent pour obtenir la guérison [1].

La pyorrhée complexe comprend les cas et les variétés dans lesquels la thérapeutique locale ne suffit pas à réduire la maladie dentaire, et qui sont associés à quelques désordres de la nutrition générale. Cette classe est subdivisée en quatre groupes : *a*) ceux qui sont dus à un désordre de nutrition tel que la goutte, le diabète, le rhumatisme chronique, la néphrite, le scorbut, la chlorose, l'anémie, la leucémie, la grossesse ; *b*) ceux qui apparaissent pendant des attaques de maladies aiguës infectieuses, la tuberculose, la malaria, le rhumatisme aigu, la pleurésie, la péricardite et la syphilis ; *c*) ceux qui sont dus à des désordres nerveux, maladies spinales, la neurasthénie, l'hystérie ; *d*) les conditions résultant de l'action de médicaments toxiques. mercure, plomb, iode.

Rhein pense, d'après ses recherches, que chaque membre du groupe de la pyorrhée complexe a sa manifestation clinique distincte, qui peut être utilisée dans le diagnostic des états constitutionnels.

Quiconque est familiarisé avec les états anormaux de la bouche, et est capable de les distinguer, doit être très prudent dans l'interprétation de leurs causes, afin d'embrasser la série très étendue des conditions pathologiques qui, à certaines périodes, présentent des apparences qui pourraient très bien être qualifiées de pyorrhée alvéolaire, mais que leur prompte résolution par les topiques porte à classer parmi celles qui ne sont pas liées à une production d'acide urique. Tout en reconnaissant que cette dyscrasie urique peut être associée à presque tous les troubles qui accompagnent une mauvaise nutrition, il faut se souvenir et bien tenir compte de ce fait qu'une assimilation imparfaite des aliments et un métabolisme défectueux sont souvent la cause des troubles locaux et qu'ils peuvent être, en même temps, les facteurs de la dyscrasie urique. En appréciant la valeur de ces théories ou hypothèses, il ne faut pas négliger ce fait que les affections des reins, du foie, des poumons, du cœur, des muqueuses, de l'estomac, etc., peuvent exister sans autres manifestations reconnues, ou bien que nous pouvons constater seulement une irritation de la membrane péricémen-

[1] *Dental Cosmos*, 1894, p. 780.

taire, liée à quelqu'une de ces affections, les états pathologiques de ce tissu étant graves ou bénins, selon que le trouble fonctionnel ou organique de l'organe est dans une période d'activité ou de ralentissement.

Si, dans les pages précédentes, le traitement que nous avons présenté s'applique principalement à cette forme de la pyorrhée qui accompagne la diathèse goutteuse, néanmoins il ne faut pas oublier qu'un état analogue de la membrane péricémentaire est lié quelquefois à d'autres troubles de la nutrition générale, comme l'indique M. L. Rhein, qui, par suite, conseille un traitement spécialement adapté à cet autre état général.

Etant donné que ces états constitutionnels sont compliqués dans leurs manifestations et que leur traitement médical et hygiénique est presque exclusivement dans les mains du médecin, le devoir du praticien dentaire se trouve principalement limité à la question du diagnostic ; cependant le traitement local doit toujours être modifié suivant les variations particulières de l'état local [1].

[1] Le traitement local de la pyorrhée a été l'objet ces derniers temps de nouvelles communications. Head, de Philadelphie, recommande le bifluorure d'ammonium comme dissolvant du tartre. Ce produit n'est pas irritant pour les gencives et ne semble pas attaquer l'émail. Une dent que nous avons mise depuis trois mois dans une solution saturée de bifluorure d'ammonium ne semble pas avoir subi de modifications ni du côté de l'émail ni du côté du cément. (Note du trad.)

CHAPITRE XX (¹)

DES DENTS DÉCOLORÉES, LEUR TRAITEMENT

Par Édouard C. KIRK, D. D. S.

La décoloration des dents est ordinairement produite par la mort de la pulpe. Toutefois la destruction de celle-ci n'entraîne pas toujours et nécessairement la décoloration de l'organe, bien qu'en général elle en soit la cause la plus commune.

Nous voulons rappeler ici les cas de coloration progressive et interstitielle des tissus dentinaires, dus exclusivement à l'action de certains sels métalliques et aux taches localisées qui sont la conséquence de l'imbibition de matières pigmentaires et qu'on peut observer quelquefois lorsque de petites surfaces de dentine ont été dénudées de la paroi d'émail qui les recouvre, ou encore lorsque cette paroi d'émail est calcifiée de façon si imparfaite qu'elle offre une barrière insuffisante à la pénétration des matières pigmentaires des sécrétions buccales ou de la nourriture.

Les faits à examiner et le traitement subséquent ressortissent à trois états différents : 1° la décoloration est la conséquence de la mort de la pulpe due à d'autres causes que son exposition; 2° elle est due à l'exposition de la pulpe ; 3° elle est de nature spéciale et due à des causes adventices, s'ajoutant aux conditions énumérées dans la deuxième classe.

Parmi les causes traumatiques nombreuses qui déterminent la mort de la pulpe (coups, chocs brusques contre des corps durs, action de mordre des fils, réactions thermiques violentes, applications peu judicieuses des forces au cours d'un redressement, pansements arsenicaux sur la dentine, alors que la pulpe n'est pas exposée ou l'est fort peu) quelques-unes peuvent amener un état hyperémique et congestif de l'organe, compression de son système vasculaire, formation d'embolies, thrombus, infarctus hémorragiques.

Finalement les éléments corpusculaires du sang s'extravasent, l'hémoglobine s'échappe du stroma des globules rouges, se dissout dans le plasma sanguin, qui en dernière analyse vient infiltrer les tubuli dentinaires, donnant à la dent une coloration rose caractéristique lorsqu'on l'examine soit à la lumière directe, soit à la lumière artificielle par transparence.

(¹) La traduction de ce chapitre est due à M. H. Masson, professeur à l'École dentaire de Paris et a été publiée dans l'*Odontologie* de 1907.

Les dents passent alors par une échelle de colorations successives; la couleur rose primitive devient jaune, puis jaune foncé, brune et, après un laps de temps variable et d'assez longue durée, la teinte gris ardoise ou noire devient définitive.

La violence de la crise de pulpite qui précède la mort et la décomposition de la pulpe détermine d'une façon précise la rapidité du processus de la décoloration. Quand la congestion pulpaire a été relativement légère, que le processus nécrotique s'est développé lentement, l'hémoglobine ne s'infiltre pas brusquement dans les canalicules dentinaires; il s'ensuit que la différence entre la couleur primitive de la dent et celle qui suit la nécrose complète de la pulpe peut être si légère qu'elle échappe à l'examen, à moins que celui-ci ne soit fait par des procédés d'éclairage spéciaux, auquel cas la variation de teintes avec les dents voisines est extrêmement légère.

Toutefois ces dents abandonnées à elles-mêmes peuvent avec le temps se foncer, et bien que leur décoloration ne soit pas aussi désagréable à la vue que celle dont la pulpe a été détruite d'une façon brusque et violente, elles n'en réclament pas moins la série de soins qui doit leur rendre leur coloration normale.

Discussion du processus de la décoloration. — Dans les dents décolorées dont le changement de teinte est dû à la mort de la pulpe sans qu'elle ait été exposée (1re classe de notre division), il est clair que les sources de pigmentation viennent de l'intérieur de l'organe et qu'on doit les rechercher seulement dans la décomposition des éléments pulpaires et du réseau vasculaire.

Les éléments protéiques du tissu pulpaire sont des combinaisons complexes de carbone, d'oxygène, d'hydrogène, de soufre, de phosphore, qui, dans leurs transformations successives au cours des phénomènes chimiques de décomposition putréfactive, sont, en dernière analyse, transformés en bioxyde de carbone, eau, ammoniaque, hydrogène sulfuré, avec formation possible de phosphates. Le groupe des substances entrant dans la composition des éléments histologiques de la pulpe ne contient pas de facteurs susceptibles de former, au cours des modifications subséquentes à la décomposition putréfactive, des composés pouvant amener une décoloration permanente. Toutefois lorsque le système vasculaire peut être incriminé comme cause de décoloration, l'ordre des faits devient particulièrement clair.

Les globules rouges sanguins contiennent, comme élément caractéristique, l'hémoglobine ou l'oxyhémoglobine, selon que le sang est veineux ou artériel, et cette substance est, on le sait, douée d'un pouvoir colorant intense.

Au cours de décompositions successives l'hémoglobine passe par une série de modifications dans sa composition chimique, qu'accompagne une gamme de couleurs correspondantes. Une illustration banale de ces changements de teinte nous est donnée par le cycle des changements qui suit une contusion. Immédiatement après un traumatisme, une contusion sur un point quelconque du corps, le sang se répand dans les tissus avoisinant la région contuse, y produisant une coloration rouge rose, qui bientôt devient rouge noire, syndrome de faits que le vocabulaire populaire dénomme « un bleu ».

Les divers stades de la décomposition du principe colorant du sang extravasé se traduisent, comme nous l'avons dit, par une suite de changements de teintes passant du jaune au brun, jusqu'au moment où les pigments sont par absorption éliminés par le système capillaire de la région.

En passant par cette gamme de couleurs nécessaires l'hémoglobine subit des altérations diverses dans sa composition, répondant chacune à une combinaison chimique déterminée et à un état chromogène donné. Nous citerons comme particulièrement importantes et mieux connues la méthémoglobine (brun rouge), l'hémine (noir bleu), l'hématine (brun foncé, noir bleu), l'hématoïdine (orange).

Mais, alors que la décomposition graduelle de la matière colorante du sang, dont nous venons de faire mention, est, à n'en point douter, un facteur capital dans certaines phases de la décoloration des dents, il est encore d'autres facteurs importants dont l'action en l'espèce ne laisse point que d'être intéressante à examiner.

La décomposition putréfactive des éléments protéides de la pulpe, nous l'avons déjà signalé, donne naissance à de l'hydrogène sulfuré en assez grande quantité. Les albumines contiennent (Hammarsten) de 0,8 à 2,2 pour 100 de soufre, qui, au cours des transformations nombreuses de cet élément, pendant le processus putréfactif, forme de l'hydrogène sulfuré en volume relativement considérable. Ce gaz se dégageant au contact de l'hémoglobine exerce nécessairement une action marquée au cours des différentes transformations que subit cette dernière. Miller dit que, si l'on fait passer un courant d'hydrogène sulfuré dans du sang fraîchement recueilli ou dans une solution d'oxyhémoglobine, en présence d'air ou d'oxygène, il se forme du sulfo-méthémoglobine de couleur rouge verdâtre en solution concentrée et vert en solution diluée. Si l'on place une dent récemment extraite dans un mélange de viande et de salive de façon qu'une portion de la surface de l'émail reste libre et que l'on humecte cette surface avec du sang, elle revêt une apparence gris sale, si le tout est maintenu pendant vingt-quatre à quarante-huit heures dans des conditions d'humidité et à la température normale du sang. Il est fort possible que les dépôts gris sale que l'on observe dans certaines formes d'infection buccale (stomatite mercurielle, scorbut, gangrène, et même dans certaines formes infectieuses d'importance moindre, de même que dans certains cas de négligence absolue de toute hygiène buccale) doivent leur coloration caractéristique à la présence de sulfo-méthémoglobine. Comme dans la décomposition pulpaire, l'hydrogène sulfuré se forme en présence d'hémoglobine, tout nous porte à croire qu'il se produit alors une réaction analogue à celle qu'a décrite Miller, et qu'il regarde comme cause effective déterminante de la présence de certaines taches sur la surface externe des dents.

La pigmentation gris ardoise ou bleue qu'on peut toujours observer sur les parois des vaisseaux et très souvent sous la peau des animaux morts et en voie de décomposition et de putréfaction nous fournit un exemple remarquable de l'action de l'hydrogène sulfuré sur l'hémoglobine en décomposition exsudée du système vasculaire et est une forme de pigmentation analogue en tous points à celle que nous venons de décrire, et qu'on observe dans la structure dentinaire à la suite de la décomposition putréfactive de la pulpe.

Lorsque les globules rouges commencent à se désagréger, la matière qui les colore est alors l'hémoglobine; mais les masses granuleuses jaunes et brunes qu'on trouve dans les cellules, et qui sont libres dans les tissus, sont en général des dérivés de l'hémoglobine, et non de l'hémoglobine même. Ces dérivés peuvent être divisés en deux groupes, selon qu'ils contiennent ou non du fer, les premiers nommés hémosidérine, les derniers hématoïdine. Lorsqu'on les traite par une solution de sulfure d'ammonium (dérivé de la décomposition putréfactive de l'albumine), l'hémosidérine devient noire par suite de la formation d'un sulfure de fer. Grohe pense que dans les phénomènes de putréfaction le fer est mis en liberté de sa combinaison avec l'hémoglobine, de telle sorte qu'alors il peut se combiner facilement avec l'hydrogène sulfuré.

Le fer est le facteur le plus important des éléments dont on doit tenir compte dans la liste des causes qui produisent la décoloration dans les conditions que nous venons d'indiquer. C'est le fer en combinaison dans les globules rouges qui est le facteur capital dans tous les phénomènes de modifications chromogènes que nous venons de décrire.

Le processus de la décomposition putréfactive consiste en une série de modifications chimiques sous l'action de micro-organismes débutant par la formation de composés organiques extrêmement complexes, qui peu à peu se transforment en composés de constitution plus simple. On ne sait pas d'une façon précise dans quelle limite la désintégration des éléments qui constituent la pulpe et son réseau vasculaire participent en dernière analyse aux changements qui amènent la décoloration permanente des dents. Toutefois comme résumé synthétique de ce que l'on sait des transformations dernières des composés formés, la présence du sulfure de fer en est le résultat. Cet élément, à l'exception de quelques sels alcalins et terreux, est le seul qu'on puisse déterminer dans les composés primitivement formés et fixés et qui, partant, soit capable de former un résidu stable dans les canalicules de la dentine. Si toutefois la teinte ultime bleu noirâtre de la dent, qui reste dans un état de décoloration permanente, ne peut être complètement imputée au sulfure de fer, la pigmentation est très certainement due à son action ou à celle de quelque agent d'une constitution chimique très voisine dans lequel on peut toujours reconnaître le fer et le soufre en combinaison avec les matières organiques et qui, si la décomposition eût été observée à un stade plus avancé, se fussent transformés en sulfure de fer. L'importance de la recherche et de la présence possible de cet élément dans le processus de la décoloration est démontrée dans l'étude des moyens de blanchiment (voy. p. 519 et 523).

Décoloration des dents comme conséquence de la mort de la pulpe après son exposition. — Lorsque la mort et la décomposition de la pulpe sont une conséquence de son exposition par suite de carie ou autrement, et qu'elle est soumise aux influences irritatives des agents infectieux, des sécrétions buccales, des particules alimentaires, des chocs thermiques, etc., le processus putréfactif est modifié dans sa nature et sa rapidité et peut modifier la décoloration qui s'ensuit. C'est ainsi que les teintes jaunâtres ou brunes qu'on observe souvent dans les dents dont les pulpes ont été détruites à dessein ou ont subi un processus nécrotique à la suite d'un traumatisme, et qui très souvent restent permanentes, s'observent rarement dans les dents dont la pulpe a subi la nécrose au cours du processus de la carie.

Dans ces conditions, les divers stades du processus putréfactif sont à marche rapide, les conditions étant particulièrement favorables pour que l'élément colorant du sang soit décomposé en ses facteurs ultimes dans l'échelle des produits de décomposition, c'est-à-dire à la couleur bleu ardoise ou noirâtre, ainsi que déjà nous l'avons signalé. On peut encore ajouter à la liste des causes qui amènent rapidement la décoloration des dents, à la suite de leur exposition, un facteur important : la présence des sécrétions buccales, des débris alimentaires, et autres fermentations buccales qui pénètrent, par la cavité de la dent, jusqu'à sa chambre pulpaire, puis jusqu'aux canalicules de la dentine.

Ces produits avec le temps peuvent infiltrer la structure de la dent, et, s'ils ne déterminent pas de changement notable au point de vue de la couleur, ils n'en produisent cependant pas moins une influence marquée dans la marche des transformations chimiques signalées, influence telle que le blanchiment en devient particulièrement difficile et réclame des méthodes et des procédés spéciaux.

La pénétration de substances grasses ou huileuses, d'un astringent, de matières coagulantes peut, entre autres exemples, agir sur la matière colorante et la « fixer » de la même façon que les mordants forment des composés insolubles ou laques avec les teintures qu'on emploie dans les teintureries des fabriques textiles.

Il est encore une classe importante de substances qui sont très souvent cause de la décoloration des dents : ce sont les sels métalliques dont on se sert pour le traitement des dents ou qui se forment accidentellement, pendant l'application, sur ces organes, d'agents corrosifs, soit par l'action de ces agents sur les obturations (*in situ*), soit sur les instruments dont on s'est servi pour les appliquer : par exemple l'emploi de la teinture d'iode ou de l'acide sulfurique avec des instruments d'acier et l'emploi subséquent d'un médicament à base de tanin. Nous examinerons à part le traitement de ces cas spéciaux.

BLANCHIMENT DES DENTS, EMPLOI DU CHLORE

Exposé du problème du blanchiment. — Le problème du blanchiment dépend d'une réaction chimique entre un composé colorant et une substance quelconque capable d'agir sur la molécule de matière colorante, de changer son identité et de déterminer par ce fait même la perte de sa marque caractéristique : la couleur.

Les éléments qui entrent en ligne de compte dans le processus de la décoloration des dents, nous l'avons préalablement signalé, proviennent de la pulpe et de son réseau vasculaire. Nous avons vu que les composés pigmentaires qui en résultent sont de nature organique, de composition moléculaire bien déterminée; en d'autres termes un certain groupement d'un nombre et d'une espèce d'atomes a formé une molécule de propriétés physiques et chimiques données et qui en particulier se caractérisent par la couleur.

Tout ce qui produira un changement dans la composition de la molécule modifiera son équilibre chimique et détruira son unité. De sorte que, si nous pouvons agir sur la matière colorante qui a amené la décoloration de la dent, par un agent chimique capable de faire varier et d'amener un changement dans l'arrangement anatomique ou la composition de la molécule colorante, nous pourrons espérer faire disparaître ou diminuer la teinte caractéristique.

Deux classes d'agents ont été employées successivement comme décolorants. D'abord les agents qui, par leur pouvoir de dégager de l'oxygène à l'état naissant, rentrent dans la catégorie des oxydants, puis ceux qui, par une action diamétralement opposée, sont très avides d'oxygène et qu'on appelle des réducteurs.

Les oxydants modifient l'identité de la molécule colorante en se combinant à l'hydrogène pour former de l'eau. Les réducteurs, au contraire, mettent l'oxygène de la molécule colorante en liberté pour former des sous-produits variables selon la nature de l'agent réducteur employé.

Le chlore et ses composés, le brome et l'iode, agissent comme oxydants, le bioxyde d'hydrogène et le bioxyde de sodium comme réducteurs. On peut aussi faire rentrer le permanganate de potasse dans ce groupe, bien que, pour en obtenir des résultats satisfaisants dans le blanchiment des dents, il faille, après son application, traiter les parties blanches avec un corps capable de dissoudre le bioxyde de manganèse formé et dérivé de l'action du permanganate.

Ce corps est employé assez couramment et avec des résultats satisfaisants dans le blanchiment des éponges. On l'a aussi expérimenté pour le blanchiment des dents ; mais les résultats obtenus ont été nettement inférieurs et moindres qu'avec les autres agents.

Le chlore employé comme agent de blanchiment. — L'emploi systématique du chlore comme agent de blanchiment dans l'industrie suggéra, à n'en point douter, l'idée de son emploi dans le traitement des dents décolorées. Son introduction dans la pharmacopée dentaire, ainsi que les divers stades du *modus faciendi* sont dus à James Truman. Le principe de sa méthode découle de la libération du chlore de l'hypochlorite de chaux (commercialement connu sous le nom de « poudre à blanchir ») dans l'intérieur de la chambre pulpaire ou de la cavité de l'organe carié. Le chlore est mis en liberté par l'action de l'acide acétique dilué ; et cette réaction se produisant au voisinage des tissus décolorés, le blanchiment se produit fort rapidement, le chlore agissant sur les principes colorants qui se trouvent dans les tubuli de la dentine. De nombreuses modifications ont été apportées à cette méthode, mais comme, en dernière analyse, c'est toujours le chlore qui agit, il devient nécessaire, quel que soit celui des procédés dont on use, de savoir de quelle façon agit ce médicament et par quel mécanisme se produit le blanchiment.

Le chlore est un corps gazeux simple, de couleur verdâtre, soluble dans l'eau, très irritant pour les voies respiratoires quand il est respiré, et nocif lorsqu'il est inhalé en quantité suffisante. Il a pour tous les métaux une affinité puissante et entre en combinaison directe avec un certain nombre d'entre eux sous l'influence de circonstances favorables. La plupart des composés sont en général solubles dans l'eau.

Une de ses particularités et qui est particulièrement intéressante à signaler dans l'étude du blanchiment des dents, c'est son affinité remarquable pour l'hydrogène. Celle-ci est si puissante que lorsque, dans des conditions favorables, une molécule de chlore est mise en contact avec une molécule d'eau, l'hydrogène de la molécule d'eau est mis en liberté pour donner naissance à de l'acide chlorhydrique, et l'oxygène se forme à l'état naissant, condition qui porte au plus haut degré son pouvoir oxydant. Cette affinité puissante du chlore pour l'hydrogène lui permet de décomposer de la même façon d'autres molécules contenant de l'hydrogène, en donnant naissance à de l'acide chlorhydrique et modifiant ainsi l'identité du corps sur lequel il agit.

Nous avons dit que tous les composés organiques résultant des phénomènes vitaux contiennent de l'hydrogène, élément constituant. Cette action du chlore que nous venons de signaler s'applique aussi à la décomposition des produits dont la présence dans les tubuli amène la décoloration de la dentine. Le pouvoir chromogène de ces dépôts organiques est dû à des conditions d'arrangement bien déterminées de sa composition moléculaire ; de sorte que si le chlore agit sur la matière colorante qui cause la décoloration de la dent, en s'emparant et en se combinant avec son hydrogène, l'identité chimique est modifiée, et son caractère objectif principal, la couleur, est perdu.

La réaction que nous signalons ici est nommée action directe du chlore comme décolorant.

Mais il est encore une autre méthode grâce à laquelle le chlore agit d'une façon indirecte.

Dans certains cas on a noté que le chlore n'agit qu'en présence de l'humidité. La raison de ce fait est que la décoloration dans ces conditions est due à l'oxygène naissant mis en liberté par la molécule d'eau, au moment où le chlore se combine avec l'hydrogène pour former de l'acide chlorhydrique :

$$Cl^2 + H^2O = 2\,HCl + O$$
$$2\,Cl^2 + 2\,H^2O = 4\,HCl + 2\,O.$$

Quoi qu'il en soit et quelle que soit la nature ultime de son action, il est nécessaire de bien se pénétrer de ce fait que son pouvoir décolorant est dû seulement au changement d'état qu'il détermine dans l'arrangement de la molécule colorante, et que le chlore n'a pas de pouvoir dissolvant pour la matière organique sur laquelle il agit. Il modifie sa constitution, mais n'agit pas comme dissolvant. Il est bon aussi d'ajouter que les composés que forment avec le chlore certains éléments métalliques, principalement en solution diluée, sont pour la plupart sans couleur si on les compare avec d'autres séries de composés, les oxydes et les sulfures, par exemple. Il en résulte que, lorsque la coloration est due à la présence de certains composés organiques, ou même lorsque la teinte est causée par les décompositions successives de l'hémoglobine, on peut la faire disparaître rapidement par le chlore ; mais si le chlorure de fer ainsi formé reste dans la structure de la dent, il est susceptible de se décomposer graduellement et de donner naissance à de nouvelles combinaisons chimiques produisant une nouvelle coloration de la dent.

Tous les procédés de blanchiment devraient viser non seulement à faire disparaître, par des moyens chimiques bien déterminés, la coloration anormale, mais mieux encore à éliminer complètement tous les débris organiques des canalicules de la dentine, car, tant qu'il en reste quelques particules dans les tubuli, on peut craindre un retour à la coloration anormale, et le succès permanent et durable de l'opération du blanchiment n'est pas définitivement assuré.

Dents favorables au blanchiment. — Quel que soit le cas auquel on désire appliquer le blanchiment, il faut préalablement examiner les conditions générales, comme avant toute opération dentaire, et faire œuvre de jugement.

Tous les procédés de la thérapeutique dentaire, médicamenteuse ou mécanique, sont une série de compromis avec des états morbides ou leurs conséquences ; c'est le devoir de l'opérateur de chercher à tirer de cet état les meilleurs résultats dont puisse bénéficier son patient.

C'est pourquoi, si dans un cas donné la décoloration d'un organe dentaire est le seul facteur que nous puissions observer, nous devons rassembler nos efforts pour rendre à l'organe sa couleur primitive. Cette règle peut être étendue à tous les cas de décoloration dans lesquels la perte de substance, soit par carie, soit par traumatisme, n'a pas été telle qu'on ne lui puisse rendre ses contours primitifs soit par une obturation, soit par un inlay de porcelaine.

Les seuls cas qui ne soient pas justiciables du blanchiment sont ceux dans lesquels la perte de substance est si considérable qu'il ne reste plus à notre disposition d'autres moyens thérapeutiques que les couronnes.

Beaucoup d'opérateurs pensent que c'est une perte de temps sèche que de tenter le blanchiment d'autres dents que les incisives, parce que les parois des canines, petites molaires et molaires ont une épaisseur telle qu'il devient difficile de faire pénétrer dans toute l'épaisseur de la dentine les agents médicamenteux. D'autres soutiennent de même qu'il est inutile de tenter le blanchiment des dents dont la structure a été colorée par des sels métalliques.

A bien examiner, la question ne devrait même pas se poser, étant donné que, si, par nos manœuvres opératoires, nous pouvons arriver à décolorer une certaine épaisseur des parois dentaires, rien n'empêche que, par la répétition du traitement et avec le temps, nous ne puissions en amener la décoloration totale.

La coloration par les sels métalliques est un problème d'une assez grande complexité et est justiciable d'une étude spéciale, exigeant la connaissance parfaite des affinités chimiques entre les sels métalliques colorants et les réactifs employés dans le traitement; le patient même doit être préalablement averti, pour que, tout en prévoyant un échec possible après un long traitement, il veuille consentir à tenter l'expérience et à différer la restitution de l'organe absent par un moyen artificiel jusqu'à ce que le praticien ait mis en œuvre toutes les ressources dont il dispose.

Préparation de la dent pour le blanchiment. — Quelle que soit la méthode employée, un certain nombre de précautions doivent être préalablement prises.

Tous les produits septiques doivent être éliminés de la chambre pulpaire et des canaux radiculaires; toute irritation des tissus péridentaires et de la région apicale doit être réduite à son minimum; la dent doit, en un mot, être dans un état de santé tel que son foramen apical puisse être obturé définitivement sans la plus petite crainte de complications ultérieures. La digue doit être ensuite mise en place, avec un soin tout particulier et de façon à n'isoler que les seules dents qui doivent être blanchies. Si deux dents contiguës doivent être blanchies, il est indiqué de placer le caoutchouc sur toutes les deux à la fois, mais jamais une ou plusieurs dents voisines ne doivent être isolées si elles sont saines. Si dans les interventions dentaires autres que celle qui nous occupe on peut prendre, et il est même bon de le faire, le plus grand nombre de dents possible, il est d'excellentes raisons pour que semblable technique ne soit pas observée dans le blanchiment.

Les agents chimiques employés pourraient avoir sur l'émail des dents une action dissolvante. Si tant est qu'une action semblable doive se produire, on doit chercher à la limiter strictement à l'organe traité, conditions qu'il est beaucoup plus difficile d'observer et de réaliser quand plusieurs dents voisines et non décolorées sont incluses dans le champ opératoire.

De plus, comme la plupart des agents médicamenteux employés dans le blanchiment sont quelque peu irritants et caustiques pour les tissus mous, des précautions particulières doivent être employées en fixant la digue, de façon à assurer une étanchéité parfaite au collet des dents. Comme les chances de « fuite » sont d'autant plus nombreuses qu'il y a plus de dents prises dans le caoutchouc, c'est encore une raison de plus pour limiter son application strictement à la dent que l'on veut traiter.

Supposons, pour fixer les idées, que la dent soit une incisive supérieure, la digue est passée sur la dent, en l'enserrant étroitement au collet, et poussée même sous la gencive, soit au moyen d'un petit brunissoir plat, soit au moyen d'un fil de soie ciré. Le fil doit être contourné une ou plusieurs fois autour du collet de la dent. La digue peut être fixée avec beaucoup de sécurité, surtout de manière à éviter toute traction accidentelle au cours de l'opération, en disposant les fils autour du collet de la dent de la façon suivante.

Un fil de soie ciré d'environ 45 centimètres de long est enroulé six ou huit fois sans être serré autour de l'extrémité de l'index de la main gauche. En retirant le doigt, on obtient une série de boucles, et dans cette série de boucles on passe une des extrémités libres du fil, comme lorsqu'on fait un nœud plat (fig. 468). En tirant sur les deux chefs du fil jusqu'à ce que les boucles soient fortement en contact, on obtient un nœud de forme plus ou moins sphéroïdale, au milieu environ de la longueur. Le fil ainsi disposé est placé au collet de la dent de façon que le nœud, formé comme nous l'avons décrit, soit placé au milieu environ de la face palatine de la dent. Le fil est monté très haut au collet de la dent, et, les deux extrémités étant fortement tenues dans la main gauche, on exerce un mouvement de traction quelque peu fort, tout en prenant le fil du côté gingival et en serrant fortement la ligature, jusqu'au moment où la disposition anatomique de la dent au collet l'empêche de glisser, cela en particulier sur la face palatine.

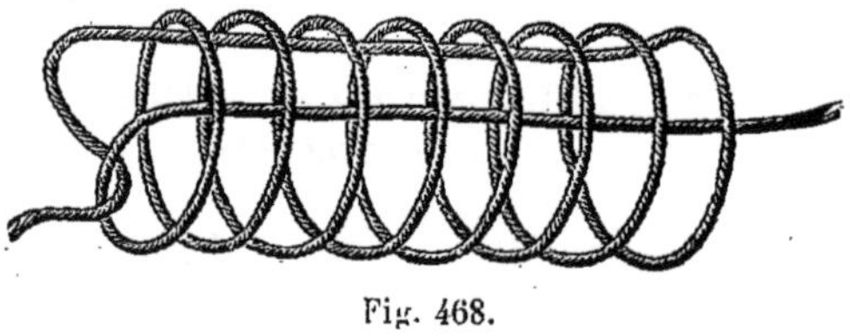

Fig. 468.

Le fil étant en place, on achève le nœud sur la face palatine, et l'on en augmente le volume, en en nouant les chefs quatre ou cinq fois. Les extrémités libres sont alors sectionnées très près du nœud. Comme moyen complémentaire et préventif des infiltrations possibles, au collet des dents, des agents chimiques employés dans le blanchiment, il est très recommandable, la digue mise en place avec le luxe de précautions que nous venons de décrire, de badigeonner les fils et les quelques millimètres de caoutchouc avoisinants avec une dissolution de chloro-percha.

Le nœud placé sur la face palatine au bord cervical de la dent a non seulement l'avantage de maintenir fermement la digue contre la dent, mais encore de l'écarter de la face palatine et de laisser parfaitement libre l'accès de la chambre pulpaire, partant des canaux; ce qui ne veut pas dire que ce point d'entrée ne puisse se rencontrer sur une des faces proximales, si l'accès des canaux est toutefois suffisant.

Le canal radiculaire doit, en règle générale, être obturé à la gutta-percha. Il n'est point d'autre corps qui en l'espèce possède à un même degré l'ensemble des qualités requises. Cette obturation radiculaire doit se prolonger sur un tiers de la racine, la moitié au plus. De ce fait, une longueur appréciable de la racine au-dessous du collet de la dent n'est pas obturée; et cette portion de la racine voisine de la couronne peut être blanchie; ce qui est particulièrement recommandable lorsque la gencive s'est plus ou moins rétractée au collet de la dent, mettant à découvert le cément de la partie cervicale et le laissant exposé à l'action des sécrétions buccales qui ont une tendance très nette à produire sa décoloration.

La racine ayant été obturée suivant la méthode que nous venons d'indiquer, toutes les obturations faites sur la dent doivent être enlevées. Cette opération préliminaire ne doit pas être négligée, mais devient absolument indispensable toutes les fois qu'on a recours au chlore comme agent blanchisseur pour les raisons que nous avons exposées précédemment. Outre ces considérations d'ordre chimique, il est bon d'enlever, avant le traitement, toutes les obturations, parce que, de ce fait, la surface de dentine exposée à l'action du médicament est plus grande et les réactions chimiques s'y forment sur une plus grande étendue.

Les obturations enlevées, ainsi que les parties de dentine amollies, la dent doit être lavée soigneusement avec une solution étendue d'eau ammoniacale, ou mieux encore avec une solution chaude de borax dans de l'eau distillée. Ce *modus faciendi* est destiné à enlever par saponification et dissolution tous les produits graisseux qui pourraient obstruer l'entrée des canalicules dentinaires.

Dans la majorité des cas où la décoloration est la conséquence d'une décomposition de la pulpe et où la chambre pulpaire et les canaux radiculaires n'ont pas été traités, il est facile d'observer, lorsqu'on ouvre cette chambre pulpaire pour la première fois, une couche sombre de produits, de dépôts gras recouvrant les parois. Cet enduit doit être éliminé soigneusement avant toute tentative de blanchiment parce que, à n'en point douter, elle s'oppose à la pénétration de l'agent blanchisseur dans les canalicules de la dentine. La méthode la plus favorable pour enlever cet enduit caractéristique consiste à se servir d'instruments *ad hoc*, excavateurs en cuillère ou en forme de hachette, ou fraises rondes montées sur le tour. L'ablation soigneuse de cet enduit donne libre accès à la chambre pulpaire, accès qu'en règle générale on doit tenter d'obtenir par une large ouverture sur la face palatine pour les dents antérieures, et sur la face triturante pour les petites molaires et molaires.

Par ces procédés mécaniques et par les lavages à la solution boriquée et à l'eau distillée chaude, on laisse pendant quelques jours les choses telles quelles ; on fait ensuite une seconde application de la même façon, et l'on continue à intervalles réguliers jusqu'à ce que l'on obtienne le blanchiment de la dent.

Procédé de James Truman. — Comme nous l'avons signalé, ce fut le premier procédé employé. Il repose sur le dégagement du chlore d'un de ses composés au moyen d'un acide faible dans la chambre pulpaire de la dent. Tout acide qui peut favoriser ce dégagement, comme l'acide acétique, tartrique, oxalique, peut être indifféremment employé. Il faut avoir soin de choisir une bonne qualité de poudre à blanchir, cette substance se décomposant d'elle-même et rapidement sous l'action de l'humidité. Si elle est molle, un peu pâteuse, dégageant une faible odeur, on doit la rejeter comme sans valeur.

La plupart des poudres à blanchir vendues dans des récipients métalliques ne doivent pas être employées, car elles sont contaminées par la présence de sels métalliques dus à l'action lente du contenu sur l'enveloppe métallique. La réapparition de la couleur après le traitement par la méthode de Truman est due, à n'en pas douter, dans un grand nombre de cas, à la poudre à blanchir contaminée de la sorte.

Il vaut mieux faire usage de poudre vendue dans des bouteilles de verre ou enveloppée dans du papier enduit de paraffine.

L'application à la dent peut être faite de différentes façons :

1° En tassant la poudre sèche dans la chambre pulpaire et en l'humectant ensuite avec de l'acide;

2° En malaxant la poudre avec une quantité d'eau suffisante pour en faire une pâte plus facile à manipuler, qu'on porte ensuite dans la chambre pulpaire et qu'on humecte avec l'acide;

3° En badigeonnant préalablement avec l'acide la cavité pulpaire, puis en plongeant les instruments dans la poudre d'abord, dans l'acide ensuite, et en portant la pâte obtenue dans la dent, jusqu'à ce qu'on obtienne la décoloration.

La méthode qui semble la plus satisfaisante est celle qui consiste à placer la poudre sèche dans la dent, à l'humecter ensuite avec un acide, puis à obturer la cavité à la gutta-percha. En se servant d'une solution à 50 pour 100 d'acide acétique, le dégagement de chlore se fait d'une façon uniforme et constante, et non pas brusquement, ce qui pourrait empêcher sa pénétration dans les tubuli de la dentine.

La pâte peut être maintenue dans la dent par une obturation à l'oxyphosphate de zinc; mais il semble plus simple d'employer la gutta-percha ou un agent de manipulation facile.

Le patient peut alors être remis à plusieurs jours et le traitement répété comme nous l'avons indiqué jusqu'au retour de la dent à sa coloration normale.

Les instruments employés au cours de ce traitement doivent être en vulcanite, en os, en ivoire ou en bois. Rien ne peut justifier le choix d'instruments d'acier, d'or ou de platine, car le chlore agit directement sur ces métaux, en formant avec eux des chlorures qui, pénétrant dans la texture même de la dent, donneraient naissance à une coloration nouvelle et d'un caractère fort tenace. Les seuls instruments métalliques qu'on puisse employer dans ce traitement par le chlore doivent être en aluminium, les chlorures de ce métal étant incolores. Il est très simple dans ce but d'improviser rapidement des instruments au moyen d'un fil de platine, d'aluminium ou d'une plaque un peu rigide. Les instruments en or ont été de même fort préconisés, mais ils sont susceptibles de former avec le chlore un sel dont les puissantes propriétés colorantes sont fort connues des histologistes.

L'auteur, dans cet ordre d'idées, se souvient parfaitement de plusieurs cas de coloration permanente pourpre de dents dont on avait négligé de retirer les aurifications préalablement à une tentative de blanchiment par le chlore. Rien ne permet de prévoir que des résultats analogues ne suivraient pas l'emploi d'instruments d'or dans le même but.

La dent, ayant été ramenée à sa couleur primitive, doit être soigneusement lavée à l'eau distillée très chaude, séchée au papier absorbant, puis desséchée soigneusement avec un courant d'air sec et chaud, après quoi les canaux, la chambre pulpaire et les cavités doivent être bouchés à l'oxychlorure de zinc.

L'obturation finale et la restauration de l'organe doivent être retardées jusqu'à ce qu'un laps de temps suffisant permette d'affirmer le résultat définitif de l'opération. Cette période probatoire peut être sans inconvénient portée de quatre à six mois.

Le lavage final de la dent avec de l'eau distillée chaude avant son obturation à l'oxychlorure de zinc est un des stades de l'opération qui réclame le plus de soin et d'attention.

Après la dernière application de l'agent de blanchiment, les canaux radiculaires et la chambre pulpaire sont remplis de poudre de chlore, d'acétate de calcium, ou d'un autre sel de calcium, selon la nature de l'acide employé, et de poudre n'ayant pas encore subi la décomposition.

Ces diverses substances doivent être soigneusement enlevées par une douche d'eau très chaude. Un litre d'eau chaude au minimum doit être projeté à l'intérieur de la dent au moyen d'une seringue un peu volumineuse, et ce avant de retirer la digue. Une serviette éponge tenue à proximité retient l'eau qui coule et empêche de mouiller les vêtements du patient. Il est de toute nécessité de toujours employer de l'eau distillée, l'eau de rivière ou de source pouvant contenir des sels de fer susceptibles de devenir des facteurs de contamination et de ramener une coloration de l'organe.

On choisit de préférence l'oxychlorure de zinc pour obturer d'une façon définitive la chambre pulpaire, parce qu'il est nécessaire que cette substance agisse sur les résidus organiques blanchis qui demeurent à l'intérieur des canalicules dentinaires, de façon à s'opposer à leur décomposition, qui pourrait subséquemment se traduire par une nouvelle décoloration.

Le chlorure de zinc possède la propriété de convertir en composés inaltérables, grâce à son action coagulante, par une sorte de tannage et de momification, les substances organiques et les tissus animaux, et ce de façon à les préserver indéfiniment. Une masse d'oxychlorure de zinc, avant que le durcissement se produise entre la poudre oxyde de zinc et le liquide chlorure de zinc, n'est en réalité que du chlorure de zinc libre; en conséquence les propriétés de cet agent se manifestent pendant un laps de temps assez long lorsque le durcissement de la masse s'est déjà effectué. Introduit à l'état de pâte dans la chambre pulpaire et le canal, il agit comme nous venons de le signaler sur le contenu des canalicules dentinaires; et si l'opération a été bien conduite, le contenu de ces tubuli se trouve par là même momifié, sans qu'une décomposition nouvelle puisse survenir. Le succès complet et durable de l'opération se trouve ainsi assuré.

Une autre méthode, pour prévenir la décomposition des débris organiques blanchis restés dans les tubuli dentinaires, consiste à dessécher soigneusement la dent au moyen d'un courant d'air chaud, puis à saturer la dentine avec un vernis résineux insoluble, vernis copal, ou mieux encore une solution de trinitrocellulose dans l'alcool méthylique, produit connu dans le commerce sous le nom de cellulose, ou dans les dépôts dentaires sous la dénomination de cavitine.

La chambre pulpaire et les canaux peuvent être ensuite obturés avec une matière quelconque. Entre l'oxychlorure de zinc et le vernis, il vaut mieux donner la préférence au premier. Le vernis semble plutôt réservé aux cas spéciaux où, par suite d'un long espace de temps, les tubuli se trouvent complètement vides et lorsqu'il n'y a plus rien sur quoi le chlorure de zinc puisse exercer son action coagulante.

Autres méthodes à base de chlore. — La solution connue sous le nom de solution de Labarraque peut être appliquée sur la surface de la dentine préalablement desséchée jusqu'à ce que la dentine en soit saturée; l'application d'un acide en dilution donne alors du chlore à l'état naissant. Les réactions chimiques sont analogues à celles que nous avons décrites dans la méthode précédente, la seule différence consistant en ce que la source dont émane l'agent actif est dans un cas un composé calcique qui se présente sous forme d'une poudre sèche, dans l'autre un composé sodique du chlore.

Les précautions à observer sont les mêmes que celles requises par la méthode que nous avons décrite; mais les résultats obtenus ne sont pas aussi satisfaisants que dans la méthode de Truman.

Le chlore a été employé de la manière suivante par E. P. Wright, de Richmond:

La **méthode de Wright** nécessitait l'emploi d'un appareil compliqué se composant d'un vase en verre d'un demi-litre de capacité et contenant du chlorure préalablement préparé au laboratoire.

Ce récipient était recouvert d'un bouchon donnant passage à deux tubes de caoutchouc, à l'extrémité desquels se trouvaient deux canules en verre, dont l'une était relevée et entourée par la digue de caoutchouc isolant la dent en traitement. Au milieu du tube mettant en communication la dent et le réservoir de chlore se trouvait une poire munie d'un dispositif de valvules telles que par des compressions répétées le chlore était puisé dans le réservoir et projeté comprimé à l'intérieur de la dent. Il repassait ensuite par la deuxième tubulure dans le récipient primitif. De cette façon un jet de chlore continu sous pression passait autour de la dent, qui, grâce au dispositif de la digue, se trouvait placée dans le circuit formé par l'appareil sans que le gaz pût s'échapper dans l'atmosphère environnante.

Bien que cette méthode donnât des résultats marqués, elle ne tarda pas à tomber en désuétude, la complexité de l'appareil nécessaire rendant son emploi peu généralisable.

Méthodes de blanchiment par l'eau oxygénée. — L'apparition dans le commerce de solutions de bioxyde d'hydrogène, H^2O^2, a marqué une étape nouvelle dans le blanchiment des dents.

Le pouvoir blanchisseur du H^2O^2 était connu des chimistes depuis longtemps; son usage dans le blanchiment des dents date de l'époque où, pour la première fois, cet agent fut employé dans le traitement des dents infectées.

Lorsqu'on s'en servit pour le traitement des dents infectées et décolorées, on put constater qu'une légère décoloration suivait ce traitement. Cette particularité fut étudiée plus à fond, et l'on put montrer que, par un certain *modus agendi*, la totalité de la dent pouvait être ramenée à sa coloration normale.

Les solutions dont on se servait alors manquaient de force; ces préparations ne contenaient guère plus de 3 ou 4 pour 100 de H^2O^2, elles étaient éminemment instables, et il était difficile de compter sur leur action. Le problème consistant à obtenir une solution stable de H^2O^2 à teneur élevée fut résolu en employant l'éther comme véhicule, et à l'heure actuelle nous employons généralement comme agent blanchisseur l'eau oxygénée à 25 pour 100 de Mac Kesson et Robbins, de New-York, et vendue sous le nom de pyrozone caustique.

Le H^2O^2 appartient à la classe des agents oxydants et doit son pouvoir puissant à ce fait qu'un de ses atomes d'oxygène est en combinaison peu stable avec la molécule d'eau.

Nombre de substances sont capables de détruire la combinaison chimique et de libérer un des atomes d'oxygène. Mis en contact avec le pus, le mucus, l'albumine et presque tous les composés de matière organique en décomposition, le H^2O^2 se décompose en dégageant de l'oxygène et décompose la matière organique en partie ou en totalité.

Le H^2O^2 ne blanchit pas les produits secondaires de décomposition de l'hémoglobine avec la même facilité, mais détruit rapidement la coloration rose qui suit la pénétration initiale de l'hémoglobine dans la dentine; mais quand la décomposition a atteint le stade hématine, à teinte brune, son action est légère. Dans les stades suivants elle est un peu plus considérable. Des expériences concluantes, faites hors du milieu buccal, ont confirmé le peu d'action de l'eau oxygénée sur l'hématine.

Dans le blanchiment des dents par l'eau oxygénée en solution éthérée à 25 pour 100, le H^2O^2 est appliqué sur la paroi interne de la dent sur de petits tampons de coton ou sur de petites mèches roulées autour d'une sonde fine. Après chaque application, on fait évaporer l'éther au moyen d'un fort courant d'air chaud, et l'on répète la même opération jusqu'à résultat.

On a observé que pratiquement le résultat est plus rapide quand la solution employée est alcaline, ce qu'on obtient par l'addition de quelques gouttes de liqueur ammoniacale, ou d'un des alcalins caustiques, potasse, soude ou bioxyde de soude.

Une méthode ingénieuse d'assurer l'alcalinité a été suggérée par D. N. Mac Quillen. Elle consiste à traiter préalablement la chambre pulpaire et les canaux avec la préparation kalium-natrium de Schreier; puis les débris pulpaires, radiculaires, ayant été enlevés par de fines mèches d'ouate hydrophile sans qu'on ait lavé la région ou employé un autre médicament, on emploie la solution de pyrozone.

Dans les cas où l'action se produit lentement, par exemple quand, au bout d'une demi-heure d'application continue, le blanchiment n'est pas achevé, il est indiqué d'enfermer dans la cavité pour quarante-huit heures un tampon de coton imprégné de pyrozone. Une seconde séance suffit alors pour terminer l'opération.

Là, comme dans tous les traitements de blanchiment, il est bon de boucher temporairement la dent avec une matière obturatrice facile à enlever et si, au bout d'un espace de temps suffisant, on n'observe pas de retour à une coloration anormale, la dent peut être obturée définitivement.

La méthode de Harlan consiste à faire agir le chlorure d'alumine sur l'eau oxygénée. Le chlorure d'alumine est bourré dans la cavité et humidifié avec du H^2O^2. La technique opératoire est celle que nous avons déjà décrite pour les méthodes précédentes. Cette méthode avait été considérée comme analogue chimiquement à celle du chlore, et la réaction chimique telle qu'on la supposait pouvait s'écrire ainsi :

$$Al^2Cl^6 + 3\ H^2O^2 = Al^2O^3 + 3\ H^2O + 6\ Cl.$$

Mais des études expérimentales récemment faites par l'auteur lui ont permis de constater que, dans la réaction entre le chlorure d'alumine et l'eau oxygénée, il y avait production d'oxygène et non de chlore, et qu'au cours de la réaction le chlorure d'alumine n'était pas décomposé.

Plus tard on découvrit que la réaction était simplement due à une action catalytique du sel d'alumine (propriété commune à un grand nombre de sels métalliques), qui mettait l'oxygène du H^2O^2 en liberté.

Le procédé n'a pas de valeur plus efficace que ceux dans lesquels le H^2O^2 est directement employé.

Le chlorure d'alumine étant un coagulant est plutôt contre-indiqué dans le blanchiment pour les raisons que nous avons signalées; mais seulement jusqu'au moment où la présence d'un agent coagulant est nécessaire comme fixatif, le blanchiment étant achevé.

Méthode de blanchiment par le bioxyde de sodium. — Chimiquement le bioxyde de sodium Na^2O^2 est l'équivalent du bioxyde d'hydrogène H^2O^2 et, comme lui, se caractérise par la facilité avec laquelle il met en liberté sa molécule d'oxygène en combinaison. Mais entre les produits qui se forment après que la décomposition s'est faite, il subsiste une différence essentielle. Le Na^2O^2, caustique alcalin puissant, garde ses propriétés alcalines et caustiques après la perte d'un de ses atomes d'oxygène, se transformant en Na^2O qui, en combinaison avec l'eau, forme de l'hydroxyde de sodium ou soude caustique. Cette substance, comme le bioxyde de sodium, possède non seulement des propriétés saponifiantes pour toutes les matières végétales et animales, huiles et graisses, mais encore une action dissolvante sur les tissus animaux. Cette propriété est particulièrement intéressante en ce sens qu'elle élimine de la structure de la dentine toutes les matières organiques qui y sont contenues, qu'elles soient à l'état normal ou en voie de décomposition.

Ajoutant encore ses qualités d'oxydant et, partant, de blanchisseur à son pouvoir dissolvant et saponifiant, le Na^2O^2 est un des médicaments les plus actifs de notre pharmacopée dans le blanchiment des dents.

Ce produit se présente sous forme d'une poudre blanc jaunâtre qu'on renferme dans des récipients d'étain ou des bouteilles de verre hermétiquement closes. Ses propriétés hygroscopiques sont considérables, car, après vingt-quatre heures d'exposition à l'air humide, il absorbe environ l'équivalent de son poids d'eau et perd de ce fait la presque totalité de son pouvoir.

Dans le blanchiment des dents on l'applique contre la dentine en solution saturée. Quand on prépare cette solution concentrée, il faut soigneusement éviter toute élévation de température, exothermie résultant de sa combinaison énergique avec l'eau. Si la solution est à un degré de température élevé, le produit se décompose, perd son oxygène et par suite ses qualités oxydantes. La solution peut se préparer de la façon la plus avantageuse comme il suit.

On verse un peu d'eau distillée dans un récipient de petite capacité qu'on place dans un vase de plus grandes dimensions et renfermant de l'eau glacée ou de la glace pilée. La boîte contenant le Na^2O^2 doit avoir son couvercle perforé d'une série de petits trous (comme celui d'une boîte qui renferme le poivre) et qui permet de déverser graduellement son contenu en tapant sur les côtés au moyen d'une spatule ou d'un canif. On ajoute la poudre à l'eau jusqu'à ce que celle-ci prenne une apparence semi-opaque qui indique que son point de saturation est atteint. Le récipient étant enlevé du vase, la solution prend en quelques minutes une apparence transparente couleur paille et est prête à être employée.

Les applications doivent être faites comme avec le H^2O^2, mais sur de l'amiante et non sur de l'ouate hydrophile, que le Na^2O^2 transforme en une masse gluante, amyloïde, difficile à enlever et nuisible au succès de l'opération.

Après que la dentine, desséchée soigneusement au préalable a été saturée avec cette solution de Na^2O^2, il est nécessaire de faire une application d'acide sulfurique à 10 pour 100, destinée à neutraliser la force alcaline, en formant du sulfate de sodium et de l'eau oxygénée.

$$Na^2O^2 + H^2SO^4 = SO^2Na^2 + H^2O^2.$$

La réaction s'accompagne d'une certaine effervescence dans les tubuli dentinaires, chasse leur contenu et exerce sur eux une action détergente. La dent doit être ensuite lavée abondamment à l'eau distillée tiède, puis le traitement est recommencé et suivi de nouveau d'abondants lavages à l'eau tiède.

Le bioxyde de sodium dans le blanchiment des dents peut être appliqué dans la chambre pulpaire et les canaux radiculaires sans les manœuvres opératoires préliminaires qu'exigent les médicaments dont nous avons antérieurement parlé. Il n'a sur les tissus de la région péri-apicale aucune action irritante, à moins que, manié d'une façon inhabile, il ne soit violemment poussé de l'autre côté de l'apex. C'est un germicide puissant, un désinfectant énergique, particulièrement indiqué dans les cas d'infection putride, où il agit en même temps comme agent thérapeutique et comme blanchisseur. Grâce à son action saponifiante et dissolvante, disparaît la couche sombre de produits de décomposition qui tapisse la chambre pulpaire et les canaux et dont nous avons eu précédemment l'occasion de parler. L'application de borax ou d'ammoniaque se trouve donc de ce fait supprimée. Quand on l'emploie en tant qu'agent désinfectant, il n'est pas nécessaire d'obturer l'apex de la dent, opération qui s'impose dès qu'on tente le blanchiment. Il arrive fort souvent que le changement de teinte qui suit l'application du bioxyde n'est pas complet, et qu'il devient impossible, arrivé à une certaine limite, d'obtenir une décoloration parfaite.

Dans ce cas la molécule colorante s'est très probablement modifiée et des oxydes de fer ont pu se former en dernière analyse. Dans la pratique ce reste de coloration peut être supprimé par un traitement approprié à l'acide oxalique. Un cristal d'acide oxalique est placé pour 24 heures dans la chambre pulpaire hermétiquement obturée, puis éliminé et balayé par une aspersion puissante et copieuse d'eau chaude.

Le procédé du bioxyde de sodium, mieux que tout autre, enlève tous les produits anormaux des tubuli ; le résultat est bien supérieur à celui que donnent les autres méthodes ; la dent est non seulement ramenée à sa couleur normale, mais recouvre encore sa translucidité primitive. La couleur blanc opaque que donnent les méthodes précitées est due à ce fait que les débris organiques blanchis restent dans les canalicules et que seul le Na^2O^2 peut les éliminer par son action caustique alcaline puissante. Le traitement final est le même que dans les autres méthodes : la dentine doit être bien desséchée et saturée autant que possible avec un vernis inaltérable avant l'obturation définitive.

Méthode de blanchiment par l'acide sulfureux. — Comme nous l'avons déjà signalé, l'acide sulfureux est l'unique agent de la classe des réducteurs. Il doit son action à son affinité pour l'oxygène. Il blanchit en mettant en liberté l'oxygène de la molécule colorante et en se combinant avec lui, de façon à détruire l'équilibre chimico-moléculaire de cette molécule colorante. Des essais ont été faits pour utiliser ces propriétés dans le traitement des dents décolorées en appliquant sur les dents une solution aqueuse du gaz ou en enflammant au moyen du cautère électrique de petits fragments de soufre placés dans les racines. Mais ces méthodes ont été jugées insuffisantes. On peut employer avec succès SO^2 en favorisant son dégagement de composés placés dans la cavité dentaire, en suivant une technique analogue à celle de Truman et que nous avons déjà décrite à propos du chlore. Voici un *modus agendi* tel que nous l'avons nous-même employé : 100 grammes de sulfite de soude (SO^3Na^2) et 70 grammes d'acide borique sont séparément desséchés, puis pilés ensemble dans un mortier chaud et sec. La poudre ainsi obtenue est placée dans une bouteille hermétiquement close.

Pour le blanchiment la poudre est bourrée fortement dans la cavité pulpaire et les canaux, puis humectée avec une goutte d'eau. La cavité est ensuite rapidement obturée avec un fragment de gutta-percha préalablement chauffée. La réaction entre l'acide borique et le sulfite de soude peut se formuler ainsi :

$$2\ H^3BO^3 + 3\ Na^2SO^3 = 2\ Na^3BO^3 + 3\ SO^2 + 3\ H^2O$$

Ce procédé peut se justifier dans beaucoup de cas où les méthodes par le chlore n'ont pas donné de résultats; mais son action est lente et bien inférieure à celle du bioxyde d'hydrogène et du bioxyde de sodium.

BLANCHIMENT PAR LA CATAPHORÈSE

Du jour où la cataphorèse et ses applications possibles à l'art dentaire ont été connues, on a essayé, et non sans espoir de résultats, de l'employer pour le blanchiment. On a trouvé que des solutions aqueuses de bioxyde d'hydrogène pouvaient être facilement portées dans les canalicules dentinaires grâce à l'action cataphorétique (κατά, à travers; φέρειν, porter) d'un courant continu. L'instrumentation requise est, à peu de chose près, la même que celle employée dans le traitement de la dentine sensible. Cependant la résistance offerte par les tissus durs de la dent est beaucoup plus considérable après la destruction de la pulpe et la pénétration des agents blanchisseurs dans les tissus dentaires nécessite une tension beaucoup plus élevée. Tandis que parfois 25 à 30 volts sont suffisants, d'autres cas exigent 60 volts et au delà pour faire passer 105 milliampères dans les tissus durs de la dent.

La solution éthérée de bioxyde d'hydrogène oppose au courant une résistance trop considérable, mais la solution aqueuse contenant une addition légère d'un sel quelconque augmente sa conductibilité sans amoindrir son pouvoir.

Une solution aqueuse de 25 pour 100 de H^2O^2 peut être extemporanément préparée en agitant ensemble dans un tube à essai un volume d'eau et deux volumes d'une solution à 25 pour 100 de pyrozone. H^2O^2 se dissout dans l'eau et l'éther du pyrozone peut être évaporé en versant le produit dans une petite coupelle de porcelaine et en chauffant légèrement celle-ci sur de la vapeur d'eau jusqu'à évaporation complète de l'éther. L'addition d'une petite quantité d'acétate ou de sulfate de soude diminue notablement la résistance de la solution au passage du courant.

Quand la dent isolée par la digue a été préparée pour le blanchiment comme nous l'avons décrit, la solution aqueuse de H^2O^2 est répandue sur un tampon d'ouate remplissant la cavité et une anode formée d'une aiguille de platine mise en contact avec ce tampon. La cathode peut être formée par une éponge imbibée d'une solution salée et tenue dans la main ou appliquée sur la joue ou le cou du patient. Il est préférable, vu la tension élevée requise, de lui faire tenir l'éponge à la main. Il faut être particulièrement attentif à ce que les parois externes de la dent soient parfaitement sèches, de façon à éviter la formation d'un court circuit. On obtient parfois un résultat plus rapide en formant le contact du pôle cathodique au moyen d'une aiguille placée sur la surface externe de la dent, l'anode appliquée à l'intérieur de la dent sur le coton imbibé de la solution de pyrozone.

Théoriquement et pratiquement, le dispositif que nous signalons est correct, le courant passant de l'anode dans la solution blanchissante, la dent, le corps du patient et la cathode.

En pratique toutefois, on a observé que, les choses ainsi disposées, le résultat n'était pas toujours positif, et qu'en renversant les pôles et la direction du courant, le blanchiment était quelquefois plus prompt. Une explication de ce fait en apparence paradoxal peut se résumer en ce que, le courant passant normalement, H^2O^2 pénétrait d'abord dans la structure des tubuli, puisque le courant renversé agissait sur le contenu des tubuli dentinaires saturés par H^2O^2, et, par sa force propulsive et son effet électromoteur, chassait du côté de la cavité pulpaire la matière pigmentaire enfermée dans les canalicules. Mais le blanchiment par le courant renversé serait impossible, si la dentine n'était, au préalable, saturée avec une solution d'eau oxygénée.

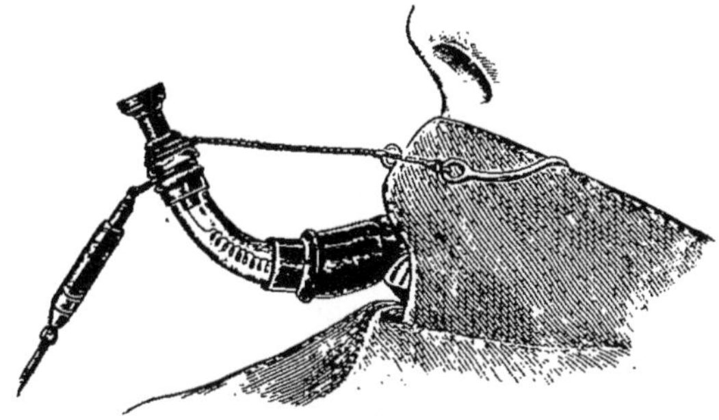

Fig. 469. — Disposition de Hollingsworth pour appliquer sur la dent l'agent de blanchiment.

M. W. Hollingsworth a imaginé une anode ingénieuse pour amener dans la cavité l'agent de blanchiment ou un autre agent. L'appareil (fig. 109) a été décrit chap. VI.

Hollingsworth a, dans cet ordre d'idées, imaginé un autre dispositif spécial permettant d'envelopper la dent tout entière par le liquide

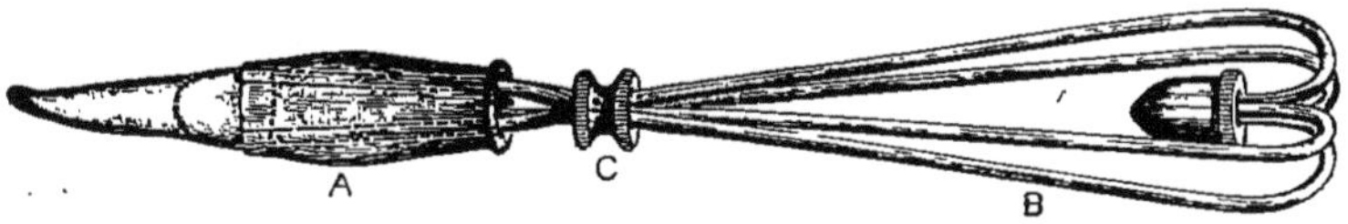

Fig. 470. — Applicateur.

blanchisseur dans lequel elle plonge comme dans un bain. L'appareil (fig. 469) consiste en une poire en caoutchouc vulcanisé mince, semblable à peu près à la poire d'un compte-gouttes médicinal.

Une perforation faite à l'une des extrémités arrondies permet, grâce à un dispositif spécial, d'y faire passer la dent comme s'il s'agissait de la digue en caoutchouc (fig. 470). A l'autre extrémité de l'appareil est relié un tube de verre (fig. 471) à l'intérieur duquel se trouve une électrode en fil de platine contourné en spirale.

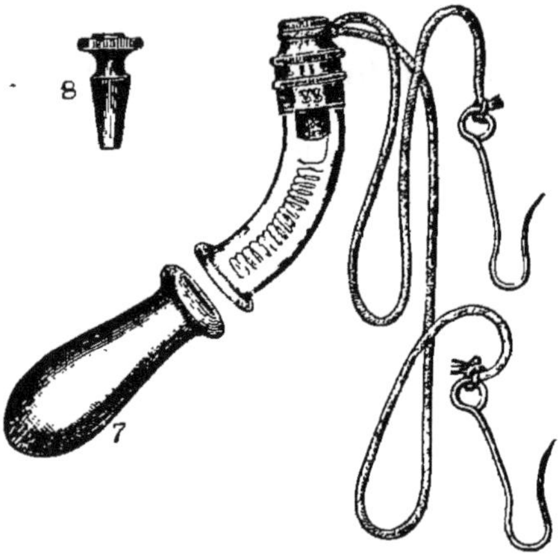

Fig. 471. — Tube électrode.

Avant que l'électrode soit mise en position, la poire en caoutchouc et le tube de verre sont remplis d'une solution aqueuse de pyrozone au moyen d'une seringue à double réservoir (fig. 472) : le premier, destiné à chasser l'air contenu dans l'appareil; le deuxième, de moindre contenance, à remplir ledit appareil de la solution médicamenteuse. On fait passer le courant et le blanchiment s'opère assez rapidement.

Hollingsworth recommande l'addition d'environ 1 pour 100 de sulfate de zinc à la solution aqueuse de pyrozone, ce qui non seulement

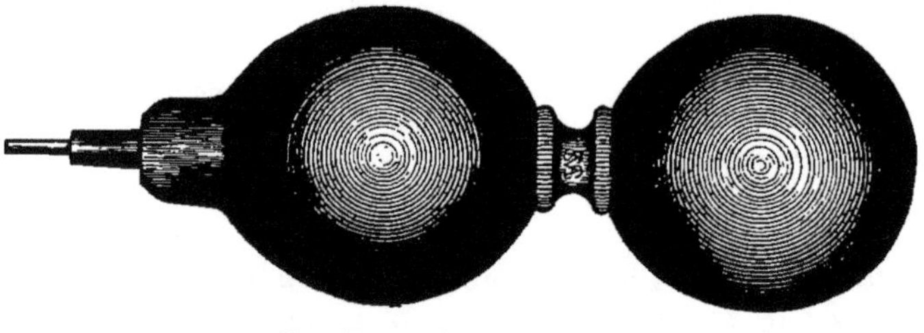
Fig. 472. — Seringue duplex.

diminue la résistance au passage du courant, mais possède encore un pouvoir coagulant sur la matière organique blanchie, en lui rendant la transparence, ce qui augmente la durabilité de l'opération. Les résultats que donne cette méthode sont des plus satisfaisants.

MÉTHODES DE BLANCHIMENT
POUR LES CAS DE COLORATION SPÉCIALE

Les dents sans pulpe sont particulièrement susceptibles de se décolorer sous des influences extérieures et accidentelles. Si elles sont cariées et que la cavité n'ait pas été obturée pendant un certain laps de temps, un grand nombre de produits qui séjournent dans la cavité buccale : aliments, médicaments, etc., peuvent amener une décoloration de ces organes à travers les parois ouvertes et d'accès libres de la cavité.

Les *sels métalliques* peuvent particulièrement déterminer une coloration anormale en réagissant sur les sulfites dont les tubes de la dentine sont ordinairement saturés au cours de la décomposition de leurs contenus organiques. Un grand nombre de médicaments d'un usage courant dans le traitement des canaux, ou même de la dentine sensible, peuvent colorer la structure de la dent, et enfin l'action des sulfites dans la structure des dents mortes peut s'exercer sur les obturations à l'amalgame et former des sels de mercure, d'argent, qui, absorbés par la dent, déterminent son changement de couleur.

Le traitement de ces divers cas, que nous avons groupés dans la classe III, au début de cette étude, est extrêmement difficile et peu satisfaisant. Cependant si, pour des raisons particulières, il se trouve indiqué de tenter ce traitement, la recherche des causes de cette coloration anormale peut aider largement et permettre d'appliquer la méthode de blanchiment la plus appropriée.

Des *sels d'or* peuvent se former à la suite de l'emploi peu judicieux d'instruments en or ou de la présence d'une aurification oubliée dans la dent, lorsqu'on applique une des méthodes à base de chlore. La dent prend alors une teinte rose qui bientôt se change en violet ou pourpre et finalement en noir.

Des *sels de fer* peuvent se former au cours du blanchiment par les méthodes à base de chlore, quand on a employé des instruments d'acier; soit encore en traitant les canaux par l'iode ou des acides minéraux. La coloration, jaune d'abord, devient peu à peu brune et finalement noire.

Sels de cuivre et de nickel. — Pour les sels de cuivre, la coloration est bleue d'abord, noire ensuite; pour le nickel elle prend une teinte verte de chlorophylle caractéristique, qui parfois devient noire.

La meilleure méthode de traitement de tous ces cas particuliers consiste à refaire le blanchiment de la dent, par la méthode du chlore, en observant, aussi soigneusement que faire se peut, les précautions que nous avons signalées et, lorsque la couleur du sel métallique a disparu par transformation du sel coloré en noir en un chlorure soluble, à laver soigneusement la dent d'abord avec une solution d'eau chlorée à 50 pour 100, puis avec de l'eau distillée chaude pour éliminer entièrement tous les chlorures métalliques formés. Le traitement, pour être durable, doit parfois être répété.

Les *sels d'argent* sont relativement faciles à faire disparaître en saturant la dent de teinture d'iode, ce qui amène, selon le cas, la transformation du sel d'argent en un iodure ou un chlorure, qu'on dissout facilement ensuite avec une solution saturée d'hyposulfite de soude dont on irrigue copieusement la dent.

Les *sels de mercure*, et généralement le sulfure, donnent une coloration noire qu'on traite par la même méthode que les sels d'argent; à cette différence près que le sel se convertit en un chlorure de mercure, il vaut mieux laver la dent avec une solution aqueuse d'ammoniaque ou d'eau oxygénée. Si c'est un iodure de mercure, on a tout avantage à se servir d'une solution saturée d'iodure de potassium. Dans les deux cas, terminer en irriguant la dent avec de l'eau chaude en abondance.

Les colorations dues au *manganèse* proviennent souvent de l'emploi du permanganate de potasse en solution ou en nature au cours du traitement de canaux infectés. La couleur est brun acajou. On la fait rapidement disparaître au moyen d'une solution aqueuse à 25 pour 100 d'eau oxygénée, dans laquelle des cristaux d'acide oxalique ont été dissous à saturation.

Quelques applications de cette solution font rapidement disparaître la coloration, après quoi la dent est, comme dans tous les cas, abondamment lavée. Mais, du reste, chaque cas spécial demande une étude minutieuse de la nature du processus chimique qui a déterminé la décoloration.

Une source sérieuse de renseignements nous est fournie par l'aspect de la dent et des tissus voisins ; le patient, en sus, doit être questionné de manière à nous donner sur le cas qui nous occupe tous les renseignements possibles, et principalement tout ce qui a trait au traitement antérieur de la dent. De l'étude des faits ainsi groupés en faisceau et soigneusement analysés on peut plus aisément déduire la ligne de conduite à suivre et le traitement normal à appliquer.

En résumé, il ne faut pas perdre de vue que, dans le blanchiment des dents, chaque cas a des particularités qui lui sont propres et que la nature du problème est toujours, en dernière analyse, d'ordre chimique. Sans une minutie particulière tant dans la nature de l'agent médicamenteux choisi que dans l'ensemble des détails des manipulations nécessaires pour parcourir les divers stades des réactions chimiques, le succès est compromis, quand il n'est pas impossible.

CHAPITRE XXI

EXTRACTION DES DENTS

Par CRYER

INDICATIONS

Il est impossible de formuler des indications précises de l'extraction des dents. Il faut tenir compte de tant de symptômes soit locaux, soit généraux, que tout ce que l'on peut faire, c'est de résumer les plus importantes.

Dents temporaires. — L'extraction est indiquée :

1° Lorsque les dents apportent une cause d'irritation affectant la santé générale et le bien-être de l'enfant et ne sont pas susceptibles de traitement;

2° Lorsque les dents temporaires empêchent l'éruption des dents permanentes à leur position normale. Quelquefois une dent temporaire occupe exactement l'emplacement d'une dent permanente, dans ce cas il ne faut pas l'enlever tant qu'elle rend le même service;

3° Quand une incisive permanente inférieure fait son éruption sur le côté labial d'une dent temporaire, celle-ci doit être enlevée tout de suite, mais si l'éruption se fait sur le côté lingual, l'extraction de la dent temporaire peut être ajournée un peu plus longtemps;

4° Quand les incisives permanentes supérieures ont une tendance à faire éruption sur le côté palatal des dents temporaires, celles-ci doivent être extraites; mais quand elles font éruption sur le côté labial on peut ajourner l'extraction des dents temporaires, parce que leur présence est souvent utile pour repousser les dents permanentes vers l'extérieur. Cet effet doit cependant être surveillé attentivement pour empêcher les incisives permanentes d'aller trop loin (1).

(1) Nous pensons qu'il ne faut pratiquer l'extraction d'aucune dent temporaire avant d'avoir nettement constaté la présence de la dent permanente qui doit lui succéder. Une dent temporaire peut persister souvent jusqu'à un âge avancé sans que sa chute soit alors suivie de l'apparition d'aucune dent permanente. S'il s'agit d'une dent antérieure et qu'il résulte un effet peu esthétique de la forme, ou de la teinte différente de la dent temporaire, on peut en pratiquer la dévita-

Dents permanentes. — Pour les dents permanentes, les indications sont les suivantes :

1° Il faut extraire les racines malades qui ne peuvent être soignées et devenir aptes à recevoir une couronne, un bridge, une plaque ou tout autre appareil de prothèse ;

2° Il faut extraire aussi les dents qui ont perdu leur surface occlusale et qui, par suite, se trouvent chassées de leur alvéole et causent de la douleur. En général, ceci s'applique à la seconde et plus particulièrement à la troisième molaire. Lorsque ce cas se présente aux autres dents, l'espace vide peut être rempli par une dent artificielle qui empêche l'exode de la dent naturelle ;

3° Lorsqu'un abcès incurable, provenant des dents de la mâchoire supérieure, tend à s'ouvrir dans la chambre nasale, le sinus maxillaire ou la fosse zygomatique, les dents qui en sont la cause doivent être enlevées. Lorsque des dents malades de la mâchoire inférieure sont atteintes d'un abcès incurable tendant à s'ouvrir extérieurement sur la joue, le menton ou le cou, elles doivent être enlevées ;

4° Les dents occupant des positions irrégulières sur l'arcade dentaire, qui ne peuvent être rectifiées pour devenir utiles et contribuer à la symétrie générale de la bouche, doivent être extraites (1) ;

5° Lorsque l'éruption d'une dent se trouve retardée par suite du manque de place sur la gencive, il faut extraire cette dent si elle devient douloureuse, ou bien enlever celle qui empêche l'éruption. Un exemple fréquent de ce cas est celui de la troisième molaire, qui fait son éruption quand les autres dents sont normalement en place. Ces molaires retardées causent souvent de très grandes douleurs et doivent être enlevées pour éviter de graves désordres. Si elles ne peuvent être luxées facilement, il faut enlever la seconde molaire dont la troisième vient ordinairement occuper presque exactement la place. Quand il s'agit d'une troisième molaire supérieure dans ces conditions d'éruption, la difficulté est ordinairement moindre parce que, rencontrant une faible résistance dans le sens distal, elle peut marcher soit en dehors, soit en dedans ; cependant, si elle vient s'appuyer sur les tissus

lisation. On peut alors, par l'exploration du canal radiculaire, apprécier le degré de résorption, la longueur et la résistance de la racine et décider, avec une certaine précision, si la racine de la dent temporaire est ou n'est pas capable de supporter une couronne Richmond.

Il y aura lieu dans certains cas d'élargir l'espace destiné à recevoir la couronne Richmond, afin de pouvoir lui donner un diamètre égal à celui de la dent permanente homologue. Un appareil extenseur à plaque (genre Sauvez), muni de lames proximales adjacentes aux dents limitant l'espace à élargir, produit rapidement l'écart suffisant. Peeso recommande, après la section de la couronne temporaire, la pose d'une dent provisoire fixée aux dents voisines par deux glissières divergentes dans le sens occlusal. Cette dent provisoire joue le rôle d'appareil extenseur, en même temps qu'elle satisfait immédiatement les exigences esthétiques.

(1) On parvient aujourd'hui à ramener en occlusion normale des dents souvent fort irrégulières. Cas des canines de Martinier. Congrès de Lyon, 1906.

mous recouvrant la gencive inférieure, elle doit être supprimée ;

6° On doit extraire les dents assez atteintes pour ne pouvoir supporter aucun traitement, parce qu'elles sont une source de désagréments pour le patient dont elles troublent même la santé ;

7° Premières molaires. On a beaucoup discuté à propos de l'extraction précoce de ces dents, beaucoup de praticiens objectant que si la pulpe de l'une d'elles se trouve dévitalisée de bonne heure et que l'extraction ait été jugée nécessaire, il faudra aussi en venir à extraire les trois autres. Cependant, il n'y a pas de règle générale à donner, chaque cas doit être étudié à part. Il y a des cas où les quatre dents doivent être extraites et d'autres où il ne serait pas sage d'agir ainsi (1). Lorsque les dents antérieures sont bien à leur place, que les bicuspides ont acquis leur occlusion directe, les secondes molaires étant sur le point de faire leur éruption, on peut avoir à extraire les quatre premières molaires, s'il a été nécessaire d'extraire l'une d'elles ou s'il paraît vraisemblable que l'une d'elles ou toutes les quatre doivent être perdues en peu d'années. Si, cependant, les bicuspides ne sont pas en bonne position, il vaut mieux ne pas arracher les premières molaires, parce qu'elles servent à maintenir les mâchoires à une distance convenable et à empêcher les dents antérieures d'en bas de mordre la gencive supérieure.

Enlèvement de dents saines pour préparer la pose d'une denture artificielle. — Quand on prépare une bouche pour y poser une denture artificielle, l'avulsion de dents saines peut se trouver indiquée par des raisons de convenance mécaniques ou hygiéniques. Par exemple il faut enlever :

1° Les racines que doit recouvrir une plaque ou un bridge, à moins qu'elles ne servent de support à l'appareil ;

2° Les dents dont les gencives se sont retirées au point de les rendre inutiles ou d'aspect désagréable ;

3° Les dents qui sortent de leurs alvéoles par suite de l'absence de dent antagoniste. L'extraction de telles dents dépend toutefois du degré de l'élévation et de la possibilité de poser une dent antagoniste artificielle ;

4° Une seule dent isolée, ou deux contiguës, ou plusieurs dents isolées, quand elles ne peuvent contribuer à l'adaptation mécanique d'une denture artificielle, si elles appartiennent à la mâchoire supérieure. Elles s'opposent à la parfaite adaptation de la plaque ; mais, sur la mâchoire inférieure, elles peuvent être utilisées pour la maintenir en place ;

5° Quand il reste deux dents, une de chaque côté de la mâchoire supérieure, en bonne situation, avec une forme facile à utiliser, il ne

(1) Angle, Godon, considèrent les trois molaires comme la clé de l'articulation normale et ne sacrifient jamais aucune dent, la première molaire moins que toute autre. Voir note, chapitre XXIV.

faut pas les extraire, à moins que ce ne soient les troisièmes molaires ou les dents antérieures;

6° S'il reste deux canines à la mâchoire supérieure, ou en même temps une molaire et une bicuspide, ou les deux, et qu'il soit décidé d'enlever les molaires et les bicuspides, extrayez aussi les deux canines. Certains praticiens, dont l'avis est fort autorisé, sont d'avis que la conservation de ces dents permet de moins altérer l'expression de la physionomie([1]). Cependant, par suite des considérations suivantes, l'extraction se trouve conseillée :

a) Il est très difficile d'obtenir une empreinte correcte de la bouche, quand il n'y reste plus que ces dents([2]).

b) Il est presque impossible d'assortir, de polir et d'ajuster les incisives latérales à côté des canines seules([3]).

c) L'adhérence de la plaque à la bouche est diminuée, parce que l'air et les aliments s'introduisent entre la plaque et les dents naturelles.

d) La plaque se trouve très affaiblie, étant percée pour le passage des dents en des points que l'on pourrait appeler les piliers de l'arcade.

Sur la mâchoire inférieure les dents isolées, si elles sont saines, ont ordinairement une grande importance. Elles ne doivent pas être enlevées si elles peuvent servir à retenir une denture au moyen de crochets ou d'autres appareils. Ceci est surtout vrai pour les personnes avancées en âge chez qui le procès alvéolaire est généralement très résorbé. Dans ce cas une dent, même imparfaite, rendra grand service pendant quelque temps; si c'est la première plaque dont se serve le patient, cette dent servira utilement à la maintenir en place, jusqu'à ce qu'il y soit habitué lui-même; ensuite, si cette dent devient douloureuse ou prend un aspect désagréable, on pourra l'enlever et la remplacer par une dent artificielle fixée sur la plaque.

([1]) Nous nous rangeons, le Dr Godon et moi, au nombre de ces praticiens, et conservons, autant que possible, toute dent susceptible de constituer un point d'appui à un appareil. S'il s'agit de molaires, nous les recouvrons d'une couronne, ce qui en assure la conservation et permet d'en modifier la forme suivant les besoins de l'articulation et de la rétention de l'appareil. S'il s'agit d'une dent antérieure, la reconstitution en est faite par les procédés habituels, émail ou Richmond, suivant les cas.

([2]) Dans ces cas, il faut prendre une empreinte quelconque par les procédés habituels et, sur le modèle ainsi obtenu, construire un porte-empreinte en cire s'adaptant à toutes les irrégularités. Ce porte-empreinte en cire est ensuite coulé en étain dans un moule en plâtre. Les empreintes prises avec ce porte-empreinte spécial sont généralement beaucoup plus exactes.

([3]) Cette difficulté, quoique réelle, ne nous paraît pas insurmontable.

INSTRUMENTS ET ACCESSOIRES POUR L'EXTRACTION

Les instruments employés pour l'extraction sont des daviers et des élévateurs de diverses formes et tailles[1].

Daviers. — Les daviers doivent être faits en acier de la meilleure qualité possible pour obtenir le maximum de solidité, de rigidité et de dureté, afin qu'ils ne se brisent point. Les daviers qui font ressort ou qui plient, enlèvent la sensibilité de la main au point d'empêcher l'opérateur de discerner dans quel sens se produit la résistance à l'extraction. Les mors des daviers, en règle générale, doivent être conformés de façon à s'ajuster convenablement sur la plus grande surface possible des différentes dents ou racines, de manière à les saisir solidement. Ils doivent faire avec les manches des instruments des angles tels que l'on puisse les mettre en position aisément et rapidement, sans perdre de vue la dent à extraire. La surface interne de chaque mors doit être concave dans sa section transversale et dépourvue de stries qui n'ont aucune utilité, ne peuvent qu'affaiblir l'outil et sont difficiles à nettoyer. Les arêtes et la partie concave doivent être tranchantes, de manière à pouvoir couper le procès alvéolaire si c'est nécessaire. Les pointes doivent être aiguës et effilées. Les manches des instruments seront conformés de façon à permettre une prise solide, et, comme les mains des opérateurs sont variables de forme et de dimensions, il est évident que la même taille de manches ne peut donner satisfaction à tout le monde. La courbure des manches doit varier suivant l'usage général ou spécial auquel le davier est destiné. Les becs recourbés, tels que ceux de la figure 475, sont peu employés et doivent être rejetés, sauf peut-être pour les daviers faits spécialement pour les molaires supérieures et inférieures.

Les jointures des instruments d'extraction doivent être faites de telle sorte que les manches puissent être démontés par un mécanisme simple, afin de permettre un nettoyage complet et facile. Les figures 473 et 474 montrent un modèle de ce genre. Il y en a d'autres, mais celui-ci, étant le plus simple et le plus solide, doit être généralement adopté, à moins qu'on ne puisse adapter le même dispositif à l'assemblage à charnière représenté figure 475.

Les jointures doivent être exemptes d'angles saillants ou rentrants et, s'il s'agit d'un davier ordinaire, la section transversale de la jointure doit être ovale. On fait quelquefois des daviers à jointures octogonales ; elles doivent être rejetées, parce que non seulement elles peuvent blesser les lèvres du patient, mais encore en cas de glissement, ce qui

[1] Voir *Manuel du Chirurgien-dentiste*, Godon et Masson. Extraction des dents.

peut arriver au meilleur opérateur, elles sont plus exposées à choquer les autres dents; de plus, elles sont incommodes et tiennent plus de place.

A part le joint facile à nettoyer, représenté par les figures 473 et 474, la réunion des deux manches du davier peut se faire de deux manières : ou bien, l'un des manches entaillé à moitié passe dans une mortaise pratiquée dans l'autre manche et les deux sont fixés par un pivot (fig. 476), ou bien on emploie le joint dit à charnière (fig. 475), dans lequel chaque manche est réduit à moitié et les deux sont assemblés par un écrou à vis. Cet assemblage est plus propre, il ne donne pas lieu aux objections que l'on fait aux autres formes.

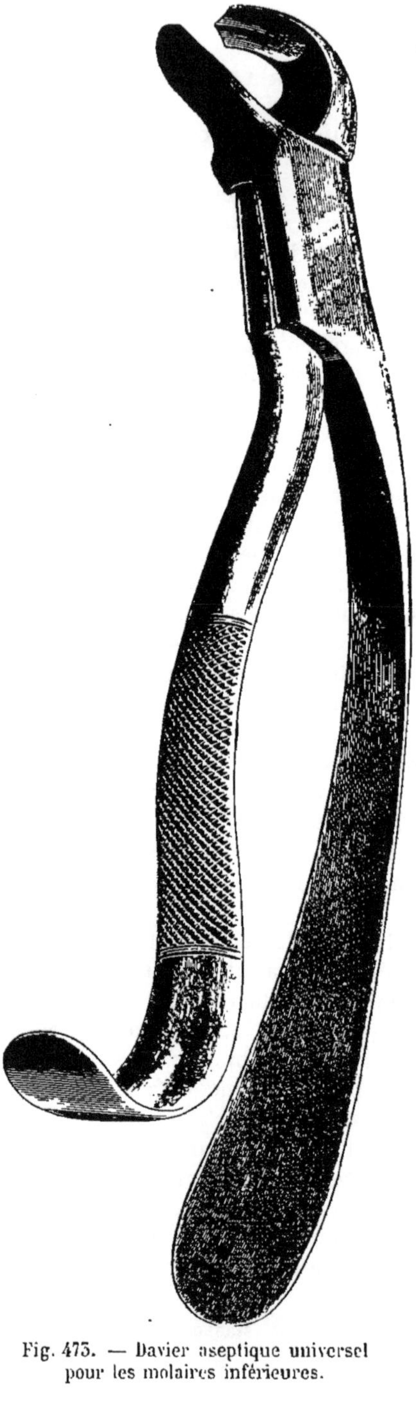

Fig. 473. — Davier aseptique universel pour les molaires inférieures.

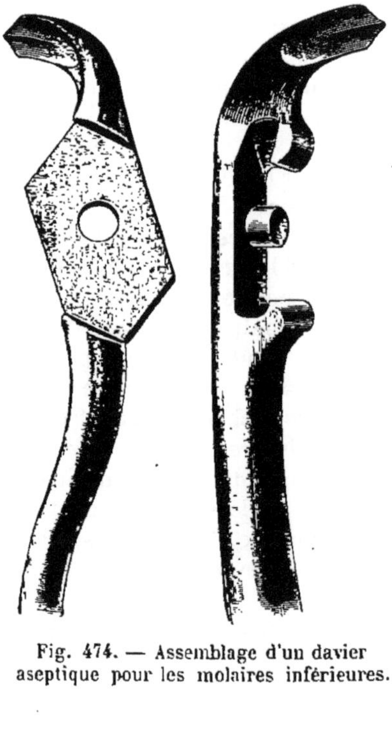

Fig. 474. — Assemblage d'un davier aseptique pour les molaires inférieures.

Tous les manches doivent être striés comme l'indiquent les figures et, s'ils sont fabriqués avec soin, les outils n'ont pas besoin d'être nickelés. Le nombre des daviers d'une trousse de praticien peut varier suivant le désir de chacun; nous donnerons seulement les principes généraux qui doivent gouverner la composition d'une trousse, faisant remarquer en même temps l'inutilité d'une nombreuse collection d'instruments. Comme exemple du grand nombre d'extractions qui peuvent être opérées avec un nombre limité d'instruments, nous donnons en vraie grandeur les daviers des figures 476 et 477. Ils sont plus petits que ceux que l'on emploie généralement, surtout en Amérique.

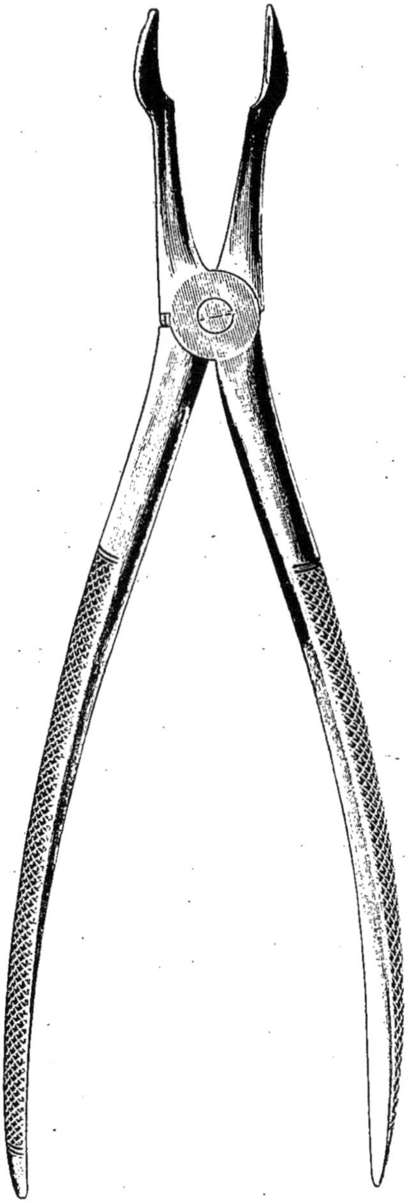

Fig. 475. — Davier pour racines.

L'instrument représenté figure 476 peut être employé pour presque toutes les dents supérieures.

Le davier (fig. 477) peut être employé de même pour les dents inférieures, il diffère du précédent par l'angle formé par les mors avec les manches. Ces daviers sont utilisables dans tous les cas, excepté au milieu de l'arcade dentaire, lorsqu'on a à extraire une première ou une seconde molaire. Si les dents sont larges, la mâchoire solide et si les surfaces triturantes sont concaves, il vaut mieux employer le davier spécial aux molaires inférieures représenté figure 473 et figure 486.

Les figures 478 et 479 représentent des daviers très utiles pour l'extraction des dix dents antérieures d'en haut. La figure 479 a des mors plus longs et plus fins à leurs extrémités. Entre des mains habiles, quand il ne faut pas déployer une force trop grande sur les extrémités, ce sont les meilleurs. Quand on opère avec l'aide du pro-

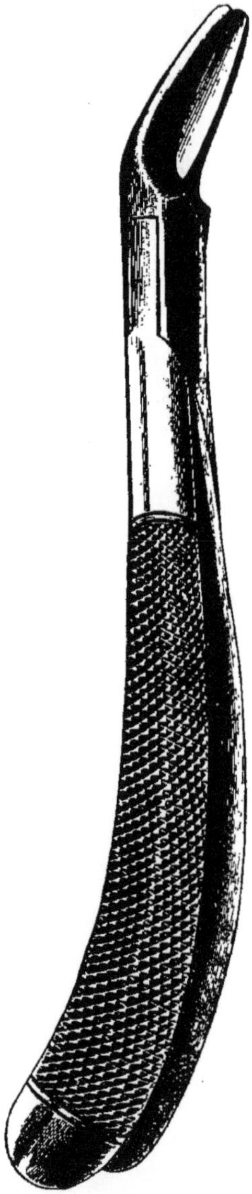

Fig. 476. — Davier universel pour incisives et racines supérieures.

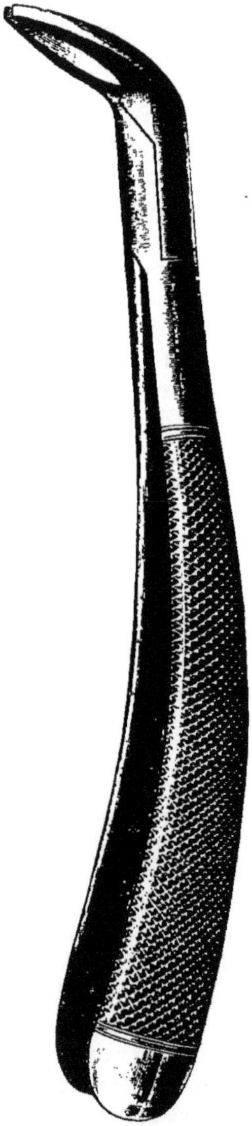

Fig. 477. — Davier universel pour incisives et racines inférieures.

toxyde d'azote et qu'on a beaucoup de dents à arracher en peu de temps, l'instrument représenté figure 478 est préférable.

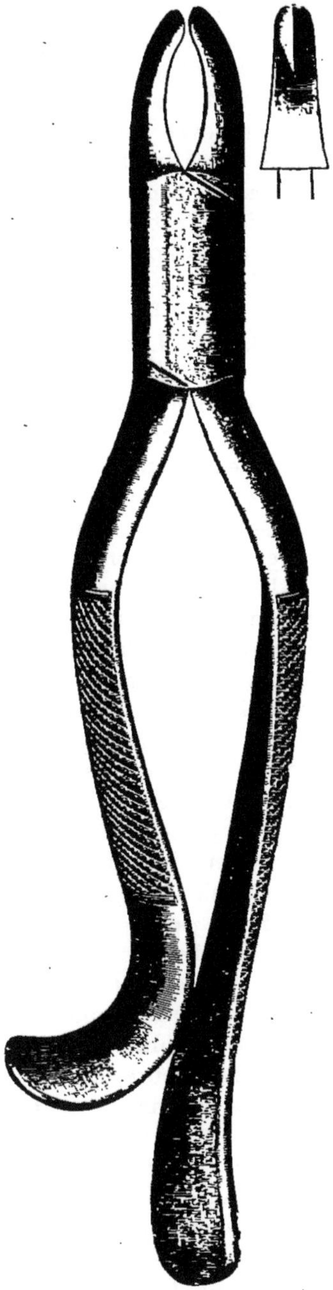

Fig. 478. — Davier pour les 10 dents supérieures antérieures.

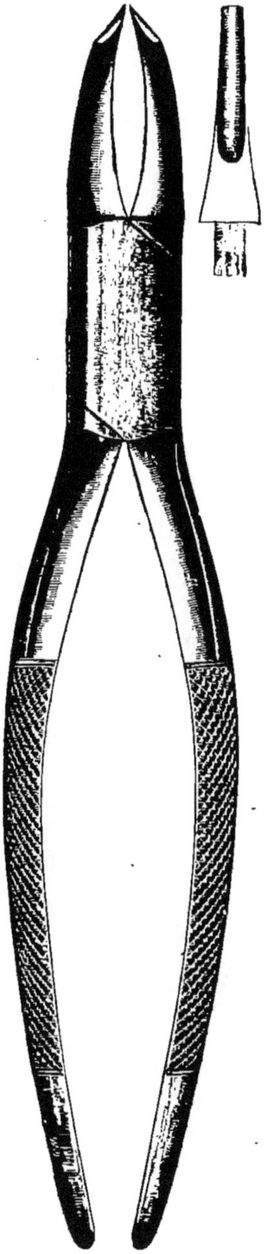

Fig. 479. — Davier étroit pour racines supérieures de devant.

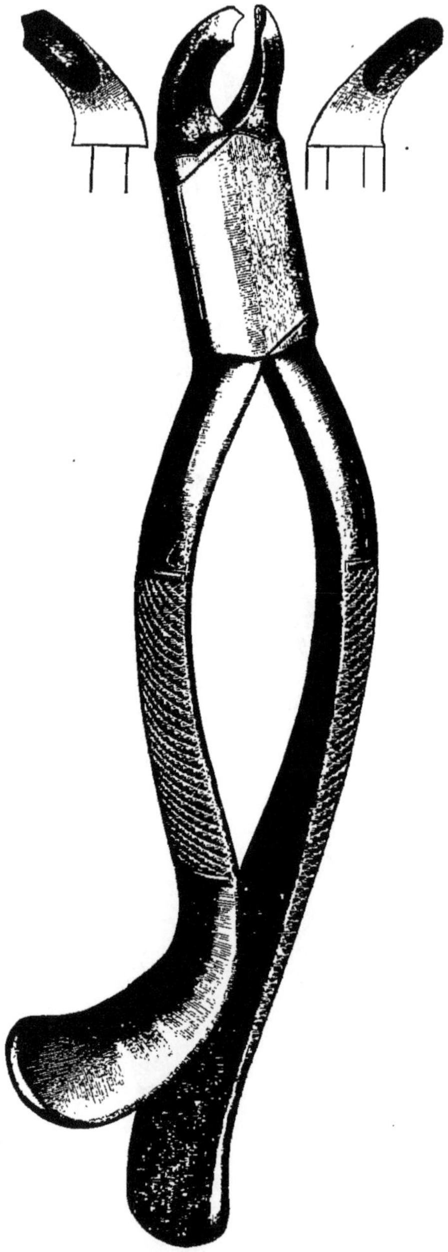

Fig. 480. — Davier pour molaire supérieure de droite.

Les figures 480 et 481, l'une pour le côté droit, l'autre pour le côté gauche de la mâchoire, représentent deux daviers spéciaux employés pour les première et deuxième molaires supérieures. Le bec extérieur est pointu dans le but de l'introduire entre les racines buccales, le bec intérieur est concave pour saisir facilement les racines palatines. Les figures 483 et 484 montrent des instruments en forme de baïonnette; celui de la figure 483 est fait spécialement pour l'extraction de la troisième molaire supérieure, celui de la figure 484 pour les racines supérieures. Les extrémités des manches de tous les daviers qui sont saisies dans la paume de la main doivent avoir une large surface, comme l'indique la figure 484. Ils sont très employés par beaucoup d'opérateurs. L'auteur les considère comme incommodes, parce qu'ils cachent la vue directe de la dent et des parties avoisinantes.

Daviers pour l'extraction des dents inférieures. — Au lieu d'être situés presque en ligne droite avec les manches comme pour la mâchoire supérieure, les daviers destinés à la mâchoire inférieure sont repliés presque à angle droit. Pour les incisives de la mâchoire inférieure, il n'y a pas de meilleur davier que celui de la figure 477. Cet instrument est très utile pour extraire la troisième molaire inférieure lorsque la constriction de la mâchoire consécutive à une

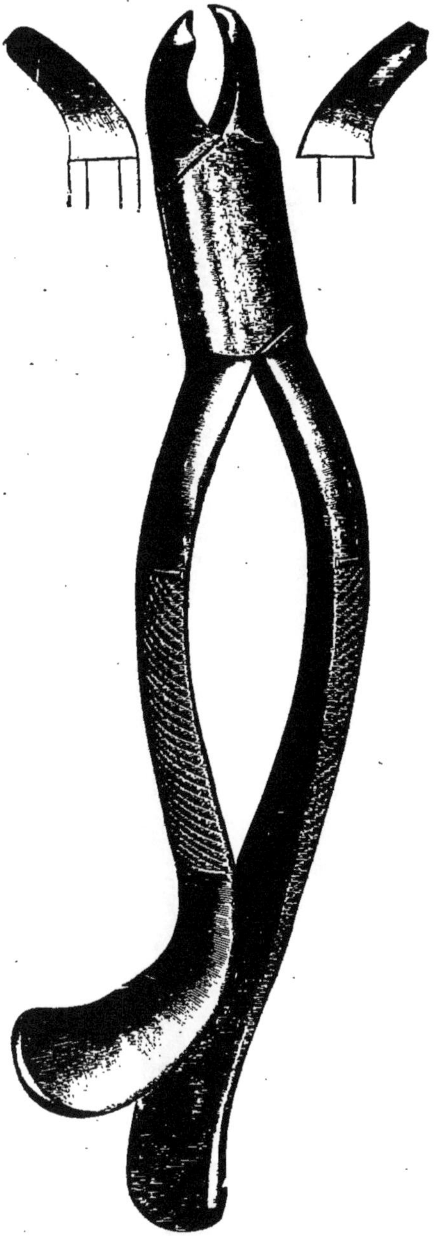

Fig. 481. — Davier pour molaire supérieure de gauche.

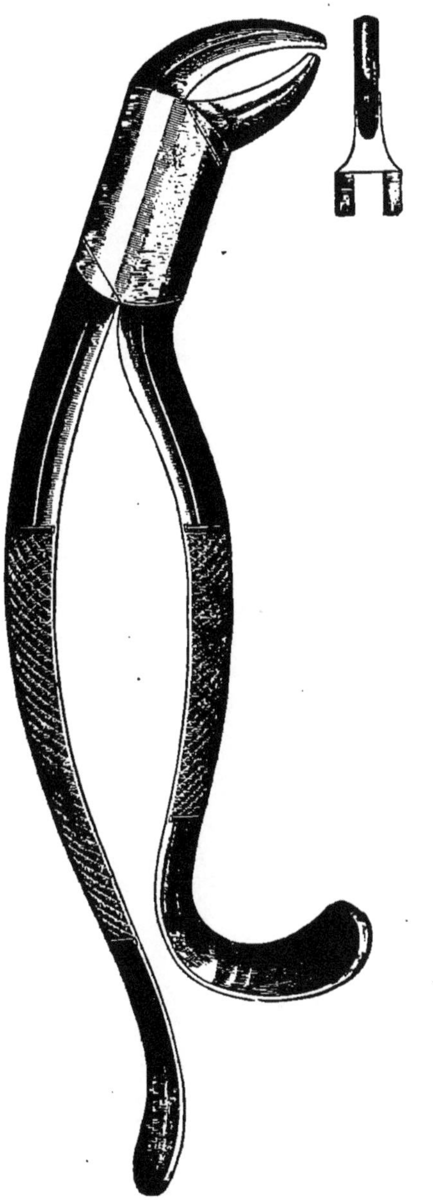

Fig. 482.
Davier à bec de faucon.

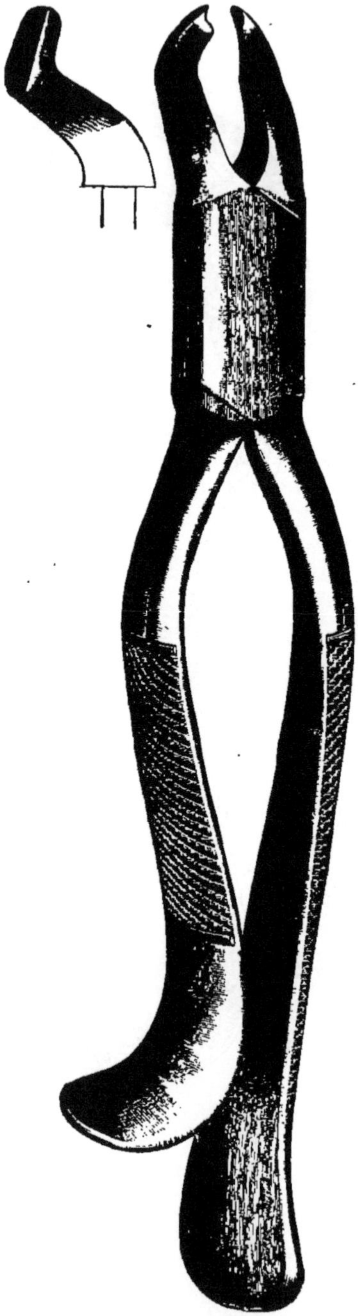

Fig. 483. — Davier universel pour troisième molaire supérieure.

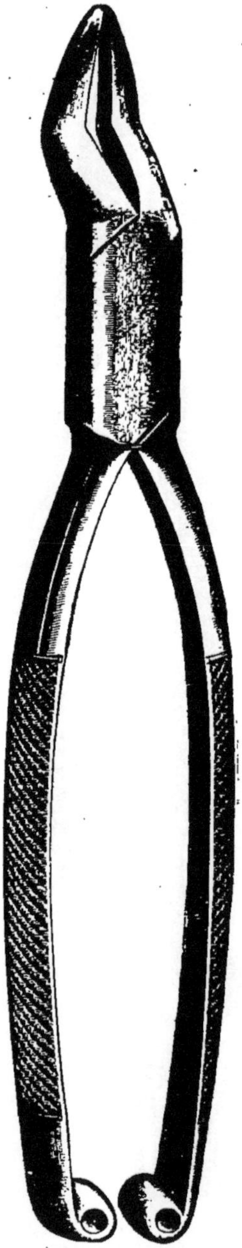

Fig. 484. — Davier de Dorr pour racine supérieure.

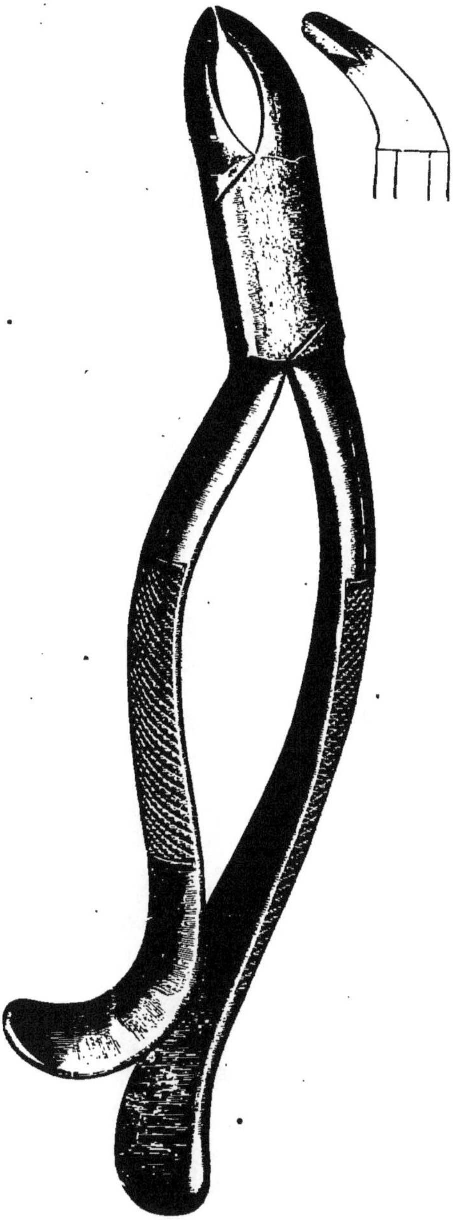

Fig. 485.
Davier universel pour canines bicuspides inférieures.

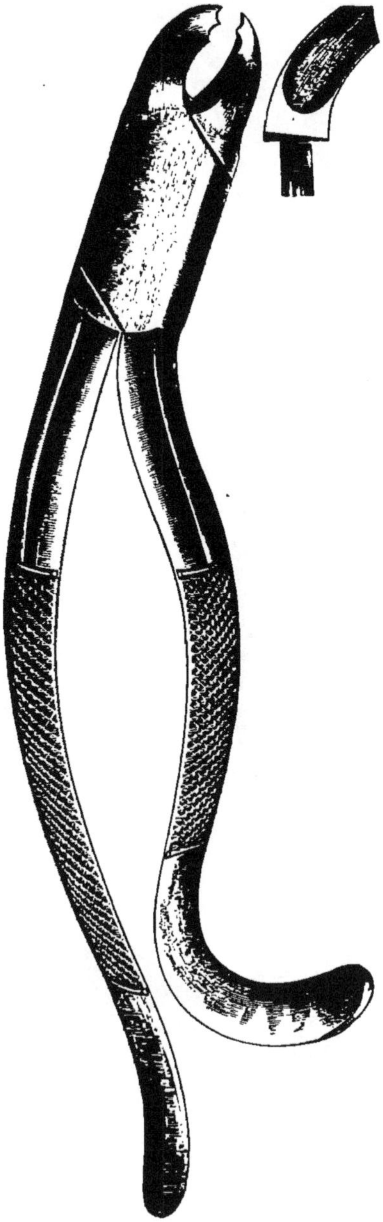

Fig. 486.
Davier universel pour molaires inférieures, dessiné par Chapin A. Harris.

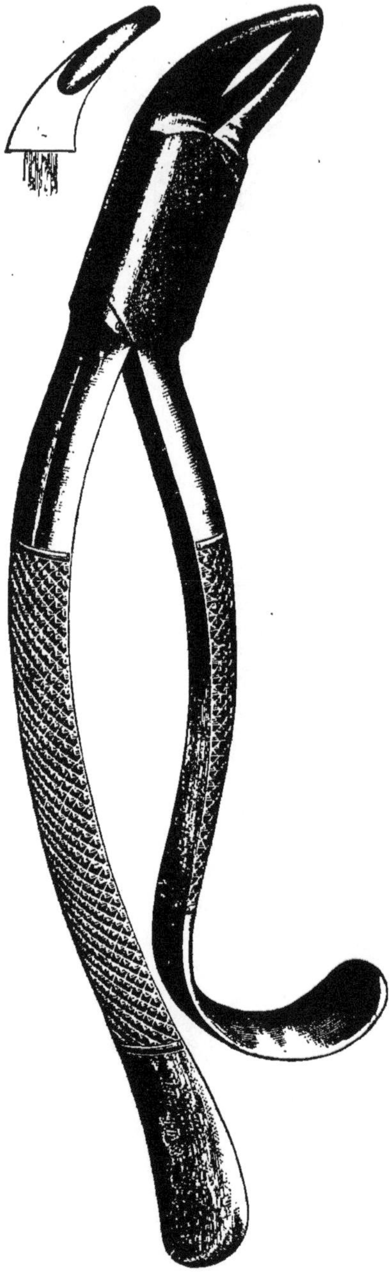

Fig. 487.
Davier demi-courbé pour racines inférieures.

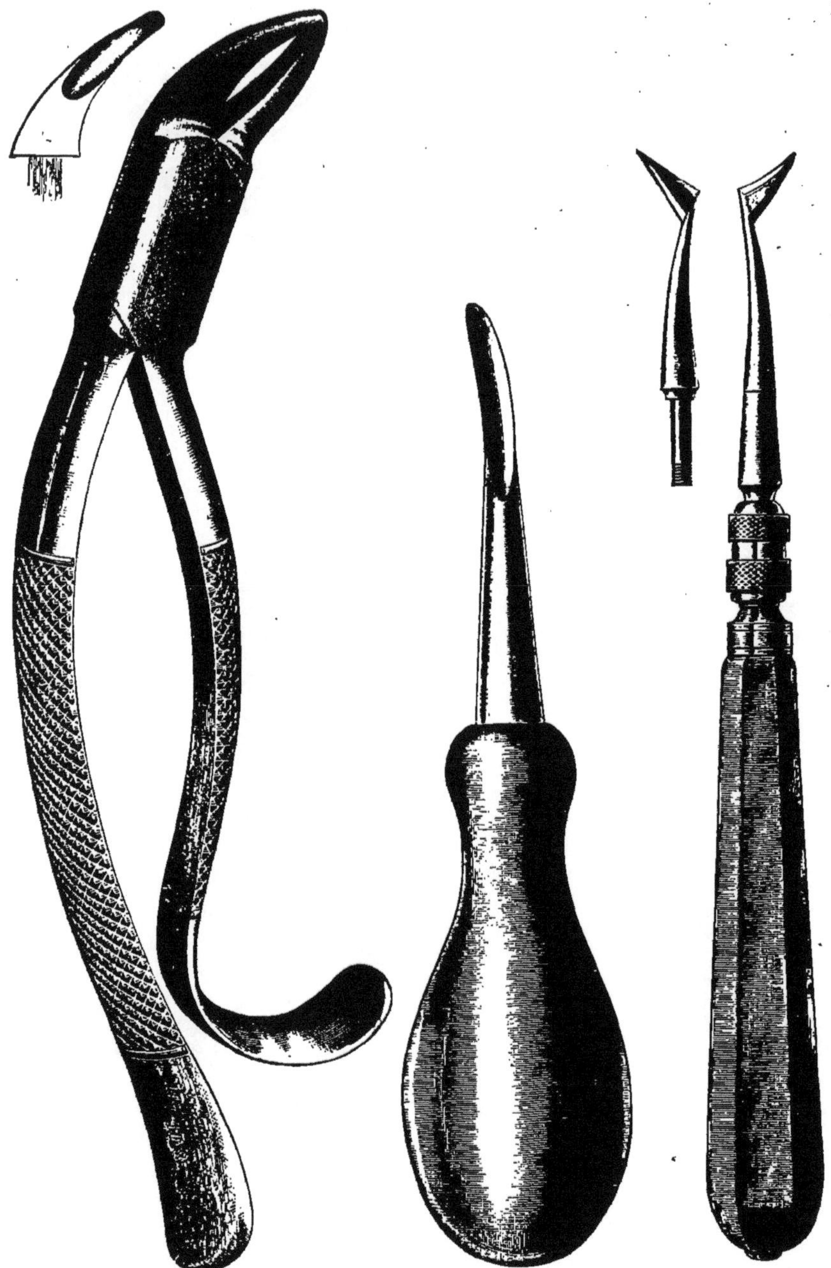

Fig. 488.
Élévateur

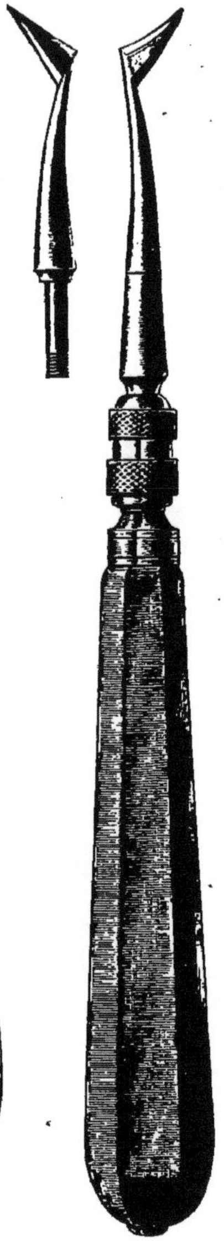

Fig. 489. — Scalers droit et gauche employés pour l'extraction des racines.

inflammation de l'articulation temporo-maxillaire rend difficiles l'ouverture de la bouche et l'introduction d'un instrument plus large. En pareil cas, le davier doit être porté dans l'arrière-vestibule de la bouche, en passant les pinces entre les dents supérieures et inférieures; lorsque le bec du mors interne atteint la troisième molaire, on peut ordinairement le mettre en position sur la surface interne de la dent, alors celle-ci peut être saisie et extraite. Le davier figure 476 peut aussi être employé avec avantage pour ces dents, l'opérateur se tenant en arrière du patient et opérant par-dessus sa tête, comme l'indique la figure 539.

La figure 482 montre un davier à bec de faucon, employé pour les dents antérieures de la mâchoire inférieure. Il est très employé par les opérateurs, surtout en Europe. L'auteur ne le recommande pas.

La figure 485 indique aussi un instrument spécial. Il est destiné à l'extraction des canines inférieures et des bicuspides des deux côtés de la mâchoire. La figure 486 représente un davier spécial pour les molaires inférieures de chaque côté. Les mors sont pointus avec une concavité de chaque côté de la pointe pour passer facilement le long des racines. Les deux parties concaves enveloppent chaque racine.

La figure 487 représente un davier universel pour les racines inférieures.

Élévateurs ou extracteurs de racines. — Il y a beaucoup de sortes d'élévateurs pour l'extraction des racines. On les emploie aussi quelquefois pour l'extraction des dents, généralement pour la troisième molaire.

La figure 488 montre une des formes les plus employées. Elle sert surtout pour les troisièmes molaires quand les dents en avant d'elles sont en place. On l'emploie aussi pour l'extraction des dents incluses, en passant cet outil entre ces dents et les voisines, ou bien entre ces dents et l'os, la partie concave étant tournée du côté de la dent à extraire. On l'emploie aussi quelquefois comme gouge pour réséquer l'os qui emprisonne la dent.

La figure 489 représente deux élévateurs ; ils ressemblent à des scalers droits et gauches, quoique un peu plus lourds ; ils sont extrêmement utiles pour extraire les racines.

Ils ressemblent si peu à des outils d'extraction que les patients n'en redoutent point l'aspect, ce qui n'est pas le cas des daviers. En introduisant avec soin la pointe de la lame entre la racine à extraire et la dent ou les racines voisines et lui donnant un léger mouvement de rotation, on arrive à sortir la racine de son alvéole sans beaucoup d'effort.

Les figures 530 et 531 donnent deux autres formes d'élévateurs avec le mode d'application à l'extraction des racines.

Lancettes. — Les figures 490 et 491 représentent diverses formes de lancettes dont les plus utiles sont les n°s 1 et 5, les seules nécessaires pour opérer pendant l'extraction ou pour soulager l'éruption retardée d'une dent temporaire ou quelconque. Elles sont employées en général dans la chirurgie dentaire. Les manches doivent être en métal plutôt qu'en bois, afin de pouvoir être complètement stérilisés.

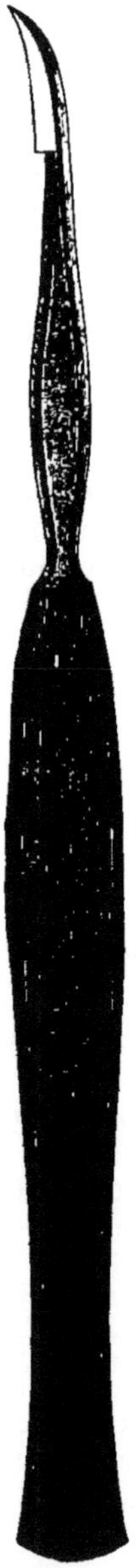

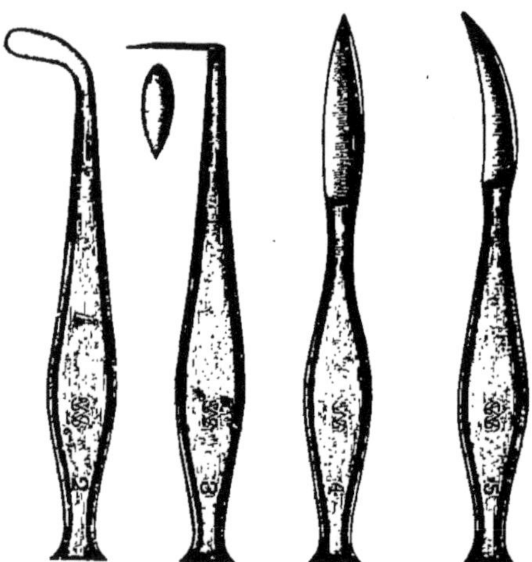

Ciseaux. — On doit avoir sous la main une paire

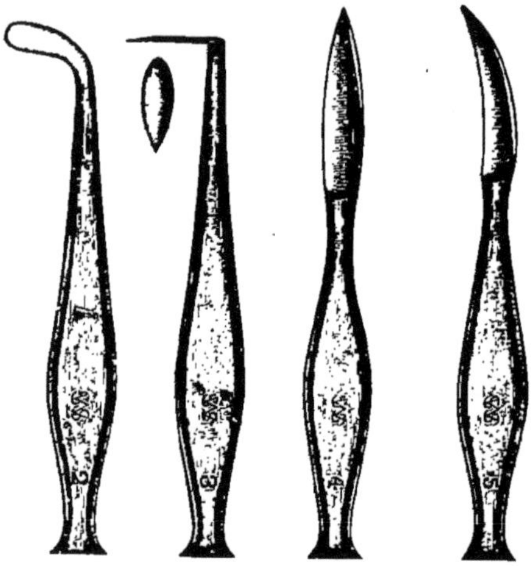

Fig. 490, 491. — Lancettes à manche solide d'ébonite ou d'acier.

de ciseaux courbes (fig. 492), pour le cas où une partie du tissu gingival se trouverait adhérente à la racine. Des ciseaux assez fortement recourbés conviennent bien pour cet objet.

Outre les instruments ci-dessus décrits, il y a encore le *miroir à bouche* (fig. 495), et quelques *excavateurs* et *sondes* pour l'examen général des dents, particulièrement pour étudier la position et la nature d'une racine ou d'une dent incluse dont on se propose l'extraction.

Ouvre-bouche. — Quand on doit administrer un anesthésique, il est conseillé d'employer un ouvre-bouche pour maintenir la bouche bien ouverte. Des bouchons de liège de 1 pouce 1/2 de long, 1 pouce 1/4 à la base, et 3/4 de pouce au petit bout sont utilisés dans ce but, en les plaçant entre les mâchoires, le petit bout à l'intérieur de la bouche. Quelques opérateurs ne s'en servent point (voir plus loin).

La plupart des patients, quand on leur demande de tenir la bouche ouverte pendant qu'on leur administre l'anesthésique (surtout le bioxyde d'azote et l'oxygène), la conservent encore ouverte pendant la période d'anesthésie.

La figure 494 indique d'excellents ouvre-bouches construits par Frédéric Hewitt, de Londres.

Ouvre-bouche mécanique (fig. 495). — Cet instrument se fait sous différentes formes et grandeurs. On l'introduit entre les mâchoires quand les ouvre-bouches ne peuvent servir, ou en cas de trismus; il peut aussi servir à séparer les mâchoires et les maintenir écartées dans les cas critiques, ou pendant certaines opérations à l'intérieur de la bouche.

Tous les dentistes, spécialement ceux qui se spécialisent dans l'extraction, doivent avoir au moins une paire de *pinces pharyngiennes* (fig. 496). Il est possible qu'ils n'aient jamais à s'en servir; mais, d'un autre côté, il peut arriver qu'une dent ou un fragment tombe dans le pharynx et, si les doigts ne peuvent l'atteindre, la pince pharyngienne est absolument nécessaire.

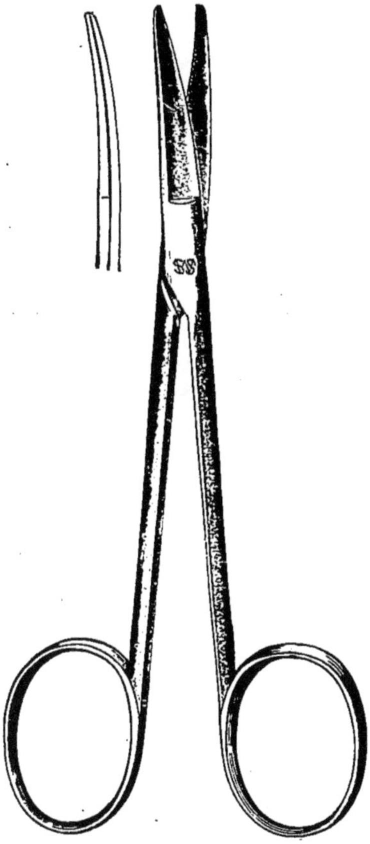

Fig. 492. — Ciseaux courbés.

Fig. 493. — Miroir à bouche.

Anatomie chirurgicale. — Pour extraire les dents avec succès, il est nécessaire d'abord de connaître parfaitement la forme générale des différentes dents, ainsi que leur position par rapport à la mâchoire et aux parties voisines, afin que l'opérateur puisse appliquer intelligemment sa force dans le sens de la moindre résistance qu'elles opposent à l'arrachement. Cette connaissance ne peut être acquise par les descriptions qui ne peuvent servir que de guides. Il faut disséquer des mâchoires anatomiques, non seulement des pièces nettoyées, mais encore celles qui sont pourvues de tissus mous. Disséquer veut dire non seulement étudier les dispositions superficielles, mais encore couper les os en tous sens avec la scie ou autres outils, jusqu'à ce que les rapports des dents supérieures avec le plancher de la cavité

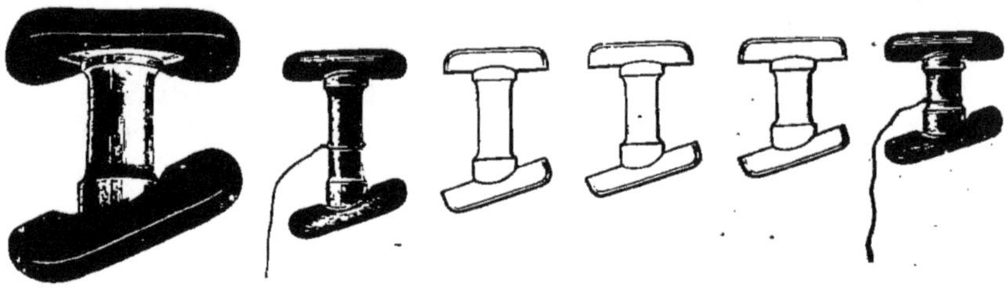

Fig. 494. — Ouvre-bouches de Hewitt (demi-grandeur).

nasale et le sinus maxillaire soient entièrement compris. Pour les dents inférieures, leurs rapports avec le canal dentaire inférieur et les positions des racines, spécialement en ce qui concerne la troisième molaire, tout doit être minutieusement étudié.

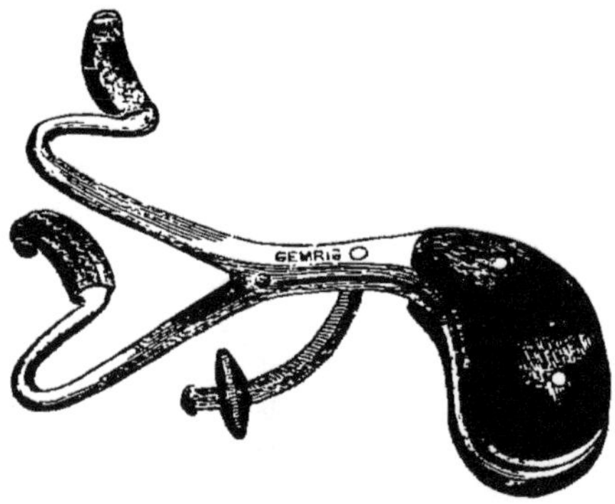

Fig. 495. — Ouvre-bouche mécanique (demi-grandeur).

Le procès alvéolaire des deux mâchoires se compose de deux tables, l'une interne, l'autre externe, formées de tissus osseux, denses, sans ligne de séparation nette entre le procès et le reste de la mâchoire. Les alvéoles des racines des dents sont situés dans l'intervalle compris entre les deux tables, et sont entourés d'une paroi mince et poreuse d'os spongieux. Le reste de l'espace est cloisonné et rempli de petits canaux osseux et de tissus conjonctifs, nerfs,

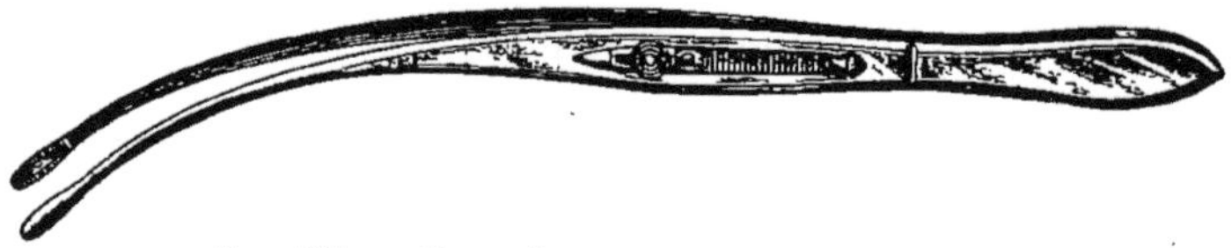

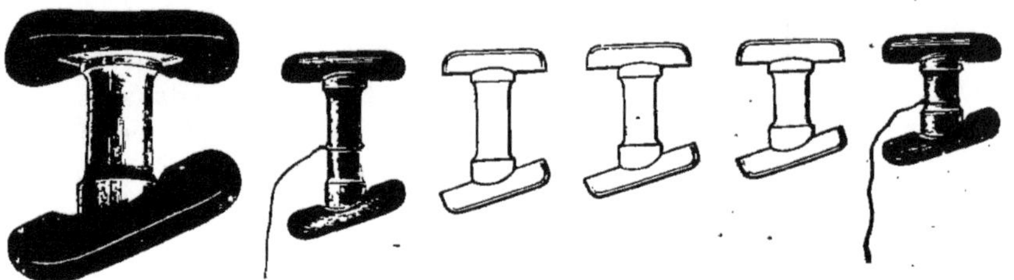

Fig. 496 — Pince pharyngienne (demi-grandeur).

vaisseaux, etc. Comme ce tissu appartient aux dents, se développe avec elles, et a pour objet de les maintenir en position, il disparaît en plus ou moins grande partie avec les dents elles-mêmes. La résorption de ce procès n'a pas lieu de la même manière sur les deux mâchoires.

Dans la mâchoire supérieure, la table externe disparaît plus rapidement et plus complètement que la table interne; dans la mâchoire inférieure, la résorption de deux tables est à peu près égale en rapidité et en proportion.

La table interne de la mâchoire supérieure est partiellement soutenue par la table externe du procès palatin, en fait, elles se fondent

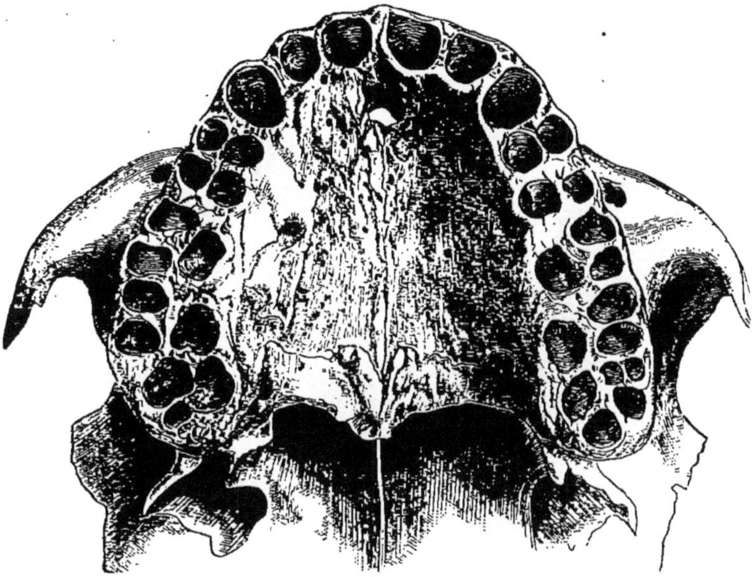

Fig. 497. — Alvéoles des dents permanentes, mâchoire supérieure.

l'une dans l'autre. La table alvéolaire externe de la mâchoire supérieure étant résorbée en plus grande proportion que la table interne, c'est un avantage pour le dentiste de repérer les dents avec les gencives; conséquemment, dans l'extraction il faut se rappeler ce fait et éviter de blesser la table interne. En même temps, il n'y a pas de mal à enlever une petite portion de la table externe, quoique toute perte de tissu gingival doive être évitée autant que possible. Dans la mâchoire inférieure, il n'est pas aussi important d'éviter la fracture de légères parties de la table interne, puisque la résorption se fait à peu près également sur les deux tables.

Ces tables peuvent se résorber en laissant une légère arête. Cette résorption des deux tables de la mâchoire inférieure rend l'ajustage d'une seule dent artificielle sur la mâchoire inférieure plus difficile que sur la mâchoire supérieure.

La figure 497 montre les alvéoles de la denture supérieure, la figure 498 celles de la mâchoire inférieure.

La figure 499 montre un type de mâchoire supérieure et inférieure,

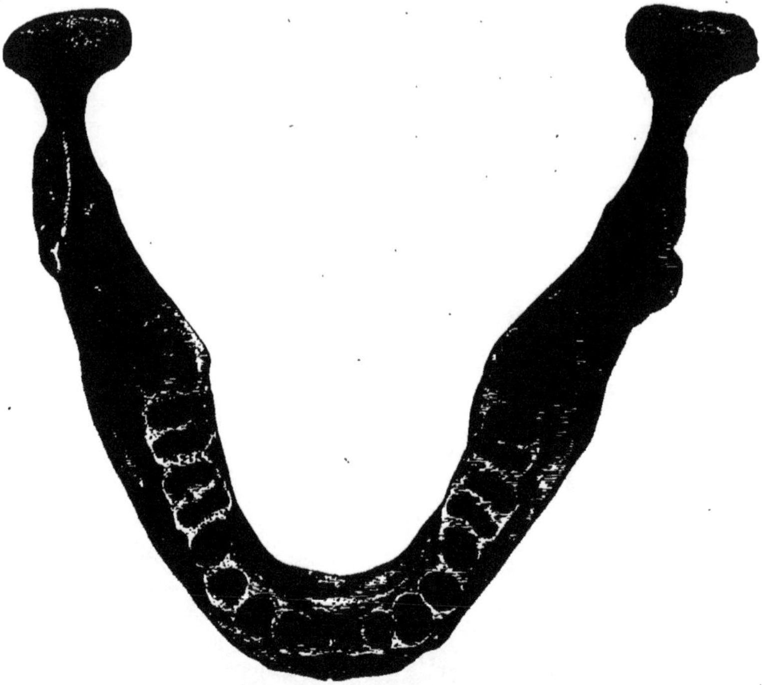

Fig. 498. — Alvéoles des dents permanentes, mâchoire inférieure.

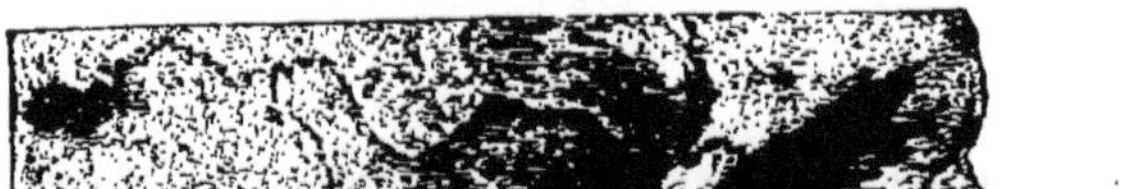

Fig. 499. — Mâchoires inférieure et supérieure typiques

les surfaces externes des couronnes des dents et une occlusion normale. Les figures 500 et 501 montrent les surfaces occlusales des dents

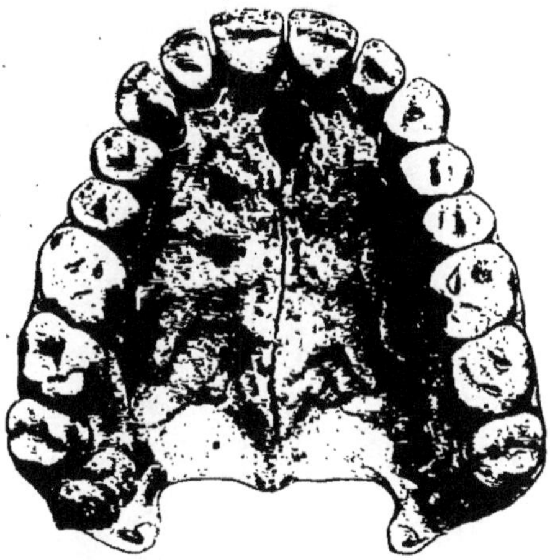

Fig. 500. — Surfaces occlusales des dents supérieures (à la même échelle que la figure 499).

et leurs relations réciproques. Elles proviennent de la même tête que la figure 499.

La figure 502 est une photographie du côté droit d'une tête. Elle

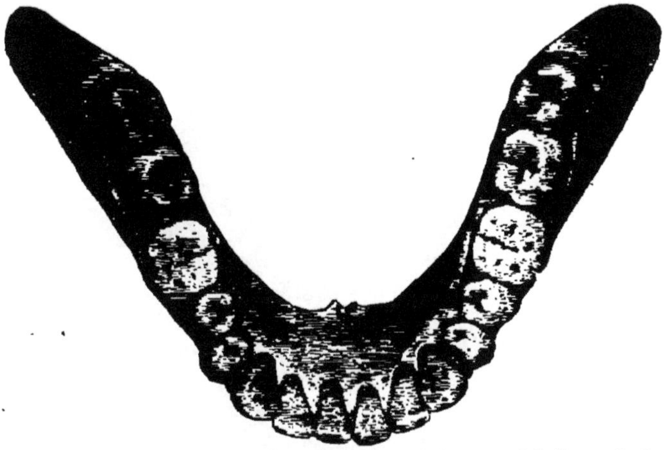

Fig. 501. — Surfaces occlusales des dents inférieures (à la même échelle que la figure 499).

donne une bonne reproduction d'une belle occlusion normale des dents, de leur forme, de leurs racines et de leurs relations avec le tissu spongieux et avec le canal dentaire appelé aussi canal cribriforme de la mâchoire inférieure.

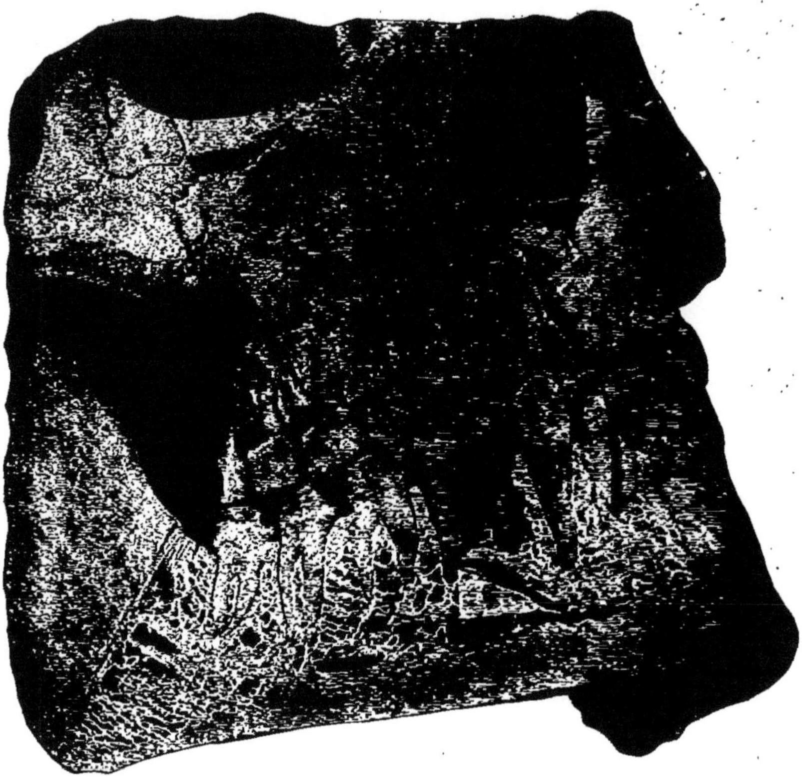

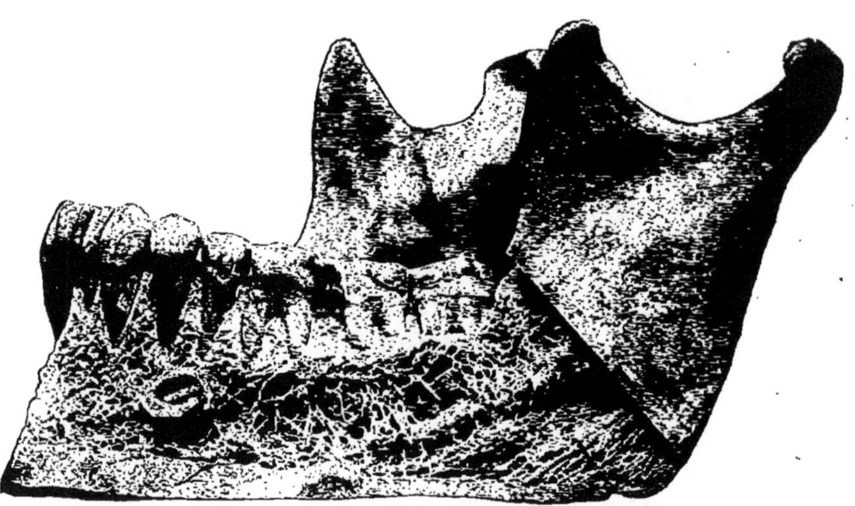

Fig. 502. — Surfaces buccales des couronnes et racines en place.

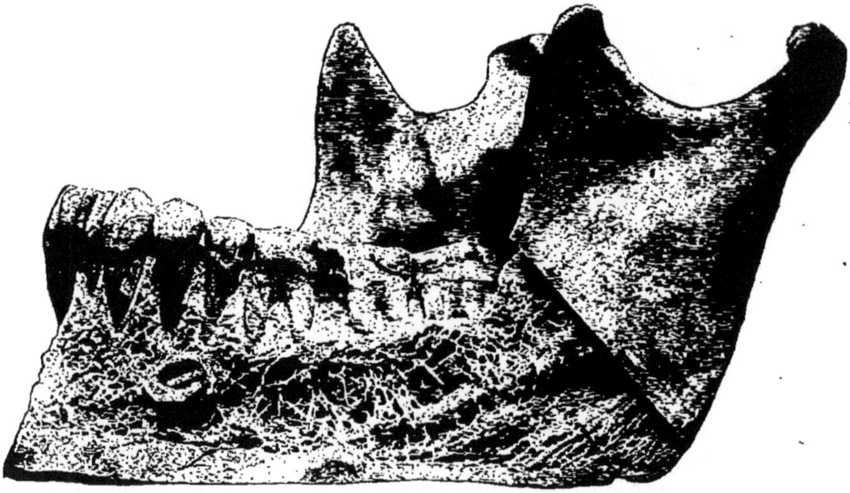

Fig. 503. — Même mâchoire que la figure 502.

Sur la mâchoire supérieure, l'os est mince au-dessus des molaires et leurs racines sont relativement droites; aucune d'elles n'est difficile à extraire. Les racines buccales de la première molaire sont quelque peu divergentes. Celles de la seconde molaire s'écartent légèrement au sortir de la couronne et se rapprochent vers leurs pointes. Les racines de la troisième molaire sont toutes légèrement recourbées en arrière. Sur la mâchoire inférieure, les racines sont relativement droites. Celles de la première molaire s'écartent légèrement l'une de l'autre, ce qui est l'état normal. Les racines de la seconde molaire sont presque droites et presque parallèles l'une à l'autre. Les racines antérieures

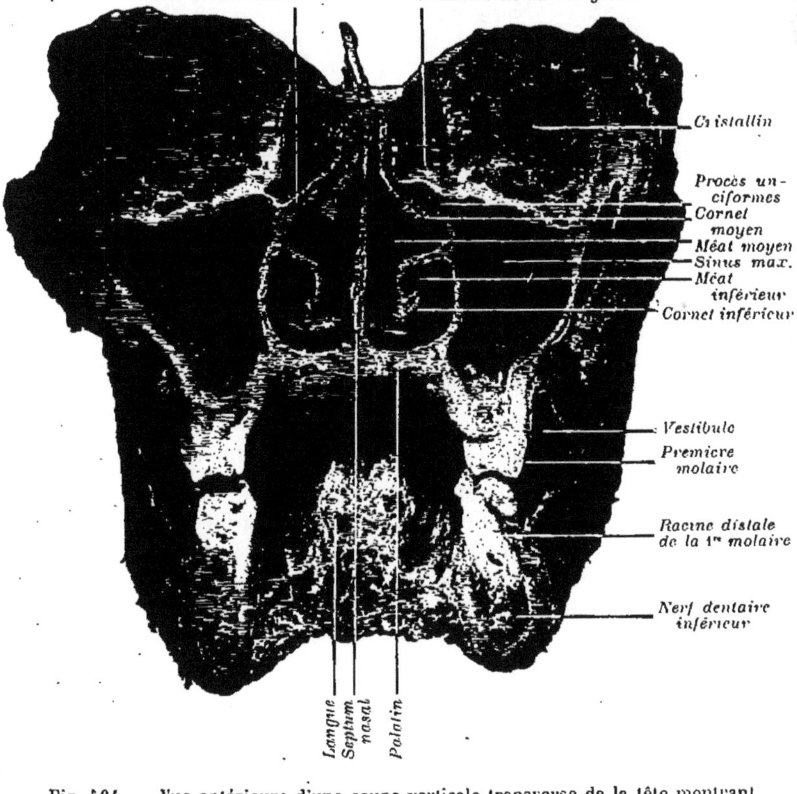

Fig. 504. — Vue antérieure d'une coupe verticale transverse de la tête montrant les relations des mâchoires et de l'os en U des mandibules.

de la troisième molaire se recourbent légèrement en arrière jusqu'à rejoindre la racine postérieure.

La figure 503 est prise du côté gauche de la même mâchoire, figure 502 : dans celle-ci, les racines ont été dégagées jusqu'à leurs apex; dans la figure 503, on suppose la table externe seule enlevée. Ces deux gravures donnent une idée correcte des relations des dents avec la structure interne des mâchoires.

Les figures 504 et 505 sont de bonnes représentations des rapports

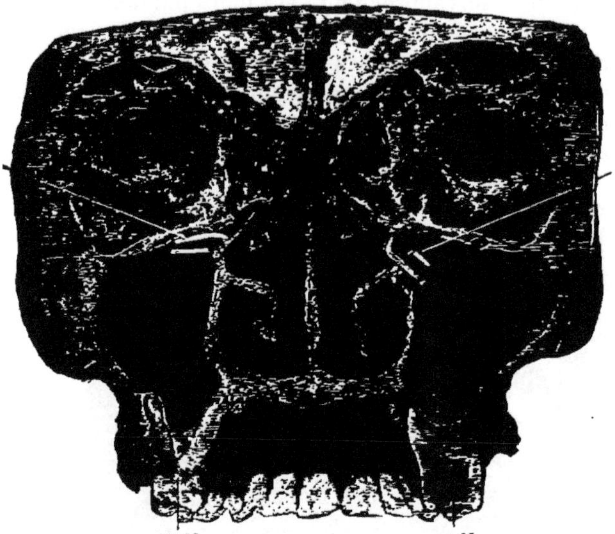

Fig. 505. — Vue postérieure d'une coupe verticale transverse de la tête, à la même échelle que la figure 504, montrant l'ostium maxillaire indiqué de chaque côté par un trait. *Oms* ostium maxillaire ; *1re M*, 1re molaire.

des racines avec le plancher du sinus maxillaire, tel qu'on le trouve ordinairement dans la race blanche.

Chez les nègres, il y a ordinairement une grande épaisseur entre les dents et le plancher du sinus. Il faut noter que les racines des molaires s'élèvent au-dessus de ce plancher des deux côtés du sinus, et, par suite, quand on fait l'extraction de dents ayant ce caractère, il est nécessaire de prendre les plus grandes précautions, autrement une portion du plancher de cette cavité pourrait se trouver enlevée. Ou bien si, par suite de la rupture d'une dent, on appuie trop fortement par en haut en s'efforçant de saisir la racine, il peut arriver que celle-ci s'enfonce dans le sinus. La partie inférieure de la figure 504 donne une idée générale de la section transversale de la mâchoire inférieure, faite en arrière du foramen mentonnier. Il faut remarquer spécialement la forme en U de la portion corticale de la mâchoire inférieure qui ferme les deux tables du procès alvéolaire, entre lesquelles les dents sont logées dans le tissu spongieux. La figure montre aussi l'étendue des racines vers le nerf dentaire inférieur. Il n'y a pas de ligne de démarcation entre le procès alvéolaire et le corps de l'os.

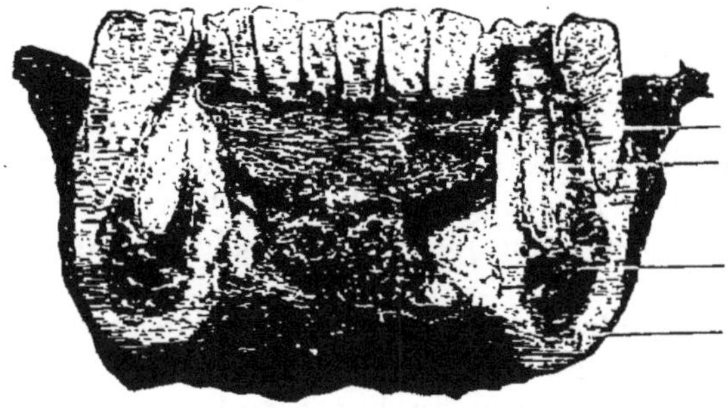

Fig. 506. — *Ar 1re M*, racine antérieure de la 1re molaire ; *R 2e Bi*, racine de seconde bicuspide ; *Idn*, nerf dentaire inférieur; *Up*, os en U, coupe corticale de la mâchoire inférieure.

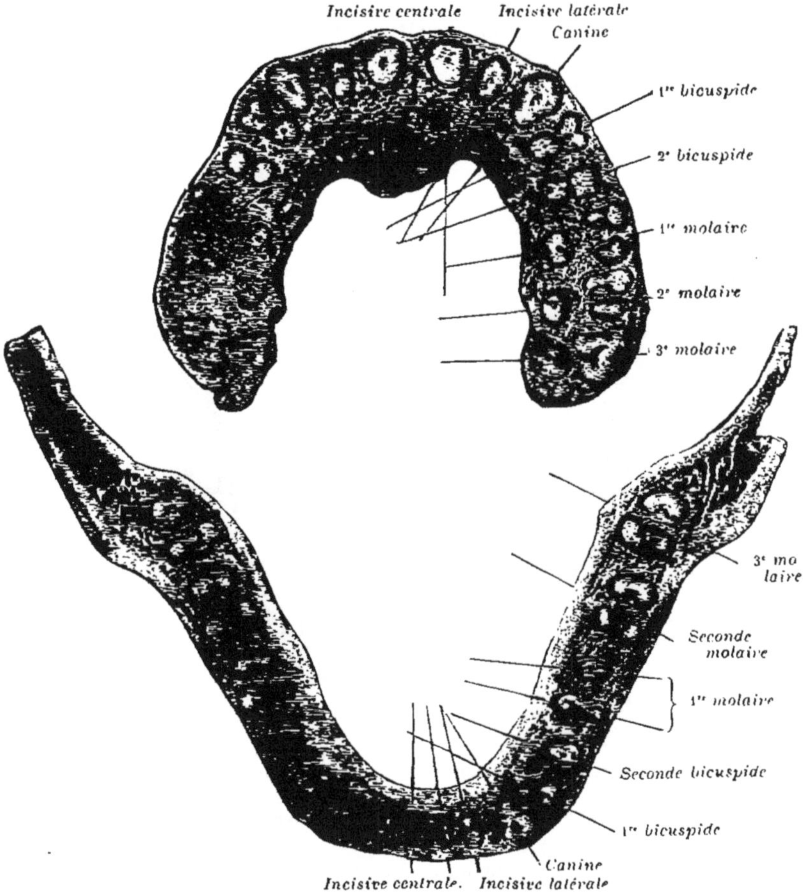

Fig. 507. — Section horizontale des mâchoires inférieure et supérieure coupées un peu au delà du bord libre du procès alvéolaire, montrant la forme et la position des racines des diverses dents.

La figure 506 indique les rapports de longueur et de position de la seconde bicuspide, elle montre que sa racine est quelquefois placée sur le côté intérieur de la racine antérieure de la première molaire. Les racines de ces bicuspides sont plates, comme on le voit sur la figure 526. Considérant leur longueur, leur position et leur minceur, on comprendra facilement pourquoi il est si souvent difficile de les extraire sans les briser.

La figure 507 représente les sections horizontales des mâchoires inférieure et supérieure, montrant les coupes transversales des racines des dents. La coupe est faite un peu au-dessus du bord du procès alvéolaire pour la mâchoire supérieure et un peu au-dessus pour la mâchoire inférieure. Les dessins montrent les formes et positions des diverses racines, ainsi que leurs rapports avec le procès et entre elles. Il faut donner une attention particulière à ce fait que les racines et le procès sont en relation si étroite qu'il est impossible d'introduire entre les deux le bec d'un davier sans briser

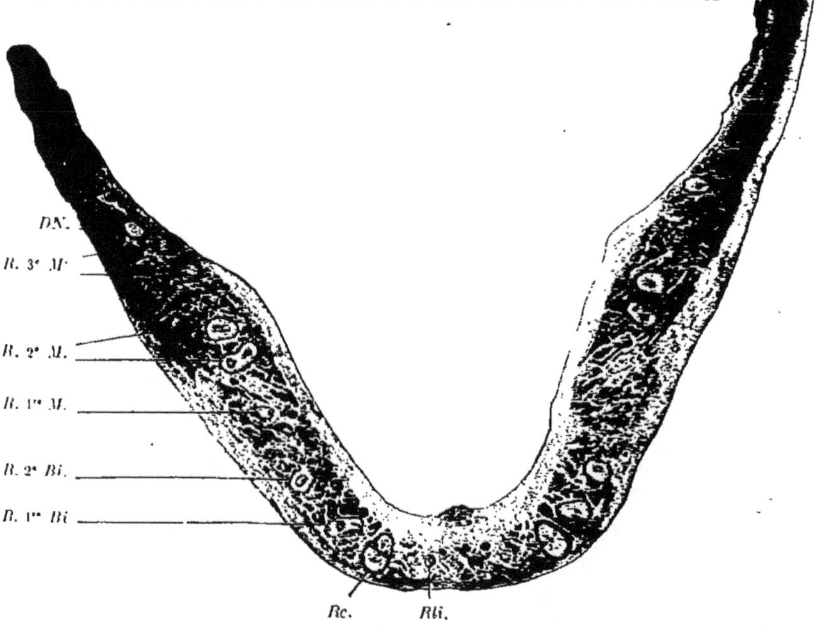

Fig. 508. — Section horizontale de la mâchoire inférieure coupée dans la région. *D n*, nerf dentaire; *R 3e M*, racine de la 3e molaire; *R 2e M*, racine de la 2e molaire; *R 1re M*, racine distale de la 1re molaire; *R 2e Bi*, racine de la 2e bicuspide; *R 1re Bi*, racine de la 1re bicuspide; *R c.* racine de canine; *R l i*, racine d'incisive latérale de droite.

l'une ou les deux tables du procès. Les lignes de la figure 507 partant des dents indiquent les directions diverses de ce que l'on appelle les « mouvements en dedans et en dehors ».

La figure 508 représente une coupe horizontale faite à travers la mâchoire inférieure, près de l'extrémité des racines et à partir du même os que l'on voit dans la partie inférieure de la figure 507. La région cloisonnée et les tissus mous qui remplissent les vides se voient parfaitement. Le nerf dentaire dans son tube, les extrémités des racines des seconde et troisième molaires, la pointe de l'une des racines de la première molaire et les racines de la première et de la seconde bicuspide sont très distinctes. On peut apercevoir la pointe de la racine de l'incisive latérale, mais celles des incisives centrales ne descendent pas jusqu'à la coupe.

Les figures 509 et 510 sont extraites d'une coupe sagittale de la mâchoire supérieure, à côté du foramen infra-orbital et à travers les racines des molaires. Ces dessins

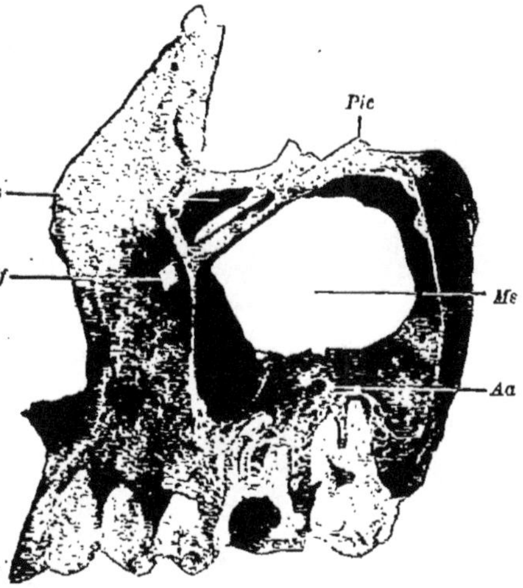

Fig. 509. — Division antéro-postérieure de la mâchoire supérieure montrant l'ouverture d'un abcès dentaire à l'intérieur de l'antre et celle du sinus infra-orbital : *Ifs*, sinus infra-orbital; *If*, foramen infra-orbital; *Fic*, feuille de papier passant à travers le canal infra-orbital; *Ms*, sinus maxillaire; *Aa*, abcès apical.

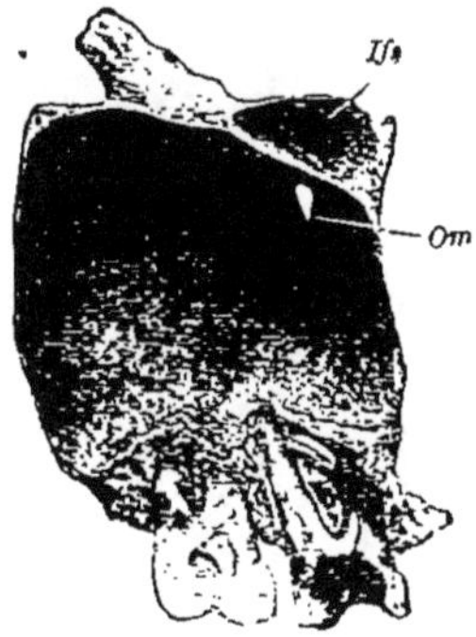

Fig. 510. — *Om* ouverture dans l'os malaire; *Ifs* sinus infra-orbital.

montrent comment les racines s'étendent souvent au-dessus des parties inférieures du plancher du sinus, et comment un abcès de la racine palatine de la première molaire peut s'ouvrir sur le plancher du sinus au point A*a*.

Il a été démontré à la fois par l'anatomie et par la clinique que les matières infectieuses qui s'écoulent d'une dent malade peuvent parfois produire une inflammation des méninges. Si le pus provenant d'un abcès alvéolo-dentaire s'introduit dans le sinus maxillaire, il peut passer par l'hiatus semi-lunaire et monter dans le sinus frontal ou bien dans le voisinage de la plaque cribriforme de l'ethmoïde à travers l'infundibulum, quand le passage par l'hiatus au milieu du méat est petit ou resserré, ce qui arrive souvent par suite d'inflammation, ou bien le

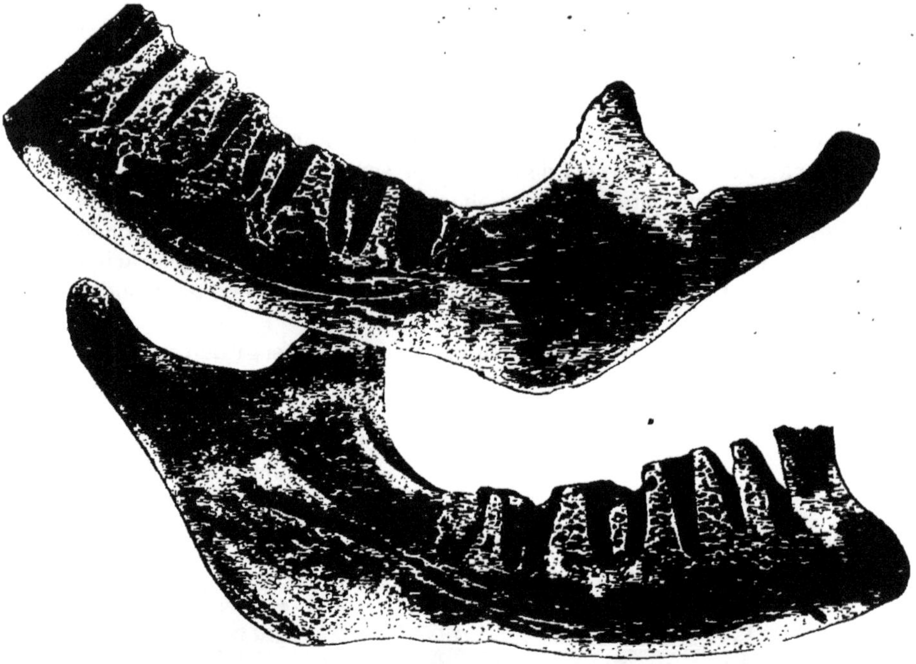

Fig. 511. — Division longitudinale d'une mandibule montrant le tissu alvéolaire dans le corps de la mâchoire et entre les alvéoles des dents.

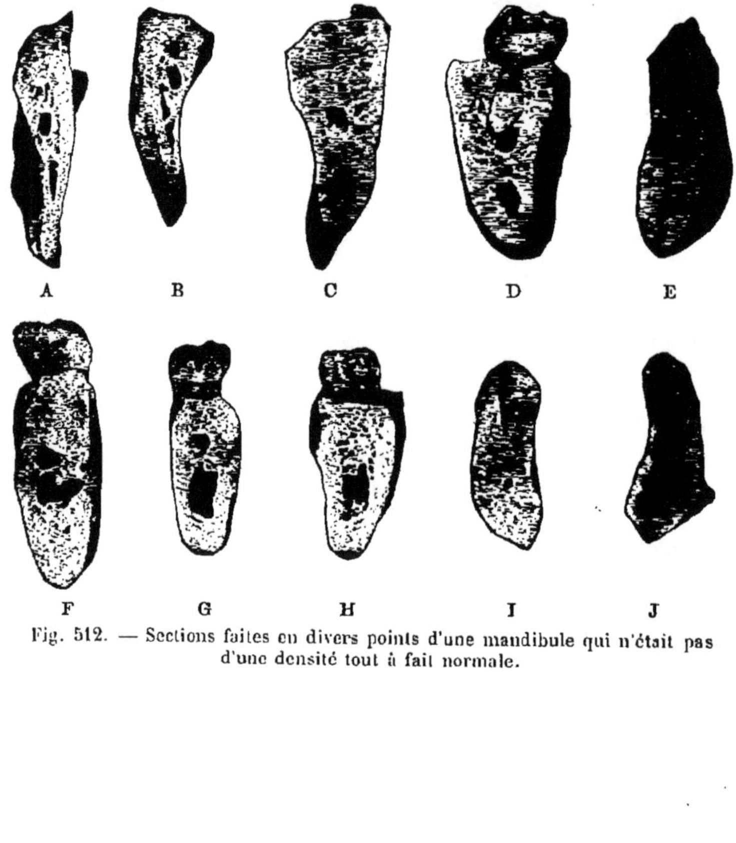

Fig. 512. — Sections faites en divers points d'une mandibule qui n'était pas d'une densité tout à fait normale.

pus peut passer directement par l'infundibulum. Des recherches récentes ont montré que le sinus frontal, la plaque cribriforme de l'ethmoïde et les méninges du cerveau sont en relation étroite à la partie antérieure de la table cribriforme, de sorte qu'une affection en ce point peut atteindre ces trois régions.

La figure 511 est une coupe longitudinale de la mâchoire inférieure, donnant une bonne idée du tissu spongieux, des rapports des alvéoles entre elles et de la position du canal dentaire inférieur.

La figure 512 est formée de plusieurs coupes transversales de la mâchoire inférieure. L'os n'est pas tout à fait normal, parce que, plusieurs dents ayant été extraites avant la mort du sujet, il s'est produit des changements dans l'anatomie de l'os. Quelques sections ne présentent qu'un canal, tandis que d'autres en ont plusieurs, ce qui demande un examen attentif pour savoir dans lequel ont passé les nerfs et vaisseaux dentaires inférieurs.

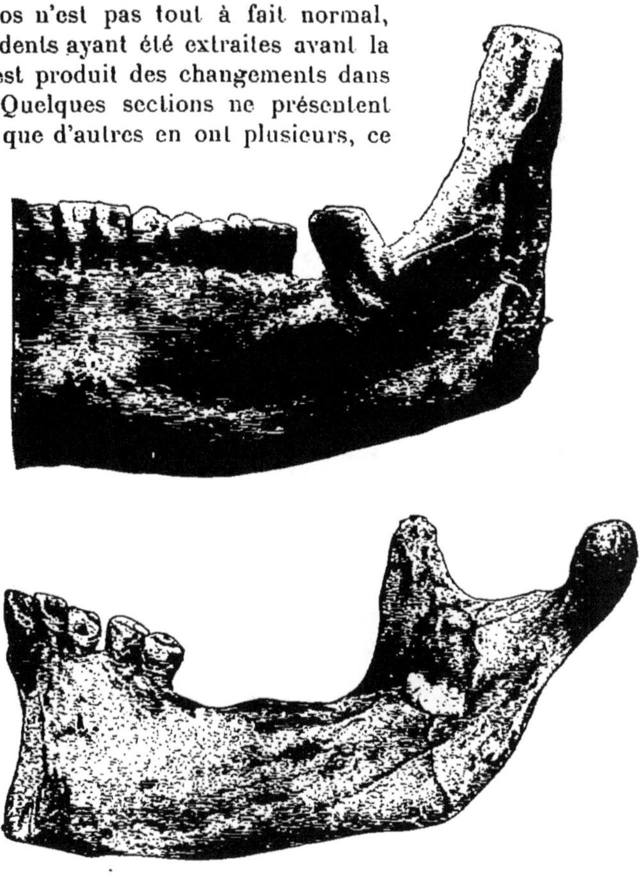

Fig. 513-514.
Troisième molaire inférieure incluse.

La figure 513 est prise du côté interne de la moitié droite d'une mâchoire inférieure, la seconde molaire a été fracturée et les racines sont encore en place. Les extrémités des racines de la troisième molaire passent à travers la paroi interne et s'étendent à une distance considérable au-dessous de l'arête mylo-hyoïdienne. Une portion de l'arête a été enlevée, montrant la surface interne de ces racines. Nous reviendrons plus loin sur ce sujet à propos de l'extraction de la troisième molaire inférieure.

Les figures 515 et 516 sont prises du côté extérieur de la moitié droite d'une mâchoire inférieure, la figure 515 représentant une troisième molaire incluse et couchée horizontalement dans la mâchoire. La

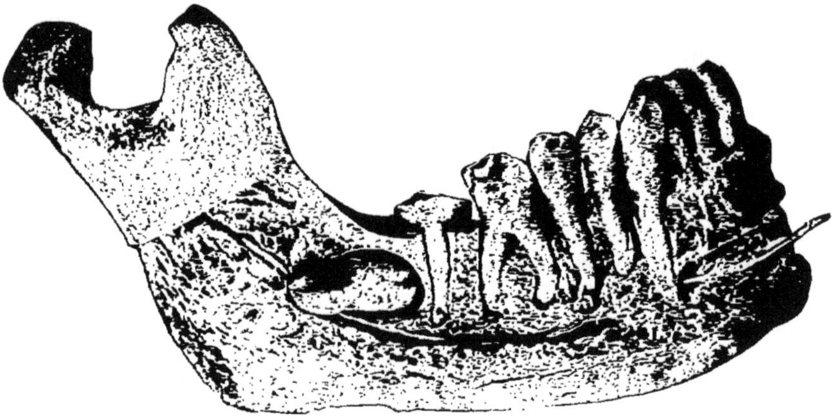

Fig. 515. — Vue de l'inclusion d'une 3e molaire inférieure.

figure 516 représente la même mâchoire avec la dent tirée de son alvéole, la face interne étant visible. La seconde molaire est une dent sans

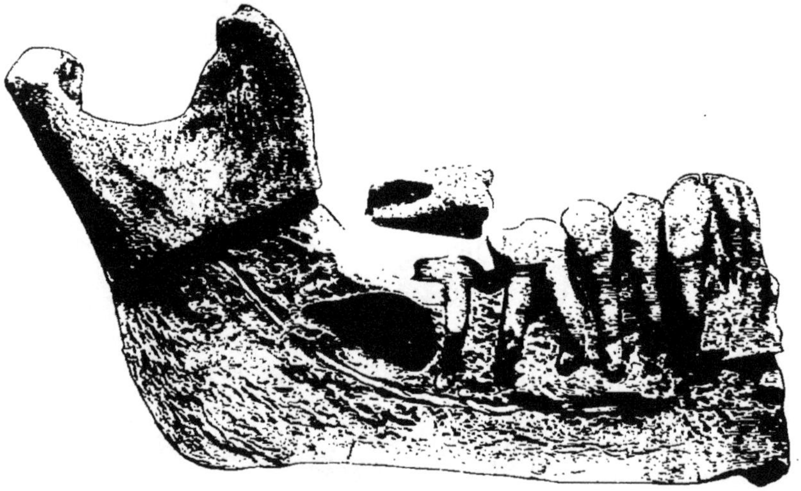

Fig. 516. — Seconde vue de l'inclusion d'une 3e molaire inférieure, déjà représentée figure 515. Une partie de la racine distale de la seconde molaire a été résorbée, dénudant le canal de la racine, au point de causer la dévitalisation de la dent, et de produire ainsi des névralgies.

pulpe dont la racine distale présente le point de contact avec la dent incluse dont la pression a déterminé la résorption d'une partie de la racine et la mise à nu du canal pulpaire, qui entraîna la mort de l'organe ; ce fait peut avoir déterminé de la névralgie. Le tissu spongieux de cet os n'est pas semblable, comme on peut le remarquer, à celui

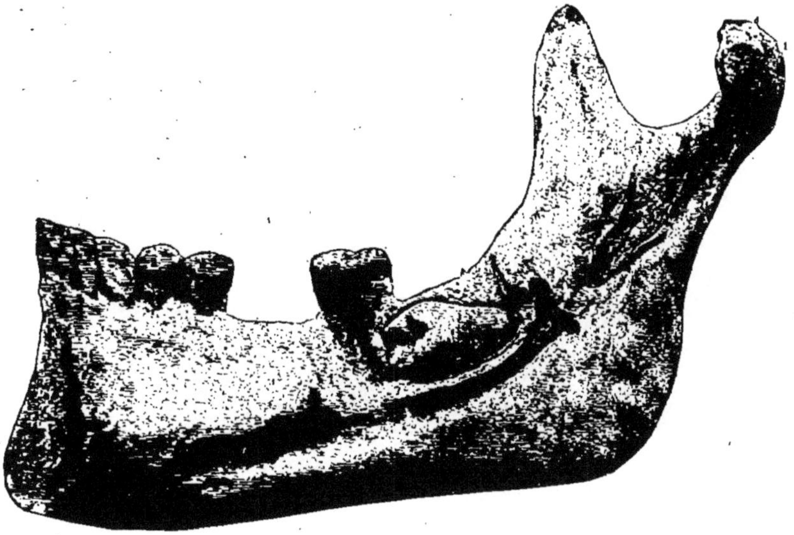

Fig. 517. — Coupe transversale de la demi-mâchoire inférieure gauche montrant une 3e molaire incluse.

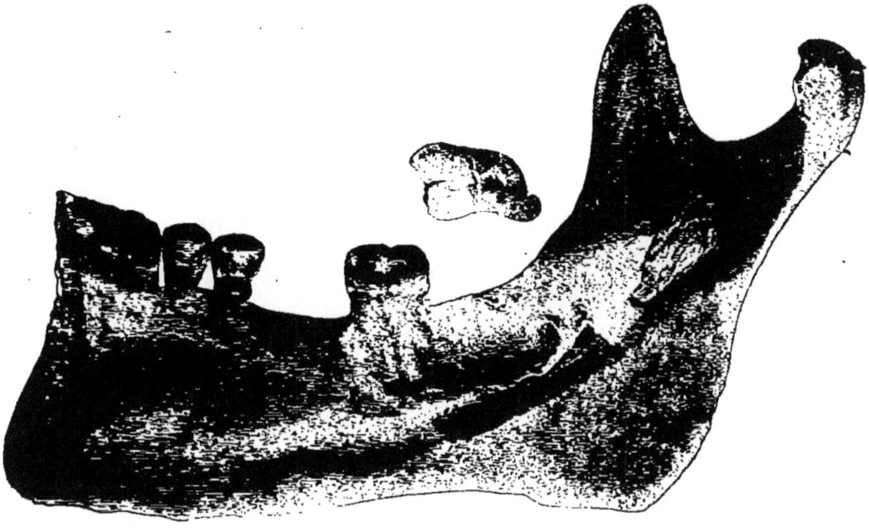

Fig. 518. — Même figure que 517, avec la molaire incluse après l'extraction.

représenté figure 503, ce changement de caractères étant le résultat de l'irritation. On verra que les racines des autres dents de cette mâchoire sont plus longues que de coutume, la canine passe au-dessous du nerf et se dirige vers l'extérieur.

Les figures 517 et 518 représentent le côté interne de la moitié gau-

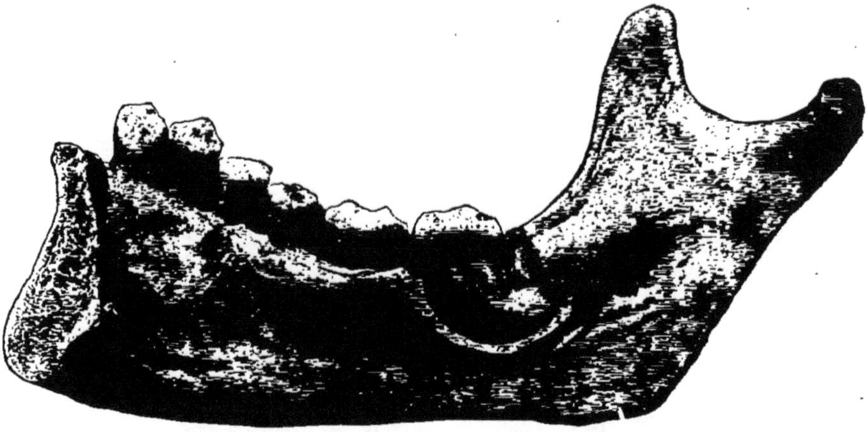

Fig. 519. — Coupe transversale de la demi-mâchoire inférieure de droite montrant une 3e molaire avec des racines épaisses et courbées.

che d'une mâchoire inférieure, elles montrent une troisième molaire incluse dirigée légèrement en bas. La racine distale de la seconde molaire présente une légère résorption. En découvrant la dent et en la

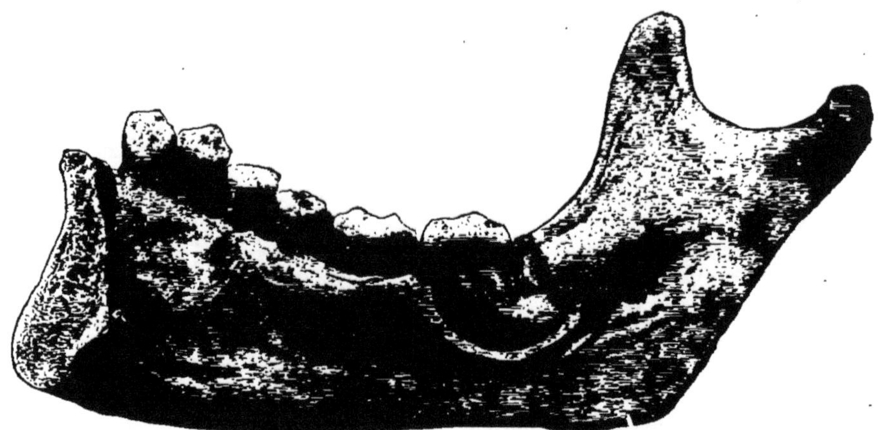

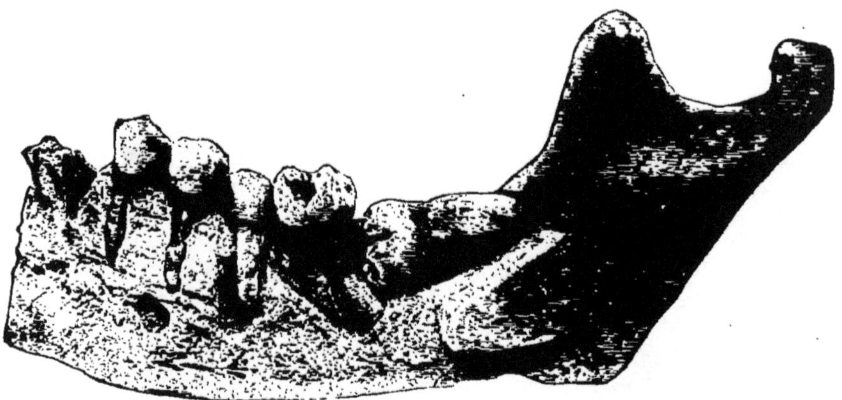

Fig. 520. — Moitié gauche d'une mâchoire inférieure, montrant une 3e molaire située horizontalement et l'os beaucoup plus dense que l'os normal.

faisant sortir de sa cavité, on s'aperçut qu'elle était encastrée dans une mince écaille osseuse comme si l'organe dentaire avait produit une ossification distincte autour de cette dent; ce mince revêtement osseux peut cependant avoir été déterminé par l'inflammation. On peut voir en place la portion interne de ce revêtement. Le nerf, avec les tissus qui l'accompagnent, passe dans le foramem dentaire inférieur immé-

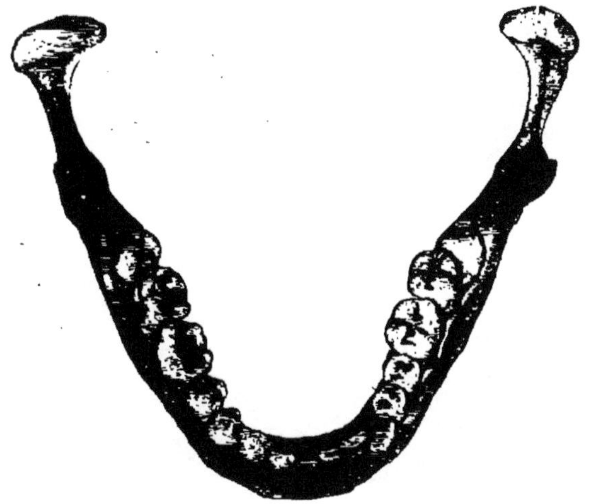

Fig. 521. — Deux 3mes molaires inférieures.

diatement contre ce revêtement et semble en éprouver une déformation.

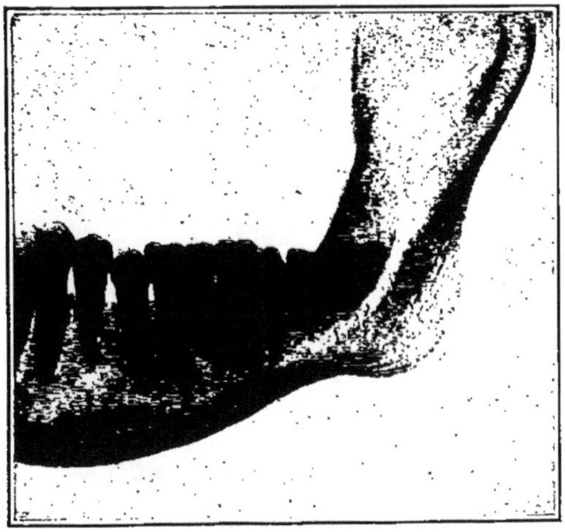

Fig. 522. — Effet des rayons X sur le côté gauche de la figure 521.

Il se divise et envoie une branche autour de la moitié interne de ce revêtement.

Les figures 519 et 520 représentent les moitiés droite et gauche d'une mâchoire inférieure. La figure 519 représente la face interne de

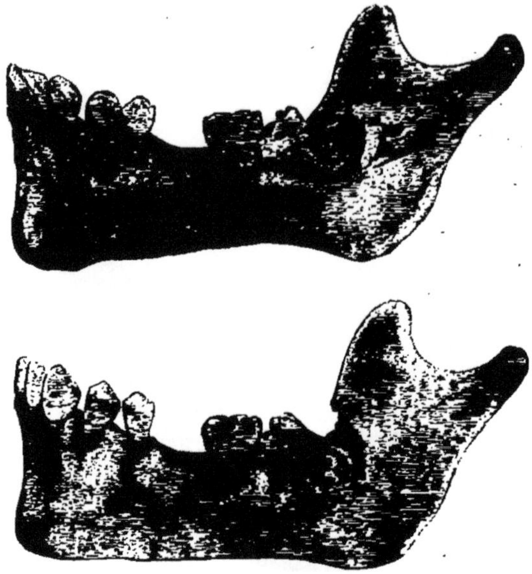

Fig 523. — Vue latérale de deux 3mes molaires inférieures l'os, ayant été enlevé pour laisser voir les racines.

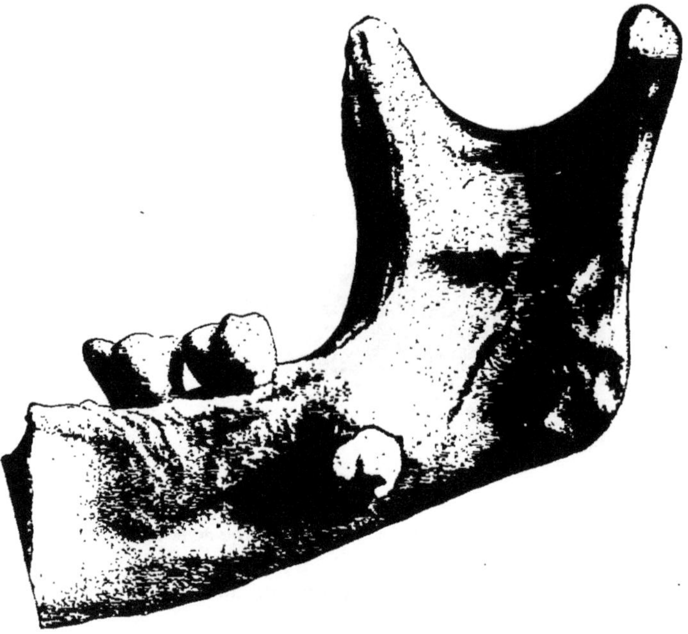

Fig. 524. — Vue d'une 3e molaire inférieure renversée faisant éruption dans la fosse sous-maxillaire (Whitney).

la moitié droite, la figure 520 la face externe du côté gauche. Dans la figure 519 les racines de la troisième molaire sont incurvées en arrière, jointes ensemble et élargies par une formation anormale du cément. Cette formation est produite par une hyperémie prolongée due à l'irritation produite par la déformation de chaque racine; l'os est de même

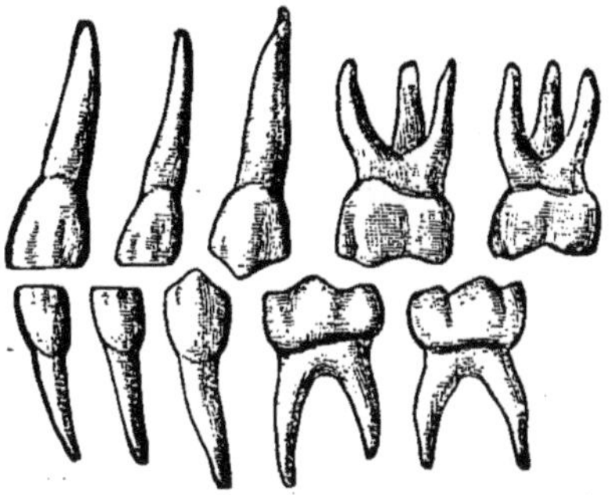

Fig. 525. — Dents temporaires, côté gauche (Burchard).

très aminci. La figure 520 représente une dent incluse appliquée directement contre la dent située en avant d'elle, ses racines se sont beaucoup élargies par suite d'une formation cémentaire. Le tissu

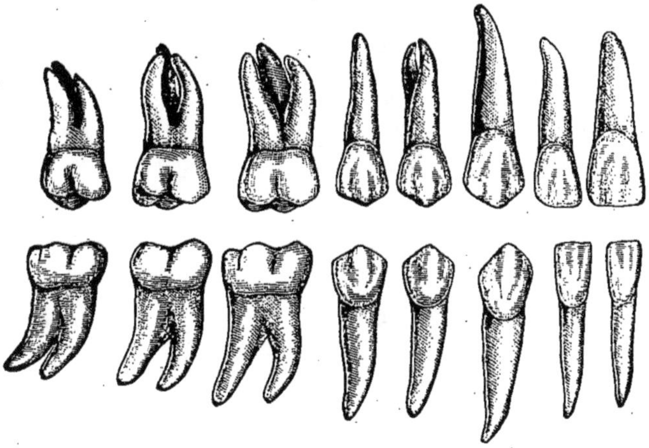

Fig. 526. — Dents permanentes, côté droit (Burchard).

osseux voisin est de même aminci et beaucoup plus compacte que l'os normal. La mâchoire inférieure a perdu son aspect spongieux à la suite de formations osseuses produites par l'irritation continuelle de ce tissu.

Les figures 525 et 526 réprésentent les formes normales des dents, et la figure 527 représente un groupe de dents anormales. Si l'on n'avait à considérer que les conditions normales de dents analogues à celles des figures 525 et 526, l'extraction serait une opération très simple, mais malheureusement, c'est rarement le cas. Il arrive souvent que, même lorsque les dents elles-mêmes sont normales, elles sont situées

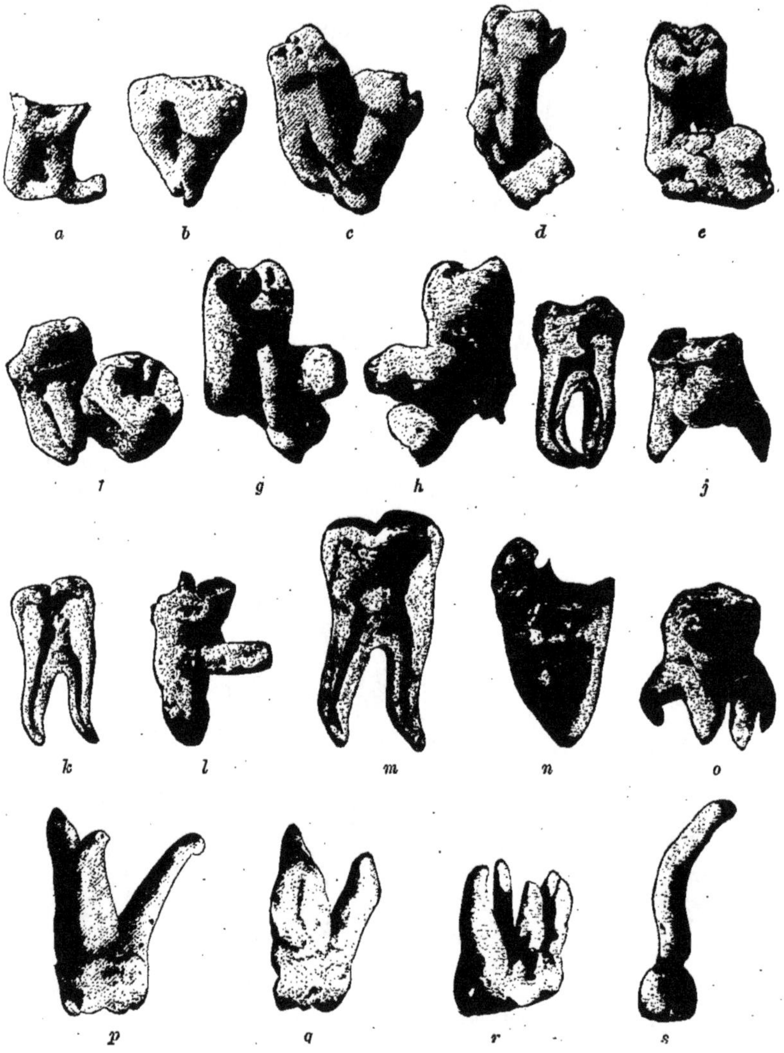

Fig. 527. — Dents anormales.

dans des positions anormales et pour cette raison seule leur extraction devient nécessaire. En réalité les différentes anomalies que l'on rencontre sont si variées et si compliquées qu'il serait impossible de les décrire toutes. Le diagnostic des dents n'ayant pas fait leur éruption et occupant des positions anormales a été grandement facilité par l'emploi de la méthode radiographique. Son emploi plus répandu pour ces cas n'est qu'une question de temps et de perfectionnement. Une étude attentive des complications qui surviennent le plus fréquemment constituera une bonne préparation pour affronter les nécessités.

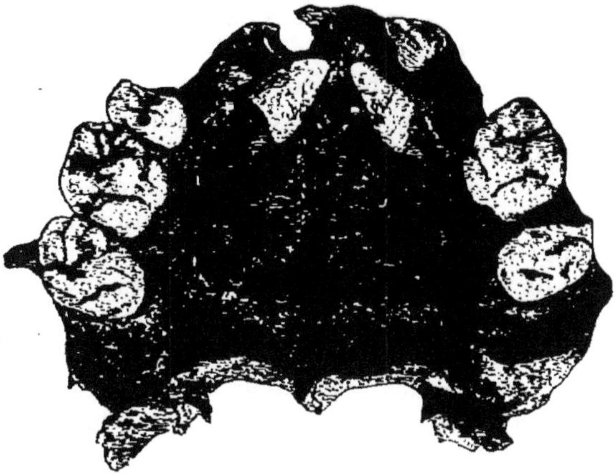

Fig. 528.
Mâchoire montrant des canines anormalement situées.

Les figures 513 à 524 et 528 représentent les positions anormales de différentes dents. On se rend compte facilement qu'on ne peut établir aucune règle fixe concernant l'extraction de ces dents, c'est pourquoi on ne peut qu'exposer ici les principes généraux de l'extraction.

PRINCIPES GÉNÉRAUX DE L'EXTRACTION DES DENTS

Ces principes peuvent être énoncés sous les titres suivants :
1. Préparation et position des patients.
2. Choix des instruments.
3. Technique de l'opération.

Préparation des patients. — Le premier point important pour mener à bien une opération en dentisterie est de gagner la confiance du patient, qui doit être amené à s'en rapporter entièrement au jugement et au talent de l'opérateur. Si l'opérateur a une entière confiance dans sa propre habileté, pour effectuer avec succès une opération, il communique au patient, par sa manière de l'approcher, un sentiment de confiance presque absolu dans son habileté. Ce sentiment de confiance en soi doit être développé, car il est évident qu'une légère nervosité de la part de l'opérateur, même chez les plus habiles, tend à alarmer le patient à tel point que l'opération peut être gravement compromise.

Position du patient. — Le point principal à considérer en plaçant le patient est de se ménager une bonne vue de la dent malade et des parties voisines. Après cela, on rendra la position du patient et celle de l'opérateur aussi confortables que possible en ayant soin que le champ opératoire puisse être atteint facilement et sans efforts.

Les positions du patient et de l'opérateur varient légèrement suivant la dent que l'on extrait. Il faut observer ces règles principales : avoir bien en vue la dent que l'on veut opérer et placer la tête du patient de façon à ce qu'elle soit à portée du bras et de la main gauches.

Le fauteuil doit être fixe, solide et confortable avec des bras et un support pour la tête bien compris, de préférence de forme concave. On doit avoir aussi un support convenable pour les pieds. Si l'on ne peut avoir le fauteuil dentaire habituel, on peut se servir d'une chaise ordinaire solide en bois. En plaçant dos à dos deux de ces chaises, celle qui n'est pas utilisée par le patient constitue un bon point d'appui pour le pied gauche de l'opérateur, dont la partie supérieure de la jambe peut former un support pour la tête. On doit conseiller au patient de saisir les bras du fauteuil avec ses mains. Parfois il est nécessaire de faire une extraction lorsque le patient est dans un lit ou sur une table d'opération ; dans ces cas l'opérateur doit chercher à obtenir la meilleure position possible. Si l'on se sert d'une table d'opération ou d'un lit il est bon, si cela est possible, de se tenir à la tête du lit ou de la table et un peu sur le côté du patient. On peut employer avec avantage le davier représenté figure 476 pour la mâchoire inférieure, que l'on atteint en passant par-dessus la tête ; on peut employer le même davier pour la mâchoire supérieure en se tenant sur le côté du patient. Si l'opérateur est ambidextre, c'est une circonstance favorable, car il est très avantageux de pouvoir tenir un instrument de la main gauche, spécialement pour faire l'extraction des dents du côté droit de la mâchoire inférieure. Dans ce cas l'opérateur se tient du côté gauche. Si cependant on ne peut utiliser que la main droite, l'opérateur doit d'une manière générale se tenir à droite du fauteuil et se servir de son bras et de sa main gauches de différentes façons pour maintenir la tête du patient. La bouche est ouverte aussi largement qu'il est nécessaire et la main gauche sert à écarter les lèvres et à maintenir la mâchoire aussi fixée que possible (voir fig. 536 et 537). Si l'on emploie l'élévateur comme le montrent les figures 488 et 529, pour extraire les dents du côté gauche, spécialement la troisième molaire inférieure, l'opérateur doit se tenir sur le côté gauche du patient. L'index de la main gauche doit être placé dans la bouche sur le côté lingual de la dent et le pouce doit être placé sur le côté buccal de la première et de la seconde molaire, cela donne de la fermeté à la mâchoire et prévient tout risque de glissement.

Choix et usage des instruments. — Le choix des instruments dépend de la nature de l'opération à accomplir. Les procédés d'extraction doivent être simples. Beaucoup de dents temporaires et de dents permanentes dont la plus grande partie des procès se sont résorbés peuvent souvent être extraites entre le pouce et l'index. Les enfants éprouvent moins d'appréhension avec cette méthode que si l'on emploie un instrument. Le pouce et les doigts sont recouverts d'une serviette et le pouce est placé sur la face interne de la dent, les doigts étant contre le côté externe de la mâchoire. La dent est alors forcée extérieurement vers la joue et les lèvres. Les racines des dents temporaires se cassent souvent, mais cela est de peu d'importance, car lorsque l'extraction est réclamée, les racines sont affaiblies par la résorption naturelle et disparaîtront bientôt. Les élévateurs de différents modèles représentés figures 488, 489, 529, 530 et 531 seront employés toutes les fois qu'ils seront pratiques pour enlever des racines, et des dents dans quelques cas. L'élévateur représenté figure 488 est spécialement utile dans l'extraction des troisièmes molaires, surtout si elles sont incluses. On appréciera ce procédé si l'on a bien compris la structure anatomique interne des mâchoires.

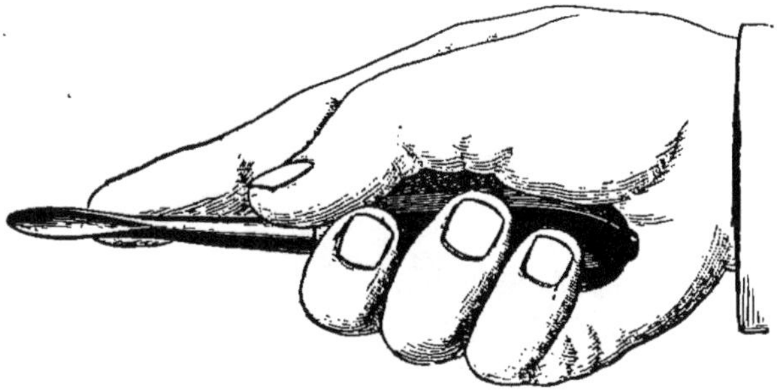

Fig. 529. — Manière de tenir l'élévateur représenté figure 488.

La figure 507 montre combien solidement les racines sont implantées à leur collet entre deux couches résistantes de tissu compact. Il est habituellement impossible de faire pénétrer un instrument entre les racines des dents et ces couches de tissu compact sans fracturer les parois externes ou internes de ces dernières. Cependant le tissu spongieux situé entre ces couches est mou et peu résistant et l'on peut y introduire entre les racines un élévateur de forme convenable. Après avoir poussé l'instrument la pointe dirigée vers la racine à extraire et le dos vers la dent ou la racine voisine, on se sert de ces dernières comme d'un point d'appui, puis, abaissant légèrement l'élévateur, on le fait mouvoir en même temps comme un levier, et la racine sort de son

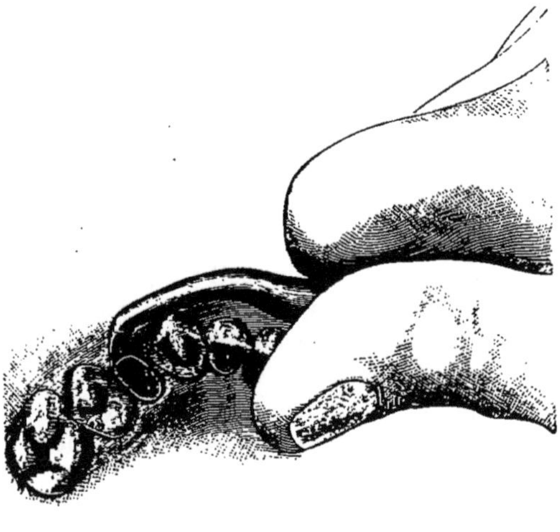

Fig. 530. — Élévateur en position labiale.

alvéole sans blesser les tissus voisins ou en ne les touchant que très légèrement. Les élévateurs doivent être tenus solidement et maintenus de telle façon que, si l'instrument vient à casser ou à glisser, il ne puisse blesser les tissus mous. Si l'on employait le davier à racines, dans des cas de ce genre, il serait presque impossible de ne pas intéresser l'une ou l'autre des couches résistantes en enlevant la racine. Il est souvent recommandable d'employer le davier à racines en passant les mors entre

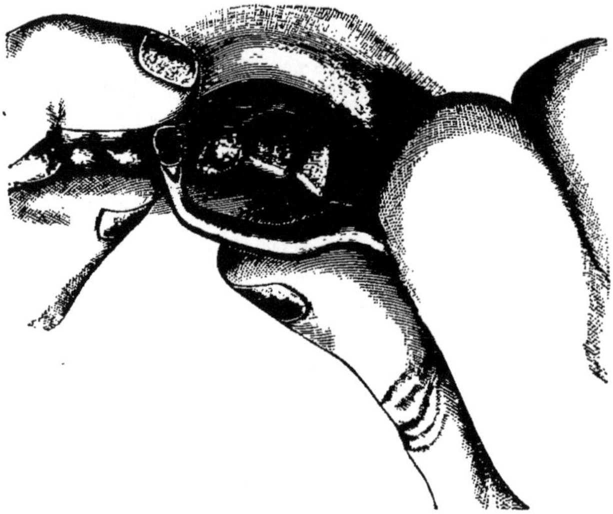

Fig. 531. — Élévateur en position linguale.

les couches osseuses et en saisissant la racine par ses faces proximales, au lieu de ses faces externe et interne.

Même toutes les dents peuvent être extraites de cette façon quand il n'y a pas de dents ou de racines voisines. On peut employer quelquefois le même procédé dans les extractions rapides au protoxyde d'azote lorsque des racines ou des dents ont été extraites sur l'un des côtés d'une dent; les mors sont alors passés dans les alvéoles des dents extraites en saisissant la dent à enlever par son côté proximal. Ce mode opératoire doit être employé avec prudence.

Incision. — L'incision avant l'extraction n'est pas d'un usage habituel, bien qu'il y ait des cas où elle est tout à fait nécessaire. Si les dents sont restées isolées pendant longtemps, surtout celles qui sont situées dans les parties postérieures de la bouche, il tend à se produire une forte adhérence entre elles et les gencives ; dans ces cas, il est bon de rompre ces connexions avec un bistouri avant de procéder à l'extraction. Lorsque l'on extrait des racines et qu'il est nécessaire d'enlever une portion de la table externe du procès alvéolaire, il est bon de faire une incision linéaire sur la racine à travers la gencive jusqu'à l'os. Il est même recommandé de séparer légèrement la gencive et le périoste de l'os sur chaque lèvre de l'incision. On opère de la sorte afin que le

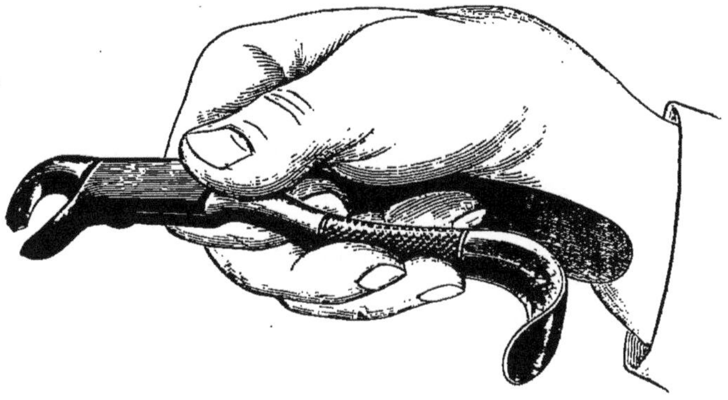

Fig. 532. — Usage du davier.

mors externe du davier puisse être passé le long de la paroi osseuse aussi loin que l'on désire. Après cette incision, les parties se réuniront et se cicatriseront rapidement, tandis que, si la gencive a été coupée par le davier, la cicatrisation ne sera pas aussi parfaite. Dans l'extraction des racines de la mâchoire inférieure, si l'incision devait causer une hémorragie gênant la vue de l'opérateur, il faudrait s'abstenir.

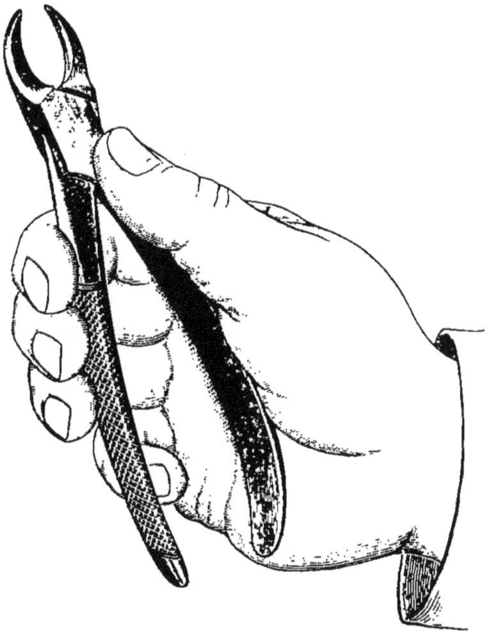

Fig. 533. — Usage du davier.

Usage du davier. — Presque tous les opérateurs se servant de la main droite (droitiers), les indications relatives à l'usage du davier seront données dans cette hypothèse, la plupart des instruments étant d'ailleurs construits pour la main droite. Le davier est tenu de la main droite, la paume tournée vers le corps, le pouce sur la partie supérieure et placé entre les manches (ce qui indiquera avec une grande précision le degré de pression supporté par la dent) et pressant contre le manche avec la paume le plus près possible en arrière de la gencive. Le premier doigt doit être légèrement intercalé entre les manches, donnant ainsi un point d'appui plus solide au manche droit (fig. 532) que l'on peut appeler la branche fixe ou passive, tandis que l'autre est la branche mobile ou active. Beaucoup d'opérateurs ne placent pas l'index entre les branches (fig. 533). Le troisième et le quatrième doigt passent sur la branche gauche et servent à fermer le davier, tandis que le petit doigt placé entre les branches sert à ouvrir le davier, le pouce servant à enfoncer les mors dans la position voulue. Lorsque le davier a été mis en position pour l'extraction, l'index est placé le long du troisième doigt afin de donner plus de puissance au mouvement d'extraction.

Lorsqu'une extraction doit être faite au davier, les différentes formes de davier indiquées doivent être choisies et disposées commodément de façon à pouvoir s'en servir immédiatement en cas de besoin. Cette règle doit être particulièrement observée lorsque l'on opère avec anesthésie au protoxyde d'azote. Dans ces cas il est préférable d'employer le moins de daviers possible; l'auteur n'emploie généralement qu'un seul davier (fig. 477) pour l'extraction de toutes les dents, à l'exception de la première et de la seconde molaire. Pour ces dents, lorsque les autres dents sont en position, il conseille d'employer des daviers spéciaux.

La tête du patient étant en bonne position, on prend le davier de la façon indiquée précédemment et les mors sont adaptés à la dent. En règle générale, le mors interne doit être mis en position le premier. ensuite le mors externe — cela est très important spécialement pour les dents inférieures — il faut faire attention de ne pas intéresser une partie de la langue ou des tissus mous du plancher de la bouche, car ces différentes parties peuvent se trouver prises. Lorsque le davier est ajusté sur la surface interne et sur la surface externe de la dent, il doit être enfoncé entre la dent et la gencive jusqu'à ce qu'il arrive en contact avec le bord du procès alvéolaire. Les élèves commettent habituellement une faute en serrant avec trop de force les manches l'un contre l'autre; on ne doit exercer qu'une force suffisante pour tenir de façon sûre la dent ou la racine. Le davier doit saisir les racines aussi loin que possible en évitant de faire pression sur la couronne et en ayant soin de ne pas enfoncer les mors entre les deux couches du procès alvéolaire, ce qui amènerait la fracture de l'une ou des deux couches au niveau de la dent ou de la racine extraite et aussi au niveau des dents voisines. On a observé des cas dans lesquels la couche externe tout entière a été détachée sur un côté de cette façon.

Quelquefois il est recommandé de réséquer une portion de la couche externe. Dans ces cas on se sert de la lancette représentée figure 490 et l'on coupe à travers la gencive un peu au delà de la partie du procès alvéolaire que l'on doit enlever en disséquant légèrement la gencive audessous ; le mors interne est alors adapté et le mors externe est enfoncé entre la gencive ainsi divisée et le procès alvéolaire aussi loin qu'il est nécessaire ; le davier est alors fermé avec une force seulement suffisante pour couper l'os et saisir la dent en ayant soin de ne pas la briser. Lorsque le davier est en position, la dent est ébranlée par de légers mouvements de rotation, s'il s'agit d'une dent à racine conique arrondie comme une incisive centrale, mais s'il s'agit d'une racine aplatie, on doit l'ébranler par un mouvement de dedans en dehors.

Le mouvement de luxation en dehors et en dedans (*out and in motion*) signifie que lorsque le davier a été appliqué, la force employée à ébranler la dent est dirigée de telle façon que la dent est sollicitée en dehors et en dedans de la ligne médiane de la bouche (voir fig. 507) dans laquelle les lignes montrent la direction de ce mouvement pour chaque dent. Les dents n'ont pas toujours le même rapport avec la ligne médiane que celui qui est indiqué figure 507. Lorsque l'axe d'une dent n'est pas régulièrement situé, il doit être ébranlé par des mouvements d'arrière en avant et ce mouvement doit être parallèle à son plus grand diamètre, ce qui diminue le risque de fracturer la dent.

Dans la mâchoire supérieure le mouvement de luxation en dedans doit être effectué après le mouvement en dehors, mais avec moins de force, car la structure de la couche interne est plus dense.

La rotation de la dent comme procédé d'extraction est rarement employée, car les dents à racine unique sont habituellement aplaties et les dents qui n'ont qu'une racine ne peuvent subir la rotation. Parmi les dents à racine unique, les incisives centrales supérieures sont les seules ayant des racines à peu près coniques qui permettent d'employer aussi bien la rotation que le mouvement en dehors et en dedans. Il est habituellement avantageux d'extraire par un mouvement de rotation les racines de la première prémolaire supérieure lorsqu'elles ne sont pas doubles et celles des molaires supérieures lorsque leurs couronnes sont brisées, ce qui amène ici la séparation de leurs racines. Ces racines sont habituellement rondes et coniques et quelque peu incurvées. On doit autant que possible voir la dent pendant toute la durée de l'opération, de façon à constater le résultat des mouvements employés. Un débutant peut laisser glisser le davier ou extraire la dent qu'il ne devrait pas s'il n'observe pas chacun de ses mouvements, mais un opérateur expérimenté peut s'en rapporter dans une grande mesure à son sens du toucher. La pression qu'une dent doit supporter pendant qu'elle est ébranlée par le mouvement de luxation externe-interne dépend de ses dimensions, de son état, de la densité des tissus voisins et de l'adaptation soigneuse du davier à la dent. L'expérience est le seul guide en cette matière. Lorsque la dent résiste à un effort ordinaire, si l'opérateur n'est pas absolument certain de la cause de cette résistance, il est mieux de s'arrêter un instant et de permettre au patient de se reposer afin d'examiner l'état de la dent et des tissus voisins. La figure 519 donnera une idée des causes de résistance que peut présenter une couronne apparemment normale. Lorsque le davier a été appliqué et que la dent a été légèrement ébranlée, si l'opérateur a un sens cultivé du toucher, il sentira que la dent résiste dans une certaine direction ; en règle générale la dent doit être portée vers cette direction. La force que l'on doit employer pour extraire les dents judicieusement et avec sécurité doit être développée par le bras et par un mouvement du poignet; si tout le corps est mis en jeu, le sens du toucher est émoussé et des accidents peuvent se produire.

Extraction des dents temporaires. — Dans l'extraction des dents temporaires les principes usités sont à peu près les mêmes que

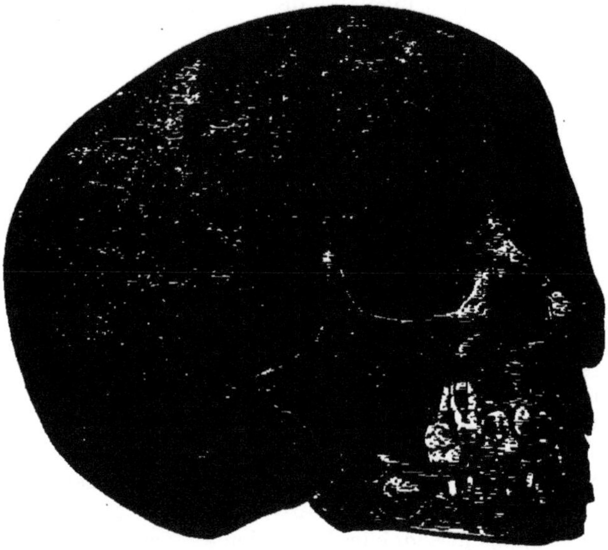

Fig. 534. — Crâne d'un enfant de 6 ans montrant toutes les dents temporaires et presque toutes les dents permanentes.

pour les dents permanentes; cependant il est nécessaire de prendre une précaution qui devient inutile avec les dents permanentes, c'est d'éviter de blesser les dents permanentes qui se développent et qui sont situées immédiatement au-dessous d'elles.

La figure 534 représente toutes les dents temporaires et les dents permanentes en voie de développement, à l'exception de la troisième molaire inférieure et des molaires supérieures. Elle donne une idée exacte de leur position relative. Il faut appeler spécialement l'attention sur la position relative des couronnes des prémolaires par rapport aux molaires temporaires. On verra qu'elles sont situées entre les racines de ces dernières, et si l'on employait une trop grande force en adaptant le davier, ces couronnes pourraient être facilement déplacées, extraites ou fracturées.

Si l'extraction des dents temporaires est faite au moment voulu, elles peuvent habituellement être enlevées entre le pouce et les doigts de la façon qui a été décrite. Si cela n'est pas possible, on doit employer un des daviers représentés figures 476 et 477.

EXTRACTION DES DIFFÉRENTES DENTS PERMANENTES

L'anatomie des différentes dents et de la plupart de leurs variétés les plus fréquentes et les principes généraux de l'extraction étant bien compris, nous allons étudier l'extraction de chaque dent en particulier en considérant d'abord celles de la mâchoire supérieure.

LES DENTS SUPÉRIEURES

L'INCISIVE CENTRALE

Cette dent a une racine puissante, conique et arrondie, le davier est mis en position en plaçant le mors interne sur la surface palatine du collet de la dent, le mors externe est alors mis en position et l'instrument est enfoncé par un léger mouvement rotatoire entre la gencive et la dent jusqu'à ce qu'il arrive en contact avec le procès alvéolaire. Comme la racine est ronde et conique, on la luxe par rotation et par un mouvement externe-interne et on l'enlève en la tirant directement de son alvéole. Cette extraction est en général facile.

L'INCISIVE LATÉRALE

Cette dent est beaucoup plus petite que l'incisive centrale. La racine est aplatie et quelque peu incurvée, l'apex étant souvent recourbé dans la direction de la canine. Après avoir appliqué le davier de la façon indiquée pour l'incisive centrale, on emploie le mouvement de luxation externe-interne. Comme cette dent possède une racine délicate, on ne doit user que d'une force légère, les mouvements d'ébranlement et d'extraction doivent être effectués avec soin en se souvenant que la racine n'est pas droite. La dent sera portée dans la direction où l'on éprouve la moindre résistance, qui est généralement celle de la canine.

LA CANINE

Cette dent est habituellement plus fortement rivée dans la mâchoire que toute autre et elle exige souvent une force considérable pour rompre ses points d'attache. La racine est longue et légèrement aplatie. Après avoir appliqué le davier, ses points d'attache sont rompus par le mouvement de luxation externe-interne. Après l'avoir ébranlée, il est habituellement facile de la sortir de son alvéole. Comme cette dent fait son éruption après les dents voisines, elle est souvent en position vicieuse. Si la canine a été perdue avant l'époque naturelle et que la première prémolaire se soit inclinée en avant, la canine n'a plus la place suffisante pour prendre sa position exacte. Cette irrégularité est très variable. La canine peut aussi occuper une position défectueuse par suite de causes inconnues. La figure 528 représente un spécimen caractéristique dans lequel les deux canines sont incluses, elles étaient entièrement recouvertes par des lames osseuses.

Quelquefois les racines de ces dents pénètrent dans le sinus maxillaire ou même dans la cavité nasale, tandis que leurs couronnes sont incluses entre la couche osseuse palatine et la couche osseuse formant le plancher du nez. La figure 535 représente une canine, une incisive latérale et une incisive centrale qui ont été extraites du sinus et dont les racines étaient incluses dans la paroi interne. Les dents ainsi incluses sont souvent de différentes façons une source de troubles et, lorsqu'on les découvre, elles doivent être enlevées. Lorsqu'une dent est ainsi recouverte par une surface osseuse et que le davier ne peut être appliqué, l'os doit être réséqué suffisamment pour que l'on puisse saisir la dent. Un très bon instrument pour les résections osseuses dans la mâchoire supérieure est l'élévateur représenté figure 488 ; lorsque la pointe en a été aiguisée, il peut être utilisé comme un ciseau ou une gouge.

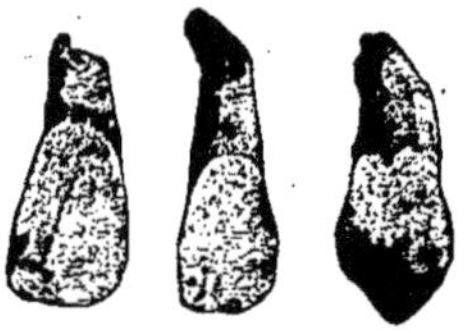

Fig. 535. — Canine et incisives latérale et centrale extraites du sinus maxillaire où elles causaient des névralgies.

LES PRÉMOLAIRES

La première bicuspide présente habituellement une racine bifurquée et le seul mouvement que l'on puisse utiliser de façon sûre pour la luxer est le mouvement externe-interne, car ces racines divergent quelquefois considérablement ; après l'ébranlement, l'enlèvement de la dent n'est pas toujours facile, il est fréquemment nécessaire de faire une légère pression du côté externe. Si la force employée agit trop brusquement, la racine interne peut se fracturer.

La seconde prémolaire présente habituellement une racine unique aplatie, bien qu'elle soit quelquefois bifurquée. Le mouvement que l'on applique pour ébranler cette dent est le mouvement de luxation externe-interne, en usant des mêmes précautions que pour la première prémolaire à cause de la possibilité d'une double racine.

LES PREMIÈRES ET SECONDES MOLAIRES

Ces dents sont presque semblables; elles ont trois racines, deux buccales et une palatine, dont le degré d'écartement varie de telle façon qu'on ne peut donner aucune règle fixe pour leur extraction. Les racines de la première molaire sont habituellement plus divergentes que celles de la seconde. On ne peut utiliser que le mouvement de luxation externe-interne. Il ne peut être ici question de rotation, les racines ayant souvent un grand degré de divergence (voir *p*, fig. 527).

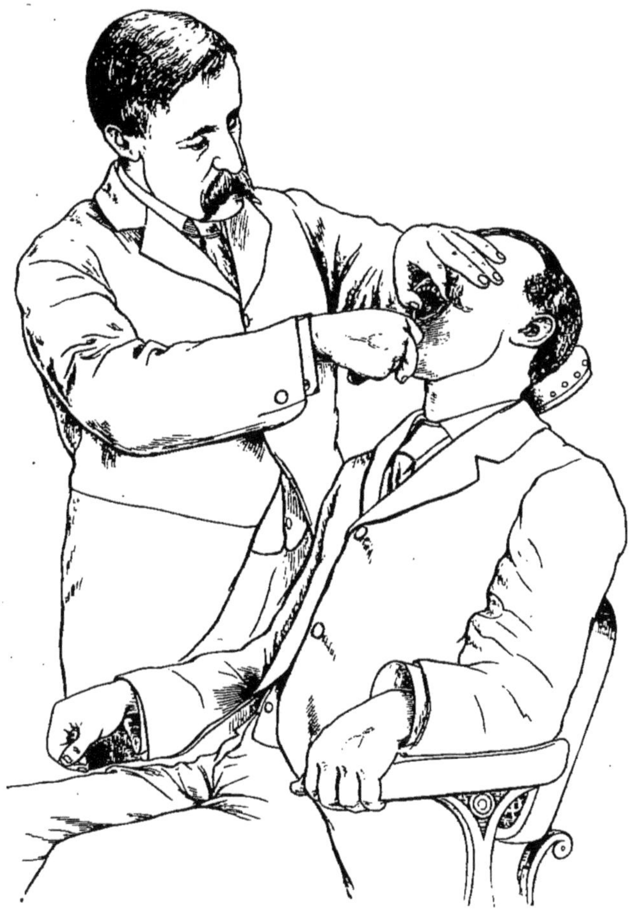

Fig. 536. — Position pour extraire les dents supérieures du côté gauche.

Lorsque la dent a été ébranlée, on éprouve quelquefois de la difficulté à l'enlever, en raison de la distance qui sépare les trois racines. Par suite de leurs divergences, cette distance est plus grande que la dimension du collet anatomique de la dent correspondant à l'ouverture de l'alvéole. La seule règle générale que l'on puisse donner est de porter la dent dans la direction de la moindre résistance. Chaque dent a plus ou moins un caractère individuel, c'est pourquoi l'opérateur doit être guidé par les circonstances. La principale précaution à observer est de ne pas trop se presser, car il faut craindre de fracturer une des racines ou d'enlever une portion importante de la couche externe du procès alvéolaire (voir *Accidents*).

LA TROISIÈME MOLAIRE

Cette dent est si variable dans sa forme et par le nombre de ses racines qu'on en parle rarement comme d'une dent normale, quelles que soient sa forme ou sa position. La plupart de ces dents ont des

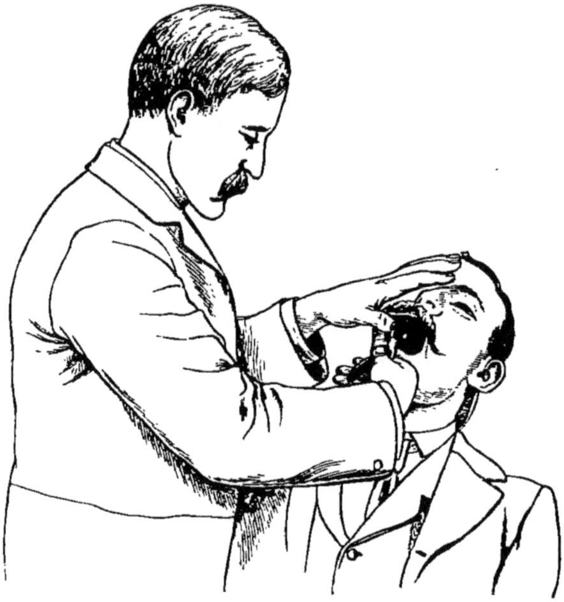

Fig. 537. — Position pour extraire les dents supérieures du côté droit.

racines recourbées en arrière et en dehors. Leur situation dans la mâchoire varie aussi considérablement. Le davier représenté figure 476 est l'instrument qu'on emploie pour en pratiquer l'extraction. Lorsque le davier a été solidement mis en place, le principal mouvement à employer est le mouvement de luxation externe-interne, bien que plus accentué en dehors qu'en dedans. Si l'on éprouve de ce dernier côté une grande résistance, la main doit être portée en dehors et en haut dans la direction de moindre résistance. Cette dent fait quelquefois son éruption sur le côté du procès alvéolaire (fig. 538), et la surface d'occlusion est tournée vers la joue. Il est bon de ne pas ouvrir trop la bouche, car cela amènerait l'apophyse coronoïde de la mâchoire inférieure dans le champ opératoire.

En exposant les règles générales de l'extraction, nous recommandions de ne pas faire des mouvements au delà du champ d'observation. Ce principe s'applique particulièrement à la troisième molaire. Dans la mâchoire inférieure, elle est si près de la branche montante de la mâchoire inférieure qu'il est possible, spécialement lorsque les racines sont incurvées et dirigées en dehors, de fracturer cet angle et dans la mâchoire supérieure la tubérosité peut être enlevée, ce qui ouvre ainsi le sinus maxillaire. La gencive adhère souvent à la partie postérieure de cette dent; dans ce cas il est mieux d'interrompre l'extraction et de séparer le tissu gingival de la dent avec une lancette ou des ciseaux recourbés avant d'enlever la dent avec le davier ou bien, comme nous l'avons déjà conseillé, de disséquer la gencive avant d'appliquer le davier.

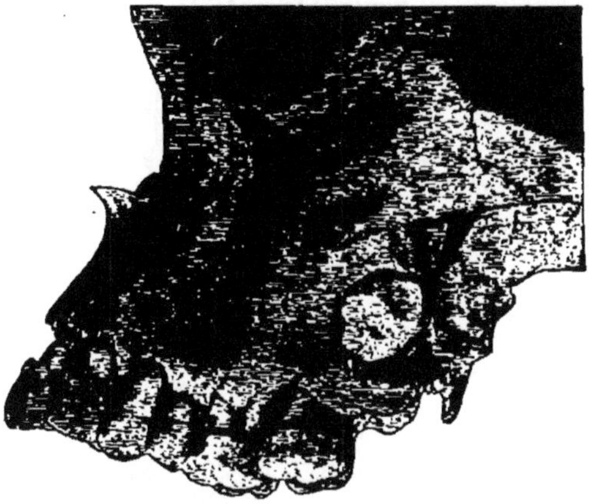

Fig. 538. — Une 3me molaire supérieure incluse. Une semblable disposition se trouve sur le côté opposé du crâne.

LES DENTS INFÉRIEURES

En règle générale, les dents de la mâchoire inférieure sont plus difficiles à extraire que celles de la mâchoire supérieure, les lèvres et les joues constituant un obstacle; la langue, en recouvrant les dents, est aussi quelque peu gênante et lorsque le mors interne du davier est mis en position, il faut faire spécialement attention d'écarter une partie de la langue ou du plancher de la bouche de la prise de l'instrument.

DENTS DE BOUCHE OU ANTÉRIEURES

(Pour la position, voir fig. 539).

Ces six dents possèdent des racines uniques, droites et aplaties. Il n'est nécessaire de faire leur extraction que lorsqu'elles sont ébranlées par accident ou par maladie, ou lorsqu'il y a lieu de faire de la place pour l'insertion de dents artificielles. L'opérateur doit se tenir un peu en arrière sur le côté droit du fauteuil et un peu au-dessus de la position habituelle. Placer l'index de la main gauche entre les lèvres et le bord alvéolaire, et les autres doigts sous le menton avec le pouce sur la face interne des dents. Pour les incisives employer le davier à racine inférieure réprésenté figure 487 ou le davier universel représenté figure 477. Les canines sont plus fortes et plus solidement insérées, c'est pourquoi les légers daviers à racine ne conviennent pas habituellement; l'instrument représenté figure 477 ou encore le davier à prémolaires (fig. 485) sont bien préférables.

La luxation externe-interne est applicable à toutes ces dents.

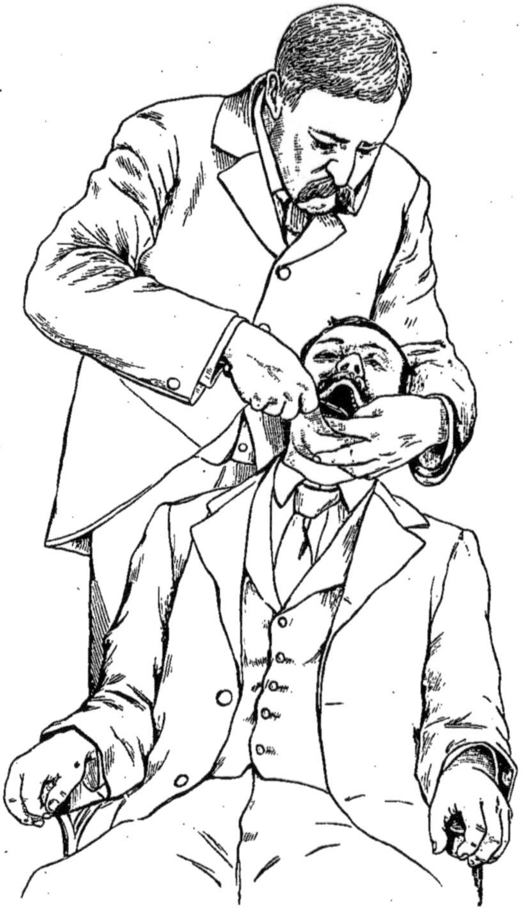

Fig. 539. — Position pour extraire les dents inférieures antérieures.

LES PRÉMOLAIRES

Les prémolaires inférieures possèdent des racines aplaties, rarement bifurquées et on les extrait généralement par luxation externe-interne. Le davier spécial doit être construit de façon à saisir une portion considérable de la surface de la dent. Ces dents sont souvent difficiles à extraire sans fracture lorsque toutes les dents sont en position par suite de la longueur et de l'étroitesse des racines souvent situées dans une position difficile à atteindre. Comme on peut le voir dans la figure 506, la position des racines de la seconde prémolaire est quelque peu interne par rapport à la racine antérieure de la première molaire. La dent représentée dans ce cas particulier serait très difficile à extraire sans fracture.

LA PREMIÈRE MOLAIRE

(Pour la position, voir fig. 540 pour le côté gauche et 541 pour le côté droit.)

Dans une bouche où toutes les dents sont en position, la première molaire est généralement la dent la plus difficile à extraire. Les racines sont habituellement longues et divergentes. Elle est plus enfoncée

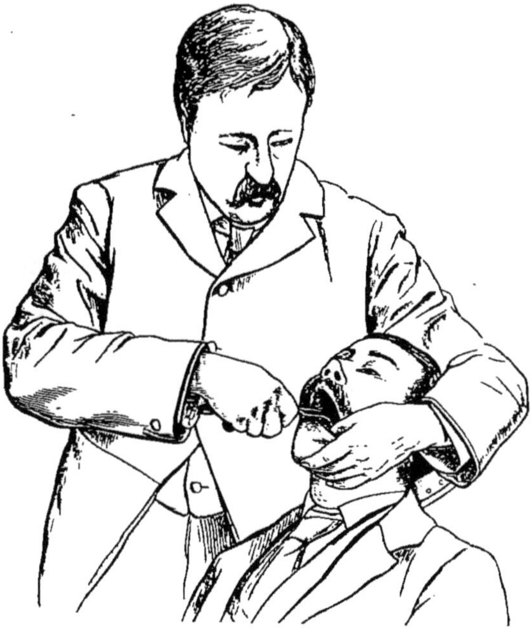

Fig. 540. — Position pour extraire les dents inférieures du côté gauche.

dans l'arcade que toute autre dent et elle est en fait semblable à une clé de voûte renversée; pour en faire l'extraction, il faut par conséquent la tirer à travers l'arcade. Lorsque les dents sont rapprochées, la seconde bicuspide et la seconde molaire sont un peu ébranlées, et il faut faire grande attention de ne pas extraire avec la première molaire l'une de ces dents ou toutes les deux. En adaptant le davier aux molaires inférieures, les pointes des mors du davier spécial pour les molaires (fig. 475 ou 486) sont placées entre les racines de chaque côté de la dent. On doit éviter de saisir une portion de la langue ou des tissus mous du plancher de la bouche avec le davier. Si le davier n'est pas bien placé, on peut extraire une dent voisine, car il peut arriver qu'il glisse entre deux dents. Pour luxer ces dents on emploie le mouvement externe-interne, et comme ces dents sont enfoncées comme un coin, il est souvent nécessaire de continuer ce mouvement pendant l'extraction hors de l'alvéole. Quelquefois il est bon de mouvoir la dent en dehors lorsqu'elle est déjà légèrement sortie de son alvéole.

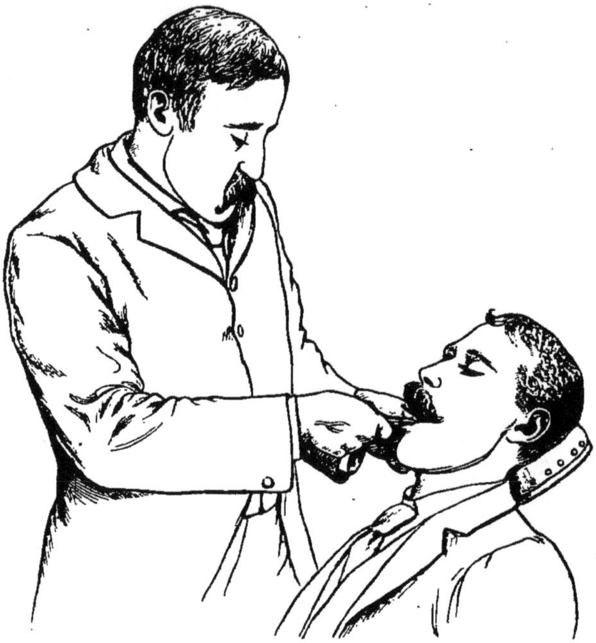

Fig. 541. — Position pour extraire les dents inférieures du côté droit.

Quelquefois les racines divergent tellement qu'il se produit soit une fracture de la couronne au niveau de la bifurcation des racines, soit une fracture suivant la ligne de bifurcation par la pression du davier; chaque racine est alors extraite séparément.

LA SECONDE MOLAIRE

Les racines de cette dent ne sont pas aussi divergentes que celles de la première molaire, comme on peut s'en rendre compte en regardant la figure 502, et la dent ne présente pas non plus la même disposition en forme de coin.

Pour ces dents, on utilise le mouvement de luxation externe-interne en prenant les mêmes précautions que pour la première molaire.

LA TROISIÈME MOLAIRE

Les racines de cette dent ont une forme si variable et leur nombre est tellement inconstant qu'on peut difficilement admettre une troisième molaire type. La figure 502 représente ce que l'on peut appeler la troisième molaire type, mais on ne rencontre ce type que dans les mâchoires bien développées, où les dents ne sont pas assez larges pour produire de tassement irrégulier et dans lesquelles il ne s'est jamais produit un état d'inflammation ayant déterminé des dépôts de sels de chaux dans les tissus spongieux. Ses caractères varient dans les limites représentées figure 502 et figures 513 à 524 inclusivement. Il existe aussi des troisièmes molaires ayant trois, quatre et cinq racines. La figure 527, *a*, représente une autre forme de troisième molaire; *b*, *c*, *d*, *e*, représentent des troisièmes molaires unies avec des secondes molaires; *g* et *h* représentent trois molaires réunies; *i*, *j*, *k*, *l*, *m*, *n*, *o*, *p*, représentent différentes variétés de racines. La situation de ces dents peut être variable (voir figure 502 et 513 à 524 inclusivement).

Lorsque la troisième molaire est dans la position représentée figure 502 et qu'il n'y a pas d'autres complications, l'extraction est facile. La dent est enlevée soit en employant le davier spécial pour les molaires inférieures représenté figure 486, soit les daviers représentés figures 476 et 477, et en utilisant le mouvement de luxation externe-interne avec une légère élévation des manches. Si l'on emploie celui de la figure 476, les mors doivent être portés en arrière et les manches en avant. Mais lorsque cette dent présente des irrégularités de forme et de position, comme cela est représenté dans les différentes figures, la la difficulté de l'extraction augmente suivant que la dent s'éloigne davantage de la dent type représentée figure 502. Ces cas doivent être étudiés de près. Si les dents sont en partie visibles comme dans les figures 519 et 520, cela aidera en quelque sorte au diagnostic de la position des racines. Dans ce cas particulier, l'os, aussi bien que la racine, étant très hypertrophié, il serait impossible d'extraire les racines sans fracturer plus ou moins le procès alvéolaire. On remarquera, en examinant la coupe représentée figure 519, que le fait d'avoir fracturé la portion interne de la mâchoire met en danger le nerf et les vaisseaux dentaires, de même que le nerf et les vaisseaux mylohyoïdiens. Lorsque, en essayant d'extraire cette dent, elle ne cède pas à une pression qui, si elle était augmentée, briserait l'os, il vaut mieux renoncer à ce moyen et sectionner l'os avec une fraise, représentée figure 582, et le tour chirurgical, comme cela fut pratiqué pour le spécimen représenté. Les figures 515, 516, 517 et 518 sont des cas rares et seraient plus difficiles à diagnostiquer, car aucune portion des dents n'est visible.

Habituellement on peut faire un diagnostic satisfaisant de leur position en employant un excavateur de forme convenable. Cela est spécialement possible à ceux qui ont l'habitude de cet instrument et sont familiarisés avec l'anatomie normale et pathologique de ces régions et qui savent reconnaître les symptômes pathologiques. Quiconque ne possède pas ces connaissances n'est pas suffisamment armé pour diagnostiquer la position de ces dents, encore moins pour en faire l'extraction. Une radiographie peut être utile spécialement lorsqu'on ignore les principes généraux des maladies des mâchoires et de la face. Lorsqu'on a fait le diagnostic d'une dent incluse, et qu'il faut l'enlever, l'opération sera faite dans un hôpital, le patient doit être anesthésié à l'éther, et, comme dans toutes les extractions, il y a lieu de prendre les mêmes précautions d'antisepsie que pour les opérations de la chirurgie générale; puis, après avoir enlevé des tissus mous à l'aide d'un petit bistouri recourbé, on se sert de fraises appropriées, mues par le tour électrique et la dent peut être sortie de sa prison osseuse.

Les figures 521 et 523 représentent les formes les plus communes des

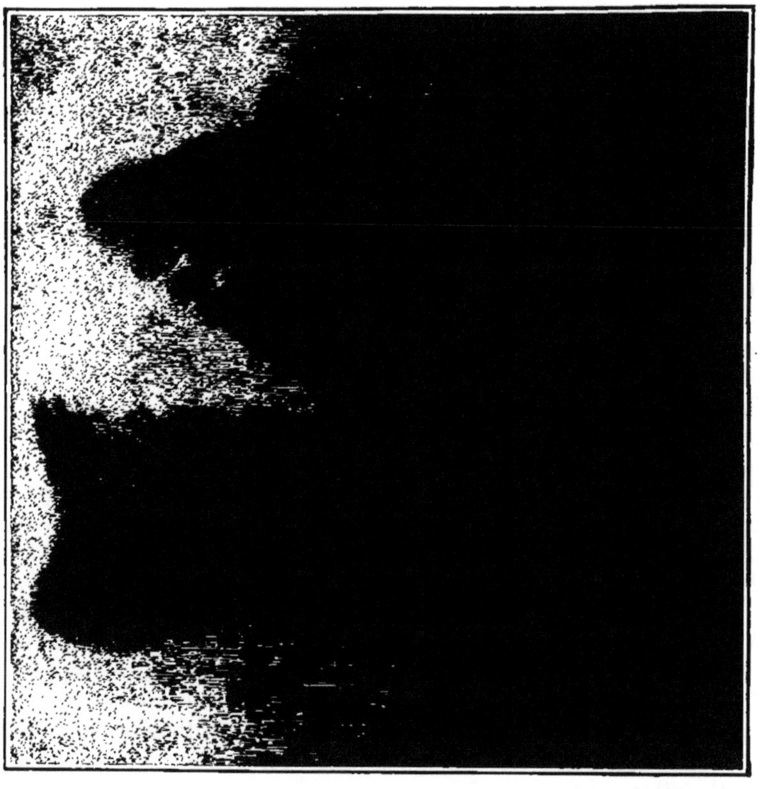

Fig. 542. — Dessin aux rayons X de deux 3mes molaires inférieures incluses.

troisièmes molaires incluses et dont le diagnostic est relativement facile.

La description suivante s'appplique aux procédés généraux d'extraction pour les formes habituelles des troisièmes molaires inférieures incluses, excepté quelques cas où il n'est pas nécessaire de couper la couronne.

La figure 542 représente deux troisièmes molaires inférieures incluses. Une partie de la couronne de la troisième molaire inférieure gauche fut brisée dans une tentative d'extraction laissant la pulpe à découvert. Par un examen soigneux à l'excavateur, on découvrit que les cuspides antérieurs étaient encastrés dans la portion concave de la surface distale de la seconde molaire et qu'ils étaient si profondément enfoncés dans les tissus qu'il n'était pas possible d'employer un disque de carborundum pour les enlever. Le patient fut éthérisé, on plaça un ouvre-bouche et une partie du tissu mou fut enlevée avec un petit bistouri. L'ostéotome rotatif en spirale fut placé dans la couronne brisée ou dans la chambre pulpaire, enlevant presque tout ce qui restait de la couronne. Puis, passant la pointe de l'ostéotome sous la couronne entre elle et l'os, on détermina un espace à la fois dans l'os et dans la dent qui permit d'introduire la pointe de l'élévateur représenté figures 488 et 529 entre la dent et la mâchoire. L'auteur se sert bien rarement maintenant du davier pour enlever une dent ébranlée à l'élévateur. Lorsqu'on emploie l'élévateur pour le côté gauche comme dans ce cas, on opère avec la main droite, le chirurgien étant placé sur le côté gauche du patient, l'index gauche est placé dans la bouche sur le côté lingual de la dent, on place le pouce sur le côté buccal de la première et de la seconde molaire. Cela donne de la stabilité à la mâchoire et diminue le risque de glissement. Lorsque la dent est soulevée hors de son alvéole, l'index est placé de façon à extraire la dent hors de la bouche. Si la dent à extraire est placée du côté droit, l'élévateur doit être tenu de la main gauche si possible (le chirurgien se tenant sur le côté droit). Si l'opérateur doit tenir l'élévateur de la main droite, il doit toutefois placer sa main gauche de façon à protéger le champ opératoire et à en assurer la stabilité.

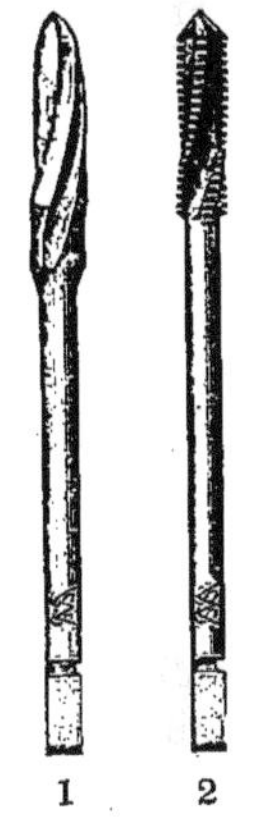

Fig. 543. — Deux formes d'ostéotomes à spirale de Cryer.

La figure 544 représente trois photographies d'une dent après l'extraction. A représente le côté buccal ou externe des racines occupant

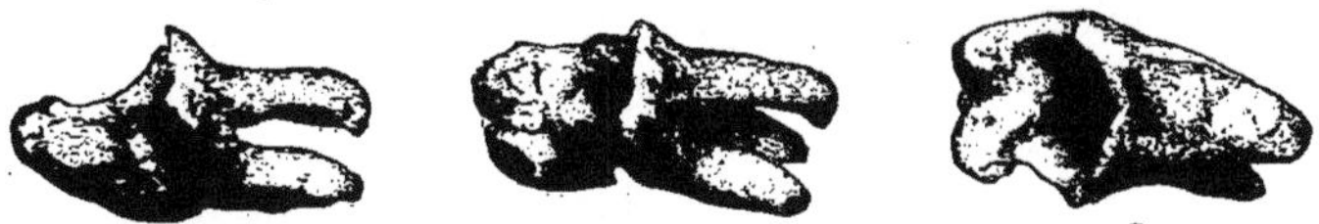

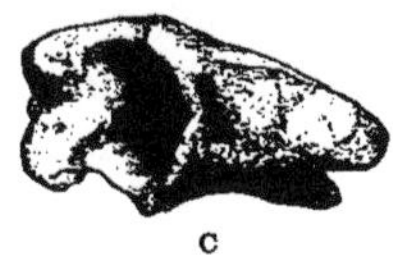

Fig. 544. — Vue de 3 dents extraites du côté gauche de la figure 342.

à peu près la même position que dans la mâchoire. Les cuspides distaux ont été fracturés pendant une ancienne tentative d'extraction. La majeure partie de la couronne a été enlevée au tour chirurgical. Sur le côté de la dent, on remarque un sillon dirigé en arrière, en bas et en dedans et qui a été produit par l'ostéotome. C'est par ce sillon que l'élévateur a été enfoncé sous la dent, déterminant la fracture du reste de la couronne, d'ailleurs peu important. Dans la figure B, la dent est tournée légèrement en dehors afin de montrer les trois racines et la ligne de fracture qui libère la dent. Dans la figure C, la dent présente sa surface buccale et montre les deux cuspides antérieurs qui étaient encastrés sous la surface distale de la seconde molaire.

Dans la figure 513, la troisième molaire occupe une position où il est facile de l'extraire, bien que de sérieuses complications puissent accompagner cette extraction si elle n'est pas faite avec le soin voulu. On remarquera que les extrémités des racines sont situées exactement à travers la portion corticale en forme d'U de la mâchoire inférieure au-dessous de l'arête mylo-hyoïdienne et font saillie dans la région sous-maxillaire. Supposez maintenant que cette dent ou ces racines soient poussées en bas au cours d'une extraction comme on l'enseigne quelquefois, elle peut être introduite dans la région sous-maxillaire et disparaître temporairement et l'on peut avoir à pratiquer ensuite une opération chirurgicale pour l'extraire par le cou.

Une troisième molaire incluse cause quelquefois de grands troubles en donnant naissance à une inflammation qui s'étend à toute la région de l'angle de la mâchoire et comprenant souvent l'articulation temporo-maxillaire et les tissus mous de la bouche. Dans cet état, les mâchoires ne peuvent être que partiellement écartées, la déglutition est entravée et l'ingestion d'aliments solides est impossible. Si l'on peut apercevoir quelques parties de la dent, la difficulté n'est pas si considérable. On doit apporter un soulagement et en règle générale la dent qui a déterminé ces troubles doit être extraite. On peut se trouver dans une situation telle que l'extraction de la seconde molaire doive inévitablement précéder celle de la troisième molaire. Il est à noter que, souvent aussi, la deuxième molaire constitue un point d'appui fort utile pour l'extraction de la dent de sagesse, notamment dans la mâchoire inférieure. Dans un cas mentionné par Godin, il s'agissait d'extraire une molaire inférieure gauche presque complètement incluse, les première et deuxième molaires étant absentes, ainsi que les deux prémolaires. Ce n'est qu'après avoir largement dégagé la couronne et reconnu la direction horizontale des racines, au moyen d'une sonde pénétrant dans les canaux, qu'un élévateur peut être introduit le long de la face mésiale des racines et que la dent fut luxée avec beaucoup de difficulté. Comme la bouche ne put être que légèrement ouverte, il est impossible d'employer le volumineux davier spécial pour les molaires. Quelquefois on recommande d'employer un élévateur, mais on peut être amené à constater que c'est un instrument dont l'emploi est dangereux dans ces conditions, car, lorsque la dent est soulevée hors de sa position dans la bouche, elle peut glisser en arrière dans le larynx. Dans quelques cas il est bon d'ébranler la dent avec un élévateur et de l'extraire ensuite avec les daviers représentés figures 476 et 477, lorsque les dents sont de petite dimension et conformées de façon que les mors puissent être portés en arrière de la dent, surtout le long du vestibule de la bouche, la lame interne étant placée entre les dents, ce que l'on obtient en introduisant le davier en arrière de la seconde molaire. Il est souvent impossible de suivre entièrement le cours de l'opération; c'est pourquoi le débutant ne doit pas entreprendre ce genre d'extractions. Lorsque le davier est en position, l'effort doit être attiré du côté où la dent cède. C'est généralement en dehors, en haut et en arrière, à la façon dont on dégrafe un crochet (voir figure 545).

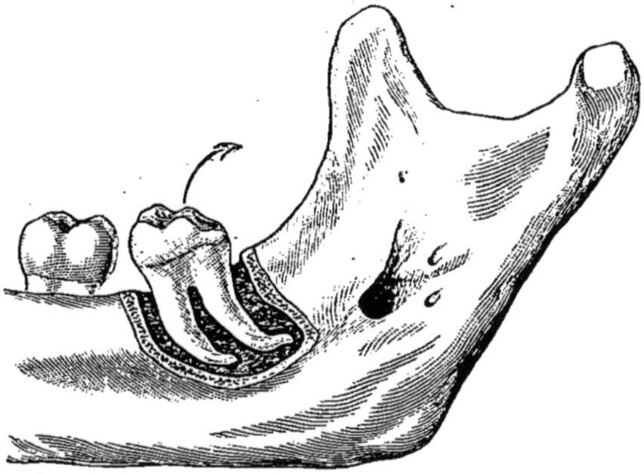

Fig. 545. — Direction pour extraire la 3me molaire inférieure.

Lorsque la troisième molaire est incluse près de l'angle externe de la mâchoire, il peut être nécessaire de la libérer par l'extérieur à travers les tissus mous. Dans ces cas, on utilise le tour pour inciser l'os.

TRAITEMENT APRÈS EXTRACTION

L'opérateur doit rechercher immédiatement s'il est arrivé quelque accident pendant l'extraction et le traiter suivant les circonstances; s'il n'est rien survenu d'anormal, il accorde au patient quelques instants de repos, après lesquels il fait un examen attentif de la bouche. S'il y a quelques esquilles ou quelques lambeaux de gencive adhérents aux parties opérées, il doit les enlever avec les instruments convenables, le petit davier, les ciseaux ou la lancette recourbés (fig. 490 et 492).

Lorsque plusieurs dents ont été extraites, on peut voir pointer quelques fragments aigus de la paroi alvéolaire; il faut les enlever avec le davier à couper ou, mieux encore, avec un des daviers (fig. 476 ou 477) suivant que leurs becs peuvent pénétrer entre la gencive et l'os plus loin que ne le peut la lame du davier à inciser.

Un lavage de bouche, composé d'une cuillerée de phénol sodique dans un verre d'eau, sera employé plusieurs fois par jour pendant les premiers jours. On peut employer tout autre lavage antiseptique plus agréable au patient, mais le phénol est très efficace.

Il arrive, quelques jours après l'extraction, qu'une douleur se fait sentir autour de l'alvéole, principalement quand la dent a été le siège d'une inflammation péricémentaire. Le remède, en pareil cas, est l'enlèvement des grumeaux qui peuvent s'être formés ou des tissus décomposés qui adhéraient à la racine. Une mèche de coton, saturée d'une solution concentrée de phénol sodique ou de phénol camphré, sera alors employée comme pansement.

ACCIDENTS

Quel que soit l'accident arrivé, l'opérateur doit rester calme et paraître parfaitement maître de la situation. Il doit pouvoir faire face avec succès à tout événement pouvant surgir.

Un des accidents les plus communs est la rupture de la totalité ou d'une partie d'une dent ou d'une racine. Si l'opérateur doute de pouvoir arracher une dent entière, il doit informer le patient de la possibilité d'une rupture, mais lui recommander de ne point s'en alarmer. Si la dent vient entière, tout est pour le mieux ; s'il y a rupture, le patient ne sera pas ému. Il est à désirer que la totalité de la dent soit extraite. car si la membrane péridentaire a été enflammée ou si la racine rompue garde une portion de pulpe, ces deux cas seront la cause de douleurs opiniâtres.

Mieux vaut cependant dans certains cas laisser sur place une dent rompue que de s'exposer à arracher un large morceau de paroi alvéolaire. Il y a quelquefois des racines disposées de telle sorte qu'elles peuvent facilement entrer dans le sinus maxillaire (voir fig. 504 et 505) ou dans la région sous-maxillaire ou atteindre le nerf dentaire inférieur. S'il y a lieu de croire que la racine ne causera pas trop de douleur et s'il y a risque d'arracher un large morceau de paroi, il est préférable de la laisser en place parce que, en peu de temps, la contraction des parties molles et leurs efforts expulsifs repousseront cette racine, qui pourra alors être extraite sans danger. Si les racines ont pénétré dans le sinus maxillaire, il faut les en retirer.

Lorsqu'il y a plusieurs dents à extraire sous anesthésie, si la gencive adhère trop fortement à l'une d'elles, l'opérateur devra surseoir à l'extraction de celle-ci et procéder à l'extraction des autres: après quoi, il sectionnera la gencive adhérente avec une lancette ou des ciseaux recourbés et extraira la dent. Si la gencive est très déchirée et l'os mis à nu sur une grande surface, il faudra la remettre en place avec des points de suture. Cela ne doit point arriver, si l'extraction est faite avec prudence.

En procédant à l'extraction de dents serrées ou entourées d'alvéoles fragiles, il peut arriver qu'on arrache une partie de ces alvéoles, principalement s'il s'agit de la première et de la seconde molaire, le fragment s'étendant à la paroi d'avant ou d'arrière ou dans les deux directions vers les dents voisines (voir fig. 546 à 554). La dent voisine peut même être soulevée dans son alvéole. Dès que l'opérateur voit le danger imminent, il doit d'abord s'arrêter et voir si son procédé d'extraction

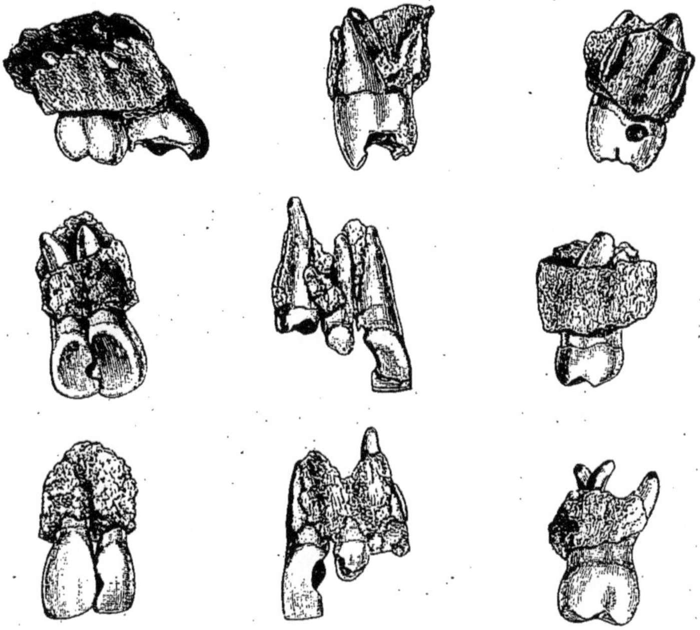

Fig. 546 à 554.

peut être amélioré, et, dans la négative, soutenir autant que possible avec sa main gauche les parties blessées, et, après l'extraction de la dent, les remettre en place ; ordinairement elles s'y tiennent, sinon des appareils de forme appropriée serviront à les y retenir.

En extrayant la troisième molaire supérieure, la tubérosité est quelquefois brisée, ouvrant le sinus maxillaire (voir les fig. 546, 547, 548, 551 et 554 dans lesquelles les dents sont arrachées avec la tubérosité). S'il s'agit d'une fracture simple, les parties peuvent être remises en place et, en peu de temps, elles se ressoudent. Mais si elles sont déchirées en morceaux, il est peu pratique d'essayer de les remettre en place ; le meilleur moyen est de découper les pointes aiguës avec les ciseaux recourbés.

Après une pareille fracture, il peut survenir une hémorragie par suite de la rupture de l'artère dentaire supérieure. Il est quelquefois difficile de l'arrêter. Un des meilleurs remèdes toutefois est de comprimer fortement les parties avec de la gaze imprégnée d'un médicament. Cette application doit être laissée en place quelques jours, puis enlevée avec précaution. Il est bon souvent de n'enlever chaque fois qu'une partie de la gaze, en coupant avec des ciseaux recourbés les parties endommagées. L'hémorragie après extraction cesse ordinairement en peu de temps et ne demande pas de traitement. Lorsque, cependant, les parties voisines sont très enflammées ou que le patient est de constitution anémique, ou que le cas présente une diathèse hémorragique, un traitement spécial sera nécessaire.

L'hémorragie d'extraction se divise en deux classes : artérielle et capillaire. Quand elle est artérielle, elle est ordinairement localisée à l'alvéole de la dent, et on l'arrête sans beaucoup de difficulté avec un rouleau de coton absorbant que l'on allonge en forme de mèche de petit diamètre et que l'on tasse jusqu'au fond de l'alvéole. Avant d'introduire la mèche de

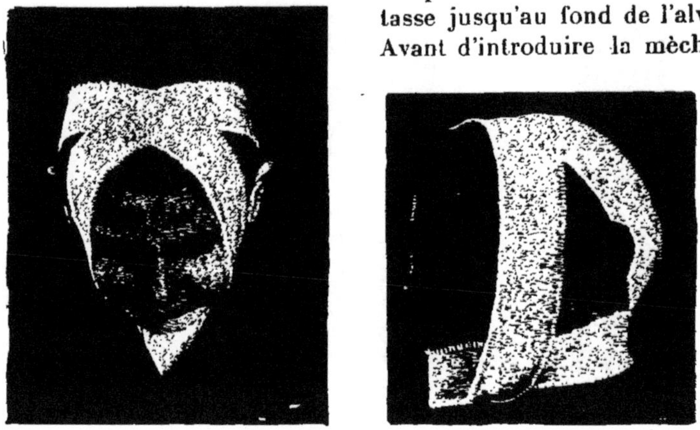

Fig. 555. — Bandages de tête de Burton.

coton, il faut la rouler dans de l'acide tannique, jusqu'à ce qu'elle devienne molle ; alors on la tasse fortement dans l'alvéole avec un fouloir dentaire. Pour tasser le coton, il est bon de commencer par l'un des bouts de la mèche que l'on empile sur elle-même, jusqu'à ce que l'alvéole soit rempli entièrement. Dans quelques cas, il faut maintenir le tampon en place par compression. Pour cela, on pose sur le tampon plusieurs plis de mousseline ou de matière semblable et l'on maintient la bouche fermée et les mâchoires jointes à l'aide du bandage de Burton (voir fig. 555).

Le coton imbibé d'une petite quantité de solution à 25 pour 100 d'éther dans de l'eau oxygénée et tassé dans un alvéole saignant est un astringent très efficace pour arrêter une forte hémorragie après extraction. Il faut avoir soin de ne pas employer la solution en excès, car elle peut attaquer les parties adjacentes.

Lorsque l'hémorragie vient des tissus environnants, le patient étant de constitution anémique ou atteint d'hémophilie, le cas est remis ordinairement entre les mains d'un spécialiste pour être l'objet d'un traitement systématique; mais le traitement local ordinairement employé par les médecins est souvent peu satisfaisant, beaucoup d'entre eux faisant usage de la solution de Monsel (persulfate de fer) qui est un bon astringent pour les autres parties du corps, mais qui ne doit pas être employée dans la bouche. Le traitement local en pareil cas, immédiatement ou quelque temps après l'extraction, consiste d'abord à écarter tous les caillots de la blessure, afin de trouver exactement les points d'où le sang exsude. Astringent convenable et compression sont les principaux moyens employés pour l'arrêter, la compression étant peut-être le plus important. L'acide tannique appliqué sur du coton, de la charpie ou toute autre substance semblable constitue un bon astringent pour la bouche; quant à la compression, elle dépend de l'ingéniosité de l'opérateur. Lorsque l'hémorragie vient d'un alvéole, entre deux dents saines, on peut l'aveugler facilement au moyen de deux ligatures formant amarre autour de chaque dent, et dont on rassemble les quatre bouts pour les nouer au-dessus de la compresse, comme l'indique la figure 556. Dans quelques rares cas, on prend l'empreinte des dents avec de la cire ou du composé à modeler, pour fabriquer une pièce en vulcanite ou en métal destinée à maintenir en position la compresse astringente; quand la compresse est en place on peut la recouvrir de composé à modeler chaud, puis maintenir les mâchoires du patient rapprochées l'une de l'autre au moyen d'un bandage de tête. Dans les cas obstinés, on peut bourrer l'alvéole avec un tampon de plâtre de Paris qui y fera prise; enfin, en dernier ressort, on peut laver soigneusement dans du phénol sodique la dent extraite et la réintégrer à sa place.

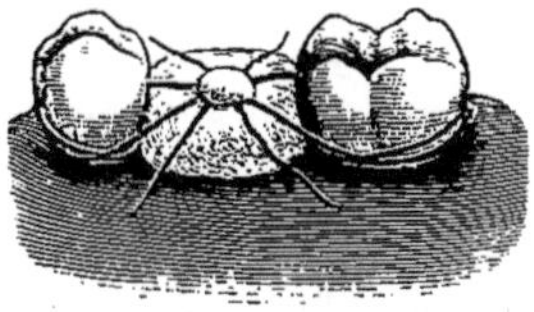

Fig. 556.
Compresse et ligatures.

Le traitement général est souvent important; si le patient est reconnu anémique ou atteint d'hémophilie, son traitement doit commencer avant l'extraction. Il doit être fondé entièrement sur une série de mesures hygiéniques et toniques. Dans le cas de diathèse hémorragique, la cause de l'écoulement sanguin n'est souvent qu'imparfaitement comprise; le sang peut être assez défibriné pour avoir perdu son pouvoir de coagulation et ainsi ne plus former de caillots, ou bien la tunique musculaire des vaisseaux peut avoir perdu sa tonicité, par suite de débilité générale ou par manque d'énergie du système nerveux vasomoteur, ce qui les empêche de se refermer par contraction. En état de santé, la coagulation proprement dite et la contraction des vaisseaux sanguins arrêteront l'hémorragie, même quand une artère importante est blessée, particulièrement si par des moyens artificiels on arrive à modérer le flux de sang en peu de temps. C'est quand le sang ne se coagule pas et que les vaisseaux ont perdu leur pouvoir de contraction que l'on doit instituer un traitement général. Les causes les plus communes de l'hémorragie sont : l'anémie, la syphilis, le purpura, la tuberculose, en général l'altération de la vitalité, rarement l'hypertrophie du cœur.

Chaque maladie spéciale entraîne naturellement un traitement particulier. En règle générale on aura recours aux toniques suivants : quassia, quinquina et ses alcaloïdes, le fer sous ses diverses formes, les acides sulfurique et chlorhydrique, l'arsenic, le phosphore, la noix vomique, la strychnine et ses alcaloïdes. Avec ces toniques généraux, différents hémostatiques peuvent être employés, tels que l'alun, l'acide tannique, l'ergot, l'érigeron du Canada et l'acide gallique. Très fréquemment les organes digestifs demandent une médication spéciale, on emploie alors des remèdes tels que la pepsine, la pancréatine, l'acide chlorhydrique et le sous-nitrate de bismuth.

Les prescriptions suivantes se sont montrées excellentes suivant les cas spéciaux.

Comme toniques généraux :

R. Sulfate de strychnine.	0gr,06
Acide asénieux..	0gr,06
Sulfate de quinine.	1gr,8
Sulfate de fer	0gr,9
M. et faire pilules n° XXX.	

S. Une immédiatement après chaque repas.

R. Elixir de fer, de quinine et de strychnine. . . .	120 grammes

S. Une cuillerée à thé 4 fois par jour.

Pour améliorer la digestion et l'assimilation :

R. Acide chlorhydrique dilué.	8 grammes	
Ext. ignatiæ amaris fld.	4 —	
Pepsine..	12 —	
Extrait d'ipécacuanha liquide	0gr,24	
Infusion de gentiane comp.	180 grammes	M.

S. Une cuillerée à dessert dans un verre à madère immédiatement après chaque repas.

Dans le cas d'hémorragie tenace après extraction, il est bon d'administrer un hémostatique en même temps qu'on applique localement des astringents avec compression.

R. Vin. ergotæ (Squibb's)	90 grammes

S. Une cuillerée à thé toutes les deux heures.

R. Extrait d'ergot solide	8 grammes
Extrait de cannabis indica	0gr,3
Sulfate de strychnine..	0gr,03
M. et faire pilules n° XXX..	

S. Une pilule 3 fois par jour. . . . .

L'acide gallique et l'acide sulfurique aromatique peuvent être employés.

La digitaline à la dose de 0gr,006 à 0gr,03, trois ou quatre fois par jour, pendant plusieurs semaines, produit souvent assez d'effet dans les capillaires pour vaincre la tendance à l'hémorragie. Les succès répétés obtenus dans l'épistaxis permettent d'en attendre les mêmes résultats dans cette diathèse où les conditions sont analogues.

L'EXTRACTION AVEC LES ANESTHÉSIQUES GÉNÉRAUX

Il est certain que l'extraction des dents avec le secours des anesthésiques est en concordance avec cette tendance générale de notre époque qui cherche à épargner toute souffrance, même légère. Cependant l'emploi si généralisé et si peu étudié de ces agents peut entraîner de grands malheurs. « Le patient, sous l'influence d'un agent assez puissant pour lui enlever toute connaissance, est plus près de la mort que de la vie, puisque l'influence dépressive sur les grands centres nerveux peut rapidement s'étendre aux centres vitaux inférieurs par la moelle allongée [1]. »

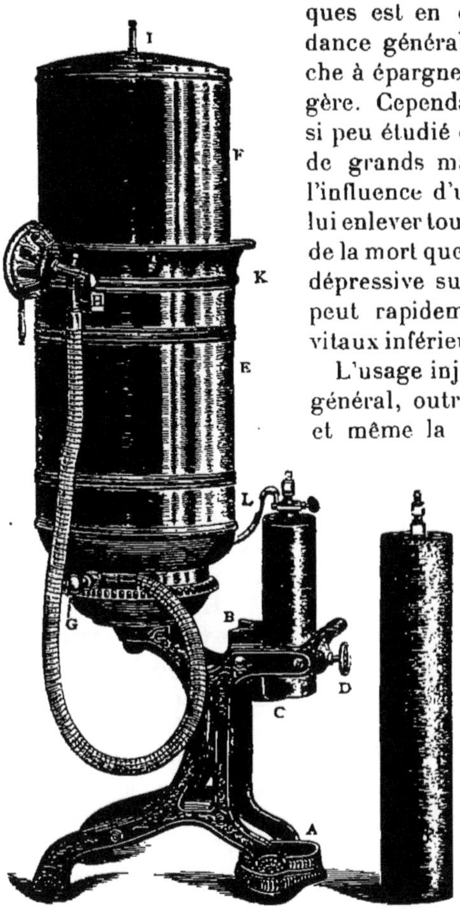

Fig. 557. — Gazomètre à protoxyde d'azote.

L'usage injustifié des anesthésiques en général, outre qu'il peut mettre la santé et même la vie en danger, a un autre mauvais côté en ce sens que le patient insiste quelquefois pour l'extraction d'une dent qu'on peut sauver et rendre utile, dans le but d'éviter l'ennui des soins complémentaires. Personne ne met en doute ni en question le grand avantage des anesthésiques, surtout quand il s'agit de pratiquer des opérations douloureuses sur des femmes nerveuses ou des enfants ; mais si la souffrance est acceptée, il est préférable de s'abstenir de leur emploi, parce qu'alors le patient peut aider l'opérateur en tenant la tête dans la posi-

(1) H. A. Hare, *Park's text book of Surgery*, vol. LI.

tion voulue, la bouche et les lèvres bien ouvertes, etc. ; tandis que, sous l'influence d'un anesthésique, il laisse fléchir les muscles de la tête, des joues et des mâchoires, à tel point qu'il est difficile de maintenir les lèvres et la bouche en bonne position.

Si l'extraction doit être difficile, l'opérateur est limité par le temps pendant lequel le patient demeure sous l'influence de l'anesthésique, et pour le protoxyde d'azote ce temps est très court, opérant sans anesthésique, le chirurgien a tout son temps, et l'extraction peut être conduite avec la réflexion et le soin essentiels pour réussir C'est une règle importante dans toute branche de la chirurgie que le temps consacré à une opération doit être suffisant pour la pratiquer correctement et sans blesser les tissus environnants.

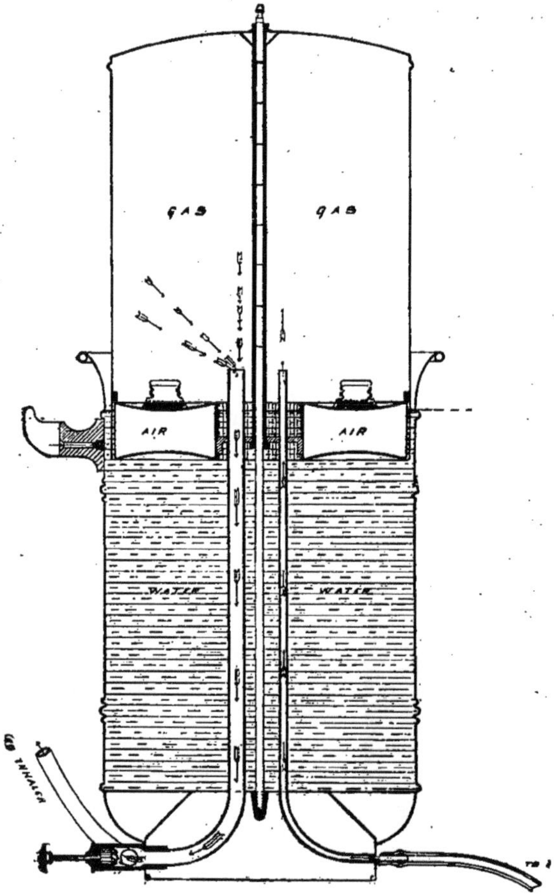

Fig. 558. — Coupe du gazomètre.

Examen du patient avant l'usage d'un anesthésique. — L'examen physique du patient doit être fait de manière à ne pas l'alarmer. Le résultat détermine le choix de l'anesthésique et dans une certaine mesure la durée et les conditions de son emploi. Nous avons déjà dit qu'il est nécessaire de procéder avec beaucoup de circonspection, si le patient est suspect d'avoir une maladie organique ou fonctionnelle du cœur ou des poumons. C'est parfaitement vrai, mais il faut aussi tenir compte de tout autre cas. Quant à l'action physiologique des divers anesthésiques, l'étudiant doit consulter les traités spéciaux sur ce sujet.

Souvent se pose la question de savoir si l'on doit employer les anesthésiques du moment qu'il y a désordre organique ou fonctionnel du côté du cœur. Cela dépend en grande partie des autres conditions du patient. Si le trouble produit par l'extraction doit être diminué par l'éther ou le protoxyde d'azote, il faut assurément s'en servir et maintenir le patient sous leur influence pour lui éviter la douleur et le sentiment de l'opération. Quelquefois des patients atteints du côté du cœur peuvent supporter sans faiblir une certaine somme de souffrance; dans ce cas, s'il s'agit d'une extraction simple, il faut opérer dans les conditions normales.

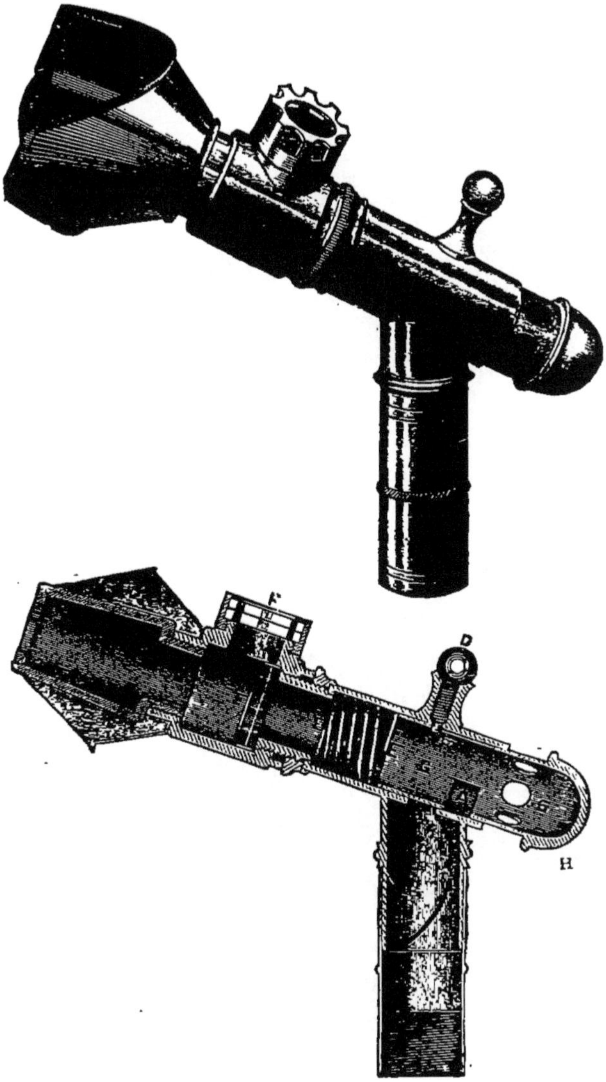

Fig. 559. — Inhalateur à protoxyde d'azote.

L'usage de l'éther présente certains avantages. Si pour quelque raison, la durée de l'opération doit surpasser celle de l'influence du protoxyde d'azote, c'est-à-dire une ou deux minutes, alors il faut préférer l'éther. L'éther peut être administré après que le patient a été anesthésié par le protoxyde d'azote et l'oxygène et on peut le maintenir sous son influence pendant un temps considérable :

de cette façon on évite la période de lutte contre l'action de l'éther. Lorsque l'extraction doit se faire au domicile du patient ou ailleurs,

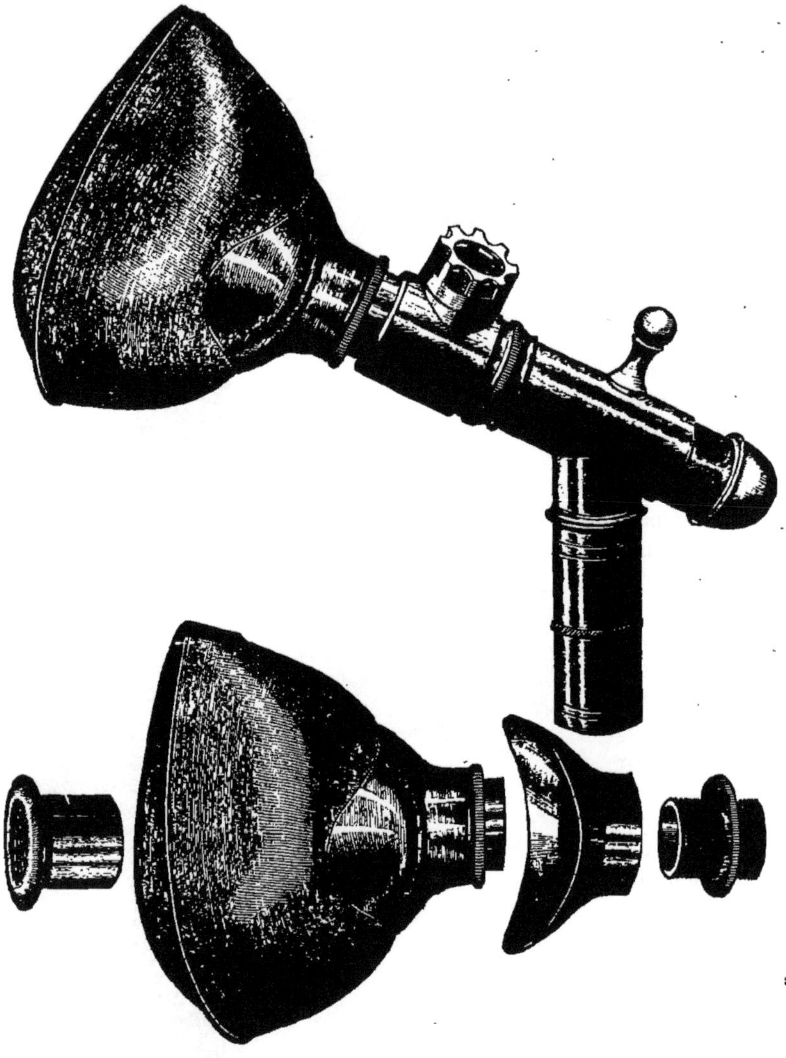

Fig. 560. — Inhalateur à capuchon.

en dehors du cabinet dentaire, l'éther est d'un transport plus facile que le protoxyde d'azote. Si l'opérateur procède correctement et s'il a la confiance du patient, il peut extraire une, deux ou trois dents pendant ce qu'on appelle le premier stade de l'anesthésie, avant que l'inconscience soit complète et longtemps avant la période de lutte contre l'action de l'éther.

Le meilleur moyen est d'administrer l'éther dans un cône fait à l'aide d'un mouchoir ou d'une serviette et dont le petit bout reste légèrement ouvert, afin de permettre au patient de respirer une petite quantité d'air; cela lui permet aussi d'exhaler librement et sans suffocation. Il est bon de placer dans le cône une petite éponge douce bien lavée à l'eau chaude; quand le cône est prêt, on demande au patient de faire plusieurs respirations longues et pleines; cela chasse l'air impur des poumons et accoutume le patient au mode de respiration qui doit suivre. Ensuite l'appareil est placé en face, à quelque distance au-dessus de la bouche et du nez, en prenant garde qu'aucune goutte ne vienne à tomber du cône sur la face du patient, ce qui pourrait l'inquiéter. L'appareil à inhalation est approché vers la figure, lentement et graduellement, en observant l'effet produit sur le patient; s'il a une tendance à tousser, l'avancement est interrompu, jusqu'à ce que la quinte ait passé. Lorsque le cône s'appuie fortement au-dessus de la bouche et du nez, c'est une bonne pratique que de demander au patient de lever sa main gauche, aussi longtemps que

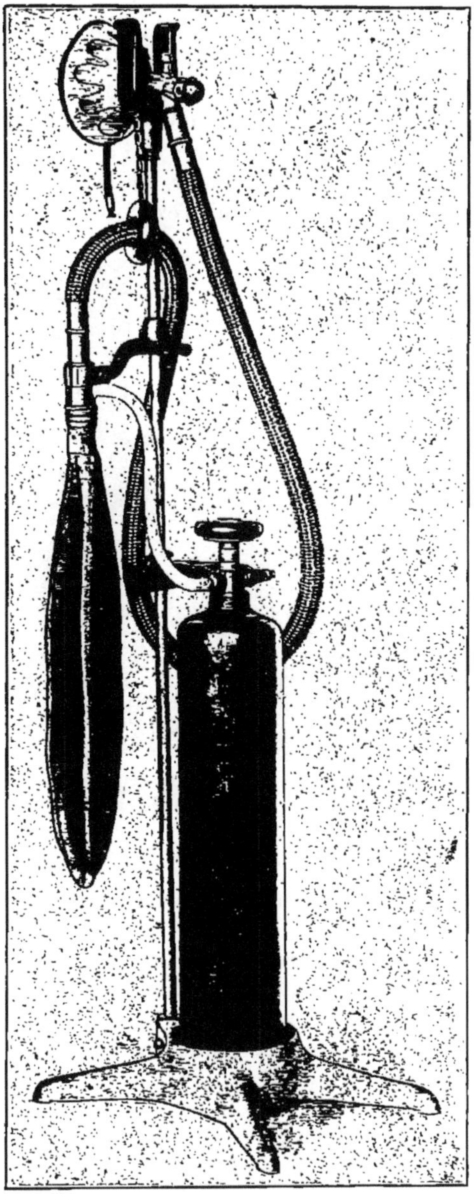

Fig. 561. — Cylindre debout renfermant le gaz comprimé, sac à gaz, tube et inhalateur.

possible : cela concentre sa pensée sur cet acte et le distrait de l'opération. Quand la main commence à tomber, on lui demande de l'élever de nouveau; bientôt elle retombe; alors, en quelques secondes, une, deux, trois dents sont extraites, le nombre dépend uniquement de leur position et de la difficulté de leur extraction. Aussitôt après, on soulève la tête du patient hors de l'appui et l'on incline son corps en avant; ayant en main un crachoir, on invite le patient à rejeter le sang qu'il a dans la bouche, ce qui s'exécute sans difficulté. Dans le plupart des

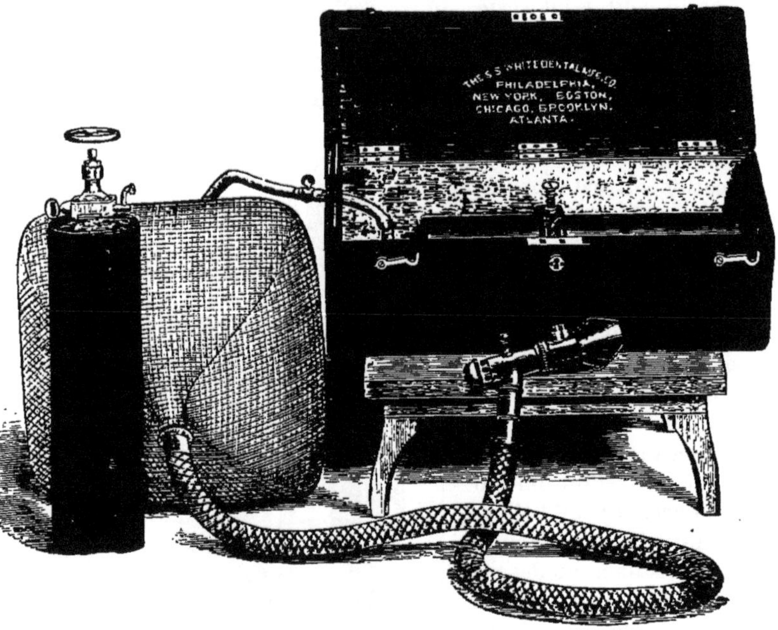

Fig. 562. — Appareil portatif à protoxyde d'azote.

cas, le patient revient à lui en quelques instants, et sans réaction désagréable, mais si l'action de l'éther a dépassé le stade de lutte jusqu'au sommeil chirurgical complet, les nausées surviennent et sont très désagréables, à moins que le patient n'ait été tout à fait habitué à cette opération.

Le protoxyde d'azote est l'anesthésique le plus communément employé pour l'extraction des dents et le meilleur dans les circonstances ordinaires [1]. Récemment encore, chaque opérateur était son propre fabricant de gaz, ce qui était un inconvénient; mais maintenant, on peut se le procurer à l'état liquide, comprimé dans un cylindre. Il existe un grand nombre d'appareils pour administrer ce gaz, même

[1] V. Beltrami. Thèse Paris 1905. *Anesthésie générale par le protoxyde d'azote.*

quand on l'emploie sous forme condensée. L'un des plus usités est celui des figures 557 et 558, dans lequel le gaz est soutiré dans un réservoir et de là passe par un tube flexible jusqu'à l'embouchure (fig. 559 et 560).

Les deux principales embouchures sont d'abord celle de la figure 559, où il faut supposer enlevé le couvre-lèvres qui est détachable, de sorte que le tube peut être placé directement dans la bouche pendant que l'opérateur serre autour de ce tube les lèvres du patient et en même temps lui pince les narines entre le pouce et l'index. Il y a aussi celle de la figure 560, munie d'un capuchon qui recouvre le nez et la bouche. L'avantage de la première embouchure est qu'elle permet de suivre exactement la pâleur des lèvres, qui dénote la désoxygénation du sang, ce qu'un opérateur expérimenté peut combattre à volonté en laissant passer une certaine quantité d'air.

La figure 562 représente un ensemble d'appareils qui peut être employé au domicile du patient ou loin du cabinet dentaire.

Méthode de Hewitt. — Frédéric Hewitt, de Londres, a inventé l'appareil représenté dans les figures 563 et 564. Les trois cylindres renferment les gaz comprimés, deux le protoxyde d'azote et le troisième l'oxygène. Les valves des cylindres sont manœuvrées par l'opérateur au moyen d'une pédale. Le tube, communiquant des cylindres au sac-réservoir, est double, étant formé d'un petit tube placé dans un plus large. Le sac-réservoir est également double, étant divisé par une cloison de caoutchouc en deux compartiments qui ont leur issue dans un tube double conduisant à l'embouchure. Au sac-réservoir est fixée une chambre de mélange et à celle-ci l'embouchure à tube ou à capuchon. Cette disposition a été employée en Angleterre avec un très grand succès, et a été introduite aux États-Unis. Elle a donné satisfaction à tous ceux qui l'ont essayée. Les sacs et les tubes doivent être fabriqués en matières plus solides, s'ils sont destinés au climat américain.

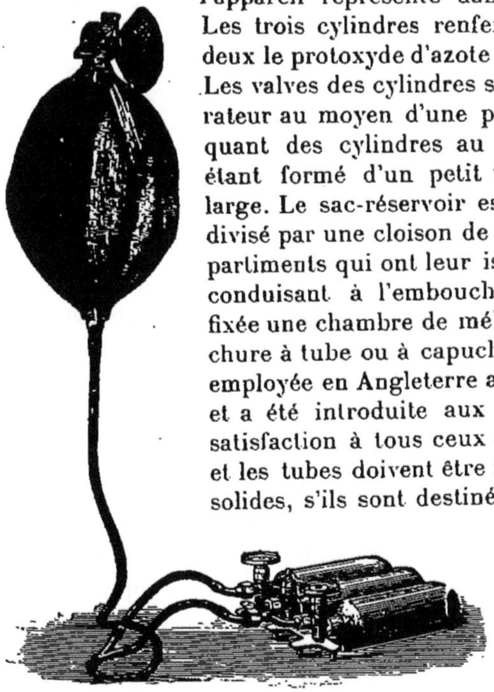

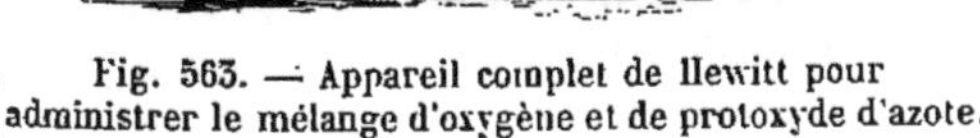

Fig. 563. — Appareil complet de Hewitt pour administrer le mélange d'oxygène et de protoxyde d'azote.

La manière de se servir de l'appareil est la suivante : les valves de la chambre à mélange (fig. 564) sont fermées, alors l'oxygène est introduit dans le sac-réservoir jusqu'à ce que son compartiment soit presque plein, puis on introduit le protoxyde d'azote dans l'autre compartiment. Le patient ayant pris place, on lui applique l'embouchure à tube ou à capuchon et on l'invite à faire posément des aspirations longues et pleines; si l'on emploie l'embouchure à tube, il faut pincer le nez entre le pouce et l'index.

Les valves ne sont pas changées aux premières inhalations pendant lesquelles de l'air seul est aspiré; alors, poussant l'indicateur *a* vers le bas jusqu'au premier cran *b*, on supprime l'accès de l'air et le patient reçoit du protoxyde d'azote pur; on lui laisse faire seulement quelques inhalations, puis on pousse l'indicateur au cran suivant et une portion d'oxygène vient se mêler à la respiration. Quand l'indicateur est arrivé au troisième cran, le patient reçoit deux parts d'oxygène et ainsi de suite jusqu'à ce que soit atteint le maximum d'oxygène qui lui convient.

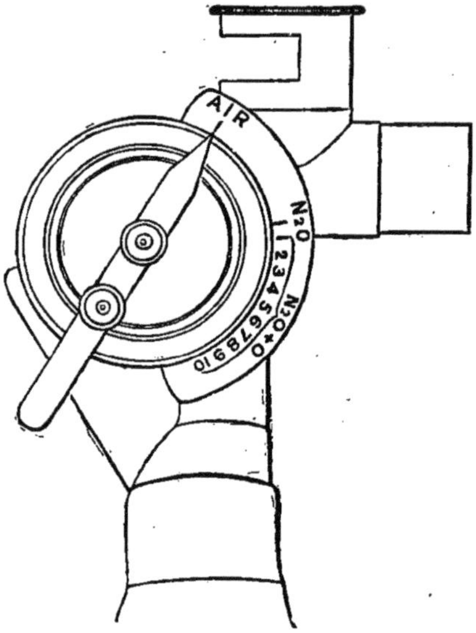

Fig. 564. — Disposition de la chambre à mélanges, avec cadran et valves pour contrôler les proportions relatives des gaz.

Il a été démontré, par l'étude attentive de plusieurs milliers de cas et par des recherches scientifiques spéciales, que dans la plupart des inhalations de protoxyde d'azote il n'est nullement nécessaire, pour produire l'anesthésie, d'attendre le commencement de la période d'asphyxie. Il faut considérer à juste titre que soumettre un patient à un danger inexcusable jusqu'à permettre aux effets de l'asphyxie de se manifester à un haut degré, c'est dans beaucoup de cas compromettre la santé et la vie et s'exposer à une issue fatale. La méthode de Hewitt a pour objet de contrôler et d'éliminer les chances d'asphyxie en administrant la dose voulue d'oxygène.

Il n'y a pas de règle précise à fixer quant à la quantité d'oxgène à ajouter, chaque cas demande une dose différente et cette dose varie dans les divers stades de la période anesthésique. L'opérateur est guidé uniquement par les symptômes que présente le patient pendant l'opération; son objectif est d'éviter d'un côté la tendance à l'asphyxie indiquée par la cyanose des lèvres et de l'autre de provoquer le retour de la connaissance par l'admission facile d'un excès d'oxygène. Par l'admission d'oxygène, usitée dans la méthode Hewitt, l'anesthésie est quelque peu prolongée par rapport à celle que l'on obtient par la méthode ordinaire du protoxyde d'azote et ses effets sont plus

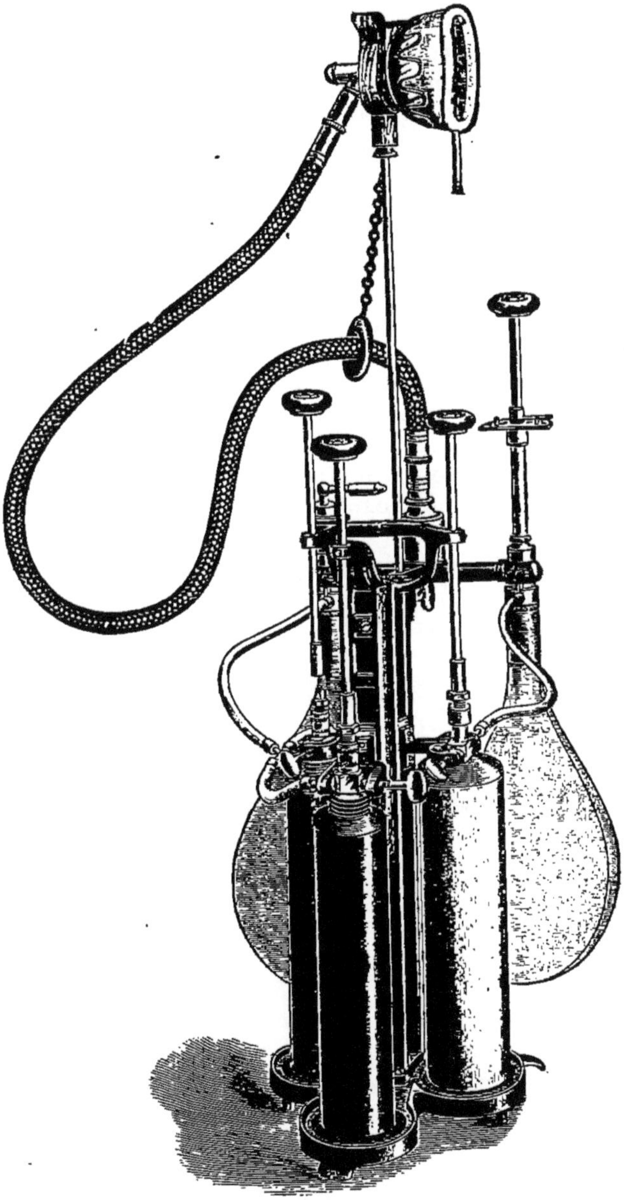

Fig. 565. — Appareil pour administrer le protoxyde d'azote et l'oxygène mélangés : *a*, clef du sac à oxygène; *b*, clef du cylindre à oxygène ; *c*, jauge indiquant le pourcentage de l'oxygène administré; *d*, chambre de mélange; *e*, *e*, clefs des cylindres à protoxyde d'azote; *f*, clef du sac à protoxyde d'azote.

lents, mais il y a absence complète de cyanose, de respiration haletante, d'agitation et de symptômes d'asphyxie. Une modification apportée récemment à l'appareil Hewitt le perfectionne, en développant certaines propriétés de l'appareil primitif. La disposition de la chambre à mélange par rapport aux réservoirs contenant les gaz facilite à l'opérateur le contrôle du mélange administré au patient. Par la manœuvre des leviers *a* et *f* (fig. 565) on peut obtenir une graduation des gaz, depuis le protoxyde d'azote pur d'un côté jusqu'à l'oxygène pur de l'autre. La construction du nouvel appareil est telle qu'il résiste mieux que l'ancien aux conditions climatériques. Une brève description suffira pour en indiquer la manœuvre. Il y a trois cylindres, deux contenant du protoxyde d'azote comprimé, le troisième de l'oxygène comprimé; deux sacs, l'un à enveloppe noire contenant le protoxyde d'azote, l'autre rouge contenant l'oxygène. La clef de chaque cylindre (voir *b* et *c*, *e*) ouvre la valve et laisse passer le gaz dans le sac correspondant.

En ouvrant la valve (voir *f*) du sac à protoxyde d'azote, le gaz passe dans la chambre à mélange et de là à l'embouchure par le tube en caoutchouc rouge.

Quand on désire mélanger l'oxygène au protoxyde d'azote, on ouvre la valve graduée (voir *a*, *c*) du sac à oxygène, ce qui introduit l'oxygène dans la chambre à mélange. Les deux gaz vont à l'embouchure par le tube.

La proportion d'oxygène employée sera déterminée par le degré d'ouverture de la valve.

En fermant la valve du protoxyde d'azote, l'oxygène peut être administré seul.

Des effets semblables peuvent être obtenus avec l'air, au lieu d'oxygène, pendant qu'on administre le protoxyde d'azote. Les détails du procédé sont mis en relief dans le chapitre suivant (1).

(1) Voir *Odontologie*, 15 mars 1906. Roy, Les accidents de la dent de sagesse et leur traitement. — *Odontologie*, 30 avril 1906. Choquet, Un cas d'évolution dentaire tardive. — *Odontologie*, 30 août 1906. Degolland, Appareil pour l'anesthésie générale par doses très réduites.

CHAPITRE XXI

(*Suite.*)

ANESTHÉSIE PAR LE PROTOXYDE D'AZOTE

Par J. D. THOMAS, D. D. S.

Si l'opération doit causer une douleur excessive, l'extraction d'une dent sans l'aide d'un anesthésique est aujourd'hui un reste de barbarie, c'est une cruauté envers le patient, et, si le sujet est un enfant, c'est une folie. Peu de personnes peuvent supporter l'opération sans opposer plus ou moins de résistance physique et, bien que ce soit involontaire, aucun opérateur ne demeure impassible en pareil cas, si habile qu'il soit. Cette résistance entraîne nécessairement un effort plus ou moins grand dans un sens ou dans l'autre contre la mâchoire, d'où une augmentation de l'inflammation. En outre, il en résulte que les chances de briser la dent ou les parois de l'alvéole ou d'amener tout autre accident se trouvent centuplées.

Le protoxyde d'azote est, sous tous les rapports, le meilleur anesthésique à employer en dentisterie. Son emploi est presque entièrement exempt de danger lorsqu'il est administré suivant certaines règles, et il se produit rarement des nausées ou des fatigues, même temporaires. Il demande souvent moins de soixante secondes pour produire l'anesthésie, et en moins de temps encore le patient recouvre ses sens sans souvenir de l'opération et est prêt à partir aussitôt après l'hémostase. Pour obtenir un pareil résultat, naturellement il faut de l'expérience et une certaine dextérité, mais tout dentiste, avec un peu de pratique. peut avec succès arriver à extraire jusqu'à 4 ou 5 dents et peut-être davantage en opérant avec le secours du protoxyde d'azote; le point essentiel est d'utiliser chaque seconde de la période d'anesthésie sans avoir à chercher ses daviers ou à décider quel est celui qui doit être employé.

Le meilleur moyen est de se faire un plan d'opération, de manière à effectuer le plus de travail possible dans le plus court espace de temps. La période opératoire dépasse rarement quarante-cinq secondes et est souvent moindre, de sorte que chaque seconde mal employée à toute autre chose est autant de temps perdu et les chances de succès sont diminuées dans la même mesure.

Le protoxyde d'azote doit être absolument pur. Au début, lorsque le dentiste fabriquait lui-même son gaz, il devait vérifier la pureté du nitrate d'ammoniaque avant de l'employer à la fabrication du protoxyde d'azote; mais aujourd'hui, le gaz est fabriqué avec beaucoup de soin par des industriels et livré chimiquement pur, comprimé dans des cylindres, de sorte que le dentiste est dégagé de toute responsabilité en ce qui concerne la fabrication du gaz et les soins nécessaires pour en assurer la pureté.

Le premier objet essentiel pour réussir est un inhalateur parfait. Il doit être assez large pour permettre au patient de respirer sans la moindre gêne ; celui-ci est toujours dans un état nerveux plus ou moins manifeste en approchant du fauteuil opératoire. Habituellement les battements du cœur s'accélèrent et par suite dérangent la respiration, et, s'il ne peut respirer en parfaite liberté à travers l'inhalateur, le patient éprouve un sentiment de suffocation qui augmente beaucoup ses alarmes et lui enlève toute tranquillité d'esprit au moment où il tombe sous l'influence de l'anesthésique. L'inhalateur représenté figure 560 est peut-être le meilleur qu'on trouve dans le commerce, mais il a l'inconvénient d'avoir des valves formées de disques en matière dure; leur diamètre est suffisamment grand dans la plupart des cas, mais l'espace compris entre la circonférence extérieure de ces disques et le cercle intérieur du tuyau est si petit qu'il ne permet pas toujours le libre accès du gaz aux poumons et, en outre, ces valves ne sont pas toujours dépourvues de fuites.

Le meilleur inhalateur est en caoutchouc vulcanisé, de dimensions convenables, et pourvu de valves en caoutchouc mince (fig. 566). Ces

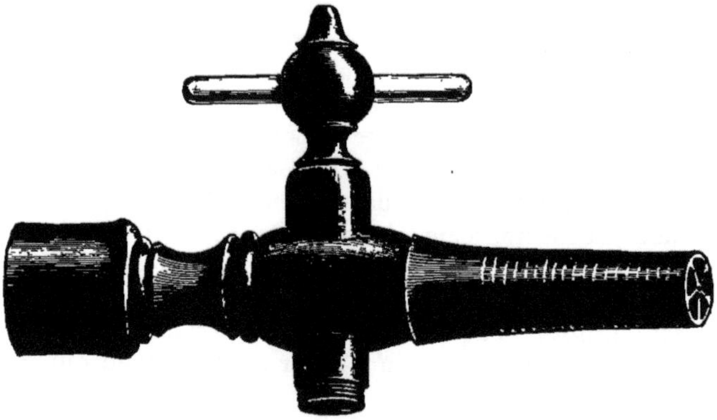

Fig. 566. — Inhalateur de Thomas.

valves ont la propriété de fermer hermétiquement sans fuites, et, étant flexibles, elles laissent passer le gaz aux poumons sans obstruction notable. Cet inhalateur est employé par la plupart des spécialistes pour l'extraction et est fait seulement sur commande.

Quand on donne le protoxyde d'azote, il est nécessaire que les valves de l'inhalateur ferment bien; car, s'il y a des fuites par où l'air soit constamment admis, il viendra altérer considérablement les effets désirés. *Il ne faut jamais se servir du grand masque pour la face*, à part l'impossibilité d'empêcher l'accès de l'air pendant l'opération, surtou- quand le patient porte la barbe. Le grand masque a de plus l'inconvénient de cacher les lèvres qui sont un indicateur important de la marche de l'anesthésie. La coloration sanguine de la muqueuse des lèvres ne doit jamais être perdue de vue.

Il n'y a pas séparation des éléments du protoxyde d'azote à la température du corps humain ou pendant son aspiration; par suite, le protoxyde d'azote est pratiquement un gaz inerte incapable d'entretenir la vie. Il possède de grandes propriétés anesthésiques, mais aussi il produit l'asphyxie, et la coloration des lèvres doit donc être observée comme un indice du moment où l'asphyxie va se produire. Nous avons déjà dit que les valves de l'inhalateur doivent fermer hermétiquement, parce que des rentrées d'air empêcheraient l'anesthésie complète de se produire; or, à un certain moment, pendant la respiration, l'admission d'air obtenue en ouvrant le nez ou en desserrant les lèvres est une chose non seulement désirable, mais encore essentielle pour produire l'effet anesthésique voulu (1).

Par une judicieuse admission d'air, au moment convenable, on arrête les symptômes qui annoncent l'asphyxie et l'on assure l'anesthésie parfaite sans aucune des contractions musculaires convulsives qui se produisent quand le gaz est donné pur. Hewitt, de Londres, préconise le mélange d'oxygène avec le protoxyde d'azote, suivant la disposition décrite précédemment; mais en admettant l'air comme on vient de le dire ci-dessus, on obtient les mêmes résultats avec moins de manœuvres.

L'usage de coins pour maintenir les mâchoires ouvertes est nécessaire pour assurer le succès de l'opération. Ils permettent la libre vue du champ opératoire et il n'y a pas de temps perdu en efforts pour ouvrir la bouche, comme cela arrive presque toujours quand les coins ne sont pas posés. Les coins en bois dur et de différentes tailles sont des plus satisfaisants. On doit les attacher avec des cordons, plutôt pour rassurer le patient que pour toute autre raison. Malheureusement, il y a quelques années, un patient mourut par suite du glissement d'un bouchon dans son larynx, et on ne l'a pas encore oublié. Conséquemment le cordon donnera au patient l'assurance que le coin ne glissera pas dans son gosier.

Les fauteuils opératoires ne sont pas pratiques pour administrer le protoxyde d'azote, principalement ceux qui portent des tabourets fixes.

(1) Voir Camus. *Odontologie*, 5 janvier 1908. Y a-t-il avantage ou inconvénient à donner du chlorure d'éthyle sans oxygène?

Les patients sont quelquefois agités, et tout coup de pied contre un tabouret fixe produira un mouvement simultané du corps, augmentant par là même les chances d'accident au point où l'on opère. Un tabouret sur roulettes est aisément poussé au loin et permettra ainsi le mouvement des extrémités sans compromettre la fixité de la partie supérieure du corps.

L'apparente résistance de la part du patient n'indique pas nécessairement qu'il a conscience de ce qui se passe; la fonction supérieure du cerveau peut être paralysée, tandis que les nerfs périphériques sensoriels et les ganglions moteurs ne le sont pas, ce qui indique que le patient n'est pas complètement anesthésié. La résistance peut se produire au commencement ou à la fin de la période anesthésique et, si l'opération cesse à ce moment, le patient déclarera qu'il n'en a eu aucune connaissance. Il est cependant quelquefois permis d'opérer pendant le stade qui vient d'être indiqué, dans les cas où l'état général est tel qu'il serait imprudent de mettre le patient dans un état de profonde insensibilité. Ce sont cependant des exceptions et non la règle. Pour avoir un résultat tout à fait satisfaisant, il ne devrait y avoir ni résistance, ni plaintes.

Il est nécessaire d'avoir un aide compétent, non seulement pour se protéger contre des accusations suggérées par des songes lascifs, — ce qui est arrivé après emploi de l'éther (avec le protoxyde d'azote, la période d'insensibilité est si courte qu'il semble que personne, de bonne ou de mauvaise foi, ne puisse soutenir une pareille accusation), — mais encore pour aider à tenir le tube, à abaisser ou élever la tête, à veiller à ce que l'opérateur ne meurtrisse pas les lèvres, à retenir le patient s'il s'agite, des bras principalement, enfin à le secourir au moment où il revient à lui.

Pour les dames l'aide doit être une femme, parce que la présence de celle-ci ajoute à la commodité qu'elles sont en droit d'attendre.

L'opérateur doit recevoir le patient de façon à lui inspirer toute confiance. Si c'est nécessaire, il exprimera clairement des doutes sur la possibilité d'un accident, de sorte que, s'il se produit un événement malencontreux, il évitera l'humiliation d'un insuccès.

Le patient est assis, et après qu'un examen attentif a bien déterminé les conditions de l'extraction, l'opérateur place le coin dans la position la moins gênante. L'aide introduit le tube dans la bouche du patient et l'invite à fermer les lèvres et à respirer par la bouche, au lieu du nez; en même temps, il pince les narines entre le pouce et l'annulaire de la main gauche, l'index et le médius étant employés à serrer la lèvre supérieure contre l'embouchure, pendant que le pouce et les doigts de la main droite maintiennent la lèvre inférieure.

Pendant l'inhalation du gaz, il est désirable que le patient respire comme à l'ordinaire, pour deux raisons : d'abord, si, sur recommandation, il fait des inspirations longues et profondes dépassant le rythme naturel, alors inconsciemment survient une suspension involontaire pendant quelques secondes, et s'il s'agit d'un sujet prédisposé à une asphyxie rapide, cette suspension de quelques secondes suffira pour produire des symptômes alarmants qui ne disparaîtront pas sans peine; en second lieu, si le patient respire plus lentement et moins profondément que d'habitude, alors se produit un sentiment de suffocation croissant en intensité jusqu'à ce que survienne, inconsciemment, lorsque les poumons et le diaphragme reprendront leur jeu, un violent effort respiratoire qui sera suivi d'un épuisement marqué à la reprise de la connaissance. Aucun de ces effets ne doit se produire si l'opérateur est maître de la situation.

Il n'est pas possible de décrire les symptômes du commencement et de la plénitude de l'anesthésie assez bien pour mettre un novice en état de prendre la responsabilité de cette opération; cela ne peut s'apprendre que par l'observation et par l'expérience; il n'y a, comme premiers signes apparents, que la décoloration des lèvres et ensuite la pâleur du visage, ce qui n'indique pas une dépression cardiaque, mais vient de la couleur du sang vu à travers la peau. Si le patient est blond et a le teint fleuri, ces signes seront encore plus marqués, et c'est alors que l'admission d'une certaine quantité d'air est indiquée, particulièrement si la pâleur semble marcher plus rapidement que l'anesthésie.

Si le gaz est donné pur pour compléter l'anesthésie, il y aura contraction des muscles du cou et des poignets. Une respiration irrégulière et stertoreuse et quelquefois des convulsions marquées se déclarent, spectacle affligeant, sinon alarmant, pour un opérateur novice.

Tous ces symptômes disparaissent à la fois par l'admission de l'air et peuvent être entièrement évités.

Le patient étant anesthésié, et les instruments tous à leur place pour qu'il n'y ait aucune hésitation à saisir le davier voulu et que chaque seconde soit utilisée par le travail de la main, il n'y a plus qu'à procéder à l'extraction.

Extraction. — Le meilleur moyen de réussir l'opération est de se tenir pendant toute sa durée à la droite du patient. Pour avoir le maximum de facilité, l'opérateur doit se tenir debout, de manière que la tête du patient soit à la hauteur de la poche supérieure de son gilet. Pour y arriver, il se sert de deux escabeaux, l'un placé derrière le fauteuil, l'autre à côté, pouvant l'un et l'autre être écartés facilement quand il n'en aura plus besoin. Pendant l'administration du gaz, l'opérateur peut se tenir sur le parquet et ne monter sur les escabeaux qu'au moment d'opérer. Telle est la position prise par les spécialistes reconnus les plus habiles, adoptée comme fruit d'une longue expérience et inspirée par le désir de trouver une attitude propre au travail le plus rapide, et permettant à l'opérateur de développer la plus grande somme de force avec le plus petit effort physique possible

Pour extraire, par exemple, une dent inférieure, il faut engager les

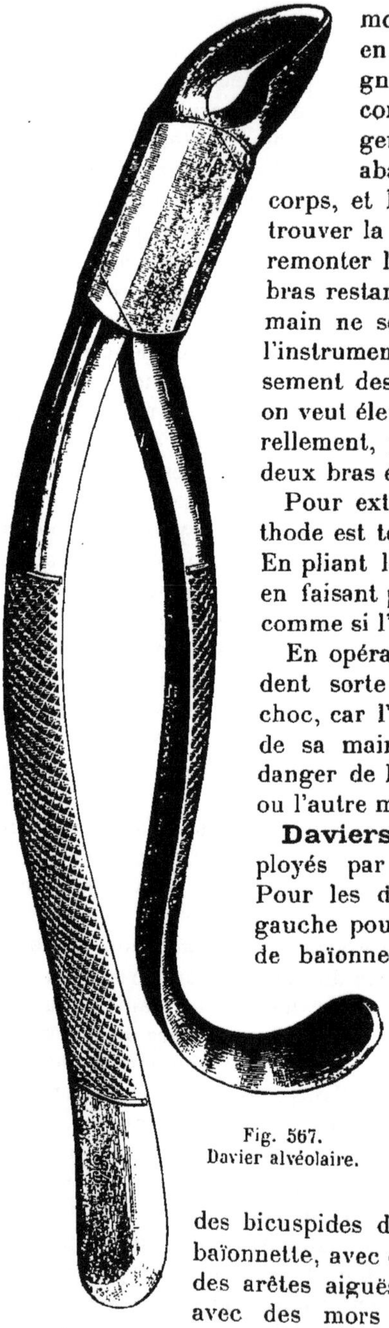

Fig. 567.
Davier alvéolaire.

mors du davier et mettre l'instrument en place avec la main et le jeu du poignet, le bras restant fixé au corps comme point d'appui. En pliant les genoux au degré voulu, l'opérateur abaisse le centre de gravité de son corps, et lorsque le davier est en place, pour trouver la force d'extraction nécessaire, il doit remonter le corps en redressant les genoux, le bras restant fixe comme il est dit plus haut. La main ne sert qu'à mettre en place et à guider l'instrument, la force est fournie par le redressement des genoux, absolument comme quand on veut élever un poids au-dessus du sol. Naturellement, pour devenir habile, il faut avoir ses deux bras également entraînés.

Pour extraire une dent supérieure, la méthode est tout à fait semblable, mais renversée. En pliant les genoux, on agit sur l'instrument en faisant porter le poids du corps sur le bras comme si l'on voulait tirer en pliant les genoux.

En opérant ainsi, il n'arrivera jamais qu'une dent sorte brusquement de l'alvéole avec un choc, car l'opérateur reste parfaitement maître de sa main et de son poignet, et il évite le danger de heurter les dents opposées de l'une ou l'autre mâchoire.

Daviers. — Sept daviers sont seuls employés par l'auteur dans les cas ordinaires. Pour les dents supérieures, un droit et un gauche pour les molaires, un davier en forme de baïonnette avec le bec extérieur pointu pour pénétrer entre les racines buccales, les deux becs cannelés. Pour opérer sur les deux côtés de la bouche, on peut employer un davier sans becs pointus pour éviter d'avoir à en changer. Un davier alvéolaire suffit pour toutes les racines des molaires ou des bicuspides des deux côtés. Il est en forme de baïonnette, avec des mors concaves lisses, mais avec des arêtes aiguës. Le davier à incisives est étroit avec des mors semblables aux mors du davier à racines, et pour extraire dans la mâchoire supérieure, il peut servir avec une égale facilité pour les dix dents de devant.

Pour la mâchoire inférieure, le davier destiné aux molaires présente les deux mors pointus, cannelés et convenablement recourbés pour transmettre la force aussi directement que possible; il est également applicable à toutes les molaires des deux côtés et a la même forme que le davier alvéolaire à racines. Celui-ci présente, toutefois des mors concaves, lisses, à arêtes aiguës et est employé pour toutes les racines des molaires ou des bicuspides (fig. 567). Le davier destiné aux dents de devant a un manche recourbé et des mors cannelés, car les racines des dents centrales et latérales sont si molles qu'un mors aigu pourrait les couper, si on les serrait trop fortement. Elles demandent rarement la force nécessaire pour les autres dents.

L'auteur préfère les daviers non nickelés, parce que le nickel rend les manches glissants et pour ainsi dire huilés, ce qui diminue la sûreté du poignet, porte l'opérateur à augmenter la force et l'expose davantage à couper ou à broyer les dents. Avec les daviers dont les mors sont lisses, les dents qui ont des racines effilées, en forme conique, pourront échapper à l'action de l'arête coupante; quelquefois elles glissent avec une grande vitesse à travers l'ouverture postérieure du davier à racine. L'auteur a vu, par exemple, une dent glisser dans les mors d'un davier non cannelé et briser une glace qui se trouvait en avant du fauteuil, et une racine de molaire partir comme une balle et pénétrer dans le voile du palais. En extrayant des dents, principalement avec le protoxyde d'azote, on ne doit pas employer un instrument qui pourrait laisser échapper la dent ou la racine avant qu'elles soient sorties de la bouche.

Les élévateurs sont d'usage tout à fait défectueux lorsqu'on emploie un anesthésique. Ils ne permettent pas de suivre l'extraction des dents ou des racines, et la possibilité qu'elles viennent à glisser dans le gosier constitue un danger trop grand pour l'affronter.

L'art ou plutôt l'adresse de l'opérateur ne consiste pas à imprimer un mouvement de rotation à telle dent, ou un mouvement latéral de va-et-vient à telle autre, mais bien plutôt à préparer l'extraction d'une dent avant de lui appliquer l'effort capable de la détacher et de la faire sortir de son alvéole, et pour cela il faut que le davier soit si soigneusement adapté à la dent que cet instrument et la dent ne semblent faire qu'un dans la main de l'opérateur; alors, le plus léger mouvement dans un sens quelconque aura pour effet immédiat de détacher la dent. L'opération est complétée en dirigeant la force du côté où la luxation est le plus facile.

Ce travail doit être fait avec le minimum de mouvement possible, car le plus léger froissement latéral sur les mâchoires se transmet aux parois des alvéoles et augmente l'inflammation et la douleur après l'extraction. Dans les premiers temps de l'emploi du protoxyde d'azote, on remarqua que les extractions opérées par ceux qui s'en servaient donnaient lieu à peu de maladies de bouche consécutives à l'opération, et quelques-uns pensèrent que l'oxygène du gaz produisait un effet bienfaisant sur le sang et hâtait la guérison, mais on peut dire que cela n'est pas exact.

La préoccupation des opérateurs, devenus habiles en extractions dentaires par une longue pratique, est de protéger contre tout froissement intempestif les tissus voisins, d'où il résulte moins de douleur, et de blessures après l'opération. Il y a des dents pourvues de racines recourbées et divergentes présentant des cas d'exostose et dont l'extraction demande un violent effort; c'est surtout alors que la position de l'opérateur, la préparation du travail et le choix de la direction de l'effort assurent le bon résultat avec moins de lésions que par tout autre moyen.

Par ce procédé, la rupture d'une dent arrive rarement, à moins que ce ne soit intentionnel. Si l'on pense que, malgré l'excès de force déployé, une molaire inférieure ou supérieure ne sera pas facilement luxée, alors il est préférable de briser la couronne et d'arracher la racine séparément avec le davier à racines. Cela peut causer moins de dégât dans la paroi alvéolaire que d'appliquer une plus grande force pour arracher la dent entière.

Dans certains cas, les extrémités des racines très recourbées et divergentes sont fracturées, la plupart des fragments peuvent alors rester en place jusqu'à ce qu'ils arrivent à la surface de la gencive, pourvu que leur séjour à l'intérieur de l'alvéole entraîne moins d'inconvénients que leur complète extraction. Mais ces cas se présenteront rarement si l'opérateur a, par son expérience, acquis ce flair particulier qui lui indique la direction de la courbure et l'importance de l'exostose.

Les troisièmes molaires déjetées et incluses constituent les cas d'extraction les plus difficiles. Au lieu d'être entourées d'une paroi flexible, elles sont implantées dans un os compact, à l'angle de la mâchoire, comprimées entre la seconde molaire et une surface osseuse résistante du côté buccal, de sorte que la seule direction indiquée pour les arracher est l'angle supérieur du côté de la langue où l'os est le moins épais.

Pour ajouter à la difficulté d'extraire ces dents, le seul moyen qui reste de comprimer la paroi interne de l'alvéole du côté de la langue détermine un état d'inflammation qui se communique facilement aux tissus mous du gosier et dont les suites sont telles que, pratiquement, il est préférable d'extraire la seconde molaire.

Si la troisième molaire est saine, on peut la laisser en place sans inconvénient pour l'avenir, parce que les premiers malaises venaient du tassement et de la pression sur la seconde molaire; et, dût-on l'extraire en définitive, l'extraction préalable de la seconde rendra simple et aisée l'extraction de la troisième.

CHAPITRE XXI

(*Fin.*)

ANESTHÉSIQUES LOCAUX ET EXTRACTION

Par Henry H. BURCHARD, M. D., D. D. S.

Avant la découverte et l'application de la cocaïne, les anesthésiques locaux usités pour produire l'analgésie des tissus péridentaires étaient des substances extrêmement volatiles, employées sous forme de pulvérisations. Pendant l'évaporation rapide des carbures volatils, il se produit un refroidissement des tissus qui permet d'extraire une dent sans douleur. Le rhigolène et l'éther éthylique en pulvérisation ont été remplacés par le chlorure d'éthyle et le chlorure de méthyle, ces substances étant plus volatiles; appliquées sur la gencive d'une dent à extraire, elles produisent de l'anémie locale et, par suite, de l'analgésie. Si le refroidissement est rapide, et si l'extraction est opérée dès le début de l'analgésie, les tissus congelés se réchauffent facilement. Il faut se rappeler que les tissus sont congelés, et que si cette action se prolongeait, il pourrait se produire une sorte d'engelure. Voici comment il faut opérer : toutes les membranes muqueuses, excepté celles qui sont autour de la racine de la dent à extraire, doivent être préservées du liquide au moyen de linges; la gencive reçoit alors la pulvérisation, le flacon contenant le chlorure d'éthyle maintenu à environ 33 centimètres (un pied) de la bouche du patient. Lorsque la gencive devient nettement blanche, ce qui indique l'anémie, c'est le moment d'opérer. Le chlorure d'éthyle doit être tenu dans un endroit frais et éloigné de toute flamme, car c'est un liquide inflammable et explosif.

Les préparations renfermant de la cocaïne (*benzoyl-méthyl-ecgonine*) ont détrôné la plupart des autres anesthésiques locaux. On s'aperçut bientôt, peu après l'emploi de cet alcaloïde, que son action anesthésique ne s'étendait pas au delà de l'épaisseur de la membrane muqueuse, de sorte que son application épidermique ne rendait pas l'extraction sans douleur. On trouva que l'injection hypodermique déterminait l'analgésie des tissus dans lesquels elle avait pénétré. Cette méthode apporta de nombreux mécomptes qui la rendirent suspecte, la liste des accidents s'allongea démesurément. Souvent son emploi fut suivi de paralysie respiratoire et cardiaque.

Il fallut ces accidents notoires pour démontrer que la cocaïne, appartenant à la catégorie des alcaloïdes violemment toxiques, n'est nullement l'agent bénin et sûr que beaucoup d'opérateurs croyaient y trouver. M. H. Cryer a rapporté (1) des cas de dégénérescence ascendante des troncs des nerfs maxillaires, à la suite d'injections de cocaïne dans les mâchoires.

Quant à l'origine, la composition, les effets physiologiques et toxicologiques de cette substance, les étudiants devront se reporter sur ces sujets aux traités médicaux classiques. Il y a cependant plusieurs points qui ne doivent pas être omis, le premier, relatif à l'agent lui-même. La dose maxima de chlorhydrate de cocaïne tolérée par l'estomac est d'environ 3/4 de grain (0 gr. 049).

La cocaïne peut avoir un effet mortel en agissant sur l'appareil respiratoire. Son absorption est suivie d'une excitation des fonctions cardiaques et respiratoires, excitation suivie ordinairement de réaction, la stimulation conduisant à la dépression. Des idiosyncrasies sont souvent constatées; on a observé sur des femmes des effets toxiques produits par une dose de 1/8 de grain. Il faut noter que la dépression consécutive à la stimulation première met quelquefois une heure ou plus à se produire.

Quand on prescrit de la cocaïne pour injection hypodermique, c'est surtout l'effet analgésique que l'on se propose. La dose ne doit pas dépasser 1/8 de grain. Il faut préparer nécessairement un antidote physiologique qui ne neutralisera pas les effets analgésiques, et cependant préviendra les effets toxiques de la cocaïne sur les fonctions cardiaques et respiratoires. Cet agent est la morphine. Comme on ne lui demande point son plein effet physiologique, la dose de 1/12 de grain sera suffisante. Pour prévenir les contractions spasmodiques saccadées des artères et du cœur, il faut employer un autre agent, la trinitrine, à la dose de 1 goutte de la solution à 1 pour 100.

Des moisissures se forment souvent dans les solutions de cocaïne, de sorte que, si l'on veut avoir une solution en permanence, il faut un antiseptique pour prévenir sa décomposition. L'alcool cinnamique répond bien à cet usage. Une goutte d'acide phénique par demi-grain (0 gr. 032) de cocaïne est un antiseptique efficace. En portant la cocaïne à l'ébullition, on précipite l'acide benzoïque et l'ecgonine; de sorte que l'ébullition n'est pas un moyen de stériliser les solutions de cocaïne.

Pour tenir compte de ces prescriptions, les doses ordinairement employées sont les suivantes :

R. Chlorhydrate de cocaïne	0gr,008
Sulfate de morphine	0gr,005
ou d'atropine	0gr,0004
Trinitrine (sol. 1 pour 100)	1 goutte.
Acide phénique	1 —
Eau	q. s. pour 2 grammes

S. Le tout représente la contenance d'une 1/2 seringue et est une dose entière.

(1) *Proc. Academy of stomatology*, Philadelphia, 1896.

Cette solution est employée généralement avec succès pourvu que les précautions antiseptiques aient été strictement observées. On obtient quelquefois des résultats malencontreux, même quand la formule paraît irréprochable.

Employée par la voie hypodermique, la cocaïne ne doit jamais dépasser la dose maxima et la quantité administrée dans un cas donné doit être exactement contrôlée. Une erreur fréquente vient de la différence de composition des solutions, suivant leur pourcentage. Le danger que présentent ces différences devient réel, si l'on considère que la dose maxima de cocaïne peut facilement être dépassée par l'emploi d'une quantité suffisante de solution faible, tandis que, d'un autre côté, on peut se tenir en deçà des limites de la sécurité par l'emploi d'une petite quantité de solution concentrée. L'innocuité attribuée à une solution de cocaïne peut être erronée et trompeuse, à moins que l'on n'ait constamment présente à l'esprit la quantité réelle de cocaïne renfermée dans un certain volume de cette solution.

Une méthode qui présente toutes garanties, et qui permet à l'opérateur de savoir à chaque instant la quantité exacte de sel de cocaïne injecté, consiste à faire la solution dans la proportion de 8 grains de sel pour une once de dissolvant (0 gr. 52 pour 30 grammes), c'est-à-dire 1 grain pour 1 drachme (0 gr. 065 pour 4 grammes) et 1/60 de grain pour 1 minime (0 gr. 001 pour 0 gr. 065). On peut injecter autour d'une dent 5 à 8 minimes (0 gr. 3 à 0 gr. 5) de cette solution avec la certitude que les limites de sécurité des effets physiologiques n'auront pas été dépassées.

Le dissolvant dans lequel on opère la solution est le point intéressant. Il a été souvent démontré que l'injection d'une certaine quantité d'eau produit l'anesthésie de la région. Les filets nerveux sont comprimés par le liquide et ne transmettent point d'impression douloureuse.

Schleich, de Greifswald (¹), dans l'anesthésie locale pour opérations chirurgicales, suit généralement la méthode suivante. L'injection est multiple et les piqûres sont faites par séries autour de la région sur laquelle on veut opérer. Le trait caractéristique de ce procédé est la faiblesse de la dose employée. Il se sert d'une solution de cocaïne à 1/4000, à laquelle il ajoute 1/5 de chlorure de sodium à 1 pour 100 et une petite quantité de tricrésol à 4 pour 100. Une seringue, renfermant environ 1 drachme (4 grammes) du mélange, suffit pour injecter les tissus autour d'une dent et rendre l'extraction indolore. Un drachme (4 grammes) de la solution à 1/4000 renferme environ 1/70 de grain (0 gr. 0009) de cocaïne. La solution la plus concentrée employée par Schleich est à 1/500. Un drachme (4 grammes) de cette solution contient moins de 1/8 de grain (0 gr. 008) en cocaïne. W. F. Litch a fait remarquer que ces solutions faibles donnent des résultats plus

(¹) T. Parvin, *Proc. Phila. Co. Med. Soc.* Nov., 15, 1895.

sûrs que les solutions fortes, quand même la quantité absolue de la substance infiltrée serait la même. Par conséquent, on voit que la quantité de dissolvant dans laquelle la cocaïne est en suspension n'est pas une chose indifférente.

On peut se procurer chez les pharmaciens des tablettes pour préparer les solutions de Schleich. Ces tablettes pour la solution concentrée renferment :

R. Chlorhydrate de cocaïne	0gr,015
» de morphine	0gr,0015
Chlorure de sodium	0gr,015

S. Dissoudre dans 6 grammes d'eau distillée.

E. Sauvez[1] mentionne 15 000 injections de cocaïne pour extractions avec anesthésie locale sans accidents et le professeur Reclus, 7000 cas d'un entier succès.

Sauvez recommande de ne pas employer plus de 1 centimètre cube de la solution de chlorhydrate de cocaïne à 1 pour 100 dans de l'eau distillée, le volume peut être injecté en toute sécurité à un patient, dans la posture assise, sans danger de syncope. Quand on injecte plus de 1 centigramme, le patient peut avoir une syncope.

La stovaïne est un nouvel anesthésique local récemment découvert par M. Fourneau et présenté comme ayant certains avantages sur la cocaïne. D'après Sauvez, elle est moitié moins toxique que la cocaïne et possède une action vaso-dilatatrice, au lieu de l'action vaso-constrictive de la cocaïne. Comme anesthésique, elle a le même pouvoir que la cocaïne et coûte moins cher. Sauvez l'a employée à la dose de 1 centimètre cube en solution à 75 pour 100.

La tropacocaïne (benzoyl pseudo-tropine) [2] a été employée pour l'extraction des dents. Elle possède des avantages certains sur la cocaïne. Elle est moitié moins toxique; elle n'a qu'une légère action déprimante sur les ganglions cardiaques, pas d'action paralysante sur la respiration; l'anesthésie est plus rapidement produite, et ses solutions sont légèrement antiseptiques. Ses solutions sont faites dans de l'eau distillée : la dose entière est de 1/3 à 2/3 de grain (0 gr. 022 à 0 gr. 045).

La seringue doit être aseptique, elle doit être lavée avec soin dans une solution à 25 pour 100 de phénol sodique, qui ne produira aucun dégât sur le piston, ni sur les parties métalliques. Il faut employer des seringues ayant de solides poignées, pouvant contenir 1 drachme (4 grammes) de liquide. Les aiguilles doivent être renforcées sur la moitié de leur longueur et munies de pointes aiguës très fines.

La gencive doit être séchée, puis lavée avec une solution à

(1) *"A study of the Best Means of Local Anesthesia for the Extraction of Teeth", by* E. SAUVEZ, *Proceedings Fourth International Dental Congress.*

(2) VIAU. *Memento de thérapeutique dentaire de Rendval,* 1908.

25 pour 100 de cocaïne; au bout de 5 minutes, l'aiguille pourrait être enfoncée sans douleur. La seringue est remplie de solution analgésique, l'aiguille vissée à sa place et le piston poussé jusqu'à ce qu'il ne reste plus d'air dans la seringue, ni dans l'aiguille. Celle-ci est enfoncée dans la gencive, vers le milieu, entre le collet de la dent et la pointe de la racine, jusqu'à ce qu'elle arrive en contact avec le procès alvéolaire; alors, on la retire légèrement et quelques gouttes de la solution sont introduites dans les tissus. Une seconde injection est faite vers l'apex de la racine. Si l'on emploie des solutions très concentrées, la teneur du liquide injecté ne doit pas dépasser 1/8 de grain (0 gr. 008) de cocaïne, quand même il aurait été fait plusieurs piqûres. Il faut prendre soin de localiser les injections aux tissus de la gencive; si les tissus sous-muqueux, au-dessous de la jonction de la joue avec la gencive, se trouvaient injectés, il pourrait en résulter un emphysème alarmant.

Pour les dents à plusieurs racines, l'injection doit être faite à chacune. Si l'on emploie la solution de Schleich, il faut injecter 1 drachme (4 grammes) de liquide, et lorsque la gencive, au-dessus de la dent, devient tendue et blanche, c'est le moment de faire l'extraction.

Quelquefois, l'anémie intense qui existait au moment de l'extraction est remplacée par une hémorragie locale, lorsque la réaction se produit. Il faut alors appliquer sur l'alvéole un hémostatique antiseptique; le phénol sodique pur réussit parfaitement.

Les accidents imminents à redouter dans ces circonstances sont: d'abord, les effets toxiques de la substance. Comme ils se manifestent ordinairement par la contraction des vaisseaux sanguins, l'antidote est le nitrite d'amyle. On doit posséder une réserve de perles contenant 5 gouttes de nitrite d'amyle. Quand un patient montre une grande pâleur, un pouls faible, des lèvres bleuâtres, on écrase une de ces perles dans un linge que l'on fait respirer rapidement. On conseille en même temps d'administrer 20 gouttes d'ammoniaque aromatisé ou environ 15 grammes d'eau-de-vie. Si ces mesures ne produisent pas d'effet immédiatement, il faut aussitôt entreprendre la respiration artificielle et la continuer vigourusément.

Le second danger est l'infection septique, provenant soit des instruments imparfaitement stérilisés, soit des germes septiques existant sur la gencive et introduits dans les tissus plus profonds par l'injection. Ce danger est évité par une stérilisation soigneuse de la gencive avant son emploi, et par des lavages antiseptiques répétés de la bouche avant l'opération. Les doses qui renferment une grande proportion d'acide phénique sont sujettes à causer des plaies. Les injections introduites entre l'os et le périoste peuvent produire de graves désordres.

L'emploi de l'eucaïne comme anesthésique local vient de sa composition chimique similaire de celle de la cocaïne; ce qui démontre que l'on peut prévoir les effets physiologiques d'une substance d'après sa composition chimique. Son effet local sur les vaisseaux sanguins est de produire de l'hyperémie, tandis que la cocaïne produit de l'ischémie. Elle est moins toxique et ses solutions ont une composition chimique plus stable. Son action primaire sur le système nerveux central est une excitation suivie d'une paralysie qui reste centrale et non ascendante. L'influence sédative centrale cause une accélération des mouvements du cœur par sédation des nerfs inhibiteurs (pneumo-gastriques); quoique l'eucaïne soit moins toxique que la cocaïne, elle produit cependant l'analgésie à un plus haut degré, de sorte que sa dose n'a pas besoin d'être plus forte que celle de la cocaïne; le maximum est d'environ 1/2 à 3/4 de grain (0 gr. 032 à 0 gr. 048).

L'eucaïne peut être conservée en solution permanente et stable dans l'eau distillée. Une solution à 10 pour 100 peut être obtenue (3 gr. de chlorhydrate d'eucaïne dans 30 grammes d'eau distillée) et stérilisée par l'ébullition qui ne la décompose pas. Cinq à huit gouttes de cette solution forment une dose convenable. Les précautions à observer et le mode d'emploi sont les mêmes que pour la cocaïne.

Outre les dangers physiologiques provenant d'une dose trop forte de ces agents analgésiques et le danger local d'infection par des solutions ou des instruments non stérilisés, il est nécessaire d'appuyer fortement sur le risque de nécrose produite par ces éléments toxiques sur les tissus directement imprégnés. Dans presque tous les cas traités en vue d'une extraction, les tissus autour de la dent sont déjà d'une vitalité amoindrie, conséquence d'une toxémie locale produite par l'inflammation infectieuse. L'injection d'un poison protoplasmique, tel que la cocaïne, l'eucaïne et leurs succédanés, dans des tissus enflammés, produit une dépression de résistance encore plus grande, qui, suffisamment prononcée, peut devenir totale et permanente. D'où il résulte fatalement la mort des tissus ou la nécrose, avec plaies subséquentes [1].

Lorsque l'état inflammatoire d'une dent est tout à fait prononcé, il est beaucoup plus sage de renoncer à la méthode des anesthésiques locaux pour suivre le procédé beaucoup plus sûr de l'anesthésie générale produite par le protoxyde d'azote ou l'éther.

NOTE DU TRADUCTEUR

L'anesthésie locale semble jouir d'une plus grande faveur en France qu'en Amérique. L'anesthésie générale, au contraire, est d'un usage plus

(1) V. Maragliano. *Injections interstitielles à faible dose d'adrénaline suivie de mort* (*Semaine médicale*, 19 janvier 1906). — Cruet. *Choix des anesthésiques dans les extractions dentaires.* (*Revue de Stomatologie*, mai 1905). — Beltrami. *Anesthésie générale par le protoxyde d'azote*, Thèse Paris, 1905. — D. Faré. *La stovaïne et son emploi en chirurgie dentaire.* (*Revue de Stomatologie*, 1906, p. 423). — L. Camus. *Application du masque à l'emploi de la dose minima d'anesthésique dans le cas d'anesthésie générale de courte durée.* (*Odontologie*, 15 juin 1906). — Pinet et Jeay. *La Novocaïne.* (*Odontologie*, 30 mai 1906). — *Anesthésie diploïque. Exposé de la méthode technique. Résultats*, par le Dr Nogué (*Revue de Stomatologie*).

courant en Amérique, en ce qui concerne les interventions de la chirurgie dentaire, et l'agent le plus employé est le protoxyde d'azote. Le chloroforme est presque complètement proscrit, et avec raison, quand il s'agit d'opérer dans le cabinet dentaire, où l'on a affaire à un patient plus ou moins bien préparé à l'anesthésie et dont il est difficile de surveiller sur le fauteuil à travers les habits la respiration et la circulation. La période d'élimination du chloroforme avec les soins spéciaux qu'elle réclame nécessite une organisation qui n'existe généralement pas dans les cabinets dentaires. Dans un éditorial du *Dental Cosmos* d'avril 1909, E.-C. Kirk insiste sur cette idée : « Le *Frederick News*, de Frederick Md. du 24 février 1909, dit-il, cite un cas de mort survenu pendant l'anesthésie chloroformique pratiquée dans un fauteuil d'opération pour une extraction dentaire. Il s'agissait d'une femme de trente-trois ans. Nous pensions que le danger d'employer le chloroforme comme anesthésique général pour une extraction dentaire était assez connu et que la liste des cas suivis de mort était assez longue pour prévenir tout nouvel essai de ce genre....

« Si l'on considère d'une part les résultats déplorables de l'anesthésie chloroformique en chirurgie dentaire, et d'autre part l'innocuité parfaite du protoxyde d'azote, l'emploi du chloroforme en art dentaire semble inexcusable. Le fait que le chloroforme avait été donné par un médecin déplace simplement la responsabilité sans l'atténuer en aucune façon. »

Le chloroforme n'est pas aussi catégoriquement proscrit en France. Il est des opérations de longue durée qui nécessitent une anesthésie profonde. E. Sauvez, dans un article du *Monde dentaire* de mai 1909, met au point cette délicate question du choix de l'anesthésique. Il conclut en préconisant le chlorure d'éthyle administré avec le masque Decolland dans tous les cas où l'opération doit être de durée moyenne.

D'après les recherches récentes de Nicloux et Camus [1], le chlorure d'éthyle semble être aujourd'hui l'anesthésique de choix dans les opérations dentaires. Il donne une période d'anesthésie relativement longue, n'est pas toxique et s'élimine facilement.

D'une façon générale on ne recourt, en Amérique, à l'anesthésie que pour les interventions dentaires longues et douloureuses, la majorité des patients supportant admirablement la douleur provoquée par des opérations courantes : l'excision de la dentine, le curettage des canaux et même la pulpectomie. L'Anglo-Saxon est doué d'une sensibilité inférieure à la nôtre, mais il met surtout son amour propre à ne pas manifester ses impressions : c'est chez lui une question de bonne éducation. Chez nos races latines, il n'en est certes pas ainsi; aussi tous les procédés d'analgésie sont-ils employés, mais plus spécialement l'anesthésie locale par injections intra-gingivales moins impressionnantes que celles de l'anesthésie générale, et qui calment à la fois notre sensibilité physique et notre émotivité. Le chlorhydrate de cocaïne, la stovaïne, vulgarisés par Sauvez, la novocaïne sont les agents les plus employés. Leur action n'est plus limitée à l'extraction des dents, mais elle s'étend aujourd'hui à toutes les opérations intéressant la dent ou les tissus voisins. En 1905, Touchard, ayant fait une anesthésie locale à la cocaïne, dans le but de faire une extraction, constata fortuitement que la pulpe de la dent à extraire était anesthésiée. Ce fait le frappa et, ayant renouvelé l'expérience en pratiquant des injections de cocaïne associée à l'adrénaline dans la région apicale, il obtint con-

(1) Le chlorure d'éthyle dans le sang au cours de l'anesthésie, par Camus et Nicloux, *Journal de Physiologie et d'Histologie générale*, t. X, p. 76-88, 15 janv. 1908.

stamment l'anesthésie dentinaire et pulpaire. Cette intéressante découverte fut consignée la même année dans un mémoire à l'Académie de médecine, où son auteur expose la technique précise du procédé et de nombreuses observations qui en démontrent l'efficacité. En 1905, Max Levain et, en 1906, Cros, de Béziers (1), reprennent les mêmes expériences avec les mêmes résultats. La même année, Nogué propose de faire l'injection plus près encore de l'apex, dans le diploé même, ce qui permet une anesthésie plus parfaite, avec une dose moindre d'anesthésique. Malgré de bons résultats, cet audacieux procédé ne semble pas avoir été généralement adopté. La méthode intra-gingivale donne des résultats suffisants. Quintin et Pitot, de Bruxelles, présentèrent à la Société d'Odontologie de Paris, en 1908, un procédé analogue à celui de Touchard, mais l'agent anesthésique était la novocaïne associée à l'adrénaline. Les résultats excellents obtenus par ces auteurs ont beaucoup contribué à généraliser cette intéressante méthode. La novocaïne étudiée par Brandt en chirurgie générale et par Sachse en chirurgie dentaire (2) est moins toxique que la cocaïne, elle est aussi moins active. Associée à l'adrénaline dans la proportion de :

Novocaïne.	0gr05
Adrénaline.	0gr000108

et préparée en comprimés que l'on dissout à chaud dans 2 c. c. d'eau, elle constitue un bon anesthésique local. La dose de 1 centimètre cube est suffisante pour les dents uni-radiculaires. Pour les molaires, il faut employer généralement 2 c. c.

Il résulte d'expériences récentes, faites au laboratoire du Prof. Reclus par MM. Piquand et Dreyfus, chefs de clinique, — expériences inédites qu'ils ont bien voulu nous communiquer — que la novocaïne serait environ 6 fois moins toxique que la cocaïne en injections intra-péritonéales chez le cobaye, que le mélange novocaïne-adrénaline ne paraît pas plus toxique que la novocaïne seule en injections intra-péritonéales et sous-cutanées chez le lapin. En injections intra-veineuses, la cocaïne, l'alypine et l'eucaïne semblent avoir la même toxicité, la tropococaïne et la stovaïne sont environ deux fois moins toxiques que la cocaïne. La novocaïne est environ quatre fois moins toxique que la cocaïne ; le mélange novocaïne-adrénaline est environ trois fois moins toxique que la cocaïne.

Reclus se sert exclusivement du mélange novocaïne adrénaline dans son service à la dose de 1 centigramme de novocaïne pour 2 centimètres cubes de sérum physiologique et une goutte d'adrénaline à 1 pour 1000.

Il faut considérer, au point de vue de la toxicité, la vitesse d'injection. L'élimination étant très rapide, ce sont les doses massives qui sont les plus toxiques. Au point de vue dentaire, je recommande l'injection sous-périostée comme étant celle qui donne pour l'anesthésie pulpaire les meilleurs résultats (3).

(1). *Revue de stomatologie.* Cros de Béziers. *De l'anesthésie intra-dentaire par les injections extra-dentaires de cocaïne et d'adrénaline.*

(2). *Odontologie*, 30 mai 1906. Pinet et Jeay. *Un nouvel anesthésique : La novocaïne.*

(3) Voir Congrès de Lille, 1909, de l'A. F. A. S. *Communication de R. Lemière sur la Novocaïne.*

CHAPITRE XXII

GREFFE DENTAIRE

Par Louis OTTOFY, D. D. S.

Le mot *transplantation* signifie l'insertion d'une dent naturelle dans un alvéole également naturel, mais autre que celui que la dent occupait primitivement. Elle peut être pratiquée soit avec une dent desséchée, que l'on transplante dans un alvéole où l'on vient de faire une extraction, soit avec une dent fraîchement extraite qui peut être transplantée d'un alvéole dans un autre et dans la même bouche, soit enfin avec une dent récemment extraite que l'on transplante dans la bouche d'une autre personne.

La *réimplantation* consiste dans le replacement d'une dent dans l'alvéole dont elle a été extraite soit à dessein, soit par accident. L'opération peut être faite immédiatement ou lorsque l'alvéole a commencé à se cicatriser.

Le terme *implantation* comprend toutes les opérations qui ont pour but la formation d'un alvéole artificiel destiné à recevoir les racines d'une dent humaine. Appartiennent à cette classe les procédés employés pour adapter à une dent les dimensions et la forme d'une alvéole donné, quoiqu'ils soient en réalité une combinaison de la transplantation et de l'implantation.

L'opération de la réimplantation a probablement précédé de beaucoup celle de la transplantation, de même que cette dernière a été pratiquée avant l'implantation, mais l'historique de ces procédés est mal connu. Il est probable qu'ils datent de l'époque où l'humanité put se rendre compte des tendances naturelles du corps humain à la guérison. Même pratiqués sans ménagement et d'une façon irraisonnée, ces procédés ont donné des résultats favorables. Aujourd'hui ils ne sont pas d'un usage courant : ainsi à une époque, ils constituaient un traitement assez fréquemment employé de l'abcès alvéolaire chronique, qui est devenu aujourd'hui une opération moins radicale.

L'opération de la transplantation est décrite pour la première fois dans les mémoires d'Ambroise Paré, au seizième siècle, mais elle est signalée surtout par John Hunter, qui l'étudia spécialement; son expérience de l'implantation d'une dent sur la crête d'un coq est classique. Les comptes rendus de ces opérations ne mentionnent pas de grands succès. Hunter rapporte cependant des cas de transplantation de deux dents mortes qui durèrent des années.

Personne ne conteste à Younger, de San Francisco, la priorité au sujet de l'implantation. Il fit sa première opération le 15 juin 1885; cependant Bourdet, en 1780, mentionne ce procédé et déclare que « des personnes irresponsables prétendent faire des alvéoles artificiels et y implanter des dents ». Un essai d'implantation partielle est relaté dans le *Dental Cosmos*, vol. XIX, p. 258.

Pour bien comprendre la nature intime des conditions biologiques dans lesquelles se trouvent les dents après leur insertion artificielle, il est essentiel d'étudier le processus général de restauration des tissus et leur réaction en présence d'un corps étranger.

Ces opérations se faisant avec des précautions de stricte antisepsie,

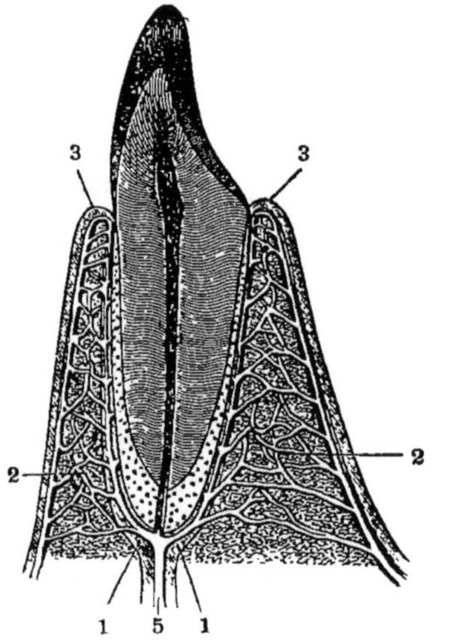

Fig. 568. — Dent avec son attachement normal et son support vasculaire : 1, 1, Péricément apical dans lequel on voit la principale artère péricémentaire, 5; 2, 2 vaisseaux sanguins s'anastomosant, autrement dit canaux des parois alvéolaires; 3, 3, anastomose terminale des artères alvéolaires et péricémentaires.

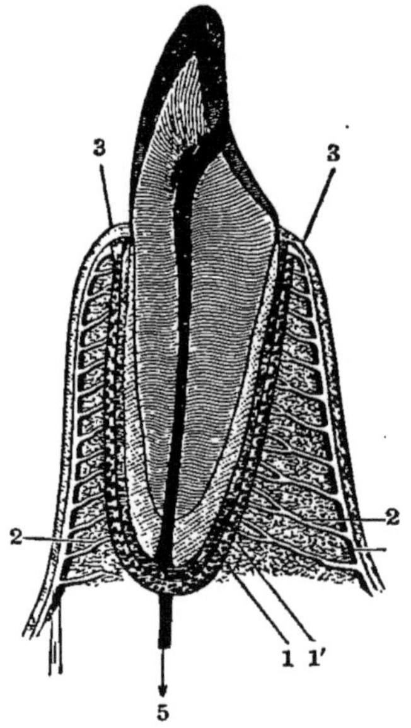

Fig. 569. — Conditions après la replantation : 1, 1', Péricément et zone inflammatoire entre le péricément et les parois alvéolaires; 2, 2, source de sang supplémentaire pour la surface de réparation; 3, 3, terminaisons des artères alvéolaires; 5, artère apicale oblitérée.

il n'est pas besoin de se préoccuper des influences bactériennes. Comme il est d'ailleurs impossible de montrer par des exemples pratiques la situation respective de chaque partie de cette région, les figures ci-jointes sont nécessairement des diagrammes théoriques.

La figure 568 montre la coupe longitudinale d'une incisive, ses attaches et ses ligaments, son tissu vasculaire renfermant normalement les vaisseaux sanguins du péricément s'anastomosant avec ceux du périoste alvéolaire L'espace péricémentaire est rempli par du tissu fibreux. Pour éviter la confusion, les nerfs et les veines ont été supprimés.

La figure 569 représente l'état des tissus après la réimplantation. La dent a été stérilisée, et son canal pulpaire hermétiquement obturé. Les canaux sanguins du péricément ont été détruits par l'extraction. Des portions de péricément se voient attachées comme du tissu fibreux au cément. Le reste de l'alvéole est rempli de corpuscules inflammatoires. Le tissu vasculaire du pseudo-péricément régénéré est formé aux dépens du périoste alvéolaire et du procès alvéolaire.

La figure 570 montre l'état des tissus après une transplantation. La violence de l'extraction a irrégulièrement élargi l'alvéole naturel. La

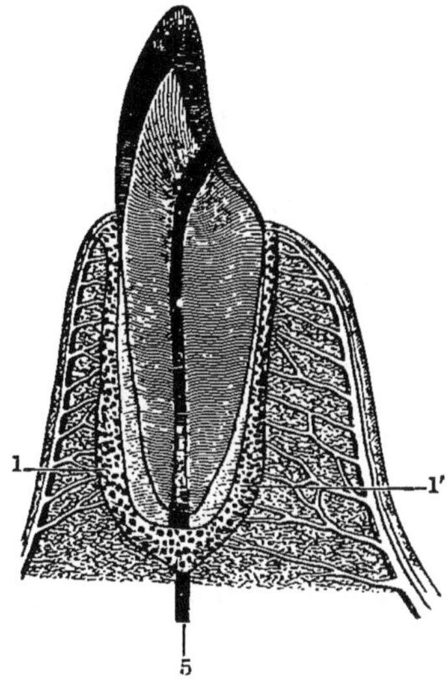

Fig. 570. — Condition après transplantation : 1, 1', Tissu embryonnaire qui sera organisé en tissu de réparation remplaçant le péricément originel ; 5, vaisseaux apicaux oblitérés.

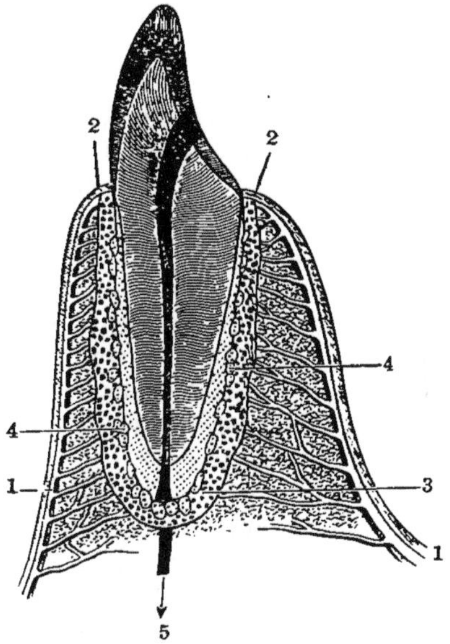

Fig. 571. — Condition après implantation : 1, 1, artères alvéolaires ; 2, 2, bord gingival ; 3, tissu inflammatoire encore inorganisé remplissant l'espace entre le cément et les parois de l'alvéole artificiel ; 4, 4, phagocytes, cellules multinucléées attaquant le cément de la dent implantée ; 5, vaisseaux apicaux oblitérés.

dent, avec son apex arrondi, montre sa pointe émoussée. Le support vasculaire est semblable à celui de la figure 569. L'espace alvéolaire est rempli de corpuscules inflammatoires.

La figure 571 montre l'état des tissus après une implantation. Le système vasculaire est le même que celui des figures 569 et 570. Au lieu d'une couche d'os formé par le périoste pour reconstituer l'alvéole artificiel, on constate un os médullaire et spongieux. L'alvéole artificiel n'ayant nécessairement ni la grandeur, ni la forme de la dent est rempli par des produits inflammatoires. Quelques-unes des cellules devenant multinucléées montrent leur action phagocytique et, dans le cas actuel, résorbante sur le cément.

RÉIMPLANTATION ET TRANSPLANTATION

Réimplantation. — Dans l'état actuel de la pratique dentaire, les conditions suivantes peuvent être considérées comme autorisant la réimplantation :

1) Lorsqu'une dent a été luxée par un traumatisme, le choc d'une balle, d'un instrument contondant ou par une chute ;

2) Lorsqu'une dent a été accidentellement extraite par le glissement d'un davier pendant l'extraction d'une dent voisine ;

3) Lorsqu'une maladie, d'ailleurs incurable, affecte la racine ou une partie de l'alvéole.

Les deux premiers cas sont pratiquement les plus fréquents. Lorsqu'une dent a été luxée et extraite et qu'on peut la retrouver, il faut d'abord la nettoyer, en enlever avec soin toute matière étrangère, et examiner si elle ne présente pas quelque fracture ou quelque altération. Toute cavité doit être obturée, le canal pulpaire nettoyé et obturé comme il sera dit plus loin ; les parties de la surface fracturées, érodées, devront être polies, et la dent placée dans une solution antiseptique. On pratiquera alors un examen attentif de l'alvéole.

Il faut noter que, lorsque le sujet est jeune, à cause de la flexibilité des os, le procès alvéolaire est rarement fracturé, ce qui arrive plutôt chez un sujet adulte.

Il faut apporter un certain discernement en ce qui concerne le moment où il faut replacer la dent. S'il y a une inflammation considérable à la suite de l'accident, il n'est pas sage de faire tout de suite la réimplantation. Il faut alors rendre l'alvéole aseptique et rétablir autant que possible la circulation du sang. En général, quand l'inflammation est excessive, il faut laisser passer plusieurs jours avant d'intervenir ; autrement une dent peut être remise en place aussitôt qu'elle a été préparée.

Il faut, en principe, se laisser guider par le principe suivant : immédiatement après l'accident, il se déclare un certain degré d'inflammation et, comme conséquence fâcheuse, une destruction et un affaiblissement des tissus ; alors ce n'est pas le moment favorable pour voir la fixation se produire. Généralement, au bout de quelques jours, le processus de cicatrisation amène la restauration pendant laquelle le replacement de la dent a le plus de chance de réussir. Cette période varie quelquefois de trois jours à une semaine, alors que l'alvéole se remplit d'un tissu cellulaire vivant et actif. Juste au moment de la réimplantation, on nettoie et l'on stérilise l'alvéole et la gencive voisine, on retire la dent du liquide antiseptique où elle est plongée et on la met promptement en place. Généralement une pression continue, sans être violente, suffit pour réintégrer la dent dans sa position primitive, quoique quelquefois il soit nécessaire de couper une partie de l'apex ou d'approfondir légèrement l'alvéole au moyen d'une fraise de forme appropriée. Il arrive souvent que la pose de la dent se fait dans des conditions telles qu'il n'y a pas à prévoir d'autre moyen de fixation, cependant il n'est pas sage de laisser cette fixation incertaine. Il faut prendre une empreinte de la dent et de ses abords avec le composé de Melotte ou de l'argile et faire ensuite rapidement un modèle, sur lequel on estampe une plaque de maintien, comme il est indiqué plus loin.

Il n'est pas nécessaire d'insister sur le second cas mentionné. Un dentiste n'est jamais excusable d'avoir arraché une dent saine; mais enfin, si l'accident se produit, il faudra suivre le procédé indiqué ci-dessus.

Les circonstances énumérées dans le troisième cas sont aussi heureusement fort rares. Les cas qui autrefois exigeaient la réimplantation et que l'on considérait comme incurables se rencontrent aujourd'hui beaucoup plus rarement et, quand ils se présentent, ils cèdent souvent devant le traitement qui est maintenant mieux compris, par exemple : la résection de la racine, le grattage de la portion nécrosée du procès alvéolaire, etc. Cependant, quand on a décidé de faire une réimplantation, on doit sectionner les parties malades de la racine et laisser écouler, avant la réimplantation, un temps suffisamment long pour que l'alvéole et les tissus aient repris un aspect parfaitement sain, même si ce retard devait exiger un élargissement de l'alvéole.

Dans les cas de pyorrhée alvéolaire, que l'on a essayé quelquefois de rattacher à la catégorie ci-dessus, le traitement par réimplantation n'est pas applicable, bien que ce procédé assez perfectionné ait pu en suggérer l'idée. La réimplantation implique la présence d'un alvéole; or, quand la pyorrhée alvéolaire s'est développée suffisamment, l'alvéole n'existe plus. Donc, cette méthode n'est que rarement justifiée.

Louis Jack[1] mentionne plusieurs cas de réimplantation traités avec succès suivant un mode opératoire un peu modifié. Il s'agissait d'un cas de péricémentite phagédénique au début et notamment d'une malposition commune due à ce que l'on a appelé la mobilité spontanée des dents.

Transplantation. — La transplantation tient plus de place dans la pratique dentaire que les autres opérations traitées dans ce chapitre. Comme on l'a vu, la réimplantation est limitée dans ses applications; quant à l'implantation, par sa nature même, elle ne peut avoir aussi que des applications très restreintes.

L'opération peut être entreprise à toute période de la vie, mais tou-

(1) Voir *Trans. Academy of Stomatology*, 1895.

jours la jeunesse, la vigueur de l'âge adulte ou la maturité sont les meilleurs gages de succès. Tout alvéole dentaire en état de santé est un terrain plus ou moins favorable pour recevoir une dent prête à être transplantée. Il est vrai que cet alvéole a quelquefois besoin d'être élargi ou approfondi, mais c'est toujours une opération simple Avant qu'on eût perfectionné de façon si ingénieuse l'usage des couronnes et des bridges, le traitement des maladies de la pulpe et de la membrane péridentaire, le blanchiment des dents et les procédés d'orthodontie, on avait recours à la transplantation comme remède à une foule d'affections. A la faveur des progrès actuels, cette opération ne se fait plus qu'en présence d'alvéoles d'où une dent a été extraite dans un cas de force majeure, par exemple lorsque la perte de la dent a été le résultat d'un accident et que cette dent n'a pas été retrouvée, lorsque des racines incurables ou une dent malade ont été extraites, lorsque des racines servant de support à des couronnes ou à des bridges ne peuvent plus remplir utilement leur fonction.

Les soins à prendre en ce qui concerne les alvéoles avant la réimplantation sont les mêmes en cas de transplantation; ainsi, l'inflammation doit être réduite, et la transplantation doit être effectuée pendant la période de reconstitution des tissus. Cette période se produit générale ment du troisième au septième jour après l'extraction de la dent. Dans le cas de désordres graves, tel qu'un abcès alvéolaire ayant des années d'existence, il faut même attendre plus longtemps encore avant d'entreprendre la transplantation.

PRÉPARATION DES DENTS POUR LA GREFFE DENTAIRE

A l'exception de quelques procédés particuliers à chacun des cas signalés dans ce chapitre, les prescriptions générales qui suivent sont applicables à tous les cas.

Pour faire une réimplantation, on est supposé avoir à sa disposition une dent récemment extraite. Pour la transplantation il va de soi qu'on doit avoir la dent à sa disposition immédiate; mais en cas de transplantation ou d'implantation, l'âge de la dent peut être inconnu ou indéterminé. On a greffé des dents dont l'âge et l'origine étaient absolument inconnus et qui se sont consolidées dans leur nouvel alvéole. Cependant il paraît raisonnable et avantageux, quand on le pourra, d'avoir une dent fraîchement extraite et de connaître les antécédents de son premier possesseur. On ne cite point de cas de maladie transmise par l'intermédiaire d'une dent greffée, quoique certains écrits récents en indiquent la possibilité. L'objection principale contre les dents anciennes et desséchées est que, leur eau s'étant évaporée, elles présentent des cassures et des fêlures par suite de leur contraction. Lorsque ces cassures s'étendent jusqu'à la couronne, l'ivoire s'écaille fréquemment en morceaux peu après la greffe. Dans d'autres cas, la racine entière peut être fracturée. Une autre objection contre les dents prises à l'aventure, c'est qu'il est rarement possible d'en trouver dont les couronnes soient en assez bon état pour rendre service et pour être présentables dans une bouche. La couronne d'une dent sèche ne peut pas être travaillée à la meule ou au disque d'émeri sans danger pour son intégrité; enfin si la dent présente une carie assez étendue pour nécessiter une obturation, la durée de cette obturation sera certainement plus courte que si la même opération avait été faite sur une dent fraîchement extraite ou présentant des parties vivantes. Pour cette raison, il est préférable de n'employer que des racines de dents sur lesquelles on adapte des couronnes artificielles. Ceci permet de choisir des couronnes convenables comme taille, couleur et forme et que peuvent fixer des pièces adaptées, point important à considérer.

Si donc on est obligé d'employer une dent sèche, il faut la choisir exempte de défauts, de cassures ou de fêlures, et s'il est impossible de se procurer une dent munie d'une couronne parfaite, on choisira une bonne racine sur laquelle on adaptera une couronne artificielle.

Si l'on dispose d'une dent fraîchement extraite, quand même la couronne serait légèrement cariée, on peut l'employer après avoir fait une obturation nécessaire.

Obturation des racines. — Les racines doivent être obturées, soit par l'apex, soit par une cavité pratiquée sur la couronne. La gutta-percha semble remplir le but proposé. mais en approchant de l'extrémité apicale, il est bon d'employer un fil d'or ou de l'or adhésif.

Péricément. — La théorie d'après laquelle le péricément se revivifie n'est pas soutenable; du moins la persistance de la vie dans le péricément, longtemps après que la dent a été séparée de son support vivant, n'est pas d'accord avec les lois générales de la physiologie, quoique le périoste conserve la vitalité de son tissu un certain temps après la séparation. La présence du péricément n'est pas nécessaire pour assurer la solidité de la liaison, mais il est raisonnable de supposer que, plus la racine et l'alvéole se rapprocheront de l'état normal, et plus le pronostic sera favorable. Donc, une bonne mesure à suivre, c'est de conserver la plus grande partie possible de péricément. Cette conservation a un avantage démontré, puisque, sous l'influence de la chaleur et de l'humidité du corps, après la greffe de la dent, ce péricément s'agrandit, agit comme une greffe de tissu spongieux naturel, remplit les espaces vides et consolide la racine.

Soins consécutifs à la greffe. — De nombreuses méthodes ont été recommandées pour fixer les dents après la greffe. Bien que la plupart soient ingénieuses, il n'en faut retenir que celles qui donnent une fixation solide et immuable pendant la période de la restauration des tissus. Les ligatures de soie et de caoutchouc, les fils d'or ou d'autres métaux ne remplissent pas ce but. Les dents qui viennent d'être greffées doivent être fixées d'une façon immuable pendant une période de deux à six semaines, quelquefois de huit ou douze semaines; en un mot le moins longtemps possible, à condition que la fixation soit parfaite. Les dents à greffer doivent, après leur préparation, être montées sur un modèle obtenu d'après l'empreinte de la gencive et des dents voisines, comme l'indique la figure 572.

On prend alors une empreinte de la dent et des deux voisines, puis on estampe une plaque de rétention couvrant les surfaces triturantes de trois dents ou davantage, sur

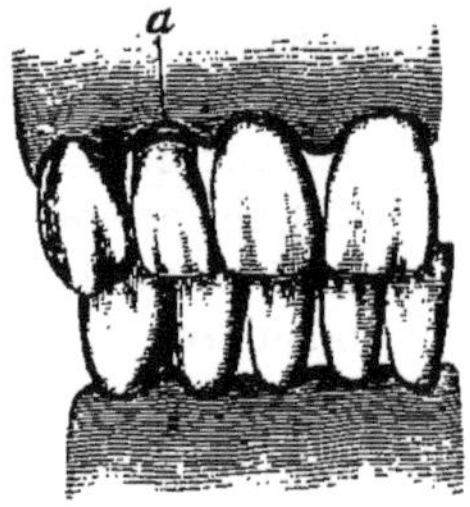

Fig. 572. — Modèle montrant une dent préparée, en place ; *a*, obturation d'or au point cervical.

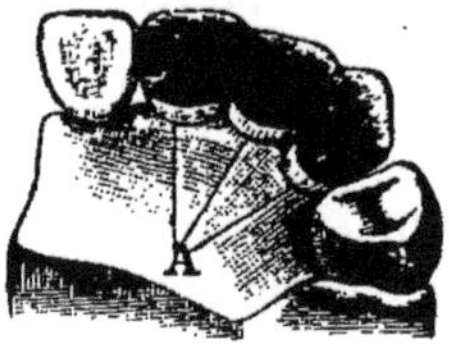

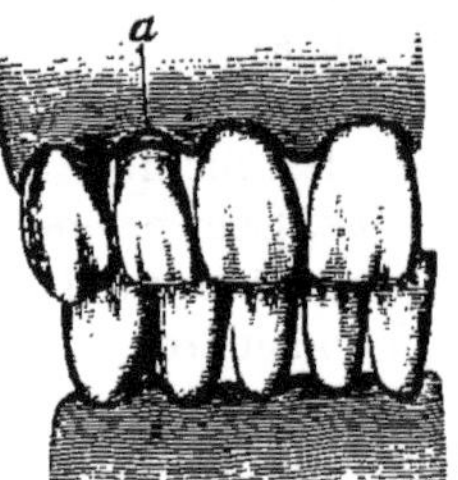

Fig. 573. — Modèle montrant une chappe de rétention *in situ*.

la moitié de la longueur des couronnes du côté labial et sur presque toute leur longueur du côté lingual ou palatal, comme l'indique la figure 573.

La plaque doit être faite de pur métal, or, platine ou maillechort. La jauge, suivant le métal employé, doit être du numéro 32 au numéro 38. La plaque doit être cimentée sur les couronnes voisines de la dent greffée, de telle sorte qu'elle puisse être enlevée sans ébranler celle-ci. L'opérateur doit pouvoir enlever la plaque et découvrir les couronnes et examiner le degré de fixation, et la replacer ensuite, si cela est nécessaire. Lorsque l'articulation empêche la fixation de la plaque, on peut la ligaturer aux dents voisines, en outre du cimentage, mais toujours de manière à pouvoir l'enlever sans ébranler la dent greffée. Jusqu'à présent on n'arrive à ce résultat que d'une façon approximative; à part la nécessité d'immobilisation pendant un certain temps, la dent et les tissus environnants ne demandent pas beaucoup de soins. Dans quelques cas les tissus doivent être stimulés par un badigeonnage d'un mélange à parties égales de teinture d'aconit, de chloroforme et de teinture d'iode (cette dernière est une dissolution saturée d'iode dans l'alcool), ou bien en faisant usage de lavages de bouche, contenant notamment du capsicum. Le patient doit prendre soin de favoriser le développement de la gencive par l'emploi d'une brosse à dents, afin d'empêcher l'accumulation des débris alimentaires ou de dépôts salivaires autour des dents ou de la coiffe et la fermentation qui ne manquerait pas de se produire. On y arrive très bien en se faisant fréquemment, à l'aide d'une brosse en poil de chameau, des lavages au bioxyde d'hydrogène, au pyrozone, à l'électrozone, à la méditrine, etc.

Racines artificielles. — On a essayé d'employer des racines autres que celles des dents naturelles. L'ivoire, la porcelaine striée ou perforée, le plomb, l'or, le platine et d'autres métaux ont été employés. L'auteur n'a obtenu aucun succès dans ces essais. Il n'est pas prouvé que d'autres opérateurs aient été plus heureux.

Mode d'attache. — Quant au mode d'attache des dents greffées, c'est une question qui reste obscure. Il est difficile, en effet, de savoir ce qui se passe. Younger pense que le péricement se trouve revivifié et par conséquent que la fixation est un fait physiologique. D'autres maintiennent que le tissu osseux compact qui se forme autour de la racine est suffisant pour constituer la fixation. En examinant, après leur chute, des dents qui furent greffées, on devrait pouvoir pénétrer les causes de succès dans les cas favorables. Il est probable qu'une dent greffée, par suite de l'absence du coussin formé par le péricément vivant, cause plus ou moins d'irritation dans l'alvéole; que cette irritation conduit à la résorption de la racine pendant laquelle l'obturation des surfaces résorbées est la cause du succès de l'opération. La figure 574 montre aux points *a*, *a*, comment une racine partiellement résorbée peut se trouver maintenue. La durée de fixation d'une dent greffée dépend entièrement de la rapidité de la résorption et de l'activité des tissus à entretenir un bon état local. Des dents transplantées ou réimplantées ont rendu de bons services pendant trente ou quarante ans. Pour les dents implantées, le temps est plus court : il ne dépasse pas vingt ans. L'auteur, pendant une période de près de dix-huit ans, a observé nombre de dents qui étaient restées fixées dix ans ; combien de temps encore resteront-elles et quel sera le nombre des succès observés? C'est ce que l'avenir permettra d'indiquer. Dans son dernier rapport Younger signale des dents implantées avec succès depuis onze ans.

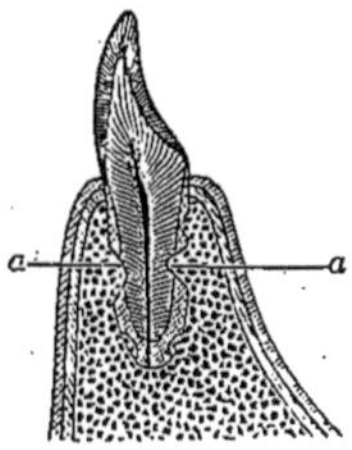

Fig. 574. — Dent implantée *in situ*: *a*, *a*, excavations dans le cément due au procès résorptif.

Précautions. — Il n'y a pas de danger spécial à redouter dans aucune des opérations décrites dans ce chapitre, pourvu que les précautions aseptiques aient été prises et les anesthésiques dangereux évités. A part ce cas, les opérations de réimplantation ou de transplantation ne demandent pas d'habileté spéciale; certaines précautions sont cependant essentielles. La plupart du temps, l'implantation est une opération essentiellement esthétique; il faut se rappeler qu'on la pratique presque uniquement sur les 10 dents antérieures et sur la mâchoire supérieure plus fréquemment que sur la mâchoire inférieure. Le terrain d'action est donc limité. L'opérateur qui se prépare à pratiquer dans cette région un alvéole destiné à recevoir une racine de dent doit connaître à fond l'anatomie histologique des différentes parties.

En premier lieu, il doit se rappeler que, s'il y a eu résorption alvéolaire, la profondeur de l'os est considérablement moindre que si la dent est toujours en place entourée du procès alvéolaire normal. Il ne doit pas pénétrer dans l'os au delà de la profondeur de la dent primitive; il n'y a pas lieu de pénétrer aussi profondément.

Dans la mâchoire supérieure le danger principal que l'on court en pratiquant un alvéole pour une incisive centrale vient de la proximité, en arrière du nerf palatin antérieur, de l'artère et de la veine qui sortent de l'os à travers son foramen, souvent près de la racine de la dent. Pour l'incisive latérale, la principale précaution à prendre est de garantir la paroi labiale de l'alvéole. Si la dent est tombée depuis longtemps et qu'il y ait eu une résorption importante, il est quelquefois impossible de creuser un alvéole, de telle sorte que la dent ait une direction et fasse une saillie normale sur la mâchoire, et que sa surface labiale puisse se recouvrir d'os. En général, dans la région canine, le développement du procès est tel que l'opérateur peut disposer le point d'attache comme il le veut. Dans la région des bicuspides et des molaires, on court le danger de perforer le plafond du sinus maxillaire. Cet accident est à craindre dans la région qui s'étend depuis la première bicuspide jusqu'à la seconde molaire; il faut prendre d'extrêmes précautions pour l'éviter. Dans deux cas, la perforation ne fut suivie d'aucune complication désagréable, parce qu'on avait pris soin de ne pas infecter le sinus; les dents furent implantées comme à l'ordinaire et le succès fut complet. Plus tard, une de ces dents fut perdue; mais la perforation du sinus s'était fermée pendant la consolidation ou l'enkystement de la racine.

Pour la mâchoire inférieure, les principales difficultés que l'on rencontrera sont les suivantes : dans la région des incisives, il y a insuffisance de procès alvéolaire, d'où beaucoup de difficultés parfois à pratiquer l'alvéole dans un os suffisamment épais; dans la région des canines, la mâchoire inférieure s'élargit et l'on y trouve suffisamment de place pour y établir un bon alvéole. Dans la région des prémolaires, il y a à prendre garde au foramen mentonnier. Il faut se rappeler que, normalement, la sortie des nerfs et des vaisseaux en ce point se trouve directement au-dessous de la seconde bicuspide et que, lorsqu'il y a eu résorption du procès alvéolaire, ce foramen est souvent près du bord supérieur de la mâchoire. On a rarement à faire des implantations en arrière de ce point; si cela arrive, il faut faire attention principalement au canal dentaire inférieur qui est près de la surface, s'il y a eu résorption importante.

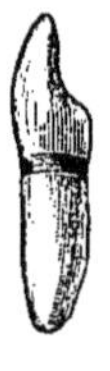

Fig. 575. — Racine naturelle avec couronne artificielle.

Couronnes artificielles. — Les précautions nécessaires pour le choix d'une dent à transplanter ou à implanter ont été indiquées; nous allons décrire maintenant la préparation d'une racine pourvue d'une couronne artificielle, puisqu'il est rare qu'on puisse utiliser une dent naturelle. On a vu la nécessité d'assurer l'asepsie de la racine, et la manière d'obturer les canaux radiculaires a été décrite. La forme la plus convenable est la couronne Logan, qui facilite le mieux l'articulation; elle est cimentée dans le canal radiculaire et adaptée à la racine. Lorsque le ciment a durci, on creuse avec une fraise un sillon entre la couronne et la racine, et l'on y fait une aurification qui forme cercle autour de la dent. Après polissage, cet or forme un anneau régulier entre la racine et la couronne, bien préférable à une soudure.

CONSIDÉRATIONS GÉNÉRALES

Asepsie. — Les opérations décrites dans ce chapitre doivent toujours être faites dans des conditions d'asepsie parfaite; ainsi, les mains, les instruments, la dent à greffer et le champ opératoire doivent être également aseptiques. On peut avoir recours aux procédés habituels. Les substances à employer ne doivent pas être d'une nature irritante. Pour les mains, le savon pur suffit, additionné d'une solution à 5 pour 100 d'acide phénique. Les instruments et autres accessoires doivent être stérilisés par le pyrozone, la formaline, l'euthymol ou la solution à 5 pour 100 d'acide phénique. L'usage du bichlorure de mercure dans la proportion de 1 partie pour 2000 d'eau est aussi permis, quoique non conseillé à cause de sa nature irritante. La stérilisation de la dent à greffer varie suivant les circonstances. Une dent dont l'origine est inconnue et qui a été gardée à sec pendant longtemps ne sera point suffisamment préparée en la plaçant dans une solution antiseptique juste avant le moment de l'employer. Les dents sèches doivent être conservées dans des boîtes stérilisées recouvertes de coton. Après la préparation ci-dessus décrite, la dent sèche doit être placée dans une solution de glycérol et d'acide phénique à 5 pour 100, et juste avant de l'employer elle doit être plongée dans une solution de pyrozone ou d'acide phénique et d'eau. Pour les dents fraîchement extraites, il faut naturellement nettoyer les chambres pulpaires et les canaux des racines, les obturer hermétiquement et alors les placer dans un liquide aseptique, de préférence le glycérol additionné de quelques gouttes d'acide phénique. Après un pareil traitement des dents et des racines ont été conservées huit ans.

Le champ opératoire peut être rapidement nettoyé du mucus adhérent, en essuyant sa surface avec du coton imbibé d'une solution de bioxyde d'hydrogène à 3 pour 100.

Il est, naturellement, d'une extrême importance que l'alvéole dans lequel une dent va être plantée soit exempt de tout germe infectieux. En général, le flot de sang est le meilleur des antiseptiques, parce qu'il entraîne au dehors les bactéries qui auraient pu s'introduire; par conséquent tant qu'un alvéole demeure rempli du sang qui s'écoule pendant une opération, il n'y a pas lieu de s'en occuper autrement. L'alvéole et les tissus environnants réagiront après l'opération, d'autant plus rapidement que la médication aura été plus légère; donc les antiseptiques les plus légers et les plus modérés sont indiqués. Le chlorure de zinc à la dose de 0 gr. 10 à 0 gr. 30 dans 30 grammes d'eau tiède, le bioxyde d'hydrogène à 3 pour 100, ou la solution à 5 pour 100 d'acide phénique dans de l'eau tiède donnent des résultats très satisfaisants.

Ces solutions sont très suffisantes pour maintenir aseptique le champ opératoire.

Anesthésie. — Dans le but de diminuer la douleur, l'usage des anesthésiques est justifié quand il est formellement réclamé, mais malheureusement les avantages qu'on en retire sont fréquemment balancés par les inconvénients qui en résultent.

Les anesthésiques sont généraux ou locaux. Un opérateur aurait peine à justifier l'emploi du chloroforme, de l'éther éthylique, du bromure d'éthyle ou des composés qui les renferment, par suite des risques qu'ils font courir. Le protoxyde d'azote, dans la plupart des cas, se trouve contre-indiqué, parce que la durée de l'anesthésie qu'il produit est trop courte.

Il ne paraît pas que l'hypnose ait donné des résultats satisfaisants; le champ est ouvert aux chercheurs intelligents qui se sentent attirés de ce côté. L'anesthésie locale est donc le moyen généralement employé; l'usage de la cataphorèse avec anesthésie locale n'a pas encore donné de résultats satisfaisants.

Il n'y a pas d'autre méthode que l'emploi de la cocaïne en injection à dose variable, mais habituellement de 5 à 15 gouttes d'une solution de chlorhydrate à 4 pour 100. On a fait de sérieuses objections à l'emploi de la cocaïne, à cause du plus ou moins d'affaiblissement ou de destruction des tissus qui en résulte, ce qui compromet le succès de l'opération. Pour la réimplantation ou la transplantation, on obtient souvent une anesthésie suffisante par un lavage approprié; mais dans l'implantation la formation d'un nouvel alvéole est souvent accompagnée d'une douleur très vive; on obtient alors de bons résultats en plongeant les instruments qui servent à pratiquer l'alvéole dans des cristaux de cocaïne qui se trouvent ainsi entraînés dans les parties sur lesquelles on doit opérer.

L'anesthésie ne doit être employée que dans les cas où elle est absolument nécessaire. Dans la majorité des cas, la greffe des dents ne cause pas plus de douleur que les obturations.

Les dents transplantées exigent les mêmes appareils de maintien que les dents réimplantées. Les dents greffées ainsi montées avec soin sur des individus en bonne santé demeurent utiles pendant nombre d'années. Autrefois on n'attribuait pas assez d'importance à l'asepsie; de plus, les racines n'étaient pas obturées convenablement, aussi n'opérait-on pas avec autant de succès qu'aujourd'hui, et pourtant on cite des dents transplantées qui sont restées saines et en bon état pendant vingt à quarante ans.

IMPLANTATION

Pour réussir cette opération, il faut ne l'entreprendre que sur une bouche tenue proprement et exempte de maladies et à un âge où le développement mental de l'individu n'est pas encore altéré. La malpropreté, l'usage excessif de stimulants et les occupations demandant une dépense de force nerveuse sont des circonstances défavorables. Supposons un cas favorable : on prend l'empreinte de l'espace et des dents voisines. On fait un modèle en plâtre, dans lequel on creuse l'alvéole de grandeur naturelle, puis on choisit une dent et on la prépare, avec ou sans racine artificielle, par le procédé indiqué ci-dessus. On vérifie l'articulation et l'on confectionne un appareil de maintien. Ces préliminaires étant accomplis d'une façon satisfaisante, tout est prêt pour l'opération. Sous le titre *Considérations générales*, la question de l'anesthésie a déjà été traitée.

La première chose à faire est de pratiquer une incision à travers le tissu de la gencive. Nombre d'incisions différentes ont été recommandées par divers opérateurs, visant toutes à conserver le plus possible de la gencive. Quelques-uns recommandent une incision cruciale 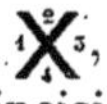, permettant de relever les quatre coins de la gencive ; d'autres, une incision en forme de la lettre  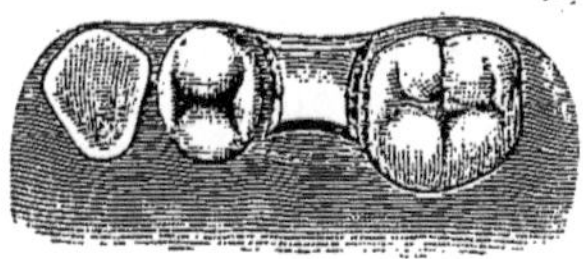 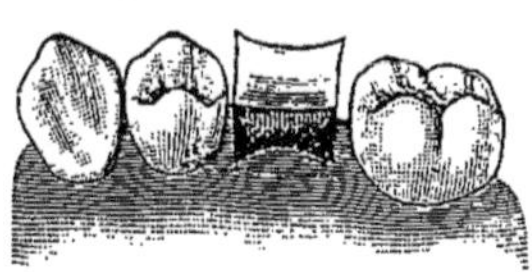, laissant deux lèvres à relever.

La principale objection que l'on puisse faire à ces incisions est qu'elles visent à une égale conservation de la gencive du côté labial et du côté lingual; car, dans la pratique, si l'on prend des précautions particulières pour la conservation du bord cervical sur la face labiale la face linguale se maintiendra d'elle-même; on observe, en effet, à travers le tissu alvéolaire par transparence, qu'il est plus mince du côté labial que du côté lingual. Par conséquent, si l'on ne prend aucune précaution pour réserver du tissu gingival sur la surface linguale, le collet de la dent se trouvera néanmoins suffisamment protégé.

Une autre objection sérieuse contre les incisions qui visent à pré-

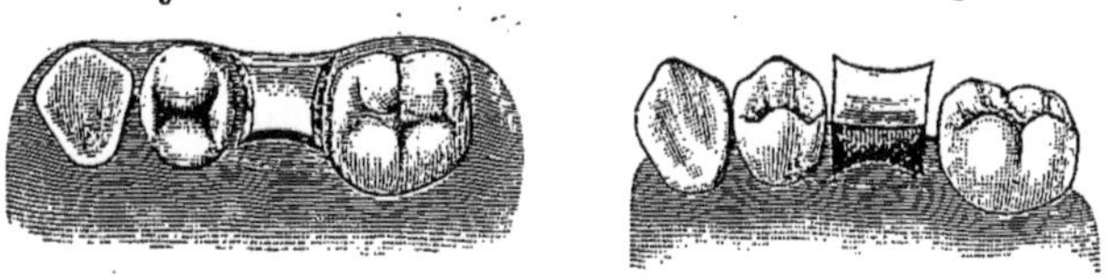

Fig. 576. — Incision dans une gencive pour pratiquer l'implantation.

server un ou plusieurs points de la surface, c'est que la ténacité du tissu ne permet nullement de soustraire ces pans détachés à l'action des instruments tranchants.

La méthode de l'auteur consiste à faire une incision détachant un seul pan, dans le but de protéger la surface labiale de la dent à implanter, et à éviter de froisser ce pan dans le cours de l'opération. Une combinaison ou plutôt une modification des incisions les plus recommandées est représentée dans la figure 576.

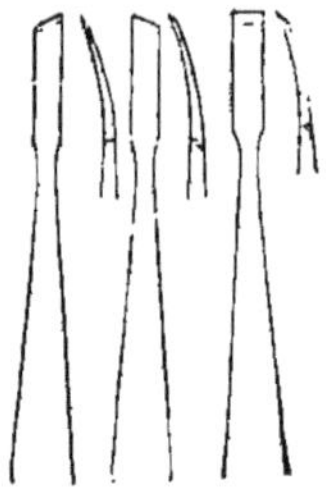

Fig. 577. — Ciseaux.

L'incision se fait avec les ciseaux ordinaires à couper (fig. 577); puis, saisissant le périoste, on le tire en dehors, de manière qu'il ne gêne pas l'opérateur, au moyen d'un instrument semblable à celui de la figure 578.

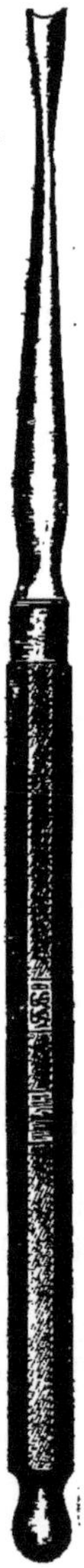

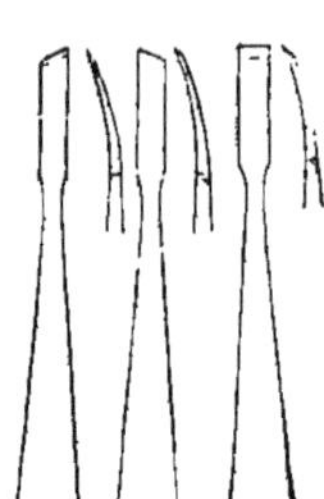

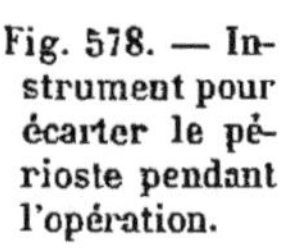

Fig. 578. — Instrument pour écarter le périoste pendant l'opération.

Jusqu'à ce moment l'opération est simple et ordinairement peu douloureuse. Le forage de l'alvéole varie avec les individus, suivant la densité de l'os, le temps écoulé depuis l'extraction, etc. Dans certains cas, la fraise, la tréphine ou le ciseau font des progrès rapides, d'autres fois les instruments pénètrent lentement, et de façon variable, suivant que l'instrument pénètre dans des espaces médullaires ou dans les tissus plus ou moins denses qui séparent ces espaces médullaires les uns des autres.

Pendant l'opération, l'opérateur verra par le progrès des instruments quels sont ceux qu'il doit employer. Dans quelques cas, l'alvéole entier peut être creusé avec la fraise ordinaire, dans d'autres les instruments les plus solides employés pour les implantations ne sont pas trop forts; un instrument qui se nettoie de lui-même dans un cas peut s'engorger malencontreusement dans un autre. Nous allons décrire les instruments utiles qui ont été inventés et que l'on trouve dans le commerce. Tous ne sont pas nécessaires, quelques-uns dans chaque sorte sont indispensables. La tréphine de Younger, de San Francisco, perfectionnée par W. W. Walker, de New-York (fig. 579), est munie d'un collier à écrou, représenté à part, qui peut glisser sur le manche et doit, avant d'opérer, être fixé en un point pour servir de jauge à la longueur de la racine à implanter. Remarquer que les tréphines coupent seulement sur les bords et par suite ne se nettoient pas d'elles-mêmes; les alésoirs décrits plus loin sont alors employés pour enlever les débris et pour élargir l'alvéole.

Les couteaux en spirale (fig. 580), inventés par W. H. Rollins, de Boston, sont très utiles dans beaucoup de cas.

Ils sont aussi exposés à s'engorger. Comme perfectionnement à ces derniers, le couteau spirale à crible, représenté figure 581, a l'avantage de pouvoir entraîner les débris dans son intérieur.

R. Ottolengui, de New-York, a inventé une série d'alésoirs (fig. 583). Il

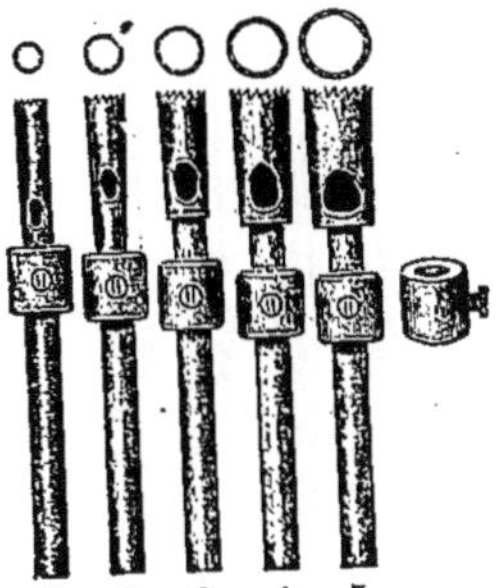

Fig. 579. — Tréphines de Younger-Walker.

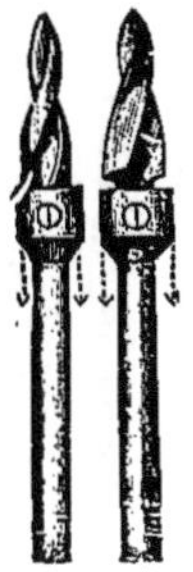

Fig. 580. — Couteaux-spirale de Rollin.

y a neuf feuilles à chaque alésoir et chaque feuille est divisée en cinq dents. Trois des feuilles seulement se prolongent jusqu'au sommet du

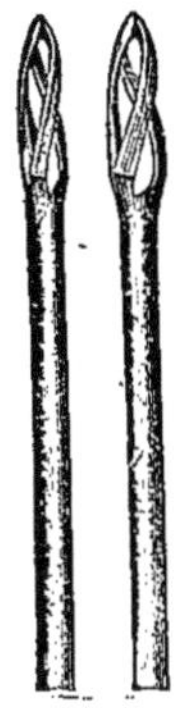

Fig. 581. — Couteau-spirale à crible d'Ottofy.

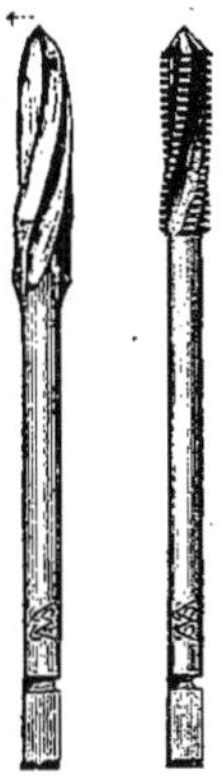

Fig. 582. — 2 formes d'ostéotomes à spirale de Cryer.

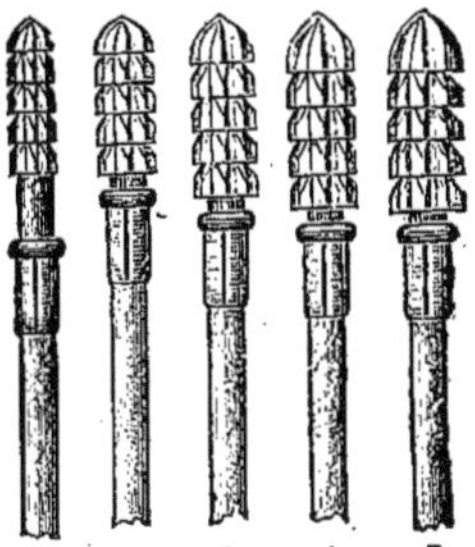

Fig. 583. — Alésoirs d'Ottolengui.

cône, pour permettre un forage plus rapide dans les os. Un collier mobile forme jauge pour indiquer la profondeur réelle à percer.

Les alésoirs inventés par Younger, représentés dans la figure 584. sont aussi d'un emploi très commode. L'ostéotome en spirale de Cryer (avec ses deux formes représentées figure 582, l'une à dents, l'autre sans dents) est un instrument précieux pour creuser les alvéoles artificiels,

Quand il est nécessaire d'approfondir ou de modifier la forme d'un alvéole, cela se fait simplement avec la fraise dentaire ordinaire, ou préférablement, avec une fraise à long manche représentée figure 585.

Les instruments suivants sont à recommander : les trépans Walker-Younger, nos 1 et 3; les alésoirs Younger, nos 1 et 3; les couteaux spirales

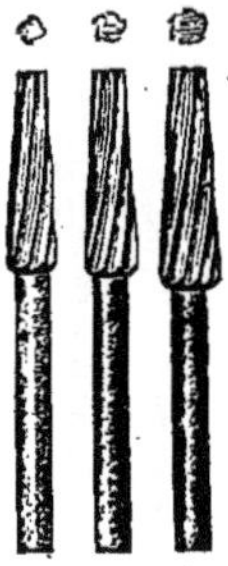

Fig. 584.
Aléseurs de Younger.

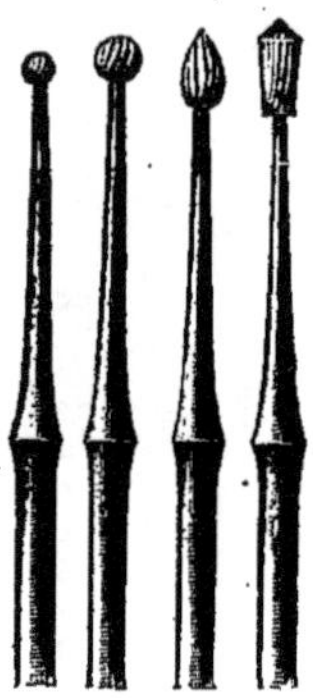

Fig. 585. — Fraise mécaniques
à longue tige.

de Rollins, nos 1 et 2; les couteaux spirales à crible d'Ottofy, nos 1 et 2; les alésoirs d'Ottolengui, nos 1, 3 et 4; enfin l'ostéotome de Cryer.

Pendant le forage de l'alvéole, la dent doit être souvent essayée, jusqu'à ce que l'ajustage soit convenable. Il arrive quelquefois que les dents se trouvent si bien implantées et ajustées qu'il est impossible de les enlever avec les doigts seuls; d'autres fois, au contraire, l'os est tellement disloqué et les tissus sont tellement lâches que la dent ne peut tenir en place, quel que soit le soin apporté au forage. Il ne sert à rien de faire un ajustage trop serré, parce qu'alors il y aura résorption à cause de la pression et peut-être inflammation consécutive. Un bon ajustage modéré est tout ce qu'on doit exiger. Avant de mettre la dernière main à l'alvéole, il faut mettre en état aseptique les gencives, la dent et toutes les parties contiguës, puis on ajuste l'appareil de maintien comme il a été dit plus haut. Quoique l'on parvienne à ajuster la dent dans l'alvéole d'une façon qui paraisse tout de suite très solide, il arrive que quelques jours après l'opération la dent paraisse moins solide et montre une tendance à s'échapper. Ce résultat est probablement dû à la résorption des surfaces de contact entre la dent et l'alvéole aux points où la pression est maxima. Cette tendance à l'ébranlement est ordinairement suivie d'une fixité et d'une solidité croissantes par suite des exsudations sur la paroi alvéolaire, qui tend à se réparer après le traitement chirurgical qu'elle a subi. La perte de dents greffées, quand elle se produit, est ordinairement la suite de la résorption de leurs racines, résorption qui semble analogue à celle des racines des dents temporaires. Des travaux nous indiquent que la résorption des racines se fait d'une façon très lente pour les dents réimplantées; elle est plus rapide pour les dents transplantées et très rapide pour les dents implantées. Des observations intelligentes de cas de réimplantations et de transplantations mentionnent des durées de vingt à quarante ans. On a observé des cas d'implantations remontant à dix-neuf ans, et l'on sait des cas heureux qui ont aujourd'hui douze ans. L'auteur a lui-même observé cette même durée dans des cas favorables (1).

(1) *Recherches expérimentales sur le mécanisme de consolidation dans la greffe dentaire*, par Mendel-Joseph et Dassonville, *Odontologie*, 15 août 1909. — *Réimplantation, transplantation, implantation*, Quintin, de Bruxelles, 30 sept. 1906, in *Odontologie*.

CHAPITRE XXIII

TRAITEMENT DES DENTS TEMPORAIRES

Par Clark L. GODDARD, A. M., D. D. S.

Éruption. — La première opération que le dentiste est appelé à faire sur les dents temporaires est le coup de lancette destiné à faciliter leur éruption. Elle n'est point nécessaire dans les cas normaux, mais seulement dans les cas pathologiques. Quoiqu'il soit relativement peu sensible dans les conditions normales, le tissu des gencives devient très douloureux quand il est enflammé. Le siège principal de la douleur n'est pas dans le tissu lui-même; mais lorsqu'une dent, retenue par ce tissu serré qui la recouvre, presse sur l'organe en formation au-dessous d'elle, il en résulte une douleur qui souvent est assez forte, pour causer des désordres réflexes d'un caractère alarmant.

« La manifestation de désordres fonctionnels provenant d'une dentition pathologique, dit J. W. White[1], comme de toute autre cause, aura sa répercussion sur le tempérament et la santé de l'enfant, ainsi que sur le traitement diététique et l'hygiène générale. Dans quelques cas, il y a un développement graduel de complications biliaires, gastriques, entéritiques et cérébrales, une perte lente, mais continue de force vitale, sans effort de récupération, ni de résistance aux influences sournoises qui usent lentement, mais sûrement la vie de l'enfant.

« Dans d'autres cas, les troubles fonctionnels se manifestent d'abord dans le système nerveux : les symptômes ont tous un caractère aigu et sont dangereux à cause de leur violence et de leur soudaineté. Fièvre violente, vomissements, diarrhée cholérique, méningite, convulsions, stupeur et mort, tels sont les phénomènes qui se succèdent rapidement. Entre ces deux cas, il y a tous les degrés de symptômes concevables et toutes les complications imaginables. »

On a objecté souvent contre le coup de lancette que, si la dent ne sort pas immédiatement, il se formera au-dessus d'elle un tissu cicatriciel qui liera la dent plus fortement que le premier tissu. Or, en réalité, le tissu cicatriciel est moins complètement organisé que le tissu normal et se laissera plus facilement traverser.

Les indications d'intervention sont plutôt générales que locales : ce

(1) *Amer. System of Dentistry*, vol. III, p. 327.

sont l'irritabilité, l'absence de sommeil, et les autres symptômes indiqués par White. Le tissu de la gencive au-dessus de la dent peut présenter de l'inflammation ou n'en pas présenter, mais l'absence de l'inflammation n'est pas une contre-indication pour le coup de lancette. En fait, les troubles les plus graves apparaissent en l'absence de manifestations locales.

Il s'agit de diviser le tissu de la gencive qui repousse la dent et de permettre à celle-ci de sortir librement. L'instrument le plus convenable est celui qui est représenté figure 591; on s'en sert quelquefois pour dégager les dents avant de les extraire. On le tiendra comme un crayon, de manière qu'un ou plusieurs doigts puissent servir à reposer et guider la main.

Pour opérer sur la mâchoire inférieure, l'enfant est assis sur la jambe de l'opérateur, la tête contre sa poitrine. Passant son bras gauche autour de la tête de l'enfant, l'opérateur, introduisant son pouce gauche dans la bouche et les doigts sous le menton, peut tenir solidement la mâchoire inférieure, pendant qu'il opère avec la main droite.

Pour opérer sur la mâchoire supérieure, le mieux est de laisser l'enfant couché en travers sur les genoux de la nourrice. L'opérateur prend la tête sur ses genoux, ouvre la bouche en y introduisant ses doigts de la main gauche, en tenant la mâchoire entre le pouce et l'index, afin de garantir les parties contiguës contre toute atteinte provenant des mouvements désordonnés de l'enfant.

Pour les incisives, on fait une simple incision longitudinale un peu plus longue que l'arête aiguë de la dent. La lancette doit être bien affilée pour pénétrer facilement jusqu'à la dent; la lame seule doit opérer. Pour les canines, une simple incision est bonne, mais une incision cruciale est meilleure. Quelquefois le coup de lancette est nécessaire pour une canine en cours d'éruption, lorsque le tissu de la gencive, percé seulement par la pointe de la dent, forme un anneau dense autour de cette pointe et entrave l'éruption totale. En pareil cas la division de cet anneau en plusieurs segments donnera du soulagement.

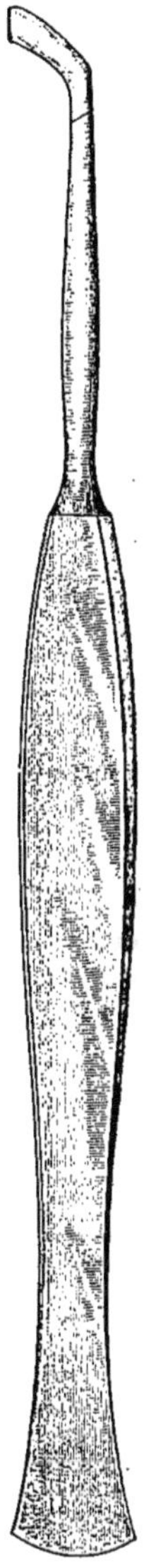

Fig. 586. — Lancette pour gencives.

Pour les molaires l'incision cruciale est ce qu'il y a de mieux, l'une des incisions s'étendant du bord buccal postérieur jusqu'au bord lingual antérieur, l'autre, du bord lingual postérieur jusqu'au bord buccal antérieur. Quelquefois le coup de lancette est nécessité par une éruption partielle. Après que les cuspides ont percé le tissu de la gencive, la dent peut encore être retenue par des bandes de tissu occupant les sillons. Dans ces cas, le sectionnement de ces bandes, comme il a été dit plus haut pour les éruptions entravées, apportera un soulagement immédiat. On se sert efficacement pour cette opération de ciseaux courbes à pointes fines.

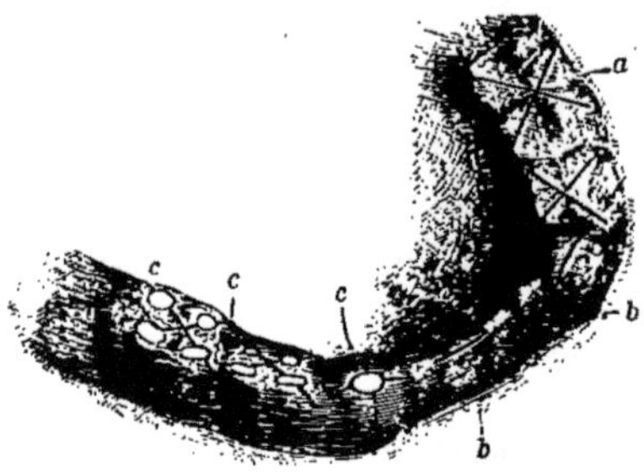

Fig. 587. — Lignes d'incision pour lancettes : *a*, *a*, sur les molaires; *b*, *b*, sur les canines et les incisives avant leur éruption; *c*, *c*, *c*, sur les molaires et canines après leur éruption partielle. (J.-W. White.)

La figure 587 indique la direction des incisions ci-dessus décrites. Elles procurent un soulagement immédiat. Ainsi, un enfant fort agité depuis plusieurs jours et sans sommeil possible tomba endormi dans les bras de l'auteur 5 minutes après l'opération. Le tissu de la gencive n'est pas très sensible et l'opération se fait souvent sans douleur. Le petit patient se rend compte du soulagement obtenu et souvent désigne d'autres points à opérer.

Durée des dents temporaires. — L'importance de l'obturation des cavités des dents temporaires chez les enfants est souvent mise en doute par les dentistes eux-mêmes. Elles disparaissent, disent-ils, trop vite pour que cette opération soit bien nécessaire. Cette idée est juste pour les incisives, moins vraie pour les canines. Quant aux molaires, la question demande réflexion. La figure 554 (voir chap. XXI) montre les rapports des dents temporaires avec les dents permanentes chez un enfant de 6 ans environ. L'étude du tableau suivant montre que les incisives se succèdent rapidement, tandis que les molaires restent en place deux fois plus longtemps.

	Époques de l'éruption.	Époques de la perte des dents.	Durée.
	—	—	—
Incisives centrales .	6 à 8 mois. . . .	6 à 7 ans.	5 1/2 à 6 1/2 années.
Incisives latérales .	7 à 9 —	7 à 8 —	5 1/2 à 6 1/2 —
Premières molaires.	14 à 16 —	9 à 10 —	7 1/2 à 9 —
Canines.	17 à 18 —	Inf. . 8 à 10 — Sup.. 11 à 12 —	7 10 —
Deuxièmes molaires.	18 à 24 —	12 à 15 —	10 à 11 —

Les molaires temporaires doivent être conservées pour trois raisons :

1° Pour éviter des souffrances à l'enfant;

2° Pour lui permettre de bien mastiquer ses aliments; cette raison est des plus importantes, parce que la croissance de l'enfant se fait surtout à cette époque. Si la douleur l'empêche de bien mastiquer, sa nourriture sera mal assimilée, et cette habitude d'avaler sans mâcher peut se continuer, même quand les dents permanentes sont poussées;

3° Pour maintenir l'intégrité de l'arc des dents permanentes.

La perte précoce des secondes molaires temporaires permettra aux premières molaires permanentes d'empiéter et d'occuper la place qui devait être réservée aux prémolaires (bicuspides). La perte précoce des premières molaires temporaires permettra aux deuxièmes temporaires et aux premières permanentes d'empiéter sur les autres.

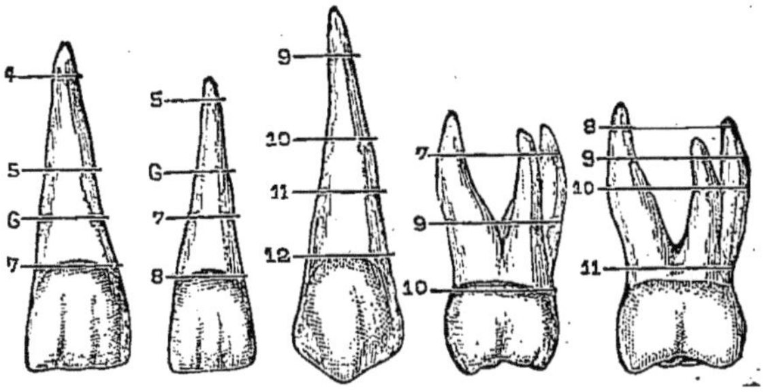

Fig. 588. — Décalcification des dents temporaires. Les chiffres indiquent les années.

Les dents temporaires ont des couronnes plus larges que leurs collets, mais les caries des surfaces proximales les réduisent à la même largeur. Il faut que les obturations des surfaces proximales leur conservent leur contour originel. Si la première molaire permanente s'écarte ainsi de sa position naturelle, la dent suivante n'aura plus sa place entière. Il en résulte une arcade dentaire resserrée, ou en pointe, de la protrusion en avant et en haut ou bien un déplacement des canines vers les lèvres.

Odontalgie. — Les premières visites des enfants chez le dentiste sont ordinairement occasionnées par le mal de dents qui peut se produire à tout âge à partir de 2 ans.

Le premier traitement doit être palliatif. Souvent la crainte du dentiste existe et c'est contre ce sentiment qu'il faut lutter d'abord. Il faut faire faire la connaissance du cabinet dentaire au jeune patient, en l'entretenant de choses tout à fait étrangères au sujet qui l'amène afin de distraire son attention. Si l'enfant est très timide, il faut examiner ses dents pendant qu'il est assis sur un siège ordinaire ou sur les genoux de ses parents et lui appliquer quelque remède contre la douleur.

Le fauteuil opératoire doit être ajusté à la taille de l'enfant; on peut employer un siège spécial pour enfants, ou bien placer des coussins assez fermes sur le fauteuil. La tête de l'enfant doit être placée confortablement dans l'appui-tête. L'opérateur ne doit pas laisser l'enfant deviner qu'il cache ses instruments; il doit lui montrer les plus nécessaires, s'ils excitent sa curiosité, et lui expliquer leur usage.

En raison de la difficulté qu'éprouve l'enfant à se faire comprendre ou de son ignorance des causes du mal, le diagnostic est souvent difficile. L'enfant ne peut pas toujours dire juste le point où il souffre, ni s'en souvenir après. Dans beaucoup de cas la première manifestation du mal se fait pendant la mastication.

Il est nécessaire de savoir si la douleur est causée, soit par une éruption de dent, soit par une pulpe presque exposée ou enflammée et à moitié dévitalisée, soit par une pulpe en putréfaction, soit enfin par un abcès alvéolaire. Si l'on soupçonne une pulpe d'être exposée, il faut s'en assurer par l'application d'une goutte d'eau froide. La douleur pendant la mastication peut être causée par le changement de température, par la pression de la nourriture dans la cavité, ou par la pression sur une dent dont le péricément est enflammé.

Si le mal de dents se fait sentir pendant que l'enfant est sur le fauteuil, il faut laver la cavité avec une seringue d'eau chaude, la sécher avec du papier buvard et y appliquer une boule de coton saturé d'essence de girofle, de camphre phéniqué ou de toute autre substance reconnue efficace pour les dents permanentes. L'auteur a obtenu des effets inappréciables de l'emploi de la résine phéniquée [1] de Fletcher; appliquée sur une boulette de coton, elle agit comme un anodin, la résine durcit avec le coton en formant avec lui une obturation temporaire qui résistera à la mastication pendant plusieurs jours. Il y a lieu toutefois de renouveler cet emplâtre avant d'entreprendre une obturation permanente.

Si l'enfant ne peut être ramené au cabinet dentaire sous peu de jours, il faut pourvoir les parents d'un flacon de résine phéniquée et d'une précelle à pansement bon marché. Il faut leur apprendre à appliquer un pansement de coton : c'est le remède familial contre l'odontalgie. Ils peuvent employer d'autres médicaments : l'essence de girofle, le camphre phéniqué, etc., mais leur effet est beaucoup plus temporaire. On obtient un pansement plus durable en mêlant la résine phéniquée avec de l'oxyde de zinc jusqu'à la consistance du mastic pour l'appliquer dans la cavité préalablemont séchée. Ce pansement durcit à l'humidité buccale et peut résister plusieurs semaines.

Pendant ce traitement palliatif, qui se continue parfois pendant des semaines et même des mois, l'enfant grandit, gagne de l'expérience, se familiarise avec les séances dentaires, et en vient à reconnaître les avantages de soigner ses dents, en un mot devient un patient entraîné et bien préparé à supporter des opérations de longue durée.

L. L. Dunbar écrit : « Comme palliatif domestique que l'on a toujours sous la main, pour le traitement d'une pulpe exposée ou d'une odontalgie restreinte, employez l'ammoniaque sur du coton : son emploi répété dévitalise la pulpe et en même temps effectue sa destruction par saponification ».

TRAITEMENT PAR LE NITRATE D'ARGENT

Il y a plus de quarante ans que l'emploi du nitrate d'argent fut prôné pour arrêter la destruction des dents; mais, pendant un grand nombre

(1)

Acide phénique	30	grammes
Résine (colophane)	30	—
Chloroforme	15	—

d'années, il n'en fut plus question. Depuis cinq ans cette pratique est préconisée spécialement pour les dents temporaires. Le fait de noircir les surfaces attaquées n'est pas une objection aussi importante que pour les dents permanentes. Stebbins(1) préconise l'emploi d'une solution de cristaux de nitrate d'argent, qu'il applique au moyen d'un petit bâtonnet implanté dans un instrument à douilles représenté dans la figure 589. Dans beaucoup de cas, ce traitement suffit, la destruction

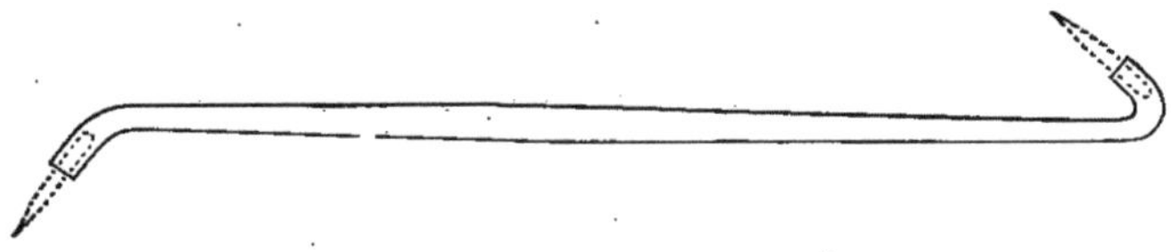

Fig. 589.

des dents se trouvant enrayée. Quelquefois il faut recommencer au bout de quelques mois; il conseille de remplir ordinairement les cavités des dents avec de la gutta-percha après application du nitrate.

C. N. Pierce(2) conseille de tremper dans une solution à 40 pour 100 de nitrate des morceaux de papier buvard que l'on pose sur la dent.

E. C. Kirk conseille de remplacer le coton ou le papier buvard par du feutre d'amiante. Il dit[3] : « Le contact du nitrate avec des fibres végétales, quelles qu'elles soient, entraîne leur destruction aussi bien que celle du nitrate lui-même, de sorte que, en peu de temps, la préparation a perdu ses propriétés initiales. » Il conseille de chauffer le feutre d'amiante au chalumeau avant de le saturer, afin de brûler toutes les matières organiques qu'il pourrait renfermer.

A. M. Holmes(4) conseille le procédé suivant pour les cavités proximales : « Taillez en forme de V les parois de la cavité, puis, avec un morceau de gutta-percha, ramolli par la chaleur et de volume suffisant pour remplir la cavité, prenez une empreinte, saupoudrez la surface de contact avec des morceaux de nitrate, remettez en place dans la cavité préparée en serrant fortement, et laissez le pansement s'user peu à peu par la mastication. Quand il a disparu, on trouve les surfaces des dents noires et dures, insensibles au toucher et aux changements de température, et elles resteront telles indéfiniment. Si l'enfant est trop craintif pour supporter cette série d'opérations, il faut sécher la cavité, enlever la denture altérée autant que le patient le permettra, introduire dans la cavité des cristaux de nitrate sur de la gutta-percha ramollie, en pressant et maintenant le tout assez longtemps pour pouvoir attendre une opération plus complète. »

(1) *International dental Journal*, 1891, p. 661.
(2) *International dental Journal*, 1893, p. 152.
(3) *Dental Cosmos*, 1893, p. 667.
(4) *Dental Cosmos*, 1892, p. 982.

L'opinion de l'auteur est qu'il vaut mieux ouvrir les cavités proximales depuis la surface de la dent, plutôt que de les tailler en V pour laisser intacts le diamètre des dents et par suite la longueur de l'arcade dentaire tout entière.

CARACTÈRE DU PATIENT

Les opérations sur les dents temporaires diffèrent de celles des dents permanentes au point de modifier la nature des matières obturatrices.

Les bouches des enfants sont petites. Ils sont souvent trop jeunes pour raisonner et comprendre le but de l'opération. Ils sont trop souvent effrayés par des paroles imprudentes de leurs aînés à propos de leur dentiste.

Souvent leur première visite ne peut être utilisée qu'à faire leur connaissance, à procéder à quelque nettoyage ou à poser un pansement palliatif sur une dent malade. Il faut apporter le plus grand soin à ne pas les faire souffrir. Quand ils auront acquis de l'expérience et reconnu les avantages du traitement, ils en viendront souvent à se soumettre à des opérations que redoutent des patients plus âgés.

MATIÈRES OBTURATRICES

Gutta-percha. — La gutta-percha (gutta rose) forme une excellente matière obturatrice; elle est pratiquement indestructible dans les cavités proximales où elle n'est pas exposée à s'user et dont la forme est rétentive. Dans les cavités occlusales ou composées, où elle est exposée à l'usure, elle a cependant une durée étonnante, dépassant quelquefois plusieurs années.

Mode d'emploi. — Il faut couper la gutta-percha en petits morceaux que l'on place sur un réchaud (fig. 279) où ils se ramollissent sans s'altérer par une trop grande chaleur. Les instruments eux-mêmes doivent être chauffés (fig. 286).

Cavités occlusales. — Il y aura à couper quelques parties d'émail mince avec des ciseaux de forme appropriée, et à enlever des portions de denture ramollie, avec une rugine et un excavateur. Il faut faire ce nettoyage aussi complet que le patient le permettra; mais il faut le ménager, car l'enlèvement total de la denture altérée n'est pas aussi essentiel que pour les dents permanentes. La gutta-percha, en effet, par la mastication, acquiert avec les parois de la cavité un contact si intime que celle-ci ne s'agrandit que fort peu ou pas du tout. Il n'y a aucune attention spéciale à donner à la forme de la cavité, sinon que son orifice ne soit pas plus large que le reste, et qu'elle ne présente aucune partie inaccessible à l'obturation. Après avoir creusé la cavité, il faut la sécher avec du papier buvard et appliquer du camphre phéniqué, de l'essence de girofle ou de l'acide phénique pour stériliser la dentine altérée qui peut avoir subsisté. Pour sécher les cavités, préparez des cylindres de papier de différentes tailles, de la manière suivante : déchirez le papier buvard en bandes de 12 mm. à 25 mm. de largeur. Roulez ou entortillez chacune des bandes en forme de corde peu serrée, juste assez pour garder la forme. Coupez ces cordes en cylindres de 6 mm. ou 12 mm. de longueur. Quelques-uns auront la grosseur d'un crayon à mine de plomb, d'autres, la grosseur de la mine seulement.

Il faut protéger les dents contre l'humidité autant que possible. Pour les cavités inférieures, pliez un petit mouchoir diagonalement à partir du coin, de manière qu'il ait 12 mm. de large. Placez le bout entre la gencive de la canine supérieure et la lèvre, et étendez le mouchoir en arrière entre les molaires supérieures et la joue, au delà de la dernière dent, puis en bas, en arrière de la dernière molaire inférieure, et pressez-le entre les dents inférieures et la langue. Dites au patient d'élever la langue pour l'y appliquer, puis d'abaisser la langue pour le retenir. La partie du mouchoir entre les dents supérieures et la joue couvrira l'orifice du canal de Stenon et détournera ou absorbera la salive. Il est bon de couvrir l'orifice de ce canal avec un morceau d'amadou d'environ 12 mm. de diamètre, avant d'appliquer le mouchoir. Les plis du mouchoir entre les dents inférieures et la langue et sous la langue absorberont la salive venant de la glande sous-maxillaire. Cette partie du mouchoir peut être tenue en place au moyen d'un miroir à bouche et de tout autre instrument à tête émoussée, par l'opérateur ou par un aide. Après avoir appliqué le mouchoir, employez un large tube de papier buvard pour absorber l'humidité de la dent à obturer et celle des voisines. Séchez la cavité avec les petits cylindres ou des boulettes de papier, appliquez aussitôt le phénol camphré ou tout autre agent en absorbant l'excès.

La gutta-percha ayant, pendant ce temps, été chauffée et ramollie, prenez-en un petit morceau à la pointe d'un instrument froid et introduisez-le dans la cavité. Si la cavité n'est pas large, un seul morceau de gutta, d'un diamètre plus petit que celui de la cavité, mais d'une longueur plus grande que la profondeur de la cavité, suffira en l'enfonçant rapidement d'un seul coup. Pour les cavités de moyenne largeur, choisissez un morceau de gutta-percha assez large pour couvrir tout le fond de la cavité et pressez-le sur place avec un instrument froid, parce qu'un instrument chaud pourrait le faire sortir de la cavité. Ajoutez des morceaux pareils, en les pressant chacun à la place où il doit rester, jusqu'à ce que la cavité soit pleine. S'il arrive que la gutta mise en place devienne assez dure pour perdre sa plasticité, appliquez un instrument chaud pour ramollir la surface, de manière que les morceaux suivants puissent adhérer aux premiers. Lorsque l'obturation est presque terminée, choisissez un petit morceau pour le dernier, juste assez gros pour finir l'obturation, mais pas plus, de sorte qu'aucune portion ne doive être retranchée, car, en arrachant le surplus, on pourrait rompre le contact entre les parois de la cavité et l'obturation.

Pour remplir de larges cavités, il peut être nécessaire de tenir le premier morceau en place avec un autre instrument, jusqu'à ce que la matière tassée soit suffisante pour se tenir d'elle-même. A la fin de l'obturation, il est nécessaire d'exercer avec un instrument chaud une certaine pression, de manière à serrer la matière contre les aspérités de la cavité.

Cavités proximales. — Autant que possible, les cavités proximales doivent s'ouvrir sur la surface buccale, suivant le conseil de Bonwill, parce qu'alors la gutta-percha n'est pas exposée à la mastication. Ce conseil n'est pas souvent exécutable parce que le patient se présente rarement avant que la cavité soit visiblement ouverte sur la partie occlusale de la dent. En pareil cas, enlevez l'émail juste assez pour donner accès à la cavité, détachez la dentine nouvelle et taillez des parois buccales, linguales et cervicales, jusqu'à ce que vous obteniez une base polie et solide.

Pour obturer une pareille cavité, il faut employer de petits morceaux de gutta-percha, les presser chacun à la place où ils doivent rester et éviter l'excès. Pressez la gutta contre la dent voisine, comme si c'était une matrice ou une 4e paroi de la cavité où elle doit s'appuyer. Il est inutile de séparer l'obturation de la dent voisine parce que la mastication rétablirait bientôt le contact.

Si une cavité proximale ne peut être taillée de manière à retenir la gutta-percha, on peut tasser celle-ci contre la dent voisine, comme si l'on avait une cavité occlusale. Cela empêchera la destruction de la dent, particulièrement si le nitrate d'argent est appliqué comme il a été dit, et s'il peut être maintenu jusqu'à ce que le patient, avançant en âge, puisse être l'objet d'une opération plus complète.

L'écrasement de la gutta-percha par la mastication peut tendre à séparer les dents, ce qui est quelquefois un avantage, ou bien comprimer la gencive dans l'espace interproximal, ce qui est un inconvénient. Dans les obturations des dents des enfants nous ne pouvons pas toujours atteindre l'idéal, mais nous devons choisir la méthode et les matières qui donneront les plus grands avantages avec les plus faibles inconvénients. Si les dents sont assez éloignées l'une de l'autre pour que la pression de la gutta-percha sur le tissu de la gencive donne des ennuis sérieux, il faut lui substituer une autre matière obturatrice.

Pour supprimer cette pression de la gutta sur la gencive dans l'espace interproximal, M. W. Hollingsworth [1] a inventé un bouclier, consistant en une pièce métallique elliptique et concave, revêtue de

[1] *Dental Cosmos*, 1896, vol. XXXVIII, p. 553.

gutta-percha sur sa surface convexe. Ce bouclier forme un pont sur l'espace interproximal. On le met en place avec l'instrument figuré dans la figure 590 en B; on le chauffe légèrement, de manière que sa pointe entrant dans un petit trou du bouclier puisse adhérer à la gutta-percha, comme on le voit en C. Le bouclier est placé dans les cavités, la gutta légèrement chauffée, comme l'indique la figure 591,

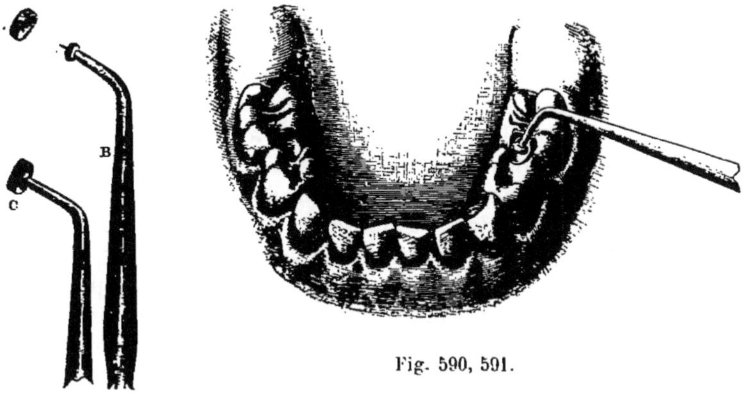

Fig. 590, 591.

et il recouvre ainsi les bords cervicaux. On remplit ensuite de gutta-percha par-dessus le bouclier, comme si les deux cavités n'en formaient qu'une seule.

Avantages de la gutta-percha. — Elle s'applique aisément à la cavité, elle est insoluble, elle résiste à la mastication, elle n'est pas conductrice de la chaleur; l'obturation est terminée dès que la cavité est pleine; elle s'étend sous l'effort de la mastication et demeure ainsi en contact avec les parois de la cavité; on peut l'employer sous la salive.

Inconvénients. — La gutta-percha est plus tendre que les autres matières, par suite elle s'use plus rapidement. Dans les cavités proximales elle s'étend dans l'intervalle des dents et par suite elle peut presser et irriter la gencive.

L'assèchement de la cavité, quoique très désirable, n'est pas absolument nécessaire.

Avantages du ciment au phosphate de zinc. — C'est un faible conducteur de la chaleur, il résiste mieux que la gutta-percha à la mastication, il adhère aux parois et reste en place mieux que les autres ingrédients, il est d'une application facile, sa couleur rappelle celle des dents.

Le ciment au cuivre d'Ames paraît être un préservatif meilleur même que le zinc quand la couleur noire n'est pas une objection.

Inconvénients. — L'assèchement absolu de la cavité est une condition indispensable au succès; il faut la conserver sèche pendant plusieurs minutes après insertion. Le phosphate de zinc se désagrège plus rapidement dans certaines bouches que dans d'autres. S'il est placé trop près de la pulpe, il peut la dévitaliser par une irritation chimique.

Application de la digue. — Beaucoup d'opérateurs hésitent à employer la digue pour les dents des enfants; mais, après essai, la plupart l'utilisent sans difficulté et même la préfèrent aux autres moyens d'assécher les cavités. Quoiqu'il y ait avantage à appliquer la digue avant de creuser, parce que la siccité rend les dents insensibles et qu'on voit mieux la cavité, cependant, dans le but de ne pas fatiguer le jeune patient en le tenant trop longtemps dans la même position, il vaut mieux faire la plus grande partie de la cavité avant de l'appliquer.

La faible dimension des collets des dents temporaires comparativement aux couronnes rend la fixation de la digue plus facile que pour les dents permanentes. Malgré la petitesse de la bouche des enfants, l'application de la digue n'est pas difficile ordinairement.

Pour retenir la digue sur la seconde molaire, un clamp est quelquefois nécessaire, mais pour les autres dents temporaires une ligature au fil de soie suffit. Après avoir percé des trous de grosseur convenable à travers la digue, appliquez-la sur la dent. Si la cavité est sur la surface occlusale ou buccale seulement, il ne sera pas nécessaire de recouvrir plus d'une dent; mais si la cavité est sur la surface proximale, il sera nécessaire de recouvrir deux ou trois dents, et même davantage, s'il y a plusieurs cavités à obturer dans la même séance.

Il n'est pas toujours nécessaire de faire une ligature autour du collet de la dent, parce que, en passant un fil de soie graissé entre les dents, cela suffit souvent pour presser la digue autour du collet et pour le retenir même au-dessus d'une cavité proximale. La soie peut alors être enlevée en tirant sur le bout qui passe entre les dents.

Avec un brunissoir mince ou une spatule on relève les bords de la digue autour du collet de la dent vers la gencive. La digue aura alors une tendance à glisser dans cette direction, mais non à découvrir la couronne. Si une ligature est nécessaire pour tenir la digue au-dessus de l'arête d'une cavité proximale, liez fortement autour du collet de la dent en le pressant vers le bord de la gencive avec un instrument si c'est nécessaire. Pour la seconde molaire, on peut se dispenser du clamp s'il a été fait une ligature, à moins qu'il ne soit nécessaire pour écarter la digue. La suppression du clamp a seulement pour but d'éviter de la gêne et de la douleur à l'enfant.

Si une simple ligature ne suffit pas pour retenir la digue sur une seconde molaire, avant l'apparition de la première molaire permanente, son action sera grandement accrue en enfilant une perle d'environ 3 millimètres de diamètre ou moins dans le fil et en la nouant par un simple nœud, de façon que la perle soit au milieu de la ligature. Fixer la ligature autour de la dent pour que la perle soit contre la surface distale de la deuxième molaire ou auprès de la gencive. Cette perle empêche la digue de glisser de la dent. On peut attacher un petit cylindre de papier buvard sur la ligature pour obtenir le même résultat ou simplement faire un gros nœud dans la ligature sur la face distale de la dent.

Les coins de la digue seront relevés par un cordon élastique passant autour de la tête. Le bord inférieur peut être tenu écarté des mains de l'opérateur au moyen de petits poids accrochés sur le pourtour.

Séchez les cavités des dents et complétez l'excavation.

OBTURATION DE LA CAVITÉ AVEC DU CIMENT

Comme le ciment peut être appliqué aisément dans les parties en retrait et les cavités les plus irrégulières, il n'est pas nécessaire de couper plus d'émail qu'il n'en faut pour permettre à l'opérateur d'enlever toute la dentine ramollie, et même l'enlèvement complet de celle-ci n'est pas aussi important avec le ciment qu'avec les autres matières obturatrices, parce que, si les bords de la cavité peuvent être bien préparés et si la dentine déjà altérée peut être tout à fait stérilisée, il arrivera que le ciment étant une obturation hermétique empêchera toute altération ultérieure jusqu'à ce qu'il soit usé au delà des parties saines.

Pour les dents temporaires, l'opérateur peut davantage se risquer à laisser en place des portions de dentine ramollie, parce que le but que l'on se propose est simplement de les conserver jusqu'à ce que les dents permanentes apparaissent.

Il faut se rappeler, en creusant les cavités des dents temporaires, que leur pulpe occupe plus de place comparativement à la couronne que dans les dents permanentes; il en résulte qu'en essayant de faire des rainures ou des sillons assez profonds pour retenir l'obturation, on risque de découvrir la pulpe, accident qu'il faut éviter avec soin, parce que la pulpe des dents temporaires est loin d'avoir le pouvoir de reconstitution qui caractérise la pulpe des dents permanentes. De plus, la mort de la pulpe empêche la résorption normale des racines, ce qui donne aux dents permanentes une éruption irrégulière.

Ordinairement le ciment doit être posé aussi épais que le permet une manipulation prompte et aisée: mais, si la pulpe est presque exposée, il doit être employé assez clair pour qu'on puisse l'appliquer sans pression en le faisant couler sur le fond de la cavité. Le ciment clair adhère aux parois mieux que le ciment qui serait employé aussi épais que possible. Plus le ciment sera clair et plus longue sera la durée de la prise; plus le ciment sera épais et plus sa résistance sera grande. Il ne faut pas obliger le jeune patient à supporter une attitude contrainte plus longtemps qu'il n'est nécessaire. Plus la première opération sera aisée pour lui, et plus rapidement il reviendra pour la seconde.

Si la pulpe est très près de se trouver exposée, employez la résine phéniquée de Fletcher sur le fond de la cavité. Pour cela enlevez le bouchon du flacon jusqu'à ce que, par suite de l'évaporation, la résine ait pris la consistance de la mélasse; plongez une sonde dans l'épaisseur de la masse de manière à ramener une petite goutte à l'extrémité. Transportez-la et étendez-la sur le fond de la cavité; elle empêchera le contact du ciment avec la partie sensible de la dentine et préviendra l'altération de la pulpe.

Quand il est possible d'appliquer la digue et d'excaver entièrement, on obtiendra les mêmes excellents résultats qu'avec les dents permanentes, mais souvent il n'est pas possible d'opérer d'une façon aussi complète.

En recouvrant le ciment de paraffine fondue[1] ou de vernis sandaraque, la digue peut être enlevée plus tôt qu'autrement, et le ciment sera préservé de l'humidité par le revêtement de paraffine ou de vernis.

La paraffine étant insoluble dans tous les liquides buccaux, plus elle sera absorbée par le ciment et plus longtemps elle le protégera contre toutes atteintes, excepté l'usure; c'est pourquoi, ne vous contentez pas de faire simplement couler la paraffine fondue sur le ciment, mais tenez un instrument chaud en contact avec l'obturation et maintenez la paraffine en fusion jusqu'à ce que la plus grande quantité possible soit absorbée.

S'il s'agit d'une obturation proximale, passez une mince spatule chaude entre le ciment et la dent voisine pour être sûr que la paraffine la recouvre jusqu'à la région cervicale.

Lorsque la digue ne peut être employée, on peut encore appliquer un ciment avec succès, si la cavité peut être séchée avec des linges, des boulettes de coton ou des éponges, jusqu'à ce que le ciment puisse être inséré et recouvert de paraffine fondue. Les cavités profondes peuvent être avantageusement garnies de ciment et protégées avec de la paraffine jusqu'à ce que le ciment soit durci, alors la paraffine peut être enlevée et la gutta-percha ou l'amalgame introduit.

Les obturations occlusales en ciment peuvent être maintenues sèches par des obturations provisoires très molles aussitôt que le ciment est placé. Celle de Gilbert est excellente dans ce cas, car elle adhère au ciment. Les obturations buccales, quelquefois les proximales, peuvent être protégées de la même manière. Une obturation provisoire mince peut être abandonnée à l'usure produite par le contact des dents.

Cavités des incisives. — La carie est plus rare pour les incisives que pour les autres dents parce qu'elles tombent si vite qu'il est rarement nécessaire de les obturer. Le phosphate de zinc est le meilleur ciment pour ces dents, parce qu'elles sont si petites qu'il est très

(1) *Conseil de Bonwill.*

difficile de creuser des cavités convenables pour retenir les autres ingrédients.

Si l'on trouve que le ciment se désagrège trop vite dans les cavités proximales, il faut essayer de les creuser de manière à retenir la gutta-percha. La première obturation de ciment peut avoir supprimé la sensibilité suffisamment pour permettre de creuser plus profondément à une séance suivante, ou bien il peut se faire un dépôt de dentine secondaire qui empêche la pulpe de se trouver exposée.

Amalgame. — L'amalgame constitue une bonne obturation, son emploi exige dans la préparation des cavités un soin plus grand que pour la gutta-percha ou le ciment, parce que l'amalgame ne s'étale pas par suite de la mastication comme la gutta et n'adhère pas aux parois comme le ciment. L'étalement de la gutta obture une fissure qui serait fatale avec l'amalgame, et le ciment adhère à des cavités dont l'amalgame pourrait se trouver facilement délogé.

L'amalgame doit être employé quand les parties cariées peuvent être entièrement détachées et que la cavité peut être préparée avec des arêtes solides, de bons points de rétention. Comme l'amalgame est meilleur conducteur de la chaleur que les autres matières sus-mentionnées, il ne peut être toléré aussi près de la pulpe; par conséquent les cavités profondes doivent être garnies de gutta-percha ou de phosphate de zinc.

Les grandes dimensions de la pulpe dans les dents temporaires, plus grandes proportionnellement que dans les dents permanentes, ne doivent pas être perdues de vue pendant l'excavation; de sorte que, souvent, il est impossible de réaliser des points de rétention convenables pour retenir l'amalgame, sans s'approcher dangereusement de la pulpe, surtout dans les cavités proximales.

On peut, avec les enfants, employer le tour avec plus de succès qu'on ne le suppose généralement. Le bruit du tour détourne leur attention de la douleur légère qu'ils auraient sentie sans cela, et l'assurance que le travail sera plus vite fait est pour eux un grand encouragement.

Dans la préparation des cavités proximales pour l'amalgame, il faut leur laisser une large ouverture sur la surface occlusale et leur donner une forme en queue d'aronde plus accusée que dans le cas des dents permanentes, parce que c'est cette forme qui doit assurer la rétention et non les rainures latérales insuffisantes par suite de la faible épaisseur de la dentine. Le bord cervical doit être nettement préparé et former un angle droit avec le grand axe de la dent. Les parois latérales seront polies, taillées en biais et légèrement entaillées. Si la cavité s'étend au-dessous de la surface de la gencive, cette dernière devra être repoussée par une obturation provisoire ou bien des mèches de coton.

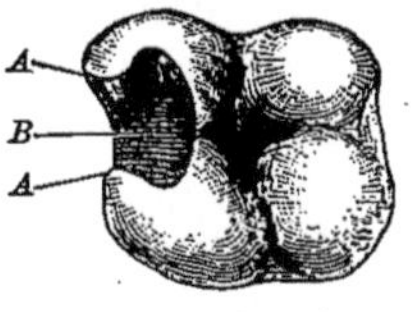

Fig. 592. — Cavité préparée montrant la taille en biseau des bords de l'émail A, A, et le carré de base pour l'obturation B.

Souvent il est possible d'étendre une cavité proximale jusqu'au sillon et d'y pratiquer une marche comme dans les dents permanentes.

Quoique l'application de la digue ne soit pas aussi nécessaire que pour le ciment, on a cependant un grand avantage à l'employer, mais il n'est besoin de l'employer que quand la cavité est presque préparée. Son emploi est plus fréquent pour les dents inférieures que pour les dents supérieures.

L'amalgame ne doit pas être fait trop sec, mais être assez plastique pour être tassé facilement sans s'émietter. Dans les cavités occlusales, introduisez un morceau d'amalgame ayant comme dimension la demi-largeur de la cavité, étendez-le sur le fond de la cavité vers les parois avec un petit brunissoir. Introduisez d'autres petits morceaux et procédez de la même façon jusqu'à ce que la cavité soit presque pleine. L'excès de mercure se rassemble dans les angles de la cavité, d'où il peut être expulsé avec du coton ou du papier buvard.

Les derniers morceaux d'amalgame doivent être gaufrés comme le recommande J. Foster Flagg, c'est-à-dire serrés dans une peau de chamois avec une pince à larges mors pour en extraire autant de mercure que possible (voir fig. 281). Cette opération laisse l'amalgame sous forme de gaufre mince, légère et trop dure pour l'usage ordinaire. Brisez-le en morceaux ayant la demi-largeur de la cavité. Pressez l'un d'eux sur le milieu de l'obturation presque complète. Il va rapidement absorber l'excès de mercure qui a été amené à la surface et peut être étendu vers les bords avec un brunissoir. D'autres morceaux seront ajoutés jusqu'à ce que l'obturation soit tout à fait dure.

Pour obturer les cavités proximales on peut employer le même moyen en se servant d'une matrice d'acier mince ou de maillechort. Au lieu de matrice on peut se servir d'une spatule mince.

Si c'est possible, l'obturation des dents temporaires doit avoir un contour de façon à éviter l'accumulation des aliments entre les dents et aussi à empêcher les premières molaires permanentes de se rapprocher et de prendre la place qui sera nécessaire pour les bicuspides.

Les enfants seront avertis de ne pas mâcher trop tôt sur une obturation proximale, quoique cette précaution soit inutile dans le cas d'une obturation occlusale durcie par le procédé du gaufrage.

L'étain et l'or sont exclus de la liste des matières obturatrices des dents temporaires, non point parce qu'ils ne constituent pas de bonnes obturations, mais parce qu'on ne peut les employer avantageusement dans ces circonstances. Bien qu'une petite aurification puisse être introduite en quelques minutes dans une cavité occlusale, l'insertion d'une obturation importante serait une cruauté inutile à cause de l'immobilité de longue durée que devrait garder l'enfant.

L'insertion de l'étain est une opération qui présente presque, sinon tout à fait, les mêmes difficultés et le même inconvénient et par conséquent les mêmes objections.

PULPES EXPOSÉES

A cause de la difficulté de faire des coiffes pour les pulpes exposées dans les dents temporaires, on essaye rarement cette opération. Il vaut mieux dévitaliser la pulpe et l'enlever. L'auteur a trouvé la formule suivante excellente (1).

Pourquoi employer ensemble l'opium et l'acétate de morphine, dont les propriétés sont presque les mêmes? La question n'est pas résolue. Néanmoins la dévitalisation de la pulpe est obtenue d'une façon satisfaisante sans douleur notable. Il y a également d'autres formules satisfaisantes.

Dans les cavités occlusales l'application est simple. Enlevez la dentine altérée aussi complètement que possible sans aller jusqu'à la douleur, en employant des excavateurs à cuiller pour éviter de piquer la pulpe. Si l'excavation peut être poussée assez loin pour appliquer directement la pâte sur la pulpe, son action sera plus rapide. Séchez la cavité, appliquez-y une petite boulette de pâte, grosse comme la moitié d'une tête d'épingle, à l'aide d'une sonde et recouvrez-la de coton; ou bien poussez dans la cavité une petite boule de coton dont l'un des côtés est enduit de pâte. Ajoutez-y assez de mèches de coton pour remplir la cavité, appliquez par-dessus une goutte de vernis sandaraque suffisante pour saturer au moins la moitié de l'épaisseur du coton. Ceci est une meilleure méthode que de plonger le coton dans le vernis, parce qu'un excès de ce dernier pourrait venir en contact avec la pulpe et causer de la douleur ou bien, pénétrant entre la pâte et la pulpe, rendrait la pâte inactive. Les obturations temporaires de Gilbert, de White ou de Fowler sont excellentes pour obturer la cavité, mais demandent un peu plus de temps que le coton et le vernis. Ces obturations provisoires doivent être ramollies par l'action de la chaleur pour diminuer la pression nécessaire à leur insertion. Un bon moyen est de chauffer l'extrémité d'un long fouloir et de presser dans la cavité en se servant du reste du fouloir comme d'un manche, alors on enlève le surplus et l'on polit avec un instrument chaud.

Dans les cavités proximales s'étendant près des gencives ou au-dessous, celles-ci doivent être protégées avant l'application de la pâte, de la manière suivante :

Faites, en le roulant entre les doigts, un cylindre de coton aussi long que la dent est large et de la grosseur de la mine d'un crayon environ. Saturez-le de vernis sandaraque et poussez-le entre la dent et la gencive,

(1) Employée par E. N. Clarke vers 1850.

R. Acide arsénieux	ãã parties égales.
Acétate de morphine.	ãã parties égales.
Poudre d'opium	ãã parties égales.
Créosote.	q. s. pour une pâte.

étendez-le en partie au-dessous du bord de la cavité, fermant ainsi celle-ci sous la forme d'une cavité occlusale. La pâte, appliquée dans la cavité proximale ainsi protégée, ne peut plus couler sur la gencive, à moins qu'on ne l'emploie en trop grande quantité. La pâte doit être appliquée et scellée comme dans une cavité occlusale.

La fibre à dévitaliser est d'un emploi très satisfaisant et sans danger d'altérer les tissus de la gencive. On peut laisser la pâte dans la cavité de 12 à 48 heures. Le pansement venant à se déloger, il peut arriver que la pâte vienne en contact avec la gencive, c'est pour cela que le patient doit être convoqué beaucoup plus tôt que dans le cas des cavités occlusales, d'où il est impossible que les pâtes puissent s'échapper. Beaucoup de choses ont été dites sur le danger de l'application de l'arsenic aux dents temporaires lorsque les racines sont en voie de résorption, mais l'auteur n'en a jamais vu les mauvais effets; on peut encore admettre que le danger varie suivant le degré de résorption des racines. L'examen du diagramme de Pierce (fig. 588) montre le degré de résorption aux différents âges et permet à chacun de juger. L'auteur croit que la sensibilité d'une pulpe temporaire varie en raison inverse du degré de résorption des racines et que la dévitalisation n'est réclamée que dans très peu de cas où il y a danger d'une action nocive.

L. L. Dunbar conseille l'usage de l'eau ammoniacale pour dévitaliser la pulpe des dents temporaires, en l'appliquant dans la cavité sur une boulette de coton ; une ou deux applications suffisent ordinairement. Ce moyen n'est pas sujet aux objections opposées à l'emploi de l'acide arsénieux.

Lorsque la pulpe est dévitalisée, pratiquez une cavité débouchant dans la chambre pulpaire et appliquez-y du coton imbibé d'une solution d'acide tannique glycériné. Laissez-le une semaine environ, pendant laquelle le tissu pulpaire devient si dur, par l'action du tanin, qu'on peut l'enlever beaucoup plus rapidement que sans ce traitement.

L'application d'une pâte momifiante est conseillée par beaucoup d'opérateurs, pour éviter d'avoir à enlever la pulpe après sa dévitalisation. S'il existe une pâte réellement momifiante, son application constitue un traitement idéal.

OBTURATION DES CANAUX PULPAIRES

Dans les canaux pulpaires, appliquez de la pâte d'iodoforme faite en mêlant de l'iodoforme et de la glycérine à une consistance telle qu'elle puisse être appliquée aisément à l'aide d'une sonde.

Remplissez la chambre pulpaire d'une obturation temporaire ou de gutta-percha, et la cavité avec du ciment, de la gutta-percha, ou de l'amalgame, suivant les indications.

Si la dent est très fragile, remplissez la cavité avec du ciment qui, par ses propriétés adhésives, donnera de la force à la dent. Si la cavité est proximale et qu'il soit désirable de séparer les dents, employez de la gutta-percha rose.

Si les parois sont solides, et que la résorption naturelle de la dent ne doive pas se produire avant longtemps, obturez avec de l'amalgame.

Si la résorption des racines se manifeste, l'iodoforme introduit dans les canaux ne l'interrompra pas.

Le salol, qui a été prôné comme obturation des racines pour les dents permanentes par Mascort (¹), de Paris, convient bien aussi pour l'obturation des canaux des dents temporaires : « C'est une poudre blanche cristalline, insoluble dans l'eau et la glycérine, mais soluble dans l'alcool, l'éther, le chloroforme, etc.; elle fond à 40° C., mais cristallise de nouveau rapidement. » Les mélanges salol et aristol, salol et iodoforme, ou salol et paraffine deviennent liquides comme le salol seul. Après qu'un canal pulpaire a été entièrement séché, le salol peut être pris au moyen d'une petite spatule et porté à l'orifice du canal dans lequel il pénètre par capillarité; ou bien, on prend une sonde chauffée que l'on introduit dans le salol; une petite quantité restera adhérente à la broche sous forme de goutte que l'on porte à l'orifice du canal. La sonde chaude peut même être introduite dans le canal pour assurer l'introduction du salol. Mascort se sert d'une seringue hypodermique munie d'une petite aiguille pour injecter dans les canaux. Le salol cristallise rapidement et constitue une solide obturation. Quoique l'auteur n'ait pas beaucoup d'expérience du salol comme obturation, il n'a eu qu'à se féliciter des résultats obtenus (voir chap. XVII).

ABCÈS ALVÉOLAIRES

Le traitement doit être le même que celui des dents permanentes, l'enlèvement de la cause qui, presque invariablement, est une pulpe décomposée. Même avec une pulpe décomposée, il y a rarement production d'abcès, s'il existe une communication de la cavité cariée avec la chambre pulpaire, à moins que celle-ci ne soit obstruée par une substance étrangère. Faites une large entrée dans la chambre pulpaire et, avec une seringue, sortez tout le contenu possible. Séchez la chambre et, avec la seringue de la figure 429 ou un tube à goutte, appliquez de l'eau oxygénée. Pendant que l'action capillaire l'entraînera dans le canal, l'application d'un tire-nerfs, de préférence en platine iridié, servira à la mêler entièrement aux autres contenus du canal et accroîtra son efficacité.

Si une ouverture fistuleuse s'est produite à travers la paroi alvéolaire externe, mais non à travers la gencive, il faut pratiquer à travers celle-ci une ouverture à l'aide d'une lancette aiguë environ 5 minutes

(¹) *Dental Cosmos*, 1894, p. 352.

après l'application d'une solution de chlorhydrate de cocaïne à 4 pour 100 étendue sur un tampon de coton.

Si l'eau oxygénée peut être introduite dans la chambre pulpaire à travers les canaux des racines et la fistule, le pus accumulé sera entièrement évacué et la guérison sera hâtée. En général les abcès disparaissent avec l'enlèvement de la cause, les contenus putrescibles et décomposés de la chambre et des canaux pulpaires.

Après avoir séché chambre et canaux, appliquez-y de la pâte iodoformée et bouchez la cavité pendant quelques jours avec une obturation provisoire. Quand l'inflammation du péricément a disparu, la chambre et les canaux pulpaires peuvent être obturés comme il est dit plus haut.

Souvent l'inflammation du péricément est si grande, ou suivant l'expression populaire, la dent est si *malade* au toucher que la première séance doit être consacrée uniquement à l'ouverture de la chambre pulpaire pour faire écouler le pus et les gaz de la décomposition. Par ce moyen, la douleur disparaîtra, le reste de l'opération et du traitement se fera lorsque l'inflammation aura disparu.

TRAITEMENT PROPHYLACTIQUE

Ce traitement est du ressort des parents plutôt que du praticien, mais celui-ci doit le recommander fortement aux premiers. La bonne ou les parents doivent commencer de bonne heure à nettoyer les dents des enfants au moyen d'un linge enroulé autour du doigt. Si les dents ne peuvent être nettoyées de cette façon, il faut employer une petite brosse, surtout après l'éruption des molaires. Un fil de soie doit être passé chaque jour entre les dents. On prend une extrémité du fil au bout de l'index de chaque main pour le faire aller et venir entre les différents espaces proximaux.

Cette opération enlèvera toutes les particules de nourriture qui pourraient se trouver accumulées, et mieux que les cure-dents ordinaires. Si les particules de viande ou autres sont si solidement fixées que le fil de soie ciré ne puisse les déloger, faites un nœud sur le fil et continuez de tirer.

Le nettoyage avec le linge, la brosse ou le fil de soie doit être fait avant que l'enfant se couche, car c'est pendant la nuit que se font les lésions. Les parties buccales sont au repos plus longtemps qu'à tout autre moment de la journée, les liquides de la bouche ne circulent pas autour des dents, au moyen de la langue, des lèvres et des joues. Théoriquement les dents devraient être nettoyées entièrement après chaque repas, mais la « satiété engendre le dégoût » et il ne faut pas exiger trop si l'on veut obtenir quelque chose.

Il faut apprendre de bonne heure aux enfants à se servir de la brosse et du fil de soie, et, ressentant plus de bien-être quand la bouche est propre, ils s'efforceront de la maintenir en bon état. Souvent on refuse à l'enfant des bonbons pendant des années, sous prétexte que les « sucreries gâtent les dents ». Mais les parents peuvent avoir la certitude que les sucreries ne feront aucun mal aux dents, si on ne les laisse pas séjourner dans la bouche assez longtemps pour devenir acides et si l'on nettoie les dents après que les sucreries ont été avalées. L'enfant apprendra ainsi la propreté, au lieu d'être constamment en rébellion par suite des continuels refus de bonbons, dont il ne comprend pas la raison.

Il faut se servir de lavages de bouche prophylactiques, tels que la solution de listerine à 10 pour 100 (1).

(1) *L'Odontologie*, 30-X-1906, PAILLIOTTIN. *De l'opportunité de l'extraction des dents temporaires.* — *L'obturation des dents*, par JOHNSON, adaptation française, deuxième édition, par GIRES et ROBIN : *Traitement des dents temporaires.*

CHAPITRE XXIV

ORTHODONTIE

Par EDWARD H. ANGLE M. D., D. D. S.

OCCLUSION

Le terme « irrégularités des dents », qui est habituellement employé pour désigner leur alignement anormal, ne donne pas une idée exacte de ces difformités. Le terme « malocclusion » est beaucoup plus expressif; nous verrons, en effet, en étudiant ce sujet, combien il importe de considérer l'appareil dentaire dans son ensemble et dans ses rapports, et combien il importe aussi de considérer non seulement les rapports des deux arcades entre elles, mais aussi ceux de chaque dent, prise individuellement, avec les autres dents des deux arcades.

Les formes des cuspides, des couronnes et des racines, de même que la constitution des dents et des ligaments tendent à assurer l'occlusion, condition essentielle pour que les dents puissent, dans les meilleures conditions possibles, remplir leurs fonctions, c'est-à-dire couper et broyer les aliments.

Si nous examinons attentivement une articulation normale, nous voyons qu'elle ne saurait être telle avec la moindre irrégularité, et que les dents doivent être disposées d'une façon absolument régulière, chacune d'elles contribuant à maintenir toutes les autres en parfaite harmonie.

De plus, dans ce cas, non seulement les dents, mais aussi les mâchoires, les muscles masticateurs, les lèvres, et même les traits du visage sont dans la plus parfaite harmonie avec la physionomie de l'individu.

C'est pourquoi, lorsque nous étudierons ces difformités et leur traitement, nous aurons constamment présente à l'esprit l'importance de l'articulation normale.

Dans les pages qui suivent, cette idée de l'articulation normale prédomine: c'est sur elle que repose la classification des cas de malocclusion, c'est elle qui détermine la nomenclature, qui inspire le diagnostic et le traitement; c'est elle enfin qui justifie la définition même de l'orthodontie (du grec ὀρθός, droit; ὀδούς, dent), science qui a pour but de corriger la malocclusion des dents.

L'étude de l'articulation correcte des dents étant la base de l'orthodontie, l'étudiant doit la considérer comme la partie la plus importante. Pour la bien comprendre, il lui faut connaître non seulement les relations normales des surfaces articulaires des dents permanentes et temporaires, mais encore leur forme, leur structure, leurs ligaments, leur croissance et leur développement, aussi bien que les mâchoires et les muscles en rapport avec elles; sans ces connaissances, on ne saurait comprendre l'orthodontie.

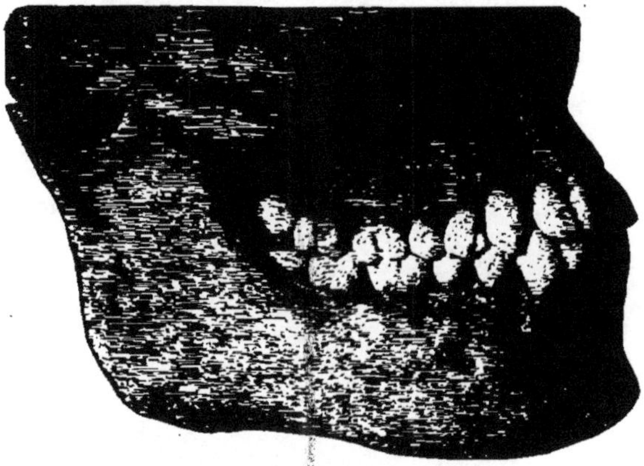

Fig. 593. — Occlusion type (Broomell).

L'étudiant fera bien d'accroître ses connaissances par une étude comparative des dents des animaux inférieurs. En se reportant aux figures 593, 594 et 595, qui représentent une articulation normale et parfaite des dents, on verra que chaque arcade dentaire décrit une courbe gracieuse et que les dents de ces arcades sont disposées de façon à présenter la plus grande harmonie, non seulement avec les dents de la même arcade, mais aussi avec celles de l'arcade opposée; et cependant chaque cas offre des particularités, comme en offrent les physionomies elles-mêmes.

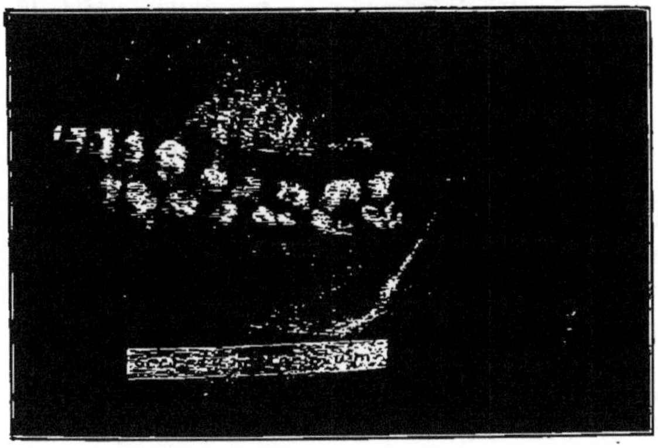

Fig. 594. — Occlusion type (Summa).

Les courbures des arcades dentaires, les inclinaisons des dents, leur volume, leur longueur, leur structure, leurs dimensions, toutes ces dispositions varient et doivent varier pour s'harmoniser avec le type particulier et le tempérament de l'individu; néanmoins elles dépendent toutes de la même façon des principes généraux de l'occlusion, principes dont l'origine remonte aux premiers travaux sur les dents humaines.

L'arcade inférieure est légèrement plus petite que l'arcade supérieure, de sorte qu'au moment de l'occlusion, les surfaces labiales et buccales des dents de la mâchoire supérieure surplombent quelque peu celles des dents de la mâchoire inférieure.

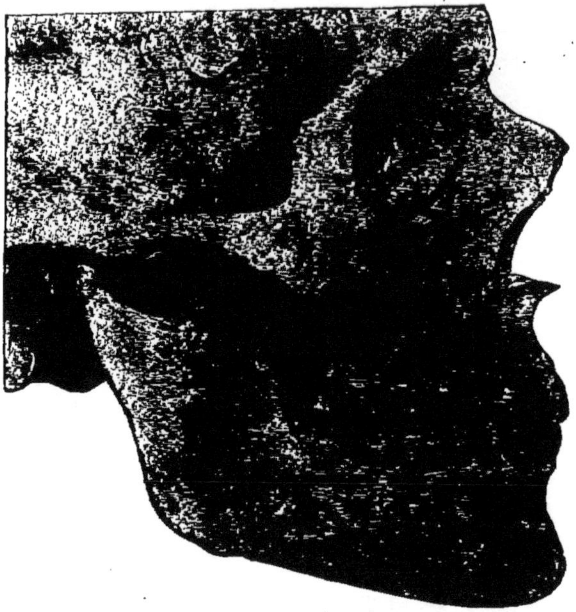

Fig. 595. — Occlusion type (Cryer).

La clé de l'occlusion réside dans les positions relatives des premières molaires. Dans l'occlusion normale, le cuspide mésio-buccal de la première molaire supérieure se place dans le sillon buccal de la première molaire inférieure; les dents situées en arrière des premières molaires s'engrènent avec leurs antagonistes de façon absolument semblable; celles qui sont situées en avant s'engrènent les unes les autres dans leurs espaces interdentaires, et cela, jusqu'aux incisives. Les incisives supérieures surplombent habituellement les inférieures sur un tiers de leurs couronnes; cependant la hauteur de « l'overbite » varie : il est plus large chez les bilieux et les nerveux, plus étroit chez les sanguins et les lymphatiques.

L'incisive centrale supérieure, plus large que l'incisive centrale inférieure, la dépasse nécessairement du côté distal, recouvrant en plus la moitié environ de l'incisive latérale inférieure; l'incisive latérale supérieure forme l'occlusion avec le reste de cette dent et le bord mésial de la canine inférieure; le bord mésial de la canine supérieure offre son bord incliné au bord distal de la canine inférieure, le bord distal de la canine supérieure étant en rapport avec le bord mésial ou le cuspide buccal de la première prémolaire inférieure. Dans le même ordre, les séries des cuspides buccaux des prémolaires sont en rapport d'occlusion, le bord mésial de chaque dent supérieure répondant au bord distal de chaque dent inférieure correspondante.

Le bord distal de la seconde prémolaire supérieure correspond au bord mésial du cuspide mésio-buccal de la première molaire inférieure. Le bord mésial du cuspide mésio-buccal de la première molaire supérieure est en rapport avec le bord distal du cuspide mésio-buccal de la première molaire inférieure; le bord distal du cuspide mésio-buccal de la première molaire supérieure est en rapport avec le bord mésial du cuspide disto-buccal de la première molaire inférieure; le bord mésial du cuspide disto-buccal de la première molaire supérieure est en rapport avec le bord mésial du cuspide mésio-buccal de la seconde molaire inférieure. Le même ordre continue avec les cuspides buccaux de la seconde et de la troisième molaire supérieures, le bord distal du cuspide disto-buccal de la troisième molaire supérieure n'ayant aucune occlusion.

On verra ainsi que chaque dent des deux mâchoires a deux dents antagonistes ou supports dans la mâchoire opposée, à l'exception toutefois de l'incisive centrale inférieure et de la troisième molaire supérieure.

De même que les plans inclinés des tubercules buccaux s'opposent

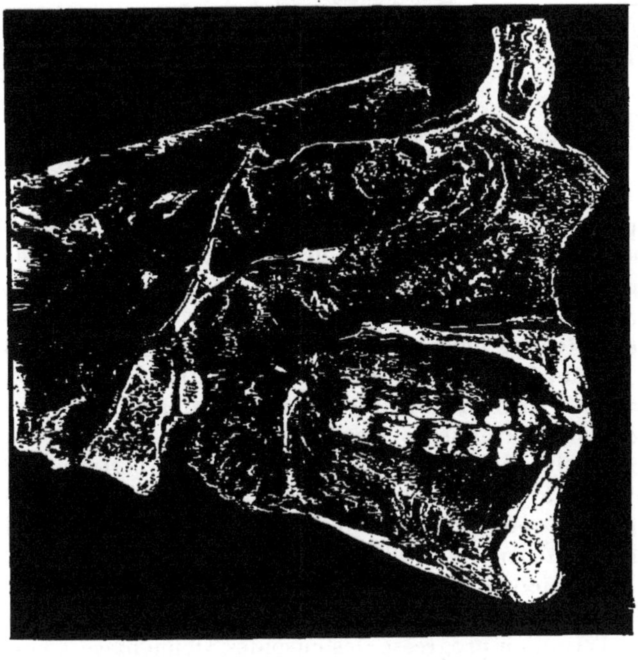

Fig. 596. — Occlusion type; vue linguale (Cryer).

et s'harmonisent de façon parfaite dans l'occlusion des dents, il se produit de même un semblable engrènement au niveau des tubercules linguaux, avec cette exception cependant que les cuspides linguaux des prémolaires et des molaires inférieures se projettent au delà de ceux des dents supérieures dans la cavité buccale, comme le montre la figure 596.

De même, dans l'engrènement transversal, les cuspides buccaux des molaires et des prémolaires inférieures passent entre les cuspides buccaux et les cuspides linguaux des molaires et des prémolaires supérieures et les cuspides linguaux des molaires et des prémolaires supérieures passent entre les cuspides buccaux et linguaux des molaires et des prémolaires inférieures, ainsi que le montre la figure 597.

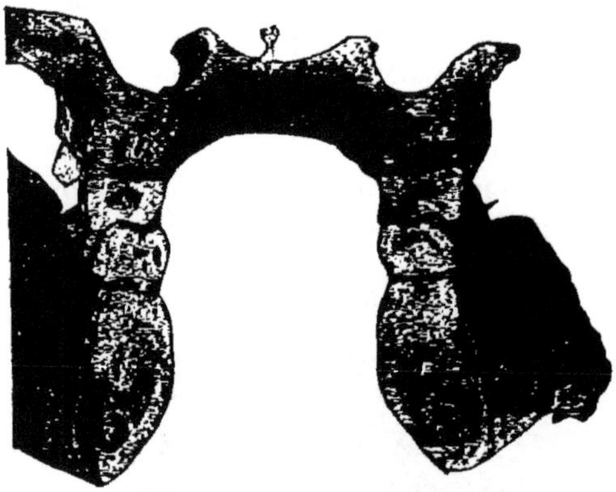

Fig. 597. — Occlusion type des molaires; coupe transversale (Cryer).

Les dimensions des surfaces triturantes se trouvent ainsi considérablement augmentées et supérieures par là à ce qu'elles pourraient être si elles étaient formées d'une simple rangée de cuspides ou de surfaces planes.

Mais l'augmentation de la surface triturante n'est pas la seule, peut-être même pas la plus importante raison de cet engrenage compliqué des cuspides et des plans inclinés des dents, la principale raison étant de procurer aux dents de mutuels points d'appui.

Les dimensions des dents, leurs formes, leurs surfaces d'engrènement, leurs positions dans les arcades dentaires sont telles qu'elles peuvent se prêter les unes aux autres, individuellement et dans leur ensemble, et dans toutes les directions le plus grand soutien possible.

Forces qui commandent l'occlusion normale. — Les cuspides dentaires, avec leurs plans inclinés normalement disposés, exercent une influence importante sur les dents en période d'éruption et les obligent à prendre leur position normale dans l'arcade. Si d'autre part leur influence est mal dirigée, ils peuvent alors devenir des facteurs pernicieux et produire la malocclusion. Quand les dents émergent des gencives, on constate souvent un déplacement considérable; mais ce phénomène n'occasionne aucun trouble pourvu que, à mesure que l'éruption progresse, les cuspides viennent se soumettre à la direction que leur impriment les cuspides opposés.

Mais si les cuspides ne subissent pas cette influence et contractent des rapports anormaux, non seulement les dents n'occuperont pas la position normale dans l'arcade, mais encore elles contribueront à déplacer les dents opposées et celles dont l'éruption est à venir. D'où la nécessité de surveiller avec soin les dents pendant la période importante de l'éruption des dents permanentes, surtout au début.

L'harmonie entre l'arcade supérieure et l'arcade inférieure se trouve considérablement améliorée par leur action et leur réaction l'une sur l'autre, par l'intermédiaire des dents. Comme les dents de l'arcade inférieure font leur éruption avant celles de l'arcade supérieure, elles se trouvent jusqu'à un certain point dans une situation fixe avant l'apparition de leurs antagonistes; d'où il résulte que l'arcade inférieure est la forme sur laquelle l'arcade supérieure vient se modeler. En d'autres termes, l'arcade inférieure exerce une influence sur la forme de la mâchoire supérieure et sur les positions des dents de cette mâchoire. Naturellement la mâchoire supérieure réagit sur l'inférieure, mais il est certain, d'après l'auteur, que le facteur le plus important est l'arcade inférieure et non pas l'arcade supérieure, comme on l'a enseigné jusqu'ici.

D'après ce qui a été dit précédemment, on peut voir facilement combien chaque arcade dentaire contribue puissamment au bon maintien de la forme et des dimensions de l'autre, lorsque les dents sont en occlusion normale, et aussi comment une pression anormale exercée sur une ou plusieurs dents est supportée par l'ensemble de la dentition. Par exemple, une pression exercée sur les surfaces labiales des incisives supérieures sera supportée non seulement par toutes les dents du haut qui se comportent comme les blocs de pierre d'une arche de maçonnerie, mais aussi par les dents du bas qui reçoivent la pression par la ligne d'occlusion.

Inversement, une arcade ne peut être modifiée dans sa forme sans que l'autre le soit aussi; de même les dimensions de l'une ne peuvent varier sans que l'autre n'en éprouve un effet assez marqué.

Ce fait présente le plus grand intérêt pour celui qui étudie l'orthodontie. Dans les cas d'occlusion normale représentés par les figures, chaque dent est non seulement en harmonie avec les autres dents, mais encore elle contribue au maintien de chacune des autres dents dans ses rapports normaux; car les cuspides s'engrènent, et les plans inclinés de l'occlusion servent à prévenir le déplacement des dents et, plus tard, à les repousser dans leurs positions en cas de mobilisation légère; cela d'ailleurs ne se produit que si la dent ne se trouve pas en dehors de la zone d'influence de chaque plan incliné.

L'étude soigneuse des rapports des plans inclinés de l'occlusion et des arêtes marginales obliques et triangulaires dans les mouvements de la mâchoire ne peut manquer de frapper tout esprit judicieux, non seulement à cause du rôle que jouent ces éléments dans le parfait maintien des dents, mais aussi à cause de leur remarquable adaptation à inciser et à triturer les divers aliments de l'homme, qui est omnivore, et enfin à cause de leur merveilleuse disposition à se nettoyer eux-mêmes, et par conséquent à se préparer.

La bonne harmonie dans la disposition des dents, comme aussi dans les relations et les dimensions des arcades dentaires, est assurée par un autre facteur : la force musculaire, représentée par l'action de la langue sur le côté interne des lèvres et des joues et sur le côté externe des arcades dentaires.

Cette dernière action s'oppose à l'élargissement des arcades comme les cercles sur les douves d'un tonneau, pourvu toutefois que les lèvres et les joues soient bien développées et fonctionnent normalement; l'action de la langue s'oppose à l'envahissement de la cavité buccale. Cette pression musculaire exerce une action beaucoup plus importante qu'on ne le reconnaît généralement.

Ainsi nous verrons que l'occlusion normale des dents est assurée d'abord par de bonnes proportions dans les dimensions et les rapports des arcades dentaires, grâce au soutien mutuel que s'offrent les plans d'occlusion, et, en second lieu, par l'action des muscles des lèvres, de la bouche et de la langue.

Les figures 593, 594 et 595 montrent le résultat produit par l'action normale de ces forces : une denture en occlusion et en alignement harmonieux.

La figure 598 représente la dentition d'un enfant âgé de huit ans; les mâchoires et les dents possèdent un développement normal. On remarquera que toutes les incisives inférieures permanentes ont fait leur éruption et occupent leur position normale suivant la ligne d'occlusion, chacune remplissant entièrement l'espace mésio-distal qui lui est réservé dans l'arcade, et forçant les canines inférieures à occuper des positions à la distance voulue en dehors ; ce qui présente un intérêt spécial, c'est l'action qu'exercent ces dents canines, au moyen de leurs bords inclinés, sur les canines temporaires du côté opposé.

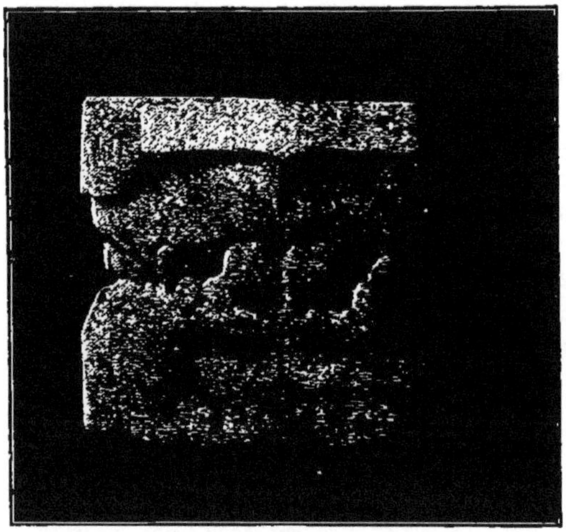

Fig. 598.

Chaque pression des canines inférieures sur les canines supérieures tend à élargir l'arcade, ou du moins à l'empêcher de se rétrécir. La figure 599 montre un cas qui contraste absolument avec les rapports de ce genre ; là, les canines inférieures ont perdu leur point de contact avec les incisives permanentes inférieures en raison du déplacement de ces dernières.

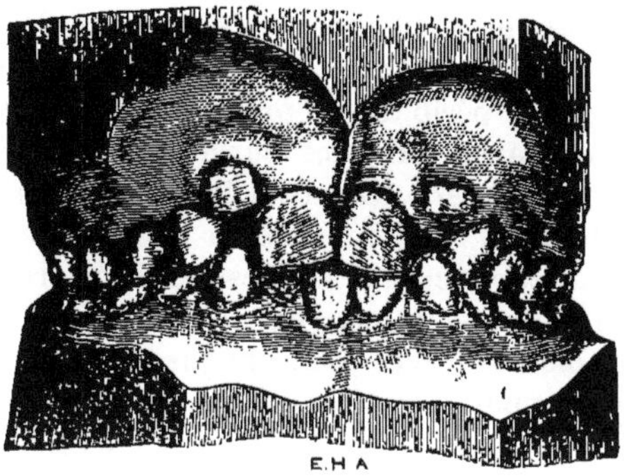

Fig. 599.

Forces qui déterminent la malocclusion. — Les forces qui contribuent à maintenir les dents en position normale et les dimensions des arcades en de bonnes proportions peuvent, avec une puissance égale, maintenir la disproportion dans les dimensions ou les rapports des arcades dentaires et la malocclusion, une fois qu'elle a été établie. Dans un grand nombre de cas de malocclusion, les arcades sont plus ou moins rétrécies et, comme conséquence, nous trouvons les dents tassées les unes sur les autres.

Dans ces conditions, les lèvres contribuent puissamment à maintenir cet état, en exerçant habituellement une force constante et égale sur les deux arcades, et combattent effectivement toute influence de la langue ou toute tendance au redressement naturel.

En d'autres termes, lorsque les arcades sont trop étroites, elles le sont définitivement et les lèvres s'opposent à leur élargissement avec une force égale à celle qui s'exerce lorsque les dimensions des arcades sont normales et que les dents sont en bonne occlusion. De même, chaque plan incliné des cuspides situé en dehors de la ligne d'occlusion normale contribue à maintenir cette défectuosité, à l'accentuer même à chaque fermeture de la mâchoire. Il est intéressant et instructif de constater la résultante de ces forces dès les premières indications de malocclusion.

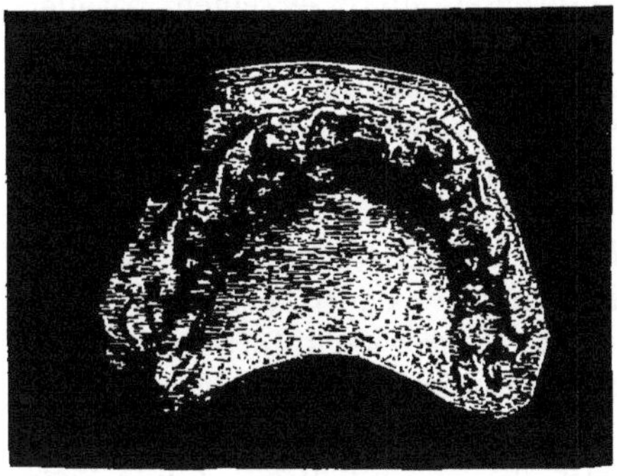

Fig. 600.

La figure 599 représente une forme très fréquente et très connue du développement de la malocclusion. C'est le cas d'un enfant chez lequel les quatre incisives inférieures permanentes ont fait leur complète éruption; mais l'une d'elles (la gauche latérale) a été rejetée du côté lingual (fig. 600).

Les arcades étant ainsi privées du point d'appui et de la résistance de cette dent, la pression extérieure des lèvres a déterminé la disparition de l'espace libre et a diminué les dimensions de l'arcade. Pendant la même période, la pression des lèvres et des joues, agissant de concert avec celle des surfaces d'occlusion, a progressivement modelé l'arcade supérieure sur la forme anormale de l'arcade inférieure.

On verra ainsi combien la malocclusion tend effectivement à persister, et combien est sans espoir le redressement confié à la nature, si l'on ne lui vient pas en aide. On peut déterminer de la même façon ces mêmes forces pour chaque cas de malocclusion.

Reconnaissant la puissance de ces influences, il est bien évident que les cas de ce genre, loin de se corriger d'eux-mêmes, deviendront de plus en plus compliqués avec le temps, à mesure que chaque dent permanente fera son éruption.

Dans tous les cas semblables, on devra surveiller avec un soin très attentif l'éruption des incisives inférieures permanentes et, au besoin, les maintenir en bonne position au moyen des procédés de redressement. Cette règle s'applique avec la même autorité à toutes les autres dents inférieures qui peuvent faire leur éruption de façon anormale, et spécialement aux premières molaires inférieures. Alors, s'il n'existe pas d'influences extraordinaires, ou de prédispositions à la malocclusion, les dents de l'arcade supérieure seront normalement dirigées.

D'un autre côté, et pour une raison précédemment donnée, si l'on permet aux dents de l'arcade inférieure de rester en mauvaise position, même s'il s'agit du plus léger déplacement en dedans d'une ou plusieurs incisives ou canines, l'arcade subira une diminution de grandeur correspondante et l'arcade supérieure présentera un resserrement parallèle et une sorte d'enfoncement des dents, dû à l'influence des lèvres.

Ainsi nous pouvons déterminer avec beaucoup de certitude, par l'examen d'un modèle, soit de l'arcade supérieure, soit de l'arcade inférieure appartenant à cette Classe I, l'étendue de la malocclusion dans l'arcade opposée.

La longueur de l'overbite modifiera naturellement cette loi, mais légèrement. Cette conformité d'une arcade sur l'autre semblerait indiquer le but que se propose la nature, de réparer ses difformités, en permettant d'utiliser les dents le mieux possible, même quand elles sont en état de malocclusion. Les figures qui illustrent la classe II, Division 2, ainsi que la subdivision de cette division, montrent, d'une façon même plus frappante, l'action des muscles.

Enfin, si l'on admet l'influence de l'action des muscles et des plans inclinés des dents pour établir et maintenir l'harmonie dans les dimensions et les rapports des arcades dentaires et dans l'occlusion, il devient évidemment illogique de vouloir corriger les irrégularités de l'arcade supérieure seule, sans apporter un soin égal à celles de l'arcade inférieure, comme on le fait si souvent.

Ligne d'occlusion. — Quand les dents sont en occlusion normale, on constate que le plus grand nombre de leurs points de contact se trouve sur une ligne imaginaire passant par les pointes des cuspides buccaux des molaires et des prémolaires, et par les bords coupants des canines et des incisives de l'arcade inférieure ; elle continue le long des sillons ménagés entre les cuspides buccaux et linguaux des molaires et des prémolaires supérieures ; puis, en avant, cette ligne traverse l'arête linguale des canines et les arêtes marginales des incisives, environ au tiers de leurs couronnes. Nous appellerons cette ligne « ligne d'occlusion » et nous la définirons : celle qui rencontre le plus grand nombre de points de contact entre les dents, quand l'occlusion est normale.

Cette ligne décrit plus ou moins une parabole, et s'écarte quelque peu de la normale suivant la race, le type, le tempérament, etc.., de l'individu ; c'est pourquoi l'opérateur devra judicieusement déterminer la forme normale de cette ligne, après une étude approfondie des traits et des contours de la face, de la forme des dents, et en tenant compte du tempérament.

Dans le diagnostic, il est important de bien définir cette ligne, car, pour raisonner et pour constater les variations, elle constitue une base plus précise que les contours moins définis des surfaces coupantes et des surfaces d'occlusion des dents.

Toute dent qui ne correspond pas à la ligne d'occlusion occupe une position dite de « malocclusion ». Toute dent peut occuper l'une des sept positions anormales, ou des variations de celles-ci.

Les malpositions des dents consistent principalement en des variations de position de leurs couronnes, ordinairement avec un léger déplacement des apex de leurs racines, de sorte qu'elles s'écartent de leur situation normale d'un angle plus ou moins oblique.

Quelques exemples cependant présentent un certain déplacement des apex des racines aussi bien que des couronnes, qu'elles se soient développées en mauvaise position, ou qu'elles aient été, comme dans la plupart des cas, repoussées de leurs positions normales par l'éruption juxtaposée de dents plus puissantes; tel est, par exemple, le cas du déplacement habituel des incisives latérales dans la direction linguale, sous l'influence du développement et de l'éruption des canines (voir fig. 601).

Et même dans de tels cas le déplacement des apex est plus apparent que réel, les malpositions accentuées des couronnes donnant l'apparence du déplacement aux extrémités de leurs racines.

Nomenclature. — Une nomenclature bien définie est aussi nécessaire en orthodontie qu'en anatomie. Les termes employés dans la description des diverses malpositions doivent être si précis qu'ils donnent tout de suite une idée nette de la malposition à corriger.

C'est pourquoi l'auteur présente la nomenclature suivante qui, sans être parfaite, semble du moins apporter une grande amélioration aux procédés actuels.

Par exemple, on peut dire qu'une dent en dehors de la ligne d'occlu-

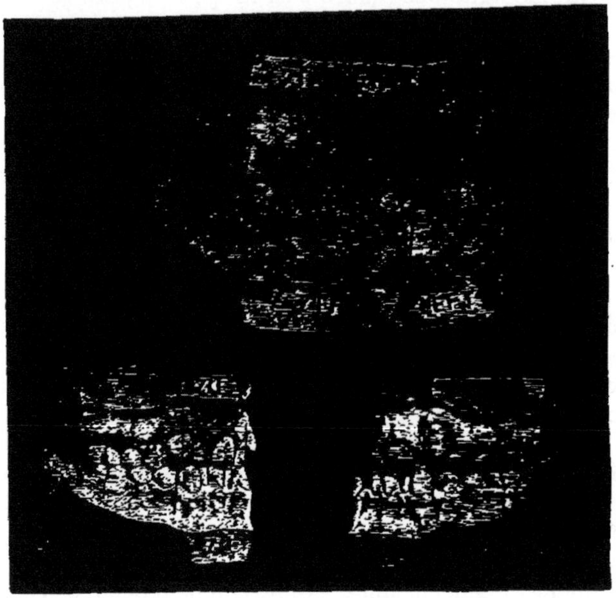

Fig. 601.

sion est en occlusion buccale (ou labiale) ; est-elle en dedans de cette ligne, elle est alors en occlusion linguale.

Si elle s'avance anormalement en avant du côté mésial, elle est en occlusion mésiale ; si elle est du côté opposé, elle est en occlusion distale ; tournée sur son axe, elle est en occlusion torse.

Les dents insuffisamment sorties de leurs alvéoles seront dites en infra-occlusion, et celles trop élevées en supra-occlusion.

Ces différentes malpositions, avec leurs modifications et leurs combinaisons, forment la base des variations illimitées de l'occlusion, depuis l'occlusion normale, jusqu'aux plus simples et jusqu'aux plus compliquées des malpositions dentaires ; elles forment même la base des rapports entre les mâchoires résultant de difformités très marquées et donnant lieu même à des apparences répulsives.

CLASSIFICATION ET DIAGNOSTIC

Pour faire le diagnostic d'un cas de malocclusion, nous devons considérer d'abord les rapports des arcades dentaires et des mâchoires dans le sens mésio-distal, ensuite les positions de chaque dent en particulier.

Comme il a été dit plus haut, les premières molaires permanentes sont les clés de l'occlusion. Ce sont les premières dents permanentes qui font leur éruption, celles qui présentent les plus grandes dimensions, comme aussi la position le plus souvent normale (spécialement à la mâchoire supérieure).

C'est pourquoi elles déterminent la longueur de l'articulation des dents dont l'éruption est postérieure. De plus, elles permettent de fixer les trois classes dans lesquelles on peut ranger les cas de malocclusion, suivant que la mâchoire inférieure s'engrène normalement avec la supérieure ou bien qu'elle dévie de la position normale, soit dans le sens distal, soit dans le sens mésial.

Classe I. — La classe I, représentée figure 601, est caractérisée par des rapports normaux des mâchoires et des arcades dentaires aussi bien dans le sens distal que dans le sens mésial, ainsi que par l'engrènement normal des premières molaires, cet engrènement normal étant caractérisé par une articulation intermédiaire entre la mésiale et la distale. Une molaire ou même toutes les molaires peuvent être en occlusion buccale ou linguale; cette irrégularité ne doit être envisagée que comme ayant une importance secondaire, et peut exister dans chaque classe, sans s'y reproduire d'une façon constante avec la valeur d'un signe caractéristique.

Dans cette classe, la malocclusion peut varier de la plus minime déviation intéressant une seule dent jusqu'au bouleversement complet de la totalité des dents de chacune des deux arcades comme dans la figure 732.

Dans les cas moyens (fig. 601) cependant les arcades sont plus ou moins rétrécies et réduites dans leurs dimensions avec un tassement correspondant des dents antérieures.

Classe II. — Lorsque la mâchoire inférieure est déviée distalement par rapport à la supérieure et que les premières molaires articulent distalement par rapport à l'articulation normale, il s'ensuivra nécessairement que chaque dent permanente faisant son évolution postérieurement s'articulera de façon anormale. Toutes les dents inférieures se trouvent ainsi entraînées à une occlusion distale, d'où une rétropulsion de toute la mâchoire inférieure. Cette occlusion distale est caractéristique de la classe II; elle produit, dans l'équilibre des traits, un manque d'harmonie marqué et très particulier.

Cette classe comprend deux divisions ayant chacune une subdivision.

La *division* I présente les caractères suivants : occlusion distale des deux moitiés latérales des arcades dentaires, arcade supérieure rétrécie, incisives supérieures allongées et saillantes, lèvre supérieure courte et, de ce fait, sans fonction.

Les incisives inférieures sont allongées, et la lèvre inférieure vient se placer comme un tampon entre les incisives supérieures et infé-

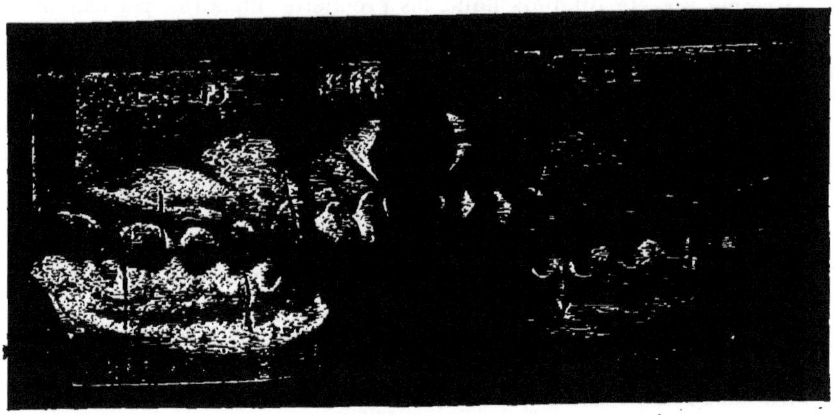

Fig. 602.

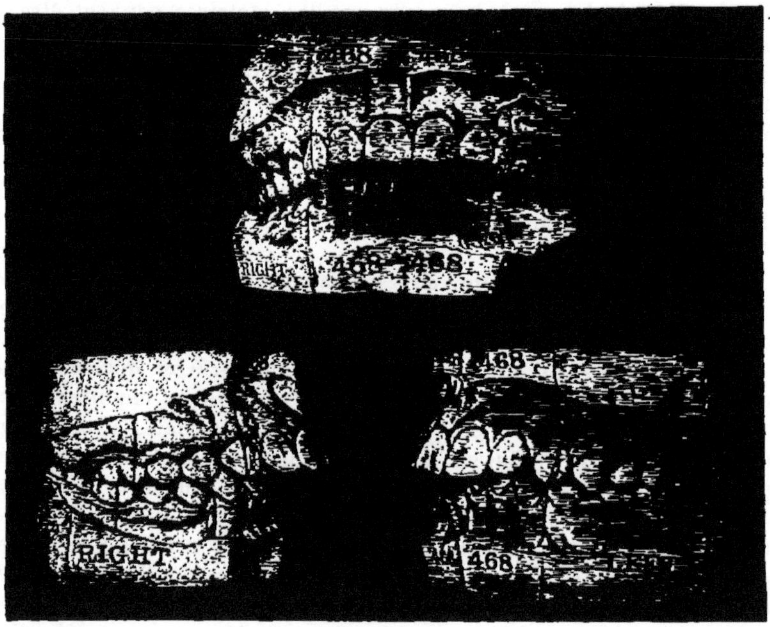

Fig. 603.

rieures, augmentant la protrusion des premières et le retrait des dernières. La figure 602 représente un cas typique de malocclusion appartenant à cette classe.

La *subdivision* de la *division* I a les mêmes caractéristiques, seulement ici l'occlusion distale est unilatérale comme le montre la figure 603.

La *division* 2 est aussi caractérisée par une occlusion distale des deux moitiés latérales des arcades dentaires; toutefois ici on trouve un retrait des incisives supérieures, au lieu d'une protrusion. Dans cette division on ne trouve aucune complication provenant d'affections

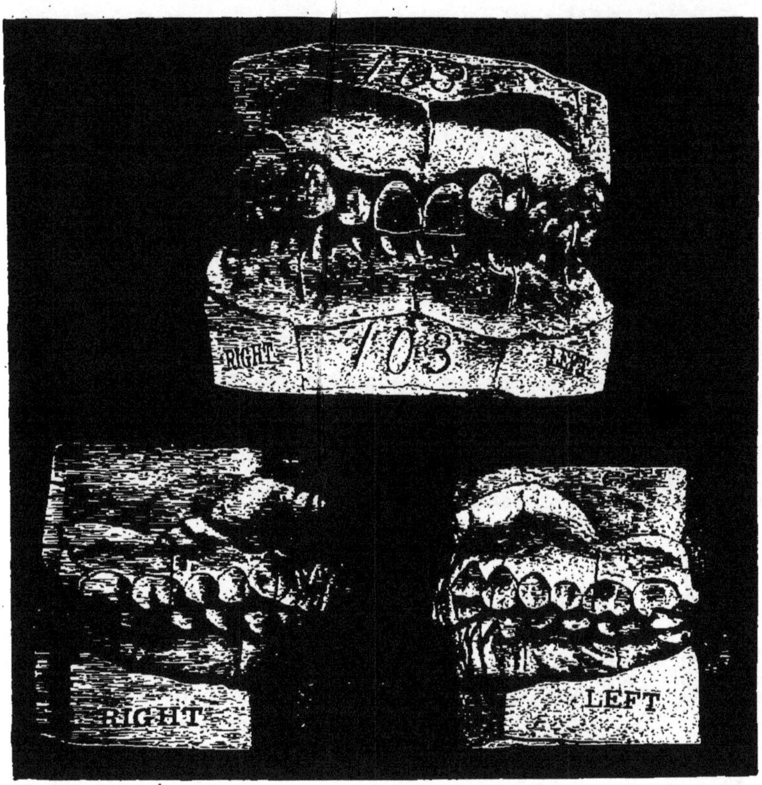

Fig. 604.

nasales, d'où il résulte que la bouche est normalement fermée et que les lèvres accomplissent leurs fonctions normales. Ces fonctions produisent la rétropulsion des incisives supérieures jusqu'à les amener au contact des inférieures déjà en rétroversion. Il en résulte que les dents supérieures sont refoulées vers la région canine, ou vers les commissures là où la pression labiale est moindre (fig. 604).

La *subdivision* de la *division* 2 présente les mêmes caractères que la division, elle en diffère toutefois en ce que l'occlusion de la première molaire est distale seulement d'un côté, comme le montre la figure 605. Les troubles apportés dans les traits du visage par les malformations décrites dans cette division 2 et sa subdivision sont marqués et caractéristiques.

Classe III. — La *classe III* est caractérisée par l'occlusion mésiale

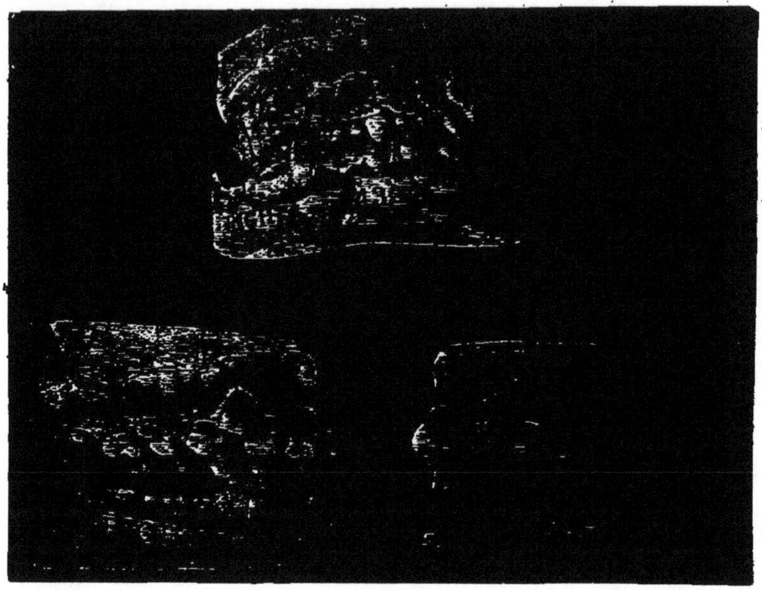

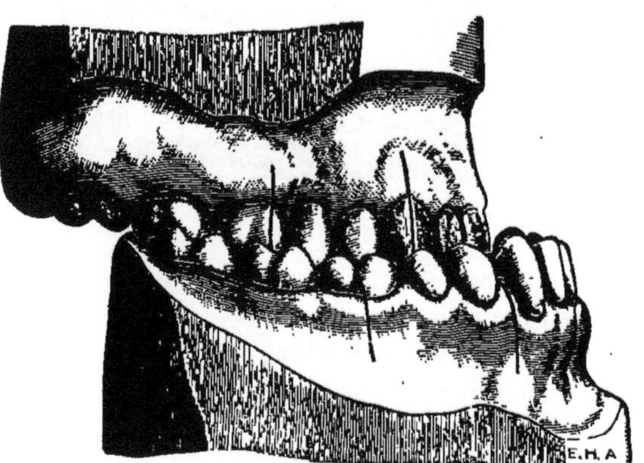

Fig. 605.

des deux moitiés latérales des arcades dentaires. Au début ou dans les cas simples le déplacement peut être de la largeur d'un cuspide, ensuite il s'accentue de plus en plus comme dans la figure 606, car ces cas ont toujours des tendances à progresser. La disposition des dents sur chaque arcade varie beaucoup de l'alignement correct et régulier jusqu'à un tassement considérable intéressant surtout

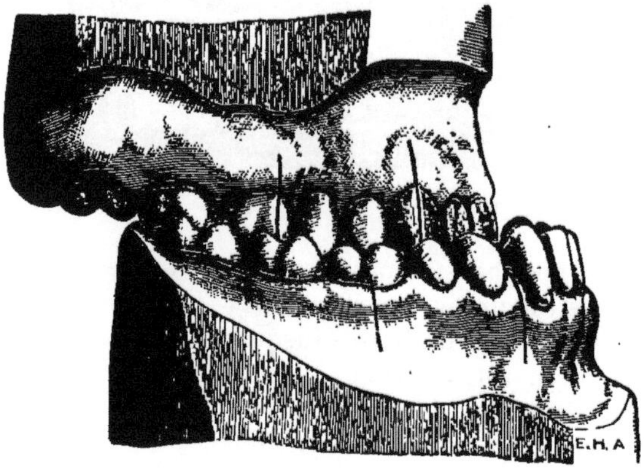

Fig. 606.

l'arcade supérieure. On trouve d'ordinaire du côté lingual une inclinaison des incisives et des canines, qui devient de plus en plus marquée avec l'âge. Cette inclinaison est due à la pression de la lèvre inférieure lors de la fermeture de la bouche.

A l'irrégularité dans les rapports des mâchoires vient se joindre d'habitude une irrégularité dans les dimensions des arcades dentaires, surtout dans les cas avancés. Cette irrégularité est due au développement asymétrique des os maxillaires, l'angle du maxillaire inférieur

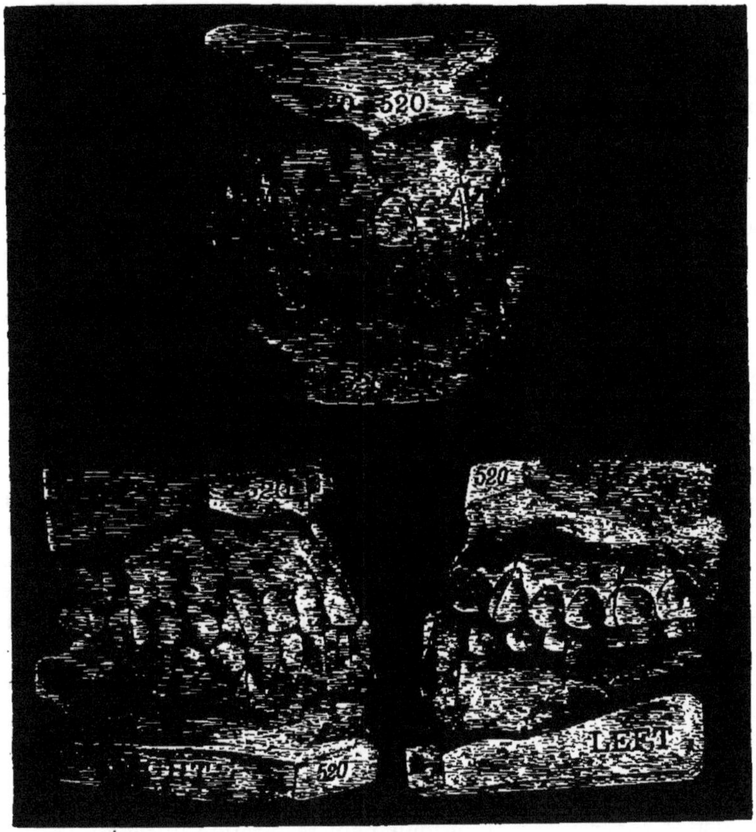

Fig. 607.

est plus obtus que normalement; mais elle peut aussi résulter d'un développement excessif du corps du maxillaire.

D'autres signes caractérisent cette classe, on les étudiera au chapitre du *Traitement*. C'est dans les cas de cette catégorie que la déformation des traits est le plus considérable, elle est en rapport avec le degré de malocclusion (fig. 807 et 815).

Subdivision, classe III. — Cette subdivision diffère de la division principale par son degré de gravité. Une des moitiés latérales de l'arcade peut se trouver seule en occlusion mésiale, l'autre étant normale; comme le montre la figure 607, les arcades se croisent au niveau des incisives.

Il est plus que probable que l'on pourra faire entrer dans cette classification tous les cas de malocclusion que l'on rencontrera. Il reste cependant à classer certains cas, celui, par exemple, où l'une des moitiés latérales de l'arcade supérieure est en occlusion mésiale, tandis que l'autre est en occlusion distale. Les cas de ce genre sont tellement rares qu'il est inutile de s'en occuper autrement, l'auteur n'en ayant rencontré qu'un ou deux.

Pour faire un diagnostic d'après la classification ci-dessus, on verra qu'il est important de considérer avec soin et séparément l'articulation de chacune des moitiés latérales des arcades, en commençant toujours par les premières molaires permanentes.

Dans certains cas appartenant à la seconde et à la troisième classe, la mâchoire inférieure peut être en état de transition et n'avoir pas atteint l'occlusion distale ou mésiale de la largeur entière d'un cuspide d'un côté ou des deux côtés; le débutant pourra être quelque peu embarrassé. Une inspection soigneuse et une étude attentive feront découvrir un certain nombre de plans inclinés qui plaideront finalement en faveur d'une certaine classe. Les rapports des premières molaires seront toutefois le plus important facteur.

L'extraction d'une ou de plusieurs dents est suivie d'un changement notable dans la position des dents restantes, le diagnostic est alors quelquefois très délicat. C'est pourquoi on devra s'exercer avec grand soin à déterminer l'influence de l'extraction sur les positions ultérieures des dents restantes, afin de pouvoir en déduire leur situation primitive. Il devient alors facile de faire un bon diagnostic, d'après la classification ci-dessus.

Nous donnons ci-dessous une brève récapitulation de la classification, afin d'en faciliter l'étude et pour abréger les recherches.

Classe I. — Arcades avec rapports mésio-distaux normaux.

Classe II. — Arcade inférieure distale par rapport à la supérieure.

Division I. — Arcade inférieure distale bilatéralement, antéversion des incisives supérieures. Habituellement respiration buccale.

Subdivision. — Arcade inférieure distale unilatéralement, antéversion des incisives supérieures. Respiration buccale.

Division II. — Arcade inférieure distale bilatéralement, rétroversion des incisives supérieures. Respiration normale.

Subdivision. — Arcade inférieure distale unilatéralement, rétroversion des incisives supérieures. Respiration normale.

Classe III. — Arcade inférieure mésiale, par rapport à la supérieure.

Division. — Arcade inférieure mésiale bilatéralement.

Subdivision. — Arcade inférieure mésiale unilatéralement.

Sur plusieurs milliers de cas de malocclusion vus par l'auteur la proportion pour mille des cas appartenant à chaque catégorie est la suivante :

Classe I	692
Classe II :	
Division I	90
Subdivision	34
Division II	42
Subdivision	100
Classe III :	
Division	34
Subdivision	8
Total	1000

ESTHÉTIQUE FACIALE

L'étude de l'esthétique faciale est liée très étroitement à l'étude de l'orthodontie, car la beauté du visage et le caractère de la physionomie dépendent considérablement de la conformation de la bouche. Les positions des dents ont une influence très grande sur la forme de la bouche, déterminant sa beauté ou sa laideur. Il n'est pas de beauté possible sans une bouche bien proportionnée aux autres traits, et toute personne affligée d'une malocclusion ne peut que présenter une bouche dont l'harmonie sera imparfaite.

L'orthodontiste assume une grande responsabilité; il n'y a pas d'étude plus intéressante et plus profitable, pour le débutant, que celle des rapports esthétiques des traits de la figure humaine.

Guidé par cette connaissance, chacun de ses travaux établira la beauté, l'harmonie parfaite; sans elle il n'engendrera que laideur, discordance et difformité.

L'orthodontiste doit toujours attacher une très grande importance à l'occlusion normale des dents. C'est seulement dans cet état que celles-ci peuvent donner leur meilleur rendement et présenter leur plus bel aspect.

Nombreux sont les patients qui ne demanderaient jamais à subir le traitement, si la malocclusion de leurs dents ne produisait un manque d'harmonie dans leur visage. Un orthodontiste habile peut amener, au point de vue esthétique, des modifications merveilleuses et presque incroyables. Mais ses efforts peuvent également, s'ils sont dirigés d'une façon inintelligente, produire ou accentuer la laideur et la difformité.

Nous devons, pour que nos efforts soient intelligemment dirigés vers le résultat idéal, nous appuyer sur un principe général servant de base à nos raisonnements, sans cela nous ne serons que des chercheurs dans les ténèbres, des expérimentateurs obtenant des résultats embarrassants et même regrettables.

Bien que les figures humaines soient toutes extrêmement semblables elles diffèrent toutes cependant.

Les artistes ont de tout temps cherché des procédés et des règles pour les comparer. Nombreux ont été les procédés préconisés afin de déterminer un principe ou une base permettant de reconnaître les anomalies. Cependant aucune mesure, aucun schéma n'a jamais été reconnu assez pratique pour que son emploi devînt universel.

La belle figure de l'Apollon du Belvédère a été très souvent citée comme s'approchant le plus de l'idéal, et prise comme terme de comparaison.

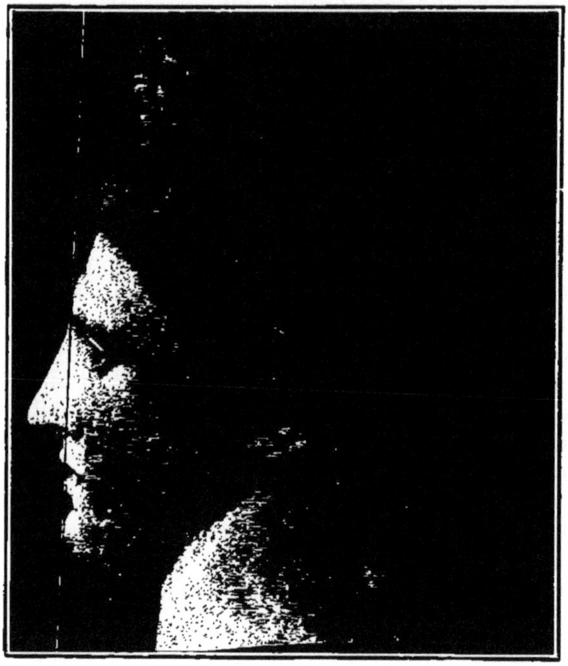

Fig. 608.

Toutefois c'est là un modèle peu pratique, conduisant à des erreurs; car, malgré la belle harmonie de cette figure avec ses éminences frontale et mentonnière et le milieu de la narine sur une même ligne droite, les cas où l'on peut l'employer comme modèle de l'harmonie faciale ont toujours été restreints, malgré le grand nombre de sujets examinés.

La chose est aisée à comprendre si l'on se souvient que la face de l'Apollon représente le type idéal de la beauté grecque. Aujourd'hui le type grec est rare et nous avons à sa place, surtout en Amérique, beaucoup de types différents comportant chacun un grand nombre de variations. Chaque figure demande donc dans la pratique un mode d'appréciation spécial en rapport avec son type particulier.

D'après l'un de nos premiers maîtres en la matière, M. E. H. Wuerpel, il existe un principe s'appliquant également bien à chaque cas, à savoir le principe de l'équilibre, de la symétrie. Nous devons être capables de nous rendre compte si les lignes du front, du nez, du menton, des lèvres de chaque individu sont en équilibre, en proportions ou non. Nous devons surtout voir si la bouche s'harmonise avec les autres traits du visage, sinon discerner ce qu'il est nécessaire de faire pour qu'elle soit bien proportionnée.

La faculté de reconnaître l'équilibre parfait des traits du visage est difficile à acquérir. L'éminent auteur cité ci-dessus rapporte que, sur deux ou trois cents étudiants orthodontistes, un seul est passé maître en cet art, et ceux-ci cependant avaient beaucoup observé et exécuté des esquisses et des modelages de la face.

Quelque ingrat qu'il paraisse, le procédé est bon sans aucun doute. Cependant nous avons une règle permettant de déterminer les proportions les plus harmonieuses du visage, ou du moins le meilleur emplacement de la bouche par rapport aux autres éléments. Les artistes l'ignorent probablement, et cependant pour l'orthodontiste elle est plus constante et plus certaine que l'opinion elle-même d'un petit nombre de maîtres. C'est une règle invariable, présentant si peu d'exceptions, qu'on peut la considérer comme une loi; et si elle n'est pas applicable à tous les cas, les exceptions sont tellement rares qu'il est difficile

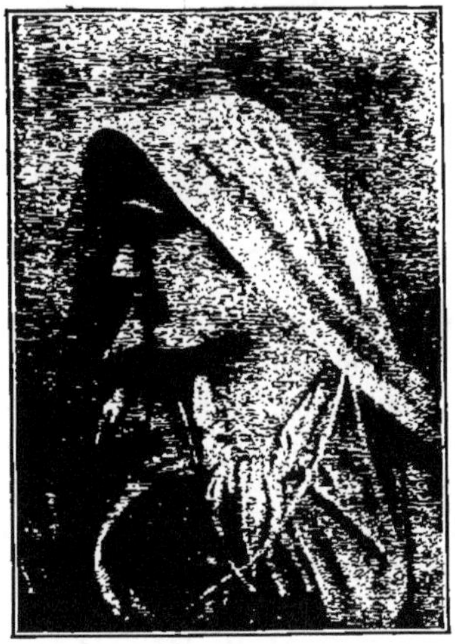

Fig. 609.

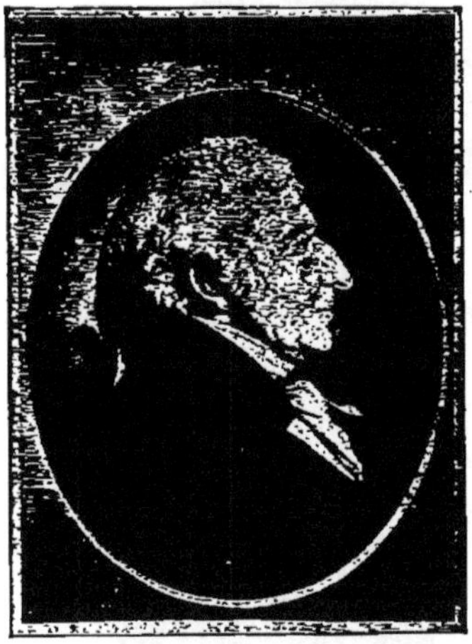

Fig. 610.

d'en apprécier la valeur. Cette règle est d'ailleurs si simple que tous peuvent la comprendre et l'expliquer.

« Le meilleur équilibre, la plus parfaite harmonie, les plus justes proportions de la bouche envisagée dans ses rapports avec les autres traits de la face, réclament l'intégrité de la dentition et exigent que chaque dent occupe sa position normale; en un mot, il faut l'occlusion normale.

La figure 608 représente la tête d'Apollon. Cette face est une étude de symétrie et d'harmonie des proportions; une telle figure est incompatible avec des dents en malocclusion ou une dentition incomplète.

La figure 609 représente une autre face très belle et bien proportionnée. Elle appartient aussi quelque peu au type grec, et la moitié inférieure du visage présente des traits qui ne peuvent avoir été modelés que sur une dentition normale en nombre et position, cette

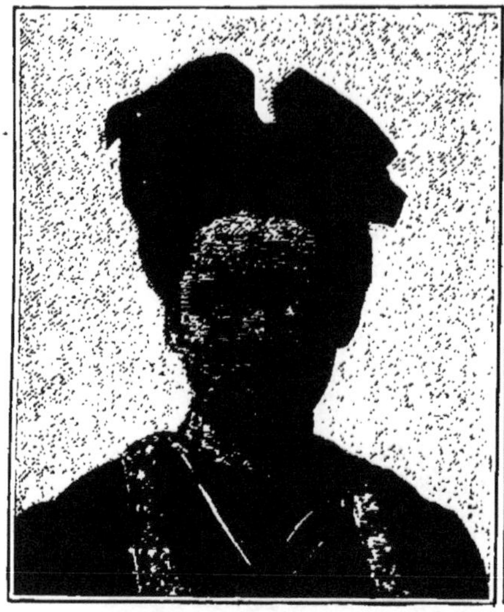

Fig. 611.

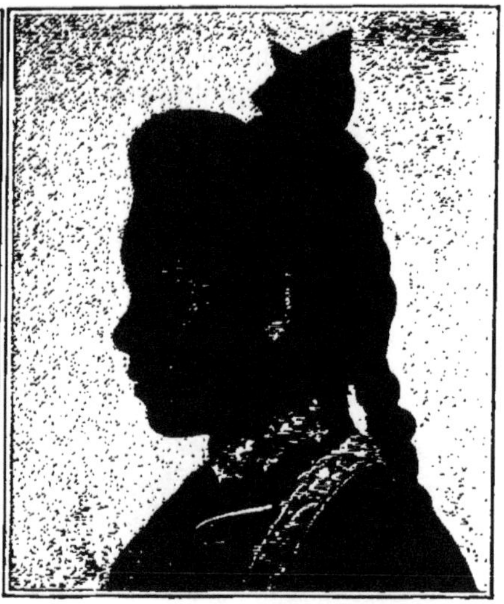

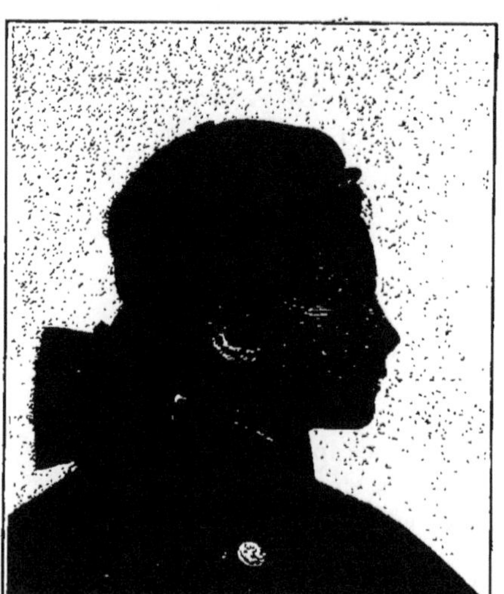

Fig. 612.

dentition étant accompagnée d'un développement et d'un fonctionnement normal des fosses nasales.

Fig. 613.

La figure 610 représente un mélange des types grec et latin, elle est aussi parfaitement équilibrée, quoique bien différente de la face d'Apollon.

Les traits sont grands et accentués et la tête est large, cependant il y a de l'harmonie dans les dimensions et les rapports, il en résulte un ensemble des plus agréables.

Cette figure, quoique absolument harmonieuse, n'est peut-être pas belle au point de vue physique, mais elle a quelque chose de plus : elle est belle au point de vue intellectuel, respirant la force, la noblesse, la majesté, qui, — c'est l'opinion de l'auteur, — manquent d'une façon pitoyable à la figure d'Apollon.

Les figures 611 et 612 et la figure 613 représentent deux enfants normalement développés, quoique l'on puisse observer une différence très nettement caractérisée. Les proportions de la face, l'équilibre des

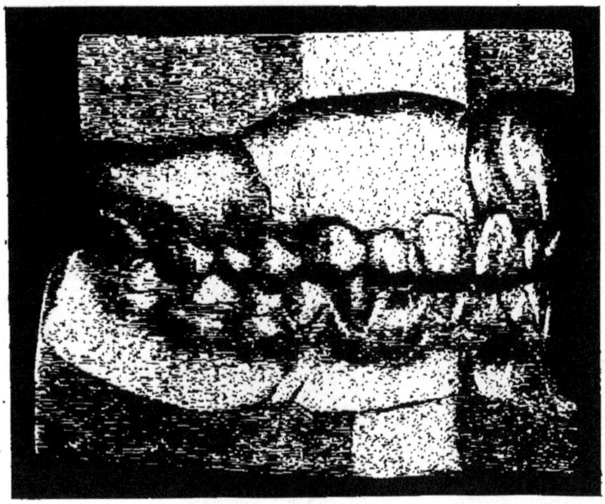

Fig. 614.

traits, l'harmonie des lignes de la bouche indiquent avec certitude que ces parties se sont modelées sur des dents bien développées et en occlusion normale, ainsi qu'on peut le constater sur les modèles représentés figures 614 et 615.

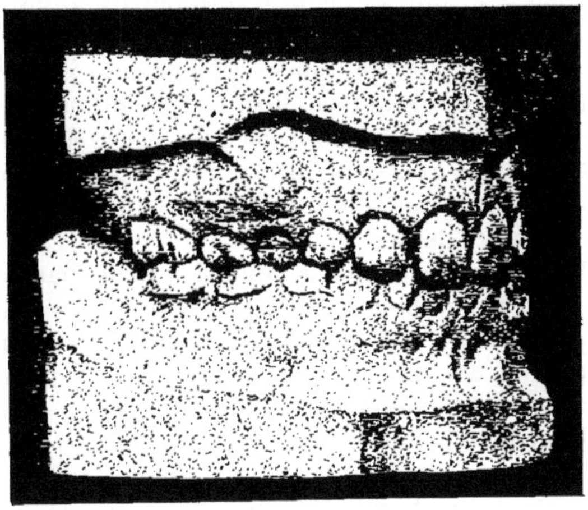

Fig. 615

Dans ces cas, la nature a réussi à travailler sans se laisser distraire par quelque cause pathologique; c'est ce que nous montrent les résultats.

On comprendra aisément qu'il puisse se produire des modifications dans la forme de ces jeunes visages au cours de leur développement. Le nez et le menton s'accroîtront et deviendront plus saillants; de même, après l'éruption des canines permanentes, la dépression nasolabiale ira s'accentuant, spécialement chez le sujet représenté figure 613.

Mais le point sur lequel nous désirons attirer l'attention, c'est le rapport étroit existant entre le développement normal de la dentition et l'harmonieuse symétrie de ces visages. Si nous voulons examiner un enfant ou un adulte possédant une occlusion normale, nous constaterons une harmonie parfaite entre la bouche et les autres traits du visage.

On a dit à juste titre : « Probablement la meilleure raison pour laquelle on trouve si souvent une harmonie aussi parfaite parmi les jeunes visages est que les dents des enfants (les dents temporaires) sont généralement indemnes de malocclusion. » (R. Anema.)

Ce serait ne pas comprendre l'auteur que de croire que toute face présentant des lignes et des traits équilibrés doit nécessairement être belle. L'auteur ne veut pas avancer que toute figure dans laquelle les traits et les lignes seront en harmonie de rapport sera nécessairement belle, ni même qu'il suffit de placer des dents en malocclusion dans leur position normale pour donner du coup un aspect harmonieux à toute la face. On peut constater dans le visage des défauts tels que le manque de développement du nez, du menton, un développement inégal des os malaires ou de tout autre os de la face, des malformations des yeux, des oreilles, des irrégularités de la tête, tous défauts qui ne pourront être corrigés en même temps que la malocclusion. Cependant le meilleur aspect de ces visages, de même que pour tous les autres, sera obtenu par l'occlusion normale des dents.

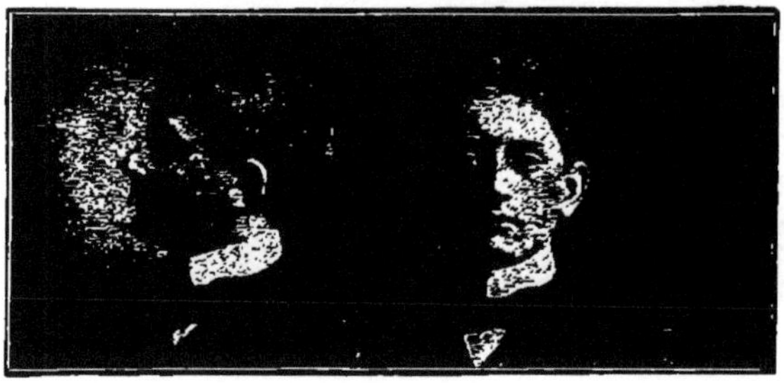

Fig. 616.

La malocclusion ou la perte des dents par extraction, ou non-éruption, ou la combinaison de ces deux causes sont responsables de plus de déformations de la face et de défauts d'harmonie que toute autre cause ou combinaison de causes; et ce manque d'harmonie de la bouche se trouve proportionné au degré de malocclusion.

Pour bien comprendre ce que signifient l'harmonie de proportion et l'équilibre de la face, on doit faire une étude minutieuse des visages s'écartant de l'harmonie, aussi bien que de ceux qui s'y conforment.

Les trois classes différentes de malocclusion produisent sur les traits du visage des effets variant non seulement avec le degré de la malocclusion, mais aussi avec le type particulier de la face. Cependant le type de difformité faciale résultant de chaque classe de malocclusion est si constant qu'après quelque pratique un observateur attentif peut déterminer avec précision le degré de la malocclusion sans faire l'examen des dents. Il en est de même dans tous les cas où il manque des dents, soit à la suite d'une extraction, soit congénitalement.

Dans la classe I, le menton et le nez seront d'ordinaire en équilibre normal avec le front et les contours généraux de la face; les lignes anormales seront plus ou moins confinées à la bouche.

La figure 616 représente le profil d'un garçon de quatorze ans. C'est un cas dans lequel le manque d'équilibre entre les plats et les creux environnant la bouche indique clairement la diminution des dimensions des arcades dentaires. On saisira mieux ces contours anormaux de la bouche représentée, si l'on se souvient qu'à cet âge la bouche d'un jeune garçon doit être plus saillante que celle d'un homme, pour cette raison que sa face n'a pas encore atteint son plein développement, tandis que les dents ont complètement évolué.

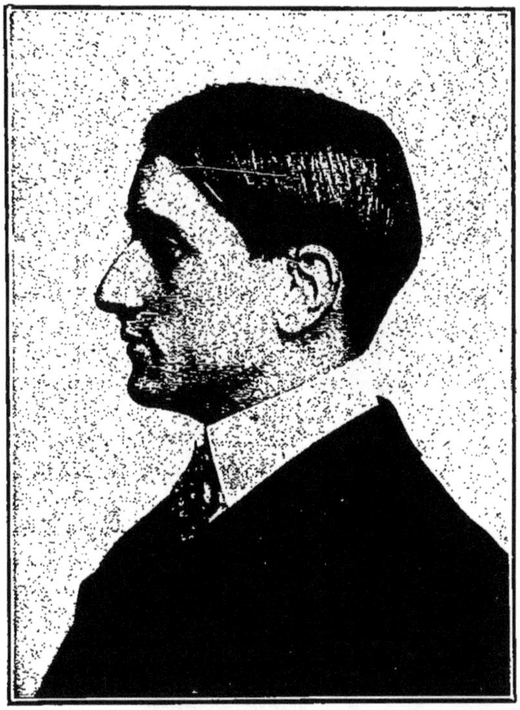

Fig. 617.

La figure 601 donne l'explication de cette irrégularité; elle est due principalement au manque de développement des procès alvéolaires et à l'entassement exagéré des dents. L'exactitude de notre loi peut se vérifier sur le cas d'occlusion normale représenté figure 744, et sur le cas de restauration faciale représenté figure 617.

La figure 618 montre le profil facial d'un autre enfant de onze ans dont l'harmonie des traits fut troublée à la suite de la malocclusion de ses dents, cette malocclusion appartenant à la classe I. Tandis qu'on remarquera que le menton et le nez sont en harmonie avec les traits généraux de la face, on verra que le manque d'harmonie se trouve confiné à la bouche, en même temps que les lèvres, la supérieure et l'inférieure, au lieu de présenter des plats et des creux comme dans le cas précédent, sont trop pleines et proéminentes. En nous reportant à la malocclusion représentée figures 755 et 756, nous voyons tout de suite la raison. Les dents, au lieu d'être tassées dans la région des canines et de présenter une surface plane sur le devant de la bouche, sont au contraire tassées en rotation et saillantes dans la région des incisives; à cette occasion nous ferons une autre remarque portant surtout sur ce point. C'est la position anormale et la proéminence des dents supérieures qui déterminent la saillie de la lèvre inférieure. Quand les lèvres sont closes naturellement sur des dents en occlusion normale, la lèvre inférieure reste au niveau de l'extrémité des incisives supérieures; ce sont donc les dents supérieures, et non les inférieures, comme on le suppose généralement, qui déterminent la courbure de la lèvre inférieure. Dans ce cas cependant il y a une autre raison pour laquelle les lèvres sont aussi proéminentes.

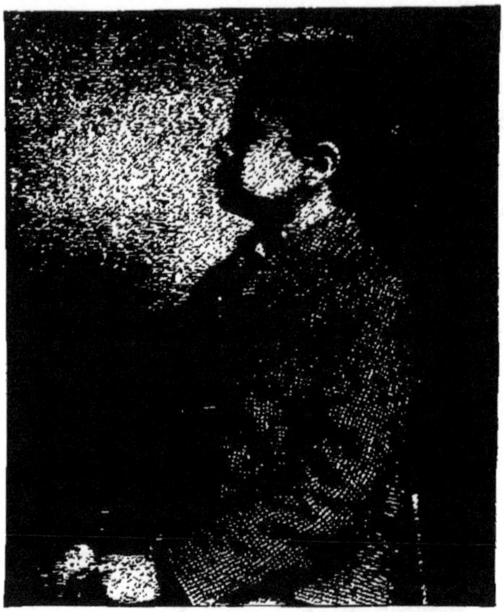

Fig. 618.

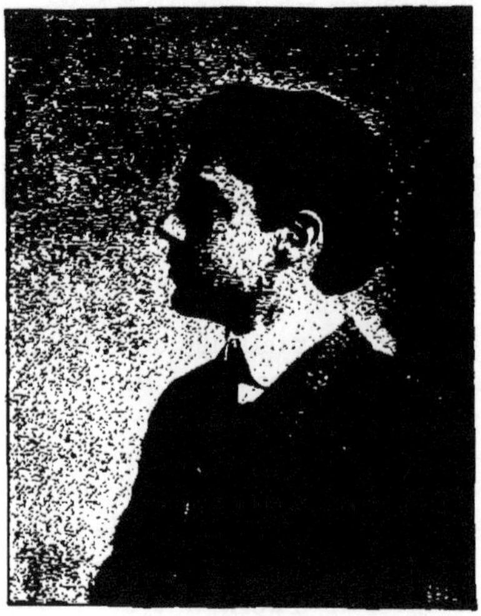

Fig. 619.

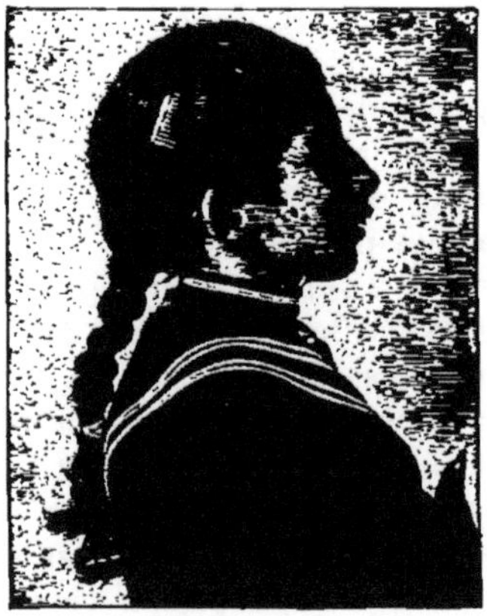

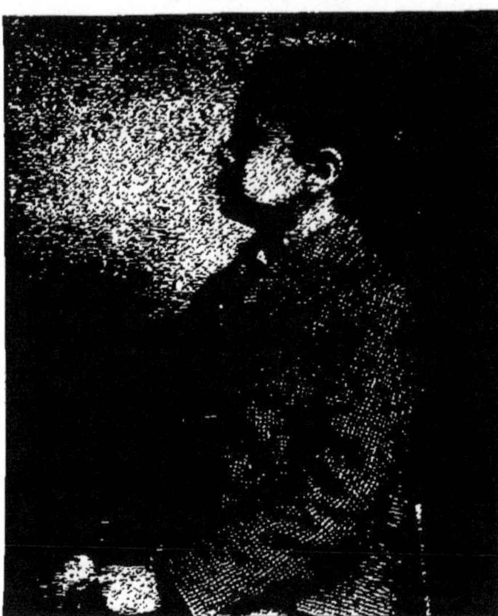

Fig. 620.

Par suite de l'exagération en hauteur de l'overbite, exagération causée elle-même par le refoulement des incisives, l'espace réservé aux lèvres est trop étroit pour leur fermeture normale, et, quand on les rapproche, elles font saillie d'une façon anormale donnant à la bouche l'expression de faire la moue.

La figure 760 montre l'occlusion après que chaque dent a été normalement placée, fait qui a naturellement pour résultat de déterminer la hauteur normale de l'articulation et de donner aux traits de bonnes proportions, comme le montre la figure 619.

La figure 620 montre un profil de fillette dont le type de malocclusion appartient à la division 1 de la classe II. La discordance de ce visage est caractéristique de tous les cas appartenant à cette division et à sa subdivision.

Dans les cas appartenant à la classe I, nous avons vu que la bouche est la seule partie du visage qui soit défectueuse. Dans les cas de type distal, le nez, la bouche, le menton sont mal proportionnés à la fois les uns par rapport aux autres et aussi par rapport aux contours généraux de la face, comme le montre la figure 602.

Essayer de rétablir l'équilibre et l'harmonie des proportions, dans cette face, en plaçant toutes les dents en occlusion normale, c'est peut-être faire subir à notre règle une sévère épreuve, mais le résultat obtenu et représenté figure 621 montre sa perfection. Cette figure n'est peut-être pas encore belle, mais nous ne croyons pas qu'on ait pu, par d'autres procédés, la rapprocher davantage des proportions idéales. On remarquera que cette face diffère beaucoup de la face aux lignes droites de l'Apollon. Cependant dans les cas de malocclusion, deux types sont également susceptibles d'être obtenus avec des proportions normales pour chacun d'eux et tous les deux par la même méthode, c'est-à-dire le rétablissement de l'occlusion.

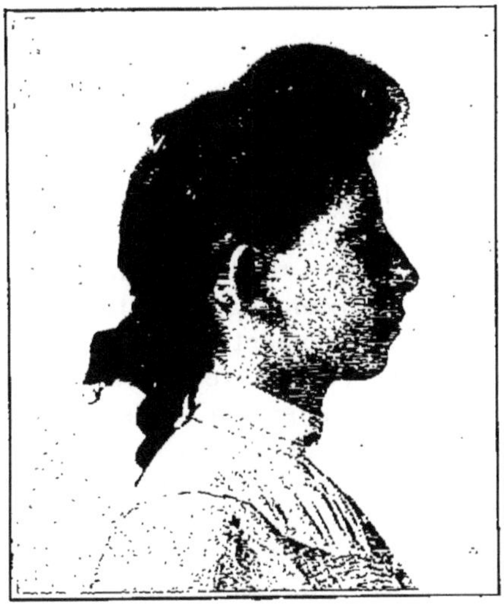

Fig. 621.

Puisque, dans ce cas, il s'est établi des relations normales entre les muscles et les plans inclinés des dents, et que la respiration nasale normale a aussi été rétablie, le développement ultérieur de la face se fera vers la normale, vers l'harmonie, au lieu de se faire dans un sens opposé, comme depuis le jour où le trouble nasal causa d'abord la respiration buccale, et où s'établit le premier déplacement des plans inclinés des molaires permanentes.

La face représentée sur le côté gauche de la figure 622 montre le profil d'un jeune homme ; c'est un cas absolument typique du manque

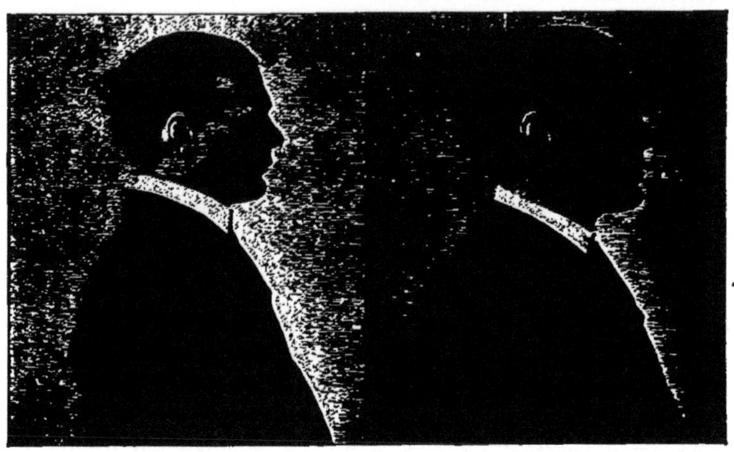

Fig. 622.

de proportions des traits produit par la malocclusion, seconde division classe II ; cette malocclusion est représentée figure 795.

La tête est large, bien constituée, le front et le nez sont très développés ; mais la bouche et le menton sont peu accusés ; ce dernier surtout est en retrait par rapport aux contours de la face. Il suffit d'étudier la malocclusion pour en saisir rapidement la cause, à savoir que l'occlusion distale, accompagnée de fonctions normales des lèvres et du nez, produit le refoulement en arrière des incisives supérieures jusqu'à ce qu'elles s'articulent avec les incisives inférieures, elles-mêmes en rétroversion, et détermine le tassement des dents dans la région canine.

De nouveau la règle fut appliquée ; on fit occuper à chaque dent sa place normale et l'on obtint les résultats les plus satisfaisants pour les traits de la face, comme on peut le constater sur le côté droit de la figure 622. Les traits effacés ont été changés en lignes puissantes et harmonieuses, qui constrasteraient avec les lignes que l'on aurait obtenues si l'on avait employé le procédé de l'extraction comme moyen de traitement.

L'occlusion restaurée est représentée figure 796.

La malocclusion étudiée dans la subdivision de cette division de la classe II défigure le visage de la même façon que la malocclusion étudiée à la division classe II.

La figure 623 représente le profil d'une fillette de treize ans, dont les traits irréguliers appartiennent au type de malocclusion de la classe III, représentée figure 812.

Une étude très superficielle de cette malocclusion suffit à nous montrer la raison pour laquelle la lèvre supérieure est aplatie, et pourquoi

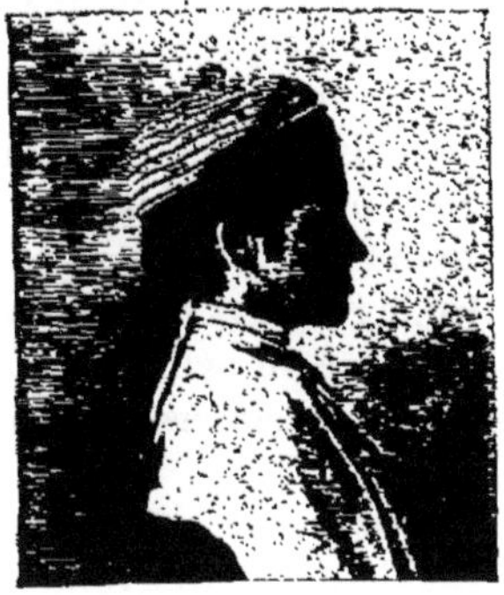

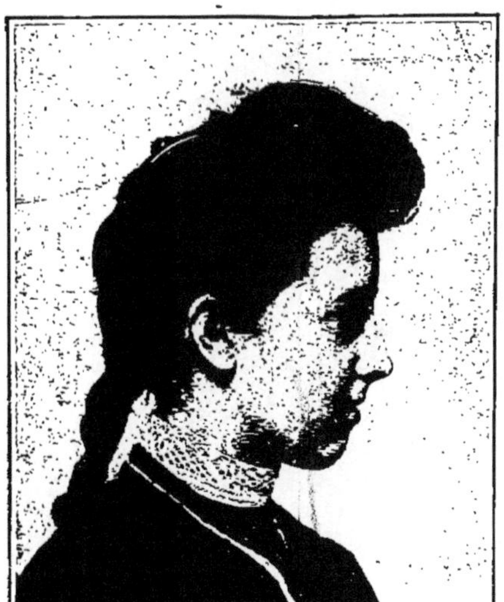

Fig. 623.

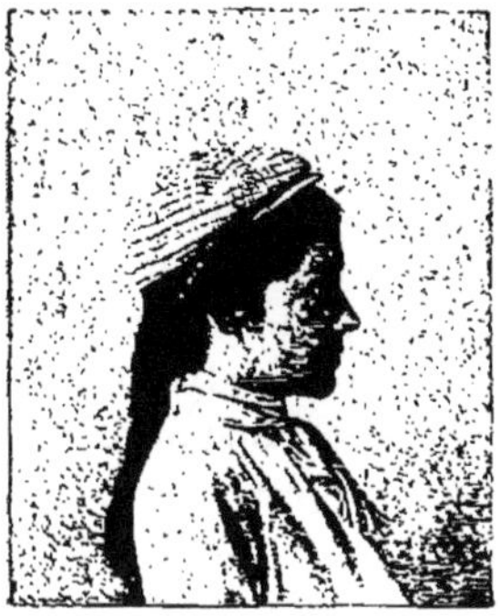

Fig. 624.

le menton et la lèvre inférieure présentent une proéminence et une saillie aussi prononcées.

La simple application de notre règle a donné le résultat représenté figure 624 pour le visage et figure 813 pour l'occlusion.

Lorsque les dents sont naturellement bien placées, le modèle de la bouche est aussi parfait que possible.

Jusqu'ici nous avons considéré l'effet fâcheux sur les traits, résultant de la malocclusion avec un nombre normal de dents; mais il en est une autre variété presque aussi commune, si ce n'est plus, et qui contribue également à détruire la beauté et les proportions du visage, c'est le manque de dents provenant du non-développement ou de la non-éruption, ou encore de la perte des dents par extraction.

Fig. 625.

La perte même d'une incisive latérale produit non seulement un grand désordre dans l'occlusion, mais aussi une égale discordance dans les traits de la face. La figure 625 montre le profil d'une jeune dame dont l'incisive supérieure latérale droite subit un arrêt de développement comme l'ont révélé les rayons X. Le désordre qui en résulte dans les rapports des lèvres supérieures et inférieures, de même que l'angle désagréable entre la lèvre supérieure et la lèvre inférieure, est très apparent. On peut s'imaginer facilement combien les traits auraient été améliorés, si cette dent s'était développée normalement et si l'arcade supérieure avait été élargie par sa présence.

Depuis que nous connaissons cette vérité, que devons-nous penser de cette pratique fréquemment appliquée et qui consistait à extraire l'une des deux incisives latérales ou toutes les deux, ou même les canines, dans l'espoir hypothétique de régulariser les dents ?

Le profil de gauche dans la figure 626 montre le résultat sur les traits de la face d'une tentative faite, sur un sujet alors âgé de neuf ans, pour corriger la malocclusion par l'extraction des quatre premières molaires parfaitement saines.

Beaucoup de dentistes de la vieille école conservent encore cette croyance et la mettent en pratique. Point n'est besoin d'un grand sens artistique pour saisir le manque d'harmonie entre la bouche et les autres traits; la disproportion est aussi prononcée que possible et donne vraiment l'impression que toutes les dents sont absentes et que cette dame porte un dentier mal fait.

Le profil de droite de la figure 626 montre les traits ramenés à leurs

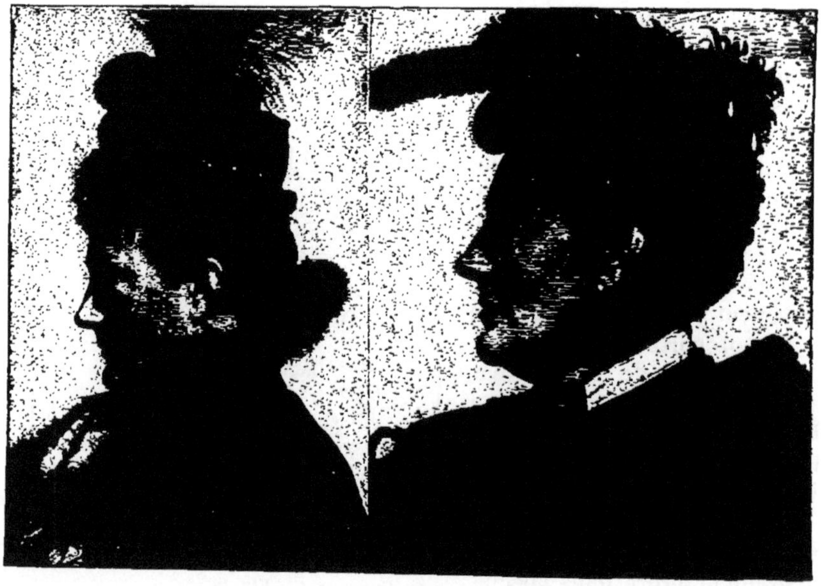

Fig. 626.

proportions normales, ou du moins aussi près de la normale que le permettait l'âge de la patiente; ce résultat fut obtenu en plaçant les dents qui restaient en bonne position; la figure 772 représente cette bouche prête à recevoir l'appareil destiné à remplacer les molaires absentes.

La figure 627 représente le profil d'une jeune dame chez laquelle l'auteur pratiqua l'extraction des deux premières prémolaires supérieures il y a plusieurs années ; il voulait employer l'ancienne méthode de traitement pour réduire la propulsion des incisives supérieures, c'est-à-dire un cas appartenant à la division 1, de la classe II.

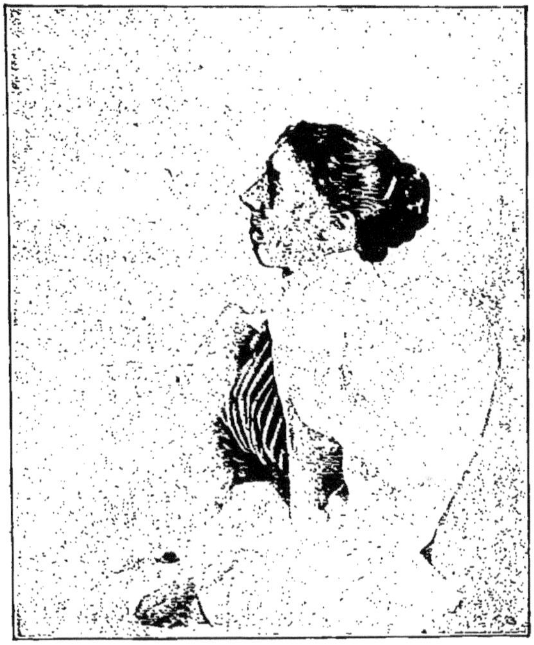

Fig. 627.

L'effet de ce traitement, au lieu d'embellir les traits, et spécialement l'angle formé par le nez et la lèvre supérieure, devait produire un désaccord plus complet et donna bien des regrets à l'auteur.

Aussi l'auteur espère graver à jamais dans l'esprit de l'étudiant que, puisque l'équilibre normal des lignes de la bouche avec les autres traits dépend de l'occlusion normale des dents, ces traits sont nécessairement privés de tout équilibre et de toute harmonie, lorsqu'il y a malocclusion, et cela d'une façon absolument proportionnelle au degré de malocclusion des dents.

Enfin, puisque l'extraction produit toujours une malocclusion proportionnelle au nombre de dents enlevées, à moins que cette malocclusion n'existe déjà, et dans ce cas l'extraction l'exagère et la complique, ses effets sur les traits de la face produisent inévitablement le désaccord, pour ne pas dire la difformité. Cette pratique est donc impardonnable.

Nous traiterons de l'extraction plus loin, au chapitre sur le traitement.

ÉTIOLOGIE DE LA MALOCCLUSION

Un grand nombre des causes qui déterminent la malocclusion sont encore jusqu'ici imparfaitement comprises. Nous n'en considérerons ici que quelques-unes parmi les plus faciles à reconnaître.

Perte prématurée des dents temporaires. — Les dents temporaires n'accomplissent pas seulement l'importante fonction de triturer la nourriture de l'enfant jusqu'au moment de leur chute et de leur remplacement par les dents permanentes, mais elles participent aussi par leur présence au développement des procès alvéolaires, et probablement aussi à celui des mâchoires elles-mêmes.

Les dents permanentes étant plus grosses et plus nombreuses que les dents temporaires réclament un plus grand espace, qu'elles obtiennent par suite de l'allongement des moitiés latérales des arcades dentaires.

Ce phénomène est absolument subordonné au développement et à l'éruption des molaires permanentes, qui doit avoir lieu après celle des molaires temporaires.

Si les diamètres mésio-distaux des dents temporaires ne sont pas diminués par des caries, et si ces dents subsistent durant leur période normale, la première molaire permanente qui prend place dans l'arcade doit nécessairement se tracer un chemin entre la seconde molaire temporaire et la branche montante du maxillaire à la mâchoire inférieure, entre la seconde molaire temporaire et la tubérosité du maxillaire à la mâchoire supérieure.

En même temps que se développe la mâchoire, les dents temporaires sont portées en avant et les procès alvéolaires prennent dans le sens mésio-distal leur longueur normale. Cependant si l'une de ces dents, la première molaire inférieure, par exemple, tombe prématurément, l'éruption de la molaire permanente se fera seulement du côté distal de la dent perdue; sans occuper tout l'espace laissé libre, elle n'agira pas à la manière d'un coin et ne transmettra aucun mouvement aux dents antérieures. Mais si pendant cette période aucune dent n'a manqué sur le même côté dans l'arcade opposée, les dents temporaires, calées comme par un coin, se trouvent poussées en avant, le développement aura lieu normalement. Il y aura ainsi une inégalité entre les mâchoires du côté considéré, et cette inégalité sera accompagnée de malocclusion. Et là n'est pas le seul mal, car l'espace occupé par la dent perdue étant supprimé ou fortement diminué, l'éruption de la dent permanente qui succède (première prémolaire), sera complètement empêchée, ou bien elle aura lieu du côté buccal ou peut-être du côté lingual, comme dans la figure 702. La moitié latérale de l'arcade ainsi rétrécie ne se développera pas, et l'arcade inférieure sera par conséquent plus petite qu'elle ne devrait l'être normalement. Il en résultera une projection en avant des incisives supérieures produite par la lèvre inférieure, qui se trouve ainsi prise entre les deux mâchoires.

Autre conséquence que nous avons déjà signalée : les dents se disposent irrégulièrement sur l'arcade supérieure, à cause de l'effort de la nature qui tend, par la pression des lèvres, à ramener l'harmonie entre les dimensions des deux arcades. Il en résulte un désaccord proportionnel des traits.

Si le plus grand mal résulte de la perte prématurée de la seconde molaire temporaire ou de la canine, dans l'une ou l'autre arcade, le même principe cependant s'applique à la perte de toutes les dents temporaires, mais à un degré différent.

L'action mécanique des dents temporaires est tellement importante qu'il faudra les conserver par tous les moyens pendant leur durée normale. Si elles deviennent le siège de caries, leurs diamètres mésio-distaux seront entièrement réparés par des obturations appropriées, et elles seront suffisamment isolées. De même, si une dent temporaire vient à tomber par suite de la résorption prématurée de ses racines, on maintiendra absolument l'espace qu'elle occupait au moyen de quelque appareil construit à cet effet.

Rétention prolongée des dents temporaires. — Quelquefois une ou plusieurs des dents temporaires demeurent au delà de leur durée normale. Dans ce cas la dent qui doit succéder sera retardée dans son éruption, ou bien elle occupera une position défectueuse.

Perte des dents permanentes. — Ce que nous avons déjà dit au sujet de l'action mécanique des dents temporaires, dans leur rapport étroit avec le développement normal des arcades dentaires et la production de l'harmonie faciale, est également applicable aux dents permanentes jusqu'à leur éruption complète ou jusqu'à ce que les dernières molaires aient pris leurs positions. Ce point particulier a une telle importance qu'il devrait être considéré avec beaucoup d'attention par tous, professeurs et élèves.

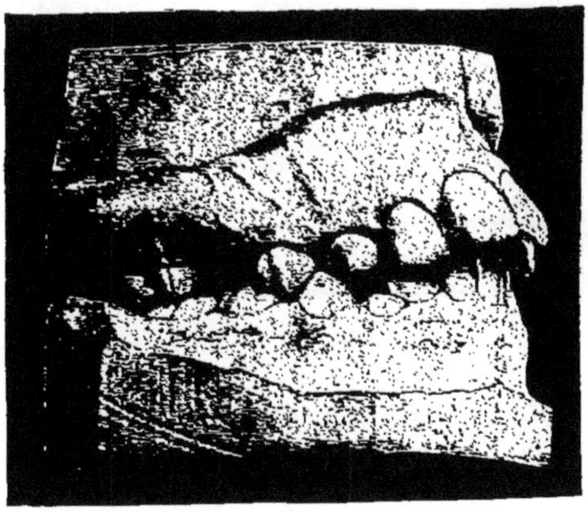

Fig. 628.

Si l'on extrait une ou plusieurs des dents permanentes antérieures aux molaires en éruption, l'action des dents à la manière d'un coin, si nécessaire au développement de l'arcade, sert seulement alors à combler l'intervalle ainsi produit, sans qu'il y ait aucune projection en avant des dents et des procès alvéolaires.

On observe alors les mauvais effets déjà énumérés, provenant d'un développement inégal des deux arcades ; on devra bien se mettre dans l'esprit que la dépendanee mutuelle des dents est si grande que la perte d'une ou de plusieurs dents, à une période quelconque, doit avoir une répercussion marquée sur les dents qui restent.

Éruption tardive des dents permanentes. — Il arrive quelquefois qu'une dent, avec ou sans cause apparente, ne fait pas son éruption et reste encastrée dans le procès alvéolaire pendant des mois et même des années. Habituellement l'espace qui lui était destiné est plus ou moins comblé par les dents voisines. L'inclusion de la canine est la plus fréquent; elle est due à ce que cette dent fait son éruption après ses deux voisines mésiale et distale, et doit, dans tous les cas, rencontrer plus ou moins de résistance de leur part.

Si, plus tard, il se produit des tendances à l'éruption, la dent se trouve nécessairement déjetée, ou il en résulte la malposition des autres dents.

Dents surnuméraires. — Les dents surnuméraires, comme leur nom l'indique, sont des anomalies; elles sont en plus des trente-deux dents normales et rappellent rarement par leur contour la dent type, étant le plus souvent en forme de cheville ou de cône. Bien qu'elles puissent faire leur éruption sur toutes les parties des arcades dentaires, ou même recouvrir presque entièrement la voûte de l'arcade supérieure, ainsi que le représentent un modèle de la collection de l'auteur, et deux ou trois autres cas bien connus, leur lieu de prédilection est situé entre les incisives centrales, dans la région des latérales. La raison de leur apparition n'est pas clairement établie.

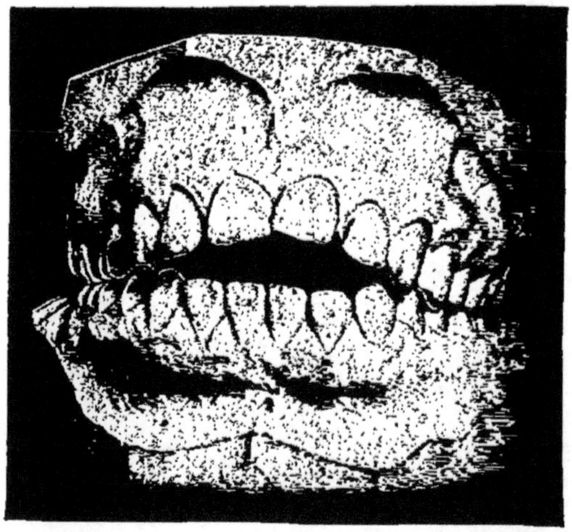

Fig. 629.

Habitudes. — L'habitude de se sucer le pouce, les lèvres ou la langue, si souvent développée chez les jeunes enfants, cause rarement le déplacement des dents temporaires. Mais si ces habitudes persistent pendant l'éruption des incisives permanentes, elles déterminent une malocclusion marquée.

L'habitude de se sucer le pouce se perd heureusement avant que des effets fâcheux puissent en résulter; les cas dans lesquels la malocclusion a été réellement le résultat de cette habitude sont rares et faciles à reconnaître.

Les incisives et les canines supérieures sont toujours projetées en avant et d'un seul côté, gauche ou droit, suivant le pouce qui a servi à cet usage, tandis que la pression exercée avec le dos du pouce sur les incisives inférieures produit un déplacement notable du côté lingual. Ces cas sont fréquemment confondus avec les cas de protrusion appartenant à la Division I de la Classe II. Les conditions et les conséquences en sont très différentes; les sujets appartenant à cette dernière classe respirent par la bouche; les premiers jamais, un tel acte serait pour eux gênant.

On trouve un exemple de cette gêne dans la difficulté éprouvée par les enfants en nourrice pour respirer lorsqu'un coryza vient produire chez eux une obstruction temporaire des fosses nasales.

La pernicieuse habitude de se mordre la lèvre inférieure ou de presser les bords occlusifs des dents supérieures contre la face externe de cette lèvre entraîne peu à peu la migration en avant des incisives centrales supérieures, diminuant ainsi leur tendance naturelle à s'opposer au rétrécissement des bords latéraux de l'arcade.

La figure 628 représente un cas de ce genre. En l'occurrence, la malocclusion était facile à réduire; mais l'habitude de se mordre la lèvre persista pendant une période de près de deux ans, nécessitant pendant ce laps de temps le port continuel d'un appareil de maintien. Cette habitude est plus commune qu'on ne le pensé généralement. Elle est souvent extrêmement difficile à corriger et fournit certainement l'explication de beaucoup d'échecs dans le redressement des dents; elle accompagne toujours les cas appartenant à la Division I de la Classe II et à sa subdivision. Si cette habitude n'est pas réprimée, et si les lèvres ne reprennent pas leurs fonctions habituelles, les incisives ne peuvent garder leurs positions normales.

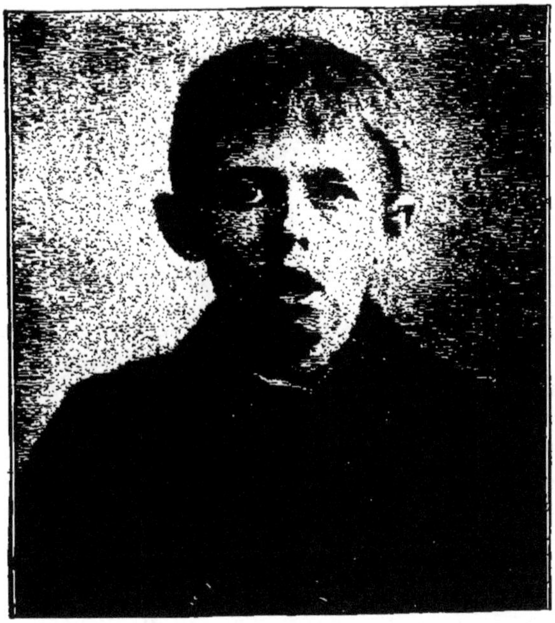

Fig. 630.

Une autre habitude, très rare, il est vrai, consiste à laisser la langue entre les incisives supérieures et les inférieures; elle produit l'effet représenté figure 629. La pression sur les bords incisifs empêche l'éruption complète et retient les dents en infra-occlusion, tandis que les molaires, qui, la plupart du temps, se trouvent isolées, s'allongent et présentent de la supra-occlusion, par faute d'antagonisme.

Obstructions nasales. — Lorsque la respiration nasale est bien établie, et que les rapports des arcades dentaires sont normaux, les dents et les muscles présentent de telles conditions qu'ils maintiennent de façon parfaite l'équilibre et le soutien mutuel nécessaires au développement normal des dents et des mâchoires. Si pendant la croissance de l'enfant il se produit des obstructions nasales qui déterminent la respiration buccale, immédiatement l'équilibre est rompu; les lèvres et les muscles produisent des tensions différentes, et leur pression sur les arcades, au lieu d'être égale en tous points, se trouve au contraire localisée, supérieure à la normale en certains points, inférieure en certains autres.

Qu'importe que ces faits aient été plus ou moins reniés! La malocclusion des dents et des irrégularités dans la formation des os des mâchoires n'en résultait pas moins.

L'insuffisance de développement du nez et des régions adjacentes de la face, un regard fuyant, une lèvre supérieure raccourcie, une bouche ouverte et enfin des irrégularités dentaires, tels sont les signes que l'on reconnaît habituellement chez tous ceux qui respirent par la bouche (fig. 630).

PROCÈS ALVÉOLAIRE ET MEMBRANE PÉRIDENTAIRE

Pour l'orthodontiste, plus que pour tout autre spécialiste de l'art dentaire, il importe de connaître parfaitement le procès alvéolaire et la membrane péridentaire. Il doit faire l'étude de ces tissus immédiatement après celle des dents. C'est en effet en grande partie à notre connaissance raisonnée et pratique de ces tissus que nous sommes redevables des succès obtenus dans la correction des malpositions dentaires. Il n'est d'ailleurs pas nécessaire d'entreprendre ici une étude très détaillée de leur structure anatomique.

Un esprit réfléchi ne peut étudier la disposition des fibres de la membrane péridentaire sans être frappé de sa remarquable adaptation à résister aux divers mouvements d'occlusion et de mastication. La connaissance de ces dispositions présente un intérêt particulier pour l'orthodontiste, parce qu'elle le rend capable de mieux comprendre, non seulement la somme de force requise et les difficultés à vaincre pour déplacer les dents, mais aussi l'ancrage que les dents devront supporter au cours de l'opération.

Ces connaissances lui permettent de posséder de même une meilleure vue d'ensemble sur tout ce qui concerne le maintien des dents.

Modifications dans les tissus sous l'influence de la migration des dents. — Quand on exerce une force sur les dents pour les déplacer, deux modifications principales ont lieu dans le procès alvéolaire : d'abord une courbure du procès alvéolaire, ensuite une résorption osseuse en avant du trajet de la dent et une néoformation osseuse en arrière de ce trajet.

Ces modifications varient beaucoup selon l'âge du patient, et chez plusieurs individus du même âge, selon la direction du mouvement imprimé et suivant sa rapidité.

Dans la jeunesse, avant d'avoir acquis sa densité définitive, l'os est plus flexible, de sorte que les incisives peuvent être déplacées en quelques heures et les moitiés latérales de l'arcade peuvent être élargies en quelques jours à peine, avant qu'une résorption osseuse importante se soit produite en avant du trajet de la dent.

L'examen du procès alvéolaire nous donne encore une preuve plus certaine de l'exactitude de cette assertion: les régions voisines de la racine sont intactes, non seulement du côté labial, ou partie antérieure du trajet de la dent, mais aussi du côté lingual ou côté opposé qui a été entraîné à la suite de la dent. On comprendra facilement ce mécanisme en se souvenant de la structure aréolaire de l'os, du manque d'élasticité des fibres de la membrane péridentaire et de leur très forte adhérence.

Tout déplacement de la dent est toujours accompagné d'une formation osseuse plus ou moins considérable; il en est de même lorsque, avec l'âge, l'os devient plus dense, de sorte que les modifications du procès alvéolaire qui entoure la dent varient de la formation osseuse primitive à une résorption lente et de nouveau à une formation osseuse encore plus lente.

Il existe également dans la membrane péridentaire des modifications importantes qui coïncident avec les modifications osseuses. A mesure qu'une force s'exerce sur la dent en déplacement, la membrane est comprimée en avant entre la dent et la paroi de l'alvéole, tandis que les fibres de la membrane subissent, du côté opposé, une plus grande tension. De cette compression et de cette tension résulte un froissement des nerfs de la membrane, ce qui détermine une sensation plus ou moins vive de douleur. Cette douleur, résultat d'un léger mouvement de la dent et d'une paralysie momentanée des nerfs produite par la pression, disparaît plus ou moins vite suivant le degré d'inflammation concomitante.

Comme résultat de cette pression, les cellules ostéoclastes sont stimulées et leur nombre s'accroît, ainsi que leur activité. Elles commencent immédiatement à produire la résorption de la partie osseuse comprise dans le trajet de la dent, et des points d'attache des fibres qui subissent la plus forte tension.

Pendant ces modifications, les ostéoblastes deviennent actifs et commencent à proliférer et à réunir les fibres par une néoformation osseuse. Mais ce processus est beaucoup plus lent que celui de la résorption ; la dent, au cours de son déplacement et même longtemps après, se trouve être plus ou moins libre dans son alvéole ; aussi faut-il la maintenir au moyen d'appareils qui la retiennent jusqu'à ce que la formation osseuse soit achevée et qu'un alvéole parfait soit reformé pour la maintenir dans sa nouvelle position.

Si une dent est soulevée dans son alvéole, c'est la membrane péridentaire qui subit la principale modification. Les fibres situées à l'extrémité de la dent s'opposent directement à ce mouvement et sont endommagées ; les fibres obliques ou de suspension sont les unes tendues et les autres repliées sur elles-mêmes. Le résultat de l'extraction partielle de cette racine conique est d'augmenter l'espace libre non seulement à l'extrémité, mais aussi sur les côtés de la racine, de sorte que la dent possède une grande liberté de mouvements qui nécessite une formation osseuse sur toute la surface de l'alvéole, ainsi qu'une augmentation dans la hauteur du bord alvéolaire et une réorganisation du système des fibres ligamenteuses.

Cela explique la nécessité du port prolongé d'un appareil de maintien et aussi la facilité relative avec laquelle le déplacement peut être obtenu.

Dans le mouvement d'enfoncement — le plus difficile que puisse exécuter une dent — l'os doit être absorbé par les ostéoclastes sur toute la surface alvéolaire, afin de permettre à la racine, qui est conique, de s'enfoncer. Les fibres de soutien latérales sont tendues et disposées suivant différents angles, tandis que les fibres de suspension, également tendues, sont séparées de leurs points d'attache osseux ; c'est pourquoi ce mouvement occasionne plus de troubles dans les tissus et demande aussi plus de force et de temps que tout autre des sept mouvements réalisables.

Dans la rotation de la dent, comme la plupart des fibres entrent indirectement en jeu pour empêcher la dent de tourner dans son alvéole et qu'en outre il existe aux quatre angles un certain nombre de fibres disposées de façon à résister à cette action, il ne peut se produire qu'une légère courbure ou incurvation du procès alvéolaire. La principale modification que l'on constate est la résorption des fibres et de l'os sur toute la longueur de la racine, ce qui supplée à la grande force qu'il faudrait développer pour exécuter ce mouvement.

Dans tous les déplacements dentaires, un grand nombre de fibres de la membrane restent tendues longtemps après que le déplacement est exécuté ; la force qu'elles exercent tend à faire revenir la dent à sa position primitive. D'où la nécessité d'établir une très forte rétention, au moyen d'appareils spéciaux, jusqu'à ce que les tissus soient à nouveau en connexion avec la dent dans sa nouvelle position.

Dans les déplacements des dents, soit du côté lingual, soit du côté labial (ou buccal), ou bien du côté mésial ou du côté distal, la principale modification est dans la position de la couronne de la dent qui a été amenée à sa position normale. On suppose habituellement que la dent agit dans le procès alvéolaire comme un levier, la couronne ou long bras du levier se déplaçant dans une direction et l'apex de la racine dans la direction opposée. Pour rendre bien compréhensibles ces mouvements supposés, et spécialement l'étendue du déplacement de l'apex, les auteurs se sont souvent servis de la comparaison de la borne enfoncée en terre d'environ un tiers de sa longueur. Si une force est exercée à angle droit en un point de la borne voisin de son sommet, la borne agira comme un levier en déplaçant la terre, ses deux extrémités se déplaçant dans des directions opposées, le point d'appui se trouvant voisin du commencement du dernier tiers de la portion enterrée.

Cette comparaison est pauvre et induit tout à fait en erreur, car les conditions mécaniques sont très différentes dans l'un et l'autre cas. Sans doute, elle serait exacte si la dent, comme la borne, n'avait qu'une substance résistante uniformément répartie autour de sa racine; mais, comme on le voit en étudiant le procès alvéolaire, l'épaisseur osseuse varie considérablement suivant les différentes dents.

Aussi le degré de déplacement apical de la racine dépend souvent de la situation et du mouvement de la dent; il varie aussi suivant qu'il s'agit du déplacement d'une seule dent ou de plusieurs situées dans la même région et déplacées dans la même direction. En réalité, le déplacement de l'apex peut être très faible ou considérable.

En premier lieu, le procès alvéolaire n'est pas un plan régulier comme le terrain dans lequel est implantée la borne; mais c'est un bord saillant et élevé de structure élastique, permettant une certaine courbure latérale, propriété qui augmente à mesure qu'on se rapproche du sommet. La courbure du procès alvéolaire s'observe de façon courante dans les manœuvres d'extraction.

De plus, au point de vue mécanique, la différence de fixation de la borne à la terre et de la dent au procès alvéolaire est telle qu'elle augmente encore la dissemblance dans les résultats de leurs mouvements respectifs. De même, comme l'apex de la racine est profondément implanté dans l'os fortement épaissi dans le sens lingual à ce niveau, et renforcé par l'épaisse couche corticale du procès alvéolaire, son déplacement lingual ne pourrait guère être attribué à l'élasticité. De plus, ce mouvement est fortement contrarié par les innombrables fibres non élastiques, irradiées dans toutes les directions, qui entourent l'apex et le fixent à l'os de la façon la plus solide, ses extrémités étant elles-mêmes enclavées dans la structure osseuse.

Ainsi, dans le déplacement labial de la couronne, le déplacement lingual de l'apex de la racine est non seulement contrarié par la surface osseuse située en avant de lui, mais aussi en arrière et de chaque côté, en raison de ses attaches ligamenteuses, tandis qu'au contraire, à l'extrémité de la borne, le sol n'offre que peu ou pas de résistance en arrière et sur les côtés, et n'en offre que dans le sens de la force.

Autre différence : la force qui déplace la borne est appliquée loin du point d'appui, tandis que la force exercée sur une dent par une ligature est appliquée près du point d'appui, ou à un point déterminé avec le plus de soin possible pour faciliter la courbure du procès alvéolaire dans la direction labiale.

De même, fait qui n'a pas lieu dans le cas de la borne, plusieurs dents peuvent être associées dans le même mouvement, ce qui augmente encore les possibilités du déplacement labial des apex, en diminuant d'autant les possibilités d'un déplacement lingual.

Dans le déplacement lingual des incisives, il y a souvent un déplacement labial considérable de leurs apex, dû à une moindre résistance offerte par leur mince recouvrement osseux et à une plus grande épaisseur d'os du côté des faces linguales des racines ; on a remarqué que ce résultat accompagne souvent la réduction de l'antéversion des incisives dans les cas appartenant à la division 1 et à sa subdivision de la classe II.

Si l'on fait exécuter les mêmes mouvements aux canines et aux prémolaires supérieures, les mêmes déplacements des racines ont lieu en pratique.

Dans le déplacement buccal des molaires supérieures, on constate une courbure et une résorption de la face externe du maxillaire; les racines palatines sont élevées dans leurs alvéoles pour faciliter le mouvement de bascule de la couronne. Il n'y a probablement aucun mouvement des apex des racines buccales, à moins qu'elles ne soient enfoncées plus profondément dans leurs alvéoles. Dans le déplacement lingual des mêmes dents, on constate une courbure plus ou moins grande du procès alvéolaire, l'enfoncement plus marqué de la racine palatine, peut-être avec une légère élévation des racines buccales dans leurs alvéoles.

Dans les mouvements analogues des molaires inférieures, on constate un déplacement plus considérable des apex des racines dans une direction opposée à celle des couronnes, cela est dû à la grande épaisseur de la paroi alvéolaire buccale.

Dans les déplacements des dents dans le sens mésial et le sens distal, il n'y a pas de courbure des parois labiales et linguales ou très peu, la principale résistance étant offerte par les cloisons et les ligaments péridentaires. Dans ces cas, le mouvement des dents ressemble davantage au mouvement de la borne, l'apex se déplaçant légèrement dans la direction opposée à celle de la couronne, comme dans la figure 678.

La pulpe. – Quoique la pulpe dentaire soit plus ou moins intéressée par le déplacement de la dent, cet organe, lorsque l'opération est bien faite, ne doit éprouver aucun trouble et ne supporter, en pratique, aucun préjudice.

Par contre, ses fonctions normales peuvent être atteintes au point d'éprouver un trouble marqué et même une complète dévitalisation, surtout lorsque le déplacement a été conduit trop rapidement ou qu'une force a été appliquée de façon trop brutale. Cependant le principal danger provient de la congestion et de l'inflammation des tissus de la région apicale, provoquant une strangulation partielle ou complète des organes vasculaires de la pulpe.

Ces faits connus, notre préoccupation doit être de prévenir autant que possible toute tendance à l'inflammation. Si la pulpe se congestionne partiellement, ce qui est habituellement indiqué par un léger changement de la coloration, perceptible à travers l'émail, ou par de la sensibilité aux variations thermiques, on laissera la dent au repos, sans traitement pendant quelques jours, après lesquels ces symptômes disparaissent généralement. L'auteur a noté plusieurs exemples où les symptômes se sont manifestés d'une façon marquée et ont persisté entièrement, malgré le traitement palliatif. Quelquefois cependant la dévitalisation complète aura lieu; la mort de la pulpe est regrettable dans ces conditions; mais les conséquences n'ont pas cependant une telle importance qu'on doive en éprouver plus de regret que pour une dévitalisation jugée nécessaire dans le traitement d'une carie dentaire.

Le principal désagrément produit par la mort de la pulpe dans ces cas est la possibilité d'une décoloration permanente de la couronne, qui accompagne plus fréquemment la destruction rapide de la pulpe par strangulation que la lente dévitalisation due à l'envahissement de la carie.

Pour cette raison, toutes les fois que la dévitalisation complète de la pulpe est apparente, on l'enlèvera immédiatement, la dent sera soignée et le canal obturé d'après les meilleures méthodes prescrites. Alors, le déplacement de la dent pourra être continué sans redouter un danger probable d'inflammation plus grand que si la pulpe était intacte.

Il est souvent désirable d'effectuer le déplacement de la dent aussitôt après son éruption, ou à une époque où la racine n'est pas encore bien formée, l'extrémité de la racine présentant alors une large ouverture en forme d'entonnoir. Si le déplacement est effectué avec habileté, la pulpe à cet âge ne doit pas éprouver un plus grand dommage que lorsque la racine est entièrement calcifiée.

En réalité, il y a moins de chances d'étranglement et de destruction que plus tard, alors que les dimensions du foramen sont considérablement diminuées.

Modifications physiologiques consécutives au déplacement des dents. — Jusqu'ici nous avons considéré dans les tissus les modifications physiologiques ayant lieu pendant le déplacement de la dent; mais nous devons nous rappeler que certaines modifications très importantes ont également lieu après le déplacement. Pour mieux les comprendre nous devons avoir présentes à l'esprit les conditions préalablement existantes. Le développement de la malocclusion est graduel et proportionné aux déviations des dents. A chacune de ces déviations correspond une déviation égale dans le procès alvéolaire, et à un degré plus ou moins grand dans les os des mâchoires, dans la voûte palatine, la cavité nasale et les muscles de la face. Toutes ces parties n'étant pas en harmonie, la tendance de la nature est de produire un désordre encore plus grand, plus éloigné de l'état normal à mesure que la croissance et le développement se produisent.

Lorsque les couronnes des dents ont été amenées en position correcte suivant la ligne d'occlusion, et que les rapports normaux des plans d'occlusion ont été établis, les positions des dents et les fonctions des plans d'occlusion sont tellement modifiées qu'elles exercent une action différente sur les os et les muscles. Le but à atteindre désormais est d'aider et de stimuler la nature à produire la réorganisation de ces tissus, de les faire croître et de leur donner un développement normal en tenant compte et des exigences des dents dans leurs nouvelles positions et de leur fonction naturelle.

En chirurgie, on rencontre souvent des cas incontestables dans lesquels on peut constater le merveilleux pouvoir qu'a la nature de remédier à ces défauts et de réagir aussitôt que des conditions favorables de réorganisation convenable ont été établies. Les modifications naturelles qui accompagnent une intelligente correction sont souvent très prononcées et donnent de bons résultats. La possibilité de ces changements doit modifier notre plan de traitement dans nombre de cas. Très fréquemment lorsqu'un certain nombre de dents ont subi des modifications de position, spécialement lorsqu'il s'agit des deux arcades, quelques-unes peuvent occuper des plans plus élevés que les autres ou bien les cuspides de quelques dents peuvent ne pas présenter exactement des rapports mésio-distaux normaux ; mais si nous avons réussi à placer les

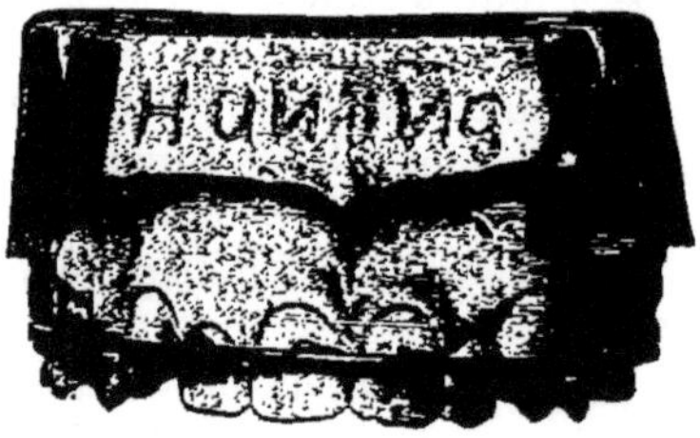

Fig. 631.

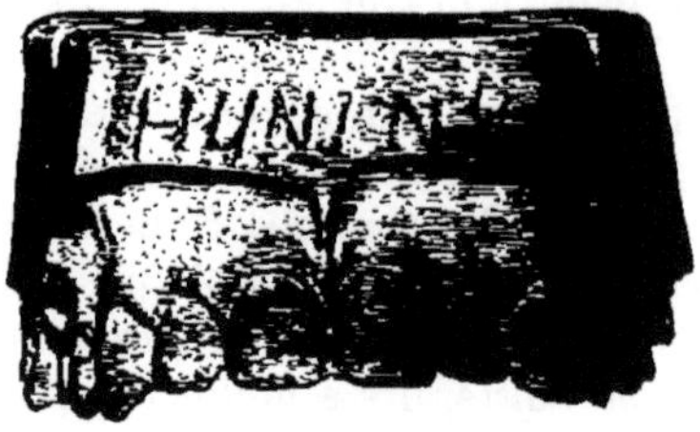

Fig. 632.

dents de façon que les plans inclinés de leurs surfaces d'occlusion favorisent leur situation normale, leur hauteur normale et leurs rapports corrects seront progressivement obtenus comme conséquences de la bonne occlusion.

Dans quelques cas les incisives peuvent être beaucoup trop courtes en apparence, mais après quelques semaines ou quelques mois, quand les dents postérieures auront été redressées, la longueur de l'overbite des incisives sera normale.

Un autre changement notable et des plus importants est celui qui accompagne le mouvement labial d'un certain nombre d'incisives comme dans la figure 631. L'entassement et le chevauchement de celles-ci a produit un arrêt marqué dans le développement des procès alvéolaires à la région apicale. De sorte qu'après la correction de la difformité ces incisives forment un angle très prononcé avec une dépression dans leur région apicale et une saillie apparente de la lèvre, tout cela suggérant souvent l'idée qu'il est impossible de les maintenir dans une telle position, et qu'une extraction est désirable pour éviter cette proéminence.

Mais dans un grand nombre de cas la proéminence apparente est due au manque de développement du procès alvéolaire et aux positions linguales des apex des racines, qui se sont ainsi développées pour obéir à la malocclusion. Lorsque les couronnes sont en occlusion normale, la nature se trouve stimulée à poursuivre le développement des procès alvéolaires et à ramener les apex en avant, dans leur position normale; de sorte que, après le temps nécessaire, la paroi du procès alvéolaire sera devenue normale et les dents présenteront des angles normaux; les contours de la face seront améliorés surtout à la base du nez; en un mot on obtient un résultat bien meilleur que si l'on avait eu recours à l'extraction.

Ces modifications désignées ci-dessus sont représentées figure 633; c'est un modèle du cas représenté figure 632 trois années après et redressé.

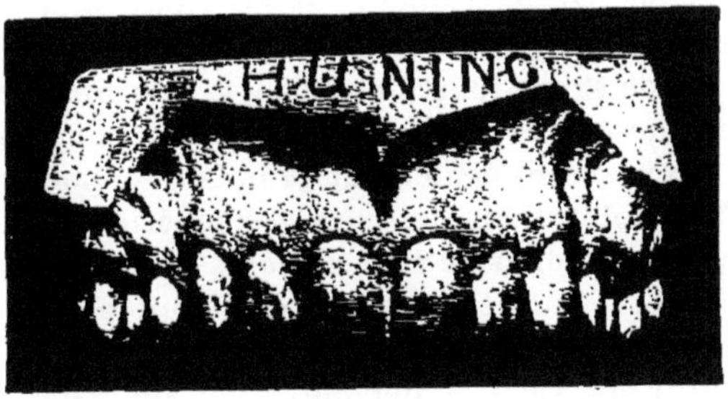

Fig. 633.

La découverte de ce fait que la nutrition des tissus se trouve stimulée au point de développer le procès alvéolaire et de changer de place les apex des dents marque une étape très importante dans l'évolution de cette science, car elle rend inexcusable le sacrifice des dents dans le but de faire de la place à celles qui restent.

Il faut cependant rappeler que ce développement consécutif au redressement, très actif et très rapide dans la jeunesse ou pendant la période d'éruption des incisives et pendant quelques années après, diminue d'activité avec l'âge du patient; après la maturité, il est douteux qu'il y ait la moindre formation osseuse — autre raison évidente de l'importance du redressement des dents pendant la prime jeunesse.

Selon toutes probabilités, dans le cas cité ci-dessus, pendant que s'accomplissait le développement du procès alvéolaire, il s'effectuait aussi un changement dans les positions des couronnes des deux arcades dentaires; il y avait un léger déplacement dans le sens distal, dû à l'augmentation de la pression labiale, ayant pour cause elle-même la position plus proéminente des incisives.

Ce phénomène ne peut se produire que si les lèvres fonctionnent normalement et si la respiration nasale est une habitude chez le sujet.

De même, quand une moitié latérale ou les deux moitiés latérales des arcades supérieures se sont développées avec les dents en occlusion linguale, le résultat produit est d'entraver le développement normal de l'arcade et de sa largeur, comme dans la figure 632. On remarquera que la force due à la mastication porte sur les couronnes suivant un angle anormal par rapport à leur axe; il se joint à cela un trouble marqué dans le développement du procès alvéolaire et des mâchoires, une hauteur anormale de la voûte palatine et une irrégularité des lignes de la face.

On détermine alors, vers le côté labial, un mouvement de bascule des couronnes des molaires supérieures et, vers le côté lingual, un mouvement de bascule des molaires inférieures; la force d'occlusion formera donc un angle normal avec l'axe des dents et viendra s'exercer sur les cuspides buccaux des molaires inférieures et les cuspides linguaux des molaires supérieures.

Dans ce cas, comme dans tous les cas de ce genre, il résultera de notables modifications. La largeur de la face sera augmentée de façon sensible dans la région de la mâchoire supérieure et diminuée dans la région de la mâchoire inférieure. Il s'ensuivra, dans l'état de la voûte palatine et des fonctions nasales, une amélioration correspondante qui se poursuit jusqu'à ce que des proportions normales soient établies.

Il se produit également de notables modifications dans la réduction d'une antéversion des incisives supérieures, comme dans le cas appartenant à la division 1 de la classe II. A mesure que les couronnes des incisives sont déplacées du côté lingual, les apex des racines, comme nous l'avons déjà noté, sont déplacés du côté opposé suivant un certain trajet. Cela est démontré par un aspect cannelé plus ou moins apparent du procès alvéolaire dans la région apicale, et, à quelque distance, par une saillie plus proéminente de la lèvre dans la région de la base du nez. Mais si le nez et la lèvre ont recouvré leurs fonctions normales, les apex retournent à leur position normale, les procès alvéolaires qui les entourent prendront un développement normal, et la saillie de la base du nez diminuera.

D'autres modifications qui accompagnent les redressements sont mentionnées avec la discussion des cas relatés au chapitre « Traitement ».

MODÈLES

Avant de traiter un cas, il faut tout d'abord l'étudier et pour cela, la première chose à faire est de prendre de soigneuses empreintes des deux arcades, empreintes d'où l'on tirera des modèles parfaitement articulés.

Ces modèles aident non seulement à la classification et au diagnostic des cas, mais permettent aussi de déterminer la méthode de traitement, et sont aussi d'une extrême utilité comme référence pendant le cours du redressement.

En effet, en comparant les modèles avec les dents naturelles à chaque visite du patient, nous pouvons nous rendre compte d'une façon exacte non seulement des mouvements précis des dents mal placées, mais aussi des déplacements inopportuns des dents d'ancrage; grâce à ces modèles, on peut se rendre compte à tout moment du déplacement des dents. Une mensuration scrupuleusement exacte de l'étendue du mouvement d'une ou plusieurs dents peut ainsi être faite en tout temps avec de tels modèles comme base.

Des matières qui servent à prendre les empreintes. — Les modèles n'ont de valeur qu'autant qu'ils ont été faits avec soin, et les seuls modèles précis sont les modèles en plâtre; les modèles doivent représenter non seulement les deux arcades avec les positions relatives des dents et des cuspides, ainsi que la voûte palatine et les gencives, mais ils doivent aussi indiquer nettement la position des racines autant que cela est possible à travers les gencives et les procès alvéolaires jusqu'au point où les insertions musculaires rendent vague la forme de la mâchoire.

On ne peut obtenir de modèles suffisamment parfaits avec des empreintes faites avec les différentes matières plastiques à modeler.

La forme de la mâchoire, celle des dents, leurs inclinaisons rendent impossible l'enlèvement d'une empreinte plastique sans déformation. Pour déterminer l'arrêt de développement du procès alvéolaire, spécialement dans la région des racines incisives, point si important à fixer sur le modèle, on ne peut, avec une matière plastique, s'en rapporter qu'à de pures suppositions.

Lorsque la méthode pratique de prendre des empreintes au plâtre est bien appliquée, cette opération n'occasionne à l'opérateur que peu de désagréments, s'il y en a, et ne détermine pas chez le patient plus de protestations que l'emploi des matières plastiques.

Les porte-empreintes. — Les porte-empreintes employés par l'auteur et représentés figures 634 et 635 sont ceux qui conviennent le mieux, car ils sont plus hauts que les porte-empreintes ordinaires. Pour prendre une empreinte, on aura soin de choisir un porte-empreinte suffisamment large que l'on conforme le plus exactement

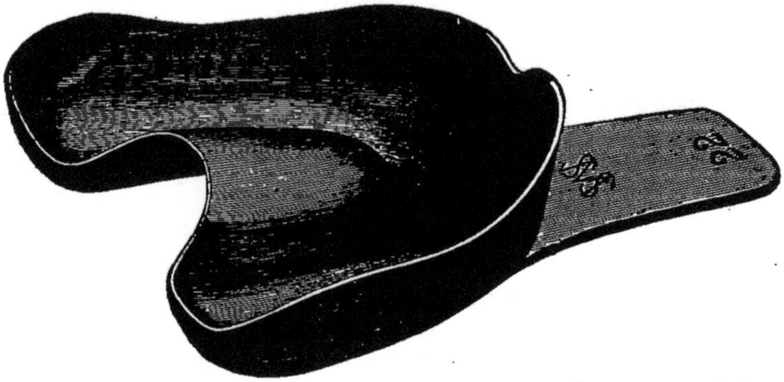

Fig. 634.

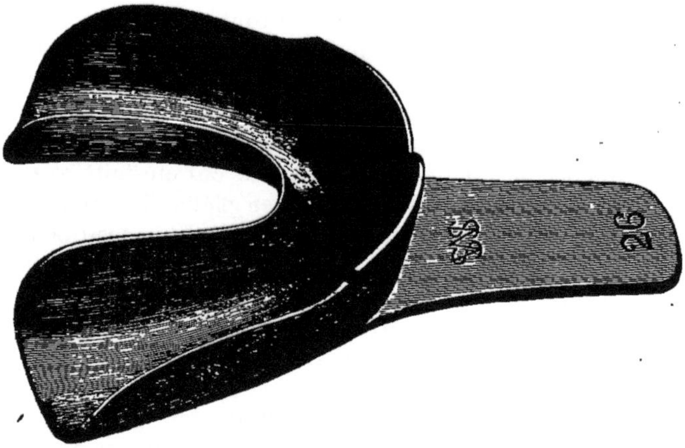

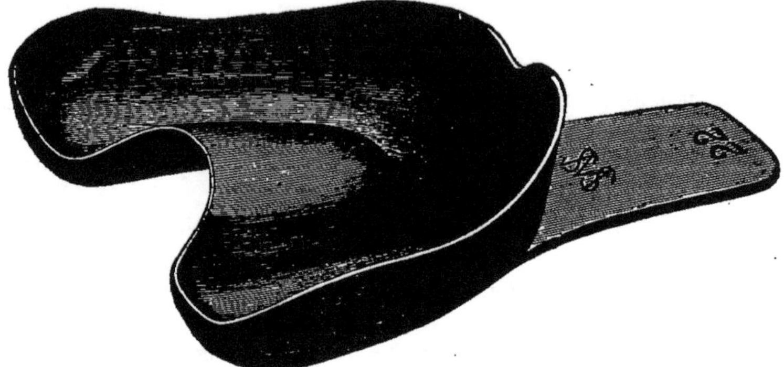

Fig. 635.

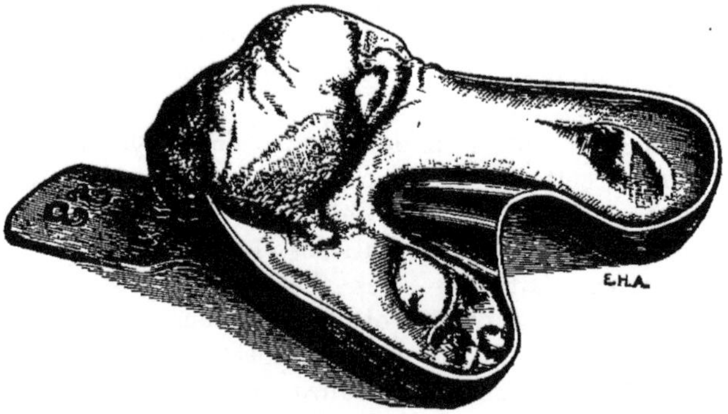

Fig. 636.

possible à chaque particularité de forme de la mâchoire, ce qui n'endommage pas le porte-empreinte.

Prise des empreintes. — On doit employer du plâtre à empreintes de bonne qualité que l'on mélange de la manière ordinaire, en ayant soin de le bien gâcher; comme le montre la figure 636, la forme et la hauteur du porte-empreinte ne nécessitent qu'une faible quantité de matière plastique. On remarquera que la plus grande quantité de matière à empreinte est placée à la partie antérieure du porte-empreinte et amenée à déborder en avant par-dessus l'arête, tandis qu'il ne doit pas y en avoir du tout sur la voûte du porte-empreinte. Le porte-empreinte est ensuite placé sans hésitation en position; les bords occlusifs des dents viennent reposer sur le plâtre de façon égale; il ne faut pas enfoncer le porte-empreinte.

La lèvre est alors soulevée et le plâtre qui déborde du porte-empreinte est remonté sous la lèvre avec le doigt; cette manœuvre est destinée aussi bien à assurer l'expulsion de l'air qu'à avoir une empreinte élevée. Le porte-empreinte, bien soutenu par le bout de l'index seulement, est alors enfoncé d'une manière égale jusqu'à ce que les extrémités des dents touchent le fond du porte-empreinte ou presque. Pour chasser l'air des joues, il faut les toucher doucement, mais ne pas tirer dessus, cette manœuvre pouvant entraîner une partie du plâtre et empêcher l'exécution d'un des points les plus importants, c'est-à-dire la production d'une empreinte à bords très élevés. On laissera le plâtre en position jusqu'à ce qu'il soit entièrement pris, condition très importante : plus le plâtre est dur, meilleure sera l'empreinte.

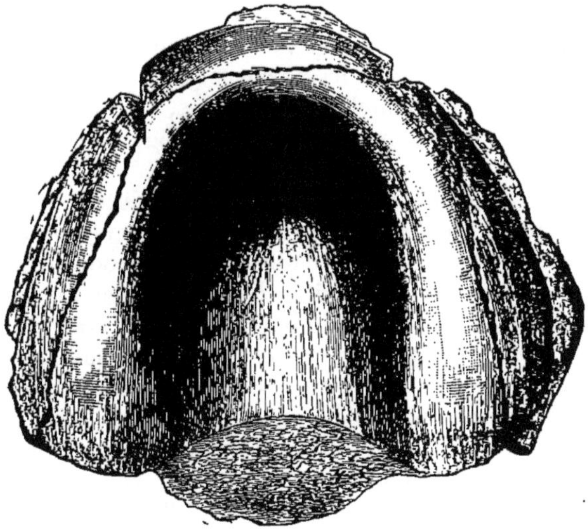

Fig. 637.

Le porte-empreinte est alors détaché et enlevé, laissant l'empreinte dans la bouche. Il est essentiel que le porte-empreinte se détache facilement de l'empreinte; c'est pour cela qu'il faut le conserver propre, brillant et poli.

Deux sillons sont pratiqués dans le plâtre durci, suivant une ligne parallèle aux canines, mais sans que la séparation soit tout à fait complète. Alors, par une pesée rapide, à l'aide de la pointe d'un couteau, la partie antérieure est enlevée; les parties latérales sont arrachées avec le pouce et l'index; il ne reste plus alors que la partie large recouvrant la voûte palatine. Celle-ci peut s'enlever facilement; et, si l'opération a été faite avec soin, l'empreinte se composera de quatre morceaux, mais il pourra s'en trouver un bien plus grand nombre, sans que cela soit au détriment de l'empreinte.

Lorsque les morceaux de l'empreinte sont secs, on les réunit au moyen de cire, et ils doivent présenter l'aspect de la figure 637.

Cette façon de prendre les empreintes permet de conserver les parties fragiles des espaces interdentaires; nous pensons que c'est le seul moyen pratique de le faire.

L'empreinte de la mâchoire inférieure est prise, enlevée et réunie de la même façon en ayant soin de bien observer les règles essentielles, à savoir : avant d'enfoncer le porte-empreinte, amener soigneusement sous la lèvre, avec le doigt, la matière qui a été tassée à l'avant du porte-empreinte, puis chasser l'air en pressant progressivement les joues, tandis que le porte-empreinte est solidement maintenu en place par les extrémités des deux doigts de la main gauche, chaque doigt reposant sur le sommet de chaque moitié latérale.

Vernissage de l'empreinte. — Lorsque les empreintes sont reconstituées, il faut les recouvrir d'une couche très égale de vernis de laque. Au bout d'une demi-heure, ou lorsque le vernis est sec, on appliquera une seconde couche, mais seulement sur les surfaces d'occlusion des dents et sur les points rugueux et pas sur les surfaces isses, spécialement les surfaces gingivo-labiales.

Lorsque ces couches sont sèches, on appliquera sur toute la surface de l'empreinte une couche très légère et très régulière de vernis de sandaraque[1].

Les modèles. — Lorsque l'empreinte a séché pendant une demiheure, on peut la remplir. Le meilleur moyen de faire cette opération afin d'éviter les bulles d'air, c'est d'introduire le plâtre rapidement et avec soin dans les cavités des dents avec un petit pinceau en poil de chameau, puis de remplir rapidement avec une spatule, de secouer doucement pendant un instant (sans jamais frapper violemment). Ensuite l'empreinte sera retournée et placée sur un morceau de verre.

Lorsque le plâtre est entièrement pris, les morceaux de l'empreinte se sépareront généralement avec grande facilité dans l'ordre où ils ont été retirés de la bouche. S'il se trouve dans le modèle quelque cavité provenant d'une bulle d'air, on pourra y remédier à l'aide

[1] Il est important que ces deux vernis soient d'une consistance spéciale, difficile à décrire. Si la couche en est trop mince, la surface de l'empreinte ne sera pas assez dure et brillante, et il sera difficile de l'enlever sans dommage pour le modèle; si elle est trop épaisse, toutes les parties délicates de l'impression seront altérées.

d'un pinceau délicat et de plâtre de consistance crémeuse appliqué avec art. Un cuspide ou une dent cassée peuvent être réparés de cette façon.

C'est alors qu'on peut procéder à la taille des modèles. Non seulement ils représenteront une surface aussi unie que du marbre poli, mais encore chaque cuspide, tous les espaces interdentaires les inclinaisons des racines, et même les délicats détails des gencives, le développement des lignes de l'émail, tout sera admirablement reproduit et avec une exactitude parfaite ; tout revêtement de peinture ou de vernis ne saurait que nuire à la beauté de tels modèles.

Les modèles seront taillés suivant des lignes bien proportionnées et d'un effet artistique. Anciennement on taillait toujours les modèles avec un couteau et l'on déterminait à vue d'œil les mesures. Maintenant on obtient de meilleurs résultats plus facilement, plus vite et avec plus de précision au moyen du rabot à modèles et de sa combinaison d'équerres représenté figure 638. L'usage d'un rabot pour ce travail

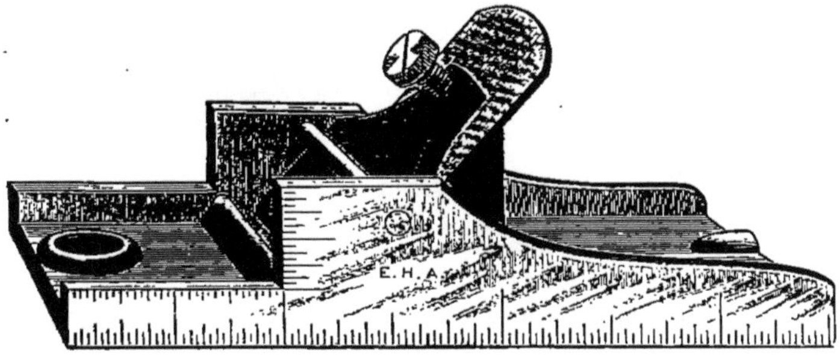

Fig. 638. — Modèle plan.

fut tout d'abord suggéré par un de nos élèves, F. S. Mac Kay, mais ceux que l'on pouvait se procurer étaient presque inutilisables parce qu'ils abîmaient les modèles avec leurs parties d'acier et de fer qui se rouillaient. Le rabot de l'auteur, représenté par la figure, est en cuivre avec une lame de bronze dur. Il est de la sorte très pratique, et sa combinaison de règles est aussi d'une grande commodité.

Lorsque les modèles seront taillés, on les comparera soigneusement avec les dents naturelles, et les rapports d'occlusion seront indiqués par deux marques de crayon, ou davantage, de sorte que les points de contact particuliers pourront être dans la suite facilement retrouvés. Ces points remplissent le but bien mieux qu'un articulateur quelconque.

Aussitôt que les dents ont été complètement mobilisées, une autre empreinte sera prise et des modèles seront exécutés. Cela est fait après que tous les traitements ont été appliqués, que les dents ont été soigneusement nettoyées. Ces modèles sont des pièces de comparaison avec les dents naturelles, utilisables non seulement pendant la période de redressement, mais pour les besoins futurs.

Il est également pratique d'avoir des modèles d'étude faits pendant le redressement et obtenus en enfonçant un morceau de cire ramollie de 9 millimètres sur les bords d'occlusion des dents, pour repérer leur position dans les traitements spéciaux qu'on leur fera suivre.

Une collection de beaux modèles bien soignés non seulement présente un plus vif intérêt et incite à de meilleurs travaux, mais constitue en elle-même une sorte de musée très bien fourni dans lequel on

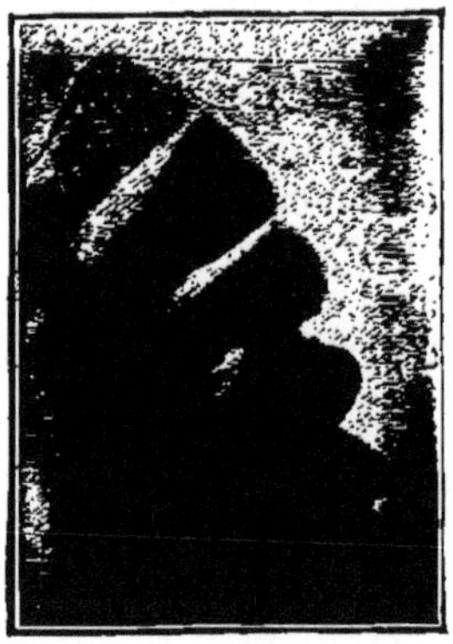

Fig. 639.

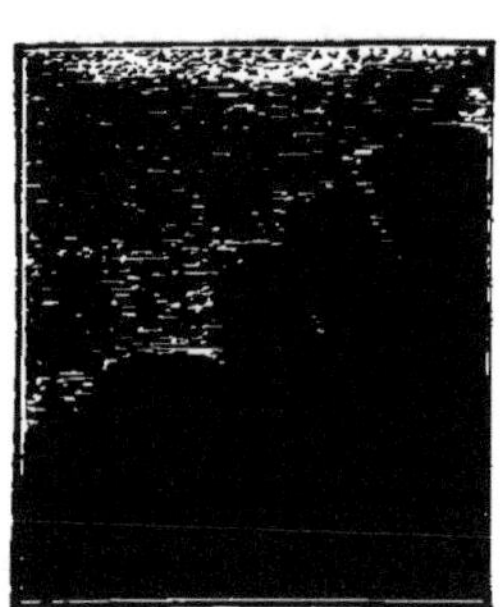

Fig. 640.

peut trouver sur l'orthodontie plus de préceptes ayant de la valeur qu'on ne peut en noter en les écrivant.

Les modèles ne devront jamais être abîmés par l'ajustage de bandes et des appareils. Ils doivent servir de base de mesure pour la confection des appareils, mais l'ajustage doit être fait sur les dents naturelles.

Photographies. — De bonnes photographies de la face du patient représenté de face et de profil en pose simple et naturelle sont tout aussi importantes que les modèles. Elles sont bien préférables au modelage de la face et l'on peut bien plus compter sur elles pour juger de l'harmonie ou du manque d'harmonie de la face du patient que sur les modèles en plâtre.

Radiographie. — Les radiographies, dont l'usage est maintenant si simple et si rapide, ont souvent une grande valeur pour diagnostiquer l'absence de dents, leur forme et leur situation exacte. Tous ces points peuvent être déterminés dans la majorité des cas par l'examen attentif des contours du procès alvéolaire au moyen de la pression des doigts ou d'une aiguille exploratrice, mais si quelque doute subsiste, la radiographie pourra les lever. La figure 639 représente un cas dans lequel fut révélée par la radiographie la présence de la canine si profondément encastrée dans le procès alvéolaire qu'elle déjouait les moyens habituels de diagnostic.

La figure 640 montre un cas peu fréquent où la canine permanente manque, la canine temporaire est près de tomber, ses racines sont presque entièrement résorbées. La première molaire est sur le point de faire son éruption.

Si l'on a quelque doute sur ces points, on aura tout de suite recours aux rayons X qui feront disparaître toute hésitation à tel point que l'on est fixé sur les conditions existantes.

APPAREILS DE REDRESSEMENT

On suit généralement deux méthodes pour déterminer et construire les appareils de redressement : la première est basée sur cette croyance que chaque cas diffère tellement des autres qu'un appareil doit être inventé spécialement et construit de toutes pièces pour cet usage; la seconde méthode reconnaît la division de la malocclusion en un petit nombre de classes nettement définies, ayant leurs conditions de traitement bien déterminées. Elle emploie des appareils de redressement construits à l'avance, suivant des formes fixées par un étalon, et agissant selon des principes bien définis et qui suffisent amplement à répondre aux conditions de traitement des cas appartenant à chaque classe.

La première méthode est celle qui a été le plus universellement employée, elle nous a été transmise par les plus anciens documents de l'histoire de l'orthodontie. En vérité, une grande partie de ces écrits traitent de descriptions d'appareils destinés à déplacer les dents dans les cas spéciaux. On en compte de la sorte plusieurs milliers, un seul auteur en esquissant plusieurs centaines. Quand bien même on pourrait obtenir quelque résultat en suivant cette méthode, il ne manque pas d'arguments pour prouver que, pour bien des raisons, elle est défectueuse et non scientifique.

D'abord, elle exige que chaque dentiste soit un inventeur, et chacun sait que la faculté d'inventer est plutôt un don naturel qu'une connaissance acquise, et que très peu seulement la possèdent. Dans ces conditions, comme toutes les inventions, même celles qui sont parfaites, doivent être mises en expérience, il s'ensuivra que le traitement de chaque cas sera fait en grande partie à la manière d'une expérience, nécessitant fréquemment plusieurs modifications dans la méthode et la construction des appareils. D'où il résulte que tout traitement fondé sur une telle théorie doit être, et en réalité a toujours été, ennuyeux, très cher et souvent de résultat douteux.

En second lieu, en suivant cette méthode, la construction des appareils est nécessairement plus ou moins imparfaite et manque de proportions requises, car aucun instrument n'atteint la perfection comme dimensions, proportions, trempe, résistance et fini qu'après de nombreuses expérimentations tendant à en améliorer la fabrication.

Enfin, autre objection plus sérieuse que toutes les autres, cette méthode est empirique, ne possédant qu'une base vague et imprécise sur laquelle on ne peut raisonner. La difficulté de l'enseignement et de la pratique est considérable et les résultats sont très limités. Après une vie de pratique, le dentiste qui a suivi cette méthode peut encore se trouver dans l'embarras d'une expérience, et incapable de communiquer des renseignements de quelque utilité à ceux qui lui succèdent dans la carrière.

La seconde méthode, comme nous l'avons déjà dit, reconnaît le caractère pratique des appareils construits selon des formes fixées par un étalon et s'appliquant à tous les redressements de toutes les différentes classes de malocclusion. Ces formes ont été établies après une expérimentation soigneuse et l'observation très exacte d'un grand nombre de cas correspondant à une très grande variété de malocclusions. Au lieu des travaux exécutés par un dentiste sans beaucoup d'expérience ni de ressources, et toujours très éloignés de l'idéal, ces appareils sont exécutés, comme de belles montres, au moyen d'outils perfectionnés par les plus habiles artisans.

Si de tels appareils sont pratiques, il s'impose à l'esprit des gens clairvoyants qu'ils sont beaucoup plus avantageux que ceux de la première méthode, car, au lieu de se trouver en présence d'un nombre considérable d'appareils vagues, dont le meilleur usage est de lui servir de modèles généraux souvent sans précision et illusoires, l'étudiant devra seulement se familiariser entièrement avec un nombre restreint d'appareils types qu'il peut appliquer rapidement et avec aisance.

De plus, l'usage repété des appareils types favorise puissamment leur emploi facile et raisonné. Il en est de même lorsqu'on se sert fréquemment d'un modèle d'excavateurs ou de fouloirs fabriqués par des artisans expérimentés. Que l'idéal soit ou ne soit pas encore atteint pour les appareils types de redressement, les applications de leur principe et ses avantages positifs sur la première méthode sont si marqués que nous pensons que tous les maîtres qui s'occupent de cette branche s'engageront dans cette voie plutôt que d'aider à perpétuer un principe si évidemment défectueux qu'il apparaît à tous comme un véritable obstacle au progrès réel de l'orthodontie.

C'est un fait bien connu maintenant que la plupart des réels progrès faits en dentisterie, en chirurgie, et nous pouvons ajouter en orthodontie, l'ont été depuis que le dentiste, le chirurgien, l'orthodontiste ont été relevés de cette tâche impraticable par des artisans expérimentés qui ont produit des instruments si parfaits de forme, de construction et de fini qu'ils dépassaient leur savoir et leur habileté.

Les appareils de l'auteur avec leur description, la façon de les ajuster et de s'en servir, seront donnés plus loin. Ils sont en rapport direct avec la seconde méthode décrite.

Matières pour la construction des appareils. — Les matières dont on s'est servi pour construire les appareils de redressement des dents sont légion ; l'or, l'argent, le platine, l'or platiné. On a employé l'argent platiné, le platine iridié, le platinoïde, l'aluminium, l'argent-nickel, le laiton, le cuivre, le bronze d'aluminium, l'acier, le fer, le caoutchouc, le bois, la soie, le chanvre, les cordes en boyaux, et beaucoup de combinaisons de ces substances. Aucune n'est parfaite, cependant la plupart d'entre elles possèdent des propriétés ayant plus ou moins de valeur.

Après des années de recherches, l'auteur est convaincu que la substance qui répond le mieux à toutes les exigences est le nickel argent ou argentan (1).

Depuis son introduction dans la fabrication des appareils de redressement, il y a quelque dix-huit ans, il a supplanté en majeure partie tous les autres métaux précédemment employés. On reconnaît combien ce métal est pratique à mesure que l'on s'en sert davantage. On peut très facilement l'employer à des travaux minutieux, lui donner beaucoup de résistance et de rigidité, ou bien en obtenir une grande élasticité. Lorsqu'il est recuit de façon convenable, il devient très malléable et cependant encore suffisamment rigide pour posséder les qualités de manipulation nécessaires pour la rétention, le renforcement et l'ancrage. Laminé en rubans aplatis, s'il est choisi de la qualité qui convient et s'il est travaillé comme il faut, il peut être étiré avec des pinces plates, de façon à s'ajuster d'une manière très précise sur les dents et avec une grande facilité, même lorsqu'il n'aura que 75 millièmes de millimètre d'épaisseur. Il sera suffisamment rigide encore pour résister à la force de déplacement de la dent sans se plisser ni changer de forme, si on l'a employé avec le soin voulu, ce qui constitue un contraste frappant avec l'or, l'argent, le platine ou d'autres métaux de la même épaisseur employés pour le même usage ; sa surface prend facilement la soudure, son point de fusion est si élevé que toute espèce de soudure d'or ou d'argent peut être employée sans craindre de détériorer la pièce en la surchauffant à condition d'employer la flamme voulue.

Il est si mauvais conducteur de la chaleur que l'on peut avec lui employer l'excellente méthode[2] qui consiste à tenir les pièces avec les doigts, ce qui contraste de même avec les autres métaux que nous avons énumérés (2).

On peut lui donner un poli très brillant, ce qui devrait toujours être fait pour les simples bandes de métal et qui manque dans beaucoup de bouches. Quelquefois ces appareils prendront une délicate couleur bronzée, d'aspect agréable, qui a persisté sans aucun changement dans

(1) Le nickel-argent ou argentan est un alliage de cuivre, de nickel et de zinc préparé selon des proportions différentes suivant l'usage pour lequel il est destiné.

(2) Exposée par l'auteur dans la première édition de son ouvrage intitulé : *The Angle system of Regulation and Retention of the Teeth.*

un cas cité par l'auteur. Dans quelques cas rares, cependant, il se décolore et peut même prendre un aspect désagréable. Ce fait constitue le seul désavantage que nous sachions dans l'emploi de l'argentan pour les appareils de redressement, mais cette objection est mal fondée en comparaison de ses nombreux avantages. Cependant, dans les quelques rares bouches où la décoloration s'établit, si le port d'un appareil est nécessaire pendant longtemps, il est mieux de se servir d'or platiné pour les bandes; ainsi fait l'auteur dans ces quelques cas, mais si l'orthodontiste exige de la part de son patient un certain degré de propreté, et s'il consacre lui-même quelques moments à nettoyer avec soin l'appareil et les dents avec de la pierre ponce et un disque de caoutchouc mou, ces bagues seront assez bien supportées.

De même le bon marché de l'argentan fait contraste avec le prix élevé de l'or et du platine, mais ce sont ses propriétés idéales de manipulation et non son prix qui en font le plus parfait de tous les métaux découverts pour la construction des appareils de redressement.

LES APPAREILS DE L'AUTEUR

Lorsque l'auteur présenta pour la première fois l'ensemble des appareils qui portent son nom, la malocclusion n'était pas encore classifiée, la méthode « des appareils spéciaux pour chaque cas » était la seule que l'on pratiquait et que l'on enseignait. Dans une tentative faite pour débrouiller le chaos que formaient les appareils de redressement qui encombraient les descriptions des traités et qui s'opposaient au progrès de l'orthodontie, un certain nombre d'appareils au nombre d'une vingtaine, parmi lesquels deux, désignés sous les numéros 1 et 2, et quelques autres accessoires, furent introduits en vue de créer un semblant d'ordre et de système.

On supposait avec raison que, par leur usage isolé ou combiné, les déplacements pourraient être accomplis beaucoup plus vite, plus facilement et avec moins d'ennui pour le patient que pour les appareils de métal mal faits à la main, grossiers et fréquemment mal ajustés, ou par les appareils en vulcanite, sales, douloureux et encore bien moins désirables.

Cependant avec le plus grand développement de la science orthodontique, et spécialement depuis la classification de la malocclusion, l'auteur a progressivement abandonné la plus grande partie de ces appareils jusqu'à maintenant, où il ne se sert que d'une à trois modifications d'un seul principe. Ce principe nous fut donné pour la première fois il y a deux cents ans par le fameux dentiste français Fauchard [1]; on s'en est servi depuis bien souvent en le modifiant.

Ce principe est aujourd'hui représenté par l'arc d'expansion employé

[1] *Le Chirurgien-dentiste* ou *Traité des dents*, Paris, 1728.

conjointement avec des bandes fixées aux dents d'ancrage, des bandes planes ou munies d'éperons et enfin des ligatures métalliques et élastiques. Il est suffisant pour tous les mouvements des dents dans chaque arcade séparément comme dans la classe I, pour les mouvements simultanés de toutes les dents dans les deux arcades, lorsqu'on s'en sert avec l'ancrage de Baker dans les cas appartenant à la classe II et à la classe III.

On peut ainsi résumer les perfectionnements dus à l'auteur : ils consistent dans l'emploi du métal (argentan), dans des modifications de forme, de proportions, dans la finesse de la trempe, dans une plus grande étendue donnée aux parties filetées latérales qui permettent un ajustement universel, dans des modifications concernant les matières, la disposition, les proportions des parties constituantes des crochets d'ancrage, dans les divers procédés de fixation. Quelques-uns de ces perfectionnements sont de simples modifications, d'autres sont de réelles inventions.

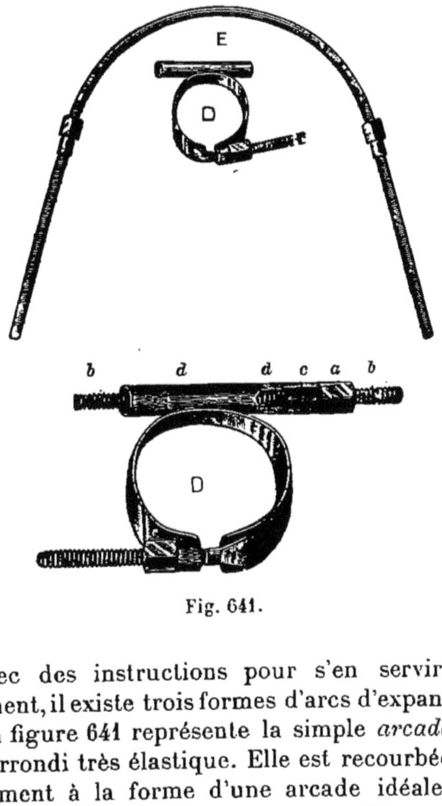

Fig. 641.

Parmi les améliorations importantes, il faut compter l'application au collier crochet-bande d'une longue gaine tubulaire satinée pour recevoir les deux bouts de l'arcade métallique. Non seulement elle protège les joues de l'érosion que pourrait produire la partie filetée de l'arcade, mais elle donne aussi une plus grande stabilité à l'ancrage. D'autres améliorations qui passent pour très importantes sont l'annexion de pans aux écrous des arcs, celle du fil de renforcement à l'arc renforcé de crochets montés sur une gaine dans l'emploi de l'ancrage de Baker, et la dernière et la plus importante : la ligature en fil de cuivre. Toutes sont décrites dans les pages suivantes, avec des instructions pour s'en servir.

Comme il a été dit précédemment, il existe trois formes d'arcs d'expansion d'arcades de dilatation. La figure 641 représente la simple *arcade d'expansion* E formée d'un fil arrondi très élastique. Elle est recourbée pour s'adapter approximativement à la forme d'une arcade idéale. Les bords latéraux de cette arcade sont filetés et pourvus d'écrous qui permettent l'ajustage des tubulures lisses des bandes X et D avec la portion filetée de l'arcade. L'une des extrémités de ces écrous est allongée pour former une portion saillante qui emboîte avec soin la manchette de frottement de la gaine des bandes D et X, comme cela est représenté sur la gravure.

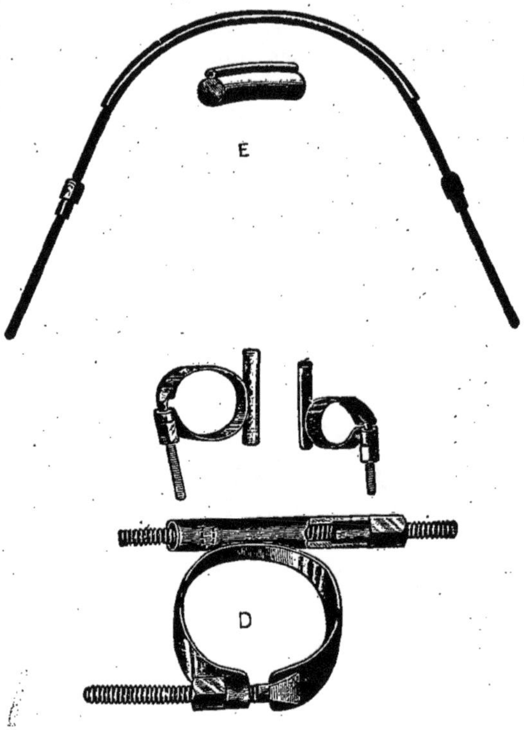

Fig. 642.

Cette forme de l'écrou ajoute un perfectionnement d'une véritable valeur à l'arcade d'expansion, car elle nous permet de rendre la partie saillante de l'écrou très courte et large; en même temps elle permet une plus grande longueur du filetage et par conséquent donne une meilleure résistance. Cependant son principal avantage consiste en ce que cette partie prolongée empêche la perte de l'écrou par suite de l'action contraire de la langue et des joues, inconvénient très fréquent depuis que les appareils à vis ont été introduits dans la bouche. Ce perfectionnement a été appliqué par l'auteur à ses crics et à ses vis de traction.

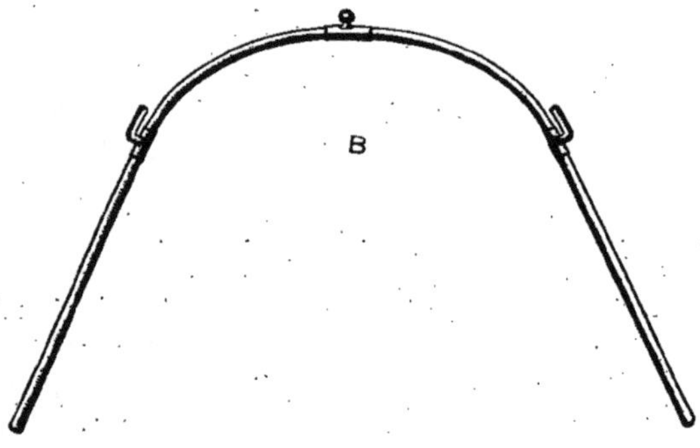

Fig. 643.

La figure 642 montre l'arc renforcé E, modification la plus récente de l'arcade ci-dessus et différant d'elle seulement en ce qu'elle est pourvue d'un délicat fil de renforcement situé à la périphérie de la portion non filetée, sur laquelle des entailles en forme de crochet sont pratiquées en des points choisis pour empêcher le glissement des ligatures de fil de laiton.

De cette façon la direction selon laquelle la dent se déplace est facile à contrôler. C'est un très important perfectionnement dans cette arcade.

La figure 643 montre la troisième forme d'arcade usitée par l'auteur, connue sous le nom d'arcade B. C'est une arcade souple, sans pas de vis, semblable comme forme et comme trempe à la simple arcade d'expansion E, quoique plus limitée comme usage. Elle est spécialement faite pour servir avec l'ancrage Baker, possédant un crochet monté sur gaine de chaque côté destiné à recevoir les ligatures de caoutchouc.

Ces petits crochets montés sur une gaine (fig. 644) peuvent être obtenus séparément et s'attacher à l'une ou l'autre arcade toutes les fois que l'on désire employer cette arcade avec l'ancrage Baker. La figure 645 représente six clamps-bandes ou bagues prêtes à être ajustées. Les numéros 1 et 2 sont simples et l'on s'en sert à la fois pour le redressement et la rétention. Les numéros 3 et 4 sont pourvus de pointes à forte tête soudées à la tête de leur vis. Ces dernières sont spécialement indiquées pour le traitement des fractures des

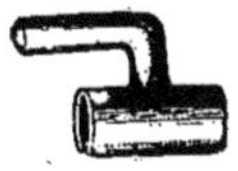

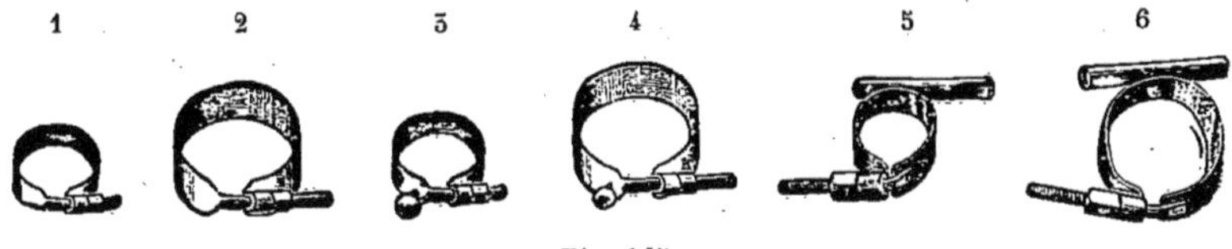

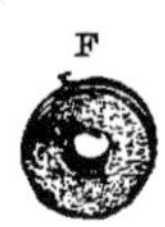

Fig. 644.

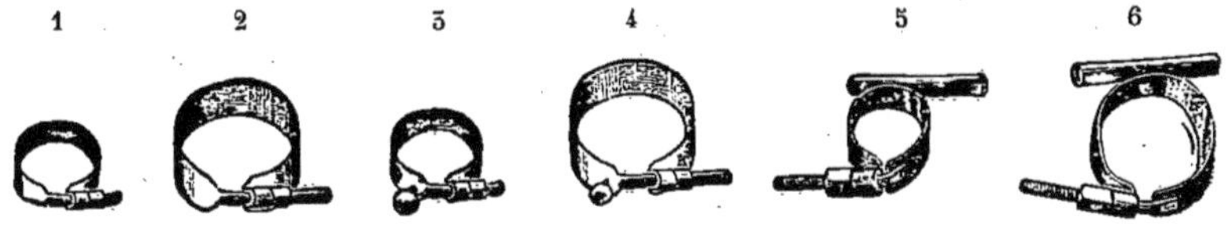

Fig. 645.

maxillaires. Pour leur étude, l'étudiant est renvoyé à la sixième édition de l'ouvrage de l'auteur intitulée *La Malocclusion des dents et les fractures des maxillaires.*

Les bandes X et D sont fournies avec des tubes lisses soudés sur leur côté, dans lesquelles les extrémités des arcades et les écrous à prolongement cylindrique s'ajustent avec précision. Les clamps-bandes X sont destinés aux prémolaires, et les bandes d'ancre D aux molaires (1),

La figure 646 réprésente trois rouleaux de métal avec lesquels on peut faire de simples bandes pour les incisives, les canines, et même pour les prémolaires ; elles servent à fixer les dents par le milieu à l'arcade au moyen de ligatures en fil métallique. On les utilise aussi

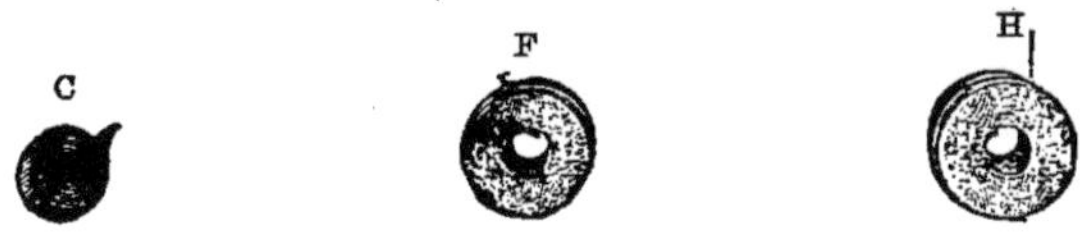

Fig. 646.

(1) Pour les différentes formes de molaires, il y a trois formes de clamps-bandes D, bien que, dans la pratique, l'auteur n'emploie que la forme moyenne qui répond à tous les besoins pour les molaires permanentes. La forme la plus petite est cependant quelquefois employée pour les molaires temporaires.

beaucoup comme appareils de maintien. C et F sont de la même largeur, tout en étant plus étroites que H. F et H sont de la même épaisseur, en étant pus épaisses que C. C est employé seulement dans les cas où l'on a besoin d'une bande très lisse et très mince. On se sert de F lorsque l'on a besoin d'une bande plus résistante; cette bande est d'un usage plus fréquent. H est utilisée spécialement pour les bandes des canines.

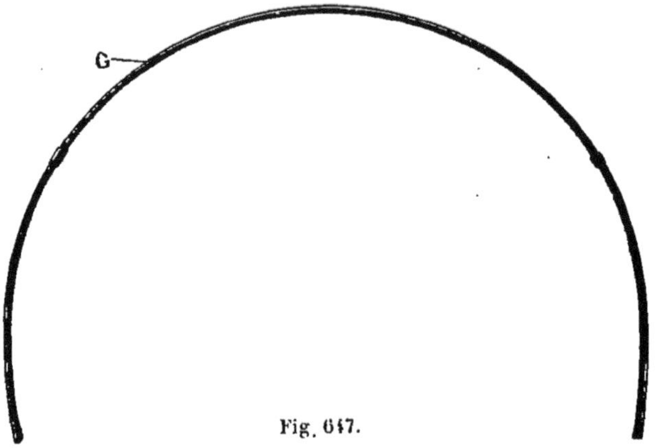

Fig. 647.

La figure 647 représente le fil G en section ; c'est un fil très léger et très lisse. Il est indispensable pour faire des crochets-éperons sur les bandes-éperons auxquelles on fixe les ligatures destinées à la rétention. Il est également utilisé pour renforcer un ancrage, ou pour déplacer les dents, ce dernier usage est représenté figure 703.

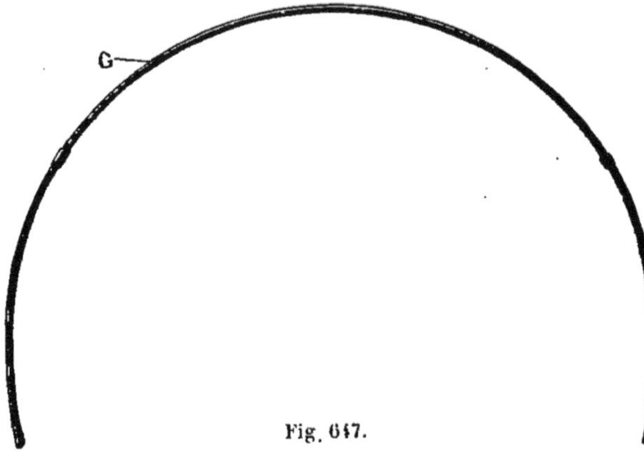

Fig. 648.

La figure 648 représente les tubes de rétention R qui servent dans les pièces détachables, pour renforcer l'ancrage, dans les appareils de maintien, etc.

La figure 649 représente le fil à ligature, très doux, très uni, très résistant, très poli, et spécialement préparé pour les orthodontistes. On le trouve de trois grosseurs. La plus grosse est préférable pour provoquer le mieux les déplacements des dents. La forme moyenne sert dans les cas où une grande force est nécessaire, ou bien lorsque les dents sont si rapprochées les unes des autres qu'un fil plus large ne pourrait

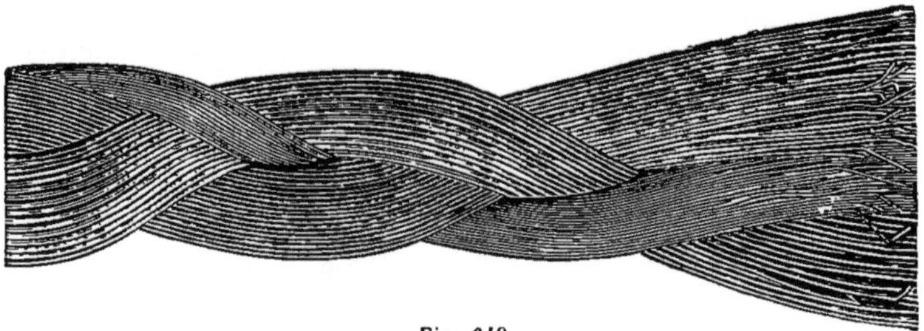

Fig. 649.

être passé entre elles sans grande difficulté. La forme la plus petite sert surtout à maintenir les dents vers l'arcade d'une façon passive, lorsque leur déplacement a été accompli, tandis que les mouvements des autres dents évoluent au moyen de ligatures plus puissantes. On l'emploie quelquefois aussi combinée avec les appareils de rétention.

La figure 650 représente les coins en caoutchouc, qui servent surtout à augmenter la pression sur quelques dents très proéminentes ou pour produire la rotation sur l'axe. Les figures 684 et 685 représentent les dispositions des appareils de ce genre.

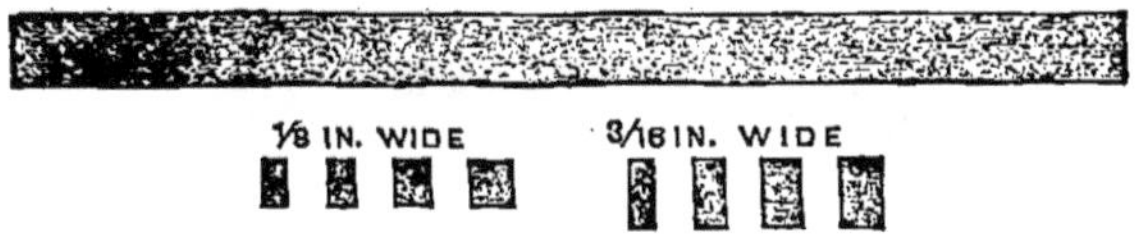

Fig. 650.

Les appareils suivants ont été éliminés par l'auteur de sa pratique, non parce qu'ils sont inefficaces à accomplir les mouvements dentaires que l'on exige d'eux, mais parce qu'ils sont destinés à agir, pour ainsi dire, localement ou simplement sur les dents qui semblent déplacées, au lieu d'opérer en se basant sur l'occlusion, et en ayant le contrôle sur une dent ou sur toutes les dents de l'une ou des deux arcades. Mais, comme nous le verrons plus loin, si l'on ne s'en sert pas souvent, ils sont cependant si nécessaires dans quelques circonstances qu'on ne peut les abandonner complètement. Leurs usages seront décrits plus loin.

La figure 651 représente les crics E et J. Le premier cric de redressement fut inventé par Dwinelle, de New-York, en 1848. Cette invention marqua deux étapes importantes dans les progrès de l'orthodontie : D'abord l'introduction dans cette science de l'un des plus puissants appareils de mécanique que l'on connaisse; en second lieu on commença avec ces appareils à construire des appareils à formes fixes, étalonnées, à parties interchangeables, et conservées en dépôt dans les maisons de fournitures dentaires(1).

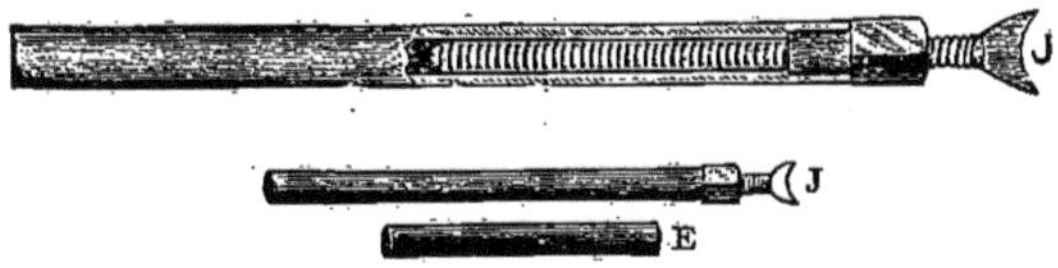

Fig. 651.

La figure 652 montre le cric de traction A et D. Il consiste en une tige nettement recourbée à angle droit à l'une de ses extrémités; l'autre extrémité présente

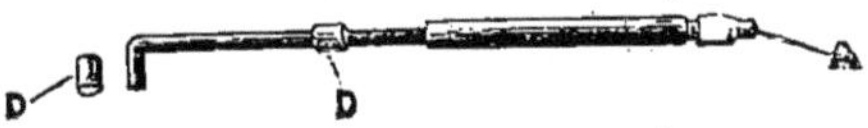

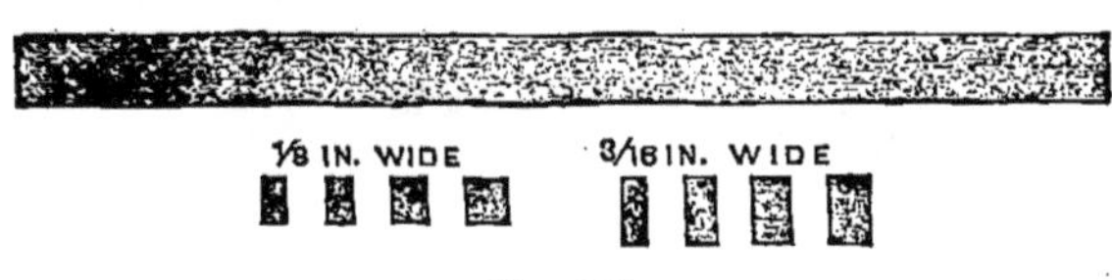

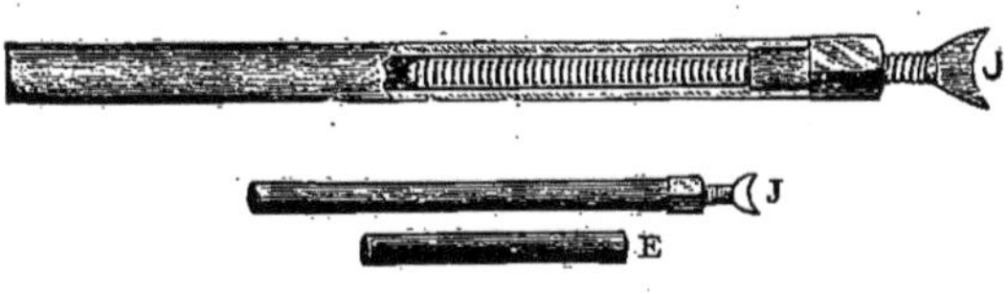

Fig. 652.

(1) Le cric de l'auteur fut inventé en 1886. *Transactions Ninth International Medical Congress.*

un pas de vis pourvu d'un écrou à rebords et de trois tubes lisses ajustés avec soin — l'un très long ajusté à frottement doux pour s'accommoder avec le prolongement de l'écrou, et deux plus courts, D. Depuis que dans la pratique on ne sacrifie plus les dents, l'usage de cet appareil autrefois très prisé est grandement limité. Encore a-t-il de la valeur dans certaines occasions.

La figure 653 représente un faisceau de leviers à ressorts de quatre grosseurs différentes. Ils sont faits en fil de piano à cause de sa plus grande élasticité; mais aussi par suite de leur tendance à la corrosion rapide, quel que soit le laminage le plus énergique, et par suite de la décoloration des dents qu'ils déterminent, leur usage habituel est discutable. Le fil de piano conserve cependant ses usages, quoique moins fréquemment qu'autrefois.

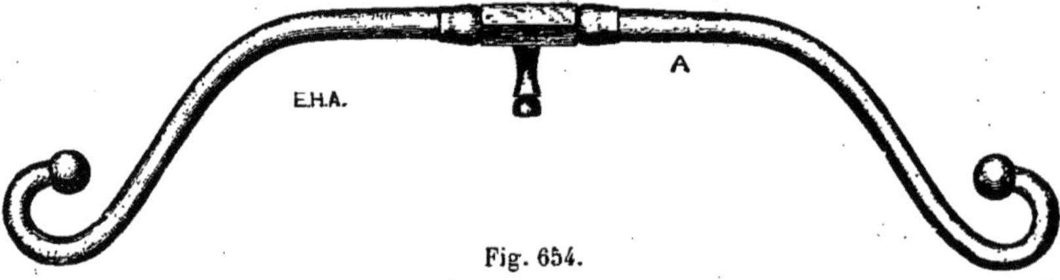

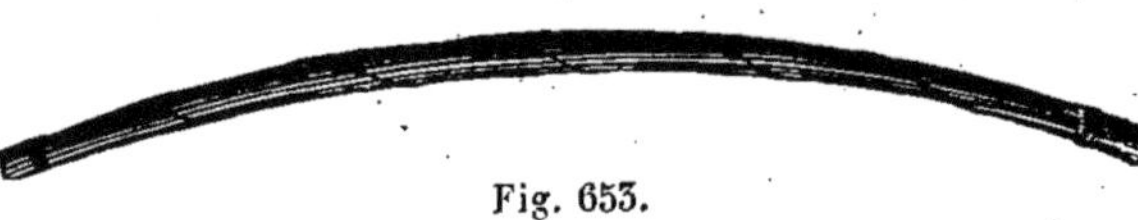

Fig. 653.

La tige de traction A, figure 654, est fournie avec un support en son

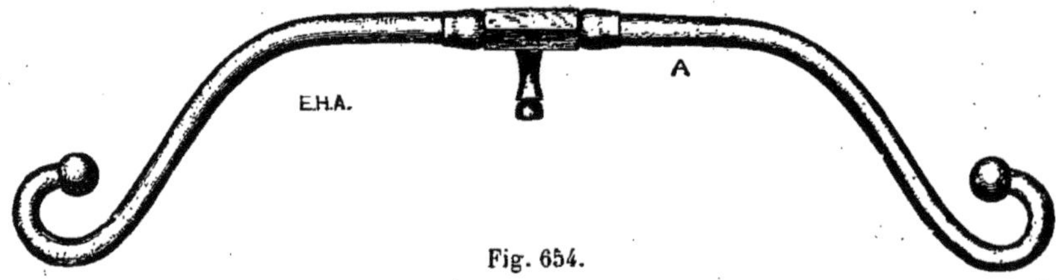

Fig. 654.

centre : ce support présente une cavité destinée à recevoir une délicate balle sur le centre de l'arcade B. Les extrémités de cette tige sont en forme de crochets destinés à recevoir de forts élastics venant du casque, comme le représente la figure 655.

Le casque est une calotte de soie tissée et fixée à un bord métallique et recouvrant le derrière de la tête pour répartir uniformément la force exercée par les bandes élastiques. Cette calotte est solide, faite de façon artistique et d'aspect très convenable. Elle est indéformable et peut être ajustée facilement et rapidement à toute forme de tête (fig. 656).

La mentonnière est employée seulement associée avec le casque. Elle est en aluminium lisse, brillant et soigneusement poli. Elle pourra s'ajuster dans tous les cas, car l'ajustage peut être à la rigueur approximatif. Une couche nouvelle de coton hydrophile sera toujours placée entre le métal et le menton, chaque fois que l'appareil sera ajusté.

Depuis que l'on se sert de l'ancrage de Baker, l'usage de la tige de traction et du casque, qui était considéré, il y a peu de temps encore, non seulement comme ayant de la valeur, mais aussi comme indispensable, a été supprimé en majeure partie. Il est quelquefois bon cependant de l'employer comme auxiliaire de l'ancrage de Baker, et c'est pour cette raison que nous le décrivons ici.

Ces appareils utilisent les meilleurs principes d'ancrage occipital; mais comme ils suscitent tant d'objections à cause de leur aspect, et

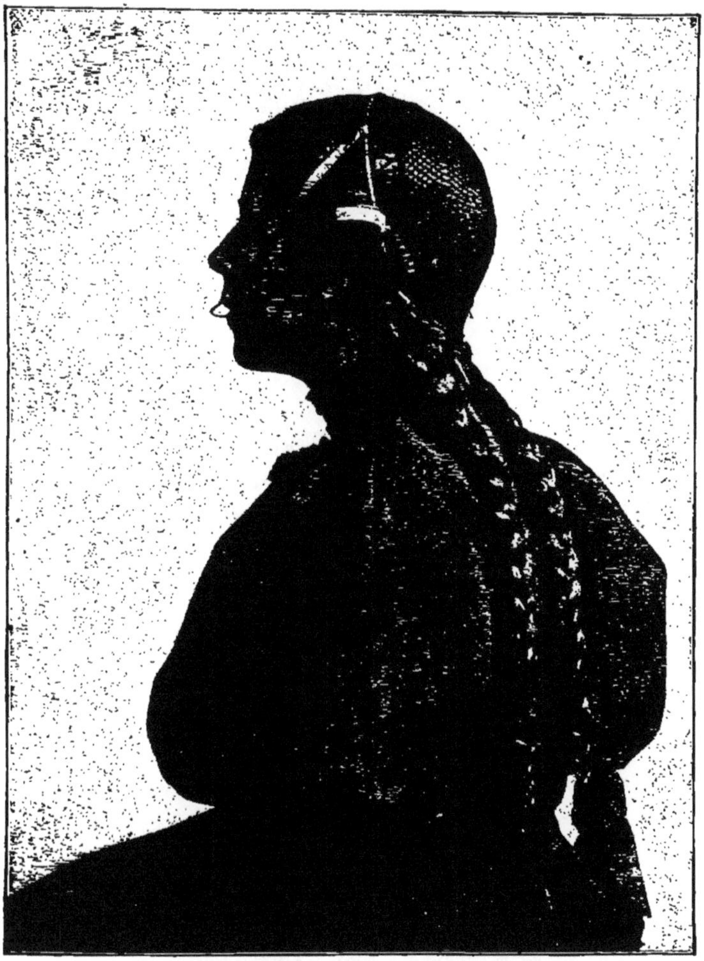

Fig 655.

que l'application et l'enlèvement de la force se produisent nécessairement très fréquemment dans la pratique, c'est avec un réel plaisir que nous signalons leur disparition.

L'usage de l'ancrage de Baker a ainsi presque complètement succédé à celui de la mentonnière, mais elle a cependant un usage mentionné à l'article Traitement, et pour cette raison elle est encore maintenue.

Quelques dentistes se sont demandé dans le passé si ces appareils vraiment trop peu nombreux étaient suffisants pour répondre à tous les desiderata dans le traitement de la malocclusion. Ils sont maintenant si généralement adoptés, et leur efficacité est tellement reconnue

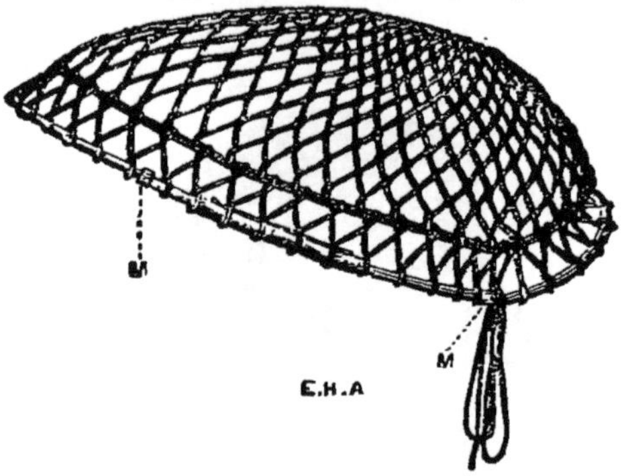

Fig. 656.

que cette question n'a pas besoin d'être discutée ici. Non seulement ils sont capables de s'adapter à tous les cas, depuis les plus simples jusqu'aux plus compliqués, dans toute l'orthodontie, mais l'économie

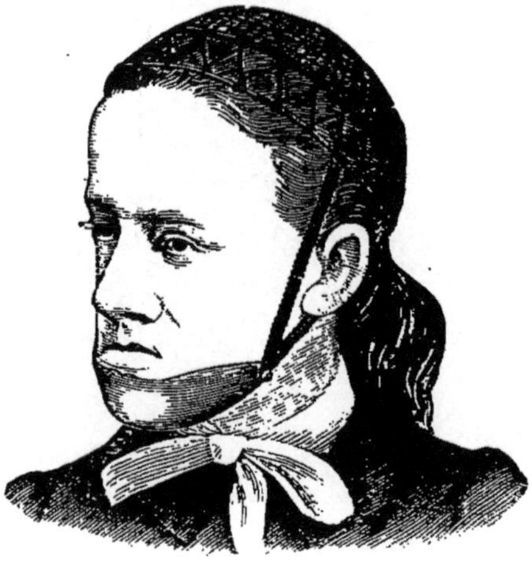

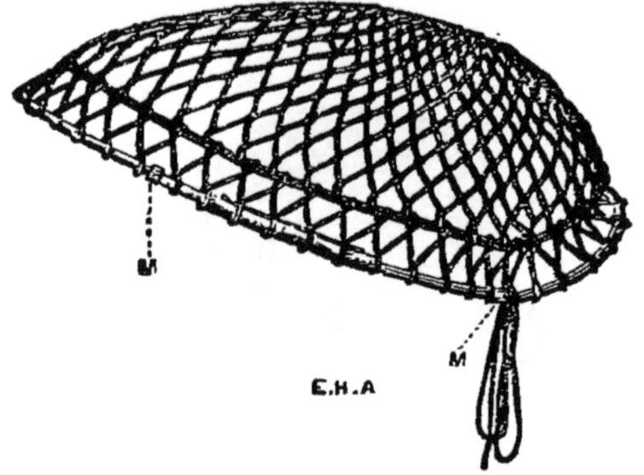

Fig. 657.

de temps et de frais qu'ils assurent au dentiste, l'absence d'ennuis pour le patient, sont des qualités très appréciables. Un autre avantage est la rapide conversion d'un certain nombre de parties en appareils simples, légers et cependant très efficaces pour la rétention des dents.

Instruments. — Pour réunir les différentes parties des appareils de façon à former les combinaisons variées, et pour les appliquer sur les dents, il est nécessaire de posséder seulement un petit nombre d'instruments, mais il est important qu'ils soient du meilleur choix et que quelques-uns d'entre eux soient spéciaux.

La figure 658 représente les précelles à souder de l'auteur. Ce sont les plus commodes, leurs proportions convenables et leur forme particulière les rendent parfaitement propres à tenir les bandes et les petites pièces.

La figure 659 représente une autre paire de

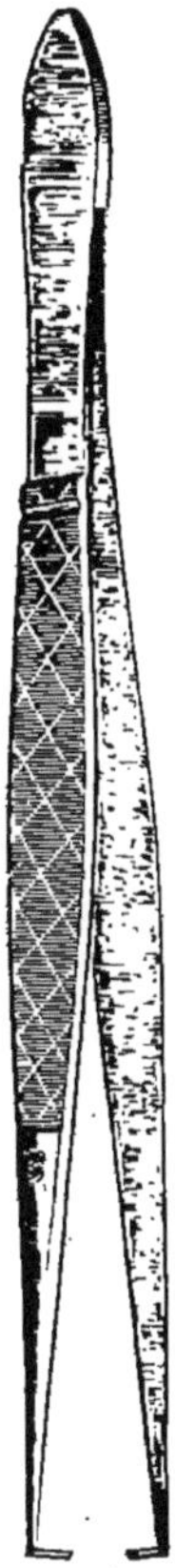

Fig. 658.

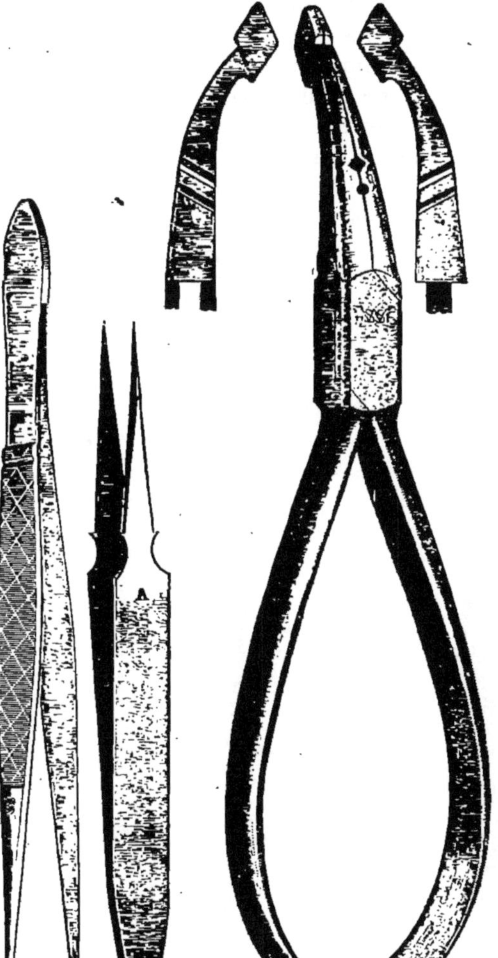

Fig. 659.

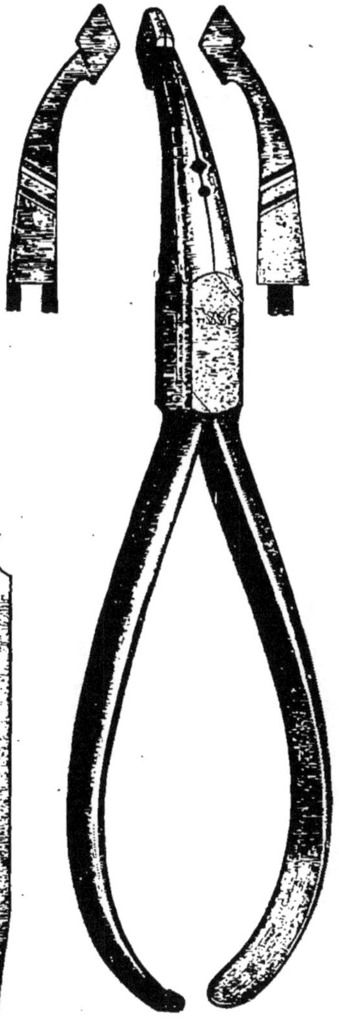

Fig. 660.

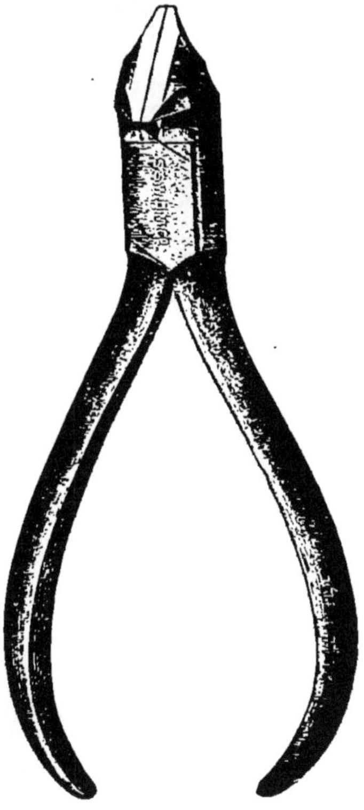

Fig. 661.

précelles destinée à placer les morceaux de soudure en bonne position et à saisir de petites pièces, etc.

Les pinces à bandes de l'auteur sont représentées figure 660. Elles sont destinées spécialement à faire des bandes et sont indispensables pour cet usage. Elles sont aussi très utiles pour beaucoup d'autres usages pour lesquels on se sert de la pince ordinaire à bec plat. Elles possèdent des sillons qui servent à tenir les petits écrous carrés et le fil métallique de section ronde.

Une bonne paire de pinces coupantes est indispensable. Le modèle montré figure 661 est le plus satisfaisant de tous ceux que l'auteur a essayés.

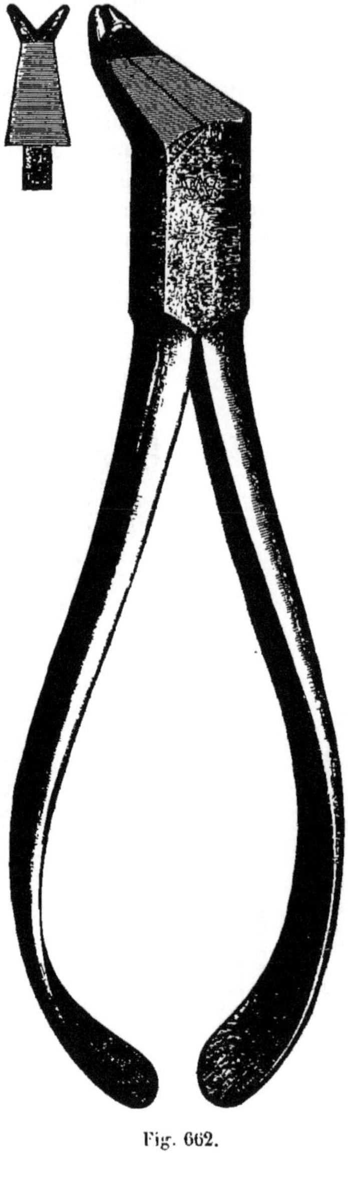

Fig. 662.

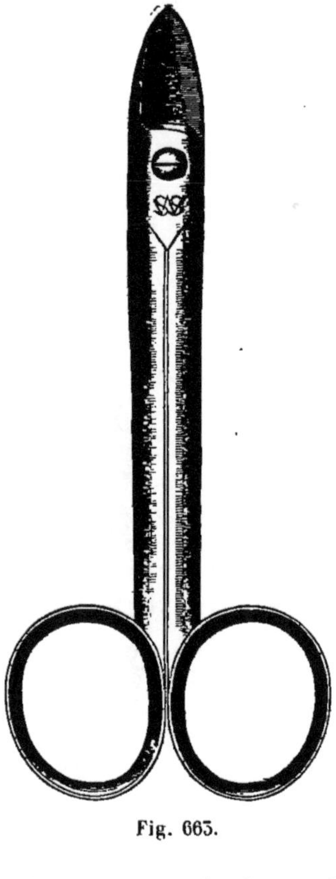

Fig. 663.

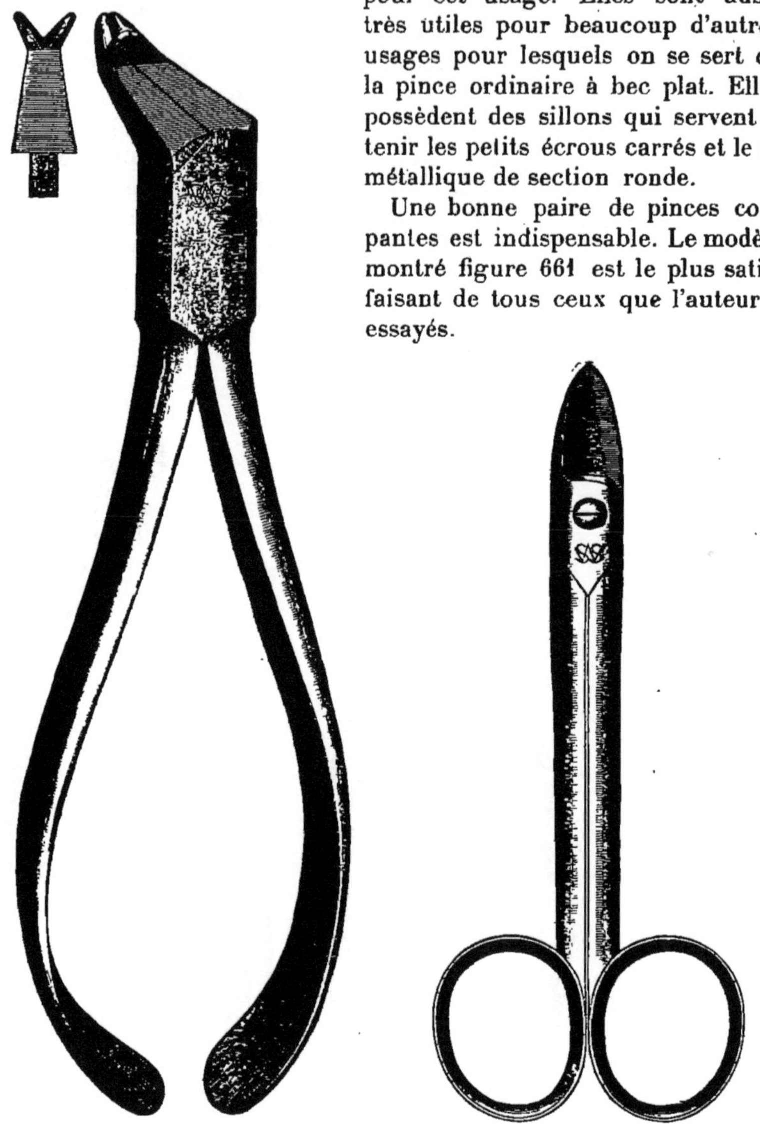

La pince à redressement de l'auteur est montrée par la figure 662. Elle est destinée à allonger et à raccourcir le fil métallique, et à beaucoup d'autres usages; c'est un instrument de grande valeur.

Une paire de ciseaux pour ajuster les bandes, couper les ligatures, est représentée figure 663.

Les pinces de How pour tordre les ligatures et pour les usages généraux sont représentées figure 664.

Il faut avoir aussi un maillet à main et un conformateur de bagues, représentés figures 665 et 666.

Les deux clés que montrent les figures 667 et 668 sont d'une applica-

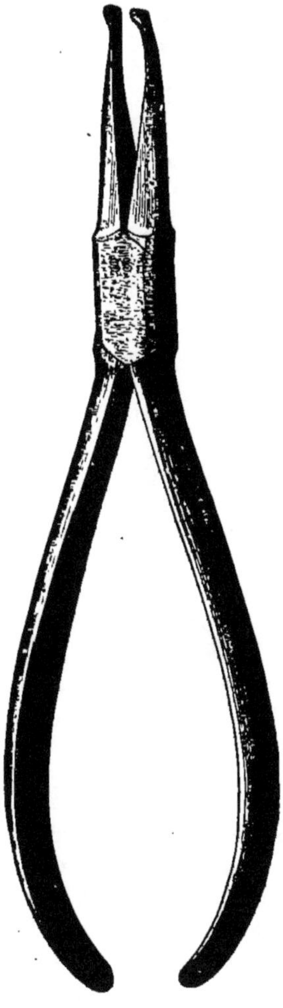

Fig. 664.

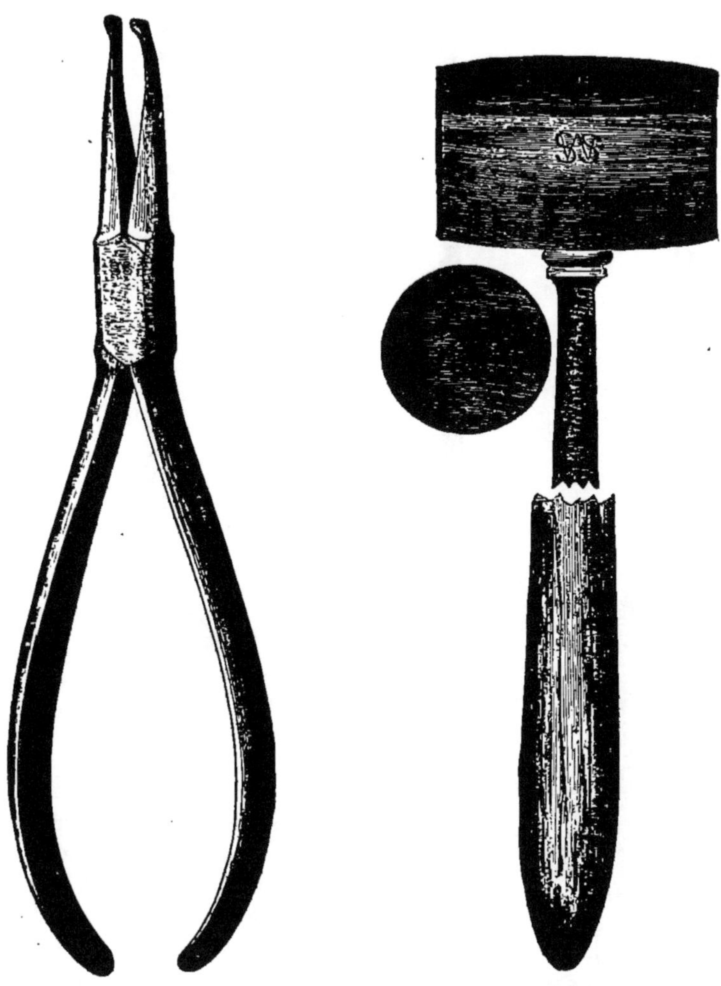

Fig. 665.

tion universelle aux différents écrous de tous les appareils : l'une, particulièrement courte, et l'autre à double action (droite et gauche)

Fig. 666.

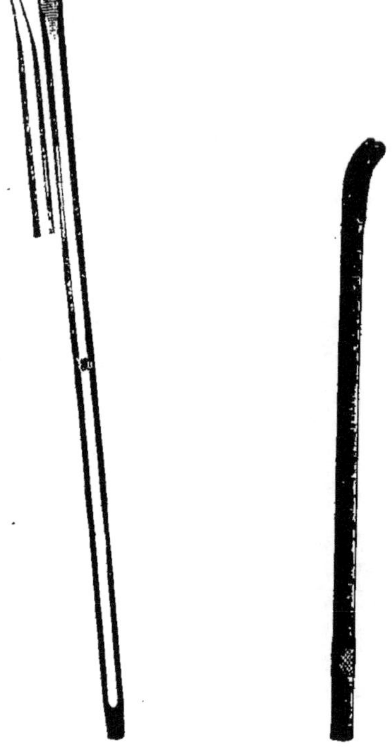

Fig. 667.

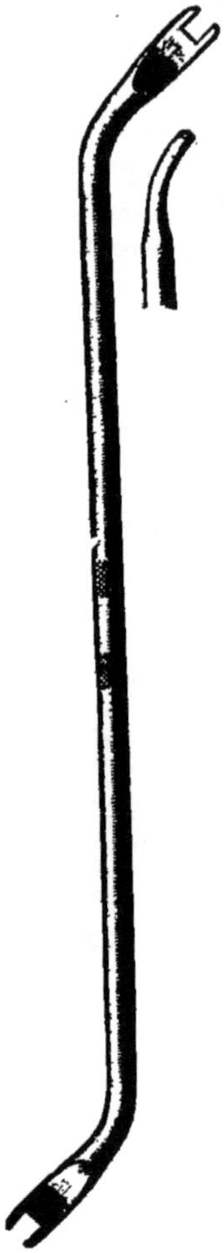

Fig. 668.

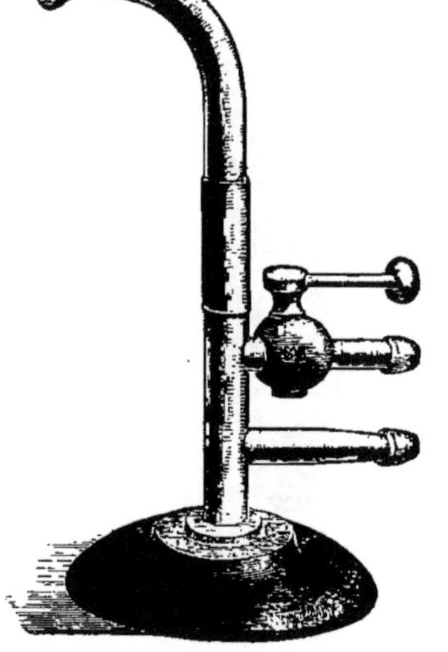

Fig. 669.

est particulièrement destinée aux écrous des bagues clamps-bandes des molaires inférieures qui sont dans la pratique inaccessibles à l'usage d'une clé droite. Toutes les deux sont en acier nickelé et fini avec soin.

Enfin, et ceci est très important, il faut une lampe à souder commode. L'auteur préfère le chalumeau brûleur Lane, représenté figure 669.

SOUDURE

Il est certain que quiconque ne possède pas un certain talent à souder ne pourra acquérir beaucoup d'habileté en orthodontie. La soudure des bandes, la réunion des tubes et des éperons aux bandes est d'une si fréquente nécessité que l'habileté à souder est aussi essentielle en orthodontie que dans l'art des couronnes et des bridges. Quelques auteurs ont fait des tentatives pour construire des appareils de redressement et de rétention de telle sorte que l'union des parties s'effectue au moyen d'attaches mécaniques, entre les vis, les éperons ou les bandes. Naturellement il en résulte une grosseur injustifiée des appareils ; ils sont complexes et coûtent cher sans que cette dépense soit justifiée. On pourrait facilement démontrer à un observateur judicieux que de tels modes de fixation, pratiqués dans certains cas peu nombreux, sont en réalité incommodes dans la plupart des cas, et qu'une fixation par soudure est beaucoup plus résistante, plus homogène, plus propre et moins coûteuse. La soudure nécessaire en orthodontie peut être faite presque instantanément et cela très facilement, par l'opérateur qui s'appliquera pendant peu de temps à approfondir la méthode exposée ici.

Comme beaucoup des parties de ces appareils sont très minces, il est très important de se servir pour leur soudure d'une belle flamme effilée et régulière. Une flamme large et inégale pourrait les abîmer et les détériorer. Le chalumeau Lane, employé avec la soufflerie à pied habituelle, convient spécialement aux orthodontistes, car il produit une belle flamme fine (figure 670) et d'une chaleur intense, que l'on peut régler d'une façon parfaite, tandis que les deux mains de l'opérateur sont laissées libres.

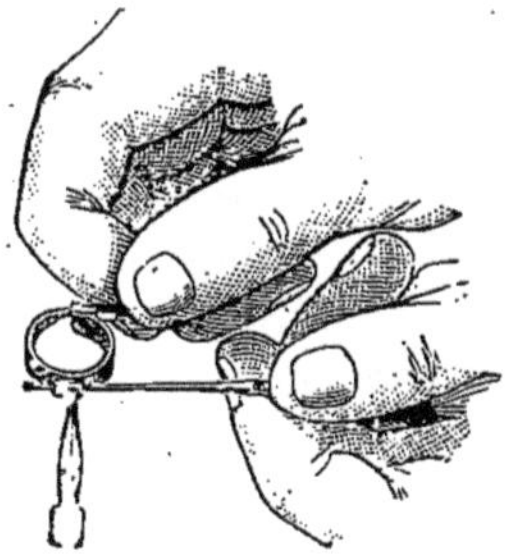

Fig. 670.

Bien que beaucoup de crochets à ressorts ingénieux et d'autres inventions aient été imaginés pour maintenir des objets aussi menus, la méthode présentée par l'auteur est bien préférable dans beaucoup de cas. Elle consiste à tenir les pièces en contact soit avec les doigts, soit avec des pinces, pendant que l'on soude. Le métal qui entre dans la composition de ces appareils est très favorable à cette façon de souder, car il est si mauvais conducteur de la chaleur que la plupart des soudures peuvent être faites avec les doigts, sans que l'on ressente aucune sensation de chaleur, pourvu que la flamme soit convenablement réglée.

Lorsqu'on désire réunir un petit tube avec une bande, comme dans la figure 670, il est mieux de mettre le tube au contact de la flamme au moyen d'un fin instrument qui n'absorbe que peu de chaleur. Un tire-nerfs de Gates à pointe cassée remplit ce but de façon idéale. Lorsque l'on veut réunir deux petits tubes, comme dans la figure 671, on peut se servir de précelles pour les tenir.

Cette méthode de souder n'est pas difficile, beaucoup d'étudiants l'apprennent rapidement. Le seul point qui paraisse très difficile au commençant est de tenir les deux parties à souder dans une position fixe juste au moment où la soudure se solidifie. On obtient ce résultat en réunissant un ou plusieurs doigts d'une main avec les doigts de la main opposée, comme dans les figures 670 et 671, pour bien les maintenir ; en même temps, il faut tenir les pièces légèrement, sans les serrer, tout à fait comme un bon calligraphe tient sa plume. Avec un peu de pratique, on peut faire ces différentes soudures facilement et avec rapidité.

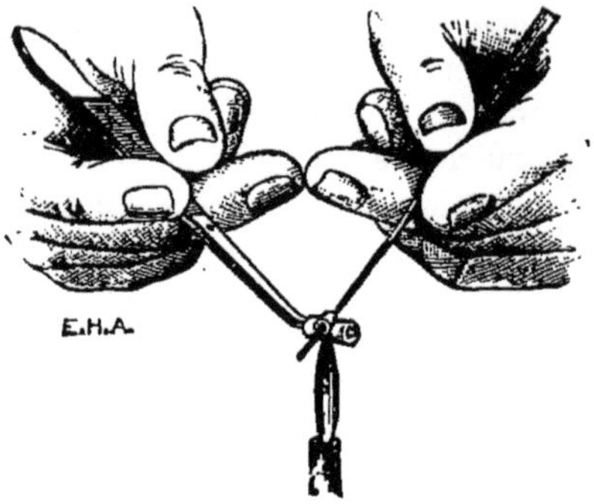

Fig. 671.

Lorsque l'on veut réunir à une bande l'extrémité d'un petit tube, il est préférable de fondre la soudure sur la bande et de tenir le petit tube, au moyen de précelles droites, en contact avec la soudure et d'exposer de nouveau à la flamme, car autrement la soudure sera habituellement attirée à l'intérieur du tube.

La soudure qui convient le mieux pour unir les différentes parties de ces appareils est la soudure d'argent [1], quoique l'on puisse employer de la soudure d'or de différents carats avec une crème de borax comme fondant. Il ne faut jamais se servir de plus de soudure qu'il n'est nécessaire, spécialement dans les petites soudures, juste assez pour obtenir le point d'attache.

Éviter toujours de surchauffer. Appliquer juste la chaleur suffisante au bon endroit au moyen d'une flamme fine et pointue afin de fondre entièrement la soudure. Éviter toujours de chauffer les vis et les écrous. On observera surtout cette recommandation avec le cric, la vis de traction, et les arcades E et B, un grand soin étant apporté en les fabriquant à conserver leur rigidité et leur résistance, car cette belle trempe serait abîmée par la chaleur.

Travail des bandes simples. — Les bandes simples constituant une très importante partie de ce système, il importe d'employer une méthode appropriée pour les faire.

Nous avons déjà donné les raisons de nos préférences pour l'ar-

[1] L'auteur recommande une soudure d'argent préparée spécialement pour ces usages d'orthodontie par la S. S. White Manufacturing Co.

gentan dans la confection des appareils de redressement, et spécialement des bandes. Cependant ce métal varie beaucoup de qualité, non seulement à cause des différences existant dans sa formule de constitution, mais aussi dans la façon dont on l'exécute.

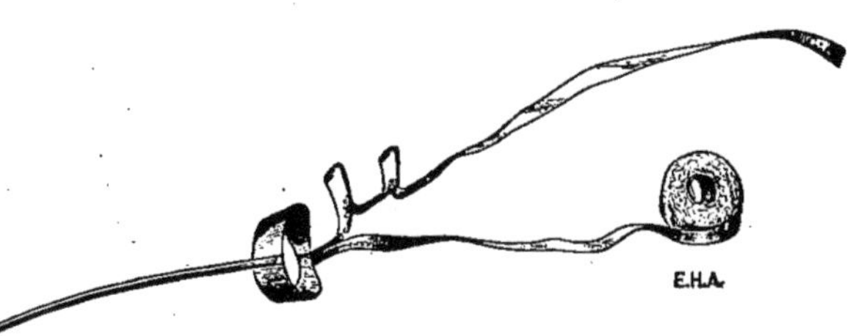

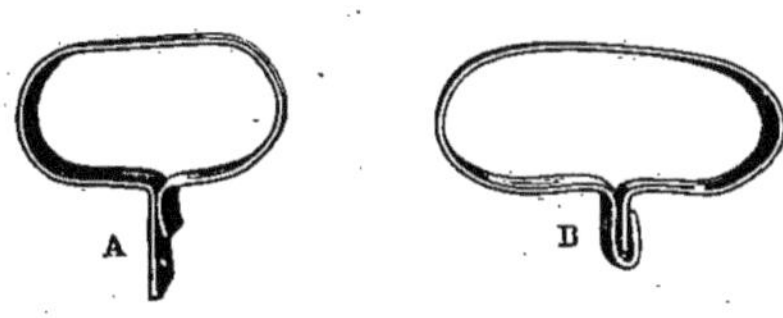

Fig. 672.

Il est important que ce métal soit d'une qualité particulièrement bonne, d'une épaisseur et d'une trempe spéciales, autrement il serait dur et inflexible, et difficile à adapter à la forme de la dent, sinon impossible. Dans ce cas, il se desserrera plus promptement sous la force de mastication, ce qui déterminera des espaces inutiles entre les dents et présentera un moins bel aspect.

Entourer simplement la dent d'un étroit morceau de bande, c'est faire un appareil lâche, mal ajusté, imparfait (fig. 673). On se servira d'un morceau amplement taillé, d'une longueur suffisante pour être tenu fermement entre le pouce et les doigts après qu'on l'aura glissé autour de la dent à l'endroit voulu, de sorte que l'on peut exercer une force considérable avec la main seule en tirant la bande fortement autour de la dent, pendant qu'au même moment on la serre avec une pince à conformer les bandes.

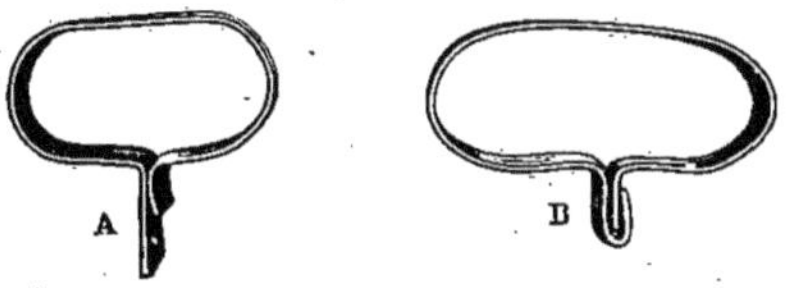

Fig. 673.

Grâce à cette méthode on produit une pression suffisante pour ajuster avec le plus grand soin à la surface de la dent la bande appliquée, et, si l'on enlève le surplus des extrémités, elles seront encore réunies comme dans la figure 672. Il n'y aura qu'une très légère perte de morceaux de bande; si l'on veut faire un ajustage solide, il faudra toujours employer une grande longueur de bande. En travaillant avec soin, on peut faire un nombre considérable de bandes avec une bobine de matière C, F et H.

On ne peut s'attendre à faire que des bandes imparfaites si l'on se sert de pinces grossières et fermant mal pour ajuster, car la partie pincée sera arrondie comme dans la figure 673, au lieu d'être tranchante et à angle droit comme dans la figure 672.

Pour souder une bande, un morceau de soudure d'argent d'environ 3 millimètres carrés, humecté avec de la crème de borax, est placé entre les angles de la bande et tenu sous la flamme au moyen d'une pince à souder les bandes (fig. 674). Avec ces pinces, on exerce une pression uniforme sur les parties devant former la ligne de jonction, qui sera égale et parfaite. Ainsi le minimum de chaleur est absorbé

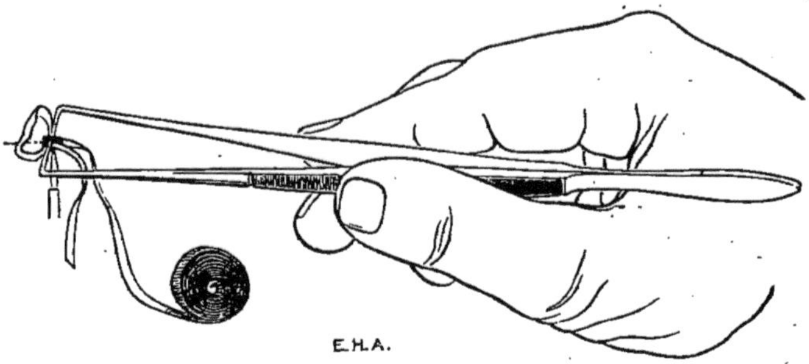

Fig. 674.

par les pinces, qui par conséquent ne peuvent se déformer ni s'abîmer. Un autre avantage tiré de leur usage est que les pointes restent en contact avec la bande dans une position telle qu'elles sont protégées de la soudure, qui ne les atteindra pas. On évitera de la sorte un ennui de tous les instants, qui est lié souvent à l'emploi des précelles ordinaires, leur contact avec la soudure étant presque inévitable.

Pour que la soudure coule seulement sur les bords à souder, on doit y placer beaucoup de borax, mais il ne faut pas en mettre du tout sur la surface interne de la bande, autrement la soudure sera attirée hors des bords à souder et il y aura soit une réunion défectueuse, soit un épaississement de la bande; dans les deux cas, la bande devient inutilisable. Lorsqu'une bande est soudée, elle doit présenter une surface interne continue et égale. Toute autre est imparfaite et on ne doit pas s'en servir. Lorsque la bande est ajustée convenablement, elle est prête à fournir tous les points d'attache dont on peut avoir besoin.

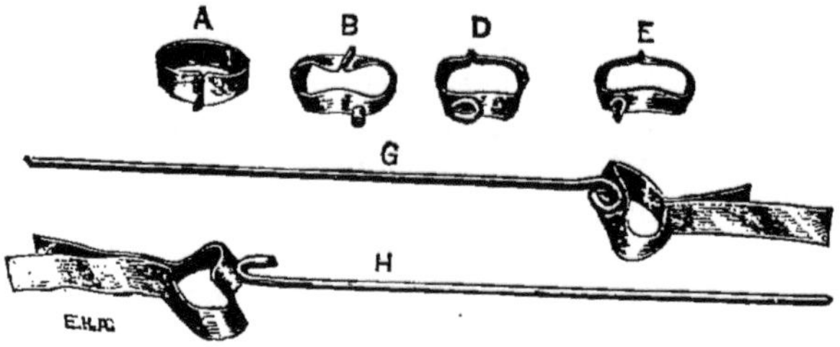

Fig. 675.

Revenons encore à l'importance d'une flamme très chaude, belle et pointue, pour accomplir ces réunions, car la netteté dans une soudure aussi délicate est impossible avec une grosse flamme.

Les principales parties que l'on attache à la bande simple sont les tubes R des éperons et des crampons. Ces deux dernières sont faites avec du fil métallique G, comme il est montré en D E G et H (fig. 675) et B (fig. 684).

On pratique le mieux la soudure d'un éperon en chauffant l'extrémité unie du fil G, en le mettant en contact avec un gros morceau de borax et avec une très petite quantité de soudure, jusqu'à ce qu'elle fonde partiellement; alors on le porte au point voulu de la bande et on le soumet à nouveau à la flamme.

Lorsqu'il est soudé (fig. 676), on le coupe à la longueur voulue, mais on ne le fera jamais plus grand que $\frac{3}{4}$ de millimètre. Les bords seront dégrossis et polis avec une lime. Mais on se servira de peu de soudure,

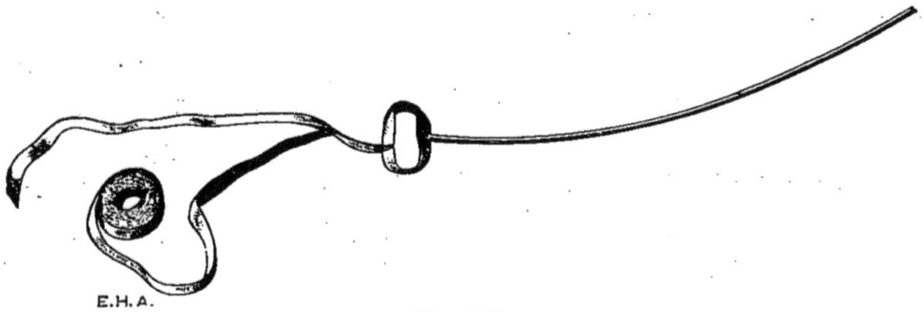

Fig. 676.

car de grandes quantités formeraient un plan incliné qui ne pourrait pas aussi bien maintenir la ligature.

Pour faire un crampon, il faut recourber en forme de U l'extrémité du fil métallique, fondre d'abord la soudure sur la surface de la bande, puis maintenir la partie convexe du crampon en contact et de nouveau faire fondre la soudure; après quoi l'on raccourcit les extrémités jusqu'à ce qu'elles aient un millimètre et demi de longueur, et on les finit avec une lime (voir E et H dans la figure 675). Les extrémités du crampon doivent être suffisamment rapprochées pour empêcher le jeu de la pièce qui doit s'y accrocher.

Pour fixer une bande ovale (voir D et G, fig. 675), la soudure doit être d'abord fondue sur la bande et seulement en quantité suffisante pour fixer la bande au point donné. Il n'est pas nécessaire d'en mettre davantage, car elle pourrait être attirée dans l'intérieur de la boucle.

Avant de placer la première bande, on fera bien, si cela est possible, de fabriquer toutes les pièces de fixation, aussi bien celles destinées au déplacement des dents que celles qui doivent les maintenir plus tard, afin d'éviter la douleur et l'ennui qui résultent de l'enlèvement d'un appareil et de la substitution d'un nouveau, alors que les dents sont devenues sensibles.

Les extrémités non raccourcies de la bande sont utilisées comme manche pour la présenter à la flamme en contact avec la pièce qui doit y être fixée (voir G et H, fig. 675 et fig. 676). Une fois les pièces de fixation fabriquées, on raccourcit les extrémités des bandes en les laissant de la longueur désirée. Si l'on doit y pratiquer une cavité pour fixer quelque autre appareil, on leur laisse 4 millimètres de longueur, mais si ces extrémités ne doivent pas servir de pièce de fixation, on peut les raccourcir davantage, bien qu'il ne soit pas recommandé de les couper au ras de la surface de l'anneau. Les coins aigus devront être arrondis.

De toutes les dents la canine est la plus difficile à bander. Cependant, en plaçant la suture sur le côté lingual et en brunissant vigoureusement la surface externe, tandis qu'on façonne la bande, on pourra obtenir un ajustement précis dans la plupart des cas. Il y a un autre moyen qui consiste à former un pli sur l'anneau du côté lingual, tandis qu'on l'applique avec force du côté opposé, tout en le tirant avec les doigts. On enlève alors la bande et l'on coule un peu de soudure dans le pli, puis on la replace sur la dent et l'on pratique la suture sur le côté labial, en façonnant et brunissant, etc., suivant les procédés habituels.

Soudure à basse température. — Il est souvent nécessaire de fixer des crochets à gaine aux arcades E, lesquelles sont fabriquées de façon à donner la plus grande élasticité. Si les crochets à gaine sont fixés au moyen de la soudure ordinaire fondant à basse température avec laquelle ils sont fournis, la trempe des arcades ne sera pas endommagée, si l'on a soin d'utiliser une petite flamme peu ardente donnant juste assez de chaleur pour fondre la soudure à basse température. Il est bon quelquefois d'attacher des éperons aux arcades simples E ou aux arcades B pour empêcher le glissement des ligatures de fil métallique. Ils doivent être fixés au moyen de soudure à basse température afin de ne pas endommager l'élasticité de ces arcades.

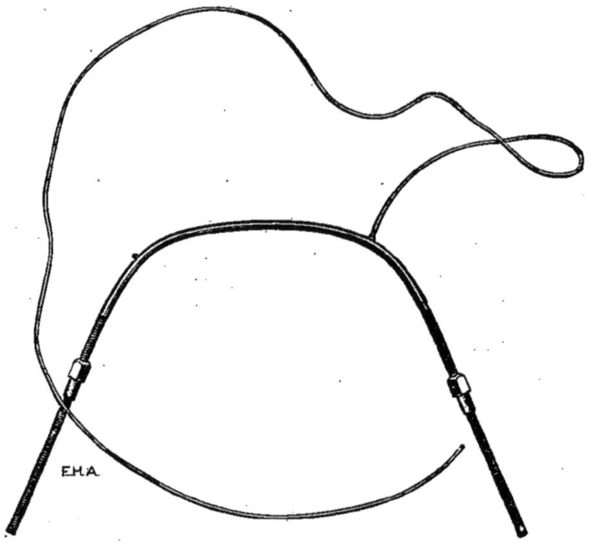

Fig. 677.

Le meilleur moyen de fabriquer ces éperons consiste à fondre un tout petit morceau de cette soudure à l'extrémité d'un fil de ligature (en ayant préalablement trempé l'extrémité du fil dans un liquide favorisant la fusion de la soudure), puis à porter ce fil en contact avec l'arcade dans la flamme. On obtient un bel éperon conique présentant un sommet de cuivre très résistant, bien que peu apparent. La figure 677 représente l'arcade avec des éperons avant et après que le surplus du fil de métal a été enlevé. L'éperon ne doit pas être plus haut que le diamètre de la ligature qu'il doit supporter, autrement cela serait laid, pourrait abîmer les lèvres et gêner leurs mouvements.

Pour fixer ces éperons on utilise comme fondant celui des bijoutiers (nitro-muriate de zinc).

ANCRAGE

Principes de l'ancrage. — Il faut considérer deux points importants dans le redressement des dents : premièrement, que la force exercée soit appliquée dans la bonne direction et suffisante pour effectuer le mouvement ; deuxièmement, que l'ancrage soit suffisant pour résister à cette force.

Dans l'application des forces destinées à mouvoir les dents, les couronnes sont les seuls points d'attache utilisables.

La force est généralement exercée à angle droit ou presque, le long des grands axes des racines, et leurs changements de position peuvent être partiels ou complets.

Dans le premier cas, le changement s'effectue surtout à l'extrémité de la couronne de la dent, que l'on fait dévier jusqu'à sa position normale, changeant par là son angle d'inclinaison avec le moins possible de déplacement apical.

Dans le second cas, on déplace le corps de la dent, son déplacement coronal et apical étant au moins équivalent et de même sens.

Quant à savoir si le déplacement sera partiel ou complet, cela dépend du genre de point d'attache, celui-ci déterminant la distribution de la force appliquée. Dans le premier cas, le point d'attache doit être établi suivant le principe de la charnière ou du pivot de façon à produire le renversement, comme le ferait une ligature qui serait appliquée à angle droit sur le grand axe de la dent.

Pour produire la seconde sorte de mouvement, il faut que la fixation à la dent et à la racine soit très solide, de façon à prévenir tout mouvement de bascule, la force étant distribuée de façon égale à la racine.

Détails de l'ancrage. — Comme il a été dit précédemment, les dents peuvent occuper sept malpositions différentes. D'accord avec les lois de la physique, leurs déplacements vers la ligne d'occlusion harmonieuse ne peuvent être obtenus qu'en appliquant au moyen d'une base d'ancrage l'une de ces trois forces : la pression, la traction, ou la torsion.

Comme « toute action produit toujours une réaction égale et opposée », il s'ensuit que l'ancrage supporte la même force que la dent à déplacer. Si l'ancrage ne présente pas une plus grande résistance que la dent à déplacer, il s'ensuivra un déplacement égal. Nous avons deux moyens d'ancrage : d'abord et surtout celui que nous pouvons tirer des dents elles-mêmes, en second lieu celui que l'on obtient au moyen de points d'attache fixés au sommet ou à la partie postérieure de la tête.

La résistance offerte par les différentes dents varie considérablement suivant leur position, leur volume, leur longueur, le nombre de leurs racines, la direction de la force exercée. Elle dépend en outre, comme nous l'avons dit, de la manière dont est faite la fixation.

Parmi les nombreuses améliorations modernes concernant les méthodes de redressement des dents, il n'y en a sans doute jamais eu de plus grandes que celles apportées aux appareils destinés à assurer l'ancrage. Les premiers appareils construits dans ce but étaient volumineux et incertains, ils se présentaient sous la forme de plaques de caoutchouc ou de métal. Ils sont aujourd'hui passés de mode, depuis que l'on emploie les bagues simples et à crochet, qui assurent un meilleur ancrage, en même temps que la solidité et la stabilité.

La force doit être aussi directe et aussi positive que possible, de façon à bien profiter des conditions dont on dispose. L'ancrage idéal serait celui que l'on obtiendrait au moyen d'une base inamovible. Cet ancrage idéal n'est jamais complètement réalisable dans la bouche à cause de la légère élasticité du procès alvéolaire et de la membrane péridentaire, qui agit comme un coussin. On peut tolérer quelque déplacement de l'ancrage des dents, à condition qu'on les maintienne dans les limites de la restauration finale au moyen des plans inclinés des dents en occlusion ; mais s'il s'agissait d'un plus grand déplacement des dents d'ancrage, la malocclusion des dents ancrées pourrait s'établir et il serait très difficile ou même impossible d'en venir à bout. D'où il résulte qu'il faut les surveiller attentivement et prendre fréquemment des mesures et des points de comparaison avec les modèles. On fera bien de combattre sur-le-champ tout mouvement contraire. Les ennuis qui suivent tout déplacement considérable des dents ancrées sont tels qu'on doit toujours assurer la solidité de l'ancrage dès le début.

On peut appliquer cinq genres d'ancrage. Ils sont plus ou moins associés et sont utilisés en combinaisons ou séparément, suivant les exigences du cas. Nous les désignerons ainsi : simple, stationnaire, réciproque, occipital et intermaxillaire.

Ancrage simple. — Dans ce cas, la résistance des dents en mouvement est surmontée par l'ancrage d'une ou plusieurs dents de plus grandes dimensions ou mieux situées, le point d'attache étant à pivot ou à charnière et permettant le renversement de la dent ancrée dans son alvéole. Cette forme d'ancrage, bien que très incertaine par elle-même, peut être renforcée par le concours d'autres dents dans la même arcade, situées plus ou moins loin.

Ancrage stationnaire. — Dans ce cas le genre d'attache est absolument rigide, de sorte que le renversement de la dent est impossible et, si elle doit bouger, c'est tout entière à travers le procès alvéolaire et dans une position rectiligne. La figure 678 représente un ancrage stationnaire appliqué à une molaire pour la rétraction d'une canine. La longue gaine de la vis est soudée à une bague à crochet solidement cimentée et fixée sur la molaire, tandis que l'angle de la vis retient un tube soudé horizontalement à un anneau placé sur la canine. Le genre d'attache sur la canine est à charnière et permet le renversement. S'il se produisait un déplacement de la molaire, la racine et la couronne se déplaceraient également et dans la même direction. On verra par là que dans ce genre d'ancrage la résistance est plus grande que dans la forme simple.

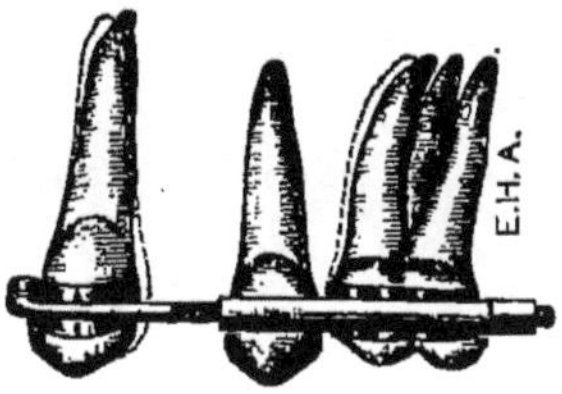

Fig. 678.

Il est nécessaire de faire preuve d'habileté et de jugement dans l'application de cette forme d'ancrage, car son succès dépend d'abord de la solidité absolue du point d'attache et de l'appareil, ensuite du degré de la force exercée, qui ne doit jamais être assez considérable pour surcharger et l'endommager. Cela est d'une importance capitale, car, si l'on en détachait et si l'on ébranlait l'ancrage, cela le transformerait immédiatement en un ancrage simple.

Ancrage réciproque. — Dans cette forme la dent malposée est opposée à une autre dent de la même arcade, le but que l'on se propose est de placer à la fois les deux dents sur la ligne d'occlusion, en utilisant la force de façon convenable.

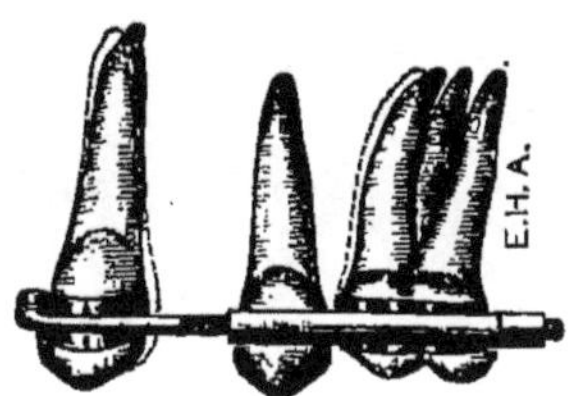

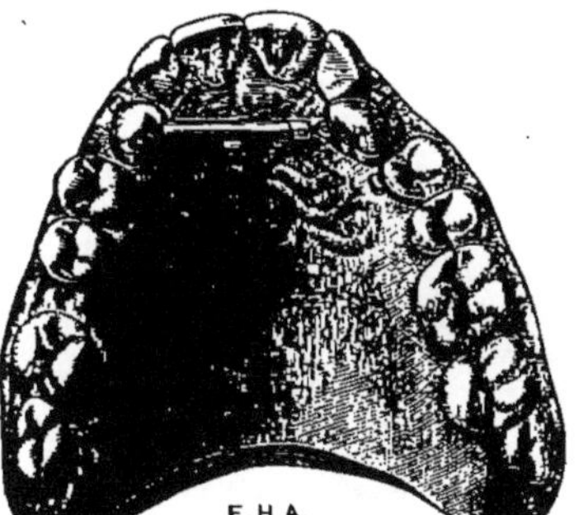

Fig. 679.

L'ancrage réciproque est de l'usage le plus fréquent et aussi le plus efficace. On devra étudier chaque cas avec soin suivant le but que l'on se propose, aussi bien dans les formes les plus simples, comme dans la figure 679, que lorsqu'un plus grand nombre de dents doivent être déplacées, soit que l'on désire élargir l'arcade (fig. 687), ou faire une combinaison avec d'autres formes d'ancrage. On pourra appliquer l'ancrage réciproque à un grand nombre de cas; il est en outre le principe essentiel de beaucoup des combinaisons d'appareils que nous décrirons plus loin.

Ancrage occipital. — Dans cette forme le point d'appui se trouve sur la partie supérieure et postérieure de la tête, la force est transmise au moyen d'un casque et de puissants élastiques réunis à des appareils de fixation dentaires comme dans la figure 655. Cette forme d'ancrage bien connue était jusqu'ici appliquée surtout au traitement des cas

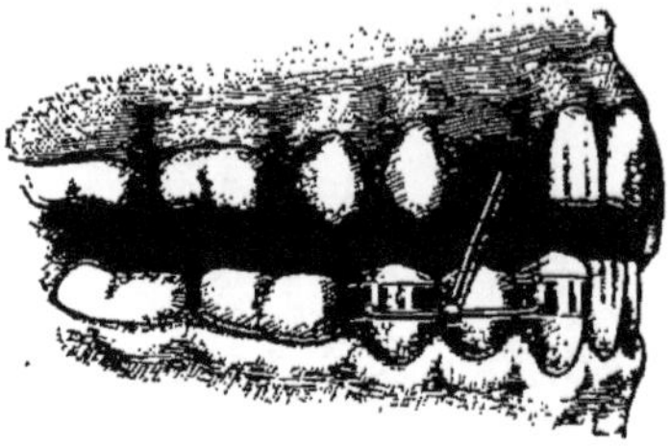

Fig. 680.

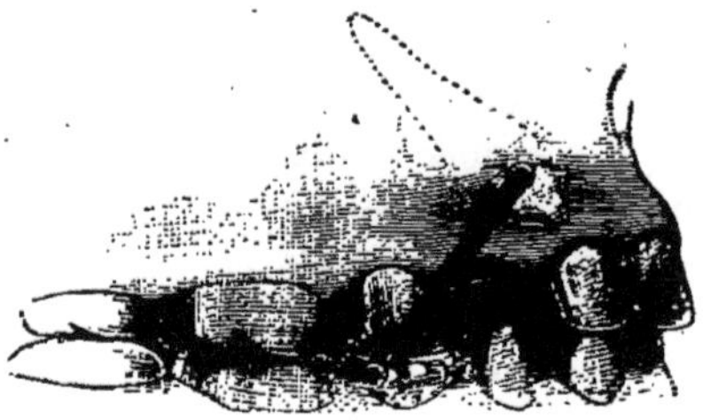

Fig. 681.

appartenant à la division 1 et à sa subdivision de la classe II et à la classe III.

Elle est maintenant remplacée, dans la pratique de l'auteur, par l'ancrage Baker, décrit plus loin.

L'ancrage intermaxillaire est ainsi désigné parce que le principe sur lequel il repose le distingue des autres ancrages. C'est une forme nouvelle, différente des autres décrites jusqu'à ce jour en ce que l'ancrage ou le point d'appui pour le déplacement des dents est pris sur les dents de l'arcade opposée. Cet ancrage peut être ou ne pas être réciproque.

Les figures 680 et 681 représentent cette forme d'ancrage employé sans réciprocité, l'abaissement de la canine supérieure est accompli

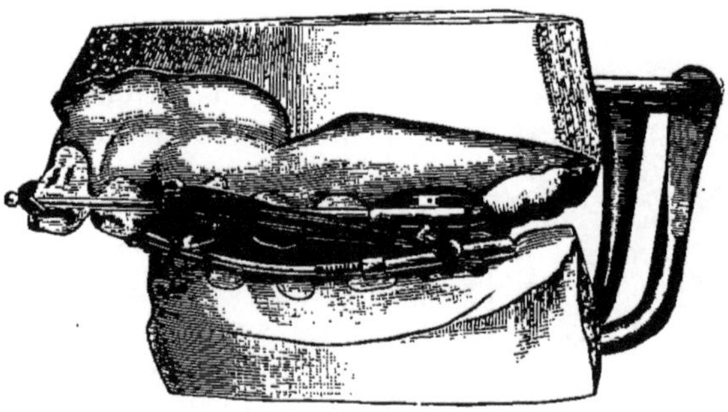

Fig. 682.

au moyen de ligatures en caoutchouc fixées d'autre part aux appareils des dents inférieures. Les dents inférieures sont protégées contre l'élévation par la force irrésistible de l'occlusion[1].

[1] Cette forme d'ancrage fut présentée par l'auteur. Voir *Dental Cosmos*, **1891**, p. 743.

La figure 763 représente un cas dans lequel cet ancrage est disposé pour agir avec réciprocité en produisant la migration à la fois des incisives, des canines et des prémolaires supérieures et inférieures. Cette forme d'ancrage est directe et puissante et peut être souvent employée avec beaucoup d'avantage.

Elle a acquis avec la modification connue maintenant sous le nom d' « ancrage Baker » (1) une importance si grande qu'elle marque une époque dans l'évolution de l'orthodontie. Avec cet ancrage, en effet, le traitement des cas appartenant aux classes II et III a subi une véritable révolution ; et ces cas, autrefois difficiles et rebelles au traitement sont devenus par l'application intelligente de cette forme d'ancrage, des plus faciles et des plus satisfaisants dans la pratique, à condition toutefois qu'ils soient entrepris à l'âge voulu et traités avec habileté.

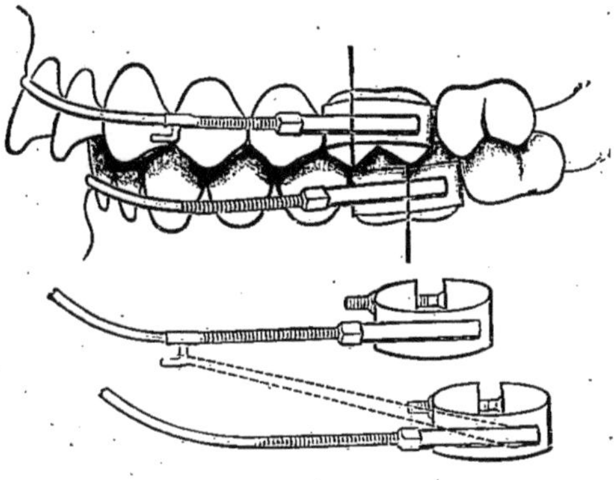

Fig. 683.

Cette forme d'ancrage, modifiée par Baker, est représenté figure 682, et la modification de l'auteur figure 683.

AJUSTAGE ET TRAVAIL DES APPAREILS

Les centaines d'appareils d'orthodontie utilisés aux diverses périodes de l'histoire dentaire peuvent être classés en quelques groupes, chaque groupe représentant simplement des variations d'un même principe de mécanique. C'est pourquoi, il n'est pas nécessaire d'étudier indistinctement ces appareils faits pour répondre à un cas particulier, cette étude peut même être nuisible.

Quelques appareils de forme voulue, dont on a l'expérience et dont on connaît bien le maniement, permettront d'avoir des résultats que l'on n'aurait jamais obtenus avec toute la série de ces appareils à action si spéciale.

(1) Si j'en crois mes meilleurs souvenirs, nous sommes redevables à H. A. Baker, de Boston, de cette idée. Il l'utilisa pour produire la rétraction des incisives de son fils, il y a un certain nombre d'années, et c'est à cette occasion que je reçus de lui cette idée. C'est pour cela que j'ai appelé cet appareil « ancrage de Baker ». Calvin Case, de Chicago, a aussi employé cette forme d'ancrage probablement en même temps que Baker, mais il ne l'employa pas cependant comme ancrage se suffisant à lui-même, comme le fit Baker, mais seulement comme auxiliaire de l'ancrage occipital dans un cas appartenant à la troisième classe. Ceci est consigné dans les « *Transactions of the Columbian Dental Congress* ».

Ces appareils, dont l'auteur après beaucoup d'expériences a reconnu la grande utilité, seront mentionnés plus loin dans l'exposé des traitements; mais afin de donner au lecteur un plus large choix, un certain nombre d'autres appareils, utilisables dans certains cas, seront aussi décrits.

Un appareil idéal est celui qui, convenablement appliqué, accomplira tous les déplacements nécessaires, soit dans le sens lingual, labial, mésial ou distal; soit des mouvements d'abaissement, d'élévation, de rotation ou des combinaisons de tous ces mouvements. Ces déplacements doivent pouvoir être exécutés non seulement par chaque dent en particulier, et par toutes les dents d'une arcade, mais aussi par toutes les dents des deux arcades simultanément. Ce doit être un appareil applicable à tous les cas de toutes les classes, depuis les traitements les plus simples jusqu'aux plus compliqués. L'opérateur devra pouvoir facilement en contrôler les résultats, hâter au besoin le déplacement de certaines dents et retarder celui des autres. Enfin ce doit être aussi un appareil si simple qu'on puisse facilement en comprendre le mécanisme et qu'il occasionne le moins de gêne possible au patient. L'appareil connu sous le nom d'arcade d'expansion et représenté avec ses accessoires figures 684 et 685, construit par l'auteur, est considéré par lui comme remplissant tous ces desiderata.

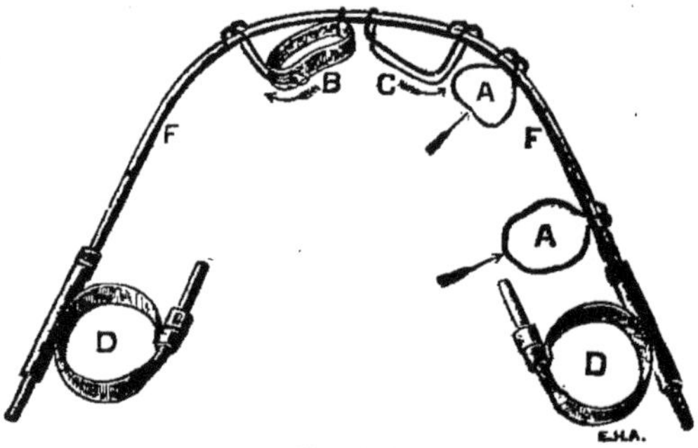

Fig. 684.

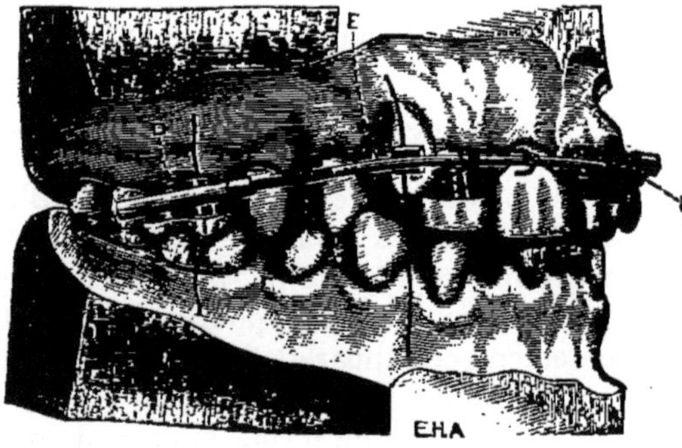

Fig. 685.

Cet appareil est fait avec l'arcade E simple ou renforcée ou avec l'arcade B fixée aux dents au moyen des bagues d'ancrage D ou X. L'appareil est complété avec des bagues simples ou à éperon, des ligatures en fil métallique, des coins en caoutchouc, des liens de caoutchouc, selon les exigences du cas traité. Cet appareil, avec quelques légères modifications, est le seul qui entre maintenant dans la pratique de l'auteur. Sa grande valeur et son application presque illimitée seront de plus en plus appréciées à mesure qu'on s'en servira et qu'on l'étudiera.

Ajustage des bagues-crochets. — Pour appliquer cet appareil, le premier temps est l'ajustage des bagues-crochets D ou X.

Pour les premières molaires, il vaut mieux employer les bagues D, car ce sont les dents les plus grosses et les plus solides, elles peuvent donc supporter les ancrages les plus forts. On peut avoir besoin cependant d'ajuster ces bagues aux secondes ou aux troisièmes molaires. Les bagues X qui s'appliquent sur les prémolaires de l'un ou des deux côtés peuvent être employées quelquefois, mais leur emploi est exceptionnel.

Pour ajuster une bague-crochet l'écrou sera d'abord desserré suffisamment pour permettre facilement l'introduction de la couronne sur laquelle on doit la poser. La bague sera alors conformée entre les becs plats d'une pince à conformer les bagues jusqu'à ce qu'elle s'adapte exactement à la forme de la couronne de la dent. La pointe de la vis sera toujours dirigée en avant; à moins d'une raison spéciale, elle sera courbée aussi, s'il est nécessaire. On travaillera la bague avec soin sur la couronne avec les doigts, et on la fera glisser entre l'émail et la gencive au point désiré, puis on la brunira et on la pressera jusqu'à ce qu'elle se conforme exactement à la couronne.

Une des plus grandes fautes que l'on puisse commettre en ajustant ces bagues est de tailler ou de limer la bague sur son bord afin d'empêcher l'interposition supposée de la gencive. Un tel procédé détériore la bague. Au contraire, il est essentiel que cette partie de la bande puisse dépasser le renflement de la couronne et soit appliquée et brunie au collet de la dent pour empêcher le glissement. C'est la partie la plus importante de la bague.

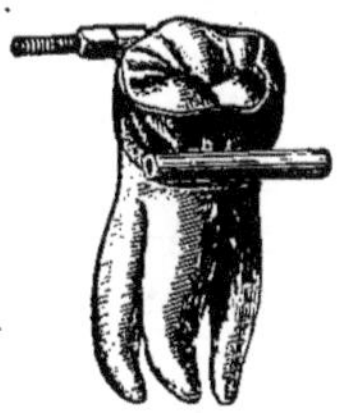

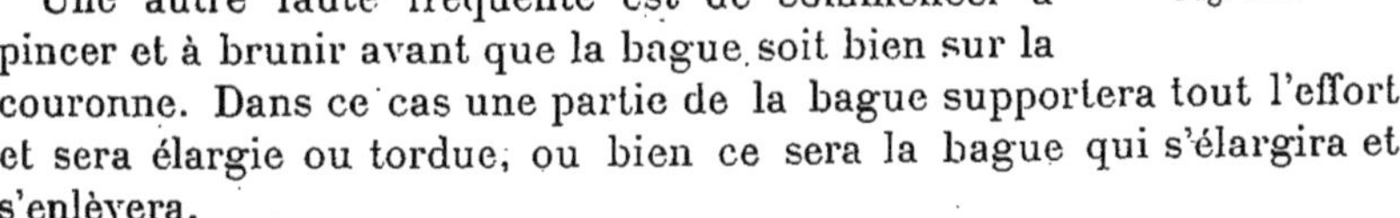

Fig. 686.

Une autre faute fréquente est de commencer à pincer et à brunir avant que la bague soit bien sur la couronne. Dans ce cas une partie de la bague supportera tout l'effort et sera élargie ou tordue, ou bien ce sera la bague qui s'élargira et s'enlèvera.

C'est une faute de placer la vis à un angle trop grand. La bague sera tournée avant le serrage jusqu'à ce que la vis soit en contact intime avec la dent voisine. Elle est alors en dehors, non seulement du champ d'action de la langue, ne pouvant par conséquent pas gêner celle-ci, non plus que les lèvres, mais encore l'extrémité projetée peut être d'une grande valeur pour fixer des appareils auxiliaires à l'occasion.

Les bagues sont faites pour supporter l'effort maximum compatible avec des dimensions presque idéales. Elles peuvent donc supporter un serrage de l'écrou considérable, mais, s'il est trop énergique, elles peuvent se rompre. Il est habituellement préférable de ne pas serrer la bague trop fortement tout d'abord, mais d'attendre la deuxième ou la troisième pose pour le serrage et le brunissage final. Le serrage des bagues est suffisant pour les assujettir, de sorte que le ciment est inutile, excepté dans l'ancrage stationnaire, comme dans l'emploi de la vis de traction représentée figure 678.

La figure 686 représente une bague D qui a été convenablement ajustée à une couronne de molaire.

On remarquera qu'elle s'adapte avec précision au renflement de la couronne. Une petite portion du bord supérieur a été brunie au niveau de l'arête marginale distale. Il est important de prévenir la possibilité d'un enfoncement trop prononcé de la bague sur la couronne. Une bague ainsi ajustée offre un ancrage des plus solides, mais ne peut être enlevée sans rupture ou sans desserrer l'écrou.

Si les dents sur lesquelles on doit poser une bague sont serrées les unes contre les autres, il faut pour y arriver du soin et de la patience. Cela est habituellement facile avec de jeunes patients, car leurs dents permettent un déplacement considérable. La bague est placée entre les dents d'abord d'un seul côté, et laissée ainsi pendant quelques minutes, puis l'autre côté est introduit doucement au moyen de mouvements de balancement et par une pression légère des doigts ou mieux à l'aide d'un morceau de bois aplati jusqu'à ce que la bague enfin placée se trouve entre les dents. Il est alors bon d'attendre quelques minutes, puis l'on recommence la même opération pour la bague à placer sur la dent opposée; après cela une séparation suffisante se sera produite pour permettre un ajustage plus parfait de la première bague.

Quelquefois, après l'ajustage de la bague d'ancrage, on s'aperçoit que la dent voisine située mésialement est inclinée à un tel degré du côté buccal qu'elle empêche l'introduction de l'extrémité de l'arcade dans la gaine. On remédie à cela en dessoudant la gaine de la bande et en la soudant à nouveau après avoir intercalé une pièce de métal d'épaisseur suffisante.

Habituellement, l'épaisseur d'une pièce de cinquante centimes suffira. De cette façon la gaine se trouve déplacée dans la direction buccale d'une quantité suffisante pour permettre la facile introduction de l'extrémité de l'arcade.

Il peut se trouver quelquefois que la dent que l'on désire employer comme point d'ancrage soit inclinée en avant d'un angle tel que la gaine de la bague D ne coïncide plus exactement avec l'arcade d'expansion (voir fig. 771 et 772). Dans ce cas la bague sera enlevée, la gaine détachée et ressoudée à un angle convenable. On peut effectuer rapidement cette opération en plaçant une petite parcelle de soudure et du borax à l'union de la bague et de la gaine, on applique la chaleur et l'on déplace la bague du degré voulu. Cependant cela est rarement nécessaire, en courbant légèrement l'arcade et en modifiant la bague, on peut en beaucoup de cas l'ajuster sans changer la position du tube.

Ce qui a été dit au sujet de l'ajustage des bagues D s'applique naturellement à l'ajustage des bagues X et aussi des simples bandes ajustables.

Ajustage des bagues simples. — Pour ajuster les bagues simples, il faut que la dent soit tout d'abord nettoyée, puis séchée et mise à l'abri de la salive. La bague est remplie d'oxyphosphate de zinc de consistance crémeuse et portée avec l'extrémité du doigt sur la dent, puis la bague et le ciment sont pressés ensemble.

La bague est mise en place presque jusqu'à sa position définitive avec les doigts seuls, puis enfoncée au moyen de légers coups de maillet. On passe alors rapidement le brunissoir aux extrémités de la bague seulement, et l'on enlève le surplus de ciment. Quand le ciment est complètement dur, il faut polir la bague et la brunir, car il est bien reconnu que la décoloration se produit beaucoup moins sur une surface lisse et polie que sur une surface rugueuse.

Une bague faite selon les principes indiqués au paragraphe Soudure et posée suivant le procédé ci-dessus s'adaptera d'une façon parfaite, offrira un aspect soigné et ne s'ébranlera pas sous l'effort qu'on lui demandera. Si elle présente quelques défauts, qu'elle soit trop large, affaiblie par le travail, ou légèrement faussée pendant la pose[1], il faut immédiatement la condamner et lui substituer une bague parfaite, car plus ou moins tard elle cédera et sera une cause d'ennuis.

Quand les dents sont très serrées, il peut être nécessaire de ménager d'avance un espace pour placer la bague. Cependant, avec du soin et de la patience, on peut habituellement poser une bague en une séance.

Ajustage des arcades d'expansion. — Pour ajuster une arcade d'expansion, il faut d'abord la conformer approximativement à la forme de l'arcade dentaire idéale, c'est-à-dire à la disposition définitive que l'on désire donner aux dents. Elle devient donc un guide et un modèle pour l'alignement normal des dents, en même temps qu'un moyen d'effectuer leur déplacement, en raison de son élasticité transmise par les ligatures en fil métallique.

On règle la grandeur des arcades d'expansion utilisées pour le déplacement des dents, au moyen des écrous placés en avant des tubes d'ancrage. Les débutants ont la fâcheuse tendance de faire dépendre surtout du serrage des écrous la force employée pour le redressement. C'est, cependant, une erreur, la principale force devant provenir des ligatures et de l'élasticité de l'arcade.

(1) Quatrième édition de *Angle system of Regulation and Retention of the Teeth and fractures of Maxillæ.*

Ajustage des ligatures de fil métallique. — Sans aucun doute, le plus grand perfectionnement moderne concernant l'emploi de l'arcade est la substitution des ligatures de laiton aux autres formes de ligature, à cause de leur plus grande force, de leur plus grande propreté, de leur facilité à se tendre, à se placer, ce qui rend leur action directe et efficace. Leur emploi permet d'augmenter encore l'emploi de l'arcade, d'abréger par suite la longueur du traitement et de faciliter bien des choses qui étaient impraticables et même impossibles précédemment. Leur qualité la plus appréciable est qu'on peut les serrer en les tordant, sans les renouveler. Elles possèdent donc par là, outre leur utilité première, la puissance idéale de la vis et elles obvient ainsi à la nécessité d'interrompre et de réappliquer la pression sur les dents en déplacement. Il en était ainsi avec les autres ligatures, et c'était la principale cause de douleur et d'inflammation dans les redressements. Il est très important cependant de n'utiliser que le fil de métal indiqué, de qualité et de grosseur voulues. Il est aussi important que la trempe en soit douce, identique à celle établie pendant la fabrication. Une ligature trempée trop sec est absolument inutilisable.

Pour appliquer une ligature, il faut employer un morceau assez long pour être solidement tenu par les deux mains, de façon à pouvoir exercer une forte tension pour faire la torsion. On ne fera d'abord qu'une torsion de 3/4 de tour. Les extrémités sont alors coupées en ménageant une longueur de 3 millimètres, puis sont proprement recourbées sous l'arcade, comme le représentent les figures 684 et 687; elles offrent aux lèvres une surface unie. Ne jamais essayer de recourber la portion tordue de la ligature d'une manière différente; en agissant ainsi la force entière est reportée en un point et la ligature se rompt presque toujours.

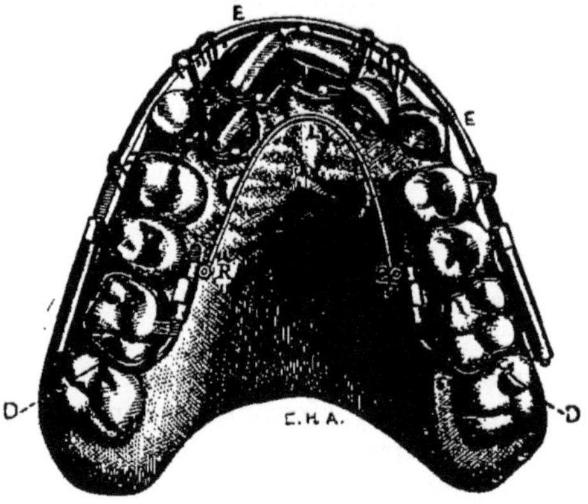

Fig. 687.

Pour serrer la ligature, il faut maintenir fortement la dent et l'arcade entre le pouce et l'index, tandis que l'on fait un autre demi-tour avec des pinces appropriées. On se rappellera que l'élasticité de l'arcade est constamment agissante lorsqu'elle s'exerce par l'intermédiaire de la ligature, de sorte que, en règle générale, le serrage d'une ligature doit être exceptionnel.

Bien que les usages du fil métallique en orthodontie soient illimités, il s'emploie surtout dans trois cas principaux : premièrement, sous forme de simple ligature comme dans A, A, figure 684 ; dans cette figure il relie une dent isolée à l'arcade d'expansion afin d'effectuer un déplacement labial ou buccal; secondement, pour produire la rotation et permettre un déplacement labial, on se sert d'une ligature réunissant l'arcade et son éperon à une bague cimentée à la dent, comme le représente en B la figure 684; troisièmement, la ligature en double boucle, représentée en C, figure 684, permet d'effectuer le même mouvement. La ligature appliquée de cette manière est plus incertaine dans ses résultats que lorsqu'elle est appliquée comme précédemment; on ne l'emploiera donc qu'exceptionnellement. Ce sera le plus souvent pour la rétention temporaire d'une incisive, tandis que les mouvements des autres dents sont accomplis.

Ajustage de l'appareil combiné. — La figure 687 représente cette combinaison d'appareils appliquée aux dents de l'arcade supérieure, dans un cas très compliqué, représenté figure 732. Ce cas exige le déplacement de toutes les dents des deux arcades, il nous montre le type des appareils de redressement les plus difficiles, mais en même temps c'est un type d'étude des plus appropriés, non seulement en ce qui concerne son ajustage particulier, mais tous ceux de ce genre. Les applications les plus étendues de cet appareil à des cas spéciaux seront indiquées plus loin dans le traitement des cas particuliers. Dans ce cas l'arcade dentaire supérieure doit être très élargie, les deux incisives centrales et les deux latérales doivent être amenées en avant et en dehors et tournées sur leur axe, enfin les canines doivent être élevées dans leurs alvéoles.

De simples bagues éperonnées et des ligatures sont posées à toutes les incisives pour leur déplacement labial combiné à leur rotation, les éperons sont placés sur les bandes simples, de façon que la pression produite par l'élasticité de l'arcade et par l'intermédiaire de la ligature en fil métallique s'exerce surtout sur les angles des dents situés du côté lingual, de façon qu'à mesure que se produit la rotation se produise aussi le déplacement du côté labial. Si l'on emploie l'arcade d'expansion et que l'on fasse des encoches dans la bande de renforcement, la direction de la force de déplacement est mathématiquement dirigée.

Les premières molaires, reliées à l'arcade d'expansion par les bagues à douille, se trouvent déplacées dans la direction buccale sous l'action de l'élasticité latérale de l'arcade d'expansion. Les premières prémolaires sont déplacées dans la même direction par leur point d'attache à l'arcade obtenu au moyen de simples ligatures en fil métallique, et les secondes prémolaires par leur contact avec la vis de la bague D. La pression exercée sur les canines pour les déplacer dans la direction linguale peut être augmentée au moyen de coins en caoutchouc placés entre les dents et l'arcade dont l'on peut couper les extrémités en surplus, comme le montre la figure 685.

En examinant attentivement cette figure on peut constater combien la force est distribuée d'une façon parfaite pour accomplir les différents déplacements de dent nécessaires et jusqu'à quel point, comme dans tout bon mécanisme, chaque partie renforce les autres et s'harmonise avec elles. Par exemple, remarquez combien la force s'exerce d'une façon parfaitement réciproque d'une dent en déplacement à l'autre, d'une moitié latérale de l'arcade dentaire à l'autre. Remarquez comme cette force est augmentée par la pression exercée au centre de l'arcade d'expansion en avant, les extrémités ayant tendance à s'éloigner quand la pression s'applique en ce point, ce qui est le cas pour toutes les arcades. Pour ce qui est du mouvement de rotation à imprimer aux incisives centrales, on applique une force considérable à leurs angles opposés, suivant la diagonale; en réalité, l'arcade agit sur chacune d'elles comme deux leviers combinés, agissant dans des directions différentes. Aucune dent ne peut résister à cette force. Les quatre incisives se trouvent amenées en même temps en avant sous la force irrésistible de ce qui agit, pratiquement parlant, comme deux crics combinés.

Pour les dents antérieures, les incisives latérales exercent leur action réciproquement l'une sur l'autre, il eu est de même pour les centrales, et cela sans que ces deux actions se contrarient. Remarquez de plus quel contrôle parfait nous avons sur les dents considérées séparément ou collectivement, et cependant l'ancrage se trouve en même temps établi pratiquement sur toutes les dents de l'arcade.

Avec cet appareil, non seulement nous pouvons étendre l'arcade dans toutes les directions, suivant les nécessités du cas, comme nous le montrons ici ; mais, comme nous le verrons dans le chapitre du traitement, il est possible d'élargir ou de rétrécir l'une ou l'autre des arcades dentaires sur un ou deux côtés, ou d'élargir ou de raccourcir une ou deux des moitiés latérales. On peut déplacer une seule dent dans toutes les directions, allonger les dents ou dans une certaine mesure les raccourcir.

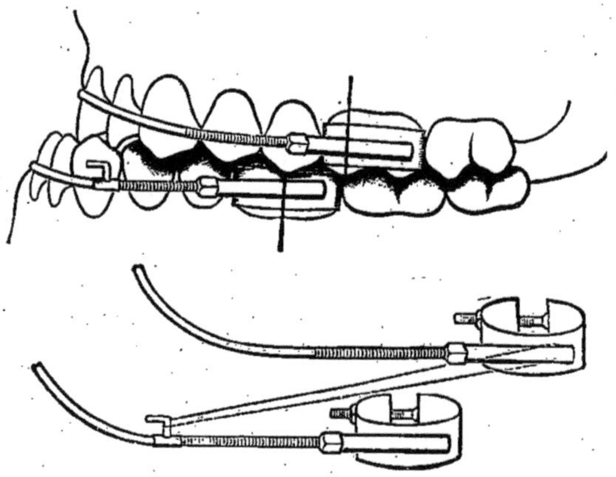
Fig. 688.

On voit dans la figure 688 que l'on a ajusté l'arcade sur le haut de la couronne vers la gencive; il devrait en être toujours ainsi. Cela est nécessaire pour garder cette tension puissante et rigide qui agit sur les dents. Si l'on permet à l'arcade de glisser vers les extrémités des dents (sa tendance naturelle), elle perdra de sa force en totalité ou en partie et sera encombrante et inefficace.

La tendance des orthodontistes non spécialistes est de recourber souvent l'arcade, de sorte qu'elle devient trop étroite à la partie antérieure et porte sur les canines, empêchant l'ajustage précis des incisives. Elle devrait être recourbée de façon à ménager un espace suffisant.

Une autre faute que commettent souvent les dentistes inexpérimentés, c'est de donner à l'arcade un tel ressort qu'elle produit le déplacement buccal des dents d'ancrage dans les cas où aucun mouvement de ce genre n'est nécessaire.

En ajoutant à cette combinaison les gaînes à crochet et les ligatures en caoutchouc de l'ancrage Baker, on peut déplacer toutes les dents supérieures dans le sens distal et toutes les dents inférieures dans le sens mésial (voir fig. 685). Ces déplacements peuvent être renversés (voir fig. 688), le tout permettant d'exécuter enfin tous les déplacements nécessaires dans l'une ou dans l'autre des deux arcades.

Les modifications que l'on peut apporter à la forme et à la direction du ressort permettent de varier les combinaisons et d'obtenir des résultats merveilleux. L'emploi de cette méthode peut conduire à un haut degré d'habileté. Elle est le type de la simplicité et de l'efficacité. Facile à appliquer et si solide sur ses points d'attache que jamais il ne glisse, cet appareil ne donne lieu à aucune perte de force. Il est propre et n'occupe dans la bouche du patient que la place qui peut lui causer le moins de gêne. Appliqué avec discernement, il n'entraîne qu'un léger trouble dans le fonctionnement normal de la bouche. Mais, au contraire, mal combiné, il devient un ennui constant, comme on l'a dit, et peut être des plus inutiles.

Par son usage bien compris on peut obtenir l'ancrage réciproque parfait. Il en est de même de l'ancrage stationnaire, que l'on obtient au moyen des tubes et d'une fixation solide des bagues aux dents d'ancrage. On peut obtenir enfin, comme nous l'avons vu, un ancrage intermaxillaire très puissant.

On doit étudier pour chaque cas la direction et l'action de la force, aussi bien que le résultat probable à la fois sur les dents d'ancrage et sur toutes les dents en position normale.

Les arcades devraient toujours être construites de manière à s'appliquer approximativement sur les dents, de façon à entraver aussi peu que possible les fonctions des lèvres.

On devra se souvenir que la force qui fait mouvoir les dents est habituellement produite par l'élasticité de l'arcade; il est donc très important que la courbure soit faite avec soin pour donner la bonne direction et la force suffisante. Réaliser ce but le plus possible et en même temps éviter le désordre dans les mouvements que l'on désire, ainsi que pour les dents déjà en bonne position, ceci au moyen de ligatures, tel est le problème le plus difficile dans ces combinaisons, encore est-il facile à résoudre par une étude bien comprise de chaque cas.

Après des années d'expérience, on arrive à penser, comme nous le démontrons ici, que cet appareil avec ses améliorations et ses points d'attache est très près d'être parfait (fig. 642).

Pour que le patient s'habitue progressivement à ces appareils, on lui fera porter les bagues seules pendant deux ou trois jours, puis l'arcade sans les ligatures, pendant trois ou quatre jours, enfin on ajustera soigneusement et entièrement toutes les ligatures. Tout d'abord on n'appliquera qu'un léger degré de tension, le but que l'on se propose est naturellement de commencer doucement, de façon que le patient s'accoutume au port de l'appareil, sans éprouver de douleur et avec le plus léger degré d'ennui, toutes choses parfaitement réalisables. Le résultat du port de tous ces appareils est de déterminer d'abord un certain degré d'inflammation, proportionnel au degré de force exercée. C'est pourquoi nous ne pouvons assez recommander que l'ajustage des pièces soit toujours gradué, et que la force exercée au début soit douce. Plus tard on peut exercer une grande force sans beaucoup d'inconvénient.

Ce que nous avons déjà dit au sujet de l'ajustage et de la pose des bagues d'ancrage, de la forme, de l'ajustage et de la pose de l'arcade d'expansion, pour le déplacement des dents supérieures au moyen de ligatures simples ou en boucle, ou bien de bagues à éperon et de ligatures, s'applique également à la pose de ces appareils sur les dents de la mâchoire inférieure quand leur déplacement est nécessaire pour obtenir une bonne occlusion.

Bien que dans la pratique le traitement de la malocclusion diffère toujours, l'ajustage de l'arcade d'extension est toujours le même, la principale différence réside dans la forme à donner à l'arcade, en la recourbant de façon que la force s'exerce dans la direction voulue, c'est-à-dire dans la direction des ligatures et de leur point de fixation aux dents à déplacer.

Combinaison pour l'ancrage Baker. — La figure 683 représente une très importante combinaison dans laquelle l'ancrage Baker sert à déplacer dans le sens distal les dents supérieures et dans le sens mésial les dents inférieures, ce qui constitue le traitement des cas appartenant à la classe II.

Les arcades sont ajustées de la façon habituelle, et les gaines à crochets sont attachées à l'arcade supérieure vis-à-vis des incisives latérales. On peut employer soit l'arcade simple, soit l'arcade renforcée, mais l'arcade simple est préférable dans cette combinaison, à moins que l'on ne doive produire d'autres déplacements de canines ou d'incisives comme cela a déjà été décrit et représenté (fig. 687). La force est produite au moyen d'une ou de plusieurs ligatures en caoutchouc qui relient les gaines à crochets situées sur les arcades d'expansion aux extrémités distales des tubes des bagues d'ancrage des molaires inférieures.

Les écrous antérieurs des gaines des bagues des premières molaires supérieures sont resserrés de temps en temps, lorsque les molaires se sont déplacées du côté distal, et aussi pour exercer plus de force sur elles au lieu d'employer la force aux incisives saillantes lors de cette phase du traitement.

Lorsque les molaires supérieures ont été déplacées du côté distal et qu'elles se trouvent en occlusion absolument normale, on verra qu'il existe un espace entre les molaires et les prémolaires. Les bagues D de la première molaire supérieure sont enlevées et des bagues X sont placées sur les secondes prémolaires. Les écrous de l'arcade d'expansion sont serrés, l'arcade est ajustée à nouveau, les ligatures de caoutchouc sont réappliquées afin que leur action porte les prémolaires supérieures du côté distal. Une ligature en fil métallique entoure les premières et les secondes prémolaires afin qu'elles exécutent en même temps le même déplacement. Comme précédemment dans le déplacement des molaires, les écrous sont maintenus serrés contre les gaines des bagues X afin que toute la force soit exercée sur les prémolaires et que les incisives n'en subissent aucune. Lorsque les prémolaires sont bien en arrière et possèdent des rapports mésio-distaux normaux avec les dents inférieures, les écrous sont progressivement desserrés pour permettre à la force de s'exercer sur les incisives et les canines qui, à leur tour, sont bientôt ramenées en rapport normal avec leurs antagonistes.

Si l'opérateur agit avec soin et réflexion, il sera souvent surpris de voir avec quelle facilité et quelle rapidité s'accomplissent ces redressements très importants.

Tous les praticiens qui ont l'expérience de l'orthodontie savent bien que les dents se déplacent plus facilement dans le sens mésial que dans le sens distal. Dans les mêmes conditions les dents inférieures se déplacent aussi plus rapidement que les dents supérieures. Ce fait est facile à contrôler en attachant les incisives inférieures à l'arcade d'expansion inférieure avec des ligatures en fil de laiton, après avoir tout d'abord fait à l'arcade une courbure inférieure, de sorte que, lorsqu'elle est fixée par les ligatures, elle se fixe aux gaines des bagues des premières molaires, exerçant la même force sur l'apex de la racine que sur la couronne, ceci augmentant considérablement leur résistance. En profitant de cet avantage (ancrage stationnaire), ces ligatures peuvent aussi servir à produire tout redressement des incisives inférieures.

Les bagues simples ne sont pas employées pour les incisives, à moins que leur rotation ne soit nécessaire; les ligatures en fil de laiton sont suffisantes.

Lorsque les molaires supérieures se déplacent du côté distal, la partie antérieure de l'arcade d'expansion supérieure a tendance à descendre vers le bord coupant des incisives. Il est quelquefois nécessaire de desserrer les bagues des molaires supérieures (ou des prémolaires) et d'ajuster à nouveau les gaines, de sorte que la partie antérieure de l'arcade soit maintenue en haut vers la gencive.

La combinaison des appareils pour le traitement des cas appartenant aux subdivisions de cette classe est identique à celle déjà décrite, excepté qu'elle est limitée du côté distal des arcades. On ne doit se servir que d'une bague-crochet et de ses ligatures en caoutchouc.

Dans le traitement des cas appartenant à la classe III, on utilise la même combinaison d'appareils, mais le plan de l'opération est renversé, comme cela est représenté dans le diagramme (fig. 688). Les crochets-gaines sont attachés à l'arcade d'expansion inférieure, bien en avant, et des ligatures en caoutchouc sont fixées entre eux et les extrémités distales des gaines des bagues d'ancrage sur les molaires supérieures.

On emploie la même combinaison d'appareils pour les cas appartenant à la subdivision de la classe III, les ligatures élastiques représentant la force étant appliquées sur le côté anormal seulement.

On verra que tous les cas de toutes les classes peuvent être traités avec cet appareil et, nous le croyons, plus rapidement, plus facilement, avec de meilleurs résultats et beaucoup moins d'ennui pour le patient qu'avec toute autre forme d'appareil. Il est le seul qui semble le plus naturel, et qui s'accorde le mieux aux exigences de l'occlusion, car avec lui nous pouvons diriger l'ensemble de l'appareil, chose impossible avec les innombrables appareils inventés pour remédier aux symptômes seulement, sans se préoccuper des lois de l'occlusion. Quiconque étudiera ce que peut faire cet appareil sera de plus en plus impressionné par sa merveilleuse efficacité et sa grande simplicité.

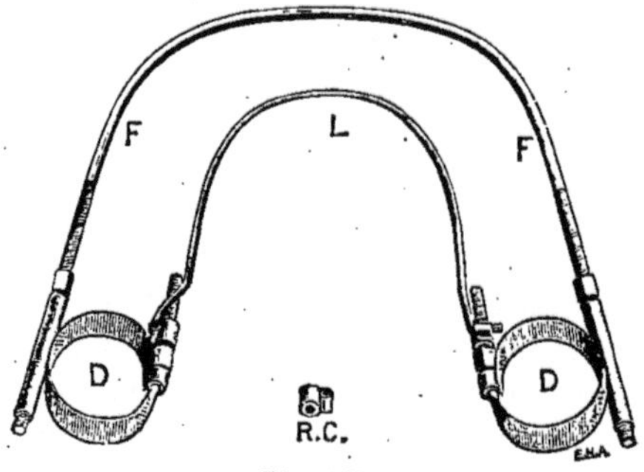

Fig. 689.

Combinaison renforcée. — L'élasticité de l'arcade est suffisamment puissante pour élargir l'une ou l'autre des arcades dentaires. Mais, dans quelques cas très rares, lorsque le patient a atteint la maturité, la force peut ne pas être suffisante pour que les déplacements s'accomplissent avec toute la rapidité désirable. Pour atteindre ce but, l'arcade peut être renforcée à l'aide de l'un des leviers L que l'on ajouterait pour exercer sa pression sur les surfaces linguales des bagues d'ancrage, comme dans les figures 687 et 689. Ils seront attachés de chaque côté au moyen de deux tubes courts R et D à angle droit. Le plus long glisse sur l'extrémité de la vis de la bague D, les extrémités du levier sont bien recourbées à angle droit et disposées de façon à s'engager dans les petits tubes. Avec cette méthode de renforcement, on peut obtenir facilement tout degré de force.

Un moyen plus simple de produire le renforcement est d'insérer les extrémités du levier L fortement taillées en pointe et recourbées en dehors à angle droit dans de très fines perforations pratiquées dans la bague d'ancrage (fig. 758). Les extrémités passent entre la bague et l'espace compris entre l'émail et la bague.

Dans la figure 689, les extrémités en pas de vis de l'arcade passent à travers les extrémités distales de la gaine. C'est un tort. Les extrémités doivent être coupées au niveau du bout de la gaine, leur surface rugueuse doit être polie, autrement une érosion douloureuse des joues se produirait.

COMBINAISONS DIVERSES

Vis de traction. — Bien qu'il y ait un grand nombre de combinaisons possibles avec la vis de traction, en réalité son usage est limité à deux ou trois cas. Anciennement on l'employait surtout pour le redressement de la plus tenace des dents : la canine (voir fig. 690 et 691). Son

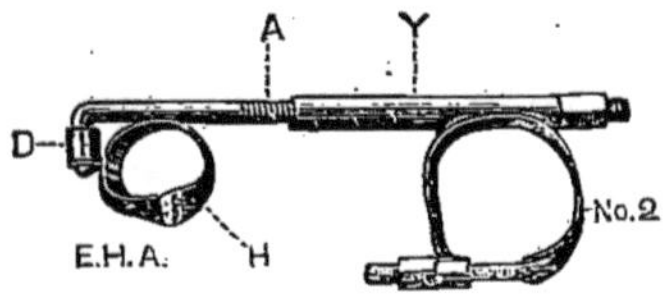

Fig. 690.

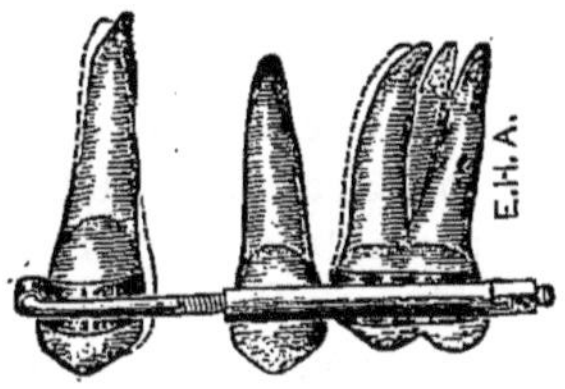

Fig. 691.

usage est restreint depuis que l'on emploie l'ancrage Baker. Ce dernier agit avec tant de facilité et de perfection, quand il est employé et ajusté convenablement, qu'il surpasse tous les appareils de ce genre.

Pour mettre en place la vis de traction comme il convient, la canine et la dent d'ancrage sont soigneusement munies d'une bague d'après la méthode indiquée plus haut. La vis de traction est alors tenue en position, les gaines longue et courte sont placées sur la bague au point exact qu'elles occuperont après la soudure. A l'aide d'un instrument approprié, on fait un trait parallèle à la plus longue gaine pour indiquer sa position sur la bague d'ancrage. Puis on fait à la lime sur le bord de la gaine une surface de contact plus étendue afin que la soudure soit plus large. Éviter avec soin de limer la gaine dans toute son épaisseur.

La bague est alors replacée et le point de contact exact entre la petite gaine et la bague de la canine est délimité et indiqué à l'aide d'une marque visible. Dans la crainte que cette marque ne soit cachée par la soudure, on peut perforer la bague en ce point avec un foret de petit calibre. Ayant vérifié, avec le plus de soin possible, si l'angle formé par cette petite gaine et la tige de vis est bien droit, on pratique de petites encoches sur les bords de la bague du côté mésial et du côté distal pour marquer l'extrémité de la gaine (fig. 692). Les bagues sont alors enlevées des dents et les gaines séparées de leurs vis. Une mince parcelle de soudure est partiellement fondue sur le bord de la petite gaine à l'endroit choisi pour point d'attache à la bague. La gaine est alors tenue avec des précelles de la main gauche, la bague est tenue de la main droite par son extrémité non travaillée. L'extrémité de la gaine doit correspondre aux encoches A et B (fig. 692), tandis qu'au contact de la flamme la soudure entre en fusion au point voulu.

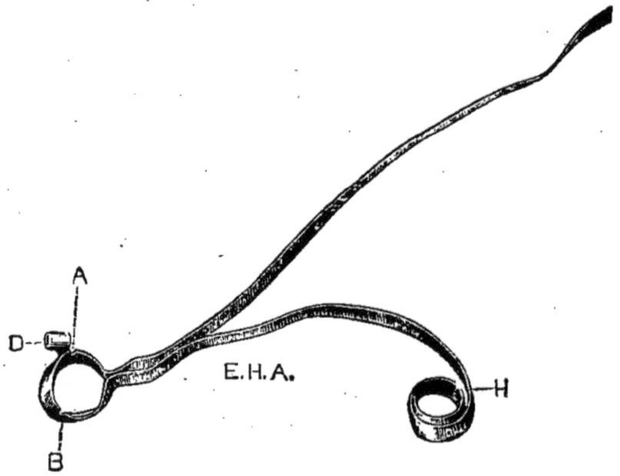

Fig. 692.

Il est tout à fait essentiel que la gaine occupe la position parfaite en faisant un angle convenable; dans le cas contraire, la tige de la vis ne pourrait s'ajuster.

Souvenez-vous que la gaine fixée à la bague de la canine doit toujours faire un angle droit avec le grand axe de la dent et qu'un libre mouvement de charnière doit toujours être assuré à la dent en retrait. La dent ne doit pas se déplacer parallèlement à son grand axe, comme quelques-uns s'obstinent à le croire, en fixant le point d'attache et en prévenant absolument toute liberté de mouvements.

Les extrémités de la bande non travaillées sont alors supprimées et ajustées, la bague est décapée et cimentée en bonne position. Pendant que le ciment durcit, la gaine est soudée à la bague n° 2 dans la direction convenable. Elle est alors polie et placée sur la vis et l'écrou est mis en place. L'angle de la tige est accroché à la gaine de la canine, et la bague-crochet est alors placée sur la couronne de la molaire et doucement serrée. On la laisse un jour ou deux avant de la cimenter afin que cette opération, si importante à bien accomplir, soit exécutée sans que les dents proximales puissent se faire obstacle et aussi pour que les deux dents, la canine et la dent d'ancrage, puissent se déplacer légèrement et s'adapter mieux à leurs nouveaux supports avec les deux bagues.

Après avoir déterminé la longueur de la vis, on la coupe au delà de l'écrou. Aucune partie de la tige de la vis ne doit jamais être exposée à la chaleur.

Avant de cimenter définitivement la bague de la molaire, il faudra ôter cette bague et nettoyer et sécher soigneusement la couronne de la molaire. La couronne étant soigneusement protégée de l'humidité, le ciment est fait à la consistance voulue et l'on en remplit presque tout l'intérieur de la bague. L'angle de la vis de traction est alors introduit dans la petite gaine et la bague d'ancrage remplie de ciment est portée sur la couronne de la molaire entre le pouce et l'index ; on enfonce la couronne par une pression du pouce. La bague est rapidement placée en position correcte et l'écrou de la bague est serré jusqu'à ce qu'il serre fortement. Le surplus du ciment est alors enlevé et le patient est renvoyé à une prochaine séance, où l'on commence le serrage de l'écrou de la vis de traction. On agit ainsi afin que le ciment soit entièrement sec et que l'on ait obtenu une fixation aussi solide que possible.

Si l'opération a été jusqu'ici exécutée avec soin, on réalisera l'ancrage stationnaire le plus étroit que l'on puisse obtenir dans la bouche, de sorte que la canine puisse se déplacer dans le sens distal, sans changer les rapports entre les plans inclinés de la dent d'ancrage avec ceux des dents opposées.

Il est très important, cependant, de ne pas exagérer le serrage de l'écrou à aucun moment. Un demi-tour d'écrou chaque jour, ou juste ce qu'il faut pour déterminer une légère sensation de tension sur la canine, représente toute la force que l'on devra toujours exercer.

Il est très important que l'angle de la vis soit introduit dans la gaine de toute sa longueur, autrement il casserait sous l'effort.

Si l'on désire faire décrire à la canine un mouvement de rotation à mesure qu'elle se déplace dans le sens distal, on peut le faire en employant un anneau, au lieu d'une gaine, pour recevoir l'angle de la tige de la vis de traction, comme on le représente (fig. 693). Dans ce cas, l'angle de la tige est parallèle au grand axe de la dent, au lieu de lui être perpendiculaire comme lorsque le tube est en place. De cette façon, la force est exercée sur un côté de la bague seulement, et la rotation a lieu en même temps que la rétraction.

Dans quelques cas, il peut être désirable de placer la vis sur le côté lingual de l'arcade, bien que l'ancrage ne soit pas aussi bien établi : la forme de la couronne ne permet pas de fixer aussi solidement la gaine de la bague. Le déplacement de la canine dans le sens lingual ou labial peut être accompli en recourbant la tige de la vis au point où elle entre dans la gaine. A mesure que l'écrou est serré, la vis est progressivement redressée; comme cette vis est introduite dans la gaine, elle replace ainsi la dent dans le bon alignement.

La figure 693 représente une vis de traction effectuant la rotation

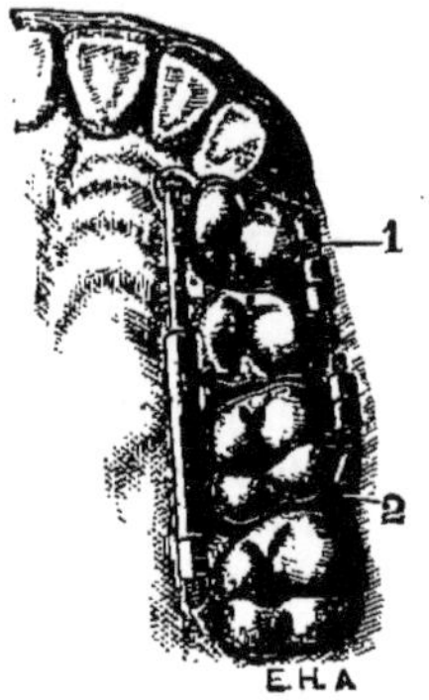

Fig. 693.

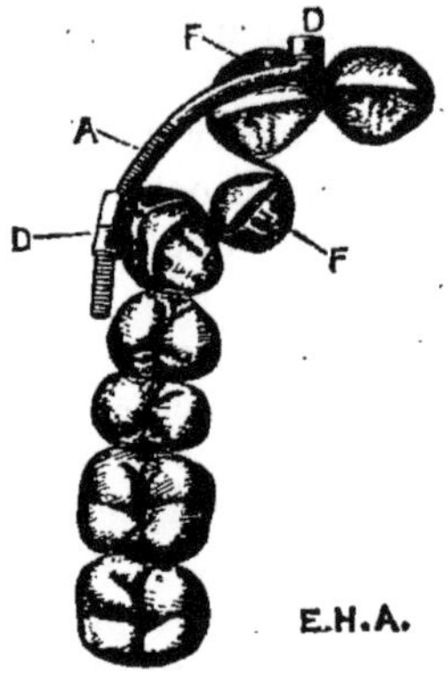

Fig. 694.

d'une prémolaire en combinaison avec les bagues à crochet n°s 1 et 2. L'angle de la tige de vis est introduit dans un anneau de fil G soudé à l'angle mésio-lingual de la bague qui entoure la prémolaire. En serrant l'écrou au point A, la force de traction est exercée d'un côté seulement. tandis que la résistance dans la direction opposée est supportée par la prémolaire voisine. La grande force que l'on produit ainsi constitue la méthode la plus efficace que l'on connaisse pour effectuer la rotation d'une prémolaire. L'auteur l'utilise quelquefois, et toujours avec beaucoup de satisfaction, mais seulement lorsqu'une dent isolée est fortement tournée sur son axe et dans les cas appartenant à la première division de la classe II. Dans ce cas, lorsque toutes les autres dents ont été ramenées dans leurs positions normales, il est préférable d'enlever l'arcade d'expansion et de pratiquer la rétention. On peut alors effectuer la rotation de la dent d'après le procédé indiqué ici.

Mais, dans ces cas, on peut aussi en même temps utiliser l'arcade d'expansion en combinaison avec cet appareil; la bague-crochet D serait ajustée sur la seconde molaire. La rotation ordinaire des prémolaires serait naturellement effectuée de la façon habituelle ou au moyen de crochets à éperon et de ligatures en fil métallique, le tout combiné avec l'arcade d'expansion.

La figure 694 représente un autre usage de la vis de traction : elle produit le déplacement labial d'une incisive latérale et, en même temps, détermine l'espace nécessaire à ce déplacement. On entoure l'incisive latérale d'une bande de la marque F dont les extrémités reposent sur les surfaces labiales des dents voisines. L'une de ces extrémités est soudée dans le sens vertical à l'un des tubes étroits D et l'autre extrémité est fixée dans le sens horizontal à l'autre tube semblable. On place la vis dans ces tubes après l'avoir recourbée de façon à la conformer à l'arcade dentaire. Les extrémités de la bande sont poussées de chaque côté à mesure que l'on serre l'écrou. Cette combinaison est maintenant abandonnée pour les déplacements des incisives latérales, comme dans le cas présent. Il en est de même pour toutes les dents antérieures que l'on déplace beaucoup plus facilement avec l'arcade d'expansion. Elle est encore recommandable dans quelques cas, par exemple pour déplacer dans le sens buccal une prémolaire en occlusion linguale marquée, comme dans la figure 702, car elle produit l'espace nécessaire pour le passage de la dent, en même temps qu'elle la déplace dans le sens buccal. Pour cet usage, on laisse à la vis sa forme rectiligne, et on la place tout près de la face buccale des dents.

La figure 695 représente une combinaison de la vis de traction et de l'arcade d'expansion pour rétrécir une des moitiés latérales de l'arcade dentaire, et en même temps corriger des malpositions. Cette combinaison est maintenant rarement nécessaire depuis que l'occlusion normale est la règle dans tout traitement, et depuis l'emploi de l'ancrage Baker, ce qui dans la pratique évite les extractions.

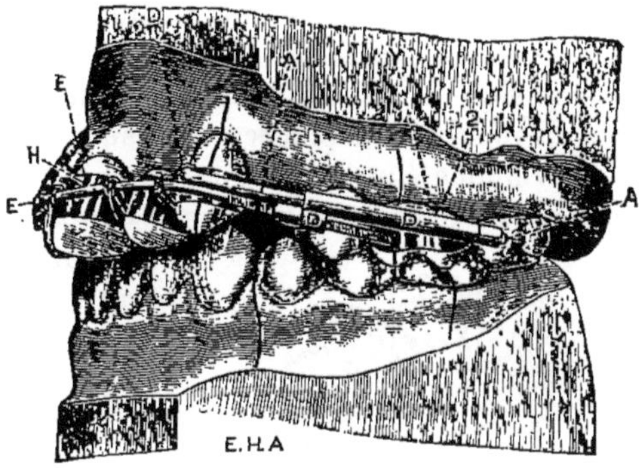

Fig. 695.

La vis de traction serait d'abord ajustée de la façon déjà décrite; on y ajoute l'un des tubes D soudé sur le côté de la gaine Y, près de son extrémité mésiale. Le tube est destiné à recevoir l'une des extrémités de l'arcade d'expansion au lieu des bagues habituelles D et X. L'écrou de l'arcade d'expansion doit porter contre le tube et, lorsqu'il est utilisé de la sorte, son effet est renversé et l'extension se fait dans le sens mésial. L'autre extrémité de l'arcade est supportée de la manière habituelle, comme dans la figure 685. A mesure que la canine est tirée en arrière dans l'espace laissé libre par la disparition de la première molaire, les incisives en rotation sur l'axe sont régularisées au moyen de bagues, de ligatures et d'éperons, comme cela est représenté sur la gravure et aussi sur la figure 687.

On peut employer une combinaison semblable pour le côté opposé lorsque l'on veut rétrécir les deux côtés; on peut aussi employer l'ancrage de Baker pour renforcer l'arcade d'expansion.

Cric. — Depuis que le cric a été introduit en orthodontie par Dwinelle, il a été très employé par les dentistes, sans doute à cause de sa simplicité et de sa grande puissance, et il entrait autrefois pour une part importante dans la combinaison des appareils de l'auteur. Bien qu'il pense avoir découvert de beaucoup la forme de cric la plus parfaite qui ait été donnée à la profession (forme utilisée et imitée bien des fois), l'auteur croit cependant que, dans l'état actuel de l'orthodontie, cet appareil est l'un des plus mauvais et que son usage devraît être exceptionnel. L'arcade d'expansion lui est, en effet, supérieure; tous les mouvements accomplis par le cric le sont mieux et plus facilement avec l'arcade d'expansion. Avec cette dernière, nous pouvons vérifier la situation de chaque dent en particulier et des dents dans leur ensemble; on peut aussi mesurer la force exercée, ce qui est impossible avec le cric.

Il y a cependant un mouvement qui nécessite l'emploi du cric dans quelques cas : c'est dans le déplacement d'une dent très difficile à mouvoir, la canine supérieure, lorsqu'elle est mal enclavée et qu'elle est retenue dans son évolution complète.

Dans quelques cas, l'auteur a constaté que toutes les dents supérieures avaient été déplacées à la suite de l'emploi de l'arcade parce qu'elles avaient été utilisées comme point d'ancrage pour le déplacement d'une canine ainsi disposée. Dans de tels cas, on préférera le cric en combinaison avec l'arcade d'expansion, utilisé comme dans la figure 696

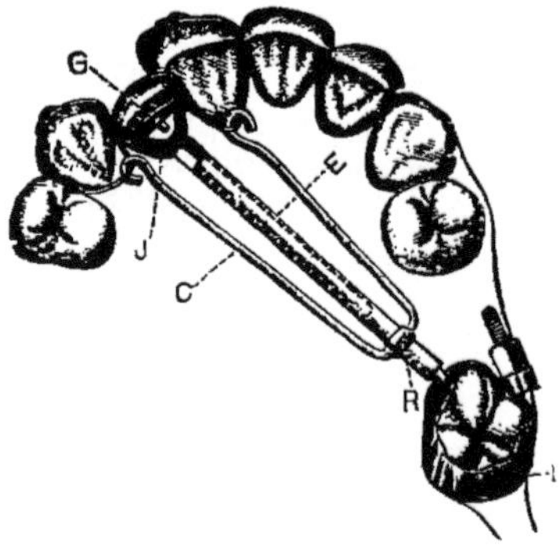

Fig. 696.

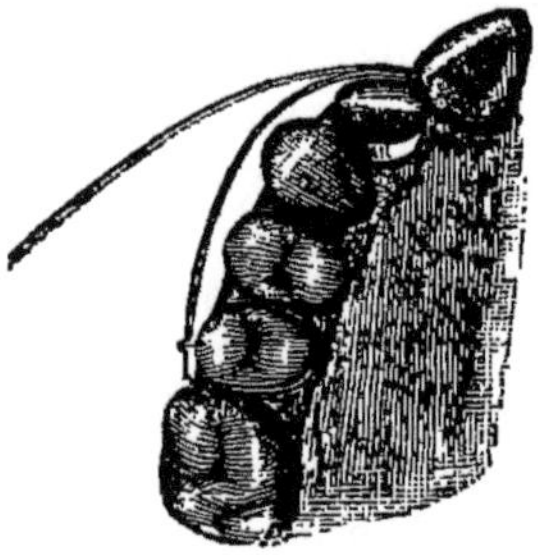

Fig. 697.

avec un renforcement, pour produire un déplacement analogue d'une incisive latérale.

Dans ce cas, une bague d'ancrage pourvue d'un éperon en fil métallique G maintient l'extrémité du cric. L'extrémité aplatie de la vis possède une entaille qui s'engage sur un crampon soudé sur la face linguale de la dent à déplacer. L'extrémité du cric amincie comme la pointe d'une aiguille, de façon à s'engager dans une cavité creusée dans la canine à déplacer, constitue quelquefois une méthode recommandable.

Levier. — Le levier en fil de piano remplissait autrefois un rôle important dans les dispositifs des appareils de l'auteur destinés à produire la rotation des dents. Il a été remplacé par l'arcade d'expansion pour les raisons qui ont fait abandonner le cric.

Dans quelques cas cependant il est recommandable; par exemple, lorsque l'on a effectué la rotation d'une dent et que, par le manque de soins du patient, cette dent est en partie revenue en arrière, on peut, comme le déplacement demande peu de force, la remettre facilement en bonne position, au moyen d'une bague pourvue d'un tube R pour fixer l'extrémité puissante du levier, l'extrémité la plus longue commençant à la bague de la première molaire qu'elle contourne, comme cela est représenté figure 697, ou bien, procédé également recommandable, une simple ligature entoure la dent et le levier.

Au moyen de leviers exerçant leur puissance par l'intermédiaire de tubes arc-boutés, d'éperons et de ligatures comme le représentent les figures, on peut accomplir de doubles rotations (voir figures 698, 699 et 700). Mais, nous insistons sur ce point, on ne doit pas les employer en

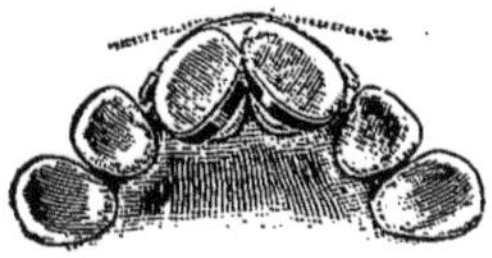

Fig. 698.

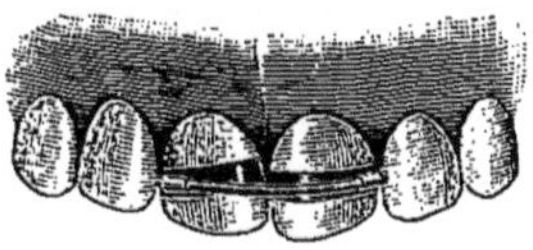

Fig. 699.

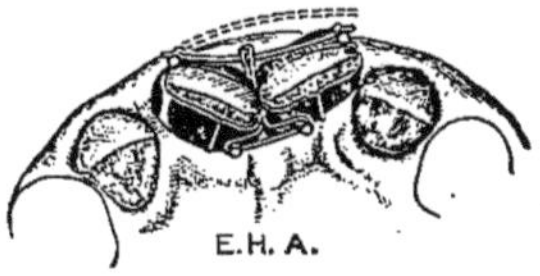

Fig. 700.

premier lieu, car ces positions sont le résultat de la pression exercée latéralement par les dents voisines. Pour cette raison on préfère l'arcade d'expansion agissant sur toutes les dents, qui fournit les espaces nécessaires à leur déplacement au moment même où elle le produit. Mais, comme nous l'avons dit, ces appareils constituent pour les dents à nouveau malposées un excellent moyen de régularisation.

La figure 701 représente deux anneaux ou éperons fixés au moyen

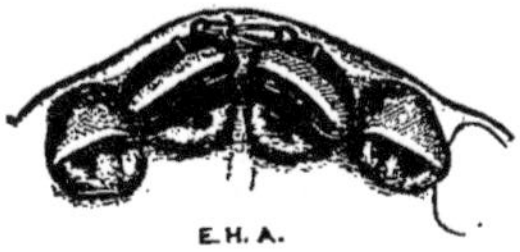

Fig. 701.

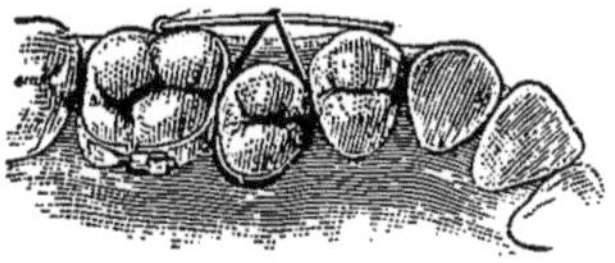

Fig. 702.

de bagues à l'angle mésio-labial des incisives centrales. Ces anneaux sont rapprochés l'un de l'autre au moyen de ligatures en fil métallique, tandis qu'une ligature en caoutchouc sous la face opposée maintient en contact leurs angles mésio-labio-cervicaux.

Un autre appareil de petites dimensions, simple, et d'un usage fréquent, est représenté figure 702. Un morceau de fil métallique G est soudé directement par l'une de ses extrémités à une bague à crochet, ou tenu en position au moyen d'un tube soudé à la bague, tandis que l'autre extrémité reste libre contre la dent pour aider l'ancrage à sertir une dent au moyen de ligatures en caoutchouc ou en fil métallique, ce qui est préférable.

La figure 703 montre le plus simple de tous les appareils de redressement, d'ailleurs très efficace et très recommandable surtout pour augmenter la distance qui sépare les canines temporaires; il est destiné à diminuer la pression latérale sur les incisives permanentes qui font leur éruption.

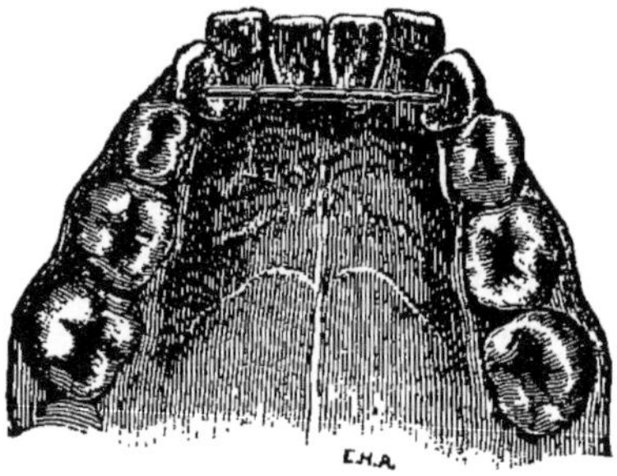

Fig. 703.

Il consiste en un morceau de fil métallique G, dont les extrémités sont amincies et faites pour reposer dans de fines cavités pratiquées dans l'émail des cuspides temporaires. Une force irrésistible est produite par ce fil et agit sur ces dents en pinçant le fil à l'aide d'une pince à redressement, ce qui en détermine l'allongement. Ces dents ainsi déplacées agiront sur les canines supérieures au moyen de leurs plans inclinés, ce qui aura comme résultat leur déplacement dans le sens buccal et par là diminuera la pression supportée par les incisives permanentes supérieures. Ce qui est décrit ici est naturellement utile pour les patients jeunes et le fil de métal est pressé seulement à longs intervalles, c'est-à-dire tous les mois. L'auteur utilise cependant le même principe pour des patients plus âgés. Dans ce cas il emploie un morceau d'arcade d'expansion entièrement recuit, dont l'extrémité est fixée par de la soudure aux bagues cimentées sur les dents.

RÉTENTION

Lorsque les dents irrégulières ont été ramenées en bonne position, il est de la plus grande importance qu'elles possèdent un appareil de maintien pendant un certain temps, jusqu'à ce qu'elles n'aient plus de tendance à revenir à leurs anciennes malpositions. On ne saurait trop insister assez sur ce point : on ne peut espérer fixer de façon définitive les dents dans leurs nouvelles positions après l'enlèvement des appareils, à moins qu'une bonne occlusion n'ait été établie et qu'elle ne constitue à l'aide des plans des cuspides réciproquement opposés un appareil de maintien naturel. On doit être imbu de cette idée que tous les appareils de rétention sont seulement des auxiliaires temporaires du rétablissement permanent de l'occlusion normale.

Durée de la rétention. — La durée de la rétention varie suivant l'âge du patient, l'état de l'occlusion, l'importance du déplacement, la longueur des cuspides, l'état des tissus, etc., de quelques jours à une ou deux années et même plus. Dans quelques cas même cette durée peut être indéfinie. Les incisives supérieures de la figure 767, primitivement en rétropulsion et ramenées en occlusion normale, n'exigèrent qu'une rétention de quelques jours seulement, leur occlusion avec les incisives inférieures constituant un appareil de maintien définitif.

De même, un appareil de maintien destiné à des dents en période d'éruption n'est nécessaire que pendant quelques mois; tandis qu'après le développement complet de leurs alvéoles, les dents doivent être maintenues plus longtemps (un an au moins).

De même une dent en rotation exige une rétention beaucoup plus longue, par suite des troubles plus considérables subis par les fibres de sa membrane péridentaire, qu'une dent déplacée dans le sens lingual ou dans le sens labial.

On peut établir une loi générale, c'est que pour le maintien des mêmes dents, il faut à vingt-un ans trois fois plus de temps qu'à douze ans.

On a généralement la tentation d'enlever les appareils avant que les dents soient entièrement consolidées, et nombreux sont les échecs provenant de cette précipitation dans des traitements par ailleurs bien conduits. Il vaut donc mieux laisser les appareils en place, même plus longtemps qu'il n'est nécessaire, plutôt que de courir le risque de les enlever trop tôt.

On ne peut espérer que rarement établir une occlusion normale définitive, si l'on n'a pas pris la précaution de supprimer les causes de la malocclusion. Par exemple, si la malocclusion est la conséquence de la respiration buccale, il est tout à fait improbable que les dents conserveront l'occlusion normale après l'enlèvement des appareils de rétention, si la respiration normale n'a pas été rétablie. De même si les malpositions des dents sont dues à un état pathologique des gencives ou de la membrane péridentaire, on ne pourra rétablir de façon permanente l'occlusion normale, si les tissus ne sont préalablement rendus à la santé. Enfin, si la perte d'une ou plusieurs dents, comme par exemple les premières molaires, détermine une occlusion défectueuse et qu'il en résulte le renversement des dents qui restent, le déplacement de ces dents doit être à jamais arrêté par des couronnes et des bridges ou d'autres moyens de restauration.

Principes de la rétention. — Les dents amenées en occlusion normale ont tendance à retourner à leurs malpositions premières;

l'orthodontiste doit donc toujours tenir compte de ce grand principe, c'est que les appareils de maintien doivent s'opposer aux dents seulement dans la direction où elles tendent à revenir. Une force très légère suffit, mais son action doit être constante. Si l'étudiant tient compte de ce principe, il constatera qu'il suffit d'employer des appareils légers, et il sera convaincu de la complète inutilité des appareils volumineux trop souvent recommandés dans les traités.

Dans cet ordre d'idées, chaque cas sera traité comparativement avec les modèles primitifs en notant avec soin les diverses directions dans lesquelles les dents tendent à se mouvoir.

Pour assurer la rétention, nous avons à notre disposition les appareils de maintien ou d'ancrage reposant sur les dispositifs suivants : d'abord l'ancrage réciproque, opposition d'une dent à une autre, dans le cas où les dents ont tendance à se déplacer en des directions opposées ou différentes; secondement, les dents résistantes de l'arcade; troisièmement, l'ancrage occipital; quatrièmement, et le plus important de tous, l'occlusion des dents.

Comme l'on doit porter les appareils de rétention pendant un temps considérable, quelques-uns préfèrent employer l'or au lieu de l'argentan pour les construire, à cause de l'oxydation de ce dernier dans quelques bouches. Mais il est un fait dont chacun peut faire l'expérience, c'est que, à épaisseur égale, on aura moins d'ennui provenant de l'élargissement avec l'argentan qu'avec l'or, l'argent ou tout autre alliage.

Les appareils nécessaires à la rétention des dents ne doivent jamais être ni volumineux, ni compliqués, ni composés d'un grand nombre de pièces.

Nous devons nous rappeler que le patient est probablement déjà fatigué de ses appareils de redressement, nous devons donc nous proposer de faire les appareils de maintien aussi légers, aussi délicats, aussi peu encombrants que possible, mais cependant sans oublier le but principal : la rétention parfaite. Plus les dents sont maintenues avec fermeté, plus elles se consolideront rapidement dans leurs nouvelles positions. Pour cette raison, et pour une autre qui consiste à laisser le moins possible au patient la direction de son appareil, les appareils seront rendus fixes au moyen de bagues ajustées et cimentées toutes les fois que c'est possible. Ils devront aussi permettre au patient un nettoyage facile, ne pas attaquer les dents, quelle que soit la durée du traitement. Il est très remarquable de voir combien les appareils de rétention peuvent être solides, simples et efficaces, même dans les cas les plus compliqués.

Appareils de maintien temporaires. — Avant d'ajuster les appareils de maintien, il est souvent préférable de laisser en place les appareils de redressement pendant plusieurs jours afin que la sensibilité des dents puisse se calmer. Du reste au moment de l'enlèvement des appareils de redressement on constate habituellement un certain degré de sensibilité et de mobilité. Il est cependant difficile et même impossible de fermer et d'ajuster les bagues avec précision, sans déterminer inévitablement de la douleur. C'est pourquoi il vaut mieux placer un appareil temporaire basé exactement sur les mêmes principes que s'il était permanent, mais avec des bagues moins bien ajustées et pouvant être amenées en position doucement avec les doigts seulement. Si l'on se sert de ciment de bonne qualité, on pourra conserver cet appareil pendant quelques semaines, jusqu'à ce que toute sensibilité ait disparu. Alors on substituera un appareil avec bagues et autres parties mieux ajustées.

Voici une autre méthode qui donne toute satisfaction : après l'enlèvement de l'arcade d'expansion et le nettoyage complet, on entoure les dents d'un réseau de ligatures métalliques, fixé sur les bagues qui ont servi à produire les divers déplacements et s'opposant de cette façon aux tendances rétrogrades.

Ce procédé constitue une excellente méthode de rétention temporaire, qui permet à chacun de déployer de l'adresse et de l'initiative.

Les figures 704, 705 et 706 représentent un cas dans lequel cette

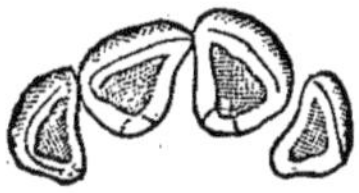

Fig. 704.

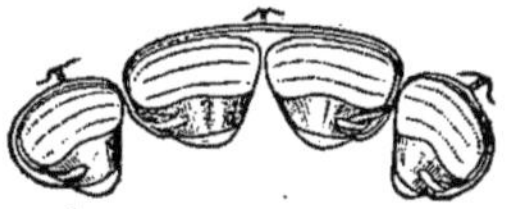

Fig. 705.

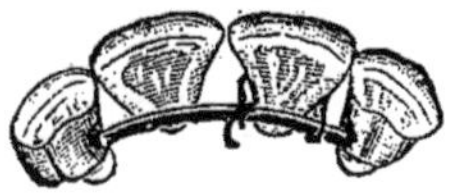

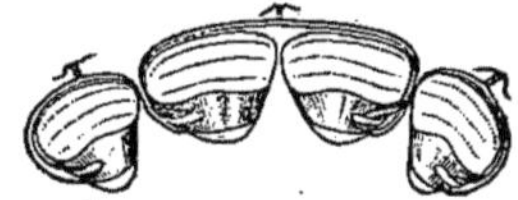

Fig. 706.

méthode de rétention temporaire a été employée pour s'opposer à tout retour des incisives centrales et latérales à la torso-occlusion.

Pour effectuer ce déplacement, des bagues possédant un éperon soudé à l'angle disto-lingual, près du bord gingival, furent placées de façon à agir dans le même sens que l'arcade et les ligatures. Comme moyen de rétention temporaire on plaça trois ligatures. D'abord une ligature réunissant les éperons en passant sur les incisives centrales. Les deux extrémités de cette ligature furent portées en avant et légèrement tordues en passant au niveau de l'angle mésio-labial des incisives centrales. On réalise de la sorte un ancrage réciproque très efficace. Puis on posa une seconde ligature partant de l'angle disto-lingual de l'incisive latérale gauche, traversant sa face labiale, puis s'engageant entre l'incisive centrale et l'incisive latérale gauche, s'accrochant sur l'éperon disto-lingual de l'incisive centrale gauche, repassant entre les incisives et revenant se tordre avec l'autre extrémité sur le milieu de la face labiale de l'incision latérale, comme cela est indiqué sur la figure 705. Une ligature semblable est fixée du côté droit. L'examen comparatif des figures 704 et 705 montre la justesse de cette combinaison et son efficacité.

Après quelques semaines de rétention temporaire, les dents furent soumises à une rétention permanente, représentée figure 706. Elle était composée de nouvelles bagues placées sur les incisives latérales et réunies par un morceau de fil G de la façon habituelle, comme cela fut décrit ailleurs.

Rétention permanente. — Ce sont des appareils destinés à être portés pendant toute la durée de la rétention. La bague simple et le court morceau de fil de métal, que nous appelons plus commodément un éperon, forment la base d'un système d'appareils applicables à presque tous les cas de rétention permanente. Il est étonnant de constater l'usage illimité des combinaisons de la bague et de l'éperon. Si une dent a décrit un mouvement de rotation, on peut l'empêcher de retourner à sa position première au moyen d'une bague et de deux éperons (voir fig. 707). On peut les souder directement à la bague. On ne se servira pas sans nécessité d'éperons trop longs, car ils sont encombrants et disgracieux. On doit même employer des éperons plus courts que ceux qui sont représentés sur la gravure.

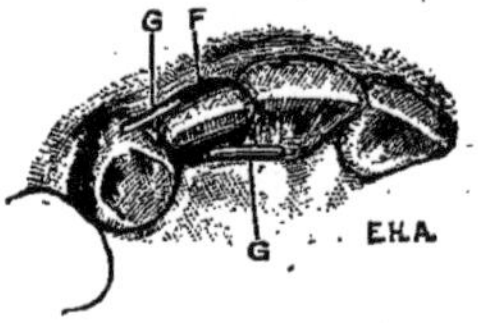

Fig. 707.

Il faut apporter un grand soin à déterminer le point de contact de l'extrémité des éperons avec les dents voisines, afin qu'il ne produise pas le déplacement des dents maintenues.

Si ce point est placé comme dans la figure 707, l'élévation de l'incisive latérale hors de son alvéole est inévitable, à cause de la forme déclive des plans inclinés qui font glisser au moyen de l'éperon les dents déjà ébranlées.

Ce fait peut être quelquefois un avantage, dans quelques cas où l'on désire faire saillir légèrement une dent, par exemple une canine. Dans le cas présent, le point de contact de l'éperon devrait porter sur le bord gingival de l'incisive centrale, tandis que le point de support de la canine devrait être sur le renflement de la couronne. Le contact parfait de l'éperon avec la dent voisine sera maintenu jusqu'à ce que le ciment soit durci, on peut alors le recourber à son extrémité exactement au point voulu.

Dans quelques circonstances, lorsque la période de rétention doit être prolongée, que les bagues sont disgracieuses et visibles, les éperons peuvent être placés dans des obturations (voir fig. 708), perforées à cette intention, ou dans des obturations nouvelles.

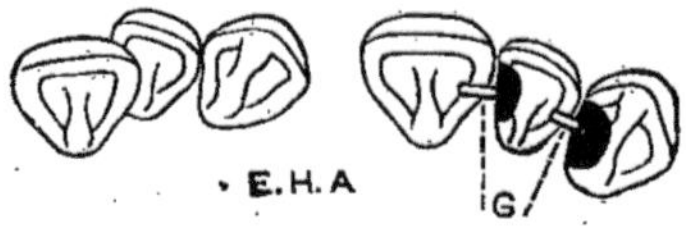

Fig. 708.

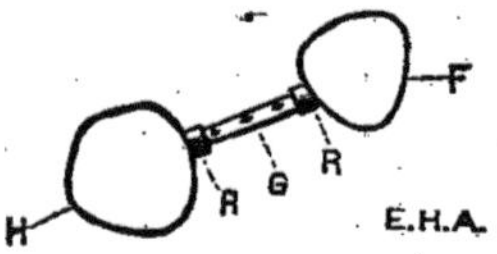

Fig. 709.

Dans le cas de dents temporaires devant tomber bientôt, ces éperons doivent être cimentés dans les cavités perforées dans l'émail, et non fixés à des bagues.

Une méthode meilleure, lorsque l'on doit ménager l'espace d'une dent perdue, consiste à insérer entre les deux bandes un étroit morceau de laiton G, ses extrémités étant emboîtées dans des tubes R soudés aux bagues, comme dans la figure 709.

Une autre modification excellente de cette méthode est représentée figure 710 : on supprime l'une des bagues; une des extrémités du fil G est recourbée de façon à avoir la forme d'un cou d'oie et se fixe sur la surface mésiale dans le sillon de la première prémolaire, l'autre extrémité restant soudée directement à une simple bague sur l'incisive latérale.

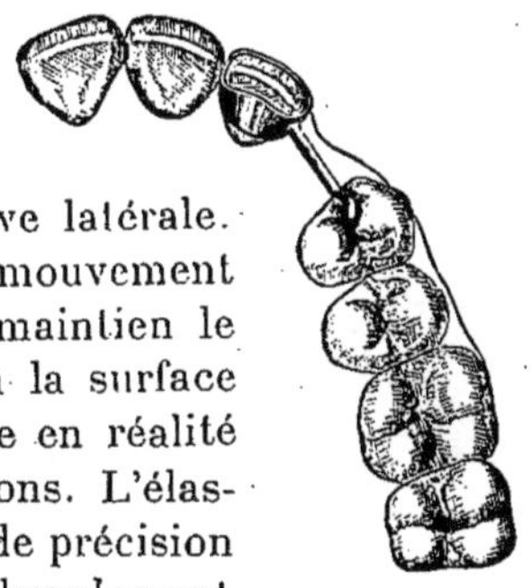

Fig. 710.

Si deux dents voisines ont accompli un mouvement de rotation en sens opposé, l'appareil de maintien le plus solide consiste en une barre soudée à la surface linguale des deux bagues, ce qui constitue en réalité l'assemblage de deux bagues et de deux éperons. L'élasticité de la barre rend possible une plus grande précision dans l'ajustage des bagues et donne moins d'ébranlement que lorsque les bagues sont réunies par de la soudure.

Si les incisives centrales et latérales ont des tendances à tourner sur leur axe et à se diriger dans le sens mésial, si les incisives centrales se dirigent en plus du côté gauche, on leur résistera avec efficacité au moyen de deux bandes réunies par une barre avec un éperon surajouté, devant porter sur l'angle mésio-labial de l'incisive latérale comme dans la figure 711. Cette figure représente les extrémités du fil G enclavées dans les tubes soudés aux faces linguales des bagues. On peut aussi naturellement souder les extrémités du fil aux bagues, ce procédé est même souvent préférable. On se rendra compte, en étudiant la tendance des dents à revenir à leur position première, combien est effectif cet appareil de maintien.

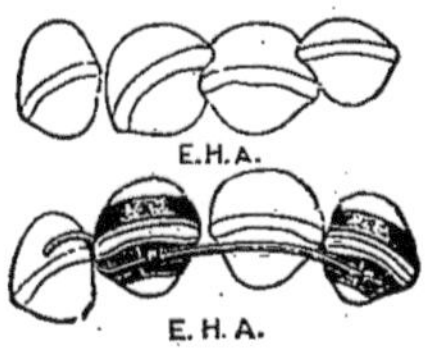

Fig. 711.

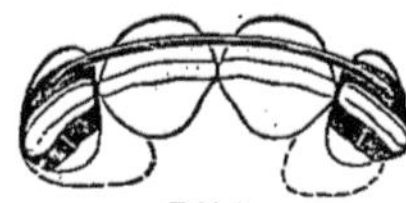

Fig. 712.

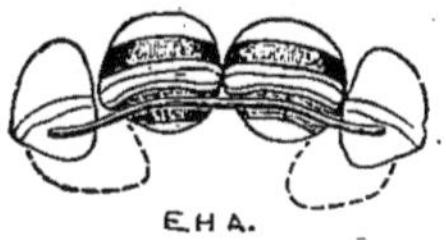

Fig. 713.

La figure 712 montre deux bagues réunies au moyen d'une barre de fil G. Cet appareil sert à résister au déplacement lingual qui suivrait le déplacement, obtenu dans le sens labial, de deux incisives ramenées en bonne occlusion. Une autre combinaison de bagues et d'éperons fixés aux incisives centrales produirait le même résultat (fig. 713).

Une autre méthode encore très pratique pour atteindre le même but consiste à souder directement sur la surface labiale de la bande de chaque incisive latérale un morceau de fil G. Ses extrémités reposent sur les surfaces labiales des canines et des incisives centrales.

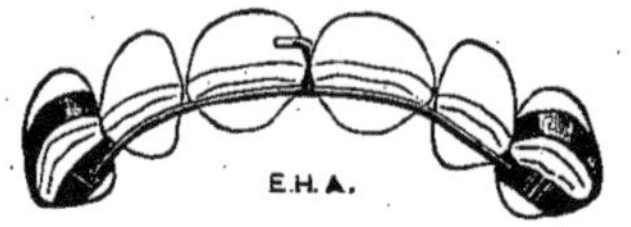

Fig. 714.

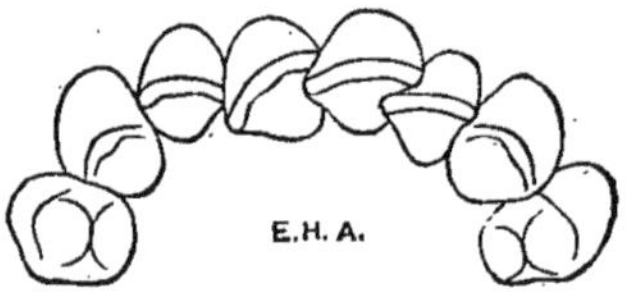

Fig. 715.

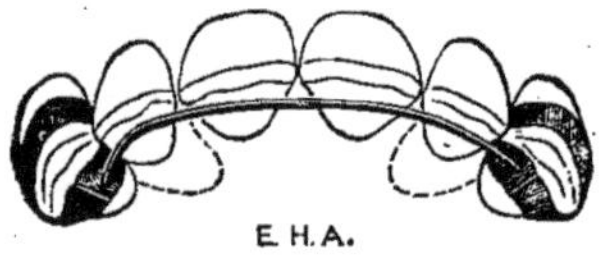

Fig. 716.

Voici encore un autre système ayant beaucoup d'utilité : on supprime l'éperon mésial et l'on prolonge l'éperon distal sur la face labiale de la canine et de la première prémolaire, à laquelle on le fixe au moyen d'une ligature métallique très nette. Cet appareil peut avoir beaucoup d'action dans certains cas, comme le montre la figure 739, car il résiste non seulement au déplacement des dents autour de leur axe et dans le sens lingual, mais aussi au mouvement labial de la canine et au mouvement lingual de la première prémolaire. Si l'on veut l'opposer au déplacement d'un grand nombre de dents, on peut utiliser le même principe en lui donnant de l'extension, mais en se servant toujours de deux bagues et d'un éperon.

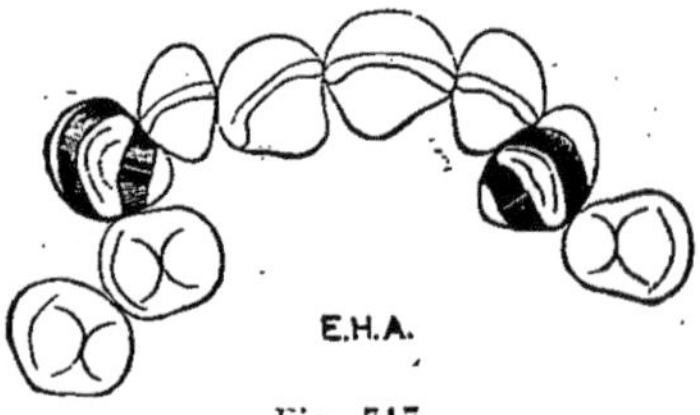

Fig. 717.

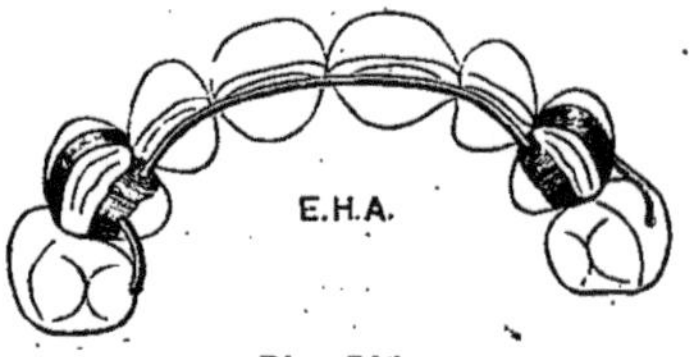

Fig. 718.

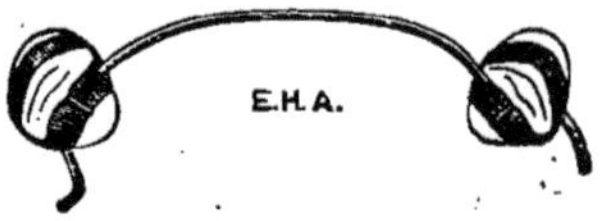

Fig. 719.

La figure 714 représente deux bagues réunies au moyen d'un fil G qui non seulement produit le même résultat, mais aussi pourrait résister au besoin à la pression latérale ou à la rotation d'une ou de deux canines, tandis qu'un éperon surajouté soudé à la barre, comme dans la figure 716, forme une autre combinaison destinée à s'opposer aux diverses tendances des incisives et des canines.

En ajoutant deux éperons à cette combinaison comme dans les figures 718 et 719, on peut résister au déplacement buccal et lingual des premières prémolaires dans les cas de malocclusion compliquée.

On verra que les incisives isolément ou en totalité peuvent être solidement maintenues par cette combinaison de bagues et d'éperons et qu'il en est de même pour les molaires et les prémolaires, mais son usage est limité aux incisives et aux canines, et tout au plus aux premières prémolaires comme dans la figure 718. Cependant, si l'on a fait décrire un mouvement de rotation à une seule prémolaire ou si l'on a déplacé dans le sens lingual ou buccal une molaire ou une prémolaire, la bague et le double éperon appliqué contre les dents voisines, en un mot l'appareil décrit pour la rétention d'une incisive, seront plus efficaces.

Pour maintenir les canines qui ont été déplacées en arrière, il n'y aurait évidemment rien de mieux que de laisser en place la vis de traction, comme appareil de maintien, pendant deux mois au moins. C'est, sous une autre forme, le principe des bandes et de l'éperon réunis. Mais, comme cet appareil est plus volumineux qu'il n'est nécessaire, il peut être enlevé après un temps donné et la méthode suivante peut être employée pour maintenir ces dents en arrière. Une bague simple et fine est ajustée de façon à entourer la seconde prémolaire, elle possède deux tubes R soudés, l'un à l'angle mésio-lingual, l'autre à l'angle mésio-buccal, près de la gencive. Les extrémités d'un fil métallique sont passées à travers ces tubes, et le fil métallique est fortement ajusté contre la surface mésiale de la canine. Les extrémités sont alors recourbées avec soin et enlevées. Il n'est pas nécessaire de tordre.

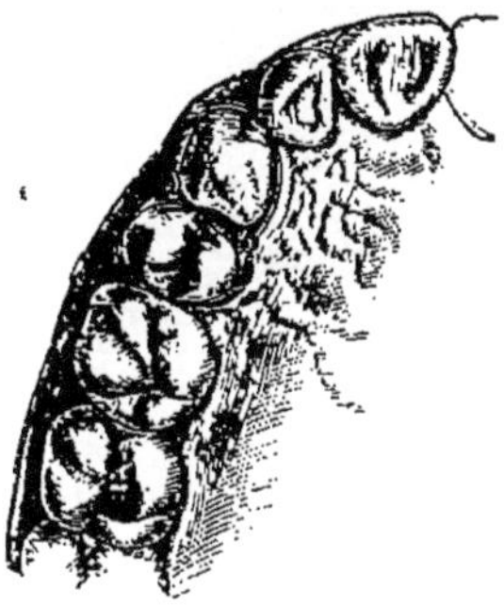

Fig. 720.

L'appareil est représenté figure 720. On obtient de la sorte une forte rétention, et le volume et l'aspect de l'appareil sont réduits au minimum.

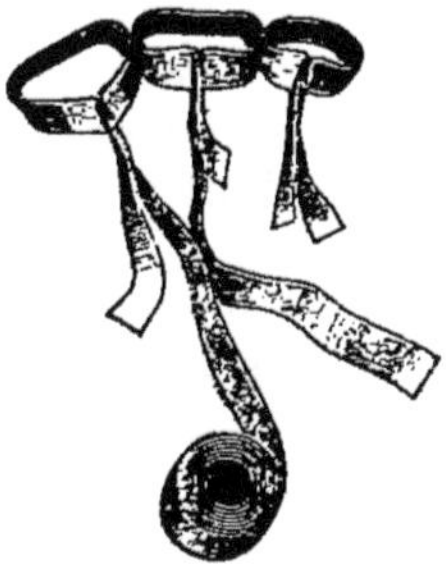

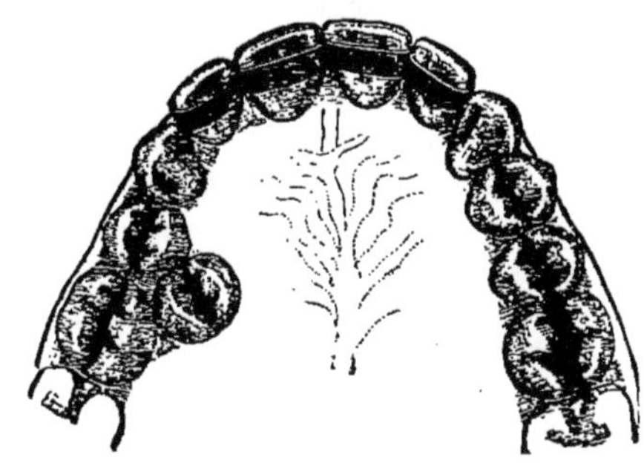
Fig. 721.

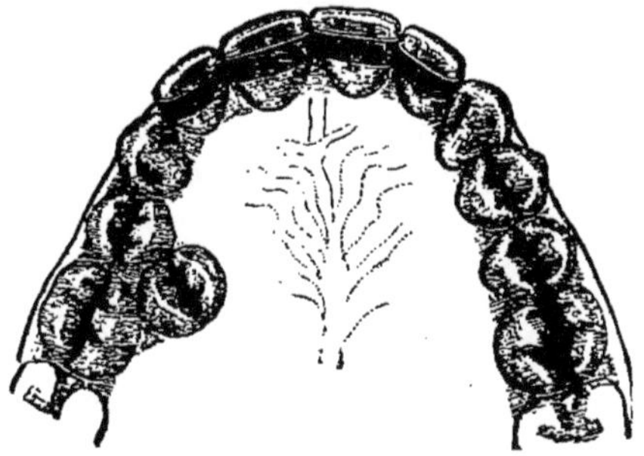
Fig. 722.

Il est important que le tube soit près de la gencive, de façon que la boucle métallique ne puisse glisser sur la couronne de la canine.

On peut maintenir un grand nombre de dents par la réunion des bagues qui les enserrent, voir figures 721 et 722. Cette méthode, cependant, n'est pas recommandable, car on maintient de la sorte beaucoup d'espace inutile entre les dents.

Il faut avoir la précaution d'inspecter, au moins une fois tous les deux mois, ces bagues destinées à la rétention ; elles peuvent devenir trop lâches et servir de réceptacle aux parcelles alimentaires dont la fermentation peut à la longue attaquer l'émail.

On s'oppose d'une façon plus efficace à la tendance des molaires et des prémolaires à revenir à leur position linguale, au moyen d'un appareil en caoutchouc bien ajusté (voir fig. 723) recouvrant en partie la voûte palatine et portant sur les dents qui ont été déplacées.

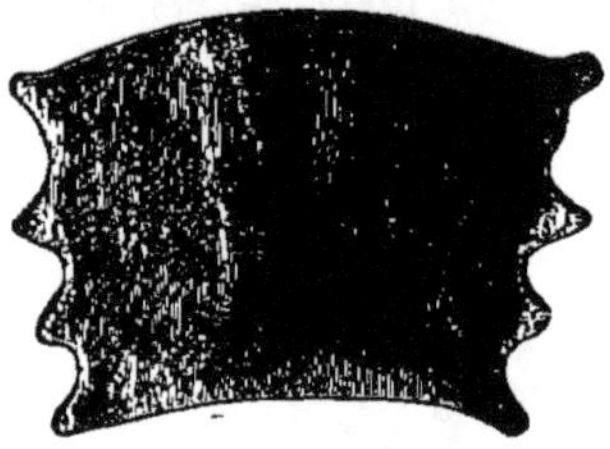

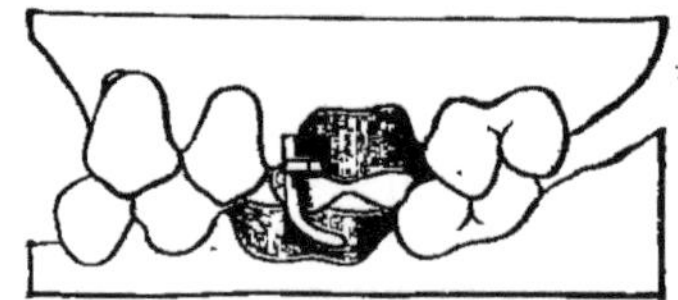
Fig. 723.

Cet appareil pendant les premiers temps de la rétention ne s'étendra pas en avant de façon à éviter les incisives et les canines, car leur face linguale glissante, ne constitue pas un bon point d'appui, de plus il viendrait gêner l'action des autres appareils au lieu de la faciliter. Dans quelques cas, il peut être nécessaire d'assurer la fixité de l'appareil, en disposant la plaque de façon à ce que chacun de ses bords latéraux viennent, en formant ressort, se caler sur un éperon soudé à une bague entourant une molaire ou une prémolaire. On peut au bout de peu de temps supprimer ces bagues lorsque l'appareil s'est bien placé et que la force rétroactive exercée par les dents est moins marquée.

Un appareil en caoutchouc est aussi bien efficace pour maintenir les molaires et prémolaires inférieures du côté labial. Cet appareil sera léger, mais fait avec soin, et devra recouvrir les surfaces linguales des dents; il s'étendra légèrement au delà de la gencive du côté latéral, mais davantage dans la région des gencives des incisives. Les crochets en or platiné, destinés à s'adapter aux sillons linguaux des premières molaires inférieures, seront recouverts de caoutchouc, afin d'empêcher qu'ils ne portent de façon gênante sur la gencive pendant la pose de l'appareil.

Cette forme d'appareil est aussi utilisable pour conserver l'espace occupé primitivement par les dents maintenant absentes, comme dans la figure 772.

Lorsque l'on se sert de deux appareils comme dans ce cas, l'appareil inférieur sera le plus indispensable à cause de l'importance plus considérable des dents inférieures dans le maintien de l'occlusion.

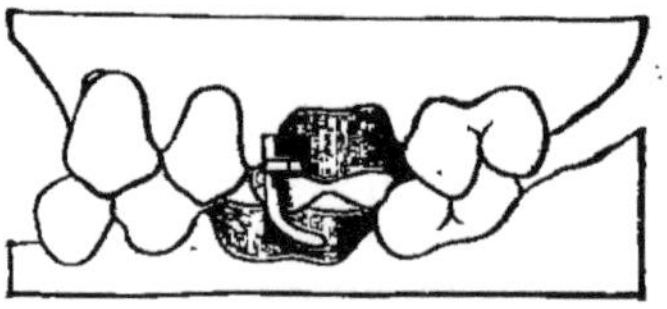
Fig. 724.

Lorsque les molaires ont été déplacées dans le sens distal sur l'arcade supérieure et dans le sens mésial sur l'inférieure, comme nous l'avons pratiqué dans le traitement des cas appartenant à la classe II, elles sont maintenues au moyen d'un excellent appareil représenté figure 724 et qui consiste en un fort éperon venant au contact d'un plan incliné métallique.

Ces deux pièces sont soudées chacune à la partie antérieure de deux bagues n° 2 fixées chacune avec du ciment sur deux molaires opposées. Si l'appareil est convenablement fait et ajusté, il n'est nécessaire de le vérifier que quelquefois pour le maintenir en état et l'on verra combien il s'oppose d'une façon efficace non seulement au déplacement des molaires, mais aussi des molaires et des prémolaires du même côté.

L'éperon peut être en laiton ou en argentan, son diamètre doit avoir environ 3 mm. Le plan de métal soudé à la bague de la molaire supérieure sera long environ de 6 mm. à 9 mm., et large environ de 3 mm. Le mieux est de le découper dans une pièce de dix sous et de le réunir à la bague avec un excès de soudure d'argent et de borax. On ajuste plus complètement l'éperon en le recourbant lorsque le ciment a durci.

Il peut être quelquefois nécessaire d'enlever la bague supérieure et de souder à nouveau le plan suivant les besoins de la rétention. Un point important à se rappeler est que le plan devra être fixé au bord inférieur de la bague de façon que le levier qui agit sur l'éperon soit moins long et par conséquent qu'il facilite moins l'élargissement de la bague inférieure. Cet appareil est représenté figure 789.

Dans quelques cas rares, il est indispensable pour produire la rétention que les éperons reposent dans des obturations.

Pour les molaires supérieures qui ont été déplacées de leur occlusion linguale et pour les molaires inférieures déplacées de leur occlusion buccale (voir fig. 732 et 737), un appareil de rétention très simple et très efficace consiste en une bague et un éperon placé sur les molaires supérieures. L'éperon est disposé de façon à venir reposer contre le plan incliné formé par la surface buccale de la molaire inférieure ou contre l'angle mésial ou distal d'une molaire ou d'une prémolaire inférieure. Cet appareil est efficace, non seulement comme appareil de maintien, mais aussi comme appareil de redressement, car en recourbant quelquefois l'éperon pour augmenter son action, on peut obtenir à tout degré le déplacement buccal de la molaire supérieure et le déplacement lingual de l'inférieure. On peut aussi, dans une

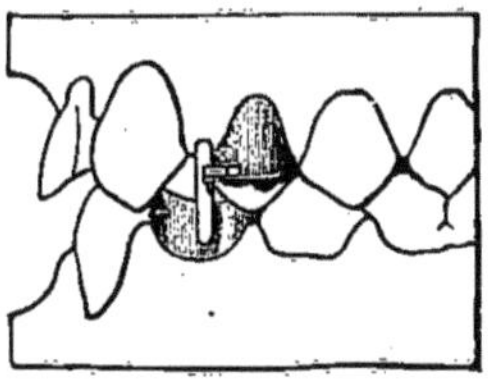

Fig. 725.

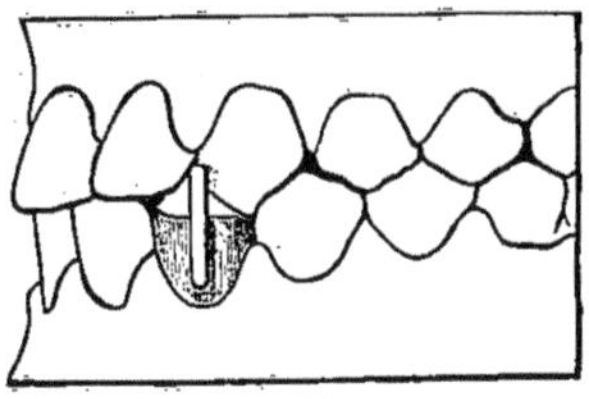

Fig. 726.

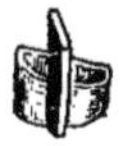

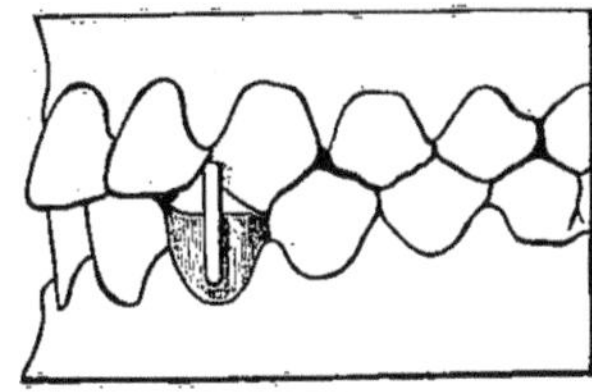

Fig. 727.

certaine mesure, mouvoir les dents dans le sens distal en plaçant les éperons de façon qu'ils exercent leur action dans ces directions.

Dans ces mêmes cas, la méthode des plans et des éperons doit être souvent préférée pour les prémolaires (voir fig. 725). Il faut employer alors les bagues n° 1. On peut faire l'éperon plus court et droit au lieu de courbe.

Quelquefois on peut appliquer cette combinaison aux canines. Dans ce cas, on ne placera aucune bague, aucun plan sur la canine supérieure, et cela à cause de sa forme naturellement favorable, son plan incliné mésial, en effet, pouvant s'opposer à un éperon plat soudé à une bague cimentée à la canine inférieure, comme cela est montré (fig. 726). Cet éperon aura une largeur de 3 mm. au point où il rencontre la canine supérieure et il sera arrondi à son extrémité inférieure pour éviter l'irritation de la lèvre à l'endroit où l'éperon est fixé à la bande. On l'inclinera un peu en avant afin qu'il agisse mieux, et si parfois un ajustage est nécessaire, on le fera facilement en recourbant l'éperon de façon qu'il porte sur la canine de manière plus efficace. De la sorte, on peut accomplir dans une certaine mesure de véritables déplacements qui seront soit distal pour la canine supérieure, soit mésial pour la canine inférieure, et dans beaucoup de cas cette méthode rend de grands services. Il résulte de la forme défavorable de la canine inférieure que les bagues placées sur ces dents s'agrandissent sous l'effort produit par les bagues des prémolaires. C'est pourquoi on doit, en les faisant, apporter un plus grand soin, utilisant toujours les bandes H et veillant à ce qu'elles soient ajustées le mieux possible. Ce genre de bague est représenté figure 727.

Le maintien des incisives supérieures après la correction de leur protrusion (cas appartenant à la classe II, division 1 et subdivision) peut être réalisé avec succès au moyen de l'appareil représenté figure 712, mais élargi, et des bagues appliquées sur les canines supérieures et les premières prémolaires.

Pour résister au déplacement labial et à l'allongement des incisives supérieures, on place de simples bagues sur les incisives centrales inférieures, sur la surface labiale desquelles sont soudés de puissants éperons dirigés en avant et nettement coudés à angle droit pour recevoir les bords labio-occlusifs des incisives supérieures, comme cela est représenté figure 728. On peut renforcer la stabilité des dents d'ancrage au moyen d'un morceau de fil métallique G soudé en travers de la surface linguale des bagues et destiné à porter contre les incisives latérales voisines.

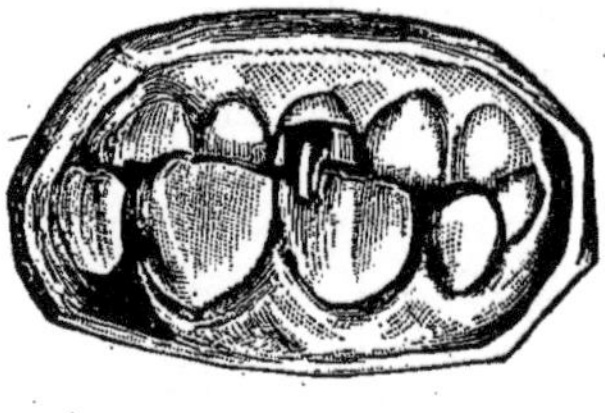

Fig. 728.

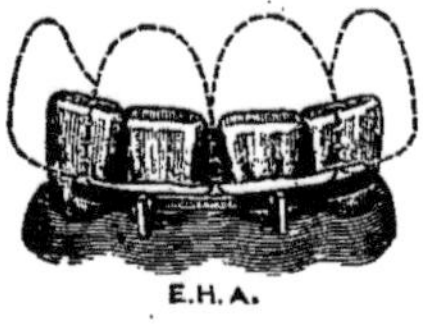

Fig. 729.

On peut aussi quelquefois placer les bagues sur les canines, au lieu des incisives, et les réunir par une barre de métal qui supporte les éperons destinés à la rétention (fig. 729).

Si le lecteur veut étudier cet appareil, il remarquera que non seulement il détermine forcément la fermeture normale de la mâchoire, mais il comprime également les incisives dans leurs alvéoles, en même temps qu'il les oblige de se déplacer dans le sens labial. Un autre avantage, qui n'est pas sans importance, consiste à empêcher la lèvre inférieure d'être attirée contre les surfaces linguales des incisives supérieures, habitude presque générale dans ces cas, difficile à réprimer, mais contre laquelle il faut lutter énergiquement.

TRAITEMENT

Age requis pour le traitement. — Bien que l'on puisse corriger la malocclusion pendant une longue période de la vie, l'auteur est de plus en plus persuadé qu'il y a avantage en orthodontie à commencer tout traitement de bonne heure, c'est-à-dire aussitôt que les irrégularités se manifestent et que les dents émergent des gencives de façon suffisante pour permettre de leur adapter des appareils. A ce moment la nature déploie ses meilleurs efforts, les processus de croissance et de réparation sont plus rapides, les tissus sont plus souples. A ce moment aussi il suffit d'une force légère pour diriger doucement les dents en période d'éruption et cela dans leurs rapports corrects avec la ligne d'occlusion.

A moins d'être en présence de quelque anomalie physique chez le patient, c'est une erreur incontestable de différer l'opération jusqu'à ce que toutes les dents aient fait leur éruption, raison si souvent invoquée. Pendant ce temps, la totalité de l'appareil dentaire éprouvera des modifications : les dents se fixent dans leurs malpositions, les traits en sont fortement altérés, les lèvres et les muscles se modifient par suite de leur action anormale, conséquence de la malocclusion. En résumé, tous ces phénomènes peuvent être évités en beaucoup de cas si l'opération est entreprise dès que se manifeste la malocclusion.

Il est une autre raison, semble-t-il, en faveur du traitement précoce. Nous avons déjà vu, en étudiant le procès alvéolaire et la membrane péridentaire, que chez les jeunes patients les alvéoles sont larges et que les septa osseux manquent souvent dans un grand nombre de cas; la nature semble attendre que les positions des dents soient bien déterminées avant de parachever son œuvre. En outre, si les dents sont remises à cette époque en position correcte, l'ossification de l'alvéole et son développement auront lieu normalement autour de la racine de la dent, tandis que si le déplacement est différé jusqu'au complet développement du procès alvéolaire, la résorption osseuse déterminée par la propulsion de la dent sera inévitable; il faudra de plus déployer une force plus grande pour effectuer le déplacement, et ensuite la nouvelle ossification sera plus ou moins parfaite et pourra même, croyons-nous, manquer complètement dans quelques cas.

On peut évidemment traiter la malocclusion jusqu'à la maturité et même, dans quelques cas favorables, bien après; mais nous pensons qu'il faut considérer ce qui suit comme une loi absolue : La durée du traitement, les obstacles à surmonter, les mécomptes, la durée de la rétention, l'incertitude du pronostic sont en rapport direct avec l'âge du patient.

Nous avons signalé par ailleurs l'inutilité de différer le traitement dans l'espoir que la nature corrigera la difformité. C'est, au contraire, un fait reconnu que la malocclusion a malheureusement une marche progressive.

L'auteur est convaincu qu'avec l'éruption complète des premières molaires permanentes commence la période la plus opportune pour le traitement de la malocclusion.

En traitant chaque cas de malocclusion, nos efforts devront tendre à réaliser ces deux points principaux : d'abord corriger la malocclusion et rétablir l'harmonie dans les dimensions et les relations des arcades dentaires, ensuite embellir la face.

TRAITEMENT DES CAS — CLASSE I

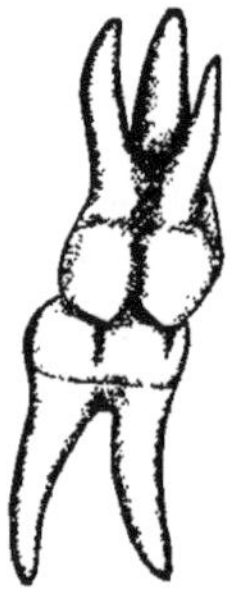

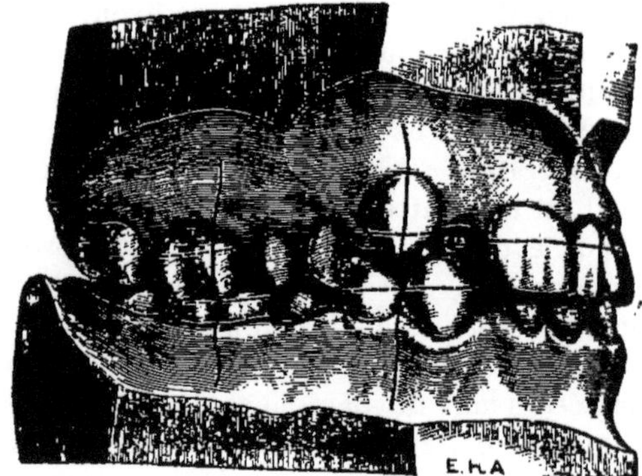

Comme nous l'avons déjà signalé à propos de la classification de la malocclusion, cette classe comprend les cas les plus nombreux et les plus variés. Les caractères distinctifs de cette classe sont : les rapports normaux des mâchoires, les rapports normaux des molaires dans le sens mésial et dans le sens distal, quelquefois avec des exceptions pour une ou plusieurs molaires situées en occlusion buccale ou linguale. Cependant, les dents mal posées sont habituellement antérieures aux molaires, ce sont ordinairement les incisives et les canines. Les arcades dentaires sont plus petites que normalement et les dents sont serrées et tassées les unes sur les autres. Les deux arcades peuvent s'engrener, s'emboîter ; elles sont quelquefois tout à fait similaires.

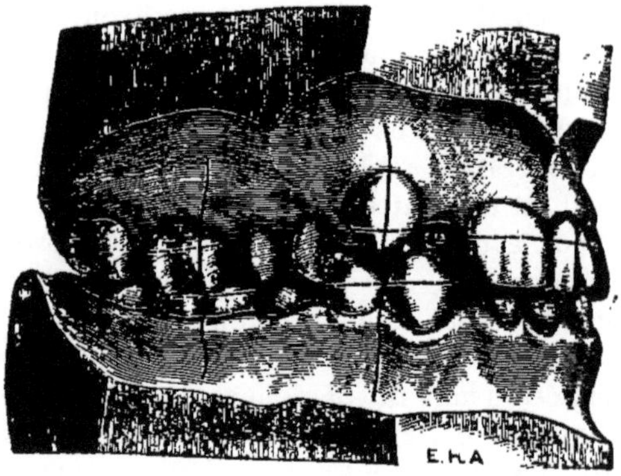

Fig 730.

Comme dans cette classe les rapports mésio-distaux des deux moitiés latérales des arcades dentaires sont normaux, il s'ensuit que, si dans chaque arcade les dents sont ramenées en bonne position par rapport à leur ligne d'occlusion, les deux arcades dentaires tout entières doivent se trouver en parfaite harmonie de forme et toutes les dents en occlusion normale.

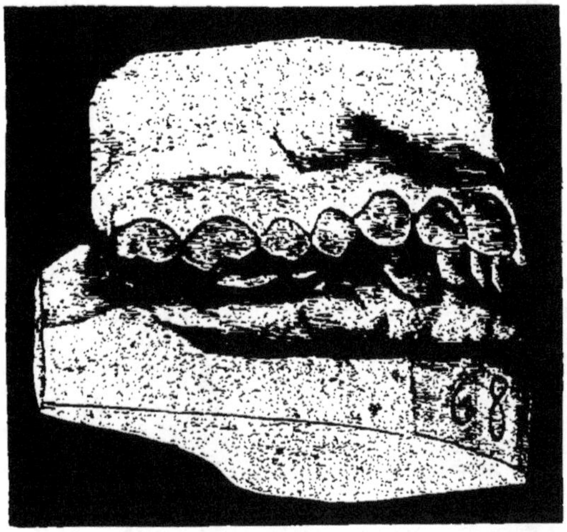

Fig. 731.

La figure 730 représente une forme très fréquente de malocclusion appartenant à cette classe. On verra que les plans inclinés mésial et buccal des cuspides mésio-buccaux des premières molaires du côté droit reposent entre les plans inclinés des cuspides mésial et distal de la première molaire inférieure, en un mot que les rapports des premières molaires sont normaux. (Les molaires du côté opposé sont aussi en relation normale.) Les arcades sont petites et les dents, spécialement les incisives, occupent des positions linguales par rapport à la ligne d'occlusion normale.

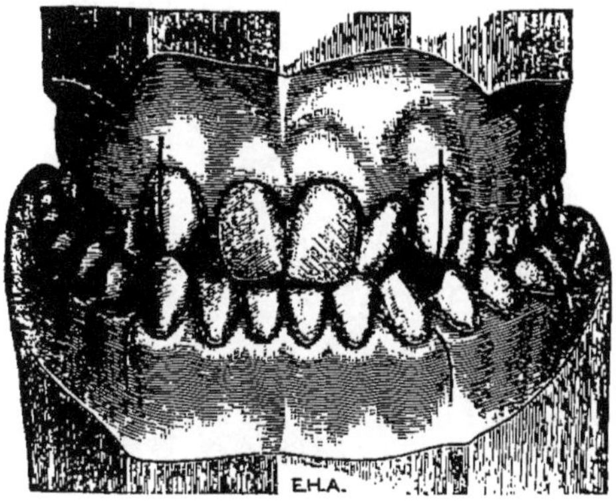

Fig. 732.

Le traitement indiqué consiste alors à élargir les arcades et à amener les dents en position correcte dans la ligne d'occlusion, comme cela est représenté figure 731, faite après le traitement. Il n'y a que peu de différence, comme nous l'avons dit, dans le mode de traitement de tous les cas; les malpositions sont presque toujours les mêmes et disparaissent par les mêmes procédés. Dans le cas traité représenté sur la figure, on verra que chaque dent a été placée normalement par rapport à la ligne d'occlusion et occupe maintenant une position meilleure pour supporter les autres dents et aussi pour s'appuyer sur elles. Toutes sont en meilleure harmonie avec les muscles et les traits normaux du visage.

La figure 732 représente un des plus compliqués parmi les cas appartenant à cette classe. Les deux moitiés latérales de l'arcade supérieure sont en occlusion linguale ; il en résulte un empiètement considérable sur la région incisive : les incisives latérales sont repoussées en occlusion torso-linguale et les centrales en occlusion torso-labiale.

Le résultat des rapports anormaux des cuspides buccaux des molaires et des prémolaires supérieures avec les cuspides linguaux de leurs dents opposées, comme cela est figuré par la ligne pointillée de la figure 733, est de pousser les apex des molaires et des prémolaires inférieures de plus en plus loin dans la direction buccale et ceux des molaires supérieures et des prémolaires inférieures de plus en plus loin dans la direction linguale. Il en résulte de plus un élargissement anormal de la mâchoire inférieure et un rétrécissement de la mâchoire supérieure, ce qui donne un aspect particulier à la partie inférieure du visage.

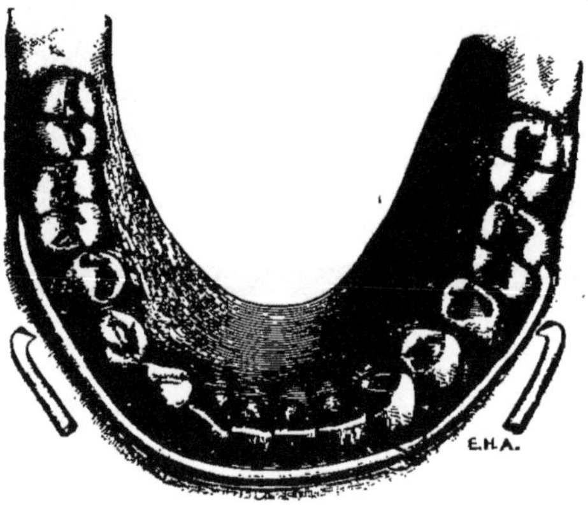

Fig. 733.

Cette malocclusion est toujours progressive et date de l'éruption et de la consolidation en position normale des premières molaires permanentes. Si ces dents avaient été l'objet seulement pendant quelques heures et au bon moment de soins éclairés, elles auraient certainement occupé leur place normale. Sans aucun doute la malocclusion aurait disparu, et l'éruption des dents et le développement du procès alvéolaire qui auraient suivi se seraient effectués normalement dans la suite. Il y a encore des dentistes qui conseillent aux parents de différer le traitement de la malocclusion de leurs enfants jusqu'à ce que toutes les dents aient fait leur éruption.

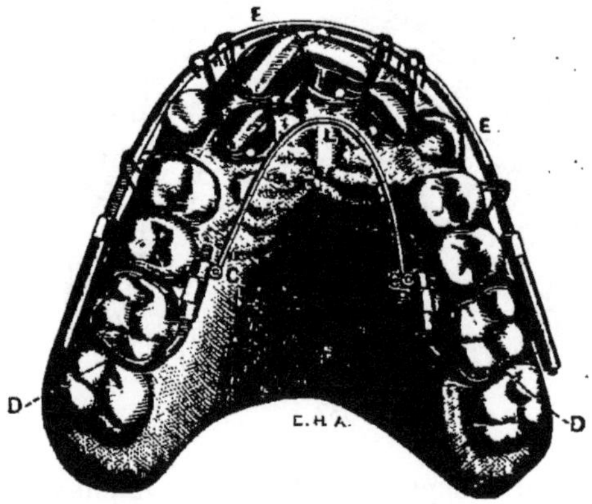

Fig. 734.

Le traitement idéal était d'élargir l'arcade supérieure, de corriger les malpositions des incisives, de même que l'étroitesse de l'arcade inférieure.

La figure 734 représente l'arcade supérieure élargie au moyen de l'arcade d'expansion, ajustée de la façon habituelle et renforcée par le levier à ressort L. Tous ces appareils sont appliqués de la façon décrite au chapitre Ajustage et Travail des appareils. Les incisives furent poussées en avant « en masse » et leur rotation fut effectuée au moyen de bagues à éperon, de ligatures, d'après la méthode habituelle.

Le rétrécissement de l'arcade inférieure fut effectué au moyen d'un appareil construit pour cette occasion et représenté figure 735, mais actuellement, dans sa pratique, l'auteur se sert pour le rétrécissement des arcades dentaires de l'arcade d'expansion (à côtes), ayant trouvé qu'il disposait avec elle d'une plus grande puissance.

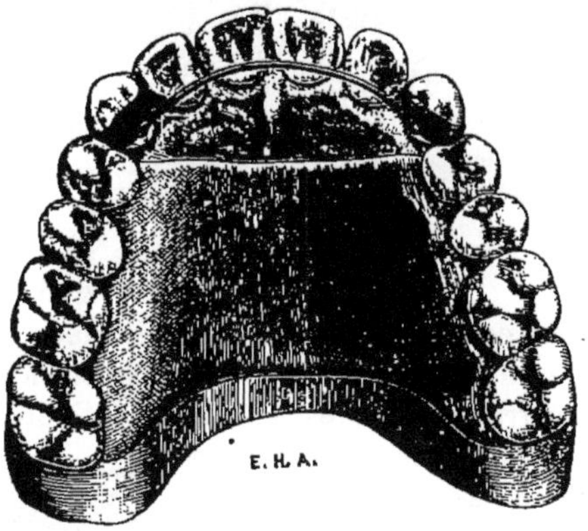

Fig. 735.

En faisant usage de l'arcade à côtes, il n'est besoin que de rapprocher ses côtés afin qu'ils atteignent environ les deux tiers de la largeur de l'arcade dentaire que l'on doit rétrécir et d'insérer les extrémités dans les gaines des bagues D comme il est fait d'habitude, mais en ayant soin de conserver tout le ressort possible dans la direction linguale. On empêche l'arcade de faire ressort en avant en plaçant une ligature en plus sur les incisives. Bien que son action soit lente et exige plusieurs semaines pour un patient de seize ans, l'auteur a retiré de son usage la plus grande satisfaction.

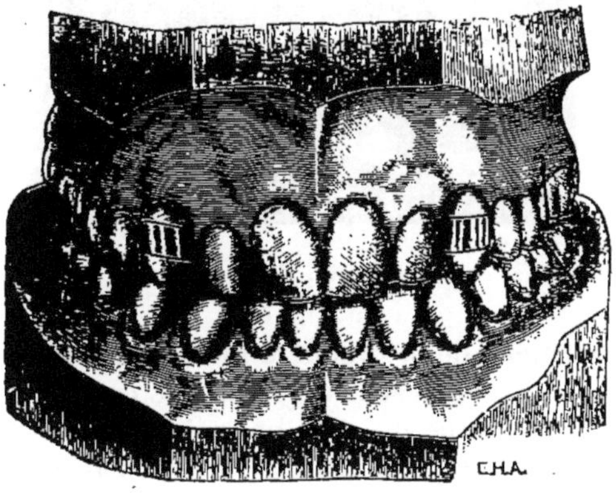

Fig. 736.

La figure 735 représente l'arcade supérieure après traitement et les appareils de maintien en position, et la figure 736 les deux arcades après traitement et les dents en occlusion normale. Les incisives et les canines, de même que les prémolaires et molaires, sont maintenues en bonne position au moyen de deux bagues réunies par un morceau de fil métallique G et un appareil de caoutchouc, comme le représente la figure 736. Les bagues des canines sont aussi représentées par cette figure.

La figure 737 représente un modèle où une seule des moitiés latérales de l'arcade supérieure se trouvait en occlusion linguale, tandis que les incisives latérales présentaient une occlusion torso-linguale. Le patient était un enfant de huit ans ayant encore ses molaires et ses canines temporaires.

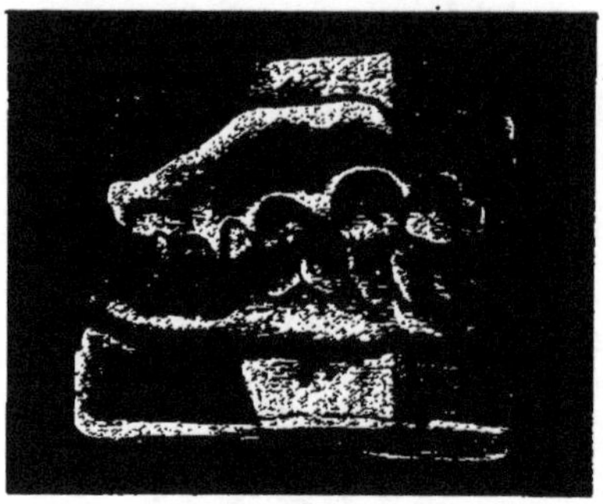

Fig. 737.

Le traitement nettement indiqué consistait à élargir l'arcade du côté anormal seulement, puis à produire un déplacement labial des incisives centrales et un déplacement labial des incisives latérales accompagné de torsion. La figure 738 représente cette arcade vue par sa surface d'occlusion, avec les appareils destinés à accomplir ces divers mouvements.

On verra que toutes les dents du côté gauche ont servi d'ancrage, et que leurs résistances combinées agissant par l'arcade externe et par l'arcade interne forment une résultante qui mobilise la première molaire permanente du côté gauche. Il ne fut besoin que de quelques jours pour replacer cette dent en position correcte. On mit alors une ligature en fil métallique sur la seconde molaire temporaire pour la réunir à l'arcade d'expansion, ce qui transporta toute la force sur cette dent. Plus tard on pratiqua de la même façon le déplacement de la première molaire temporaire. Le but que l'on se propose en déplaçant les dents une par une est d'éviter la surcharge de l'ancrage situé du côté opposé. Si l'effort produit avait été appliqué en même temps à toutes les dents, il est probable que le côté normal se serait déplacé plus rapidement que le côté anormal, à cause de la résistance présentée par les plans inclinés des cuspides des molaires du côté anormal.

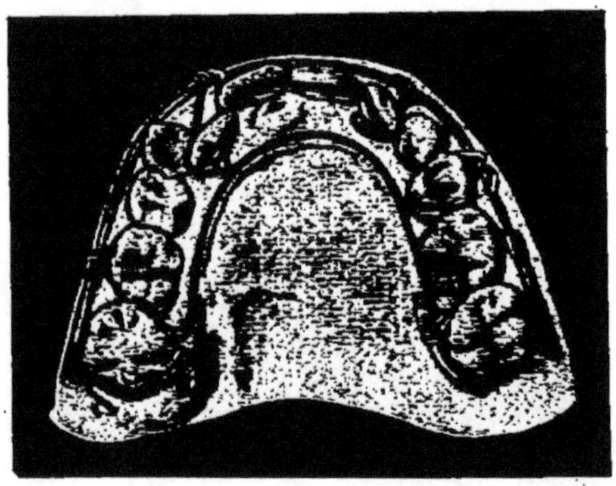

Fig. 738.

Tandis que ces appareils agissaient sur la moitié latérale de l'arcade, les incisives latérales étaient portées en avant et tournées sur leurs axes, au moyen de bagues, d'éperons et de ligatures. Des crans d'arrêt étaient pratiqués sur l'arcade d'expansion pour empêcher le glissement des ligatures, serrées elles-mêmes au moyen des écrous de l'arcade d'expansion comme dans les cas décrits précédemment.

En étudiant les positions des dents de cette arcade supérieure, on

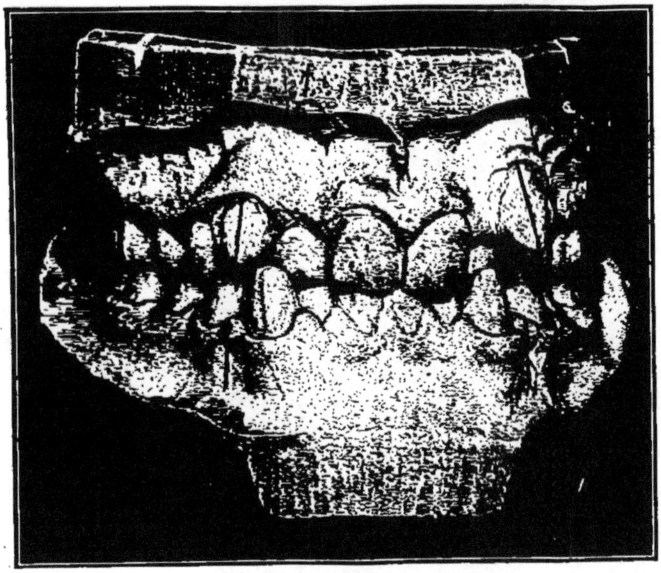

Fig. 739.

verra qu'elles tendraient à devenir semblables à celles du cas précédent et qu'on parvient à les redresser par la même combinaison de bagues

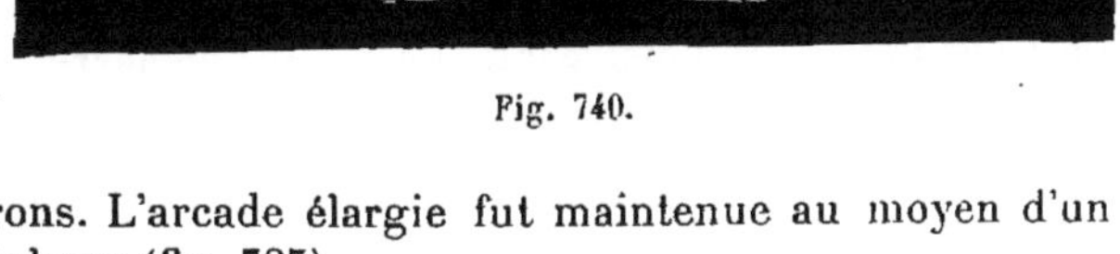

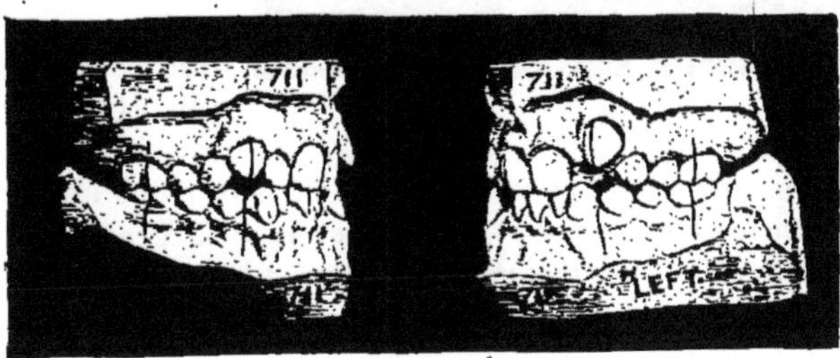

Fig. 740.

et d'éperons. L'arcade élargie fut maintenue au moyen d'un appareil en caoutchouc (fig. 723).

L'incisive latérale droite ayant des tendances à tourner et à se diriger à nouveau du côté mésio-lingual, on leur résista au moyen de bagues placées sur les incisives latérales et réunies par une barre métallique G soudée à leurs surfaces linguales.

Ce type de malocclusion est plus commun chez les enfants qu'on ne le suppose généralement, et il est important d'y remédier de bonne heure. Si en effet on permet à cette malocclusion de se développer inévitablement de façon asymétrique, la mâchoire étant modifiée d'un seul côté donnera à la bouche un aspect tordu, très spécial.

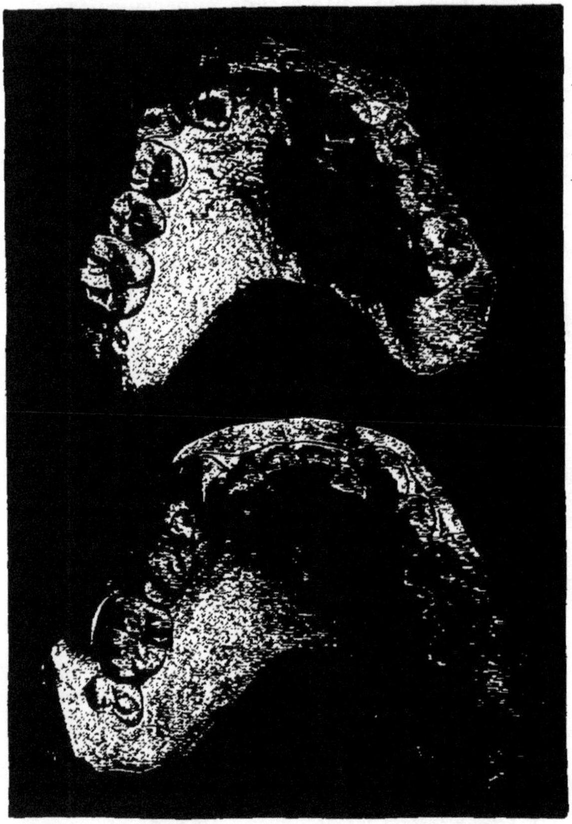

Fig. 741.

Les figures 739, 740 et 741 représentent, vu par son côté labial, buccal et occlusal, un cas que la position des canines et des cuspides mésio-buccaux des premières molaires supérieures nous permet de ranger facilement parmi les cas appartenant à la première classe.

On remarquera que les arcades sont plus étroites et plus réduites que normalement, les incisives occupent une position nettement linguale, les latérales supérieures gauches sont en contact avec la première prémolaire et déterminent un déplacement complet de la canine gauche du côté labial, tandis que la moitié au moins de l'espace nécessaire à la canine droite est occupée par l'incisive latérale droite; les lèvres contribuent à maintenir la forme réduite des arcades et la malocclusion.

Comme on peut le supposer, il en résultait sur les traits du patient (fig. 616) un aspect pincé et aplati de la bouche.

Comme les canines supérieures ont besoin de beaucoup d'espace pour entrer dans la ligne d'occlusion, il vient tout d'abord à l'esprit l'idée d'extraire la première prémolaire, mais le développement du procès alvéolaire et le maintien de lignes de la face étaient tels qu'ils auraient rendu cette manœuvre inexcusable. Ce qui était nettement indiqué était la restauration de toutes les dents dans leur occlusion normale en élargissant légèrement les deux arcades, puis en déplaçant les incisives dans la direction labiale pour les amener dans la ligne d'occlusion ; enfin l'élévation, la rotation et un léger mouvement lingual des canines étaient ensuite déterminés.

La figure 742 représente les différents déplacements accomplis simul-

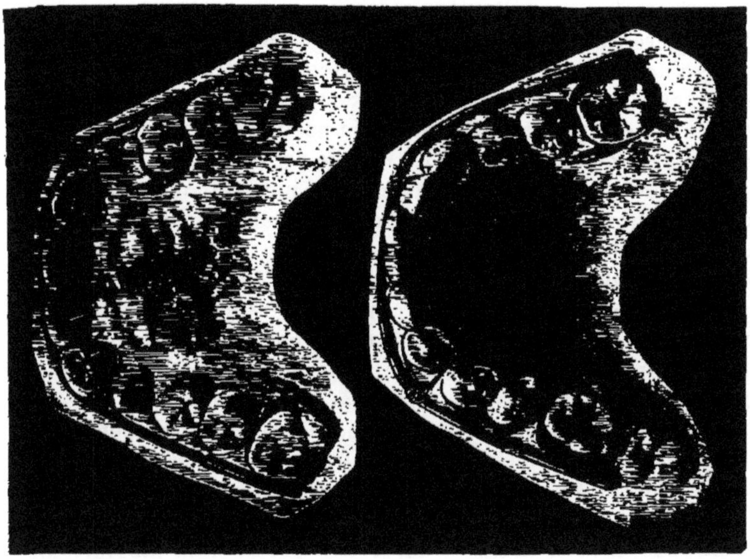

Fig. 742.

tanément dans les deux arcades au moyen des arcades d'expansion (¹), des bagues D, des bagues éperonnées, des ligatures en fil métallique, etc., travaillées comme il a été dit à l'article Ajustage, Travail des appareils.

L'ancrage était obtenu au moyen de bagues D placées sur les premières molaires dans l'arcade inférieure, tandis que, dans l'arcade supérieure, on a placé une bague D sur la première molaire du côté droit et une bague X sur la première molaire du côté gauche. Après quelques jours de traitement on avait jugé nécessaire de transporter l'ancrage de la première molaire gauche sur la première prémolaire, car la première molaire présentait un déplacement distal pro-

(¹) Plusieurs des figures représentant l'arcade d'expansion étaient faites avant l'invention de l'arcade d'expansion à côtes. Cependant, on a représenté des éperons soudés sur l'arcade simple pour empêcher le glissement des ligatures, au lieu des crans faits sur l'arcade rapportée, comme on fait maintenant.

duit par sa résistance au déplacement labial des incisives. Il n'est pas étonnant que la première molaire ait présenté si peu de résistance comme point d'ancrage et se soit déplacée dans la direction distale; cela arrive fréquemment à cet âge parce que cette dent ne peut être soutenue par la seconde molaire qui n'a pas encore fait son éruption, et qui repose au fond d'une large dépression dans laquelle la première molaire peut aisément se mouvoir. Dans ces cas on fera bien généralement de renforcer la molaire, et pour cela on s'aide de l'une ou des deux prémolaires au moyen d'une ligature métallique qui les entoure et que l'on empêche de glisser sous la gencive en la faisant reposer sur une partie de la bague D.

On remarquera qu'il y a deux ligatures sur l'incisive latérale gauche supérieure : l'une est une simple ligature (comme dans A, fig. 684) et sert à effectuer le mouvement labial; la seconde (voir B, fig. 684) réunit l'arcade à un éperon soudé tout à fait à la partie inférieure de la surface linguale de l'incisive latérale. Le rôle de cette ligature contribuait pour une part au déplacement en avant de l'incisive, mais surtout à produire sa rotation. Un sillon pratiqué dans le renforcement de l'arcade d'expansion empêchait cette ligature de glisser en avant et dirigeait le déplacement latéral de la dent. La forme et l'élasticité de l'arcade étaient telles qu'elles contribuaient à porter la dent vers la gauche et à favoriser le déplacement sur le côté droit au moyen de bagues, d'éperons et de ligatures. Il est important de placer les éperons tout près de la gencive, pour qu'ils résistent mieux à la tendance que possède généralement l'arcade à glisser vers le bord occlusif des dents. La ligature métallique placée près de l'éperon remplit le même rôle.

L'incisive latérale supérieure droite est aussi entourée d'une ligature qui est retenue par la bague.

La forme de l'arcade d'expansion était quelquefois modifiée au moyen de courbures suivant les déplacements à accomplir, et pour empêcher le tassement des dents.

Avant le complet déplacement des incisives dans le sens labial, permettant la pleine admission des canines dans la ligne d'occlusion, on ne fit aucune tentative pour les surélever hors de leurs alvéoles. Le ressort de l'arcade d'expansion agissant sur elles y contribua. Des ligatures métalliques furent soigneusement adaptées entre la gencive et la partie située au-dessus du bord gingival des canines.

La force exercée sur les canines par l'élasticité de l'arcade d'expansion était au besoin augmentée par une torsion supplémentaire sur les ligatures métalliques. Pour cela, il faut tout d'abord avec le doigt exercer une pression en haut afin de diminuer la tension exercée sur la ligature, pendant que l'on pratique la torsion.

L'auteur n'a plus confiance dans l'éruption forcée des canines à cet âge avec des moyens mécaniques. Une expérience plus grande l'a déterminé à adopter la méthode conservatrice, c'est-à-dire à produire un espace et à laisser la nature déterminer l'éruption en même temps que se développent les dents permanentes maintenues entre les maxillaires. On obtient de meilleurs résultats, en même temps que l'on ne fait pas perdre de temps ni au patient, ni à l'orthodontiste.

Le mouvement de rotation est un des plus difficiles à produire, il fut donc différé jusqu'à ce que les dents eurent fait leur complète éruption dans la ligne d'occlusion; alors on appliqua de la façon habituelle des bagues à éperon, des ligatures métalliques, des coins de caoutchouc et l'on obtint bientôt le résultat désiré.

Par suite de l'inclinaison linguale des couronnes des incisives inférieures, on n'eut besoin d'aucune bague, mais seulement de simples ligatures, entourant l'arcade d'expansion et les couronnes des dents. La pression latérale produite par les dents empêchait les ligatures de glisser. On remarquera qu'un cran placé sur l'arcade renforcée guidait le mouvement de la canine dans le sens latéral, aussi bien que dans le sens labial.

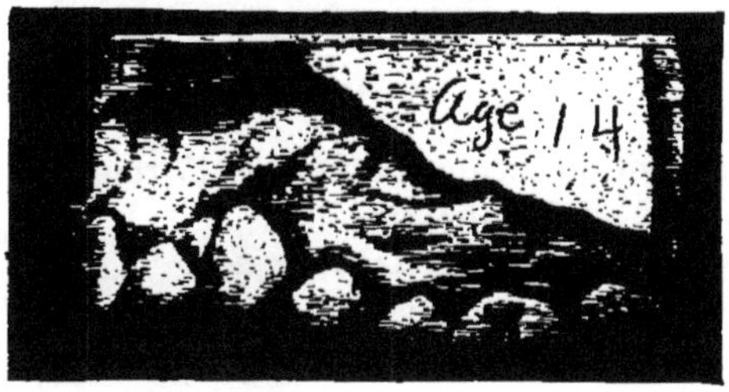

Fig. 743.

La légère rotation réclamée par la seconde prémolaire gauche fut obtenue au moyen de bagues, d'éperons, de ligatures et de coins de caoutchouc, de la manière indiquée plus haut.

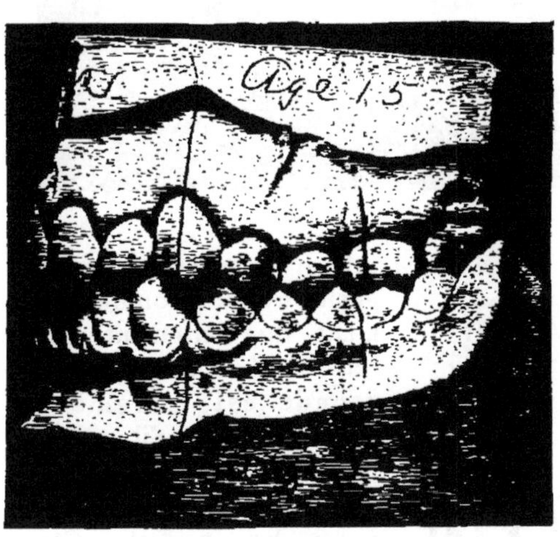

Fig. 744.

Les dents de l'arcade supérieure furent maintenues dans leurs nouvelles positions au moyen d'une barre G soudée aux angles mésio linguaux des bagues sur les canines, et destinée à porter sur les surfaces linguales des incisives voisines, comme dans les figures 714 et 752.

La canine inférieure et les incisives furent maintenues au moyen d'un dispositif semblable. La canine fut retenue au moyen d'une bague et d'un éperon dont l'extrémité reposait sur la surface linguale de la première prémolaire comme dans la figure 718.

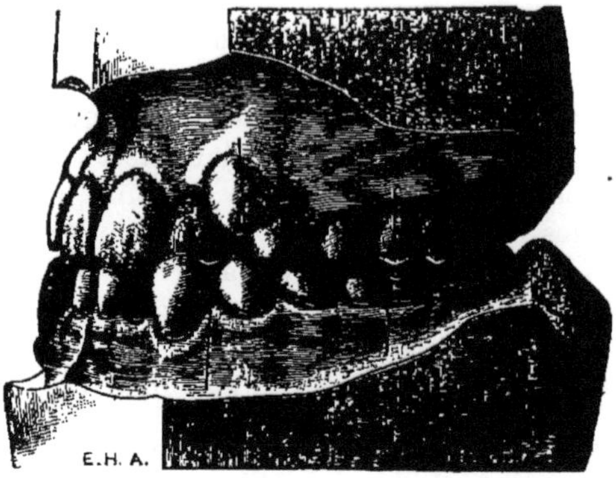

Fig. 745.

La figure 743 représente le modèle du haut aussitôt après le traitement, et la figure 744, environ deux ans après. Il est intéressant de remarquer, en comparant les figures, quel changement marqué le procès alvéolaire a subi dans la région des incisives. La nature, sans y être aidée, a changé la position de ces racines pour la rapprocher de leur position idéale. La figure 617 représente la face du patient à cette époque et l'embellissement des traits est très notable et encourageant.

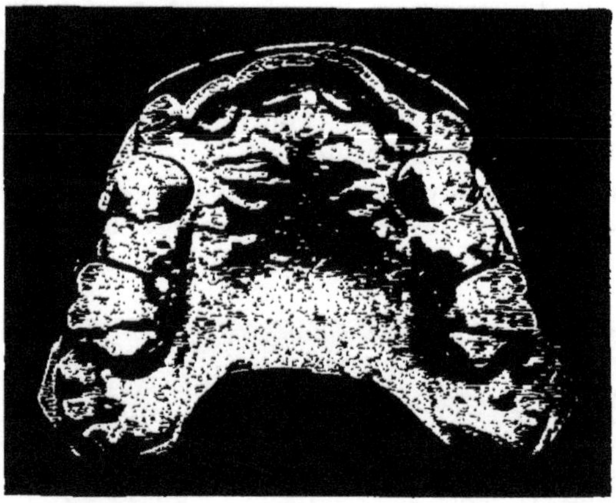

Fig. 746.

La figure 745 représente un autre cas semblable à celui que nous venons de décrire. Les principales particularités sont presque identiques, les différences réelles portant seulement sur les malpositions toujours variables des incisives, dont le traitement est d'ailleurs identique.

La figure 746 représente par sa face occlusale le modèle du haut, avec les appareils en position au commencement du traitement. On remarquera que chaque arcade est fortement amoindrie et qu'il existe un arrêt de développement marqué des procès alvéolaires des incisives. Ces dents étaient déplacées dans le sens labial de la façon habituelle et constituaient une irrégularité analogue à celle décrite

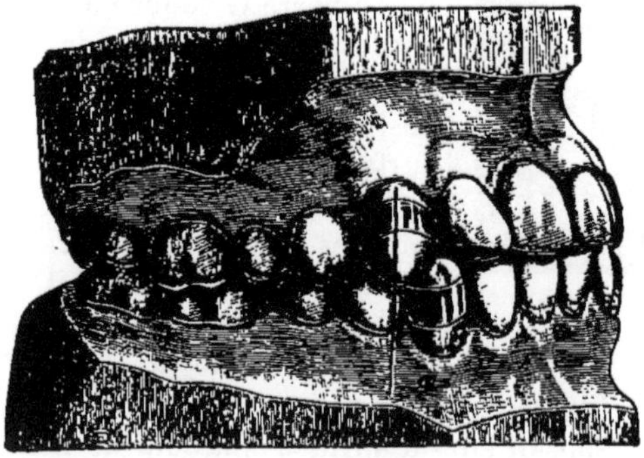

Fig. 747.

dans le cas précédent. On suivit aussi le même plan de traitement pour le redressement des dents inférieures.

La figure 747 représente l'occlusion après traitement, les bagues de maintien sont en place sur les canines. Les quatre canines munies de ces bagues étaient réunies, deux à deux, au moyen d'une barre de fil G, comme dans la figure 735.

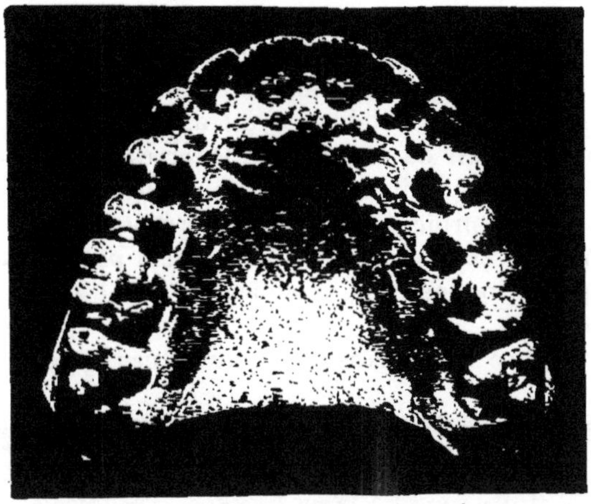

Fig. 748.

Les figures 748 et 633 représentent le modèle du haut de ce même cas vu par sa face labiale et par sa face occlusale, trois ans après l'enlèvement des appareils. En comparant ces figures avec les figures 632 et 747, qui représentent aussi le même cas, on constatera qu'un remar-

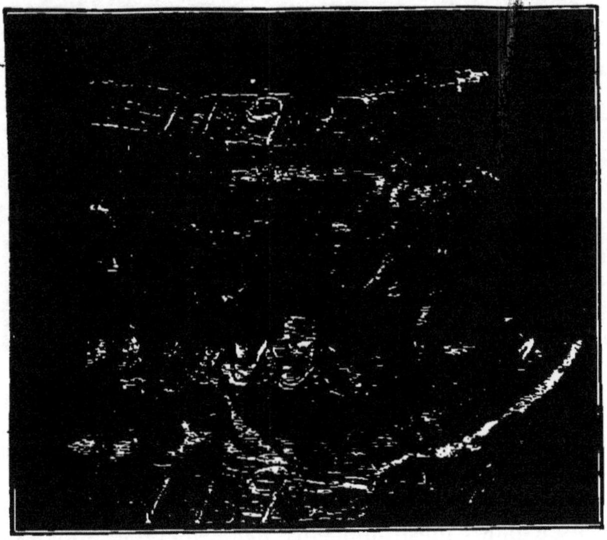

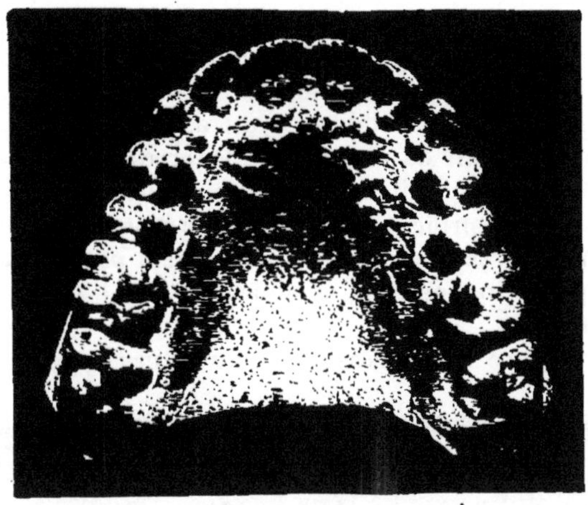

Fig. 749.

quable changement s'est produit dans le développement des procès alvéolaires des incisives. Il s'est aussi produit un déplacement labial des apex des incisives tel que ces dents occupent des positions et des inclinaisons idéales, et qu'il en résulte une amélioration parallèle des contours de la face.

Avant de terminer la description de ce cas, on doit mentionner un autre point intéressant. On verra dans la figure 747 que les prémolaires sont en légère infra-occlusion; mais, comme elles sont parfaitement bien placées dans les autres rapports, l'auteur pense que dans des cas semblables il est d'une bonne pratique de laisser à la nature le soin de réparer un léger raccourcissement, plutôt que de prolonger le traitement au delà du temps nécessaire au rétablissement des principes essentiels de l'occlusion. On sait, en effet, que bientôt ce traitement sera entièrement parachevé de lui-même, et que les plans inclinés des cuspides serviront de guide vers les positions normales.

La figure 750 représente un autre cas appartenant à cette classe. Il

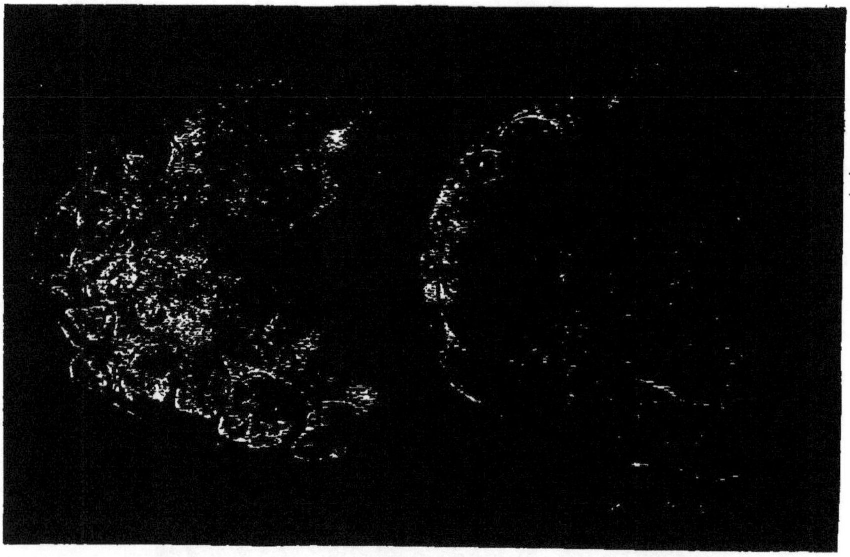

Fig. 750.

est vu par sa face labiale, tandis que la figure 751 montre la surface d'occlusion des deux arcades.

On range ce cas parmi ceux de la classe que nous étudions, d'après la position des cuspides mésio-buccaux des premières molaires supérieures, par rapport aux premières molaires inférieures.

Le patient était un jeune garçon âgé de treize ans. Les canines fortement développées ont fait leur éruption et ont repoussé les incisives latérales dans le sens lingual, et les centrales en torso-occlusion, tandis que toutes les incisives inférieures, bien que tout à fait régulières, occupent des positions linguales par rapport à la normale et que les canines sont en occlusion torso-distale.

La figure 751 représente un modèle d'étude avec les appareils en

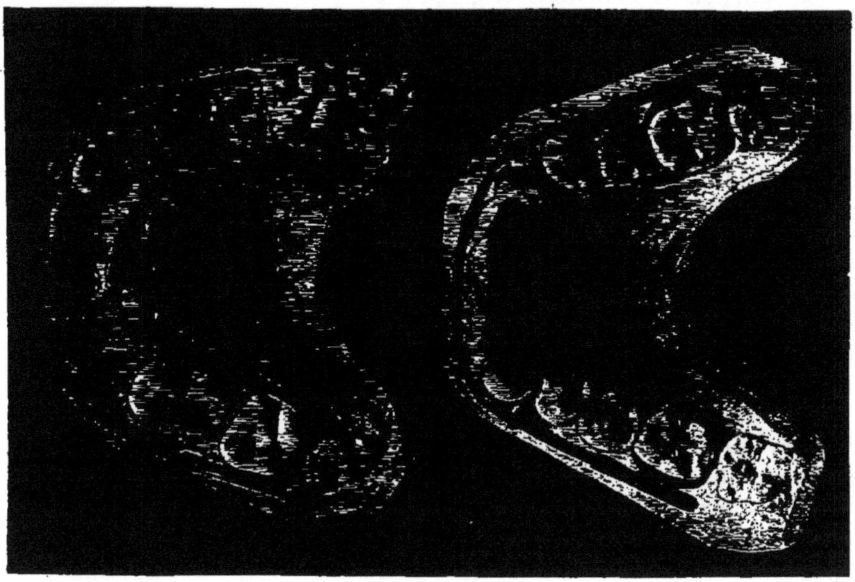

Fig. 751.

position ; les incisives supérieures sont déplacées dans le sens labial, en « masse », au moyen de l'arcade d'expansion, de ligatures et de bagues à éperon : l'éperon et les ligatures agissant sur l'incisive centrale droite pour effectuer le mouvement de rotation en même temps. On remarquera que la seconde molaire temporaire a été enlevée et que les bandes d'ancrage X ont été placées sur la première prémolaire, non afin d'assurer un ancrage plus solide que celui qui serait offert par la première molaire permanente, mais afin de déplacer cette dent quelque peu dans le sens distal dans le but de gagner le plus d'espace possible pour la canine.

La molaire temporaire ébranlée ne fut pas enlevée tout d'abord, et on n'apporta pas de changement dans l'ancrage, jusqu'à ce que la solidité de la molaire permanente fût suffisante pour déplacer en avant, au moyen d'une bague D, les incisives presque jusqu'à leur s positions correctes.

L'arcade fut courbée de façon à accentuer le mouvement de l'incisive latérale gauche, la force étant réciproquement exercée entre la première molaire gauche et cette dent, au moyen de ses ligatures, comme cela est démontré.

La position disto-torso-occlusale des canines inférieures représentées dans cet exemple est la malposition la plus fréquente de ces dents, non seulement dans ces cas, mais aussi dans d'autres classes de malocclusions, et, comme leur déplacement est sans conteste un des plus difficiles à accomplir, on les abandonne trop souvent.

Mais comme nous savons maintenant qu'il doit y avoir une complète harmonie entre les dimensions des arcades afin d'assurer la correction définitive de l'occlusion, et que nous savons aussi que l'arcade inférieure est le modèle qui règle la dimension et la forme de l'arcade supérieure, on voit combien il devient important de déplacer ces dents en avant et de les faire tourner dans leurs alvéoles, toutes les fois qu'elles peuvent jouer un rôle dans le rétablissement des dimensions normales de l'arcade. Les canines deviennent la clé de voûte non seulement des moitiés latérales de leur propre arcade, mais, dans un certain degré, de celles de l'arcade supérieure à travers les efforts d'occlusion. S'il n'en est pas ainsi, nous devons nous attendre à une diminution des dimensions de l'arcade supérieure, avec refoulement des dents, par suite de l'influence des lèvres.

On devra se rappeler que l'espace nécessaire à leur évolution doit toujours être déterminé avant que la rotation se produise. C'est pourquoi elles doivent être portées en avant jusqu'à ce que leurs angles distaux ne s'enclavent plus avec les angles mésiaux des premières prémolaires. Pour réaliser cette disposition dans ce cas, on pratiqua des crans sur l'arcade renforcée afin d'empêcher les ligatures de glisser à mesure que l'on serrait les écrous (voir fig. 687). Dans ces cas, l'auteur s'est souvent servi avec avantage d'une double ligature.

De cette façon, on obtient le mode d'attache le plus stable et une force égale à l'application directe du cric. Il ne serait pas possible avec toute autre forme de ligature d'exercer sur la dent une pression si effective.

Lorsque les canines furent déplacées en avant suffisamment pour être dégagées des prémolaires, on effectua rapidement leur rotation au moyen d'un ensemble de nouvelles ligatures placées de la manière habituelle.

On renforça le ressort de l'arcade au moyen de coins de caoutchouc glissés entre elle et les bagues, comme cela est bien représenté sur la figure.

L'auteur croit que c'est la façon la plus pratique et la plus puissante d'accomplir ces déplacements si fréquents. Si on l'analyse, on verra que l'appareil n'est composé que de plusieurs leviers disposés pour agir de la façon la plus effective, selon les purs principes de la mécanique, en combinant l'ancrage simple et réciproque, tandis que l'on conserve le plus parfait contrôle sur la direction du mouvement.

La figure 752 représente les dents après qu'elles ont été amenées en harmonie avec la ligne d'occlusion, les appareils de maintien sont en position.

En comparant les positions primitives des dents dans les figures 749 et 750 avec cette figure, on verra que la réunion des canines supérieures

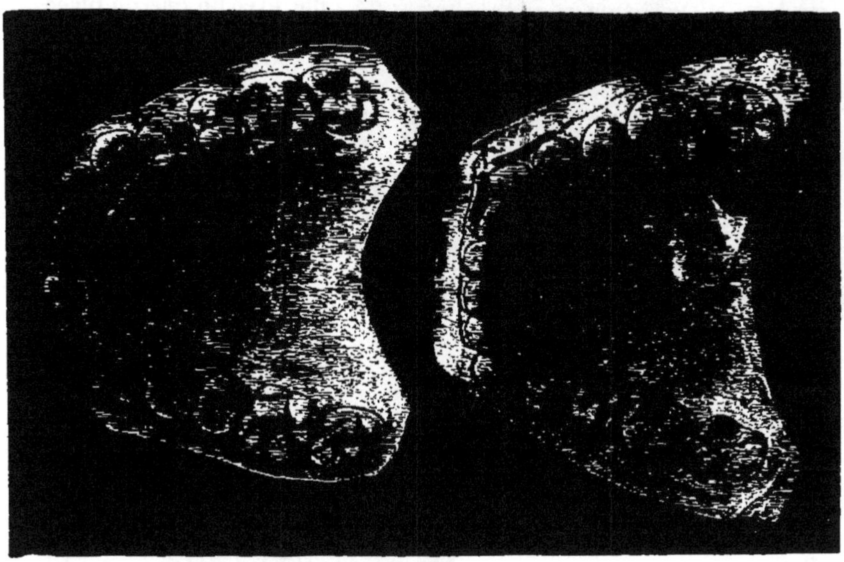

Fig. 752.

au moyen de bagues et d'une barre en fil G, comme dans la figure 714, permet de résister à leur déplacement torso-labial, et aussi que leur déplacement infra-occlusal est également impossible en faisant reposer la barre sur les bords linguo-gingivaux des incisives latérales, dont le déplacement lingual est également rendu impossible par la barre, tandis que leur déplacement mésial est réprimé par les incisives centrales. En même temps, les incisives latérales s'opposent à la rotation des incisives centrales à cause du contact de leurs angles disto-linguaux, tandis que les angles mésiaux des incisives centrales sont immobilisés dans le sens labial par suite de la tension en ce point des fibres de leur membrane péridentaire, car on a pris soin de conserver intacte cette force et de n'accomplir la rotation qu'avec les angles disto-linguaux. Si elles avaient été déplacées dans le sens labial avant d'accomplir leur rotation, toutes les fibres mésiales auraient été fatiguées, au lieu des seules fibres distales, et il aurait fallu pour les maintenir ensuite deux bagues réunies. On peut souvent obtenir beaucoup de la membrane péridentaire en connaissant bien sa physiologie.

L'incisive latérale et la canine inférieures droites furent maintenues chacune par une bague et un éperon, qui prévinrent leur déplacement

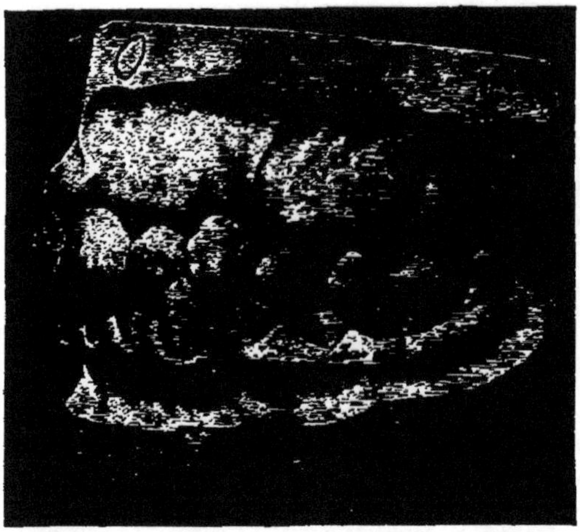

Fig. 753.

torso-distal. On aurait cependant obtenu le même résultat avec des bagues soudées ensemble, avec un éperon placé sur la canine seulement et portant contre la surface buccale de la première prémolaire, mais la difficulté d'ajuster les deux bagues en même temps, pour que ni l'un ni l'autre ne s'ébranlent et ne blessent l'émail, — on doit les porter, en effet, dans ce cas près de deux ans — constitue une objection à cette méthode. Il existe un autre avantage marqué en faveur des éperons dans les cas de ce genre. On peut, en effet, obtenir un meilleur ajustage des dents. Dans chaque cas, on peut, après l'enlèvement des appareils de maintien, glisser un coin de caoutchouc entre la dent d'ancrage et l'éperon, pour créer un levier, et, après les déplacements consécutifs qui se produisent, on peut courber l'éperon en arrière pour conserver la bonne position. Les figures 753 et 754 représentent l'occlusion et les traits du patient trois ans après le traitement.

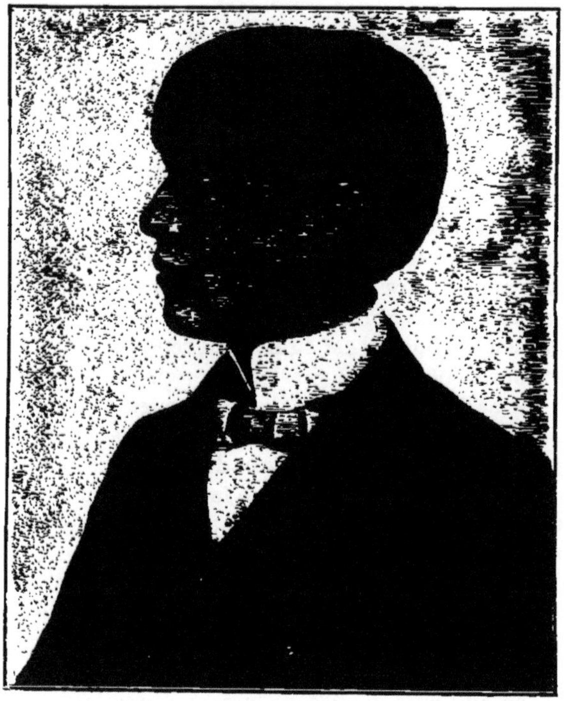

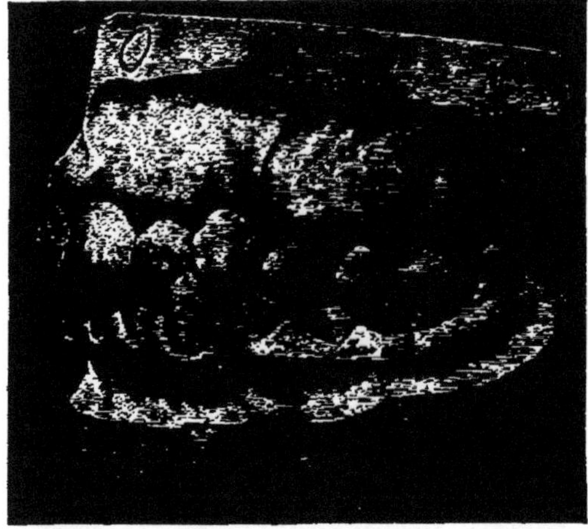

Fig. 754.

On doit ensuite surveiller le développement normal des procès alvéolaires dans la région des apex des incisives supérieures, après l'établissement de l'occlusion et des fonctions normales des dents. On remarquera que la rétention de toutes les dents n'a pas causé une proéminence anormale des lèvres qui paraissent en harmonie avec les autres traits du visage. C'est un résultat bien meilleur que celui que l'on aurait pu obtenir en faisant dans chaque arcade le sacrifice d'une ou deux dents pour obtenir de l'espace.

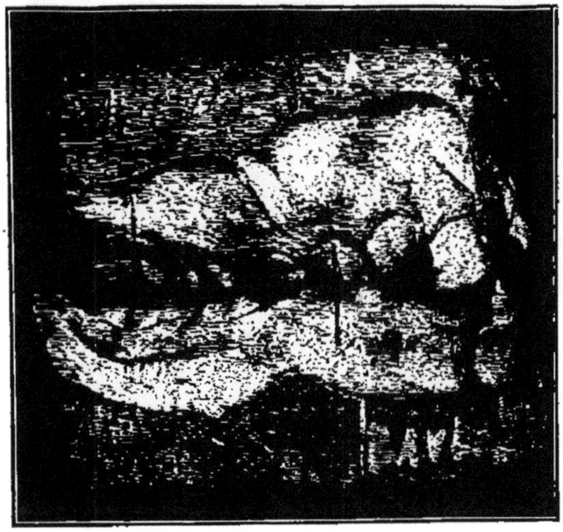

Fig. 755.

Les figures 755 et 756 représentent un autre cas de malocclusion — chez un enfant de onze ans — et les figures 757 et 758 représentent ces surfaces d'occlusion. Les incisives et les premières molaires permanentes ont fait leur éruption. L'incisive latérale droite inférieure a pris de bonne heure une position linguale et la pression des lèvres agissant du côté extérieur sur l'arcade a bientôt comblé l'espace compris entre l'incisive centrale et la canine temporaire, diminuant ainsi la grandeur de l'arcade de la largeur d'une dent. La pression des muscles des lèvres et des joues façonnèrent progressivement l'arcade supérieure sur la forme ainsi diminuée de l'arcade inférieure : c'est, en un mot, un cas plus accentué que celui représenté figure 599. On verra que les molaires se sont encastrées

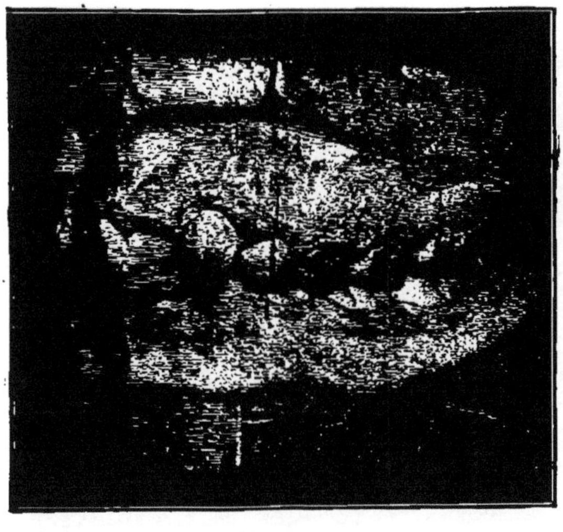

Fig 756.

normalement. C'est pourquoi il existe des rapports mésio-distaux normaux des mâchoires et des arcades dentaires. Si les arcades dentaires sont légèrement élargies, et si chacune des dents mal placées est en harmonie avec la ligne d'occlusion, selon notre règle générale, l'harmonie existera entre tous les plans inclinés de l'occlusion. Il semblerait tout d'abord qu'il n'y a pas suffisamment de place pour ranger toutes les dents, et, à la vérité, l'extraction fut conseillée par plusieurs dentistes; nous verrons d'ailleurs que toutes les dents trouvèrent largement leur place. De même, en étudiant le profil du jeune homme représenté figure 618, il semblerait que dans ce cas l'application de notre loi conduirait à augmenter la laideur produite par la protrusion des lèvres. Mais on comprendra vite que c'est une illusion, après l'étude des considérations relatives au même cas page 674.

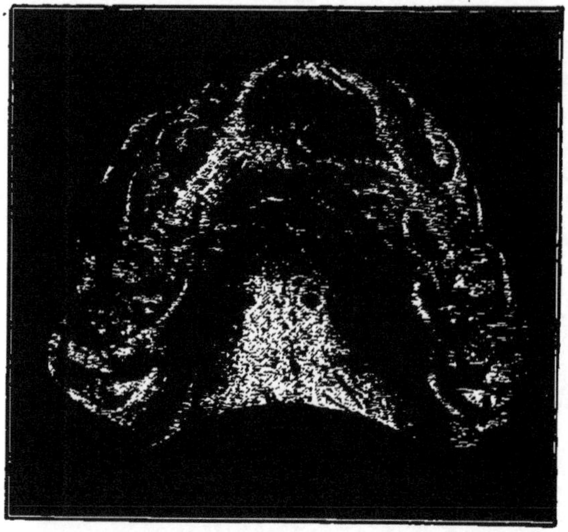

Fig 757.

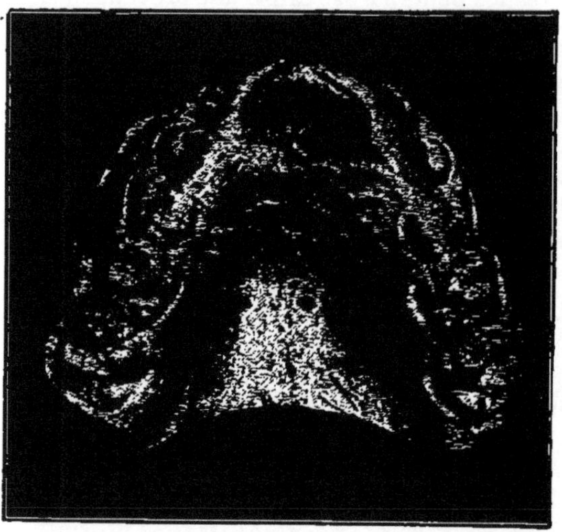

Fig. 758.

Le traitement fut simple, on le comprendra facilement; il n'est en effet qu'une répétition, avec de légères modifications, de tous les cas déjà décrits.

Les quatre incisives supérieures reçurent des bagues soigneusement ajustées : du modèle C mince pour les incisives latérales, et du modèle fort F pour les centrales. Des éperons en fil G dirigés en avant et en bas furent fixés aux angles disto-linguaux de ces bagues, près du bord gingival. L'incisive latérale droite inférieure fut également munie d'une simple bague possédant un éperon fixé au bord disto-linguo-gingival.

Des bagues D furent ajustées avec soin aux deux premières molaires

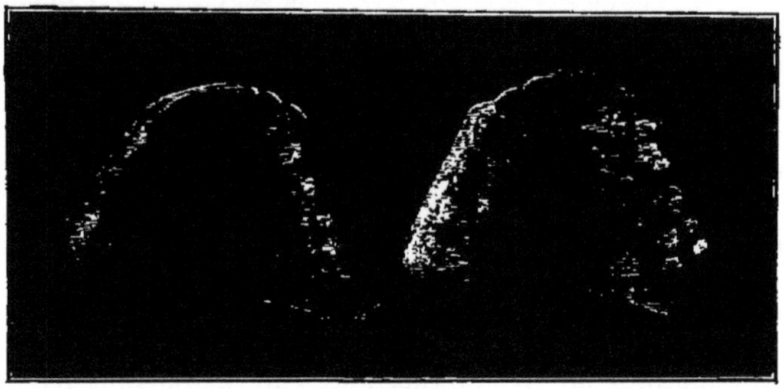

Fig. 759.

supérieure et inférieure, d'après la méthode déjà décrite. Les arcades d'expansion furent mises en position, mais seulement pendant quelques instants à trois reprises différentes afin que le patient pût s'habituer progressivement au port des appareils. Puis on congédia le patient pendant une semaine, jusqu'à ce que toute sensibilité eût disparu et qu'il se fût entièrement accoutumé aux appareils. Après quoi, on réunit par de simples ligatures légèrement serrées l'arcade d'expansion et les éperons.

Maintenant, en étudiant, par leur face occlusale, les positions des dents sur les figures 757 et 758, on voit que les deux canines de chaque mâchoire doivent être déplacées latéralement afin de ménager un espace pour les incisives latérales, à mesure qu'elles sont ramenées vers leurs positions correctes. C'est pourquoi l'on pratiqua des crans de forme convenable sur le renforcement de l'arcade d'expansion du côté opposé aux canines, et des ligatures furent posées pour déplacer ces dents latéralement. Au même moment, les incisives permanentes centrales et latérales subirent la rotation et furent ramenées en position correcte.

On doit considérer deux points en conformant les arcades d'expansion : d'abord elles seront recourbées de façon à n'exercer aucune force élastique sur les premières molaires, soit dans le sens lingual, soit dans le sens buccal, et à occuper une position correcte. Deuxièmement, les arcades seront également recourbées de façon à décrire un cercle légèrement plus grand dans la région des incisives et des canines que celui qui semblerait indiqué par la position actuelle de ces dents; ou en d'autres termes, les arcades doivent être assez larges dans cette région pour permettre le jeu latéral du ressort qui doit s'exercer entre les canines et les incisives latérales droites et gauches, aussi bien qu'entre les incisives centrales, dans les arcades supérieures et inférieures, établissant ainsi l'ancrage réciproque.

L'élargissement de l'arcade dans la région des molaires temporaires est souvent d'une bonne pratique dans de tels cas; encore le déplacement des molaires temporaires n'est-il pas aussi nécessaire que celui des canines temporaires, pour cette raison que les canines permanentes et les premières molaires doivent déterminer et la largeur et la longueur de l'arcade. La position des dents intermédiaires, des prémolaires, dépend de la position des premières, elles s'engrènent avec la canine dans le sens mésial et avec la première molaire permanente dans le sens distal, par suite de l'action buccale et linguale des muscles.

Il est bon d'insister encore auprès de l'opérateur inexpérimenté sur la grande importance qu'il y a à placer les bagues, les éperons, les arcades et les ligatures de façon qu'ils agissent avec le plus d'efficacité. Une bague ou une ligature lâche sera naturellement sans utilité, et son emploi ne produira qu'une perte de temps. Une arcade lâche, en agissant trop près du bord incisif des dents, est inutile et dangereuse.

La figure 759 montre les positions des dents sous l'aspect occlusal,

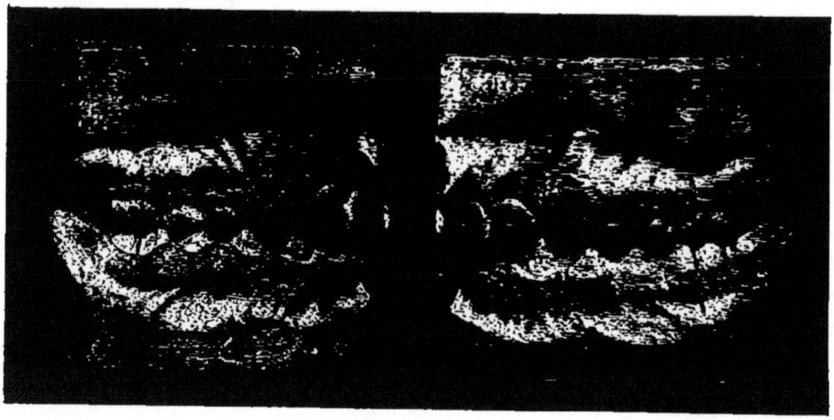

Fig. 760.

une fois que les déplacements nécessaires ont été effectués; la figure 760 montre les dents en occlusion, et la figure 619 les traits du visage.

On laissa en place les arcades d'expansion pendant deux semaines, afin que toute sensibilité pût disparaître avant l'ajustage des appareils de maintien, et l'on employa une nouvelle méthode de rétention temporaire, méthode que l'auteur emploie volontiers toutes les fois que cela est possible, à savoir l'emploi des bagues et des éperons déjà posés et utilisés de concert avec les ligatures métalliques qui entourent les dents, en dedans, en dehors, latéralement, et qui obligent les éperons à s'opposer au mouvement des dents, dans la direction où elles ont des tendances à se déplacer.

Dans ce cas, on place une boucle sur l'éperon de l'angle disto-lingual de l'incisive latérale supérieure gauche et les deux extrémités sont tirées vers l'incisive centrale. L'une des extrémités est passée entre l'incisive centrale et la latérale et on l'engage sur l'éperon de l'incisive centrale gauche; elle est tirée en arrière et réunie à l'autre extrémité par une forte torsion sur l'angle mésio-labial de l'incisive latérale. Un autre fil entoure les autres incisives latérale et centrale de la même manière. Finalement, un troisième fil est engagé sur l'éperon de l'incisive centrale gauche, et ses deux extrémités sont ramenées sur les faces labiales des deux incisives centrales ; l'une des extrémités est passée sur l'éperon de l'incisive centrale droite, elle est ensuite tirée en arrière et solidement réunie à l'autre partie par une torsion. Toutes ces dispositions sont représentées sur la figure 705. On verra ainsi combien on combattit d'une façon réelle la tendance des dents à se déplacer.

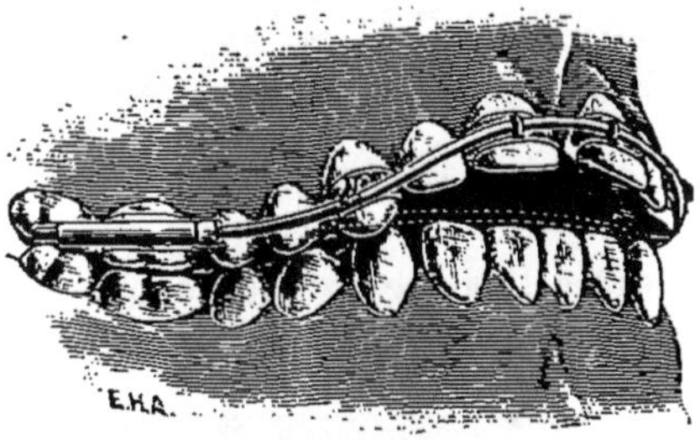

Fig. 761.

Pour un opérateur sachant profiter de toutes les occasions, cette méthode de rétention temporaire peut être d'un emploi très fréquent. Le principal avantage que présente ce procédé de maintien — le plus simple qui ait jamais été trouvé — est d'éviter l'une des opérations les plus pénibles de l'orthodontie : le placement d'appareils de maintien sur des dents dont les tissus ont été heurtés par suite du déplacement de ces dents.

Après plusieurs semaines de rétention temporaire, les dents furent maintenues de façon permanente à l'aide des méthodes déjà décrites à l'article Rétention.

La figure 761 représente un cas appartenant aussi à cette classe. Il existe beaucoup d'espace libre entre les bords incisifs. C'est le résultat de l'habitude de tenir la langue entre les dents. Cette figure représente aussi le moyen de corriger cette infra-occlusion des incisives au moyen de l'arcade d'expansion. Le milieu de chaque côté de l'arcade doit porter contre un éperon soudé à une bague sur la canine. Cet éperon forme un point d'appui. Ce milieu de l'arcade fait ressort sur les éperons en forme de crochets qui s'élèvent des surfaces labiales des bagues des incisives, et ce ressort fait agir ainsi sur ces dents une force dirigée vers le bas; on préfère maintenant des ligatures aux bagues à éperons des incisives représentées figure 761. On peut se servir soit de l'arcade E, soit de l'arcade B.

En pratiquant la correction de l'infra-occlusion dentaire par cette excellente méthode, on a découvert que les éperons agissant comme point d'appui sont inutiles, l'arcade possède un ressort amplement suffisant, produit par le levier des gaines des bagues d'ancrage. Il est recommandé cependant de renforcer cet ancrage au moyen d'un ancrage intermaxillaire, c'est-à-dire en fixant une légère ligature de caoutchouc entre le crochet attaché à l'arcade d'expansion supérieure et le crochet fixé à l'arcade d'expansion infé-

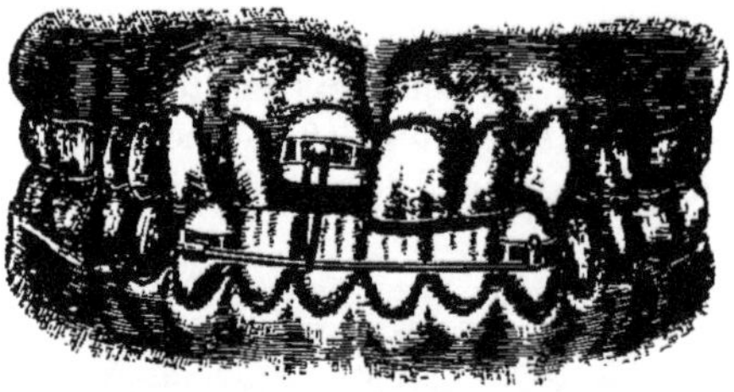

Fig. 762.

Fig. 763.

rieure ou bien aux moyens de fixation de la canine inférieure, comme sur la figure 762.

Le meilleur moyen de maintenir des dents aussi élevées est de permettre à l'arcade d'expansion de rester en position le temps voulu.

La figure 763 représente un autre cas accentué d'infra-occlusion des incisives, des canines, des prémolaires, en un mot de toute l'arcade supérieure. Cette situation était compliquée par la supra-occlusion des secondes molaires, qui étaient les seules dents en contact lorsque les mâchoires étaient rapprochées.

Le traitement qui semblait le plus recommandable était le raccourcissement des secondes molaires et l'allongement de toutes les incisives et de toutes les canines. Cela fut accompli au moyen du ressort des arcades d'expansion renforcé par un ancrage intermaxillaire absolument analogue à celui qui est décrit dans le cas précédent.

Toutes les incisives et les canines inférieures furent entourées d'une

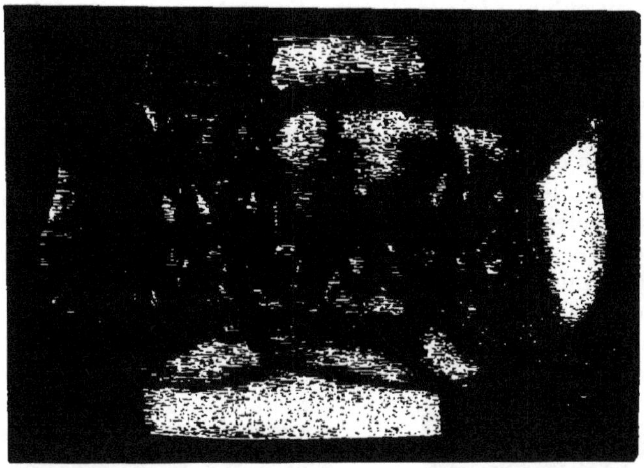

Fig. 764.

bague soigneusement ajustée et faite des bagues les plus minces (C). Ces bagues étaient destinées à empêcher le glissement des ligatures. Les incisives latérales et les canines supérieures reçurent une bague dans le même but. Les bagues n'étant pas nécessaires sur les incisives centrales, car les ligatures étaient tordues sous la gencive de ces dents, les empêchant ainsi de glisser, on se servit d'un fil très fort pour attacher ces dents aux arcades d'expansion après qu'elles eurent été recourbées pour fournir la plus grande action vers le bas sur l'arcade inférieure et la plus grande action vers le haut sur l'arcade inférieure. La force de ce ressort fut augmentée au moyen de deux légères ligatures de caoutchouc réunissant une arcade à l'autre et reliant les éperons qui avaient été soudés aux arcades d'expansion vers les canines. L'effet produit par ces ligatures était non seulement de surélever les incisives et les canines dans leurs alvéoles, mais aussi de déprimer les secondes molaires, quelque peu trop sorties.

On remarquera que la première molaire gauche inférieure est en occlusion buccale et que son antagoniste est en occlusion linguale. Les arcades d'expansion, avant d'être placées, furent recourbées pour donner le ressort nécessaire à la correction de ces positions. Les déplacements voulus de toutes ces dents furent progressivement effectués, si bien qu'après trois mois environ un modèle d'étude fut fait qui montre les résultats satisfaisants (voir figure 764).

Le moyen le plus sûr de pratiquer la rétention dans ce cas et dans les cas similaires est de laisser les arcades en place, au besoin avec l'aide d'une ligature en caoutchouc. Plus tard, on pratiquera l'ajustage parfait de l'occlusion, et, s'il est nécessaire, on raccourcira les secondes molaires, en les meulant.

Il semblerait qu'une période de rétention très prolongée fût nécessaire dans ce cas, afin de permettre aux procès alvéolaires de se développer beaucoup.

Il est tout à fait désirable que de tels cas soient entrepris aussitôt que possible. Il est douteux qu'on doive les commencer après l'âge de dix-sept ans. On devra toujours opérer de la façon la plus douce afin d'éviter, pendant le très grand déplacement qui est nécessaire, une inflammation malencontreuse et des résultats désastreux pour la pulpe.

De tels cas présentent beaucoup de points intéressants. En voici un en particulier qui a frappé l'auteur : c'est la facilité avec laquelle la continuité qui existe entre la gencive et le procès alvéolaire suit les dents, au milieu des déplacements si considérables.

La figure 765 représente un autre type de malocclusion plus ou

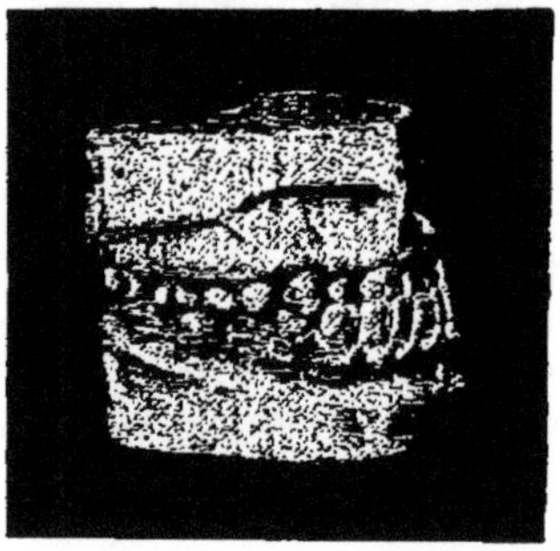

Fig. 765.

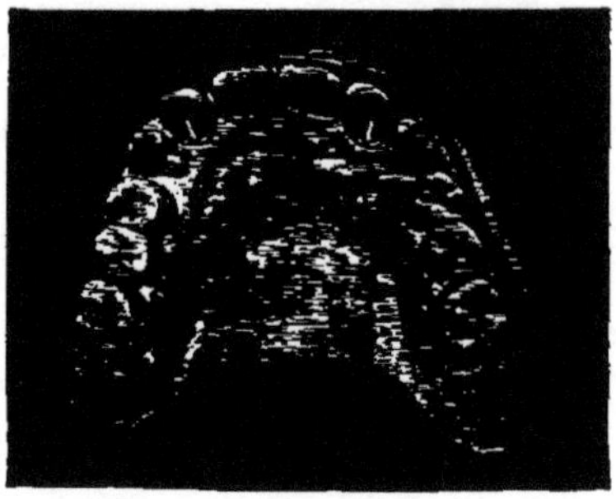

Fig. 766.

moins commune et appartenant à cette classe, comme on peut le constater facilement par la position des molaires. Toutes les dents supérieures et antérieures sont en occlusion linguale, tandis que les dents inférieures ont subi un léger déplacement de l'occlusion dans le sens labial.

Les incisives supérieures furent attachées à l'arcade d'expansion avec des ligatures métalliques, et toutes furent poussées dans le sens labial en serrant les écrous à la partie antérieure des tubes des dents d'ancrage (les premières molaires). On verra dans la figure suivante (fig. 766) que de simples bandes entouraient les incisives latérales pour empêcher le glissement des ligatures, tandis que l'on posait de simples ligatures sur les incisives centrales.

La figure représente un modèle d'étude fait après le déplacement des dents et au moment d'enlever les appareils.

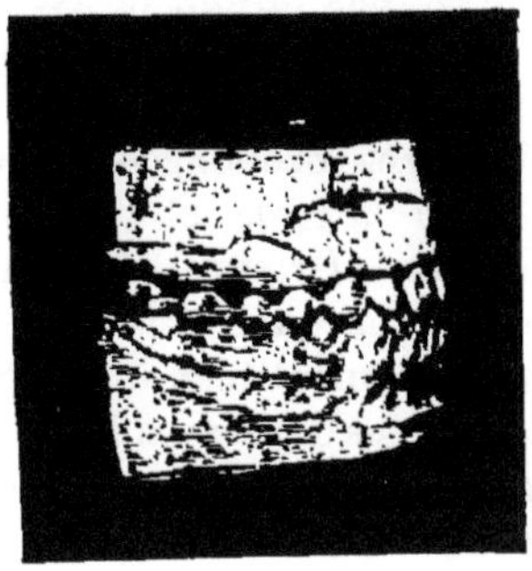

Fig. 767.

Les dents supérieures ont été amenées en position correcte en sept jours, comme le représente, après traitement, la figure 767. Le patient était un garçon de seize ans. Il est douteux que l'on eût pu obtenir par toute autre méthode un résultat aussi facile et aussi rapide.

L'appareil fut laissé en place sur les dents pendant dix jours avant de l'enlever, mais de façon purement passive; on compta alors sur l'occlusion pour opérer la rétention.

On ne fit aucune tentative pour changer la position des incisives inférieures, car on savait bien que nécessairement l'occlusion produirait le déplacement voulu.

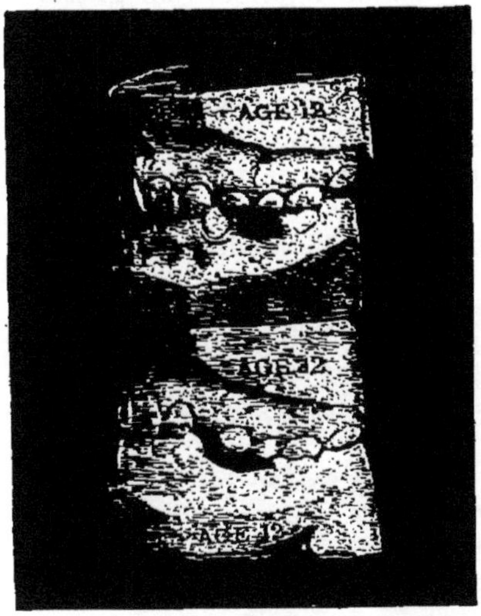

Fig. 768.

Dans le traitement des cas de ce genre, beaucoup d'opérateurs ont une forte tendance à perpétuer la vieille pratique consistant à appliquer une sorte de bâillon destiné à séparer les mâchoires et à empêcher l'occlusion de contrarier le déplacement des dents. Une telle pratique est surannée. Un bon appareil effectuera le déplacement sans tenir compte du léger obstacle fourni par l'occlusion, obstacle réduit au minimum par la tendance naturelle du patient à éviter toute irritation sur les dents en déplacement à cause de leur sensibilité.

La figure 768 représente le côté gauche de deux modèles d'un même cas, avant et après le traitement. L'occlusion était normale sur le côté droit. Sur le côté gauche (modèle supérieur) les moitiés latérales des deux arcades se trouvaient raccourcies, l'incisive latérale supérieure permanente étant en contact avec la première prémolaire. La bouche paraissait rétrécie et les incisives s'éloignaient de la ligne médiane. Cet état résultait de la perte fâcheuse et inutile de la canine supérieure temporaire et de la première et de la seconde molaire inférieure temporaire.

Il n'est pas besoin de réfléchir bien longtemps pour comprendre ce qui doit résulter de cette malheureuse perte de dents. La canine supérieure permanente pendant son éruption sera amenée en occlusion labiale très prononcée, produisant ainsi des troubles notables sur l'incisive latérale et l'incisive centrale gauche, tandis que dans la mâchoire inférieure l'éruption des prémolaires produira une malocclusion très marquée.

Le traitement bien indiqué consistait à allonger les moitiés latérales gauches des deux arcades et à déplacer en avant les incisives centrales, et à modifier leurs positions pour les remettre en harmonie avec la ligne médiane.

Ceci fut effectué simultanément dans les deux arcades dentaires au moyen d'arcades d'expansion, de bagues et de ligatures. Il ne fut pas nécessaire de poser des bagues sur les dents à déplacer. Les incisives furent liées à l'arcade par de simples ligatures (Voir A, fig. 684). Les crans que présentent les arcades rentrées pour empêcher les ligatures de l'incisive latérale supérieure et de la canine inférieure de glisser furent placés à peu près en face du milieu des incisives centrales, de façon que la force produite en serrant les écrous en avant des gaines d'ancrage des premières molaires exerçât une action médiolabiale directe sur ces dents. Et comme on ne serrait les écrous que sur le côté affecté, le déplacement latéral des incisives à mesure que les arcades s'allongeaient était facile et naturel.

On peut constater le résultat du traitement sur le modèle inférieur :

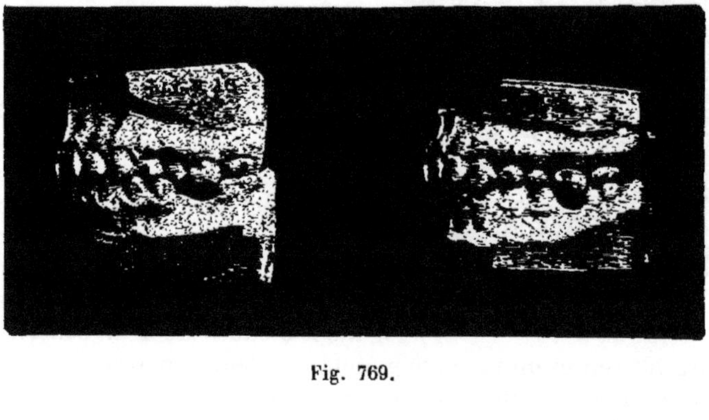

Fig. 769.

les côtés des arcades ont été suffisamment allongés pour permettre l'éruption de la canine supérieure et des prémolaires inférieures.

La rétention fut effectuée au moyen d'une barre en fil G s'engageant dans les tubes R, dont l'un était soudé par son extrémité à la surface mésiale d'une bague n° 2 placée sur la molaire et l'autre fixé de la même façon à la surface distale d'une bague placée sur la canine. On allonge légèrement la barre en la pinçant avec une pince à redressement, ce qui contribue à opposer une ferme résistance au déplacement dans le sens distal de la canine (fig. 709).

Un appareil analogue fut appliqué à l'incisive latérale supérieure et à la première prémolaire. On le maintint en place jusqu'à ce que l'éruption des dents fût achevée, dès lors il devint inutile. C'est là une très bonne méthode de rétention pour tous les cas analogues.

Le modèle représenté sur le côté droit de la figure 769 montre un cas dont on peut tirer plusieurs enseignements. Il s'agit d'une jeune fille âgée de seize ans. Deux ans avant l'exécution de ce modèle, ses dents étaient en occlusion impeccable et, à l'exception de la première molaire inférieure gauche, elles présentaient une structure et une coloration parfaites. A cette époque cette molaire disparut par suite d'une carie négligée. Il en résulta inévitablement un renversement en avant de la seconde molaire. L'engrènement de ses plans inclinés avec ceux de la seconde molaire supérieure produisit le déplacement de la direction distale de tout le côté de la mâchoire inférieure et, à la même époque, un déplacement en avant de toutes les dents antérieures de l'arcade supérieure. Il en résulta un déplacement progressif des dents dans cette moitié latérale de l'arcade inférieure située en avant de l'espace libre dans une direction complètement distale. En même temps, la pression produite par la lèvre supérieure modela progressivement l'arcade supérieure sur la forme de l'inférieure, comme l'indique le refoulement des incisives.

Le traitement nettement indiqué consistait à allonger la moitié latérale de l'arcade inférieure, à redresser la seconde molaire, à rectifier les positions des dents de l'arcade supérieure, c'est-à dire à ramener les plans d'occlusion à leur position primitive.

On effectua le redressement des dents supérieures au moyen de l'arcade d'expansion, des bagues, des ligatures suivant le procédé habituel, tandis que l'allongement de la moitié latérale de l'arcade inférieure fut obtenu de la même manière.

On effectua le redressement de la molaire en serrant l'écrou situé sur la partie antérieure de la gaine d'ancrage et aussi en recourbant l'arcade d'expansion au point où elle entre dans la gaine afin de lui donner du ressort ou, en d'autres termes, d'imprimer à la gaine un mouvement de levier par lequel son extrémité mésiale se trouve dirigée vers le haut et son extrémité distale vers le bas.

On peut constater les résultats sur le modèle après traitement qui se trouve du côté gauche de la figure.

La patiente fut alors renvoyée à son dentiste, qui dut lui remplacer sa molaire perdue au moyen d'un bridge qui remplit à la fois le double but d'assurer la mastication et de produire la rétention. Mais ces travaux de bridge et d'orthodontie réclament pour leur exécution une étude plus approfondie.

Dans le cas précédent, un point sur lequel nous voulons insister est la modification que subit cette arcade primitivement correcte. C'est une conséquence de la perte de la première molaire; il en est toujours ainsi après la perte de cette dent. Examinez mille cas semblables et vous trouverez mille résultats analogues.

On remarquera que sur ce côté du modèle, aucune des dents n'a une occlusion normale, mais qu'elles entrent en contact à intervalles irréguliers et qu'elles sont sans utilité pour la mastication.

Ce que nous voulons aussi spécialement signaler à ce sujet, c'est que le dentiste qui enlève une dent n'est pas dégagé de sa responsabilité par l'extraction, mais il doit remplacer immédiatement la dent perdue par un appareil artificiel, ou il peut être certain qu'il produira un résultat analogue à celui que nous décrivons, c'est-à-dire la ruine de l'occlusion dans le rôle de l'arcade où l'extraction a été pratiquée.

Les figures 770 et 771 représentent, vus par le côté droit et du côté gauche, des modèles montrant un résultat encore plus malheureux consécutif à l'extraction des quatre premières molaires permanentes. Bien que parfaitement saines, elles furent enlevées à l'âge de neuf ans dans le but d'empêcher la malocclusion des dents en faisant de l'espace. On voit facilement quel fut le succès de cette tentative. Non seulement les dents qui restaient devinrent presque sans usage au point de vue de la mastication; mais, dans les dernières années, une périostite chronique se déclara, due à la tension exercée par la malocclusion sur les dents renversées et anormalement disposées. Les contours de la face furent gravement troublés par l'arrêt de développement des procès alvéolaires, car l'action propulsive de ces dents, de toutes les plus importantes — les premières molaires — étant supprimée, les dents antérieures ne purent être poussées en avant par suite de l'éruption et du développement des secondes et troisièmes molaires, et de la sorte assurer les contours normaux de la face.

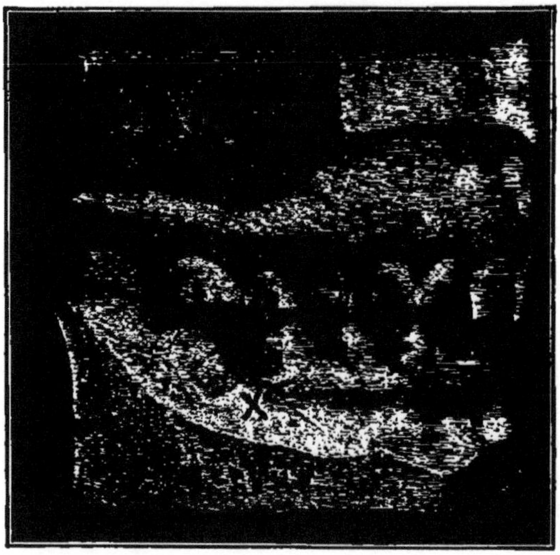

Fig. 770.

Les couronnes en or qui furent placées sur les molaires inclinées pour améliorer l'occlusion ne contribuèrent qu'à aggraver la malocclusion, car les couronnes d'or formèrent un bras de levier plus long qui augmenta encore l'inclinaison des dents.

Il n'y avait donc qu'un seul traitement logique et rationnel : c'était de regagner l'espace perdu par les molaires et de remplacer les dents absentes par des dents artificielles.

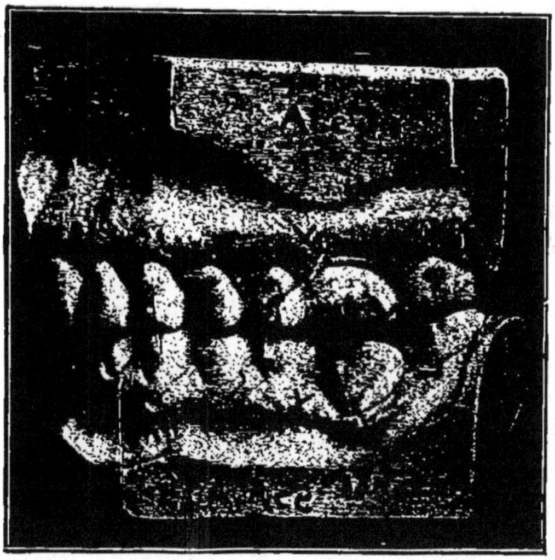

Fig. 771.

Ce traitement fut exactement suivi : on accomplit ces divers mouvements, de façon à regagner l'espace perdu, comme dans le cas déjà décrit. Les quatre secondes molaires furent entourées de bagues D, mais avant de mettre les bagues en position, les gaines furent soudées à nouveau, de façon à s'aligner convenablement.

Les arcades d'expansion renforcées furent placées On fit des crans en forme de crochets, juste en face des quatre canines. De solides ligatures en fil de fer furent posées sur les secondes prémolaires et tirées en avant, de façon à s'engager dans les crans en même temps qu'elles étaient fortement tordues. Par ce moyen, en exerçant une forte tension dans la direction mésiale sur toutes les secondes prémolaires, cette pression fut en retour transmise aux premières molaires, aux canines et aux incisives latérales. Cette force était naturellement réciproque et produisait un mouvement distal par rapport aux secondes molaires qui, à leur tour, les transmettaient aux troisièmes molaires.

Cet appareil, une fois ajusté solidement et avec le plus de soin possible, on verra que le serrage des écrous sur les gaines produit un déplacement progressif de toutes les dents antérieures à l'espace, et en même temps un déplacement de toutes les molaires dans le sens distal. Le problème le plus difficile à résoudre était de corriger en même temps et progressivement la forte inclinaison des secondes molaires inférieures. Il était encore possible de s'aider d'un bras de levier fourni par l'arcade d'expansion, ce qui fut fait en disposant les gaines d'ancrage de façon que leur partie antérieure, une fois l'arcade en position, vint s'aligner à quelque distance sous la gencive. Alors, recourbant l'arcade jusqu'à ce qu'elle atteigne sa position correcte juste au-dessus du bord gingival des dents antérieures et la fixant à l'aide de ligatures dans cette position, on obtient un puissant levier agissant constamment en haut sur les dents inclinées.

A mesure que les dents se déplacent progressivement, le ressort de l'arcade agissant en haut devient insuffisant; il faut alors enlever les bagues D des dents inférieures et ressouder les gaines dans une autre direction afin d'augmenter l'action du ressort vers le haut.

Malgré l'âge avancé du patient (trente-huit ans), certainement peu favorable au traitement de la malocclusion (âge maximum auquel ait été entreprise une opération d'extension), l'auteur fut agréablement surpris de constater que les dents se déplaçaient avec tout autant de facilité, de rapidité et de perfection que dans le cas ordinaire où il s'agit d'une jeune fille de dix-huit ans et sans que le déplacement distal des molaires présente plus de symptômes défavorables.

La figure 772 représente l'occlusion qui en résulta ; on verra que toutes les dents antérieures à l'espace ont été bien amenées en avant, de même que les molaires ont été aussi bien déplacées dans la direction distale, suivant des rapports corrects.

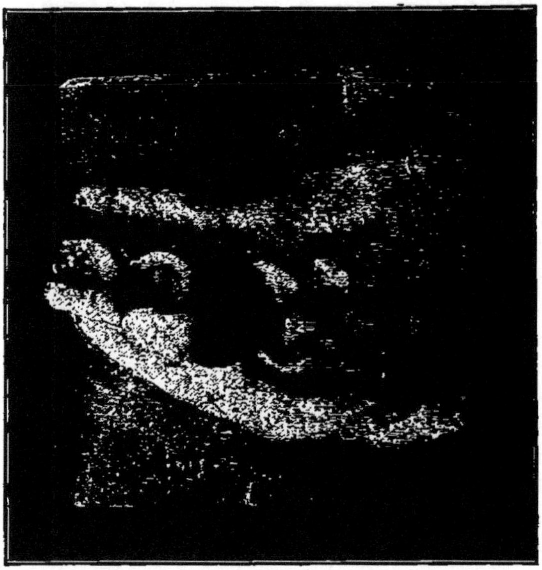

Fig. 772.

La rétention fut obtenue au moyen de deux pièces en caoutchouc qui portaient contre les surfaces linguales des dents antérieures et remplissaient la place des molaires absentes.

En dernier lieu, le patient fut renvoyé à son dentiste qui, quelques mois plus tard, lui posait des bridges absolument parfaits.

Ces changements remarquables dans la forme des arcades, dans les rapports et dans la direction des dents ont eu naturellement leur répercussion dans les lignes de la bouche en rapport avec les autres traits, comme on peut le voir en comparant les contours de la face avant et après le traitement sur la figure 626.

Si grands que soient les changements dans les traits de la face, un observateur attentif remarquera cependant que les contours de la bouche ne sont pas absolument normaux, ce qui est bien naturel si l'on songe combien les arcades ont été privées, pendant la jeunesse, de l'influence des molaires, qui doivent agir normalement à la façon d'un coin et qui sont si nécessaires au développement et à la régularité des traits.

Essayons encore d'insister pour l'étudiant sur ce fait que, bien que l'extraction d'une molaire, par suite d'une carie négligée, puisse devenir nécessaire, les conséquences de sa perte sont si directes et si fâcheuses que c'est un devoir de la remplacer immédiatement.

Si les dentistes, avant de faire des bridges, envoyaient leurs patients à des orthodontistes compétents, ils obtiendraient de meilleurs résultats. Le fait de placer des bridges sur des racines inclinées est aussi inutile qu'il est anormal et contraire aux lois de la mécanique.

CLASSE II. — DIVISION 1.

On se rappellera que les caractères distinctifs des cas appartenant à cette classe et à sa subdivision sont l'occlusion distale des deux moitiés latérales de l'arcade inférieure, le manque de développement plus ou moins considérable de la mâchoire inférieure, l'étroitesse de la mâchoire supérieure, l'allongement et la propulsion des incisives supérieures, enfin l'allongement des incisives inférieures. On se rappellera aussi que ces patients sont dans presque tous les cas atteints d'obstruction nasale, qui entraîne habituellement dès le jeune âge une respiration buccale. Il en résulte une bouche ouverte presque constamment et une fonction anormale des lèvres et des muscles buccaux. La lèvre supérieure est attirée en haut dans l'effort respiratoire et n'oppose qu'une entrave médiocre ou nulle au déplacement labial des incisives. D'où leur propulsion s'accentue de plus en plus par suite de la pression de la langue et du rétrécissement de l'arcade par la malocclusion et aussi par suite de l'action des muscles buccaux, mais surtout parce que la lèvre inférieure est ainsi souvent pressée contre la surface linguale des incisives supérieures lorsqu'on avale et qu'on veut humecter la muqueuse de la bouche.

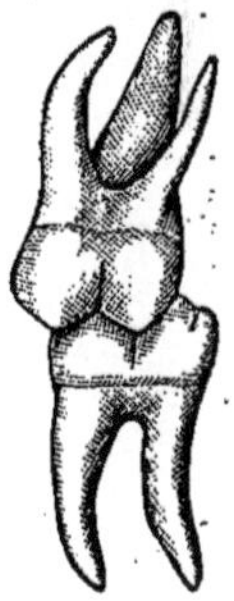

Les incisives supérieures et inférieures s'allongent sans doute à cause de la suppression de leurs fonctions, de sorte que les bords occlusifs des incisives sont fréquemment en contact avec la muqueuse du palais.

C'est une erreur répandue de supposer que cette forme de malocclusion est le résultat d'un excès de développement de la mâchoire supérieure. L'auteur n'a jamais rencontré un cas où il lui ait semblé qu'une telle pathogénie soit vraisemblable.

L'altération des traits de la face et l'état pathologique de la mâchoire supérieure et des dents sont le résultat naturel de l'occlusion distale, et le rétrécissement de la mâchoire inférieure est la conséquence de la modification des fonctions des lèvres et des joues.

S'il était possible, chez une personne ayant les traits réguliers et les dents en occlusion normale, de repousser en arrière la mâchoire inférieure jusqu'à ce que les dents soient en occlusion distale, de rétrécir l'arcade supérieure, d'établir la respiration buccale, de déplacer en avant et d'allonger légèrement les incisives et les canines supérieures, enfin de raccourcir la lèvre supérieure, nous aurions alors un cas typique de cette classe de difformités.

Il semble tout à fait probable que toutes ces conditions ont été progressivement réalisées au moins jusqu'à l'époque de l'engrènement anormal des premières molaires permanentes, résultat de la respiration buccale. Mais après l'éruption des quatre premières molaires permanentes et l'engrènement des molaires inférieures en occlusion distale, chaque dent permanente venant à faire son éruption est forcée de s'engrener d'une façon anormale, en exagérant ainsi la difformité. Tout d'abord l'obstruction nasale peut avoir été si légère qu'elle n'occasionne la respiration buccale que par intervalles et elle peut disparaître entièrement plus tard, mais si elle était suffisante au moment de l'éruption des premières molaires permanentes pour donner aux plans inclinés de ces dents des rapports anormaux (distaux)

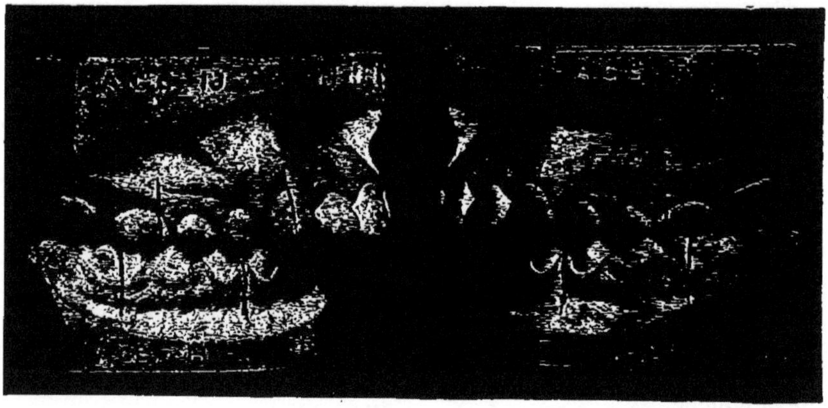

Fig. 773.

— et il n'est besoin que de quelques jours pour obtenir cet état, — il se trouve réalisé un ensemble de conditions qui doivent inévitablement progresser jusqu'à ce que toutes ces conditions aient créé le cas typique, et il est remarquable de voir quelle similitude existe entre ces cas, les différences n'étant que des degrés et dépendant ordinairement de l'âge du patient.

Traitement. — La méthode nouvelle et logique à suivre dans le traitement de ces cas consiste à ramener toutes les dents en occlusion normale. On commence par corriger les malpositions des premières molaires et l'on suit l'ordre des dents dans le sens mésial en terminant par les incisives, au lieu de commencer à traiter les symptômes(¹) comme ils se présentaient ou de réprimer la propulsion des incisives centrales d'après l'ancienne méthode de traitement dont nous parlerons plus loin.

La figure 775 représente un cas plus prononcé appartenant à cette même classe ; on remarquera que tous les signes caractéristiques du cas type existent ici.

On appliqua la combinaison d'appareils représentés déjà figure 685 et décrite au chapitre « Ajustement et Travail des Appareils », et en peu de temps les premières molaires supérieures furent déplacées, dans le sens distal, au moins de la moitié de la largeur d'une prémolaire.

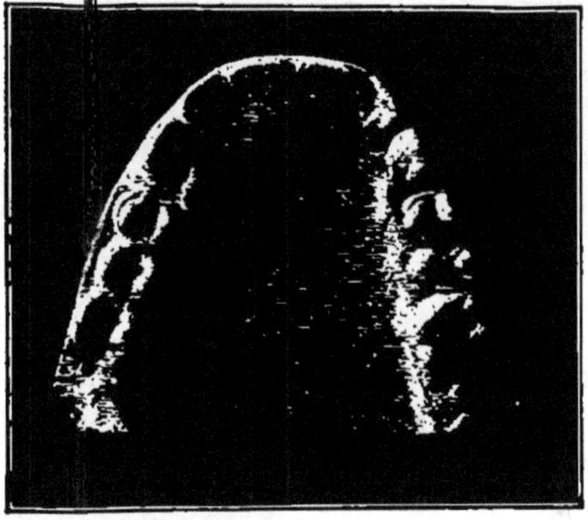

Fig. 774.

Pendant ce temps les dents inférieures avaient été quelque peu déplacées en avant ; on arrêta leur développement en reliant les incisives inférieures à l'arcade d'expansion au moyen de ligatures, et par ce moyen on établit l'ancrage stationnaire décrit précédemment. Alors on enleva les bagues d'ancrage des premières molaires supérieures. Des bagues X furent placées sur

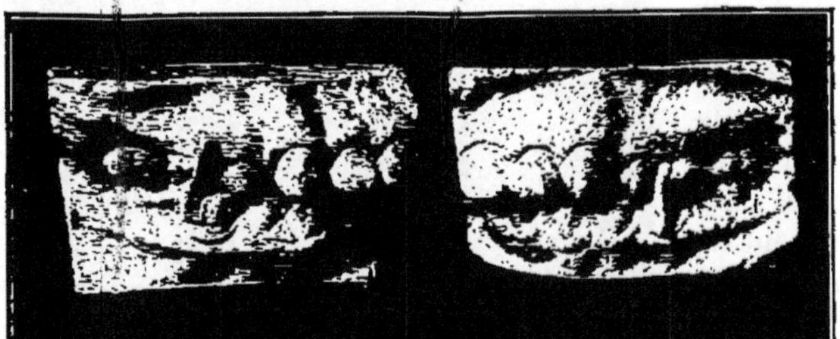

Fig. 775.

les secondes prémolaires supérieures, on exerça de nouveau une trac-

(¹) *Meeting of the Stomatological Institute*, Octobre 1903. V. aussi *Int. Dent. Jour.*, Octobre 1904, Angle.

tion au moyen de ligatures de caoutchouc et ces dents furent déplacées en arrière vers les premières molaires.

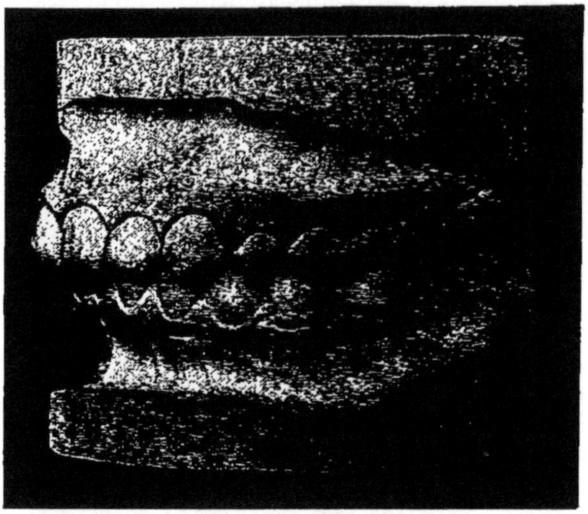

Fig. 776.

La figure 774 représente l'arcade supérieure à ce moment; les écrous de l'arcade d'expansion supérieure furent serrés afin que toute la force de l'arcade d'expansion fût supportée par l'intermédiaire des ligatures de caoutchouc.

A cette phase du redressement l'auteur préféra substituer l'arcade B à l'arcade d'expansion. Peu de temps après, les incisives et les canines avaient été tirées en arrière à une distance convenable. La figure 775 représente des modèles d'étude en plâtre pris à cette époque avec les dents en occlusion et les appareils de maintien en place. Les figures 776 et 777 représentent de meilleurs modèles pris six mois plus tard, au moment de l'enlèvement définitif de tous les appareils de maintien.

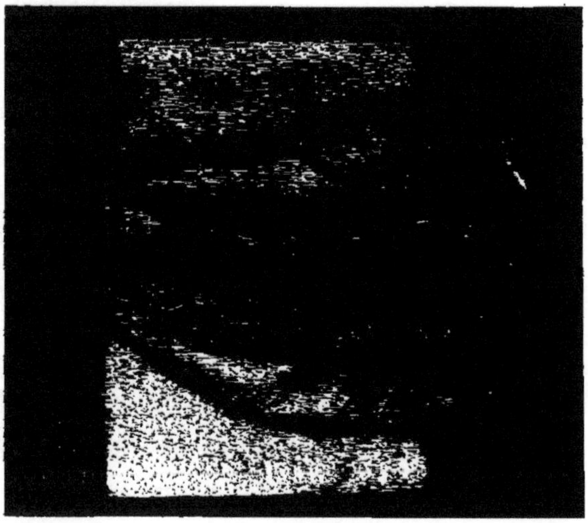

Fig. 777.

On effectua la rétention au moyen de l'appareil représenté figure 725 et figure 789. Il consiste en bagues pourvues d'un puissant éperon destiné à porter sur la partie antérieure d'un plan métallique fixé à une bague sur la dent supérieure opposée.

Dans le cas présent cet appareil reposait sur les deux côtés de l'arcade et était fixé aux premières prémolaires. Plus tard cet appareil fut enlevé et la rétention fut effectuée au moyen des canines en employant l'appareil pour canines représenté figure 726. Cet appareil a été pendant longtemps en faveur auprès de l'auteur, bien que les modifications concernant les molaires et les prémolaires aient aussi leur valeur et soient tout aussi souvent nécessaires. Les diverses particularités de chaque cas déterminent la méthode à suivre. Il est suffisant de porter ces appareils jusqu'à ce que les molaires soient parfaitement engrenées, généralement pendant une période de six mois. Il est bon cependant d'adopter un principe pour la rétention de ces dents.

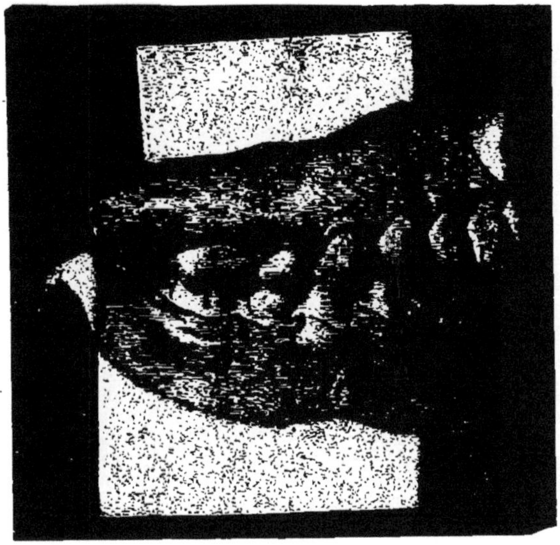

Fig. 778.

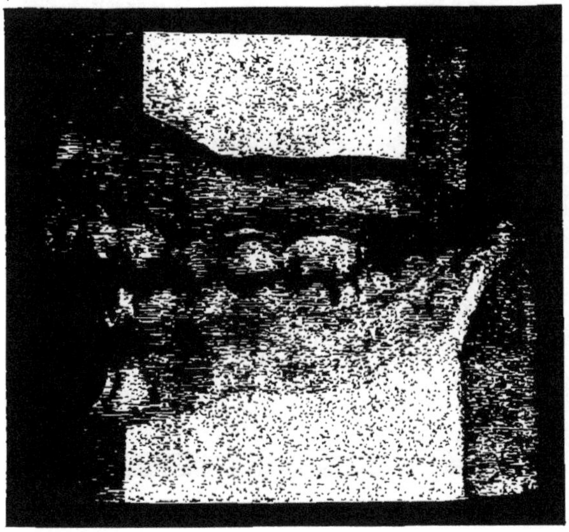

Fig. 779.

C'est celui qui a été longtemps reconnu d'un heureux emploi dans tous les cas de rétention ; il consiste à exagérer les positions des dents, c'est-à-dire à les maintenir dans des positions plus avancées que celles qu'elles occuperont ultérieurement, cela permet un léger retour en arrière que l'on constate toujours dans tous les cas après la rétention.

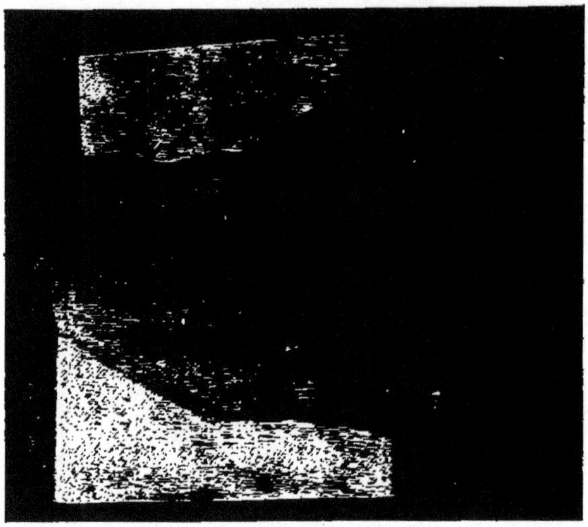

Fig. 780.

La rétention des incisives propulsées peut être effectuée de différentes façons; la méthode que préfère l'auteur (voir fig. 712) consiste à placer les bagues sur les premières prémolaires, au lieu des incisives latérales.

Les figures 778 et 779 représentent l'occlusion d'un autre cas typique vu du côté gauche avec ses signes caractéristiques habituels, et les figures 780 et 781 représentent l'occlusion après un traitement exactement analogue à celui du cas précédent. Les résultats obtenus au point de vue de l'occlusion se manifestent clairement par un meilleur équilibre des traits, comme on peut le voir en comparant la figure 783, qui représente la face après le traitement, avec la figure 782 prise préalablement au traitement.

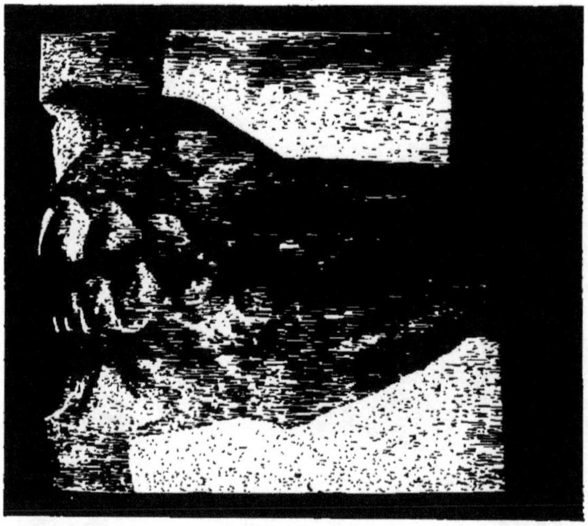

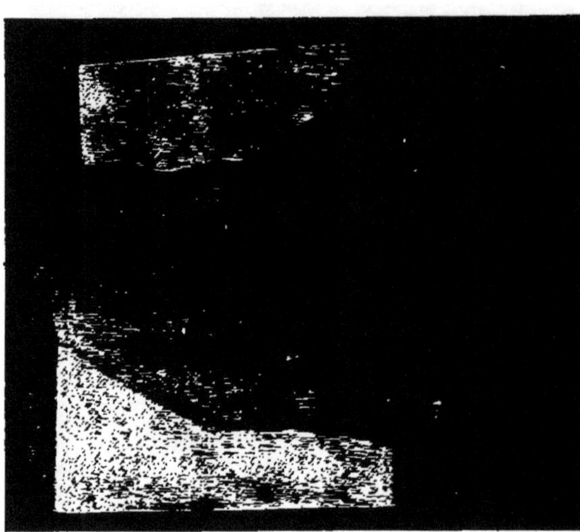

Fig. 781.

La place nous manque pour citer nombre de ces cas, mais ils se font remarquer tous par une telle similitude et leur traitement est si uniforme qu'il semble inutile de multiplier les exemples.

On se souviendra que les plus grands succès finalement obtenus pour rétablir l'harmonie et le meilleur équilibre de la bouche et de la partie inférieure du visage avec les autres traits dépendront d'un traitement précoce. Il faut en un mot établir l'engrènement normal des premières molaires aussitôt que possible après leur éruption et de cette

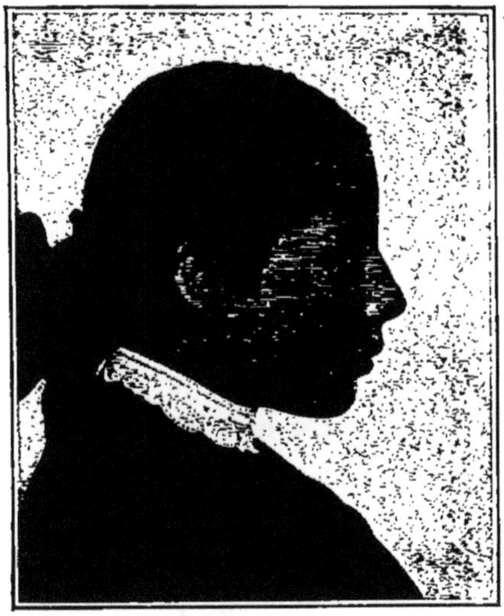

Fig. 782.

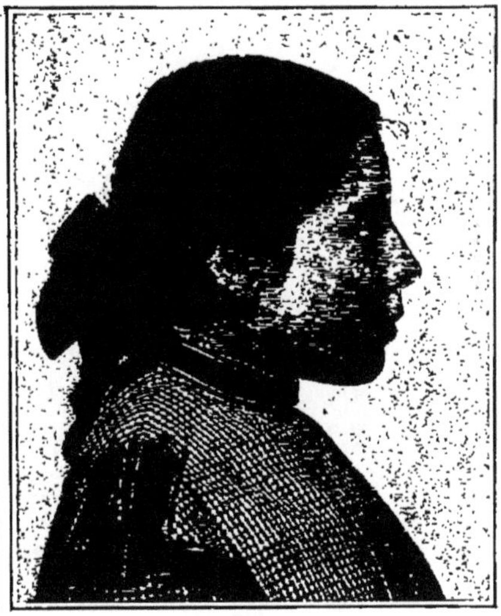

Fig. 783.

façon permettre à la nature de développer ensuite de façon normale les mâchoires et les muscles, au lieu d'attendre qu'un développement inharmonieux dans les dimensions des mâchoires se soit produit à mesure que l'on approche de l'âge mûr.

L'étudiant en art dentaire doit être instruit des grands avantages du traitement précoce de ces cas aussi bien que de tous les cas de malocclusion et des grands inconvénients du traitement tardif.

Il y avait anciennement deux autres méthodes très en vogue pour rétablir l'harmonie dans les dimensions des arcades dentaires, dans les cas appartenant à la division de cette classe. La première, celle qui a été le plus longtemps employée, nécessitait les sacrifices de deux prémolaires supérieures, habituellement les premières; il en résultait la rétraction des canines et des incisives, et on pensait que l'harmonie dans les dimensions des arcades dentaires serait rétablie. Nombreux sont les appareils qui ont été employés à cet effet. Quelques-uns d'entre eux sont extrêmement imparfaits et défectueux, spécialement en ce qui concerne les principes d'ancrage.

Habituellement on comptait sur la stabilité des premières molaires pour vaincre la résistance des dents en déplacement, il en résultait dans presque tous les cas un déplacement mésial des dents d'ancrage en même temps que les dents antérieures se trouvaient déplacées dans le sens distal avec la même fréquence.

D'autres appareils basés sur la combinaison de l'ancrage occipital avec l'ancrage des molaires donnaient de meilleurs résultats. Les appareils de l'auteur destinés à effectuer la rétraction des incisives et des canines sont représentés par les figures 784 et 655. On pourra voir que l'ancrage stationnaire des molaires se trouve combiné avec l'ancrage occipital utilisant les vis de traction (voir fig. 678) en combinaison avec l'arcade B, les extrémités distales de l'arcade étant insérées dans de petites gaines rattachées aux grandes gaines de la vis de traction. La partie antérieure de l'arcade B est maintenue en contact avec les surfaces labiales des incisives supérieures, ce qu'on obtient en la faisant reposer dans des crans pratiqués à la ligne de jonction des extrémités des bagues simples placées sur ces dents. Ces bagues sont faites à l'aide de la bande F (voir fig. 785).

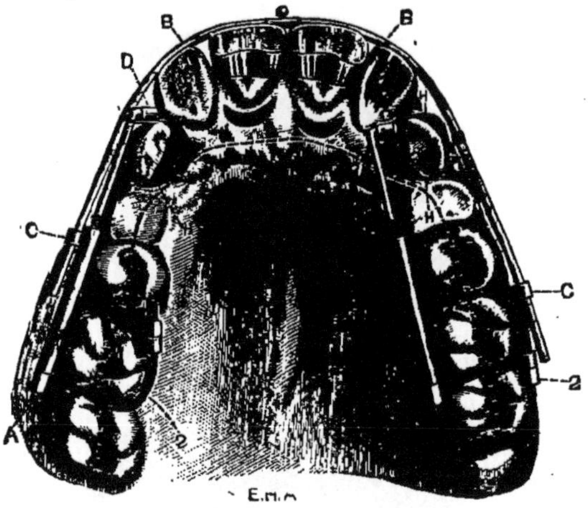

Fig. 784.

La force produite par de puissants élastiques et prenant point d'appui sur la calotte, est transmise à un assemblage à genouillère réunissant le milieu de l'arcade B à la barre de traction. On peut aussi employer une force provenant de l'ancrage intermaxillaire, au moyen de ligatures fixées sur les crochets des gaines de l'arcade B et sur les bagues d'ancrage des molaires inférieures, comme nous l'avons déjà décrit dans le premier mode de traitement.

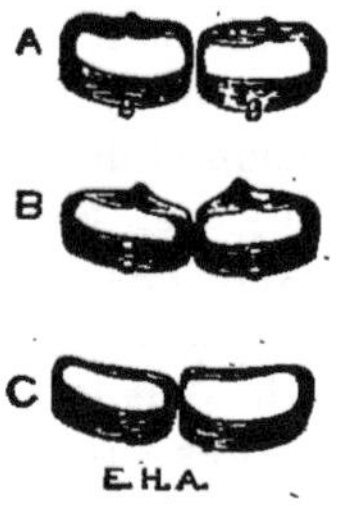

Fig. 785.

Quoique l'appareil représenté ici soit incontestablement le plus efficace, il est évidemment défectueux et ne doit être que rarement employé ou encore mieux jamais, car, si bien qu'il le soit, il ne peut être que palliatif, produisant une déformation sous prétexte d'en faire disparaître une autre. Un aspect de la bouche contractée et dépourvue de naturel accompagne toujours ce mode de traitement.

L'auteur n'a pas encore vu un seul cas dans lequel les traits aient été très améliorés; il a vu au contraire quelques exemples devenus radicalement pires après avoir été traités par cette méthode. La figure 627 représente les lignes faciales d'un patient après un tel traitement.

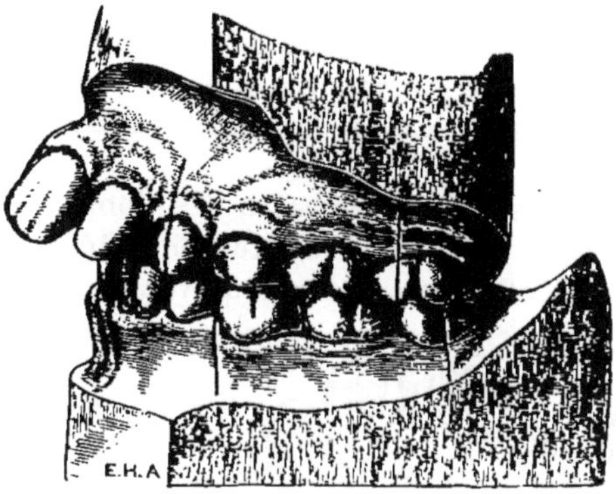

Fig. 786.

Ce mode de traitement était naturellement excusable avant l'introduction de l'ancrage de Baker; en réalité il était alors le seul sur lequel on pouvait compter, mais après les découvertes de cet orthodontiste, il n'aura plus maintenant aucune faveur et nous pensons qu'il est destiné à tomber en désuétude, excepté dans les cas les plus rares. Un autre mode de traitement, présenté par Norman W. Kingsley, consiste en ce qu'il appelle « jumping the bite » (le saut de l'articulation), c'est-à-dire à amener la position de la mandibule et des dents inférieures à l'occlusion normale (ce que quiconque possède une occlusion distale peut faire volontairement), et maintenir la mâchoire dans cette position au moyen de quelque appareil jusqu'à ce que soit la mâchoire, soit l'articulation temporo-maxillaire, ou les deux aient été supposées modifiées de façon à être en harmonie avec les dents en occlusion correcte ou en rotation normale, lorsque, comme on le supposait, il n'y avait aucun espoir de retour à cette position.

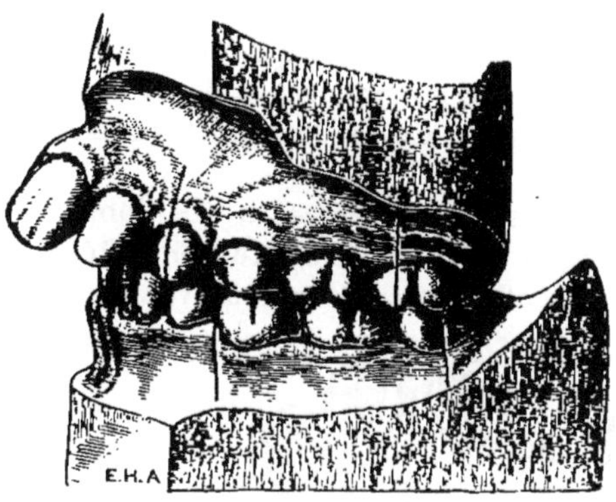

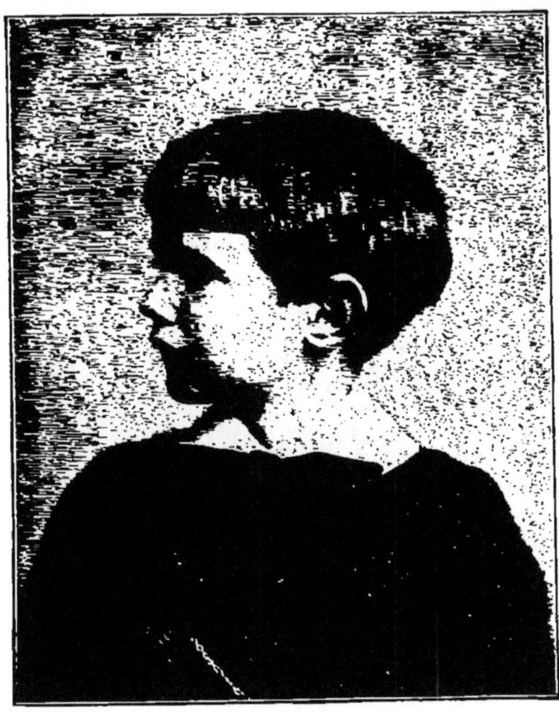

Fig. 787.

Pour rétablir une bonne occlusion en suivant cette méthode, il était naturellement nécessaire de placer d'abord les dents de l'arcade supérieure en harmonie avec leur ligne d'occlusion normale.

Pour cela, il faut élargir quelque peu l'arcade dans la région des canines et des prémolaires et déplacer dans le sens lingual les incisives en protrusion. Ces opérations furent accomplies au moyen de divers appareils.

Ce mode de traitement a été l'objet de nombreuses controverses. Beaucoup ont mis en doute son côté pratique, d'autres ont été ses ardents défenseurs. Le grand avantage de la méthode — en admettant qu'elle soit pratique — sur celle que nous venons de décrire est facile à constater En plus de l'indication principale du traitement de l'occlusion, c'est-à-dire la restauration complète de l'occlusion normale, cette méthode permet aussi de remettre le menton et la mâchoire inférieure en harmonie avec le reste de la face. Il n'est donc pas étonnant qu'elle ait eu d'ardents défenseurs, surtout parmi les dentistes qui donnent, comme Kingsley, une grande importance à la restauration artistique de la face. Mais, comme nous le verrons, une part importante des conditions auxquelles cette méthode est subordonnée a été passée sous silence par les partisans de cette méthode. Le cas suivant, traité de cette façon et cité par l'auteur dans la sixième édition de son livre : *Malocclusion des dents et fractures des maxillaires*, en fournira l'explication. Il s'agissait d'un jeune garçon de neuf ans. On verra, d'après la figure 786 représentant la malocclusion, et d'après la figure 787 représentant les traits, qu'il s'agit d'un cas typique appartenant à cette division et à cette classe. Les premières molaires permanentes ont fait leur éruption de chaque côté et sont engrenées complètement en occlusion distale, comme on le constate habituellement; l'arcade supérieure est rétrécie et les incisives supérieures sont en protrusion.

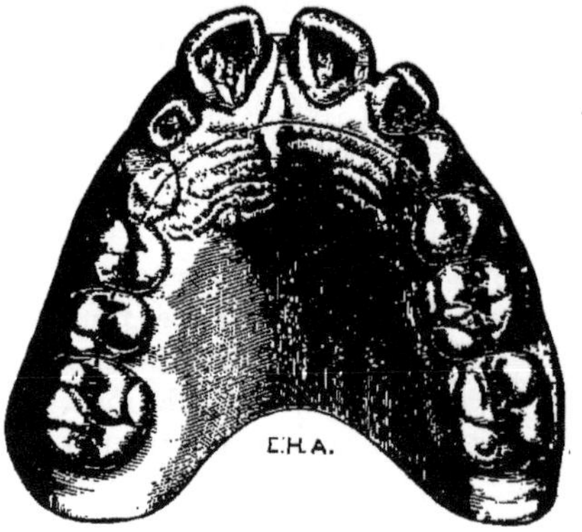

Fig. 788.

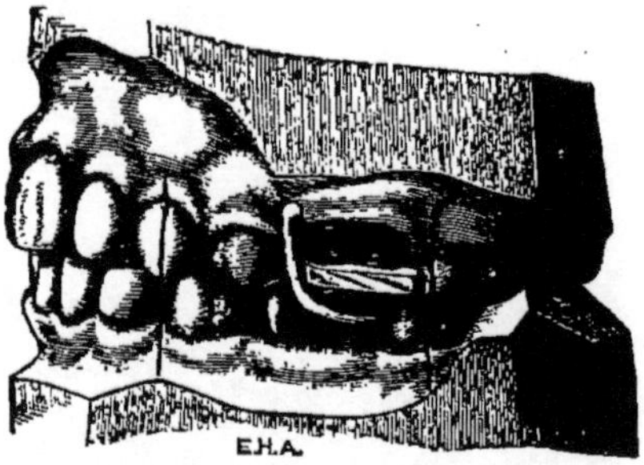

Fig. 789.

La figure 788 représente l'arcade supérieure vue par le côté occlusal et la ligne pointillée représente la situation des dents inférieures.

Les dents de l'arcade supérieure furent amenées à des rapports corrects avec leur propre ligne d'occlusion, ce qui résulta de l'élargissement et du raccourcissement de l'arcade. On put alors déplacer en avant la mâchoire inférieure, et les dents rapprochées se trouvaient en occlusion normale, comme le représente la figure 789. Le rapprochement en cette position normale fut maintenu au moyen d'appareils représentés par la figure et déjà décrits à l'article Rétention. On continua pendant deux ans cette rétention, tantôt d'un côté, tantôt de l'autre, et quelquefois des deux côtés en même temps. On remarquera, en étudiant le profil de ce jeune homme, que la mâchoire inférieure s'est bien portée en avant et qu'elle est en excellente harmonie avec le reste de la face, ce qui fait un contraste marqué avec la figure 787 où le menton est rentré et peu dessiné.

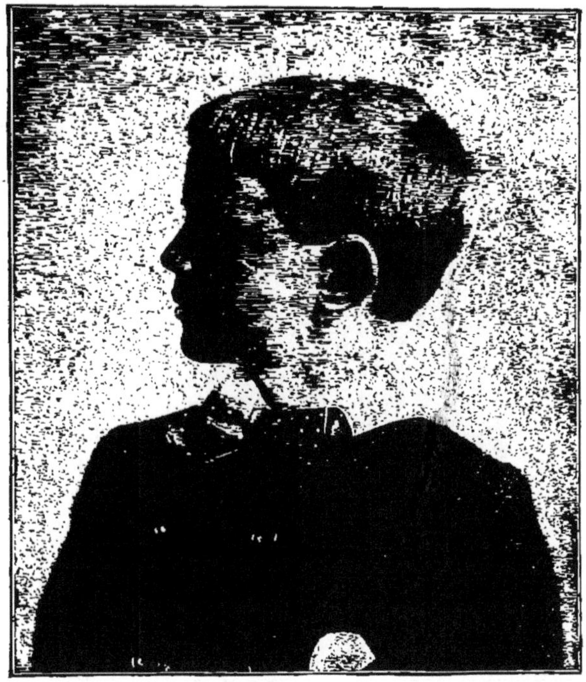

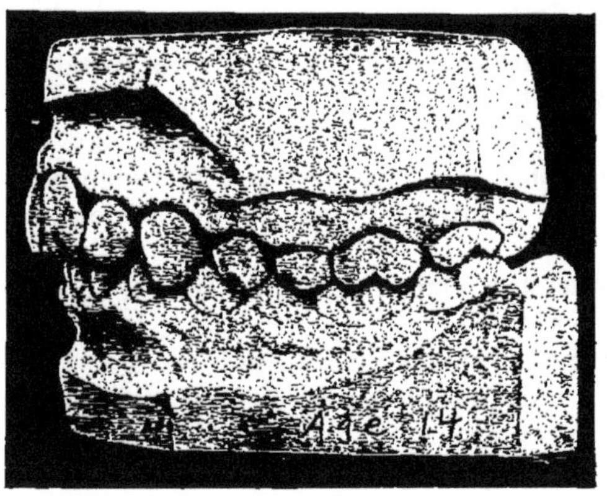

Fig. 790.

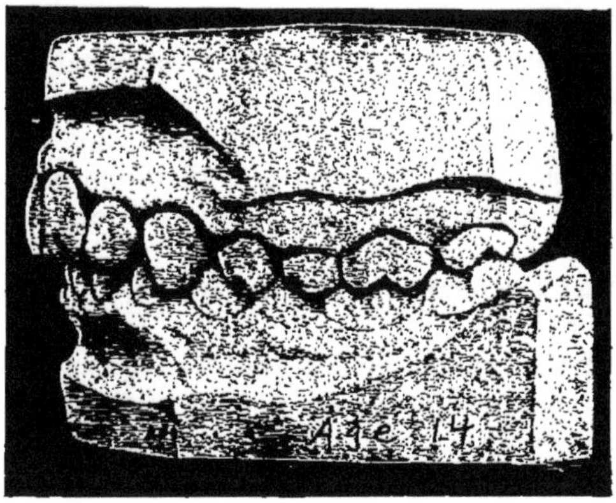

Fig. 791.

Peu à peu la rétention fut abandonnée, les molaires temporaires tombèrent et furent remplacées par les dents permanentes, chacune d'elles s'engrenant normalement avec son antagoniste. Deux ans après environ, tous les appareils de rétention mécanique étaient enlevés; une étude de l'occlusion des dents montra que l'occlusion était normale, comme le représentent les bons modèles de la figure 791. L'auteur crut qu'il avait positivement réussi dans le saut de l'articulation. Pendant ce temps, d'autres cas avaient été traités également avec de bons résultats. Mais un changement important était survenu dans ce cas, probablement depuis le commencement de la rétention et on ne l'avait pas encore remarqué. Le changement fut découvert en comparant le profil du jeune homme à l'âge de quinze ans (fig. 792) avec une autre photographie prise à la fin du traitement (fig. 790). Au lieu de constater que l'articulation temporo-maxillaire se soit modifiée pour être en harmonie avec la nouvelle position de la mandibule, on vit en réalité que la mandibule avait progressivement rétrogradé dans ses anciens rapports, et cela sans aucun changement dans les rapports normaux des plans inclinés de l'occlusion. On expliqua ce phénomène en disant que les couronnes des dents supérieures avaient été dans une certaine mesure renversées dans le sens distal et que les dents inférieures l'avaient été plus ou moins dans le sens mésial. En d'autres termes, pendant cette période de deux ans de rétention, avait eu lieu la réalisation de notre nouvelle méthode que nous appliquons maintenant en quelques semaines au moyen de l'ancrage de Baker.

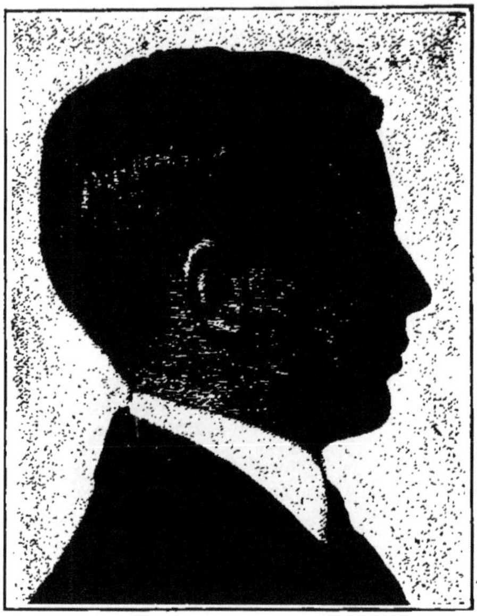

Fig. 792.

L'examen des autres cas donna les mêmes résultats. Dans l'un des cas où la rétention avait été maintenue sur un seul côté, le même résultat avait été constaté, comme le représente la figure 791. Mais, sur l'autre côté, l'appareil de rétention ayant été perdu et non remplacé, la mandibule reprenait ses anciens rapports.

CLASSE II. — DIVISION 1, SUBDIVISION

Dans la pratique, les cas appartenant à cette subdivision présentent les mêmes symptômes que ceux de la division principale. La seule différence consiste en ce que l'engrènement des premières molaires permanentes sur un côté seulement est anormal ou que les molaires inférieures se trouvent en occlusion distale. De l'autre côté, les dents sont engrenées en occlusion normale. Il existe la même étroitesse de l'arcade supérieure, mais à un degré moindre, les incisives sont en propulsion, souvent tout aussi marquée que dans la division principale.

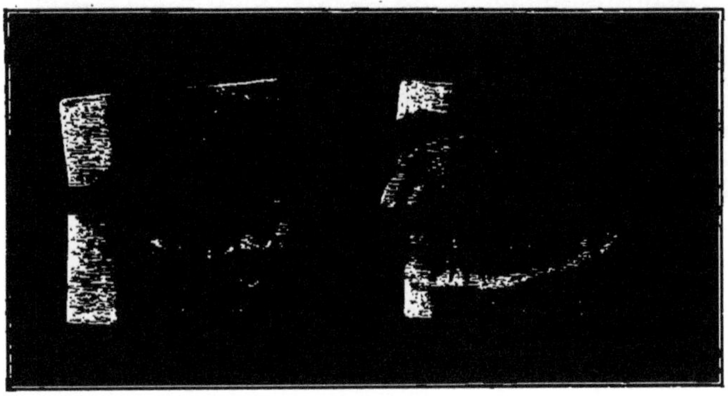

Fig. 793.

Enfin, les traits sont altérés juste en proportion de l'étendue de la malocclusion.

La figure 793 représente la malocclusion dans un cas du même genre, à la fois du côté droit et du côté gauche.

Le traitement indiqué est celui de tous les cas de malocclusion, c'est-à-dire le rétablissement des rapports normaux entre les plans inclinés occlusifs. Dans cette classe en particulier, le traitement est conduit de la même manière, utilisant les combinaisons d'appareils suivant les mêmes principes que dans les cas appartenant à la division principale ou dans les cas présentant une occlusion distale des deux côtés. La seule différence consiste en ce que le crochet de la gaine et les ligatures en caoutchouc destinées à déplacer les dents supérieures dans le sens distal et les dents inférieures dans le sens mésial n'existent naturellement que sur le côté des arcades dentaires qui présentent une occlusion distale.

La figure 794 représente l'occlusion corrigée. Naturellement, s'il est nécessaire de produire le déplacement particulier de quelques dents dans l'une ou l'autre des arcades dentaires, et c'est généralement le cas, on l'effectue en même temps que le déplacement distal des dents supérieures et que le renversement mésial des dents inférieures, au moyen de bagues à éperon, de ligatures métalliques, de la façon déjà décrite dans le traitement des cas appartenant à la classe I.

Les dents qui ont été déplacées sont maintenues de la façon habi-

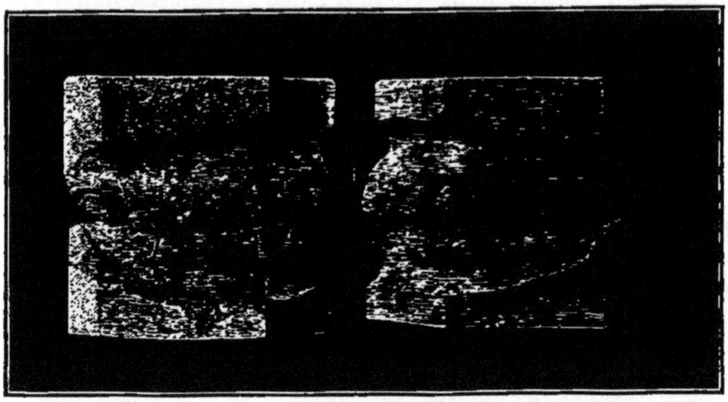

Fig. 794.

tuelle déjà décrite à propos des cas appartenant à la division principale.

Avant l'introduction de l'ancrage Baker, le seul moyen pratique de traiter ces cas consistait à établir l'harmonie dans les dimensions des arcades en sacrifiant les premières prémolaires supérieures du côté anormal, puis à tirer en arrière les incisives et la canine pour combler l'espace, suivant le procédé représenté figure 784, appliqué aux deux côtés.

Beaucoup pensent que ce moyen est plus rapide et plus facile que le précédent dans lequel l'occlusion normale est établie par l'emploi de l'ancrage Baker. C'est cependant une erreur, cette dernière méthode est plus rapide et plus facile si elle est intelligemment appliquée.

CLASSE II. — DIVISION 2

On se souvient que dans les cas de malocclusion appartenant à cette division de la classe II, comme dans ceux de la classe I, les dents de l'arcade inférieure sont en occlusion distale à la fois dans leurs deux moitiés latérales. L'arcade supérieure, à l'encontre de ce qui a lieu dans les cas de la division 1, où elle est longue et étroite de façon anormale, est ici raccourcie, les incisives sont tassées irrégulièrement, se recouvrant en partie comme dans la figure 795, afin de rétablir approximativement l'harmonie dans la partie antérieure de l'arcade inférieure. A l'inverse de ce que l'on rencontre dans l'autre division, les incisives ne sont pas surélevées dans leurs alvéoles, probablement parce que leur fonction s'exerce dans des conditions se rapprochant davantage de la normale. La respiration, les fonctions des lèvres sont également normales. Mais l'occlusion distale, la régression de la mâchoire et du menton ont pour résultat d'altérer profondément les traits de la face, comme le représente le côté gauche de la figure 622.

Dans ce cas comme dans tous les cas de toute classe, la méthode

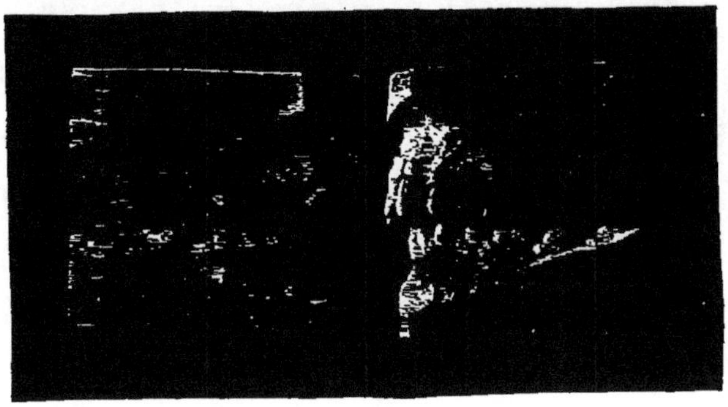

Fig. 795.

logique, absolument pratique et facile à appliquer, surtout si le traitement est commencé de bonne heure et intelligemment conduit, consiste à établir l'occlusion normale des dents. On la réalise dans ce cas au moyen des arcades d'expansion, des bagues d'ancrage, etc., que l'on applique de la façon habituelle à l'arcade supérieure et à l'arcade inférieure. Elles agissent au moyen de bagues à éperons et de ligatures qui corrigent les irrégularités des incisives et des canines, suivant le procédé déjà décrit au sujet de la Classe I, et représenté figure 687. En même temps, les molaires et les prémolaires de l'arcade supérieure sont déplacées dans le sens distal, tandis que les dents de l'arcade inférieure sont attirées dans le sens mésial au moyen de l'ancrage de Baker, en d'autres termes on reproduit le traitement de la première division de cette classe.

Bien que ces cas semblent plus compliqués que ceux de la première division, ils sont habituellement plus faciles à traiter. A mesure que s'exerce la force qui déplace les incisives supérieures suivant l'alignement correct, les molaires et les prémolaires supérieures se trouvent déplacées dans le sens distal.

De même, comme ces patients respirent normalement et gardent leur bouche fermée un espace de temps normal, la rétention des molaires au moyen d'appareils est de moins longue durée, car l'engrènement normal des cuspides, — appareil de maintien fourni par la nature — agit de façon plus efficace.

La même méthode de maintien, au moyen d'éperons et de plans inclinés fixés à des bagues à crochets posés sur les molaires (de la façon décrite au sujet de la première division et à l'article Rétention), s'applique à ces cas, tandis que la rétention des canines et des incisives est la même que dans le chapitre précédent et dans le traitement de la première classe.

La figure 796 représente le cas après traitement au moment où l'on

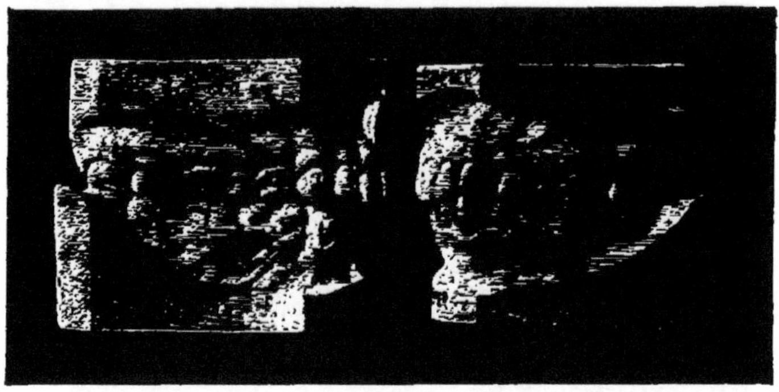

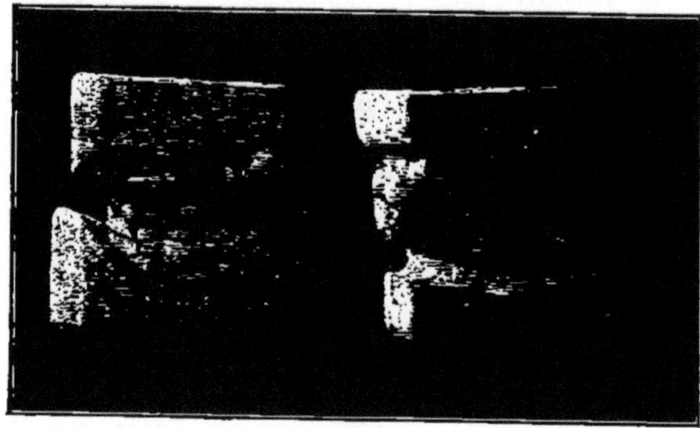

Fig. 796.

place les appareils de maintien, et la face représentée sur le côté droit de la figure 622 montre le résultat apporté par le traitement sur les traits du visage.

Le cas dont il s'agit a été choisi à dessein comme étant non seulement typique, mais parce qu'il présente des difficultés inaccoutumées dues à la grandeur plus considérable et à la structure plus dense des mâchoires, dues aussi à l'intégrité complète d'une denture composée de dents particulièrement larges. Chacune d'elles était en malocclusion

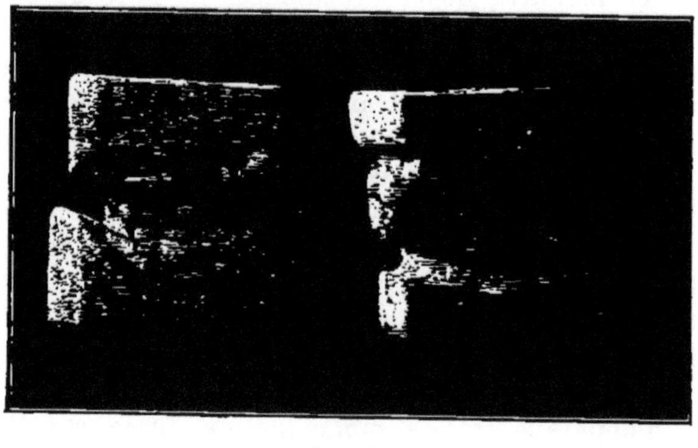

Fig. 797.

et demandait à être déplacée pour réaliser cette méthode de traitement. Pendant ce temps le déplacement mésial de toutes les dents inférieures et le déplacement dans le sens opposé des molaires supérieures, des prémolaires et des canines, de même que les déplacements individuels des incisives et des canines, étaient effectués simultanément environ dans l'espace de trois mois.

Naturellement « l'âge d'or » pour le traitement de ce cas était au moment de l'éruption des premières molaires ou immédiatement

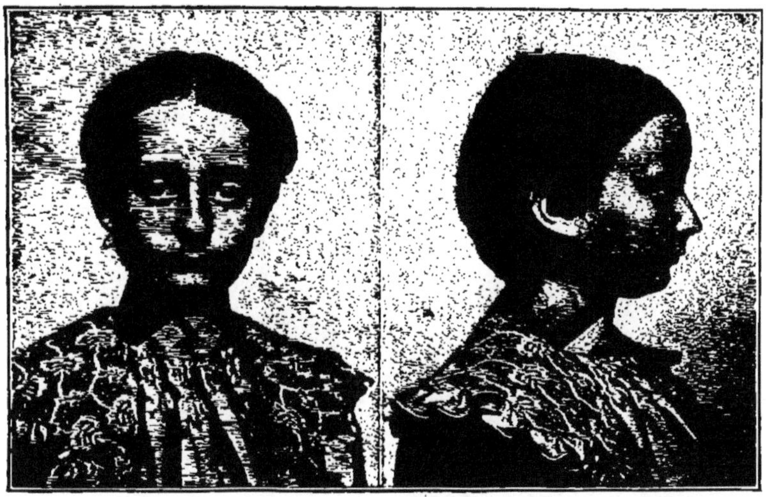

Fig. 798.

après; les difficultés du traitement ont augmenté progressivement avec les années. Il est probable qu'à cette époque le seul traitement nécessaire aurait été tout simplement de diriger la première molaire suivant ses rapports normaux.

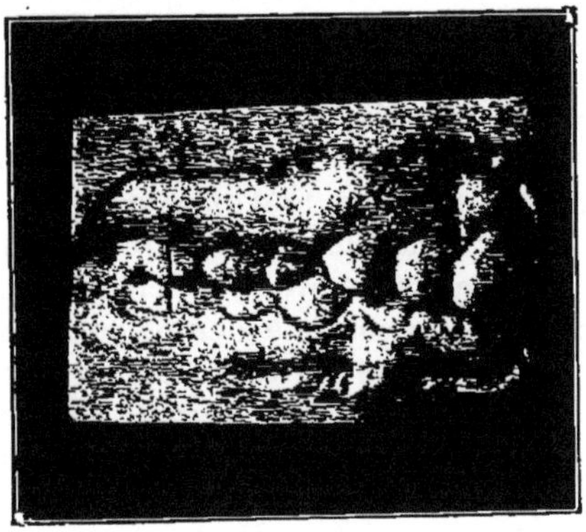

Fig. 799.

La figure 797 représente un autre cas de malocclusion du côté droit et du côté gauche. Ce patient était beaucoup plus jeune, mais fut traité suivant la même méthode.

La figure 798 représente les traits de ce patient avant le traitement et montre combien ils furent altérés par une malocclusion accentuée.

L'ajustage des appareils de maintien à cette époque est représenté figure 799. La figure 800 montre l'amélioration des traits.

On remarquera combien l'articulation est courte dans la région incisive, cela nous donne l'occasion de signaler l'importance de la longueur normale de l'overbite. Cette question peut se poser dans le traitement de toute classe, et, comme l'a si bien dit Kirk, « il est tout aussi important de déterminer la longueur convenable de l'articulation que d'accomplir une phase quelconque du traitement de la malocclusion. »

Si, dans quelques cas, l'overbite excessif peut être dû à une évolution exagérée des incisives, il est produit la plupart du temps par une infra-

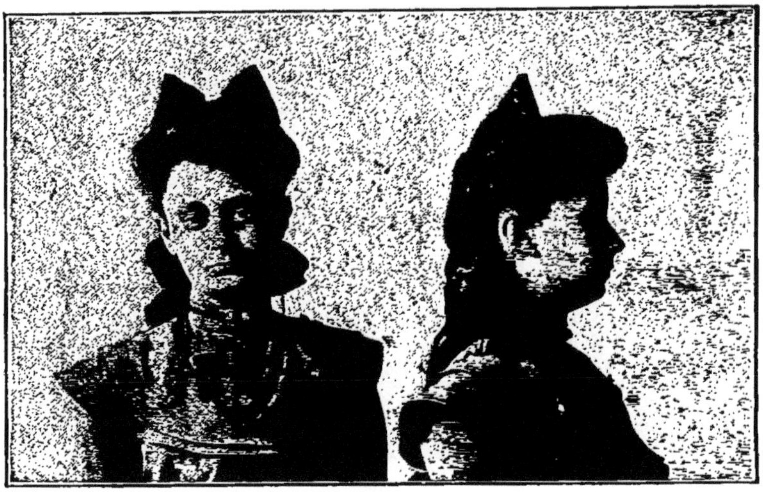

Fig. 800.

éruption des premières molaires, et plus spécialement des inférieures. On a tenté à différentes reprises de surélever les premières molaires inférieures. Cette opération est assez facile à accomplir, mais il faut conserver ces dents suspendues dans leurs alvéoles pendant une longue période, jusqu'à ce que la membrane péridentaire et plus spécialement les fibres de suspension se soient réorganisées afin de maintenir ces dents en position, tout en ayant à lutter contre la force de mastication. L'auteur pense donc que cette méthode n'est pas pratique.

Mais on peut élever l'articulation par un moyen très simple et très pratique, qui consiste à employer ce que l'on a longtemps désigné sous le nom de « bite plate ». C'est un appareil en caoutchouc qui recouvre la voûte palatine, qui présente des espaces libres sur sa surface labiale antérieure, destinées à recevoir les bords occlusifs des incisives inférieures, mais qui empêche les molaires de venir en contact et ainsi leur évite toute pression. Au bout de quelques semaines ou de quelques mois elles se seront allongées suffisamment pour relever l'articulation du degré voulu.

Afin d'empêcher l'appareil de se déplacer et les incisives de se mouvoir dans le sens labial, sous la poussée des dents inférieures contre l'appareil, des éperons d'or platiné seront scellés dans la pièce et recourbés de façon à recevoir les bords incisifs des incisives supérieures; de cette façon, l'effort de la pièce sera supporté par les bords des incisives supérieures par l'intermédiaire des éperons.

Cette pièce est facile à construire; on la posera donc tout de suite dans tous les cas où son emploi est indiqué et par là on corrigera un défaut d'occlusion qui, abandonné à lui-même, peut amener une désorganisation plus complète de l'occlusion.

On remarquera avec profit que, dans presque tous les cas appartenant à la Classe II, l'overbite est plus ou moins anormal, quelquefois très prononcé, mais il est bon de constater qu'il disparaît dans la plupart des cas à mesure que la denture est ramenée en occlusion normale.

CLASSE II. — DIVISION 2, SUBDIVISION

Dans les cas appartenant à cette subdivision, les conditions et les indications du traitement du côté anormal sont les mêmes que celles de la Division 2, Classe II, déjà décrites. La différence consiste, comme dans la subdivision de la Division 1, Classe II, en ce qu'une seule des moitiés latérales de l'arcade dentaire se trouve en occlusion distale. La première molaire inférieure de ce côté ne s'engrène pas normalement; au moment de son éruption, elle fut amenée en occlusion distale, ce qui nécessita l'engrènement anormal de toutes les dents dont l'éruption fut postérieure. Il en résulta un manque d'harmonie dans la dimension des arcades, l'arcade supérieure étant plus étendue de la largeur d'une prémolaire. La compensation s'établit par un recouvrement des incisives et des canines supérieures, comme dans le cas typique représenté figure 801.

Le traitement nettement indiqué consistait à corriger la malposition

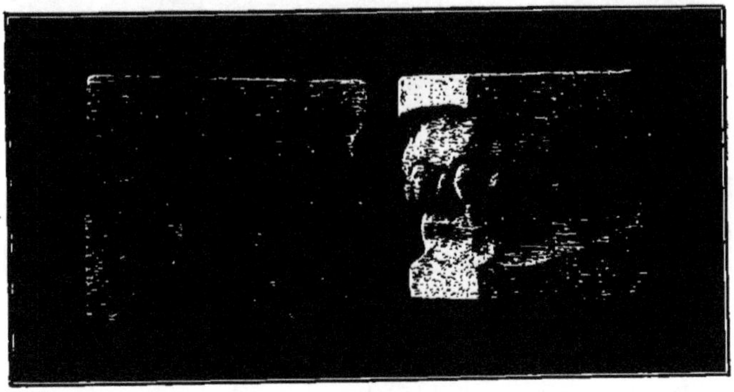

Fig. 801.

de chaque dent dans chaque arcade; en même temps on harmonisait les dimensions des arcades dentaires par un déplacement mésial des dents inférieures de la moitié anormale, déplacement égal à la largeur d'une prémolaire, tandis que les incisives supérieures, les prémolaires et les canines subissaient le même déplacement dans le sens distal au moyen des arcades d'expansion, des bagues D, etc., en combinaison

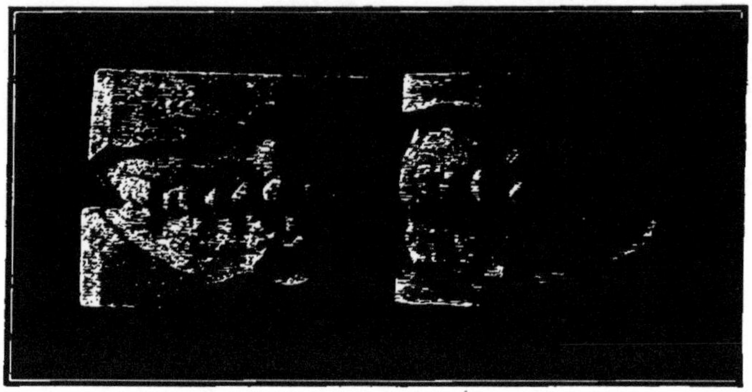

Fig. 802.

avec l'ancrage de Baker, toutes opérations déjà décrites. Le résultat est représenté figure 802.

La figure 803 représente les traits avant le traitement et la figure 804

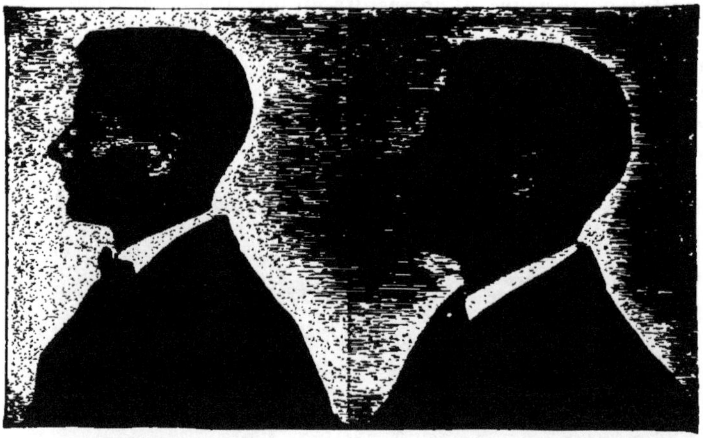

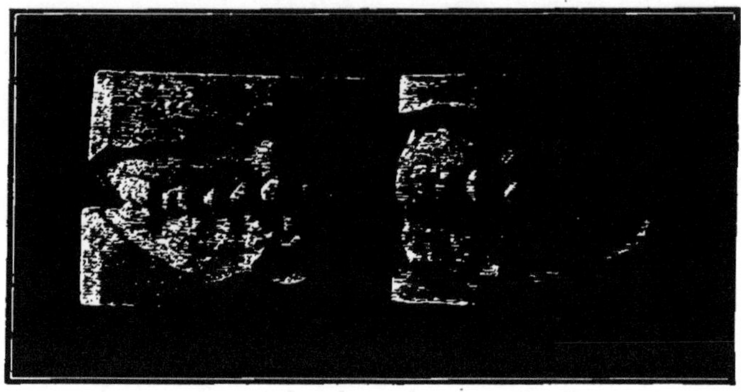

Fig. 803. Fig. 804.

montre combien ils ont été modifiés par la correction de la malocclusion. La lèvre inférieure, faible et en retrait, a pris une apparence plus accusée et la bouche s'est parfaitement harmonisée avec les autres contours du visage.

Une ancienne méthode de traitement employée par l'auteur dans ces cas (voir fig. 695) consistait à harmoniser les dimensions des arcades au moyen de l'extraction de la première molaire supérieure du côté anormal et à tirer en arrière la canine ; en même temps on amenait les incisives et les canines à l'alignement correct.

La combinaison de la vis de traction et de l'arcade d'expansion avec des ligatures en fil métallique, etc., a été bien exposée, et en vérité c'est une des méthodes les plus efficaces que l'on rencontre dans l'histoire de l'orthodontie. Toutes les parties de l'appareil se renforcent réciproquement l'une sur l'autre dans l'accomplissement des divers déplacements. L'auteur était autrefois fier de cet appareil, mais l'ancrage Baker l'a rendu inutile dans presque tous les cas, c'est pourquoi son emploi est rare, s'il n'est tout à fait abandonné.

CLASSE III

Dans le traitement des cas de la classe III, le succès dépend, plus que pour tout autre travail d'orthodontie, de la précocité du traitement.

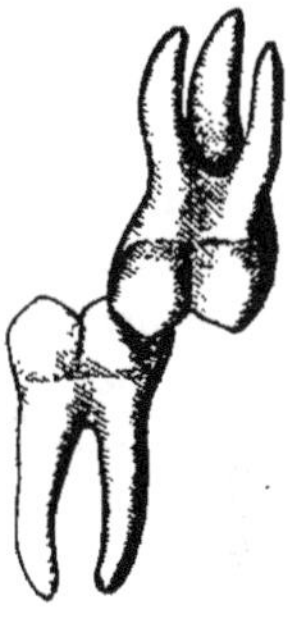

Fig. 805.

On se souviendra que cette difformité commence environ à l'âge de l'éruption des premières molaires permanentes. Elle est toujours associée à cet âge à l'hypertrophie des amygdales. L'habitude d'avancer le maxillaire inférieur apporte sans doute quelque soulagement dans la respiration. L'auteur pense donc qu'il est raisonnable de croire que l'hypertrophie des amygdales est un puissant facteur dans l'engrènement en malocclusion des premières molaires permanentes au moment de leur éruption (occlusion mésiale). Lorsque le cuspide mésio-buccal de la première molaire supérieure a commencé à s'engrener avec le plan incliné distal du cuspide disto-buccal de la première molaire inférieure, la résultante mécanique inévitable est de pousser en avant la mandibule à chaque fermeture des mâchoires. Ceci amène les dents temporaires en malocclusion, ainsi que les dents permanentes à mesure qu'elles font leur éruption, et par là oblige les autres plans inclinés à contrarier l'harmonie naturelle et contribue à accélérer le mouvement en avant de la mandibule. Ce n'est pas tout. L'os est également contraint à se développer anormalement, surtout par suite de

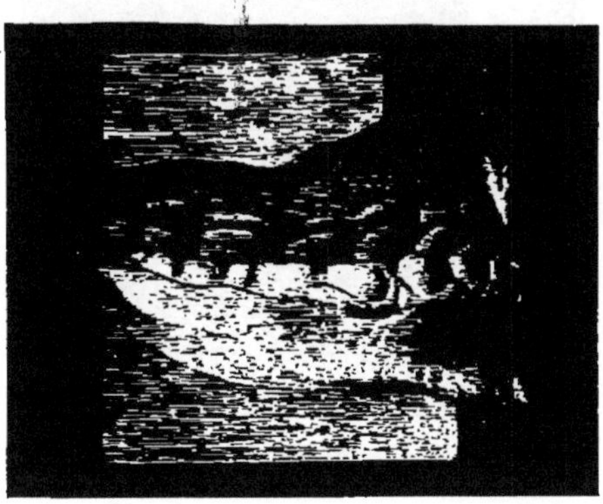

Fig. 806.

l'action surajoutée des muscles agissant suivant des rapports anormaux avec lui.

Ainsi, une fois le désordre établi et les premières molaires inférieures engrenées en occlusion mésiale, les progrès de la difformité doivent être et sont en réalité très rapides. Il n'est besoin que de quelques années pour développer complètement ce type de difformité vraiment le plus déplorable qu'un orthodondiste soit appelé à traiter. Si le sujet a atteint l'âge de seize ans environ, c'est-à-dire le moment où les mâchoires se sont développées, avec des dents malposées qui toutes, à l'exception des troisièmes molaires, ont fait leur complète éruption à cette époque, le cas dépasse les limites d'un cas de simple malocclusion et entre dans le domaine des complications, c'est-à dire des déformations osseuses avec peu d'espoir dans l'état actuel de nos connaissances de faire une importante réduction.

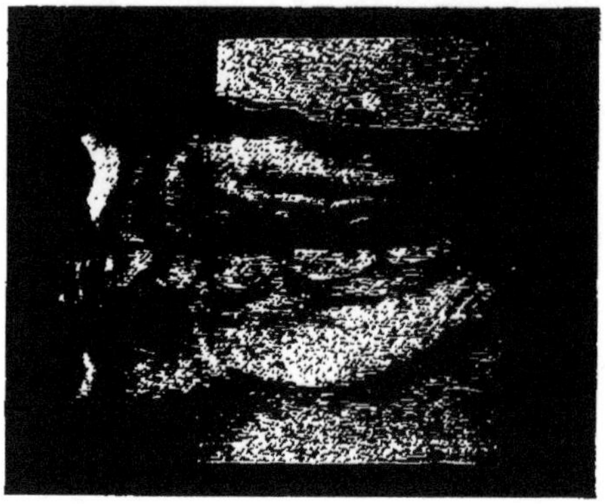

Fig. 806 *bis*.

L'auteur est fermement convaincu que, si ces cas avaient pu être de bonne heure l'objet de quelque attention au moment décisif de l'éruption des premières molaires, si la gorge avait été soignée et si les premières molaires avaient été placées en occlusion normale au moyen d'appareils et maintenues pendant quelques mois au moyen d'une rétention légère, mais efficace, ces difformités si disgracieuses ne se seraient jamais développées.

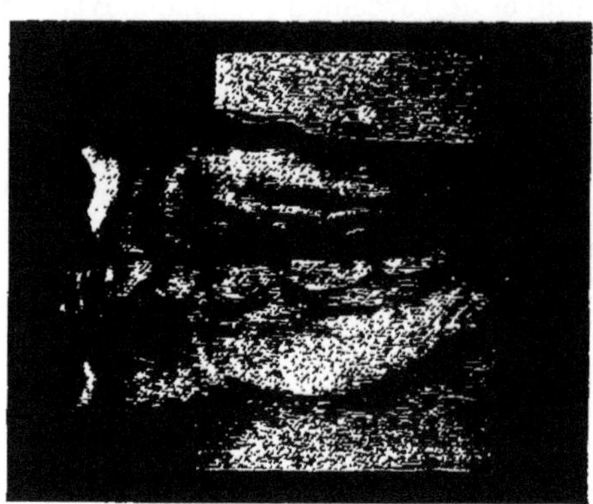

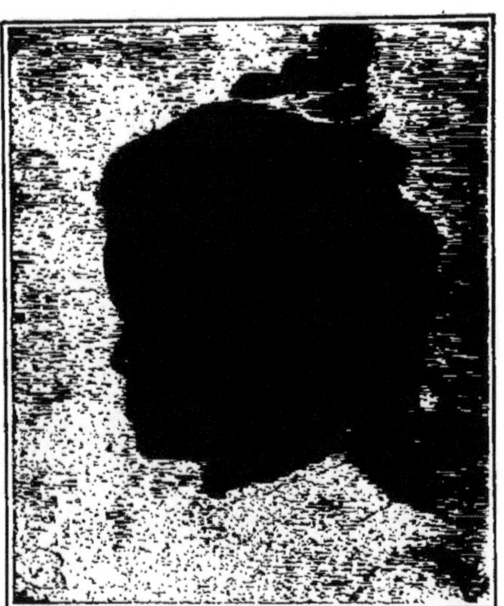

Fig. 807.

Il peut y avoir et il y a sans aucun doute d'autres facteurs qui déterminent ces difformités encore mal étudiées; mais nous sommes convaincu qu'ils sont de peu d'importance en comparaison de ceux que nous avons mentionnés.

Les figures 806 et 806 *bis* représentent un cas de malocclusion chez un enfant de six ans qui était depuis quelque temps atteint d'une forte hypertrophie des amygdales. On voit que les premières molaires ont fait leur éruption et que les inférieures, en prenant leur place, s'engrèneront en occlusion mésiale. C'est là un bel exemple du début de tous ces cas.

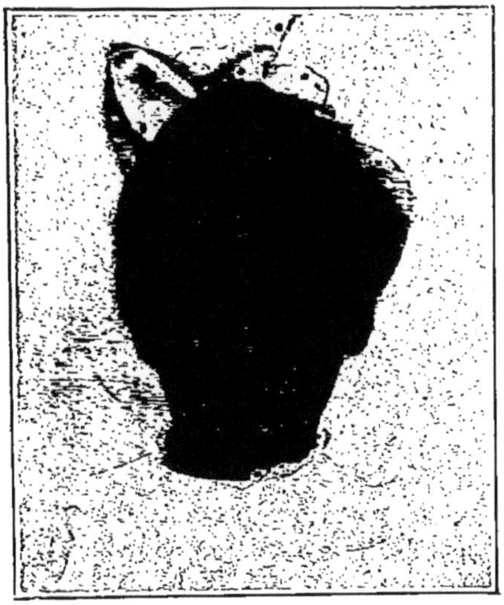

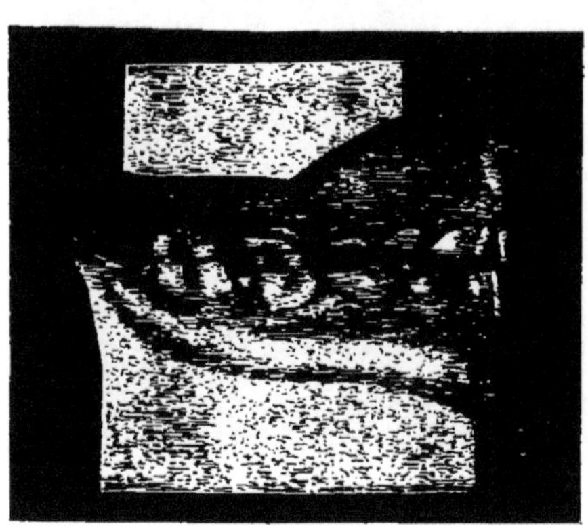

Fig. 808.

On verra aussi que les dents temporaires se sont rapidement accordées avec l'occlusion anormale, les incisives inférieures étant maintenant en contact avec la partie antérieure des incisives supérieures. La pathologie est donc nettement indiquée, et la répercussion de ces malpositions sur les lignes de la face est représentée figures 807 et 808. Cet état s'est développé rapidement et en quelques semaines la face de l'enfant fut ainsi modifiée.

Le traitement fut simple et facile. De petites bagues D furent placées sur les quatre secondes molaires temporaires et de simples arcades d'expansion furent ajustées comme dans la combinaison représentée figure 688. La traction fut exercée au moyen de légères ligatures en caoutchouc placées bien en avant en face des incisives latérales et supportées par des crochets à gaines placés sur l'arcade supérieure. Les autres extrémités des ligatures en caoutchouc furent accrochées à l'extrémité distale des gaines des bandes d'ancrage supérieures. Au bout de très peu de temps, le résultat fut obtenu et les dents furent ramenées à leurs rapports normaux.

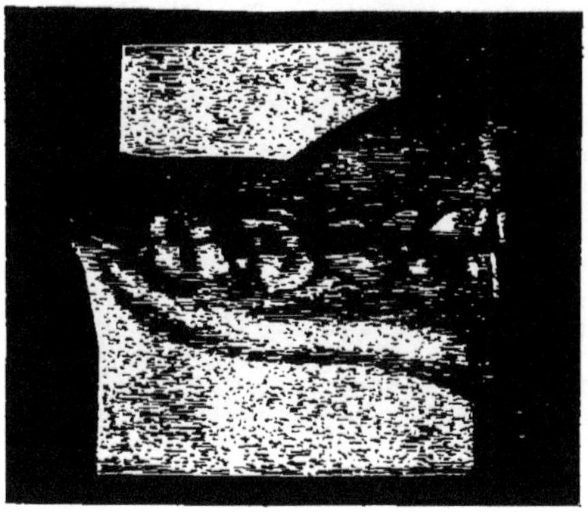

Fig. 809.

La rétention fut effectuée au moyen de deux légers éperons soudés à la surface linguale de minces bagues fixées sur les incisives centrales supérieures temporaires. Ces éperons s'étendaient en bas et quelque peu en avant sur la partie antérieure des incisives centrales inférieures, obligeant ainsi la mandibule à se fermer normalement. Les figures 809 et 810 montrent l'occlusion à ce moment, les incisives latérales inférieures temporaires étant tombées sur ces entrefaites. Le changement réel dans les traits qui résulta de cette occlusion ainsi modifiée est représenté figure 811.

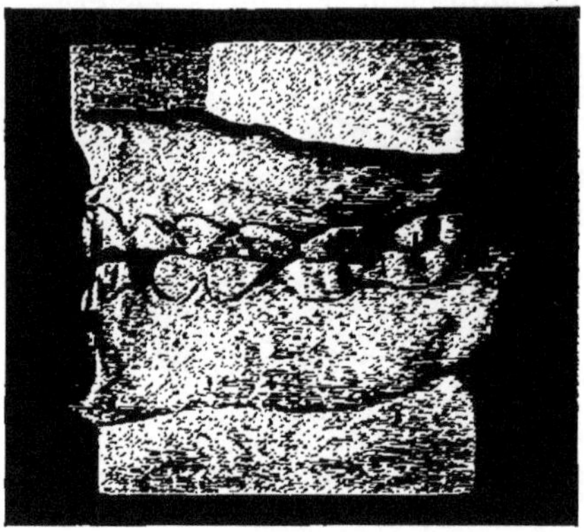

Fig. 810.

L'éruption et l'engrènement des dernières molaires permanentes étaient alors terminés, et les incisives supérieures temporaires avec leurs bagues et leurs éperons de rétention disparurent quelques semaines plus tard par la résorption naturelle de leurs racines. Une année après le traitement, les molaires étaient encore en occlusion normale et le développement de la face, des mâchoires et des dents continuait à s'effectuer normalement et de la façon la plus satisfaisante.

La figure 812 représente un autre cas de malocclusion chez un

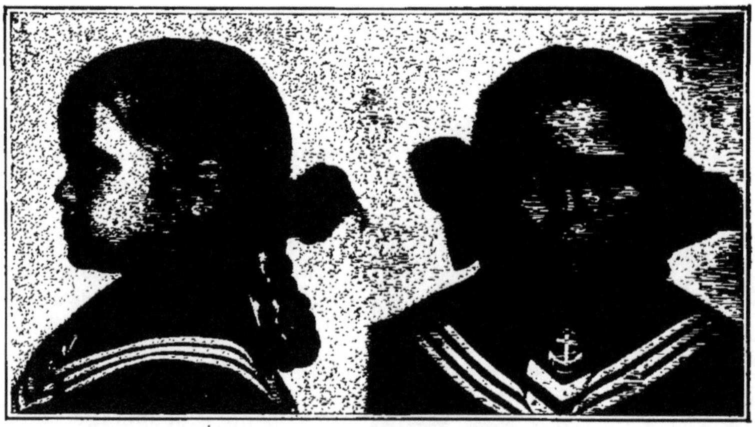

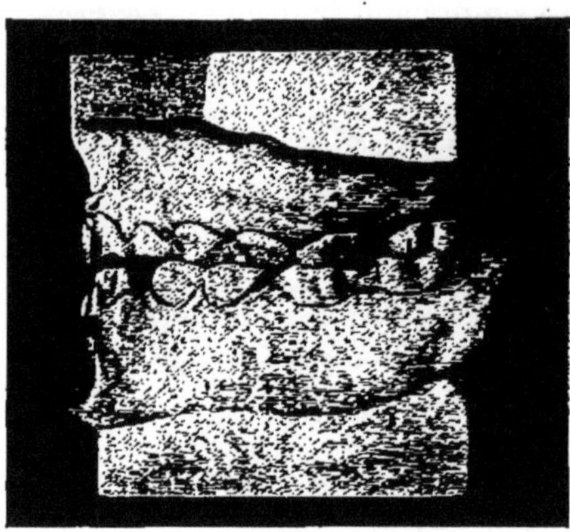

Fig. 811.

patient plus âgé, la progression naturelle de la difformité y est nettement indiquée. Le patient a treize ans et, par suite de l'engrènement anormal des premières molaires permanentes, toutes les dents antérieures ont été obligées de prendre des positions de malocclusion à mesure qu'elles faisaient leur éruption. Le manque d'harmonie dans les traits de la face qui en résulta est représenté figure 623.

Le traitement nettement indiqué consistait à rétablir l'harmonie dans les dimensions des arcades et, si possible, des rapports normaux dans

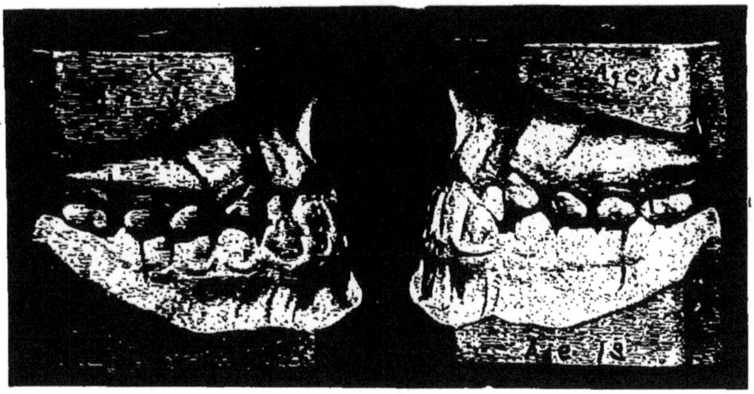

Fig. 812.

les plans inclinés. Sans l'ancrage Baker, elle eût été impossible, mais avec lui les changements voulus furent effectués très rapidement.

La même combinaison d'appareils décrite dans le cas précédent fut aussi utilisée dans celui-ci. La force employée pour déplacer dans le sens mésial les dents supérieures servait aussi à mouvoir réciproquement dans le sens distal toutes les dents inférieures. Il est très probable que la mandibule fut aussi quelque peu déplacée dans le sens distal; cela est de fait perceptible dans les lignes de la face après le traite-

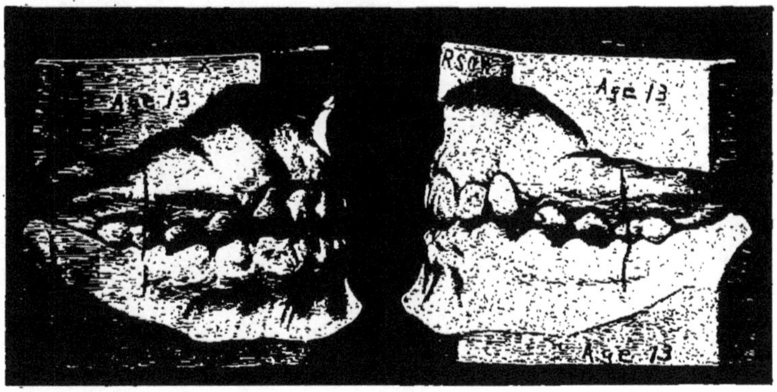

Fig. 813.

ment (voir figure 624), mais le principal changement survenu se trouvait dans la position des couronnes des dents après trois semaines de traitement (voir figure 813).

On ne tenta nullement d'améliorer les rapports des prémolaires, sachant bien que ces dents, accomplissant en ce moment leur éruption, seraient attirées naturellement et de plus en plus dans leurs rapports normaux par l'influence de leurs plans inclinés d'occlusion.

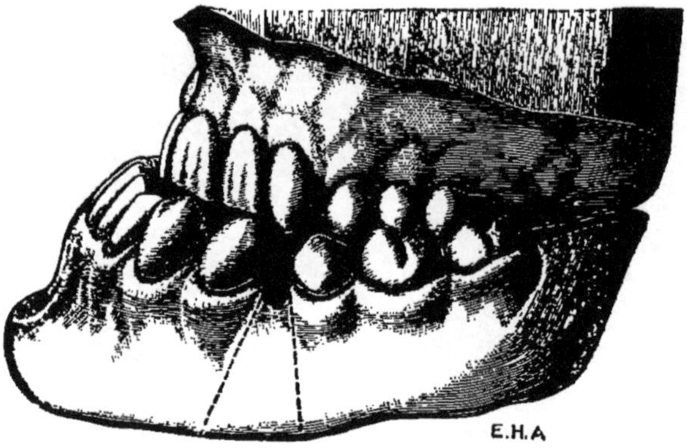

Fig. 814.

La rétention fut effectuée au moyen de l'appareil représenté figure 789. Cet appareil fixé sur les molaires est déjà décrit dans la première division de la classe II. Il en diffère en ce que l'éperon dans ce cas est placé derrière le plan métallique, au lieu d'agir sur sa partie antérieure comme dans la classe II, ce qui renverse ici son action.

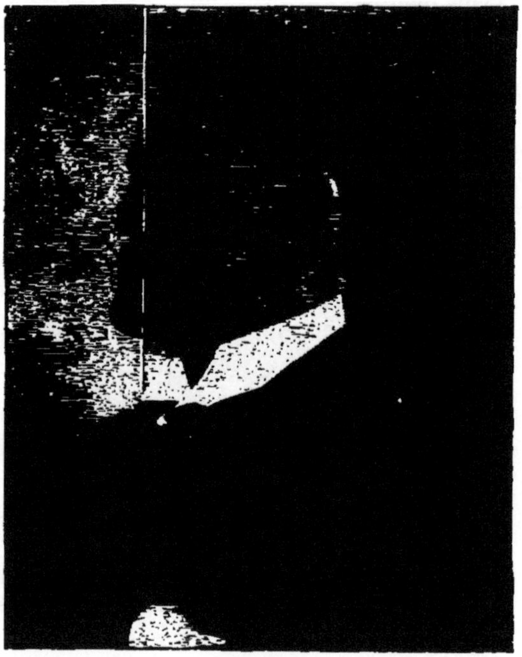

Fig. 815.

Dans tout cas aussi prononcé que celui représenté figure 814 (la face, fig. 815), tout traitement purement orthodontique est une perte de temps à la fois pour le patient et pour l'opérateur. La seule amélioration possible peut être obtenue par l'opération de l'auteur connue sous le nom de « double résection de la mâchoire »(1). Comme

(1) Pour l'étude de cette opération, nous renvoyons au livre de l'auteur *Maloclusion of the teeth and fractures of the Maxillae*, sixième édition.

cela entre dans le domaine de la chirurgie, sa description ne peut être faite ici.

Même dans les cas semblables à celui de la figure 816, dans lesquels la malocclusion ne dépasse pas les limites d'une simple occlusion mésiale, à l'âge du patient (vingt-cinq ans) les mâchoires et les muscles sont devenus fixes dans leur développement anormal et, après de nombreux mois d'un traitement constant et persévérant, on n'obtiendra qu'un résultat des plus décourageants et des plus déplorables. Ce sont des cas à éviter.

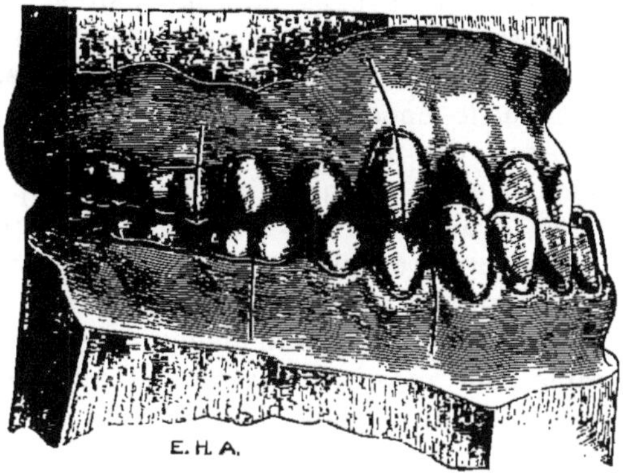

Fig. 816.

Nous avons ailleurs exposé nos idées en ce qui concerne l'usage du rétracteur du menton et l'ancrage occipital dans le traitement de ces cas et dit combien l'ancrage de Baker les a pratiquement supplantés. L'auteur ne trouve plus d'avantages à s'en servir, quoique dans quelques cas il soit encore possible de les utiliser comme auxiliaires de l'ancrage Baker.

CLASSE III. — SUBDIVISION

Comme les cas appartenant à la subdivision de la classe III sont des cas d'occlusion mésiale unilatérale, le traitement nettement indiqué consiste, spécialement chez les jeunes patients à suivre la méthode qui s'applique à la division, mais en n'exerçant la traction que sur le côté en occlusion mésiale.

L'auteur signale une méthode particulièrement simple, mais efficace et très logique. Elle ne sert pas seulement à faire le diagnostic de la malocclusion, mais aussi à la traiter, aussi bien dans les cas les plus simples que dans les cas les plus compliqués. Elle nécessite la présence de toutes les dents, aussi n'est-il jamais question du sacrifice volontaire d'aucune dent.

Sans doute, l'extraction peut être quelquefois nécessaire, mais c'est une pratique illogique, contre nature et qui s'impose seulement dans des cas tellement rares qu'il est impossible de poser pour l'opérateur des lois établissant de façon précise son indication. C'est à son jugement de résoudre ce problème.

L'auteur ne conçoit que trois cas où l'on puisse autoriser l'extraction :

1° Dans le cas d'un arrêt de développement du procès alvéolaire chez les patients âgés, ou lorsqu'on se trouve à une période où la nature manquerait de stimulant pour achever le développement du procès alvéolaire et des os intermaxillaires, même si les dents étaient en rapports normaux. Nous avons déjà remarqué que la nature se montre plus généreuse envers les patients jeunes.

A quelle époque cesse exactement la croissance des os intermaxillaires et des procès alvéolaires ou bien à quelle époque ce développement est-il presque fini? Le développement est encore mal connu. Il est probable d'une façon générale que cette période finit peu de temps après l'éruption complète et le développement des canines. Mais nous insistons sur ce point que, même à cet âge, c'est seulement dans les cas extrêmes que le manque de développement est assez considérable pour autoriser l'extraction afin de maintenir les dents dans la ligne d'occlusion sans l'aide d'appareils de rétention permanents.

2° L'extraction d'une dent dans l'une des arcades dentaires peut être autorisée pour compenser la perte de dents dans l'arcade opposée. Bien qu'un tel procédé puisse être permis dans quelques cas, nous ne croyons pas que cette méthode ait jamais grande faveur auprès des meilleures orthodontistes. Elle crée, en effet, une difformité sous prétexte qu'il en existe une autre et par conséquent altère les lignes de la face, au lieu de les améliorer.

D'une façon générale, on ne peut soutenir que cette méthode de rétablir une harmonie relative est plus facile et plus rapide, car nous croyons que la correction selon les besoins de l'occlusion normale est plus facile; c'est-à-dire en regagnant l'espace perdu et en remplaçant artificiellement la dent ou les dents absentes. Les avantages de cette dernière méthode au point de vue des traits et de la voix ont été ailleurs l'objet d'une discussion complète.

3° Bien qu'il soit à peine nécessaire de le mentionner ici, signalons l'enlèvement des dents surnuméraires.

Pour terminer, l'orthodontie doit être dans l'enseignement et dans la pratique l'objet d'une spécialité distincte; il n'existe pas, en effet, en médecine une spécialité ayant des limites aussi nettement définies. Même ceux qui ont pour cette branche des aptitudes spéciales et qui s'y intéressent ne pourront obtenir de bons résultats qu'après de longues années d'étude et de pratique. A ceux-là est offert un riche champ d'action, mais aux simples amateurs l'orthodontie n'apportera jamais que découragement et insuccès.

On est loin d'être d'accord sur la terminologie orthodontique. La Société d'Odontologie de Paris a pris l'initiative de nommer une commission chargée de doter la littérature dentaire d'un index précisant la définition de chaque terme et qui soit à l'avenir le vocabulaire officiel de toute discussion scientifique.

On a déjà proposé diverses classifications, citons celles du Dr Godon, de G. Villain et de Nevrezé :

Classification de Ch. GODON
Anomalies dentaires

(3 GROUPES)

1er Groupe.

Anomalies d'éruption.

- Éruption
  - Précoce — a) De la dentition temporaire.
  - Tardive — b) De la dentition permanente.

2e Groupe.

Anomalies d'arrangement.

- 1° Direction
  - a) Antéversion.
  - b) Rétroversion.
  - c) Latéroversion.
  - d) Rotation sur l'axe.
- 2° Siège
  - a) Hétérotopie par transposition.
  - a) Hétérotopie par déplacement
    - 1° Hors de l'arcade.
    - 2° Hors de la cavité buccale.
- 3° Nombre
  - a) Par augmentation.
  - b) Par diminution.

3e Groupe.

Anomalies de constitution (forme et structure).

- 1° Forme
  - a) Partielles.
    - Coronaires.
    - Radiculaires.
  - b) Totales (A. de volume de Magitot).
    - Coronaires — Géantisme.
    - Radiculaires — Nanisme.
    - Coronaires et radiculaires.
- 2° Structure
  - a) Simple
    - a) Taches de l'émail, lacunes, espaces interglobulaires de Czermak.
    - b) Érosion
      - Pointillé.
      - Cupule.
      - Sillon.
      - Nappe.
      - Escalier.
      - Amorphisme.
  - b) Compliquée.
    - a) (A. de disposition de Magitot).
      - Par réunion de deux germes.
      - Par division d'un seul germe.
    - b) Odontomes.
      - Embryoplastiques.
      - Odontoplastiques.
      - Radiculaires.
    - c) Kystes folliculaires.
      - Embryoplastiques.
      - Odontoplastiques.

Anomalies de forme des arcades dentaires

en rapport avec les anomalies dentaires.

a) Asymétrie.
b) Diastolie.
c) Atrésie.
d) Prognathisme.

Classification des anomalies [...] et dento-faciales de G. VILLAIN

ORTHOPÉDIE DENTAIRE

- **Orthodontie.** Les arcades sont en rapports normaux avec les maxillaires et ceux-ci avec la face.
  - CLASSE I. Les rapports des arcades et des antagonistes entre elles peuvent être considérés comme normaux.
    - 1er [...] Anomalies de [...]
    - 2e G[...] Anomalies de [...]
    - 3e [...] Anomalies de s[...]
  - CLASSE II. *Malocclusions des arcades.* Les rapports des arcades coronaires entre elles sont anormaux.
    - 1er G[...] Rapports [...] ano[...]
    - 2e G[...] Rapports ling[...] ano[...]
    - 3e G[...] Rapports occl[...]
- **Orthopédie dento-faciale.** 1° Les arcades ne sont pas en rapports normaux avec les maxillaires; 2° les maxillaires ne sont pas en rapports normaux avec la face.
  - CLASSE I. Les arcades sont en rapports anormaux avec les maxillaires.
    - 1er [...] L'occlusion est[...] cades sont en[...] entre elles.
    - 2e G[...] L'occlusion est [...] cades sont en [...] entre elles.
  - CLASSE II. Les maxillaires sont en rapports anormaux avec la face.
    - 1er [...] L'occlusion es[...] maxillaires [...] anormaux en[...]
    - 2e [...] L'occlusion est[...] xillaires son[...] maux entre [...]

Classification des malpositions des dents et des maxillaires par DE NÉVRÉZÉ

A — MALPOSITION DES DENTS

Titre I. — Malpositions dentaires simples.

1. Malpositions frontales.

Incisives. — *a*) Latéro-version disto-mésiale ;
b) Latéro-version mésio-distale.
Prémolaires et molaires. — *a*) Latéro-version linguo-vestibulaire (dent en vestibulo-occlusion).
b) Latéro-version vestibulo-linguale (dent en linguo-occlusion).

2. Malpositions sagittales.

Pour toutes les dents :
a) Antéversion. } ce sont les malpositions totales.
b) Rétroversion. }
c) Antéversion de la couronne avec Rétroversion de la racine (apex) ou inversement } malpositions inverses ou réciproques

3. Malpositions verticales.

a) Dents en infra-occlusion (dents incluses).
b) Dents en supra-occlusion.

4. Malpositions axiales ou axio-dentaires.

a) Rotation mésio-vestibulaire.
b) Rotation mésio-linguale.
c) Rotation dite totale : 180°.

Titre II. — Malpositions dentaires compliquées.

Elles résultent de la combinaison de deux ou de plusieurs malpositions dentaires simples

B. — MALPOSITIONS DES MAXILLAIRES

Titre I. — Malpositions maxillaires simples.

1. Malpositions frontales.

a) Par allongement du diamètre frontal (rare).
b) Par réduction de ce diamètre (bien plus fréquente).
1. Maléruption des canines.
2. Malalignement des dents antérieures.
3. Antéversion des incisives (quelquefois avec rétroversion des apex).
4. Rétroversion des couronnes des 4 incisives (avec antéversion des apex).
5. Rétroversion totale des incisives.

2. Malpositions sagittales.

A. — MALPOSITION D'UN SEUL MAXILLAIRE AVEC L'AUTRE NORMAL.

1 et 2. *Protrusion ou rétrusion du maxillaire supérieur*, avec mandibule normale.
3 et 4. *Protrusion ou rétrusion de la mandibule*, avec maxillaire supérieur normal.

B. — MALPOSITION DES DEUX MAXILLAIRES A LA FOIS.

1 Dans le même sens.
a) Protrusion bi-maxillaire.
b) Rétrusion bi-maxillaire.
2. Dans le sens inverse l'un de l'autre.
a) *Protrusion du maxillaire supérieur*, avec rétrusion de la mandibule (1).
b) *Rétrusion du maxillaire supérieur*, avec protrusion de la mandibule.

C. — MALPOSITION D'UNE ARCADE APICALE PAR RAPPORT A L'ARCADE CORONAIRE DU MÊME MAXILLAIRE.

1. *Rétrusion de l'arcade apicale*, avec arcade coronaire normale.
2. *Protrusion de l'arcade apicale*, avec arcade coronaire normale.

3. Malpositions verticales.

a) Maxillaires trop rapprochés :
1. Malocclusion trop basse (ou trop fermée).
2. Intrusion généralisée.
b) Maxillaires trop écartés :
1. Malocclusion trop haute (ou trop longue).
2. Malocclusion entr'ouverte.

4. Malpositions axiales ou axio-maxillaires.

1. Réduction droite de la mandibule.
2. Réduction gauche de la mandibule.

Titre II. — Malpositions maxillaires compliquées.

Elles sont formées de la combinaison des malpositions maxillaires simples.
Elles sont constituées par les types cliniques décrits par les principaux auteurs. (Angle, Case, etc.)

---

(1) Écrire toujours une difformité comme une fraction, c'est-à-dire un rapport.

CHAPITRE XXV

DÉVELOPPEMENT DE L'ESTHÉTIQUE FACIALE

Par CALVINS. CASE, D. D. S., M. D.

I. INFLUENCE DES DENTS SUR LA PHYSIONOMIE

Au cours de la vie animale, les dents ont, probablement plus que les autres organes de la face, influé sur la forme des os de la tête, et plus spécialement sur la physionomie. L'étude de la forme et de la structure des mâchoires, dans les différentes espèces, montre d'une façon indéniable l'influence que les dents ont exercée, si l'on considère cette loi de la nature qui veut que se développe tout organe favorisant le mieux l'accomplissement des fonctions vitales. Actuellement, les dents ont aussi sur les structures voisines, au moment de leur développement et pendant leur fonctionnement, une action telle qu'elle semble agir aussi sur la forme des os maxillaires eux-mêmes. C'est ainsi que leur rôle s'étend dans la race humaine de façon indirecte, jusqu'à déterminer la forme particulière de la face de chaque individu.

Souvent la position des dents antérieures et de leur procès alvéolaire est telle qu'elles impriment sur les traits contigus, même à l'état de repos, certains défauts qui peuvent varier depuis une imperfection légère jusqu'à la plus regrettable difformité faciale. Ces imperfections dento-faciales ne sont pas toujours entièrement dues à une malposition des dents, mais bien à un manque de symétrie dans la forme et les dimensions des os maxillaires, qui ont sous leur dépendance une si large partie de la face. Cette disposition peut provenir de la transmission directe d'une difformité familiale, ou de l'union inharmonieuse de types parfaits en eux-mêmes, par exemple, les dents d'un ascendant et les mâchoires d'un autre. On peut dire également que la combinaison de types harmonieux produit souvent des combinaisons nouvelles très symétriques, que les parents ne présentaient ni l'un ni l'autre.

Parmi les causes locales qui peuvent produire, après la naissance, des imperfections faciales, on peut mentionner les habitudes, la dentition incomplète, l'extraction tardive ou irraisonnée des dents temporaires ou des premières molaires permanentes ou, enfin, la malocclusion.

Le rôle des dents, pendant la durée de leur éruption, a été l'objet de nombreuses controverses, cette éruption produisant d'un côté une pression excessive des grosses dents, avec développement alvéolaire concomitant, tandis que, d'un autre côté, il y a défaut de pression dû

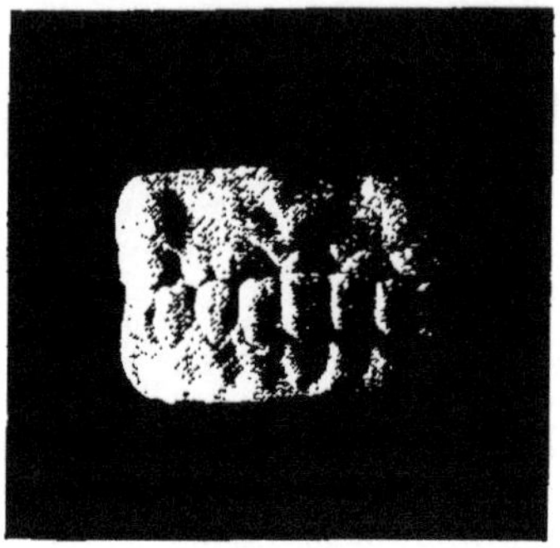

Fig. 817.

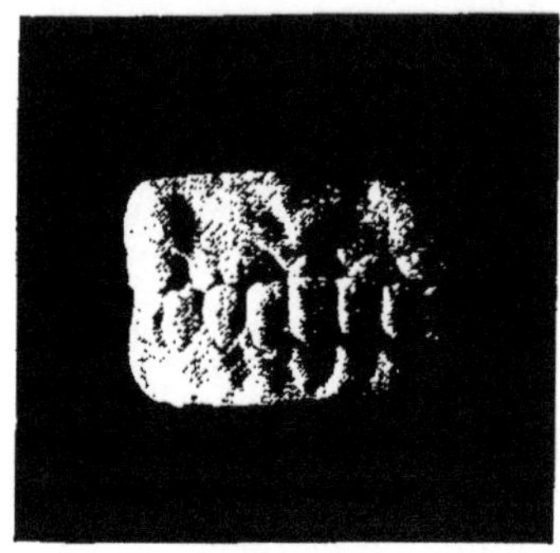

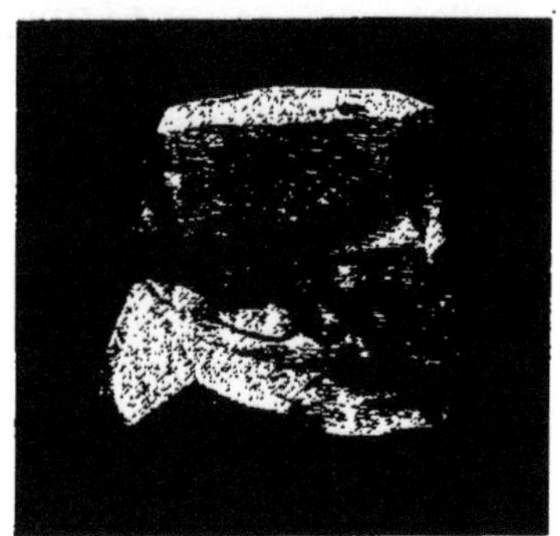

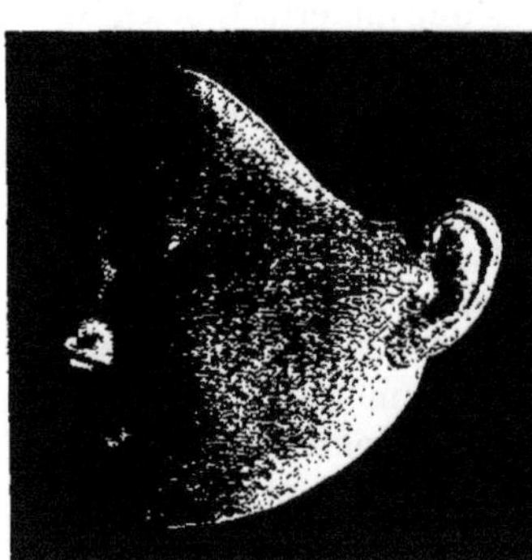

Fig. 818.

à une irrégularité ou à une extraction injustifiée. Il en résulte un changement dans la forme ou les dimensions des os du maxillaire, indépendamment du changement que doit subir le procès alvéolaire pour leur accommodation naturelle. Il est raisonnable, toutefois, de prétendre que les influences naturelles, exerçant une force légère sur le maxillaire ou les autres os en état de développement pendant les premières périodes de leur croissance, pourraient avoir à peu près le même effet que les forces artificielles, que l'on pourra appliquer plus tard.

Le cas suivant servira d'explication à ce principe.

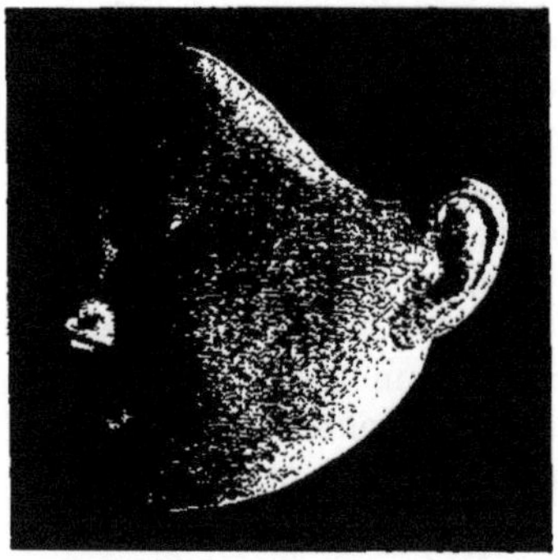

Fig. 819.

Il s'agit d'un patient de 13 ans. Quand il se présenta, les incisives supérieures étaient, de la largeur d'une dent, postérieures à la position normale. Elles étaient engrenées en si mauvaise occlusion que leurs couronnes étaient presque cachées par les couronnes inférieures (voir fig. 817). A l'exception des canines supérieures qui se trouvaient légèrement en dehors de l'alignement, toutes les autres dents des deux arcades se trouvaient en bonne position et en occlusion correcte (voir fig. 818). La situation postérieure des incisives engrenées n'était pas due à la plus légère inclinaison linguale de leur couronne, mais à une rétrusion s'étendant à toute la racine et semblant intéresser aussi le procès intermaxillaire, produisant, de cette façon, une dépression marquée des traits voisins (voir fig. 819).

La pathogénie de cette malformation peut s'expliquer ainsi : les incisives inférieures avaient fait leur éruption bien avant les incisives supérieures, il y avait donc une occlusion à articulation courte; aussitôt que les incisives supérieures commencèrent à faire leur éruption, elles

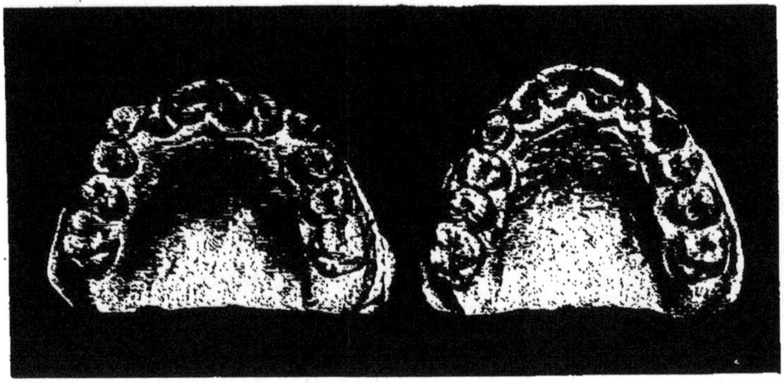

Fig. 820. — (Avant) (Après).

devinrent engrenées avec les incisives inférieures. A cette époque, les racines et les procès alvéolaires qui les entouraient n'étaient pas en état de complet développement. A mesure que les couronnes continuaient à faire leur éruption, elles glissaient derrière les faces postérieures des incisives inférieures où elles se trouvaient retenues pendant que s'effectuait le développement des racines dans la direction opposée. La force était, en effet, suffisante pour empêcher la croissance naturelle et le développement du procès intermaxillaire qui, normalement, les aurait portées en bloc en avant, dans une position harmonieuse. A mesure que les autres dents occupaient leur place respective, les

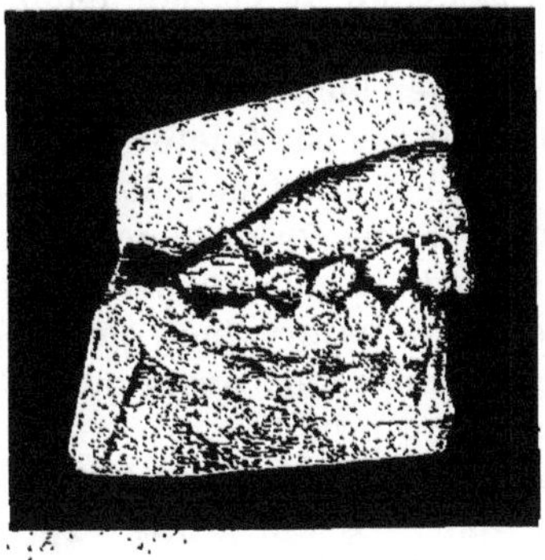

Fig. 821.

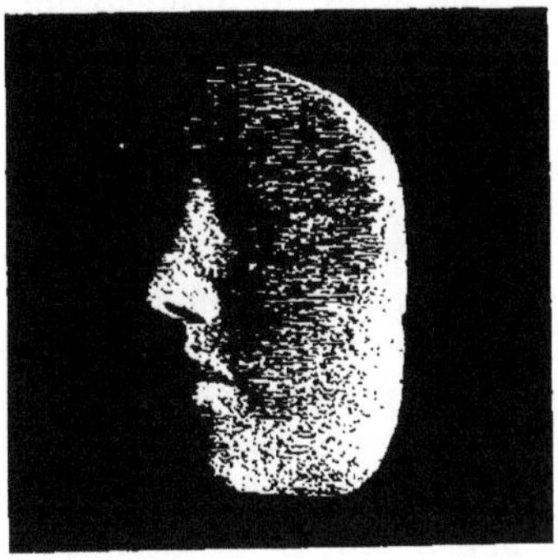

Fig. 822.

parties latérales de la mâchoire pouvaient se développer normalement en harmonie avec la croissance naturelle des autres parties. C'est ainsi que les canines et les prémolaires étaient dans leur position normale, par rapport aux inférieures.

On intervint au moyen de l'appareil de contour décrit dans la VIe partie de ce chapitre. En moins de six mois, les incisives furent portées en bloc en avant, dans une position tout à fait correcte, ainsi que le bord alvéolaire environnant et le procès intermaxillaire (voir fig. 820 et 821). On obtint ainsi une correction parfaite de la difformité faciale qui existait auparavant (voir fig. 822). La figure 823 est faite d'après une photographie prise trois ans après l'opération.

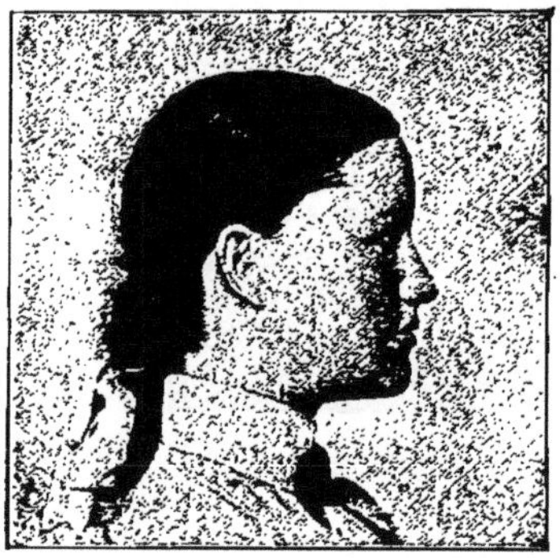

Fig. 823.

L'orthopédie dentaire possède sur l'orthopédie générale ce grand avantage : c'est que nous pouvons appliquer la force sur l'os lui-même au moyen des dents, sans que viennent s'interposer des tissus mous et sensibles.

Les dents sont enchâssées dans le procès alvéolaire qui, à son tour, est étroitement uni à l'os lui-même. Elles peuvent donc être considérées dans l'ensemble d'un appareil de redressement comme une de ses parties intégrantes, fixées directement et solidement à la partie de l'os que nous désirons déplacer et capable d'exercer une force d'une direction et d'une intensité déterminées par l'appareil.

Cette force étant appliquée d'une façon égale sur un certain nombre de dents contiguës, l'os environnant et attenant — formé, en majeure partie, de tissu alvéolaire — se trouve déplacé en bloc suivant la direction de la force. Ce phénomène ne se produit pas par fracture ou par métamorphose, mais par la courbure, la condensation et l'élongation de la structure cellulaire. Il y a adaptation à une forme nouvelle, et dans cet état, la tension interstitielle immédiate de ces parties est bientôt rompue et ramenée à l'équilibre par la nature, bien qu'il soit nécessaire de maintenir cette position pendant des mois avant qu'il n'y ait plus aucune tendance de retour à la position primitive.

En étudiant le traitement d'une irrégularité dentaire, on doit faire un examen soigneux de la physionomie dans ses différentes expressions, en ayant en vue de déterminer les positions relatives des dents et des contours de la face. On ne saurait trop estimer la valeur d'un soigneux examen comparatif de la face, car c'est souvent le seul guide qui permette de diriger le traitement.

Par exemple, depuis que l'on a la possibilité d'étendre ou de rétracter la position antérieure de la zone apicale supérieure, ainsi que la portion osseuse dans laquelle les racines en déplacement sont enchâssées, on n'en est plus réduit à la possibilité de déplacer de façon permanente la mâchoire inférieure — propriété fréquemment mise en doute — afin de corriger une difformité faciale appartenant exclusivement au maxillaire supérieur et aux traits de la partie centrale de la face.

II. PRINCIPES D'ORTHOPÉDIE FACIALE

La portion de la face humaine qu'il est possible de modifier au moyen d'appareils de redressement dentaire s'étend entre deux lignes divergentes ayant leur point de départ sous l'arête du nez et décrivant une courbe qui renferme de chaque côté les ailes du nez et leurs dépressions. De là elles s'étendent latéralement sur une partie de la joue et en bas de façon à comprendre entièrement le menton. (Voir fig. 824).

Sur cette surface ovale la plus légère modification due à un mouve-

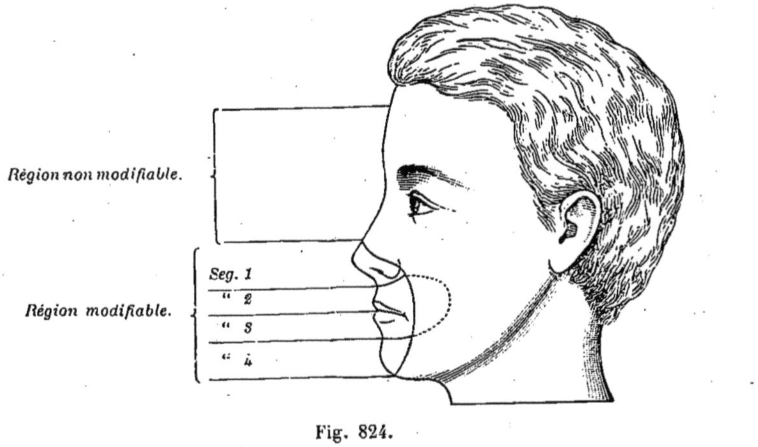

Fig. 824.

ment musculaire, indice d'émotion, produira un changement notable sur toute la physionomie. La même remarque s'applique à toutes imperfections des traits, particulièrement autour de la bouche. C'est là qu'un manque de symétrie héréditaire ou acquis dans les dimensions, la forme ou la position des dents ou des mâchoires produit ces changements notables dans les traits qui caractérisent les différentes classes de difformités dento-faciales. Cette surface peut être appelée « zone susceptible de modifications » par opposition à la « zone non susceptible de modifications » ou des traits plus stables.

Pour la commodité des recherches rapides, les traits situés dans la portion de la zone modifiable, limités latéralement par les lignes naso-labiales, peuvent être divisés comme il suit en quatre segments :

Segment 1. — L'extrémité du nez et la partie supérieure de la lèvre supérieure renfermant les dépressions naso-labiales.

Segment 2. — La partie inférieure de la lèvre supérieure.

Segment 3. — La lèvre inférieure.

Segment 4. — Le menton.

Dans l'examen préliminaire de la physionomnie fait à un point de vue esthétique dans le but de corriger une difformité ou une imperfection dento faciale par des forces exercées sur les dents, on doit observer spécialement et noter avec soin la proéminence de certains traits du visage. Ces traits peuvent être divisés en deux classes : d'abord ceux qui sont compris dans la zone non modifiable, comme le front, la partie supérieure du nez, les proéminences malaires, en second lieu les traits appartenant à la zone modifiable.

Les quatre segments de la dernière classe, représentés figure 824, peuvent être modifiés dans leurs rapports réciproques et aussi dans leurs rapports particuliers avec les traits de la zone non modifiable. Par exemple, il est possible de déplacer en avant ou en arrière la portion supérieure de la lèvre supérieure, ainsi que les dépressions latérales du nez, le septum nasal et l'extrémité du nez, sans changer la portion inférieure de la lèvre supérieure dans ses rapports avec les autres parties (voir fig. 833). Cela est vrai pour les autres segments; de fait on peut en même temps amener en arrière le second segment et en avant le premier (voir fig. 831 et 832).

Si l'on déplace en bloc en avant ou en arrière la mâchoire inférieure par un procédé mécanique quelconque, la lèvre inférieure sera nécessairement portée en avant ou en arrière, ainsi que le menton, à moins qu'une opération spéciale n'ait été faite sur les dents inférieures pour l'empêcher de changer ses rapports avec la lèvre supérieure.

Ces portions de la zone modifiable qui reposent sur les bicuspides et les premières molaires (voir fig. 824) et séparées des lèvres par les lignes naso-labiales peuvent être considérées comme des segments distincts. Les causes qui déterminent un changement dans les contours des joues diffèrent, en effet, de façon marquée de celles qui modifient les zones plus antérieures. L'expansion latérale ou la contraction des arcades modifieront souvent les contours des joues sans produire aucun effet sur la zone labiale, si les dents antérieures sont restées dans leur position primitive. De même un déplacement marqué en arrière des dents antérieures et de leur procès alvéolaire, mais sans aucune expansion latérale de l'arcade, donnera invariablement aux joues des contours plus arrondis en produisant un relâchement dans la tension musculaire. On obtiendra souvent le même résultat en fermant définitivement l'articulation ouverte d'une façon caractéristique des individus respirant par la bouche en meulant les dents postérieures et aussi en corrigeant le prognathisme de la mâchoire inférieure.

Dans l'étude du profil, nous observons souvent un manque de proportions harmonieuses dans la position du menton. La mâchoire inférieure paraît soit trop en avant, soit trop en arrière, de manière à troubler la perfection esthétique de la physionomie. Mais que ces mêmes profils soient examinés par un observateur expérimenté, il trouverait dans la majorité des cas que la mâchoire inférieure est en parfaite harmonie avec la zone non modifiable, et que l'apparence de cette malposition était une illusion due à la propulsion ou à la rétrusion de la mâchoire et des dents supérieures. En d'autres termes, c'est une erreur commune de croire le menton placé d'une façon imparfaite, parce qu'il n'est pas en rapport harmonieux avec les autres traits de la zone modifiable, au lieu de le comparer comme on doit le faire avec les traits de la physionomie plus stables et non susceptibles de changement.

Dans l'examen de la physionomie du patient, la tête doit être droite sur la même ligne que celle de l'observateur, la face sera étudiée sous différents angles à l'état de repos et à l'état d'action.

Lorsque l'on considère un profil à l'état de repos, le point le plus important à déterminer est la position du menton par rapport au front, aux proéminences malaires et à la partie supérieure du nez. Si sa position est en harmonie avec la zone non modifiable et que la lèvre inférieure soit bien placée, cela indique que la bonne conformation faciale obtenue au moyen d'une opération devra porter — si elle est possible — sur la mâchoire et les dents supérieures. Car si le premier et le second segment font une saillie anormale, ils feront apparaître le menton en retrait, alors qu'il est en parfaite harmonie dans ses rapports avec les traits essentiels de la face (voir fig. 825). De même une arcade

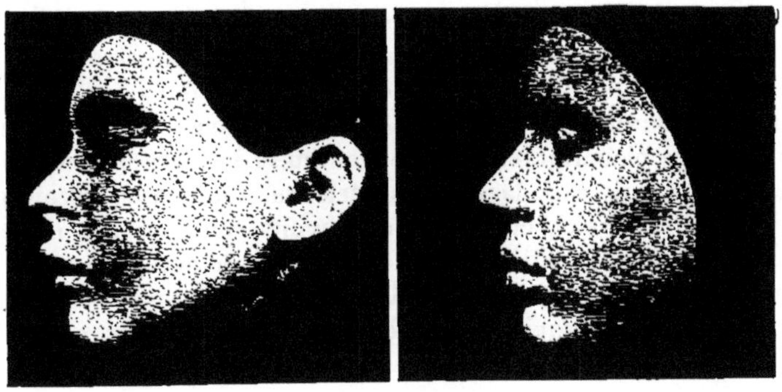

Fig. 825.

supérieure déplacée en arrière ou contractée et accompagnée d'une dépression de tous les traits reposant sur le maxillaire supérieur donnera l'aspect de la propulsion ou du prognathisme à une mâchoire inférieure et à un menton parfaitement placés. Les cas représentés dans les sections I et IV en sont des exemples. Avant le traitement, la mâchoire inférieure semblait en propulsion en examinant la face, mais

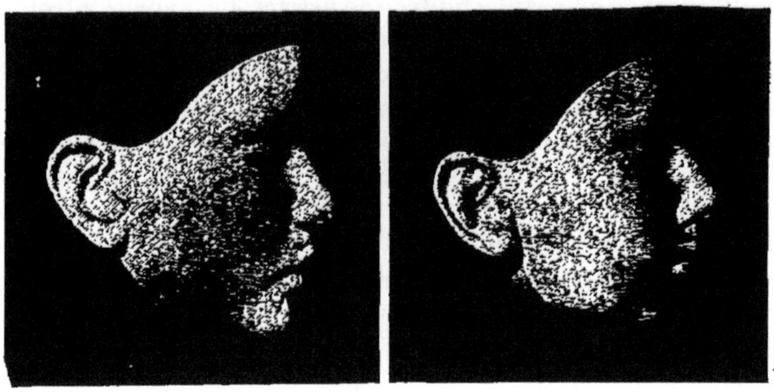

Fig. 826.

elle fut parfaitement corrigée par un déplacement antérieur des incisives supérieures et des procès intermaxillaires.

III. PROPULSION DU MAXILLAIRE ET DES DENTS SUPÉRIEURES

Les figures 847 et 848 contribuent à illustrer cette classe de difformités faciales connue sous le nom de propulsions anormales supérieures et elles montrent les avantages qu'il y a à déplacer en arrière les dents antérieures supérieures et leur procès alvéolaire.

Dans la figure 825 de larges espaces interdentaires entre les dents supérieures permirent de faire la réduction sans extractions. Dans la figure 826 les premières prémolaires supérieures furent extraites.

Si l'opération du saut de l'articulation était faite dans ces cas, elle produirait sans aucun doute une amélioration de l'aspect primitif de la physionomie. Elle placerait, en effet, le menton et la lèvre inférieure en plus parfaite harmonie avec la lèvre supérieure, mais là ne serait pas le traitement correct, car, comme nous l'avons remarqué, le menton n'est pas éloigné de la position parfaite lorsqu'on le compare avec les autres parties de la zone non modifiable.

Les principes sur lesquels repose la correction de cette classe de difformités faciales peuvent être représentés par les diagrammes suivants.

La figure 827 représente de profil un cas typique de propulsion anormale de la mâchoire supérieure; on remarquera que le menton paraît rétracté.

La figure 828 montre l'amélioration produite par le saut de l'articulation qui amène les segments 3 et 4 en meilleure harmonie avec les segments 1 et 2. Ces figures ne sont pas comparables à la figure 829, qui représente des contours symétriques et parfaits; le menton et la lèvre inférieure sont restés dans leurs positions originales harmonieu-

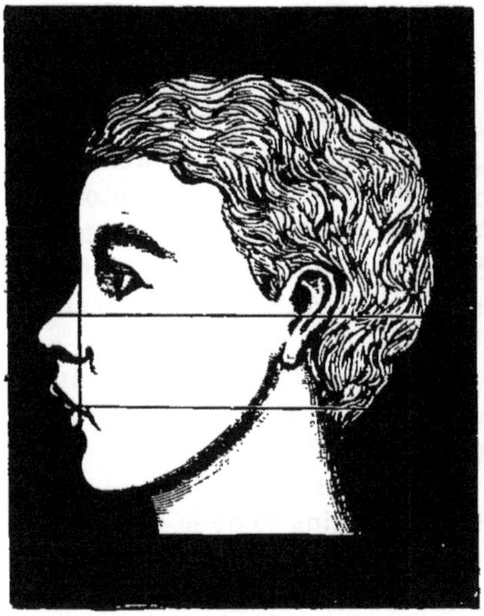

Fig. 827.

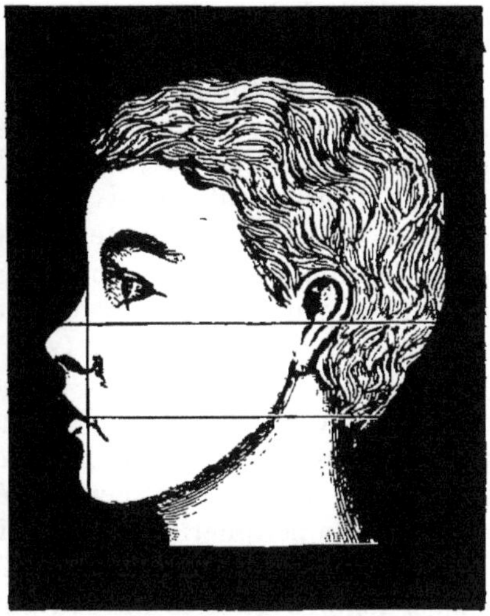

Fig. 828.

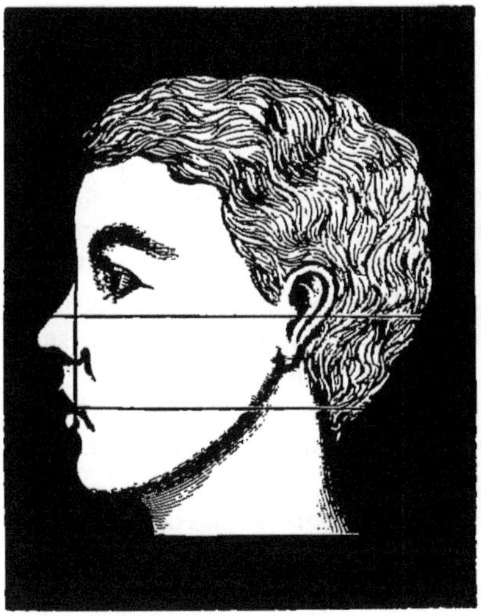

Fig. 829.

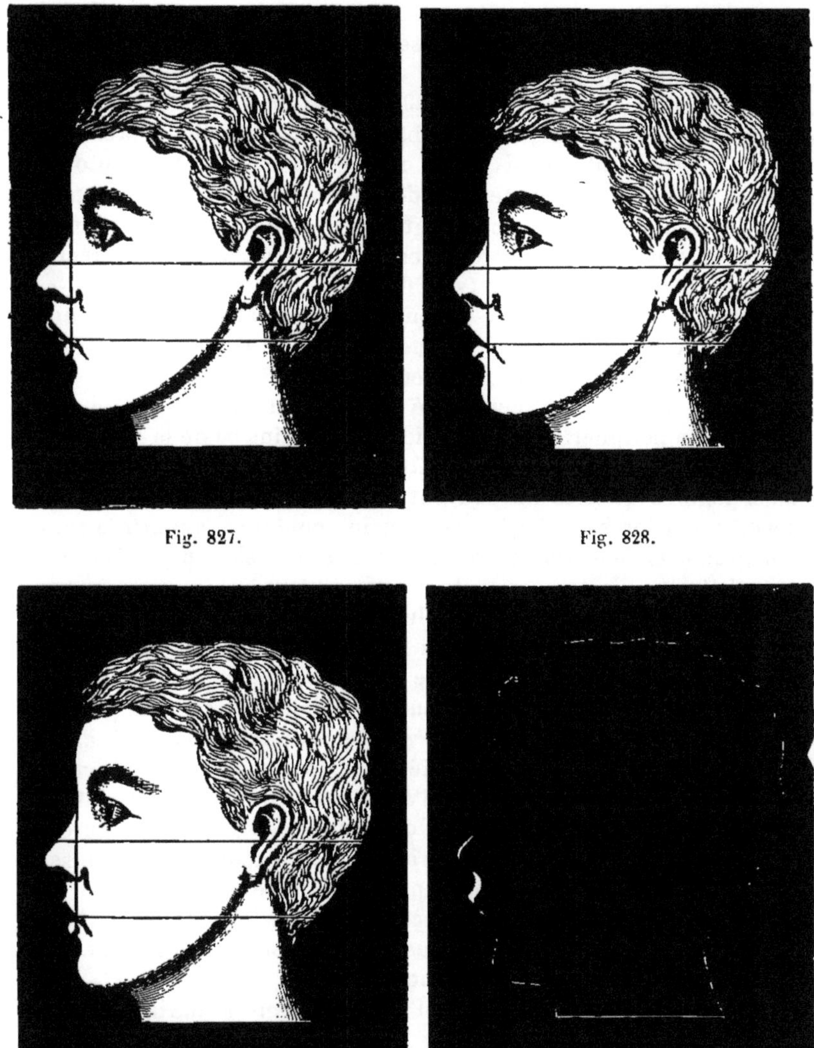

Fig. 830.

ses, tandis que l'extrémité du nez et la lèvre supérieure sont déplacées en arrière, afin d'entrer en harmonie avec l'ensemble de la face.

Les trois faces ont été traitées de la même façon. à l'exception —

comme le montrent les lignes transversales — de certains déplacements mécaniques déterminés dans les contours du profil au niveau de la zone modifiable. Dans la figure 828 les contours des segments 3 et 4 sont déplacés plus loin en avant et dans la figure 829 les segments 1 et 2 sont déplacés en arrière comme ils le seraient au moyen d'appareils de traction fixés aux dents.

En comparant les figures 827 et 829 on est tout à fait frappé de la différence d'effet esthétique, et il semble vraiment difficile d'obtenir ce résultat en déterminant une si légère modification dans les contours d'une zone relativement petite. En découpant une feuille de papier noir sur les limites exactes de la figure 829 et en la plaçant sur la figure 827 on peut se rendre compte entièrement de la seule et réelle différence entre les deux figures (voir fig. 830).

Quand un tel changement est produit dans les traits d'une face humaine, la différence est encore augmentée par la perfection harmonieuse des autres contours non représentés par les figures.

Il est un fait digne d'être mentionné : c'est qu'une très légère modification dans la périphérie ou la position de certains os de la face dont les traits tirent leur caractère et leur forme — et il s'agit ici de modifications si légères qu'elles ne peuvent être mesurées facilement — et produisant une dépression légère de certains contours, apportera souvent un grand embellissement à une face sans cela épaisse et dépourvue d'attrait.

Cela est vrai pour tous les cas les plus communs de protrusion et de rétrusion supérieure présentant dans la partie supérieure et dans la partie inférieure de la lèvre supérieure une proéminence ou une dépression anormales. Cela est spécialement vrai dans les cas qui paraissent comprendre la totalité du procès intermaxillaire, ce qui a de l'influence sur la direction antéro-postérieure des ailes et de l'extrémité du nez. Dans les cas de protrusion, l'application d'une force tirant en arrière spécialement les racines et les couronnes des dents antérieures, les procès alvéolaires et la partie antérieure de la mâchoire seront aussi amenés en arrière. Ce déplacement permet à la lèvre supérieure de tomber dans une pose plus gracieuse et plus facile, laissant les narines moins larges, moins ouvertes, accentuant la courbe supérieure du nez et faisant disparaître l'apparence du nez épaté.

Lorsque la protrusion supérieure est due seulement à une inclinaison labiale de larges couronnes dentaires, sans aucune protrusion de la zone apicale ou du segment, l'extraction de la première ou de la seconde bicuspide est indiquée, et l'on doit appliquer sur les couronnes des forces telles qu'elles puissent corriger le mieux la malposition.

Beaucoup de dentistes ont rencontré dans leur pratique un grand nombre de cas dans lesquels ils étaient opposés à la pratique de l'extraction. La condition ci-dessus avait été réalisée, les dents irrégulières et croisées étaient rentrées dans l'alignement, mais elles étaient trop larges pour une arcade maxillaire déjà parfaitement harmonieuse. (Voir fig. 853 à 856).

Il y a beaucoup de cas dans lesquels une inclinaison labiale des dents antérieures, supérieures et inferieures, produit une protrusion prononcée des lèvres, accompagnée d'une expression désagréable dans leur fonctionnement, spécialement si, à l'état d'occlusion, les dents antéro-inférieures sont au niveau des dents supérieures ou en avant d'elles. Le fait que la position la plus naturelle d'occlusion est réalisée lorsque les dents antéro-inférieures sont quelque peu postérieures aux dents supérieures favorise la courbe gracieuse de la lèvre inférieure si nécessaire à la perfection esthétique du menton.

Afin de rectifier une difformité faciale de ce genre, produite par de larges dents entassées dans des arcades trop restreintes pour elles, mais cependant de dimensions harmonieuses, il sera souvent nécessaire d'extraire une bicuspide de chaque côté à la fois dans la mâchoire supérieure et dans la mâchoire inférieure. Quelquefois l'extraction d'une incisive centrale inférieure sera suffisante.

Il y a des cas fréquents dans lesquels l'inclinaison labiale des dents antérieures et supérieures produit une protrusion relative de la zone incisive et une rétrusion de la zone apicale avec une protrusion de la portion inférieure de la lèvre inférieure et une dépression légère de la portion supérieure, rendant plus profondes les dépressions naso-labiales.

Si le segment 1 ne présente pas une dépression trop profonde, il

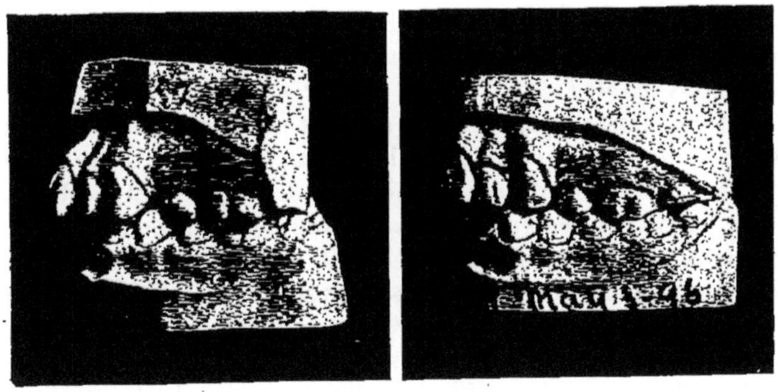

Fig. 831.

peut être remis en place par un léger mouvement en avant de la zone apicale antérieure que l'on détermine par un mouvement en arrière de la zone incisive, par une force appliquée seulement sur les extrémités incisives des dents en vue de déterminer aussi loin que possible un point d'appui sur le bord lingual des alvéoles.

Si la malformation est due à une implantation défectueuse des dents sur le maxillaire comme dans le cas précédent, l'extraction d'une prémolaire supérieure de chaque côté sera indiquée. Les figures 831 et 832 représentent des modèles d'un cas de ce genre avant et après le traite-

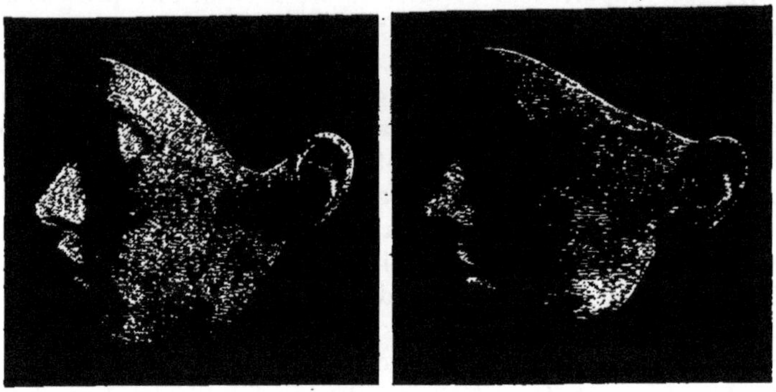

Fig. 832.

ment. Les premières prémolaires supérieures ont été extraites quelque temps avant que le patient se présente pour être traité.

Par opposition à cette classe de difformités, il en est une autre tout aussi répandue — bien qu'on ne la considère pas aussi souvent comme une anomalie — et dans laquelle les conditions sont inverses : les dents ont une inclinaison linguale avec une propulsion de la région maxillaire apicale.

Dans ces cas les dents possèdent ordinairement un alignement régulier et, par suite de leur inclinaison linguale, l'occlusion peut présenter des rapports convenables.

L'imperfection faciale, qui consiste surtout en une proéminence ou saillie des portions supérieures de la lèvre supérieure et de la région des ailes du nez est souvent très prononcée. Lorsque cette difformité est causée en partie par les racines des canines, les difficultés de correction sont très augmentées lorsqu'il s'agit de patients au-dessus de treize ans. Le fait que les racines des canines sont entourées d'un procès alvéolaire des plus denses et que leur déplacement en bloc dans une direction postérieure exige la résorption d'une large partie osseuse rend cette opération l'une des plus difficiles en orthopédie dentaire.

La figure 833 représente les modèles d'un patient âgé de plus de vingt ans. Elle montre avant et après traitement un cas de propulsion anormale des racines des dents antérieures supérieures, de leur procès alvéolaire et du maxillaire — les axes des incisives étant inclinés dans le sens lingual.

On remarquera que les canines ont été déplacées en bloc en arrière, malgré l'âge avancé du patient. Si les appareils de redressement sont construits d'une façon convenable qui permette l'établissement d'un point d'appui fixe sur les bords incisifs des dents, de façon que toute la force de l'appareil soit dirigée et maintenue sur les racines (voir fig. 874 et 875, section VI), on obtiendra lentement, mais sûrement, une entière disparition de la proéminence.

Si les dents sont tassées, se recouvrent ou sont en rotation sur leur

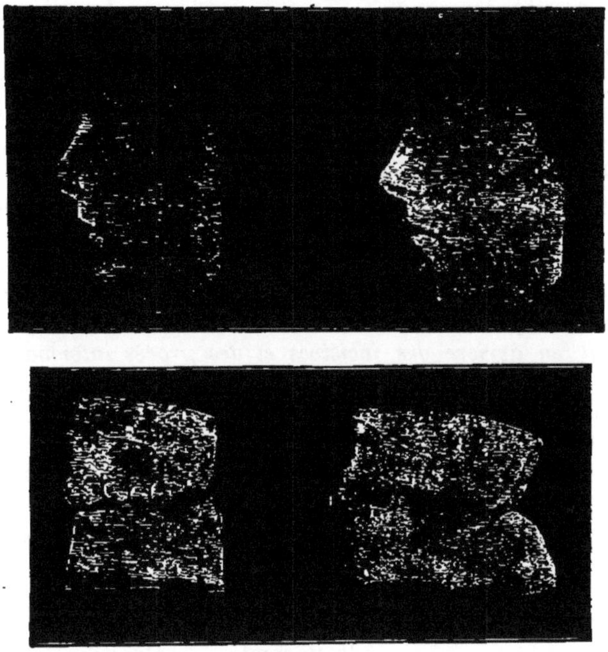

Fig. 833.

axe, la correction de l'alignement peut nécessiter l'extraction d'une prémolaire de chaque côté, afin d'obtenir le redressement sans propulsion anormale des couronnes. Ce procédé est spécialement indiqué lorsqu'on veut obtenir un grand déplacement en arrière des racines des canines.

IV. DÉPLACEMENT EN ARRIÈRE DES DENTS ET DU MAXILLAIRE SUPÉRIEURS

Les imperfections faciales dues à une insuffisance de plénitude dans les contours des traits occupant la partie centrale de la face sont très fréquentes. Les causes de ces difformités faciales plus ou moins accentuées sont à peine appréciables, même dans les cas les plus regrettables.

Il existe deux classes distinctes de ce type d'irrégularités faciales —

l'une due à un manque de développement de la portion intermaxillaire d'une mâchoire supérieure qui sans cela serait régulière, l'autre due à ce que toute la mâchoire supérieure est trop restreinte ou placée trop en arrière par rapport aux parties voisines.

Les dents et les procès alvéolaires de ces parties en rétraction sont privés de leurs rapports harmonieux et, comme conséquence, les traits qui les recouvrent sont plus ou moins déprimés, suivant que le rapport sur lequel reposent leurs contours est élargi ou diminué.

La cause première peut être souvent très obscure et ne permet que des conjectures et, à l'inverse de beaucoup de causes d'irrégularités dentaires, peut être réellement de peu d'importance dans le travail de correction. Elle peut avoir été provoquée par l'action locale de forces physiques pendant les premières années de l'adolescence, comme par exemple un défaut dans l'éruption et dans l'occlusion des dents; ou bien par un trouble local et un arrêt dans la nutrition antérieure ou postérieure à la naissance; en dernier lieu par une tendance physique inhérente qui n'est pas rare.

Déplacement en arrière des incisives et des procès intermaxillaires supérieurs. — Dans les difformités les plus accentuées de cette classe la physionomie apparaît souvent aplatie, les os des joues sont proéminents, le menton et la lèvre supérieure font saillie; les incisives supérieures sont en occlusion régulière ou postérieure avec les incisives inférieures et quelquefois sont engrenées largement dans cette position comme cela est montré dans le cas décrit et représenté dans la section I.

Les incisives supérieures, qui seules ont leur origine dans le procès intermaxillaire, sont entièrement placées dans une position postérieure à la normale. L'inclinaison labiale des couronnes, jointe à la profondeur des fosses incisives, montre immédiatement la rétrusion des racines et de la région voisine du maxillaire.

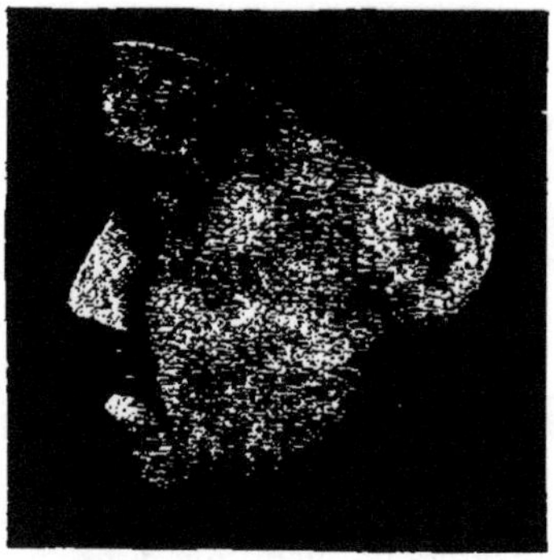

Fig. 834.

La lèvre supérieure reposant sur les dents en rétrusion et sur les procès sous-jacents est proportionnellement déprimée. La difformité faciale ne se limite pas là. Étant donné que toute la portion inférieure du nez est supportée par les cartilages qui naissent de l'épine nasale antérieure et des bords latéraux de la cavité nasale, elle se trouve souvent altérée dans sa forme de façon marquée par la rétraction de ses supports.

Lorsqu'il existe une rétraction marquée de toute la lèvre supérieure et de la portion inférieure du nez, avec des ailes reposant sur des dépressions profondes causées par une proéminence inusitée des sillons naso-labiaux, il en résulte une propulsion anormale des parties environnantes, produisant quelquefois une expression d'étonnement qui est seulement le propre des personnes âgées. On peut se rendre compte de cette expression sur la figure 834. Il s'agit d'une jeune fille âgée seulement de douze ans, dont le modèle peut servir de type pour les cas que l'on rencontre fréquemment dans la pratique.

Arcade dentaire et maxillaire rétrécis et en rétrusion. — Dans cette catégorie de difformités la physionomie dans les cas les plus prononcés

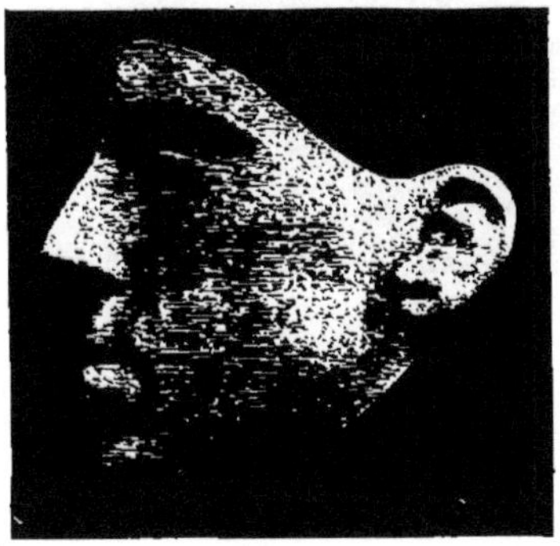

Fig. 835.

Fig. 836.

a souvent les mêmes signes caractéristiques que ceux de la classe précédente, mais elle présente une rétraction plus générale des traits qui occupent le centre de la face, et les sillons naso-labiaux sont moins prononcés. Le nez est souvent mince et les narines sont pincées, et bien que l'extrémité du nez puisse être déprimée, la distance de l'extrémité du nez à la partie la plus déclive est souvent allongée. Si le patient respire par la bouche et qu'il présente cette « articulation ouverte » caractéristique, la difformité sera augmentée ainsi que la difficulté de sa réduction.

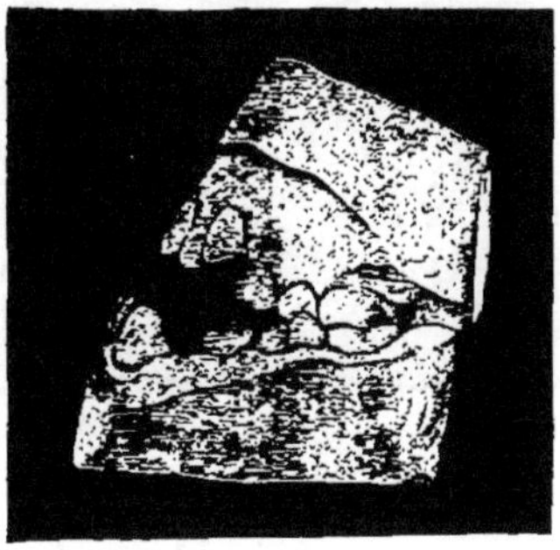

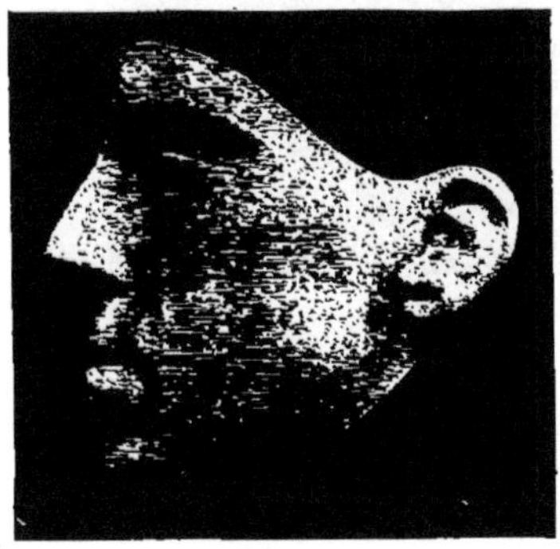

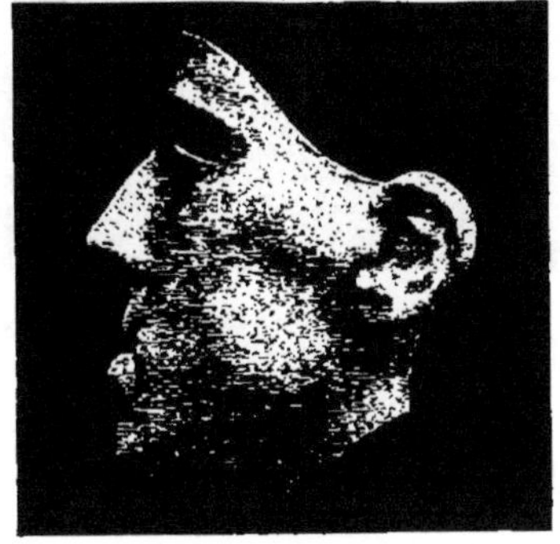

Fig. 837.

La figure 835 représente un profil appartenant à cette classe. La figure 836 représente le même modèle photographié sous un angle légèrement différent pour montrer le caractère anguleux des traits.

La figure 837 est une vue de l'occlusion naturelle des dents. Les premières molaires inférieures ont été tout d'abord enlevées, afin de déplacer en arrière les dents antérieures, afin de réduire la propulsion anormale de la lèvre inférieure et d'élargir la courbe entre le bord de la lèvre et le menton pour obtenir une apparence plus esthétique. La figure semble montrer une occlusion parfaite de toutes les molaires, tandis que par le fait de la très grande étroitesse de la mâchoire supérieure les cuspides buccaux des secondes molaires

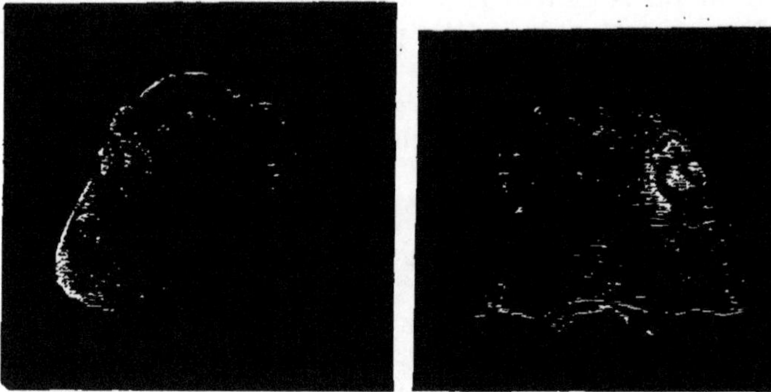

Fig. 838.

seulement sont en occlusion avec les cuspides linguaux des molaires inférieures.

La figure 838 représente, vue du côté palatin, l'arcade supérieure avant et après le traitement.

La figure 839 montre l'occlusion naturelle après traitement. L'arcade dentaire supérieure tout entière, spécialement au niveau de la zone

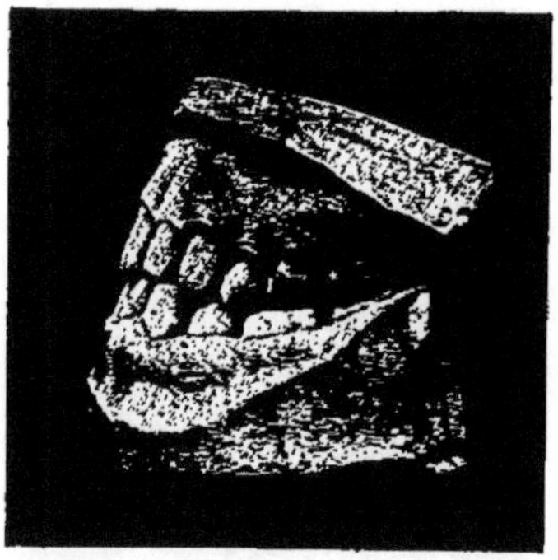

Fig 839.

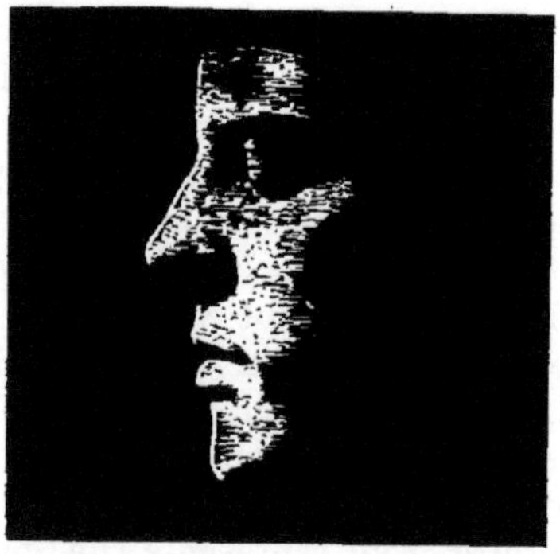

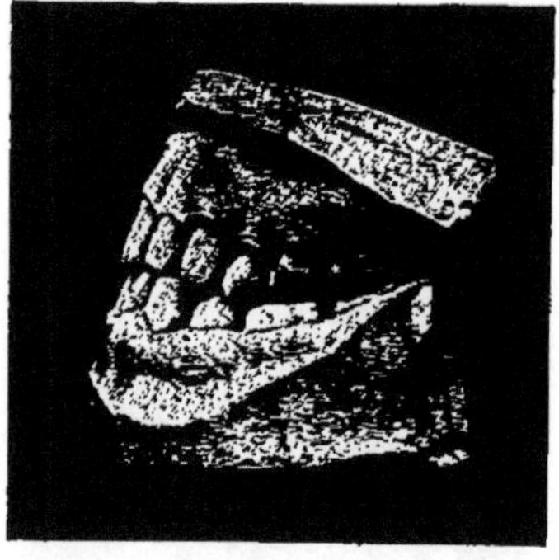

Fig. 840.

apicale, fut considérablement élargie, l'articulation ouverte fut fermée en partie par un moulage des molaires, en partie en repoussant les dents antérieures vers les molaires au moyen de petites bandes en caoutchouc s'étendant des dents supérieures aux dents inférieures. La figure 840 représente un moulage de la face après traitement.

Comme nous l'avons mentionné dans la section II, une dépression des traits occupant le centre de la face, telle que nous l'avons décrite,

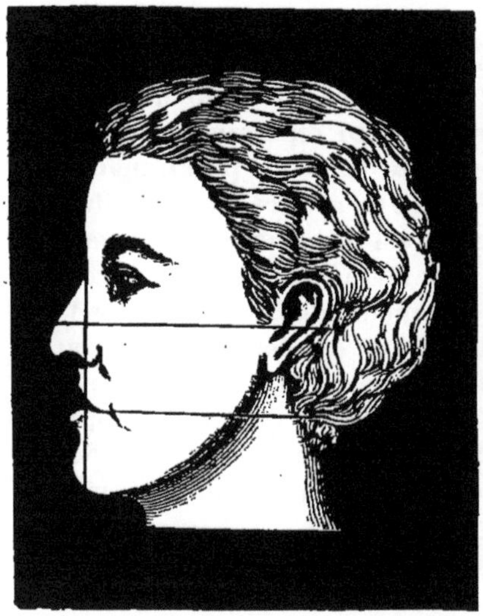

Fig. 841.

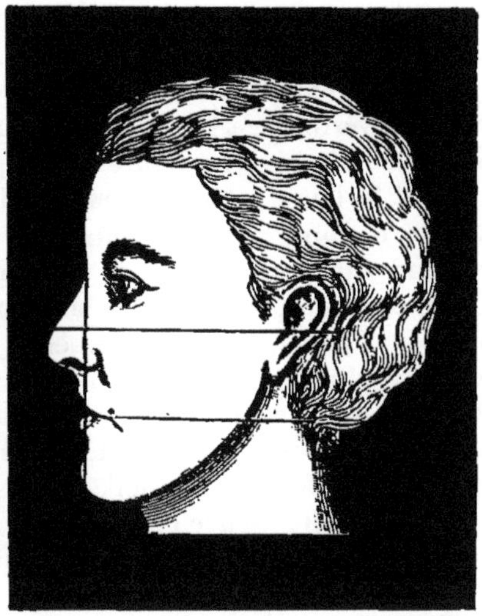

Fig. 842.

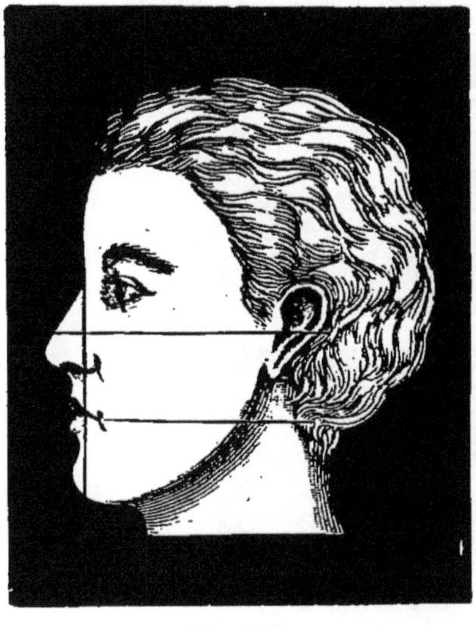

Fig. 843.

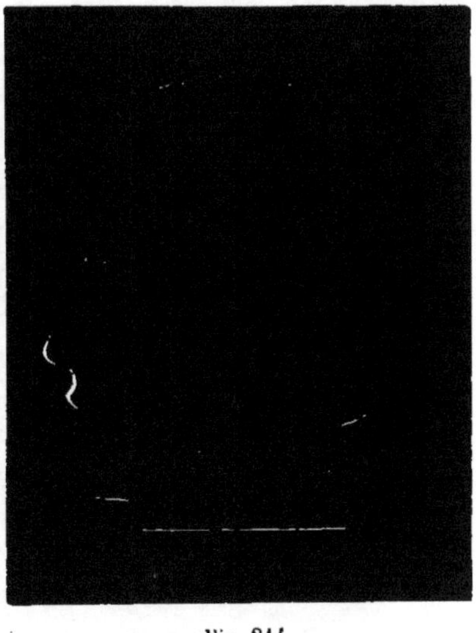

Fig. 844.

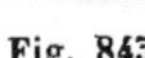

est souvent prise par erreur pour un prognathisme de la mâchoire et traitée comme prognathisme.

Une légère rétraction de la mâchoire inférieure produira dans presque tous les cas de ce genre une amélioration de l'aspect du visage, parce que le menton et la lèvre inférieure se trouvent amenés en harmonie plus parfaite avec la dépression de la partie centrale de la face. Mais une telle modification (lorsqu'elle n'est pas réclamée) ne donne jamais les beaux effets produits en reportant en avant la dépression des traits — dans les segments 1 et 2 — ce qui produit une parfaite harmonie.

On peut vérifier ce fait avec la figure 841, qui représente un profil typique de ce genre. La figure 842 représente le même profil, mais le menton et la lèvre inférieure ont été déplacés en arrière, ce qui détermine une certaine amélioration, mais qui n'est pas comparable à celle de la figure 843, dans laquelle le menton et la lèvre inférieure conservent la même position par rapport à la zone non modifiable, comme dans la figure 841, tandis que les segments 1 et 2 ont été déplacés en avant avec un résultat qui démontre, non seulement par la théorie, mais par la pratique, que c'est là le vrai moyen d'obtenir une disposition presque harmonieuse et esthétique de tous les traits de la face. La figure 844 représente la différence actuelle entre les figures 841 et 843, différence que l'on peut vérifier par l'expérience.

La figure 845 représente les résultats que l'on obtient pratiquement

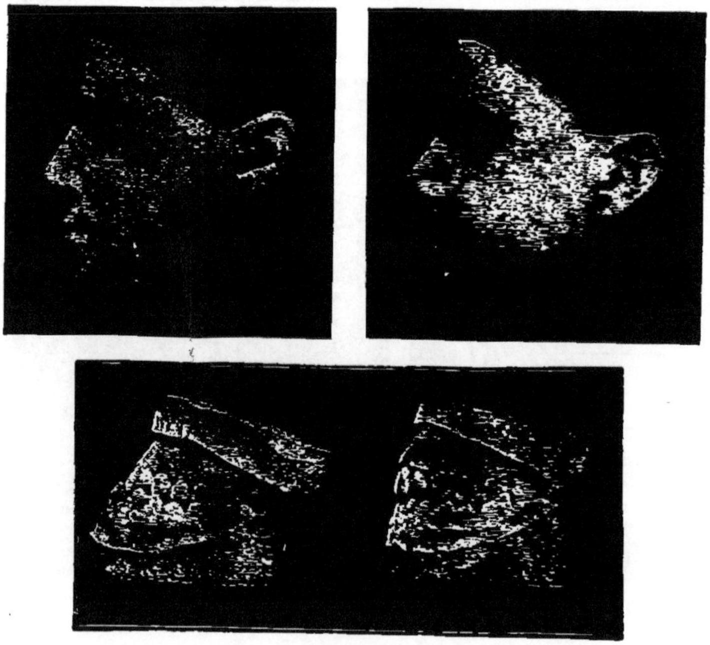

Fig. 845.

dans les cas de ce genre. L'appareil dont on se sert pour obtenir ces résultats est bien décrit dans la section VI de ce chapitre. On peut, par son usage, élargir la zone apicale des dents antérieures et l'avancer du degré voulu, tandis que le déplacement et l'inclinaison des couronnes restent sous le contrôle absolu de l'opérateur.

On constatera dans un grand nombre de cas, surtout lorsque cette opération sera entreprise de bonne heure, vers treize ou quatorze ans, que toute la portion intermaxillaire de la mâchoire supérieure peut être déplacée en avant et avec les racines des incisives.

La dépression imprimée sur les traits de la physionomie qui dépendent, dans les segments 1 et 2, de cette portion des mâchoires, est amenée de la sorte à une harmonie parfaite avec les autres traits.

Nous ne voulons pas dire ici qu'il n'y ait pas beaucoup de cas de prognathisme réel du maxillaire inférieur qui pourraient être réduits et donneraient un résultat meilleur, ni que cette opération soit impossible si elle n'est décidée et entreprise de très bonne heure, et suivie du port prolongé d'appareils. On peut certainement amener la mâchoire inférieure à une position plus postérieure, par rapport à la mâchoire supérieure. On obtient ce résultat, en partie par une courbure des branches et du col des condyles, en partie par une résorption de la cavité glénoïde.

Les nombreux échecs qui ont suivi ces opérations ont été dus surtout à l'âge avancé des patients et beaucoup à ce fait aussi : c'est que l'application constante des appareils dépend de la volonté ou du caprice du patient.

Si l'on considère la précocité de l'ossification de la mâchoire inférieure, ces opérations devraient être entreprises entre cinq et dix ans au plus tard.

Les calottes ajustables sur la tête et le menton doivent exercer une pression uniforme sur les surfaces sur lesquelles elles reposent, permettre une libre ventilation ; de plus, ces appareils en place ne doivent pas présenter de parties proéminentes qui pourraient gêner le patient pendant la nuit.

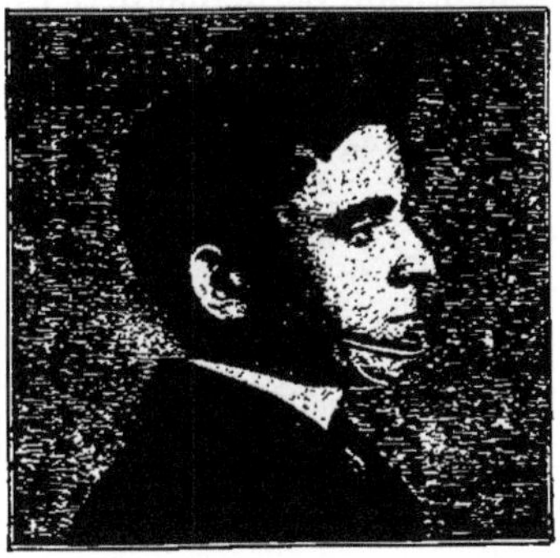

Fig. 846.

Un beau tissu métallique remplit très bien ce rôle pour la construction de la calotte. On peut le couper et le conformer facilement. Pour cela, il faut d'abord découper un modèle en fort papier et l'ajuster soigneusement, suivant les limites que l'on veut donner à la calotte crânienne. En reproduire le double avec une feuille d'étain mince, souder ensemble les bords libres et ajuster à la tête pour voir si la calotte occupe bien la position voulue et possède l'aspect désiré. Couper la toile métallique en ménageant un léger excès dans les dimensions, l'ajuster au bord où elle sera fixée en un seul point avec de la soudure à bas titre. Enfin, on achèvera l'ajustage en l'appliquant à nouveau sur la tête et en traçant une ligne suivant les bords dans les endroits où la soudure doit être placée. Pour construire la mentonnière, faire d'abord une charpente en fil de maillechort que l'on soude ensuite à une toile métallique, comme cela est représenté sur la figure 846 — l'ensemble étant conformé de façon à produire une pression également répartie sur tout le menton. Les extrémités des fils métalliques sont courbées de façon à s'appliquer sur la face, mais avec une longueur suffisante pour empêcher les bandes de caoutchouc de faire pression sur les joues ; les extrémités en sont recourbées l'une vers l'autre pour recevoir les bandes de caoutchouc.

De petits triangles en fil de fer servent à fixer les bandes de caoutchouc à la calotte crânienne au moyen de boutons plats cousus à la toile métallique. Enfin, on recouvre le bord de la calotte d'un ruban de soie ouatée, on double la mentonnière d'un tissu lâche et l'on relie les bords avec de la soie.

La calotte crânienne est aussi admirablement disposée pour permettre l'application d'une force répulsive sur les dents supérieures et antérieures, au moyen d'une barre métallique fixée au moyen d'un fil à l'ancrage des molaires.

V. DE LA PHYSIONOMIE DANS SES RAPPORTS AVEC LA CONSERVATION OU L'EXTRACTION DES DENTS

Dans sa plus large acception, ce chapitre traite de la conservation et de l'extraction des dents, qu'il s'agisse de la dentition temporaire ou de la dentition permanente, c'est-à-dire de ce qui concerne en quelque

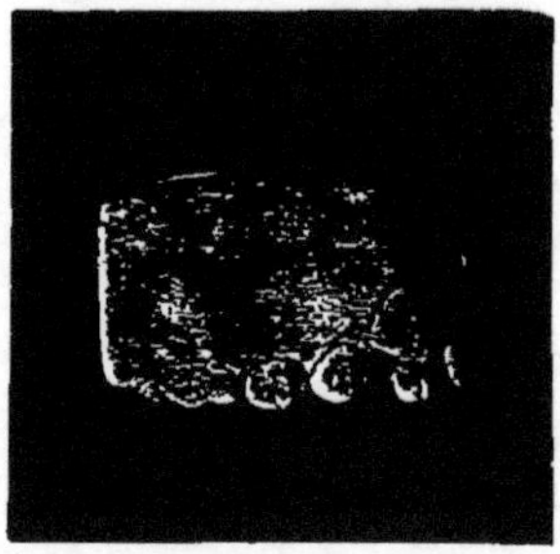

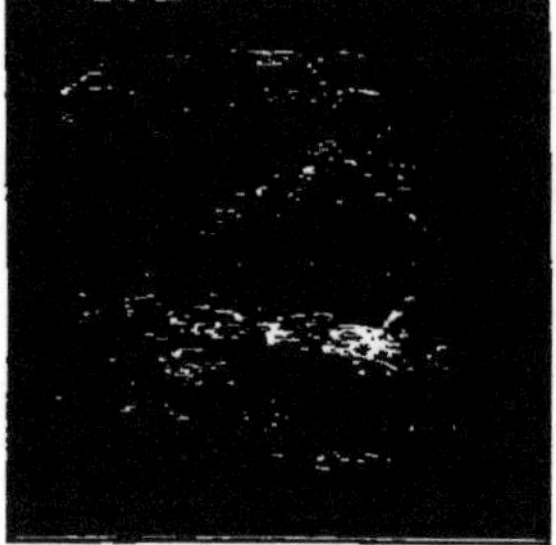

Fig. 847.

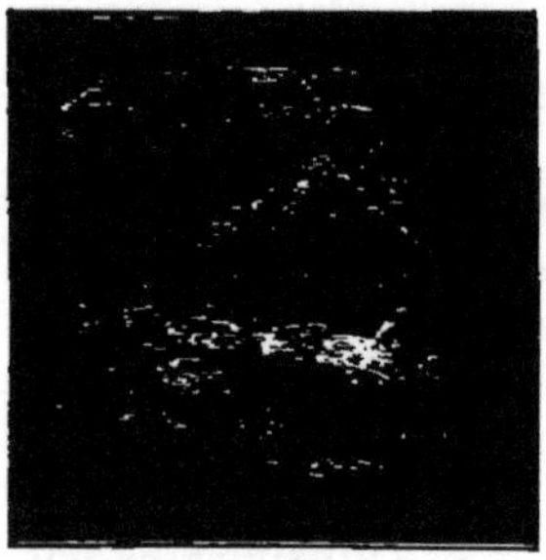

Fig. 848.

façon la prévention, la production ou la correction des irrégularités dento-faciales.

Nous présenterons deux phases du sujet. La première est relative au maintien ou à l'extraction des prémolaires supérieures chez les patients au-dessus de quatorze ans, afin de corriger une irrégularité dentaire; la seconde concerne l'extraction précoce des prémolaires pour prévenir une propulsion supérieure anormale.

Dans la forme commune d'irrégularités dentaires représentée figure 847, si l'on étudiait seulement le modèle de la mâchoire supérieure, on se déciderait probablement à extraire les premières bicuspides comme le meilleur moyen d'assurer le parfait alignement de l'arcade dentaire. Ce procédé serait, en effet, le plus correct, si l'on ne considérait que les dents supérieures seulement.

Et de même, si l'on étudiait à la fois le modèle supérieur et le modèle inférieur en occlusion, et si l'irrégularité de l'arcade inférieure correspondait, comme c'est le cas habituel, à celle de l'arcade supérieure (voir à ce sujet la figure 848), on déciderait sans aucun doute et avec raison l'extraction des premières prémolaires inférieures. Cette méthode de traitement pourrait même être adoptée après un examen superficiel de la face du patient que nous pouvons supposer semblable à celle représentée figure 849. L'extraction des premières prémolaires inférieures

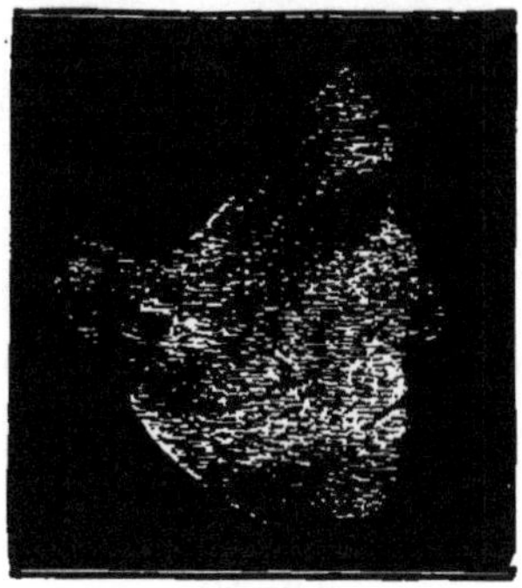

Fig. 849.

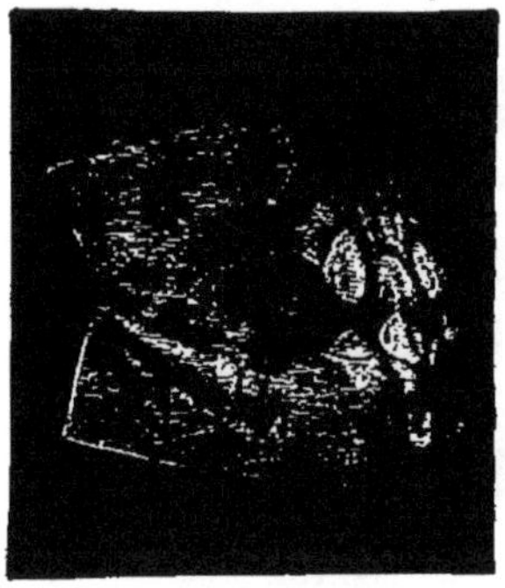

Fig. 850.

qui viennent à peine de commencer leur éruption et le déplacement des dents antérieures réduiraient d'une façon certaine la propulsion apparente de la lèvre inférieure et la mettraient en plus parfaite harmonie avec la lèvre supérieure, qui est elle-même déprimée.

Mais si l'on étudie cette face avec soin en se plaçant à un point de vue plus élevé, celui du développement esthétique, il devient évident que le menton et la lèvre inférieure ne sont pas en propulsion par rapport à la saillie des os malaires et à la partie supérieure du nez au front, mais que les traits qui occupent la partie centrale de la face sont déprimés à tel point qu'ils produisent une rétraction marquée de la partie inférieure du nez. Ce qui est donc réellement indiqué dans ce cas, c'est l'avancement ou déplacement en avant de toute la portion intermaxillaire de la mâchoire et des dents incisives et ensuite chaque dent dans chaque arcade sera placée en position correcte afin d'obtenir la rétention définitive des différentes parties.

Dans ce mode de traitement, qui exige le déplacement en avant et en bloc des incisives, de leurs racines et du procès intermaxillaire, la position des canines comme dans ce cas empêchera fréquemment l'attachement correct et le bon emploi des appareils; de sorte qu'il devient souvent nécessaire d'élargir d'abord l'arcade dentaire et de pousser les couronnes dans l'alignement partiel par les moyens ordinaires, moyen préliminaire pour placer les incisives sous l'action des forces régularices. La figure 850 représente dans ce cas la position des dents à un stade intermédiaire, les dents antérieures sont tassées dans un alignement imparfait sans aucune amélioration notable du côté de la face. (On peut ajouter qu'à ce stade de l'opération des cas de ce genre ont été considérés comme complètement traités tant que l'on n'avait pas trouvé le moyen d'élargir l'arcade apicale).

La figure 851 est une figure exacte du résultat final qui fut accompli

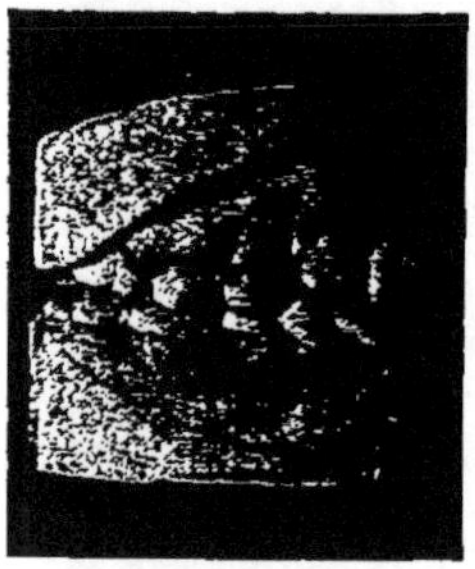

Fig. 851.

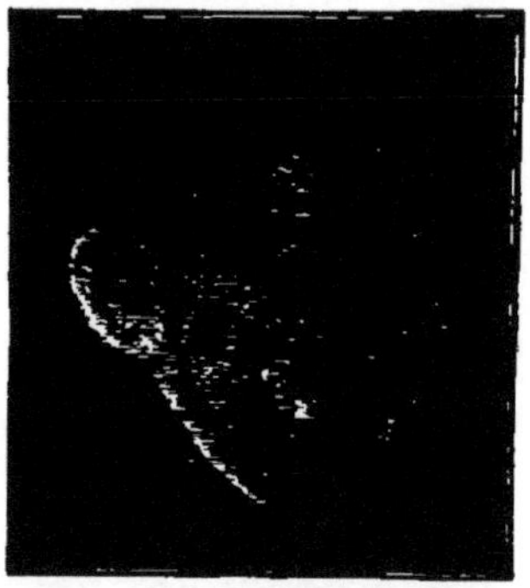

Fig. 852.

au moyen des appareils de contour décrits dans la section VI (p. 845). On verra que les incisives sont en position correcte et que toutes les dents ont maintenant amplement d'espace. Le modelage représenté figure 852 donne une faible idée de la remarquable amélioration produite dans la physionomie.

Dans un autre cas, celui de l'arcade supérieure représentée figure 853, si nous examinons séparément cette arcade supérieure en la comparant à celle du cas précédent ou à celle de la figure 847, on y trouvera beaucoup d'analogie. On voit en effet le même désordre dans les dents, le manque de place pour l'éruption normale des canines; et encore s'agit-il ici d'un cas réclamant absolument l'extraction des prémolaires. A l'âge de quatorze ans, cette irrégularité dentaire présentait l'aspect montré par la figure 854, où l'on voit les deux modèles en occlusion. Le patient fut confié aux soins d'un dentiste, qui tenta la correction de cette irrégularité sans faire l'extraction des premières prémolaires. La figure 855 montre le résultat deux ans après.

On voit que les incisives avaient été déplacées en avant et qu'elles présentaient une inclinaison labiale marquée par suite du refoulement des

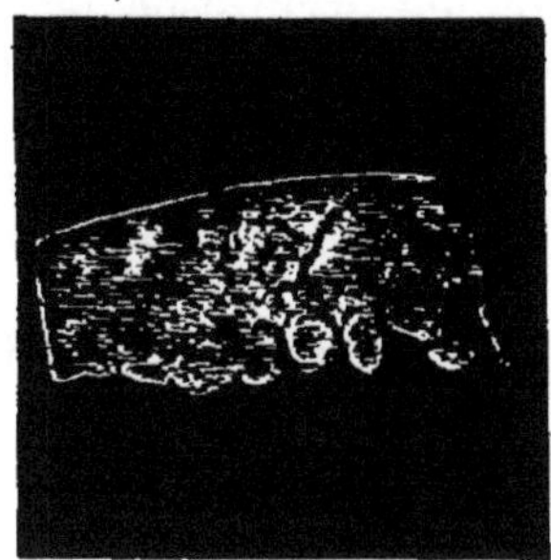

Fig. 853.

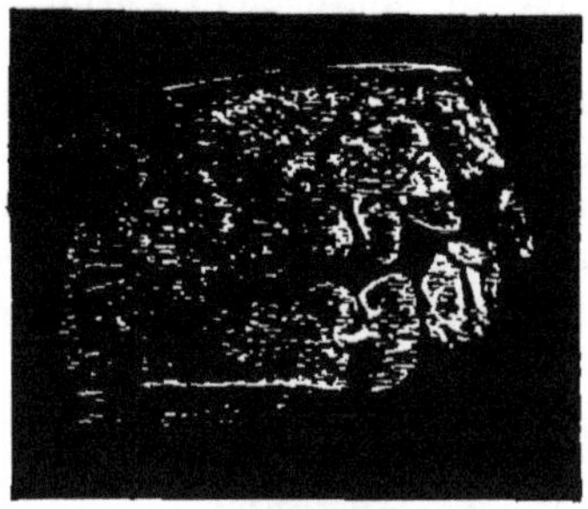

Fig. 854.

canines dans l'alignement; toutes les dents antérieures étaient en rotation sur leurs axes de façon à occuper le moins d'espace possible. La figure 856 représente le modelage de la face du patient à cette époque.

Les considérations suivantes montrent d'une façon évidente sur quelle

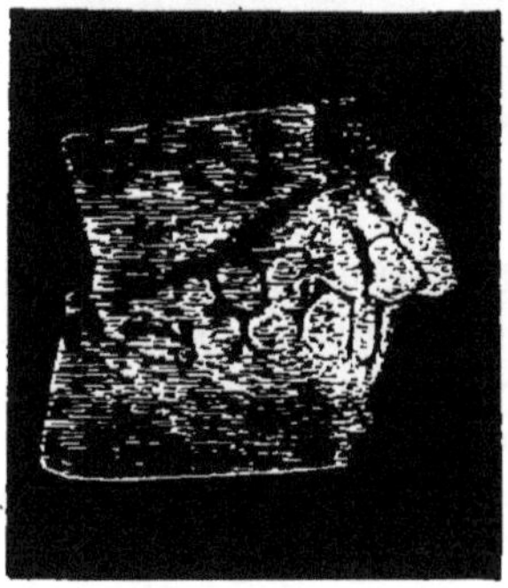

Fig. 855.

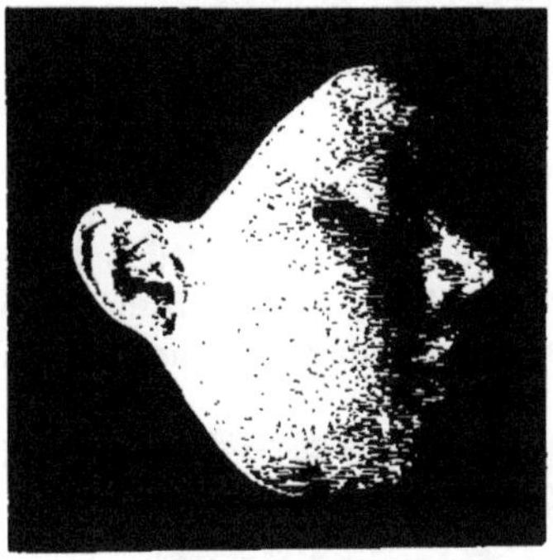

Fig. 856.

erreur était fondé le traitement poursuivi : d'abord la propulsion des couronnes des dents antérieures et supérieures produit une expression désagréable de la bouche, qui équivaut à une difformité de telle nature qu'il est impossible de la corriger dans ce cas particulier sans enlever certaines des unités de l'arcade dentaire. En second lieu, s'il s'était agi d'un cas dans lequel l'arcade maxillaire aurait été trop étroite et aurait présenté une dépression des traits correspondants de la face, l'inclinaison labiale des dents aurait pu être réduite par un élargissement de la zone apicale, ce qui aurait permis une légère rétrusion de la zone occlusale avec une correction partielle, sinon complète, de la difformité dentaire et de la difformité faciale; mais tel n'était pas le cas, et c'est pourquoi il n'y avait pas à le prendre en considération. Le troisième argument — le plus sérieux — ne pourrait s'appliquer dans tous les cas où les couronnes sont inclinées vers l'extérieur. La forme conique des dents leur permet de présenter un alignement parfait, malgré une inclinaison labiale marquée; mais dans cette position les espaces interproximaux si nécessaires à la conservation des dents sont si complètement rétrécis qu'ils détruisent la portion interproximale du tissu gingival, ce qui aboutit en dernier lieu à la résorption de la gencive et du procès alvéolaire avec les terribles conséquences qui s'ensuivent.

Si les premières bicuspides avaient été extraites, beaucoup de diffi-

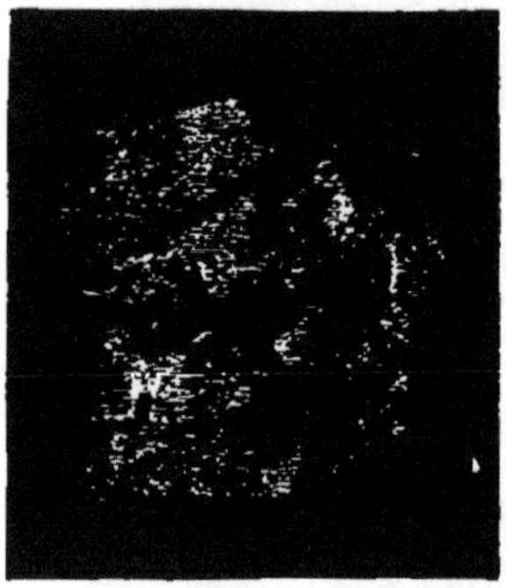

Fig. 857.

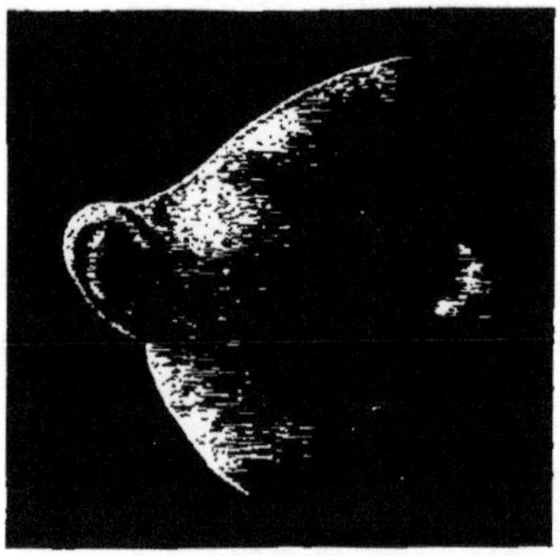

Fig. 858.

cultés dans le redressement des dents auraient été évitées et, ce qui est plus important, on aurait obtenu un résultat plus satisfaisant dans l'arcade dentaire et sur la physionomie. Et de plus, si les premières prémolaires supérieures avaient été extraites aussitôt après leur éruption en même temps que les canines temporaires, comme cela sera indiqué dans la seconde partie de ce sujet, ce cas n'aurait réclamé qu'un traitement insignifiant.

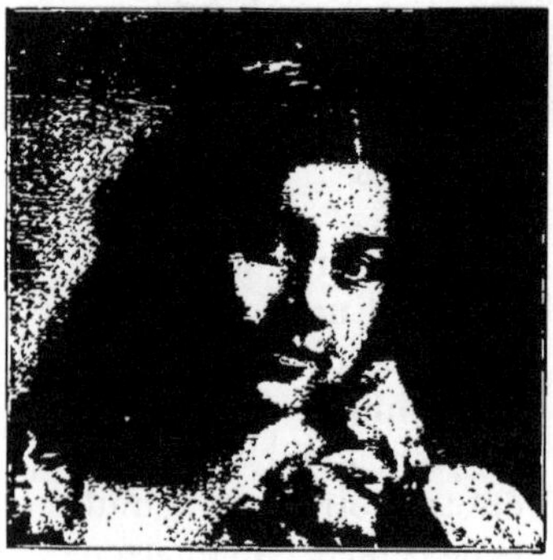

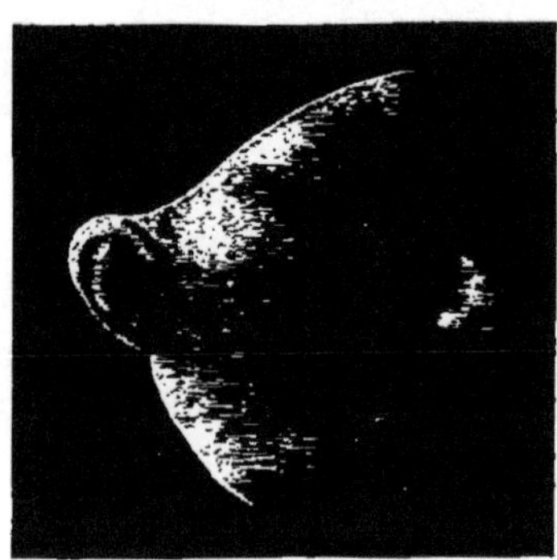

Fig. 859.

La figure 857 représente la position actuelle des dents après un redressement qui consista à repousser les dents en arrière de façon qu'elles comblent les espaces produits par l'extraction des prémolaires. La figure 858 représente un modelage de la face après traitement. On remarquera que les espaces interproximaux entre les dents sont restaurés, tandis que la rétrusion des dents antérieures permet aux lèvres de tomber gracieusement dans leur position habituelle. L'amélioration de l'aspect de la face de ce cas et de tous les autres ne peut être entièrement représentée par un modelage en plâtre de la face. La figure 859 a été faite d'après une photographie de cette patiente, prise quelques mois après la fin du traitement.

Il y a beaucoup de cas qui réclament l'extraction précoce des prémolaires aussitôt qu'elles peuvent être atteintes avec le davier.

Par exemple des faces d'adultes présentant des propulsions anormales de la mâchoire supérieure et des dents, ainsi qu'un aspect bombé de la portion inférieure du nez, devraient subir le même traitement. Les dents sont ordinairement larges, proéminentes, tassées, mais pas toujours inclinées du côté labial.

La protrusion supérieure habituelle, celle que présente cette tête, est si fréquente qu'il n'est pas nécessaire d'en donner de nouvelles figures ni d'autres explications.

La protrusion supérieure dans laquelle les dents ne sont pas inclinées du côté labial n'est pas tout à fait aussi fréquente.

L'arcade alvéolaire est nécessairement proéminente, quoique cette difformité, dans les cas les plus fréquents et d'ailleurs les plus marqués, soit due aux grandes dimensions de la mâchoire supérieure, disproportionnée par rapport aux traits délicats qu'elle supporte et auxquels elle donne des formes asymétriques. Les dépressions dans lesquelles reposent les ailes du nez sont plus ou moins comblées comme le produirait une piqûre d'abeille ou un abcès alvéolaire. Les narines sont larges et ouvertes, et l'extrémité du nez est déplacée en avant et en haut (retroussée) par la propulsion des épines nasales et du septum cartilagineux. La lèvre supérieure, étant appliquée sur un support manquant d'harmonie, se trouve raccourcie de sorte qu'elle recouvre les dents avec difficulté et dans son fonctionnement se soulève facilement, ce qui détermine une exposition déplaisante des dents et des gencives.

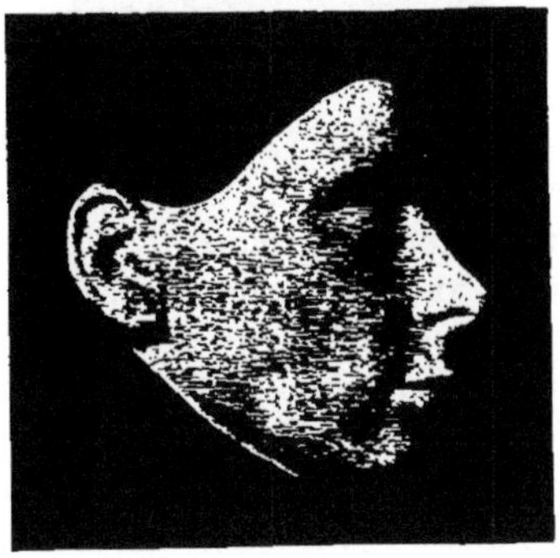

Fig. 860.

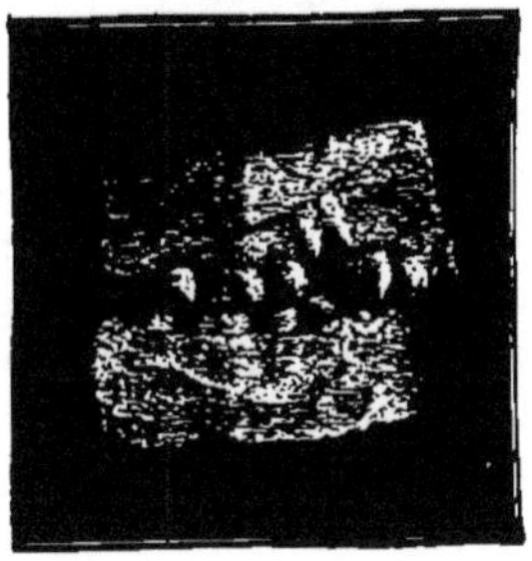

Fig. 861.

Il s'agit là d'un état extrême, mais qui n'est pas rare. Les innombrables variétés de physionomie sont caractérisées par des stades échelonnés entre le type que nous venons de décrire et celui de l'harmonie parfaite.

La figure 860 représente le modelage d'une face de jeune homme âgé de dix-huit ans que l'on peut prendre comme type caractéristique de cette difformité faciale. La figure 861 représente les dents en occlusion. Les canines et les éminences canines sont très saillantes et s'étendent très haut sous les ailes du nez.

Si ce cas avait été traité de bonne heure de la façon que nous préconisons ici, on aurait prévenu la difformité et l'on aurait complètement évité les difficultés presque insurmontables qui accompagnèrent la réduction pendant un traitement constant qui dura près de trois ans.

Quiconque n'a jamais essayé de déplacer des racines de canines dans une direction postérieure chez des patients âgés de plus de seize ans ne peut apprécier les difficultés d'une telle opération.

Et bien que le résultat, malgré ces circonstances, soit tout à fait suffisant comme on peut le voir sur les figures 862 et 863, la physionomie

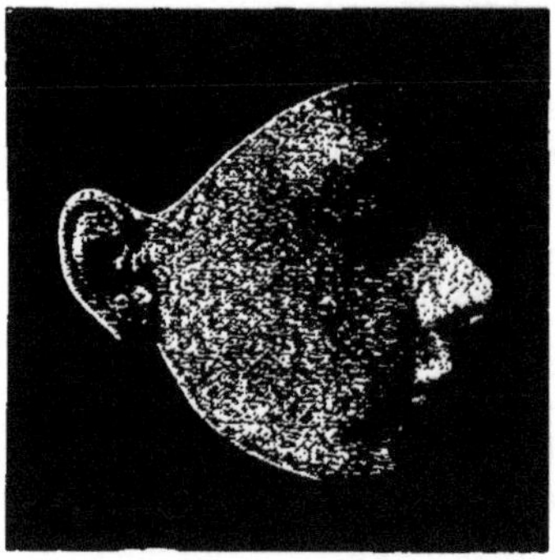

Fig. 862.

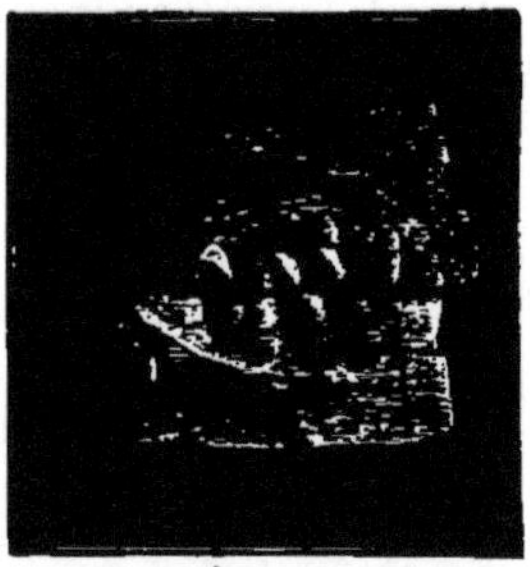

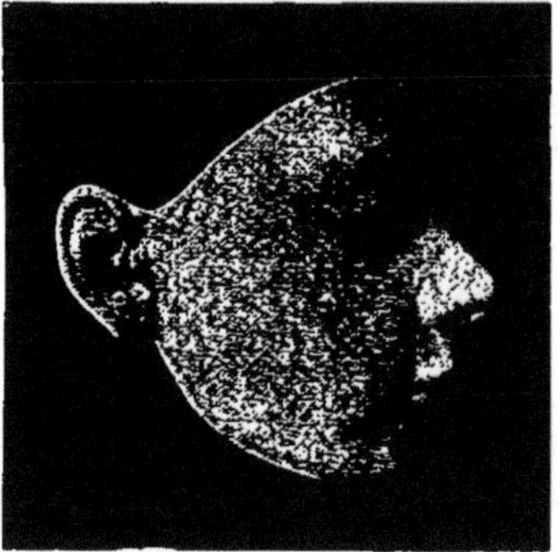

Fig. 863.

n'est cependant pas tout à fait aussi parfaite au point de vue esthétique qu'elle l'aurait été si le cas avait reçu un traitement précoce.

Dans presque tous les cas de protrusion anormale supérieure, en se plaçant au point de vue chirurgical et au point de vue artistique, il faut se poser cette importante question : la nature n'a-t-elle pas été obligée de déterminer, de réaliser cet état pour accommoder des dents trop larges pour leur support naturel, trop larges aussi pour les traits du visage qui les recouvrent? Et n'aurait-il pas été possible, dans les premières années de développement, d'aider la nature et de lui éviter la production de cette croissance osseuse excessive destinée au développement et au soutien de toutes ces larges dents? Cela est vrai aussi lorsque la protrusion semble héréditaire et due à la transmission d'une large mâchoire sans harmonie, garnie des dents en désordre.

Nous ne pouvons certainement pas réduire les dimensions des dents, mais nous pouvons réduire leur nombre et, en agissant ainsi, nous réduisons les dimensions du maxillaire et de l'arcade dentaire. Mais il ne faut pas s'y tromper. Il est dangereux de défendre un tel principe devant les praticiens qui n'ont accordé que peu d'instants à l'étude de cette branche de la dentisterie. Ils penseront, en effet, que l'on doit extraire pour régulariser le tassement des dents dans l'arcade et ils ne se préoccuperont pas ou pas assez de la physionomie, tandis qu'une étude spéciale et attentive des traits, leur comparaison avec le type familial montreraient qu'en réalité l'arcade dentaire maxillaire devrait être élargie et que chaque dent devrait être conservée de façon à poursuivre sa croissance et son développement naturel. Si cela n'avait pas été réalisé par un processus naturel, on devrait certainement conserver toutes les dents pour maintenir en place l'arcade pendant son développement artificiel.

Mais comment pouvons-nous étudier une face d'enfant qui n'a pas encore atteint son développement, dont chaque trait passe par de rapides changements de croissance? Comment pouvons-nous déterminer si les arcades dentaires et les mâchoires ne seront pas trop proéminentes, et pouvons-nous dire que les autres traits ne se développeront pas pour régulariser les proportions?

La nature, merveilleusement prévoyante, proportionne quelque peu, au moment de leur éruption, les dimensions des couronnes dentaires au développement naturel et à la largeur des mâchoires à ce moment. Et même lorsque les dents ne font pas leur éruption à une époque plus précoce que la normale ou lorsque leur éruption naturelle n'est pas entravée par l'extraction prématurée des dents temporaires, elles sont ordinairement obligées de prendre tout d'abord une position irrégulière et elles attendent que la croissance de la mâchoire leur permette de prendre une position régulière.

Il est peut-être une règle générale pleine de sécurité : c'est de ne jamais extraire une dent permanente dans le seul but de corriger une irrégularité dentaire, à moins que la mâchoire n'ait cessé de se développer, et dans ce cas de ne jamais le faire s'il n'est pas démontré, par une étude soigneuse de la position des dents, de leurs rapports et de leur occlusion, que l'arcade dentaire ne pourrait être élargie, ou, par une étude de la physionomie, que l'arcade alvéolo-dentaire ne pourrait pas l'être non plus.

Si l'on étudie les rapports des mâchoires et de la physionomie d'un enfant dans le but de déterminer l'opportunité d'une extraction pour corriger ou empêcher en dernier lieu la production d'une difformité faciale ou d'une imperfection marquée des traits, il peut être nécessaire d'étudier la physionomie des deux parents ou, à la rigueur, des autres membres de la famille, pour déterminer de façon certaine l'influence de l'hérédité.

Dans cette étude comparative du tempérament, de la structure physique, des traits et des dents, il n'est besoin que d'un coup d'œil rapide pour fournir toutes les données qui seront d'un usage pratique.

Habituellement un seul parent accompagne le petit patient, et une étude de cette seule physionomie peut être un guide suffisant, sinon il sera nécessaire de voir d'autres membres de la famille.

S'il existe une différence marquée entre les parents, il peut être facile de déterminer celui qui a transmis ses dents à l'enfant au moyen de la forme particulière et des dimensions des seules incisives. Mais à ne considérer que les maxillaires dans un développement incomplet, cela sera plus difficile, quoiqu'il soit bon de se souvenir que les dents temporaires sont rarement irrégulières ou disproportionnées dans leurs dimensions par rapport à la structure osseuse et aux traits de la face. C'est pourquoi si l'on constate entre les dimensions des dents permanentes et des dents temporaires une différence anormale, cela indique une union entre des types peu harmonieux.

Dans cette circonstance, on ne doit pas oublier que les couronnes des incisives permanentes sont presque invariablement trop larges pour les parties avoisinantes encore non développées. Cette disproportion apparente entre les dimensions des incisives centrales et celles de la mâchoire est l'objet de la part des parents de nombreuses inquiétudes. Si l'occlusion des incisives s'éloigne du type normal et que les mêmes rapports existent chez chacun des parents, c'est une indication de ce que l'enfant deviendra si l'art dentaire ne lui vient en aide, spécialement si l'on constate avec eux d'autres points de ressemblance.

Notez en même temps les différences dans le tempérament, la forme générale et les dimensions des yeux, des sourcils, des oreilles et des dents.

Les autres traits sont si sujets aux changements dans leur développement naturel et leur croissance qu'ils ne peuvent fournir de données certaines. Par exemple, le nez peut changer en quelques années, par suite d'une croissance générale tardive, et varier d'une forme primitivement petite et courte — sur une ossature nasale vraiment déprimée — à une forme toute différente.

Lorsque ni l'un ni l'autre des parents ne présente la même asymétrie que celle que l'on constate chez l'enfant, la cause peut être due à l'union des larges dents de l'un des parents avec les petites mâchoires de l'autre.

Lorsque les dents des parents sont complètement dissemblables dans leur forme, il peut être possible, comme nous l'avons vu, de déterminer avec certitude l'ascendant qui a transmis ses dents à l'enfant, et lorsque les dents et les mâchoires de l'autre ascendant sont petites et que ses autres traits sont semblables à ceux de l'enfant, cela indique qu'il y a eu union de types purs.

Toutes ces choses sont de la plus grande importance pour déterminer l'inopportunité de l'extraction de certaines dents pour réduire une propulsion anormale apparente, qui peut à son heure devenir symétrique dans ses rapports, par suite de la croissance naturelle des mâchoires et des autres traits. Elles permettent aussi de montrer l'erreur coupable que l'on commet en décidant de conserver des dents dont la présence oblige la nature à reproduire une difformité héréditaire, ou à produire une difformité acquise en la forçant d'allier les larges dents de l'un des parents avec les mâchoires restreintes de l'autre.

Chez un enfant présentant une protrusion supérieure analogue à celle de la figure 864 avec des dents saillantes et tassées sur une arcade qui ne peut permettre une expansion latérale qui la corrigerait, il faut

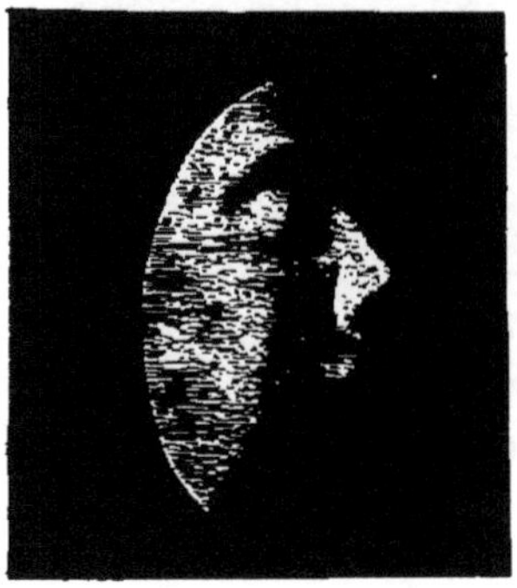

Fig. 864.

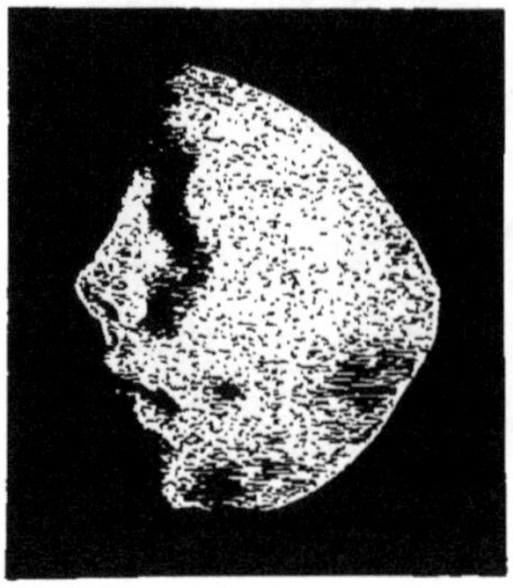

Fig. 865.

extraire les premières prémolaires aussitôt que possible, même avant que leur éruption soit complète, en même temps que les canines temporaires, à moins qu'il ne s'agisse d'un de ces cas très rares où les premières molaires permanentes ne peuvent être conservées.

La même remarque s'applique aux dents inférieures lorsque l'on a lieu de penser qu'il y aura un développement excessif de l'arcade dentaire inférieure.

Au cours du développement et de l'éruption des dents, les canines permanentes influencent sans aucun doute plus que les autres dents la propulsion des traits qui occupent le centre de la face.

Pendant leur éruption, les canines sont obligées, pour entrer dans l'alignement, de se glisser le long des surfaces mésiales des racines et des couronnes des premières prémolaires qui, à cette époque, représentent la base inamovible de l'arcade; il en résulte que la zone incisive et intermaxillaire de l'arcade est déplacée en avant, de façon plus accentuée. Nous avons démontré qu'il n'était pas impossible, ni même difficile de réaliser artificiellement ce mouvement, même beaucoup plus tard dans la vie.

Lorsque l'on a extrait à une époque suffisamment précoce les premières prémolaires et les canines temporaires, on peut citer des exemples sans nombre dans lesquels la partie de l'arcade antérieure aux secondes prémolaires a été diminuée de la largeur d'une prémolaire, sans avoir eu recours à aucun moyen artificiel.

Si l'on exerce une légère traction à l'aide d'un ancrage occipital, les alvéoles des canines temporaires seront comblés par les incisives latérales permanentes et les canines permanentes se trouveront déplacées au cours de leur éruption vers les alvéoles des prémolaires extraites.

Les figures 866 et 867 représentent un cas parmi tant d'autres traités

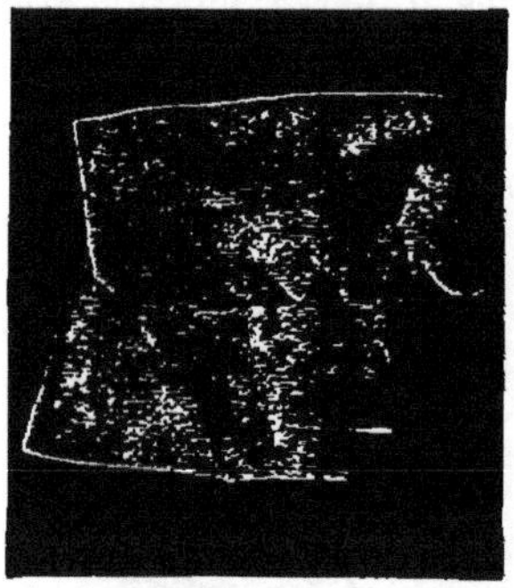

Fig. 866.

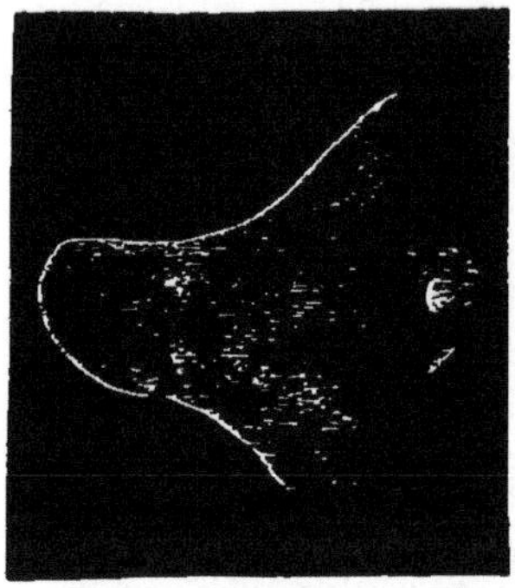

Fig. 867.

par cette méthode, bien que tous ne soient pas traités par la méthode occipitale.

La figure 868 représente la position des dents après deux mois environ d'une traction produite au moyen d'un ancrage sur les molaires; la propulsion n'est pas assez prononcée pour réclamer l'usage de la calotte crânienne.

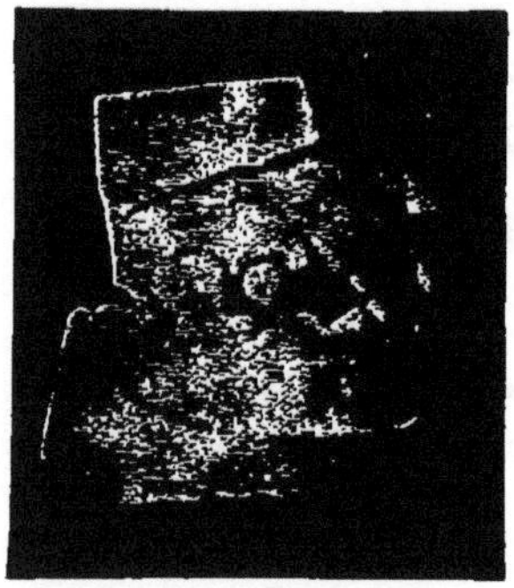

Fig. 868.

On peut voir, d'après la position des éminences canines — bien que nous le montrions mieux plus loin sur le modèle lui-même, — que les couronnes des canines sont immédiatement situées au-dessus des anciens alvéoles des premières prémolaires. A mesure qu'elles continuent à descendre dans ce canal quelque peu perméable, leurs racines, qui ne sont pas développées à ce moment, feront leur croissance par en haut, et ces dents, lorsqu'elles prendront leur position et leur inclinaison définitives, seront semblables aux prémolaires qu'elles remplacent, mais seront situées bien en arrière de la position qu'elles devaient occuper autrement.

Le patient, âgé de neuf ans, avait les dents, les yeux, les oreilles et le tempérament général de son père, qui présentait de même une arcade supérieure analogue en propulsion anormale.

Si les dents du père s'étaient trouvées placées suivant des rapports convenables et symétriques, et qu'elles eussent été semblables à celles de son fils au point de vue des autres particularités, que l'on pourrait considérer comme des données légitimes, nous aurions eu un argument en faveur de la non-extraction et du traitement *expectatif*. Mais on aurait bien fait de ne pas s'en tenir là et de voir la mère. Si l'on avait trouvé les dents de la mère petites et l'aspect général des traits de nature plus délicat que ceux de son mari, il aurait été nécessaire d'examiner d'autres lignes, afin de déterminer si l'enfant ne possédait pas les larges dents du père et les faibles mâchoires de la mère, auquel cas l'extraction aurait été également indiquée.

VI. LES APPAREILS DE CONTOUR

La zone limitée sur laquelle on peut appliquer une force sur une dent, comparée à la portion recouverte par la gencive et enfoncée dans l'alvéole osseux, rendait presque impossible, avec toutes les méthodes ordinaires, le déplacement de l'apex de la racine dans la direction où la force était appliquée. Ce déplacement n'aurait jamais pu être effectué avec une force s'exerçant de la manière habituelle sur un seul point de la couronne. Cependant cette force peut être appliquée près du bord de la gencive, afin que le bord opposé de la cavité alvéolaire reçoive la plus grande partie de cette force directe et devienne un point d'appui proportionné à sa résistance et agissant de façon à déplacer l'apex de la racine dans la direction opposée.

Mais si dans la construction des appareils on imagine un point

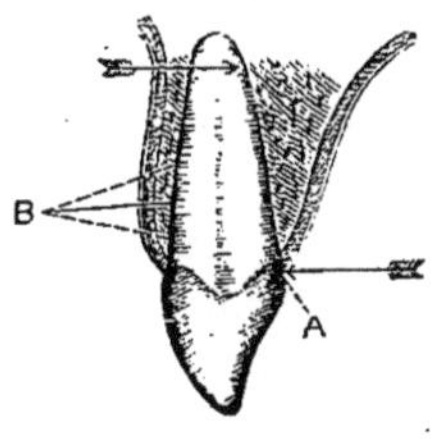

Fig. 869.

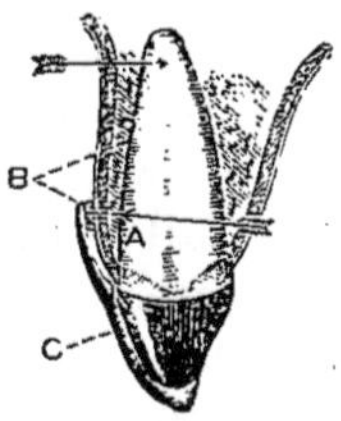

Fig. 870.

d'appui statique indépendant du procès alvéolaire en un point situé près de la partie occlusale de la couronne, tandis que l'on applique la puissance en un autre point situé sur la racine aussi loin que les dispositions mécaniques et les autres conditions le permettent, l'appareil devient un levier du troisième genre dont la puissance détermine un déplacement de la racine tout entière suivant la direction de la force appliquée.

Ce mode de traitement apparaît simplifié par l'examen des diagrammes. Dans la figure 869, A est un point situé sur l'incisive centrale sur lequel une force est appliquée dirigée dans le sens de la flèche, la face opposée B de la cavité alvéolaire reçoit directement près de son bord presque toute la force et, suivant son degré de résistance, tendra à déplacer la racine dans la direction opposée, On obtiendra un aussi bon résultat si la force est appliquée au point A (fig. 870), autrement dit aussi haut sur la racine que le permet la fixation d'une tige rigide C à la face antérieure de la couronne; la seule différence qui existe consiste en ce que la force directe est répartie suivant une zone plus étendue.

Mais si, comme dans la figure 871, on fixe à l'extrémité inférieure de C une vis de traction ou une barre F et si l'agencement mécanique de l'appareil permet de réunir son point d'attache postérieur à l'ancrage d'une puissante tige P, la force d'ancrage sera matériellement neutralisée et un point d'appui statique indépendant sera créé au point D. L'appareil maintenant exercera sa force sur la racine tout entière et transmettra toutes les forces et toutes les impulsions que l'on exigera de lui. La dent tout entière peut être déplacée en bloc en avant ou bien chacune de ses extrémités peut être déplacée avec une grande facilité. La force ainsi appliquée aux extrémités des racines possédera une puissance très accrue, qui permettra de vaincre la plus ou moins grande résistance de l'os dans lequel elles sont implantées.

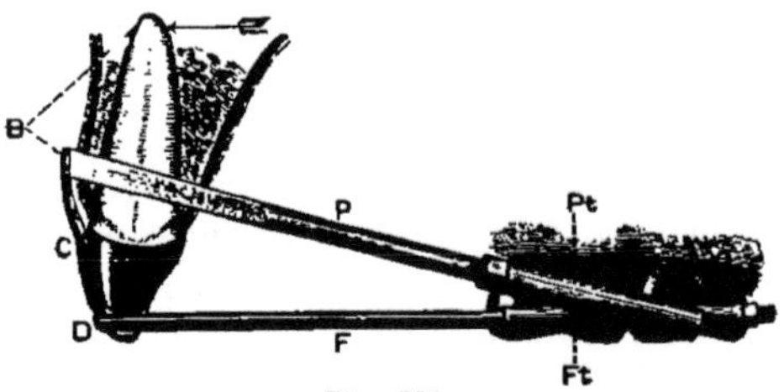

Fig. 871.

Si l'on veut voir la représentation pratique de ce que peuvent accomplir des appareils de ce genre, se reporter aux cas décrits dans les paragraphes I, IV, V de ce chapitre.

L'appareil est fait entièrement en maillechort à l'exception des écrous, qui sont en nickel. Le maillechort est préférable non parce qu'il est meilleur marché que l'or et le platine, mais parce qu'il possède certaines qualités qui le rendent plus apte à remplir le but que l'on se propose d'atteindre.

Pour faire la bague de cet appareil il faut recuire soigneusement un morceau de fil métallique n° 15 et le passer dans un laminoir — en le recuisant, s'il est nécessaire — jusqu'à ce qu'il atteigne une épaisseur correspondant au n° 35 ou 38 (c'est-à-dire à $\frac{1}{10}$ de mm. ou à $\frac{14}{100}$ de mm.). On obtiendra ainsi des bandes d'une largeur d'environ 6 mm. à

4 mm. 5. On se servira du métal le plus mince pour les dents antérieures et du plus épais pour la construction de l'ancrage. Avant de l'employer on le passera au laminoir, on le portera au rouge dans toutes ses parties et on l'y maintiendra pendant dix minutes, on le laissera ensuite refroidir lentement. De cette façon le métal devient doux à travailler et s'adapte parfaitement (1).

Pour prendre les mesures des bagues, couper dans le métal une longueur suffisante, puis, tenant entre le pouce et l'index les extrémités de la boucle, la glisser sur la dent où l'on désire l'ajuster. Puis, lorsqu'elle est en place, plier les extrémités exactement à angles droits et enfin saisir les deux extrémités dans des pinces et ajuster fermement la bague autour de la dent. S'il s'agit des dents antérieures, il faut à ce moment porter les bagues d'une façon suffisante sous le bord proximal de la gencive afin qu'elles s'étendent complètement jusqu'au bord labial et au bord lingual de la gencive. Pour terminer la construction de l'appareil, la bague sera coupée du côté des faces proximales suivant le bord gingival de l'émail.

Lorsque les bagues ont été soudées avec soin il faut les ajuster et les brunir sur les dents. Afin d'obtenir une adaptation parfaite, il est souvent nécessaire de les conformer légèrement avec des pinces spéciales. La ligne de jonction qui occupe la surface antérieure des bagues pour les dents antérieures sera placée sur le milieu d'une face pour permettre à la tige verticale C (fig. 871) de reposer exactement suivant la ligne médiane.

Lorsque les dents sont tassées les unes sur les autres à tel point que la bande métallique ne peut être facilement passée entre elles, on commencera par les séparer avec une soie enduite de cire. Cette soie sera préférée au caoutchouc parce qu'elle permet d'obtenir un espace suffisant en vingt-quatre heures sans aucune gêne ou avec fort peu de gêne pour le patient, dont on ménage ainsi la sensibilité, toujours mise à l'épreuve par les premières phases d'un redressement. Ces soies doivent rester entre les dents et être renouvelées chaque jour jusqu'à la pose définitive des appareils.

Le premier appareil que nous décrirons est celui qui est destiné à déplacer les racines des incisives supérieures en avant.

Avant qu'il soit possible de faire agir les forces de redressement il est souvent nécessaire tout d'abord de replacer quelque peu les couronnes des dents dans l'alignement ou même de leur faire décrire un mouvement de rotation. Cela est nécessaire de façon à les amener à une position telle qu'elles puissent être saisies facilement par l'arcade puissante de l'appareil (voir fig. 850 avec la description).

Lorsque les bagues ont été ajustées de la façon décrite ci-dessus,

(1) Dans cette description le métal indiqué est le maillechort et l'épaisseur est mesurée avec l'étalon de Brown et de Sharp.

elles sont placées sur les quatre incisives et l'on prend une empreinte au plâtre des surfaces labiales des bagues, des dents et de la gencive voisine. Comme porte-empreinte, se servir d'une mince feuille de plomb coupée suivant la dimension voulue.

Après avoir enlevé l'empreinte, replacer soigneusement les bagues sur l'empreinte dans leur position respective; les lignes de jonction des bagues serviront pour cela de point de repère. L'empreinte est alors remplie d'une matière d'investissement quelconque, celle de Teague ou une autre, et produira avec les bagues en position un modèle sur lequel on pourra ajuster et souder les tiges verticales.

Les tiges verticales sont faites avec du fil métallique n° 13 que l'on courbe et que l'on lime de façon à l'ajuster à la face antérieure de la bague et de la dent, suivant l'axe de la dent. Elles se conforment aussi à la gencive sur une longueur de 3 mm. au-dessus de son bord. En les soudant aux bagues, il faut combler complètement les espaces en forme de V déterminés sur chacun des côtés par les tiges verticales, afin de donner à l'appareil le fini et la rigidité suffisantes. Lorsque les tiges ont été soudées et retirées du modèle, elles sont achevées par un limage des tiges dont on aplatit les côtés en rapport avec la gencive, diminuant de moitié leur diamètre à leurs extrémités supérieures. C'est contre cette surface que la tige de puissance P doit reposer comme le montre la figure 871. La tige verticale peut aussi être aplatie quelque peu sur la face de la dent, mais non pas au point où elle passe de la bague sur la gencive, car cet endroit nécessite une grande résistance et une grande rigidité. (Dans la figure 871, le graveur a fait la barre verticale trop faible en ce point — indiqué par C — pour être d'un usage pratique et pour résister à la grande force déployée par la barre de traction en B.)

Les tiges sont coupées de façon à correspondre aux bords occlusifs des dents, puis sont soigneusement arrondies et polies. On y pratique des sillons transverses du n° 22, plus petits que ceux représentés figure 871.

Au lieu de faire un sillon à l'aide d'une lime sur la tige verticale pour recevoir l'arcade point d'appui, je la coupe maintenant et soude sur son bord occlusal un mince tube de fixation ouvert, sur lequel est maintenu le fil métallique de façon plus solide près de la surface de la dent et en un point situé quelque peu au-dessus de son bord incisif.

Dans la construction de l'ancrage de l'appareil que l'on doit fixer aux dents postérieures on ne saurait prendre trop de soins pour que les différentes parties accomplissent bien le travail qui leur est confié, et pour que la plus grande partie de la force ne soit pas neutralisée aux points d'ancrage.

Lorsque les secondes molaires ont terminé leur éruption, placer les bagues sur les premières et secondes molaires — autrement utiliser les secondes prémolaires et les premières molaires — quelquefois on a recours à ces trois dents. Lorsque l'on peut conseiller l'emploi de cette force particulière avant l'éruption de la seconde prémolaire, la seconde molaire temporaire et la première molaire permanente rempliront le but qu'on se propose.

Les bagues métalliques devront être aussi larges que les dents le permettent, comme épaisseur elles devront être du n° 35 (0,1375 de mm.). Lorsque les bagues ont été faites de la façon décrite ci-dessus, et qu'elles ont été parfaitement bien ajustées, il faut les placer dans la position qu'elles doivent occuper et en prendre une empreinte au plâtre — d'un seul côté à la fois — afin de permettre au plâtre de recouvrir tout juste les bagues, mais s'étendant suffisamment en largeur pour qu'on puisse voir sur le modèle les prémolaires et les canines, et cela pour les raisons que nous allons expliquer.

Lorsque l'empreinte a été enlevée, il faut replacer les bagues soigneusement dans la position qu'elles avaient sur l'empreinte et emplir cette dernière comme précédemment avec la matière d'investissement de Teague ou toute autre de bonne qualité.

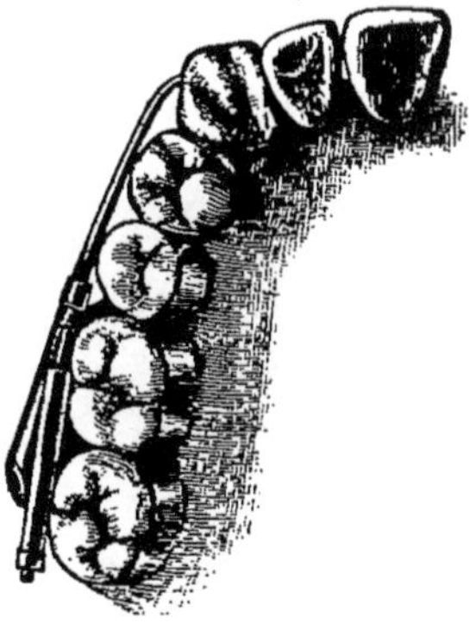

Fig. 872.

Cette matière d'investissement produira un modèle sur lequel les bagues seront maintenues dans leurs positions relatives exactes pendant qu'on les soudera. Cette position est cependant suffisamment mobile pour permettre de mettre en place et de souder les tubes suivant la position et la direction voulues — choses de la plus haute importance.

En choisissant les tubes, on devra faire en sorte que le plus petit s'ajuste d'une façon lâche sur l'extrémité filetée du fil métallique n° 22, qui représente la dimension voulue de la tige courbée qui constituera le point d'appui des leviers.

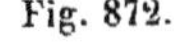

La dimension du tube le plus large sera déterminée par les dimensions de la tige courbe ou arcade de puissance — c'est-à-dire, lorsque la mâchoire est large avec des dents bien développées ou lorsque la distance est considérable entre le point d'ancrage et les tiges verticales placées sur les dents antérieures, la grosseur de l'arcade de puissance devra être du n° 13. On choisira rarement une grosseur inférieure au n° 15, bien que, dans les opérations faites sur de très jeunes enfants, le n° 16 puisse remplir le but.

Les fils de maillechort que l'on trouve ordinairement chez les fournisseurs dentaires ne conviennent pas. Ils devront être préparés spécialement afin de résister sans plier à la grande force exercée sur la partie courbée.

Tous les fils métalliques destinés à la fabrication des arcades de puissance devront être tirés sans être réduits à partir du n° 8 et ils devront être presque aussi rigides que l'acier trempé. Dans le choix des tubes on devra ajuster le plus large de façon lâche sur l'extrémité filetée de l'arcade de puissance. Ils devront être d'une longueur de 12 mm. ou 18 mm. Un point important à considérer dans la position des tubes de l'arcade de puissance est le suivant : ils devront être mis en place et soudés aux bagues d'ancrage de façon que l'arcade de puissance étant introduite soit dirigée en ligne droite jusqu'aux canines au niveau desquelles elle se recourbera pour s'adapter aux barres verticales C (voir fig. 871). Si cette précaution n'était pas prise, mais au contraire si les tubes qui produisent la force étaient soudés de la façon habituelle en contact avec les surfaces buccales des bagues, l'arcade de puissance dans beaucoup de cas devrait se recourber immédiatement au point d'émergence des tubes. Il en résulterait un affaiblissement dans la rigidité et une possibilité de fracture.

Afin d'obtenir la position convenable, on conseillera souvent de faire reposer l'extrémité postérieure du tube le plus large sur celle du plus étroit, comme cela est montré dans les figures 872 et 873. Toutes les parties qui font saillie et sont susceptibles d'irriter la bouche devront être arrondies et ensuite polies.

Fig. 873. — Appareil à protrusion.

En soudant les tubes à leur place il faut se servir d'une soudure d'argent de titre légèrement inférieur à celui de la soudure dont on se sert pour les bagues. Il faut en employer suffisamment pour réunir complètement tous les points et remplir aussi tous les espaces en forme de V, en ayant soin de tourner les joints des tubes vers les bagues, afin qu'ils ne puissent céder. Réunir entièrement les surfaces proximales des bagues et renforcer le V lingual avec une pièce supplémentaire (voir figure 872).

Pour le finissage de l'appareil les parties soudées devront être bouillies dans une solution d'acide sulfurique afin d'enlever le borax et les oxydes. Après avoir placé l'appareil dans une solution qui neutralise l'acide et après l'avoir brossé, il se trouve prêt pour un essayage dans la bouche.

Pendant cette opération, les bagues seront parfaitement ajustées dans la position qu'elles doivent occuper — les tiges verticales seront ajustées de nouveau s'il est nécessaire et toutes les parties superflues seront enlevées — les surfaces rugueuses et anguleuses seront émoussées et polies et chaque bord occlusal et gingival des bagues sera bruni avec soin sur les dents.

Pour construire l'arcade de puissance, les points d'attache de l'ancrage devront être placés sur un modèle en plâtre, afin de déterminer avec soin sa longueur et la longueur des extrémités filetées, afin aussi de le conformer exactement à la gencive sur laquelle il doit reposer.

La rigidité de l'arcade de puissance n° 13 rend nécessaire une conformation absolument rigoureuse. Lorsqu'elle est ajustée définitivement, son arc doit être en parfaite conformité avec la gencive avec laquelle elle est en contact, tandis que ses extrémités filetées devront reposer dans leur tube d'ancrage respectif sans éprouver la plus légère résistance dans quelque direction que ce soit, autrement les points d'ancrage seraient déplacés dans la direction de cette résistance pour rétablir l'équilibre. C'est pourquoi la conformation définitive de l'arcade de puissance devra toujours être faite sur le patient après avoir monté préalablement l'appareil.

L'une des extrémités de l'arcade de puissance doit être placée dans son tube d'ancrage, tandis que son autre extrémité doit être exactement parallèle avec l'autre tube d'ancrage. On doit répéter cette manœuvre avec les autres extrémités avant de les mettre à la fois en position. Sur la partie antérieure l'arcade doit reposer à environ 5 mm. au-dessus du bord gingival des incisives centrales. Lorsqu'elle est en position maintenue par les écrous qui l'empêchent de blesser les gencives, on ne doit exercer sur ses points d'ancrage aucune force, soit pour l'étendre, soit pour la resserrer.

La courbure de ce fil métallique gros et résistant suivant les angles voulus ne peut être obtenue facilement sans les pinces construites spécialement dans ce but.

Lorsque les ancrages et l'arcade de puissance sont en place d'une façon temporaire, on doit alors placer les bagues des incisives avec leurs tiges verticales, qui doivent reposer sur l'arcade, laquelle détermine ainsi leur longueur et leur position exacte.

Lorsque l'arcade de puissance est enlevée, ces positions seront repérées à la lime par des sillons ayant une profondeur égale au tiers du diamètre de l'arcade; de cette façon les tiges des incisives seront plus tard exactement à leur place au fond de ces sillons.

Cette méthode possède un grand avantage sur la précédente, qui consistait à aplatir l'arcade de puissance. Elle maintient les tiges verticales dans une position stable sans qu'il leur soit possible de glisser le long de la surface de l'arcade et, de plus, la surface en contact avec la lèvre est plus unie.

Lorsque l'appareil est terminé et recouvert d'une épaisse couche d'or, il est prêt pour l'assemblage final temporaire qui devra toujours être fait avec l'appareil avant de le cimenter dans sa position définitive. Les dents sont alors brossées avec de la ponce pulvérisée, puis une serviette étant placée dans la bouche, les dents et la gencive voisine sont séchées avec de l'amadou que l'on maintiendra autour des dents pendant que le ciment est préparé et placé sur les bagues par un aide. Tous les produits qui ont servi à polir les bagues devront être enlevés de leur surface intérieure qui sera grattée et polie avec un excavateur bien effilé.

Le ciment sera entièrement préparé d'avance, mais rapidement, jusqu'à consistance d'une crème épaisse. Recueilli sur une spatule, on le placera sur les bords supérieurs et internes des bagues.

Lorsque toutes les parties de l'appareil sont prêtes, on met rapidement et solidement l'appareil en place; l'ajustage final s'achève au moyen d'un fouloir en bois que l'on applique sur les parties soudées et dont on se sert avec un maillet.

L'une des bagues d'ancrage est tout d'abord mise en position et lorsque le ciment est entièrement sec, l'arcade de puissance est mise en place dans ses gaines, l'autre ancrage est alors placé en l'amenant en arrière, afin que la gaine glisse en avant de l'extrémité de l'arcade de puissance.

A cause de la rigidité de l'arcade de puissance, il est important, au moment de la mise en place, que les extrémités filetées reposent dans leur tube d'ancrage respectif, sans exercer dans aucun sens la plus légère force, jusqu'à ce qu'au moment voulu on agisse sur les vis. C'est pourquoi il faudra apporter un grand soin à la conformation de cette arcade en la recourbant d'abord sur le modèle en plâtre et ensuite en l'essayant dans la bouche avant de cimenter définitivement les bagues d'ancrage.

Lorsque les points d'ancrage sont établis et que l'arcade de puissance est en place, on doit cimenter les bagues des dents antérieures. A mesure que chaque bague est mise en place, on devra s'assurer que chacune des surfaces aplaties des tiges verticales correspond exactement par sa partie postérieure à son sillon correspondant sur l'arcade de puissance, afin que chacune des dents reçoive une traction égale lorsque la force sera appliquée. Il faut supposer que, dans l'ajustage d'essai des différentes parties, la barre de traction était déjà conformée de façon à recevoir exactement les tiges verticales, les extrémités libres de ces dernières s'étendant légèrement au-dessus d'elle.

L'arcade point d'appui n° 22 est ajustée de la même manière. On forme les tubes d'attache des incisives et on brunit tous les bords rugueux et formant saillie.

On peut employer le même genre d'appareil pour les incisives inférieures avec grand succès, bien que dans ce cas tout le bord alvéolaire n'ait pas la même tendance à se porter en avant avec les racines comme dans la mâchoire supérieure; le changement s'effectue surtout par une métamorphose du tissu alvéolaire.

On construit absolument de la même manière un appareil destiné à déplacer en arrière les racines des dents antérieures. La direction des deux forces est alors inverse, mais il est nécessaire cependant de faire quelques modifications importantes.

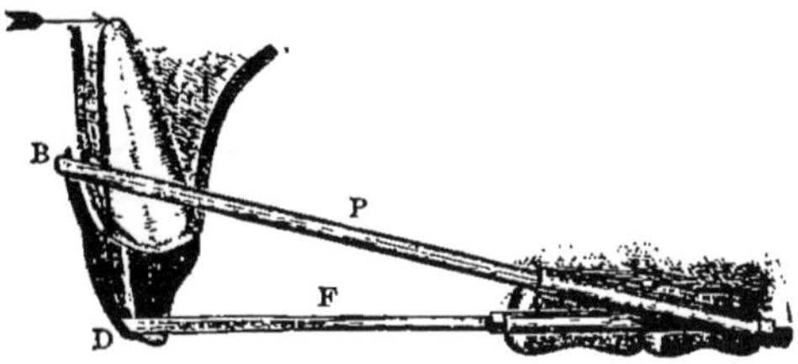

Fig. 874.

La force de l'arcade de puissance n° 16 (P, fig. 874) est généralement jugée suffisante, elle n'est pas aplatie et repose dans des sillons pratiqués dans les surfaces antérieures des tiges verticales B. Les tubes de l'arcade de puissance devront être soudés aux bagues d'ancrage de telle façon que les écrous qui sont situés dans ce cas aux extrémités postérieures n'irritent pas la muqueuse de la joue. L'arcade point d'appui F, qui agit dans cet appareil à la manière d'un cric, sera du n° 16; elle est aplatie à partir de son milieu pour s'adapter aux extrémités occlusales des tiges verticales au point D, précaution que l'on a dû prendre dans ce but en construisant l'appareil.

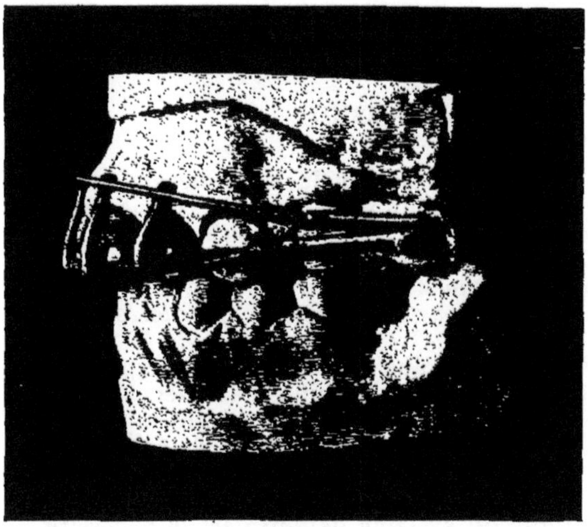

Fig. 875.

La puissance des deux forces exercées sur les tiges est si considérable qu'elle tend à soulever les extrémités occlusales de leur point d'attache et qu'elle oblige ainsi les extrémités libres à appuyer contre la gencive. Il est donc important dans cet appareil de renforcer les points d'attache en soudant aux bagues une pièce supplémentaire de métal à bague, pièce qui s'étendra de la surface labiale à la surface linguale en passant par le bord occlusal de la dent (voir fig. 875).

Lorsque le joint de la bague a été soudé, la pièce de renforcement coupée de la longueur voulue sera soudée à la face linguale le long du point de la bague; la bague est alors parfaitement ajustée à la dent naturelle, la pièce supplémentaire est alors pliée et brunie à la place qu'elle doit occuper sur la surface labiale, et la place que doit occuper son extrémité est marquée sur la bague afin de servir de guide pour la soudure.

Lorsque les coiffes seront terminées de cette façon, qu'elles seront mises en place et parfaitement ajustées, on prendra une empreinte pour l'ajustage et la soudure des tiges verticales de la façon décrite à propos des appareils destinés à corriger la protrusion.

Nous remplaçons, dans certains cas, l'appareil de contour par un dispositif beaucoup plus simple : une bague à crochet antérieur ou postérieur — suivant qu'il y a ou qu'il n'y a pas de rotation sur l'axe — est fixée sur l'incisive [1].

Un second crochet, fixé sur la bague d'ancrage entre les deux bagues de caoutchouc, déplace la pointe de la couronne dans le sens postérieur, l'apex se déplace dans le sens antérieur, le point d'appui est formé par une ligature en laiton passée au collet de la dent et fixée en avant sur l'arcade.

NOTE DU TRADUCTEUR

Il nous a paru intéressant en matière de conclusion générale de cet ouvrage, de citer les points principaux d'un travail de Ch. Godon, intitulé : *Considérations sur l'action mécanique de la mâchoire et ses applications à l'art dentaire. Démonstration de l'équilibre articulaire des dents par le polygone des forces. Méthode articulaire pour la reconstitution des dents et des arcades dentaires par la dentisterie opératoire et la prothèse* [2].

Cet article démontre la nécessité absolue de maintenir l'intégrité de chacune des unités du système dentaire, sous peine d'amener la rupture de l'équilibre de l'ensemble. Chaque dent est une pierre angulaire qui soutient toutes les autres et dont la chute ou la détérioration amène fatalement la dislocation de l'édifice.

1° Le principe général qui domine toute l'anatomie, la physiologie, la pathologie et la thérapeutique du système dentaire est la nécessité impérieuse de conserver ou de rétablir l'équilibre articulaire des dents dans les arcades dentaires et l'intégrité de leur engrènement normal dans les divers mouvements des mâchoires, afin, d'une part, de maintenir l'état de santé des dents, et, d'autre part, d'assurer le fonctionnement régulier et complet des mâchoires et leur action mécanique dans la mastication, acte important de la digestion, tout en conservant la régularité des traits et l'harmonie du visage qui sont, pour une certaine part, sous la dépendance de l'harmonie du système dentaire;

(1) Voir R. Lemière. *Contribution à l'étude du déplacement apical antérieur des incisives et des canines.* Congrès de Lille, 1909, de l'A. F. A. S.

(2) Voir *Odontologie*, 1906.

2° La rupture de l'équilibre articulaire des dents dans les arcades dentaires offre de graves inconvénients au point de vue du fonctionnement mécanique et physiologique de la mâchoire pendant la mastication; il peut en résulter des conséquences pathologiques diverses pour les dents, l'articulation temporo-maxillaire et l'état général du sujet (calcification pulpaire, déplacement et ébranlement des dents, pyorrhée alvéolaire précoce, troubles articulaires, troubles digestifs, etc.);

3° Le maintien ou la reconstitution de l'équilibre articulaire des dents ou des arcades dentaires, lorsqu'il a été troublé, constitue une méthode opératoire dont les règles spéciales s'appliquent aux opérations diverses de dentisterie opératoire ou de prothèse dentaire;

4° Une des premières conséquences de cette méthode opératoire est que l'examen de la bouche, pour être complet, doit comprendre, en outre des prescriptions habituelles, l'examen minutieux de l'articulation des arcades dentaires, ce qui nécessite la prise d'empreintes destinées à faire des modèles d'examen montés sur l'articulateur physiologique pour l'étude de leurs divers plans d'articulation et des contacts triturants et latéraux des dents sur lesquelles doit porter l'intervention;

5° Les diverses opérations de dentisterie opératoire (obturations, aurifications, couronnes artificielles) doivent, pour constituer un traitement dentaire complet, comprendre la restauration autant que possible des divers plans d'articulation des arcades dentaires ou des contacts triturants et latéraux des dents en traitement et leur engrènement avec les antagonistes. Les limages destinés à faire de la place entre les dents doivent être proscrits. Les extractions doivent être aussi réduites que possible et pratiquées uniquement dans les cas exceptionnels où tout autre traitement est impossible. Il doit en être particulièrement ainsi en ce qui concerne la dent de six ans, si souvent encore condamnée à tort, comme du reste la dent de sagesse;

6° L'application des mêmes règles à la prothèse dentaire conduit à considérer que les appareils à pont ou bridge works sont ceux qui semblent le mieux satisfaire les nécessités articulaires des dents et des arcades dentaires; lorsqu'on est obligé d'employer les appareils à plaque, on doit proscrire, à moins d'impossibilité articulaire, les dents dites plates, sans reconstitution des tubercules et des rainures de la face occlusale; — que cette reconstitution doit se faire comme pour les dentiers complets en tenant compte des lois générales articulaires de Bonwill et en se servant d'un articulateur physiologique; — qu'il y a lieu, par conséquent, d'abandonner tout à fait l'emploi des articulateurs à simple charnière;

7° Dans l'orthodontie nouvelle, le traitement des irrégularités des dents a pour base principale la correction des malocclusions dentaires et pour point de repère l'occlusion normale des premières molaires; la méthode de l'extension des arcades doit être préférée le plus souvent à la méthode d'extraction des dents, pour le rétablissement des divers plans d'articulation normaux;

8° Dans le traitement de la polyarthrite alvéolo-dentaire (pyorrhée alvéolaire), une des principales et des premières indications consiste dans le rétablissement des divers plans normaux d'articulation, ainsi que dans la fixation par des appareils spéciaux (bridges, etc.) des dents ébranlées en même temps que se poursuit le traitement antiseptique.

Ces diverses considérations ont amené le Dr Godon à formuler ces quatre lois qui les résument et les complètent :

1° *Loi de l'équilibre articulaire normal.* — Les dents, quoique douées d'une certaine mobilité et soumises à des pressions ou à des forces diverses, sont maintenues en état d'équilibre articulaire parfait dans les arcades dentaires parce que des pressions contraires annulent les premières forces.

2° *Loi de rupture de l'équilibre articulaire.* — Lorsqu'une ou plusieurs de ces forces viennent à manquer, les forces restantes déplacent les dents dans le sens de leur résultante, produisant ainsi une rupture de l'équilibre articulaire des dents et des arcades dentaires, avec des conséquences pathologiques diverses.

3° *Loi de reconstitution de l'équilibre articulaire.* — La première indication d'une bonne thérapeutique dentaire dans toutes ses interventions, après le traitement de la douleur, est le rétablissement de cet équilibre physiologique par la reconstitution des contacts articulaires détruits et des forces qu'ils représentent.

4° *Loi d'application du parallélogramme des forces.* — Les forces qui assurent l'équilibre articulaire ou produisent sa rupture se combinent entre elles, s'ajoutent ou s'annulent conformément au parallélogramme des forces.

INDEX ALPHABÉTIQUE

DES MATIÈRES CONTENUES DANS LE VOLUME

A

B

C

E

F

G

H

N

O

P

Q

R

S

T

61 488. — PARIS. IMPRIMERIE GÉNÉRALE LAHURE
9, rue de Fleurus, 9.

COLLECTION DE PRÉCIS MÉDICAUX (Suite)

Précis de Microbiologie Clinique

Par Fernand BEZANÇON

Professeur agrégé à la Faculté de Médecine de Paris, médecin des hôpitaux.

DEUXIÈME ÉDITION, REVUE ET AUGMENTÉE *(Sous presse)*

Précis de Diagnostic médical et d'Exploration Clinique

PAR

P. SPILLMANN
Professeur de clinique médicale à l'Université de Nancy.

P. HAUSHALTER
Professeur de clinique infantile à l'Université de Nancy.

L. SPILLMANN
Professeur agrégé à la Faculté de Médecine de Nancy.

1 volume petit in-8° de XII-532 pages, avec 153 figures en noir et en couleurs, cartonné toile anglaise souple. 7 fr.

Précis de Thérapeutique et de Pharmacologie

Par A. RICHAUD

Professeur agrégé à la Faculté de Médecine, Docteur ès Sciences.

1 vol. petit in-8° de XXX-938 pages, avec figures, cartonné toile souple. . 12 fr.

Précis d'Ophtalmologie

Par V. MORAX

Ophtalmologiste de l'hôpital Lariboisière.

1 volume in-8° de XX-640 pages, avec 339 figures en noir et en couleurs et 3 planches en couleurs, cartonné toile anglaise souple. . . . . 12 fr.

Précis de Médecine légale

Par A. LACASSAGNE

Professeur de médecine légale à l'Université de Lyon.

DEUXIÈME ÉDITION, REVUE ET AUGMENTÉE

1 vol. petit in-8° de XXIV-866 pages, avec 112 figures en noir et en couleurs et 2 planches hors texte en couleurs, cartonné toile anglaise souple. . . 10 fr.

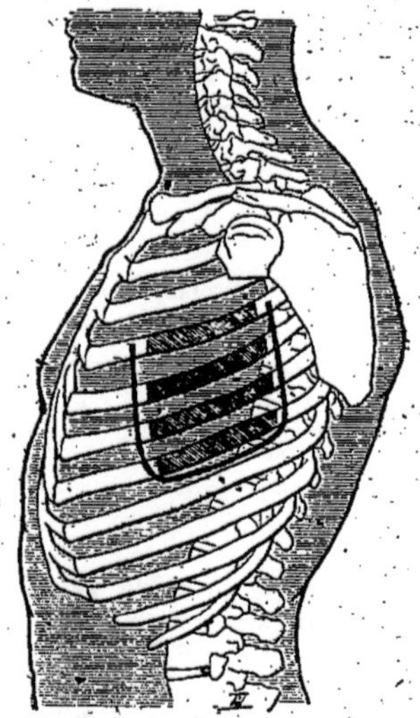

MÉDECINE

CHARCOT — BOUCHARD — BRISSAUD

BABINSKI — BALLET — P. BLOCQ — BOIX — BRAULT — CHANTEMESSE — CHARRIN
CHAUFFARD — COURTOIS-SUFFIT — O. CROUZON — DUTIL — GILBERT — GRENET —
GUIGNARD — G. GUILLAIN — L. GUINON — GEORGES GUINON — HALLION
— LAMY — CH. LAUBRY — LE GENDRE — A. LÉRI — P. LONDE — MARFAN
— MARIE — MATHIEU — H. MEIGE — NETTER — ŒTTINGER —
ANDRÉ PETIT — RICHARDIÈRE — ROGER — ROGUES DE
FURSAC — RUAULT — SOUQUES — THOINOT
THIBIERGE — TOLLEMER — FERNAND WIDAL

TRAITÉ DE MÉDECINE

DEUXIÈME ÉDITION, ENTIÈREMENT REFONDUE, PUBLIÉE SOUS LA DIRECTION DE MM.

BOUCHARD
Professeur à la Faculté de Médecine de Paris,
Membre de l'Institut.

BRISSAUD
Professeur à la Faculté de Médecine de Paris,
Médecin de l'hôpital St-Antoine.

10 volumes grand in-8°, avec figures dans le texte. . 160 francs.

Chaque volume est vendu séparément.

TOME I. — *Les Bactéries.* — *Pathologie générale infectieuse.* — *Troubles et maladies de la nutrition.* — *Maladies infectieuses communes à l'homme et aux animaux.* 1 vol. grand in-8° de 845 pages, avec figures dans le texte . . . . **16 fr.**

TOME II. — *Fièvre typhoïde.* — *Maladies infectieuses.* — *Typhus exanthématique.* — *Fièvres éruptives.* — *Erysipèle.* — *Diphtérie.* — *Rhumatisme articulaire aigu.* — *Scorbut.* — 1 vol. grand in-8° de 896 pages, avec figures dans le texte. . . . . **16 fr.**

TOME III. — *Maladies cutanées.* — *Maladies vénériennes.* — *Maladies du sang.* — *Intoxications.* — 1 vol. grand in-8° de 702 pages, avec figures dans le texte. . . . . **16 fr.**

TOME IV. — *Maladies de l'estomac.* — *Maladies du pancréas.* — *Maladies de l'intestin.* — *Maladies du péritoine.* — *Maladies de la bouche et du pharynx.* — 1 vol. grand in-8° de 680 pages, avec figures dans le texte. . . . . **16 fr.**

TOME V. — *Maladies du foie et des voies biliaires.* — *Maladies du rein et des capsules surrénales.* — *Pathologie des organes hématopoiétiques et des glandes vasculaires sanguines, moelle osseuse, rate, ganglions, thyroïde, thymus.* — 1 vol. grand in-8°, avec figures en noir et en couleurs dans le texte. . . . . **18 fr.**

TOME VI. — *Maladies du nez et du larynx.* — *Asthme.* — *Coqueluche.* — *Maladies des bronches.* — *Troubles de la circulation pulmonaire.* — *Maladies aiguës du poumon.* — 1 vol. grand in-8° de 612 pages, avec figures dans le texte. . . . . **14 fr.**

TOME VII. — *Maladies chroniques du poumon.* — *Phtisie pulmonaire.* — *Maladies de la plèvre.* — *Maladies du médiastin.* — 1 vol. grand in-8° de 550 pages, avec figures dans le texte. . . . . **14 fr.**

TOME VIII. — *Maladies du cœur.* — *Maladies des vaisseaux sanguins.* — 1 vol. grand in-8° de 580 pages, avec figures dans le texte. . . . . **14 fr.**

TOME IX. — *Maladies de l'encéphale.* — *Maladies de la protubérance et du bulbe.* — *Maladies intrinsèques de la moelle épinière.* — *Maladies extrinsèques de la moelle épinière.* — *Maladies des méninges.* — *Syphilis des centres nerveux.* — 1 vol. grand in-8° de 1092 pages, avec figures dans le texte. . . . . **18 fr.**

TOME X. — *Des Névrites.* — *Pathologie des différents muscles et nerfs moteurs.* — *Tics, Crampes fonctionnelles et professionnelles.* — *Chorées, Myoclonies.* — *Maladie de Thomsen.* — *Paralysie agitante.* — *Myopathie primitive, progressive.* — *Amyotrophie Charcot-Marie et Werdnig-Hoffmann.* — *Acromégalie, Gigantisme, Achondroplasie, Myxœdème.* — *Goitre exophtalmique.* — *Pathologie du grand sympathique.* — *Neurasthénie.* — *Epilepsie.* — *Hystérie.* — *Paralysie générale progressive.* — *Les Psychoses.* — **Table analytique des 10 volumes.** — 1 vol. gr. in-8° de 1050 pages, avec fig. en noir et en couleurs et 3 planches hors texte en couleurs. . . . . **18 fr.**

MÉDECINE

G.-M. DEBOVE
Doyen de la Faculté de Médecine de Paris, Membre de l'Académie de Médecine.

Ch. ACHARD
Professeur agrégé à la Faculté,
Médecin des Hôpitaux.

J. CASTAIGNE
Professeur agrégé à la Faculté,
Médecin des Hôpitaux.

DIRECTEURS

Manuel des
Maladies du Tube digestif

TOME I

BOUCHE, PHARYNX, ŒSOPHAGE, ESTOMAC

PAR

G. PAISSEAU, F. RATHERY, J.-Ch. ROUX

1 vol. grand in-8° de 725 pages, avec figures dans le texte . . . . **14** fr.

TOME II

INTESTIN, PÉRITOINE, GLANDES SALIVAIRES, PANCRÉAS

PAR MM.

M. LOEPER, Ch. ESMONET, X. GOURAUD, L.-G. SIMON, L. BOIDIN et F. RATHERY

1 vol. grand in-8° de 810 pages, avec 116 figures dans le texte. . . . . **14** fr.

Manuel des
Maladies du Foie

PAR

J. CASTAIGNE

1 vol. grand in-8°, avec figures dans le texte . . . . (*Sous presse*)

Manuel des
Maladies des Reins
et des Capsules surrénales

PAR MM.

J. CASTAIGNE, E. FEUILLIÉ, A. LAVENANT, M. LOEPER R. OPPENHEIM, F. RATHERY

1 vol. in-8°, avec figures dans le texte . . . . **14** fr.

La Syphilis

Expérimentation, Microbiologie, Diagnostic

PAR

C. LEVADITI et **J. ROCHÉ**

Assistant à l'Institut Pasteur. — Ancien Interne des Hôpitaux

Préface par M. le Docteur E. Metchnikoff, sous-directeur de l'Institut Pasteur.

1 vol. in-8° de IV-396 pages, avec 59 fig. et 2 pl. en couleurs. . . **12 fr.**

Les récentes découvertes de la syphilis expérimentale des animaux et du microbe de la syphilis ont amené une précision beaucoup plus grande dans la théorie et la pratique de cette maladie. Tant de progrès ont rendu nécessaire un traité comme celui de MM. LEVADITI et ROCHÉ, que leurs travaux à l'Institut Pasteur, sur le microbe de la syphilis et son évolution, désignaient pour cette tâche.

Thérapeutique clinique de la Syphilis

Par **E. ÉMERY** et **A. CHATIN**

Médecin de Saint-Lazare. — Médecin des Eaux d'Uriage

1 vol. in-8° de VIII-640 pages, avec figures . . . . **10 fr.**

LA PRATIQUE DERMATOLOGIQUE

Traité de Dermatologie appliquée

PUBLIÉ SOUS LA DIRECTION DE MM.

ERNEST BESNIER, L. BROCQ, L. JACQUET

PAR MM. AUDRY, BALZER, BARBE, BAROZZI, BARTHÉLEMY, BÉNARD, ERNEST BESNIER, BODIN, BRAULT, BROCQ, DE BRUN, DU CASTEL, COURTOIS-SUFFIT, A. CASTEX, J. DARIER, DÉHU, DOMINICI, W. DUBREUILH, HUDELO, L. JACQUET, JEANSELME, J.-B. LAFFITTE, LENGLET, LEREDDE, MERKLEN, PERRIN, RAYNAUD, RIST, SABOURAUD, MARCEL SÉE, GEORGES THIBIERGE, F. TRÉMOLIÈRES, VEYRIÈRES.

Depuis la publication de la **PRATIQUE DERMATOLOGIQUE**, *les applications électrothérapiques ont acquis une grande importance. Aussi MM.* **Besnier, Brocq et Jacquet** *ont-ils fait refondre entièrement, en* **1907**, *l'article* **ÉLECTRICITÉ**. *On y trouvera maintenant exposées, avec clarté et précision, les diverses modalités de la cure électrique : courants galvaniques, électrolyse et ionisation; courants faradiques et sinusoïdaux; franklinisation; courants de haute fréquence; radiothérapie, etc., etc. En outre, à chacune des dermatoses justiciables de ces méthodes, on trouvera les renvois et indications nécessaires.*

4 vol. reliés toile, illustrés de figures en noir et de planches en couleurs. **156** *fr.*

TOME I (**Anatomie et Physiologie de la Peau. — Pathologie générale de la Peau. — Symptomatologie générale des Dermatoses. — Acanthosis nigricans à Ecthyma**). Avec 230 figures et 24 planches . . . . **36 fr.**

TOME II (**Eczéma à Langue**). Avec 168 figures et 21 planches . . . **40 fr.**

TOME III (**Lèpre à Pityriasis**). Avec 201 figures et 19 planches . . . **40 fr.**

TOME IV (**Poils à Zona**). Avec 213 figures et 25 planches . . . . . **40 fr.**

Vient de paraître :

PHYSIOLOGIE GÉNÉRALE du Travail Musculaire et de la Chaleur animale

Par G. WEISS
Professeur agrégé à la Faculté de Médecine de Paris,
Ingénieur des Ponts et Chaussées.

1 volume in-8° de XII-268 pages . . . . **6 fr.**

L'Année Psychologique

Dirigée par ALFRED BINET

AVEC LA COLLABORATION DE MM. :
VON ASTER, BECHER, BENUSSI, BERGSON, BLOCH, BOREL, CANTECOR, CHABOT, GEISSLER, GOBLOT, HAMANN, HEYMANS, HOULLEVIGUE, IMBERT, JACOBS, JAENSCH, JUNG, RATZ, LÉVY, LIPMANN, MAIGRE, MITCHELL, OESTERREICH, PICK, RAUH, SIMON, SOURIAU, SPEARMAN, V. D. TORREN, S. WITASEK

Secrétaire de la Rédaction : **LARGUIER DES BANCELS**

Quinzième année — 1908

1 volume in-8°, nombreuses figures. . . . . **15** fr. *franco*

En vente : Tomes II à VI, chaque volume. . . . . **30** fr.
Tome VII . . . . **18** fr.
Tomes VIII à XIV, chaque volume. . . . . **15** fr.

L'Éducation de soi-même

Par le Dr DUBOIS
Professeur de Neuropathologie à l'Université de Berne.

TROISIÈME ÉDITION

1 volume in-8° de 266 pages, broché. . . . . **4** fr.

Vient de paraître :

LES PSYCHONÉVROSES et leur traitement moral

Leçons faites à l'Université de Berne

Par le Dr DUBOIS, professeur de Neuropathologie.

PRÉFACE DU PROFESSEUR **DEJERINE**

TROISIÈME ÉDITION

1 volume in-8° de 560 pages. . . . . **8** fr.

Vient de paraître :

Les Affections du Système digestif en Neuropathologie

Leçons faites à la Faculté de Médecine de Genève

Par le Dr H. ZBINDEN
Privat docent de Neuropathologie à l'Université.

PRÉFACE DU Dr **J. AUCLAIR**, Médecin des Hôpitaux de Paris.

1 volume in-8° de XVI-230 pages, broché. . . . . **3** fr.

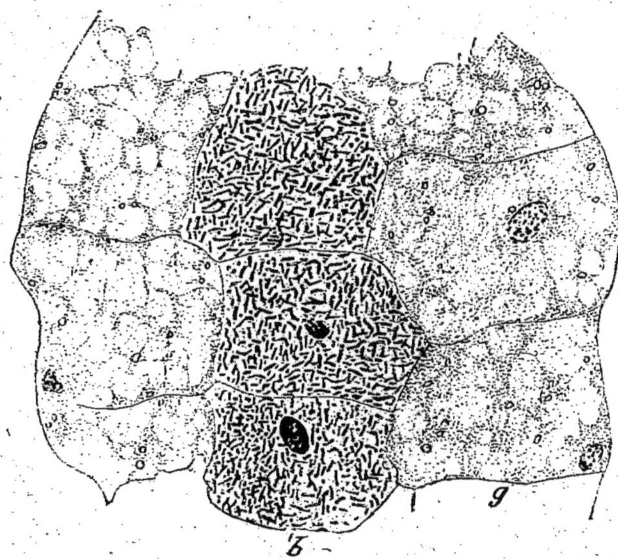

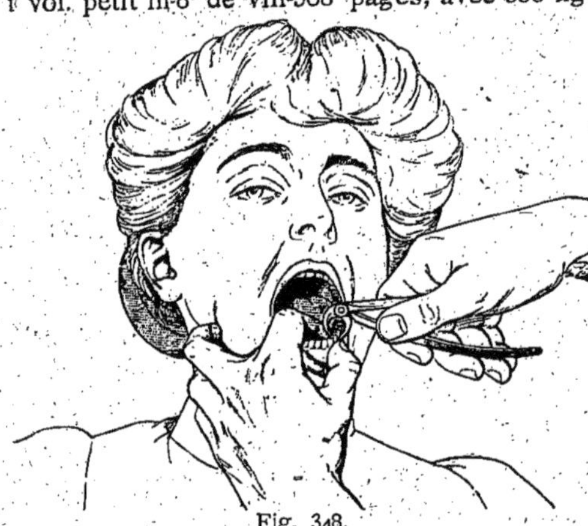

Vient de paraître :

SIXIÈME ÉDITION REVUE ET AUGMENTÉE DU

Traité de
Chirurgie d'urgence

PAR

Félix LEJARS

Professeur agrégé à la Faculté de Médecine de Paris,
Chirurgien de l'Hôpital Saint-Antoine, Membre de la Société de chirurgie.

1 vol. grand in-8° de VIII-1185 pages, avec 994 figures, et 20 planches hors-texte, relié toile. . . . . **30 fr.**

Fig. 910. — Désarticulation tibio-tarsienne, procédé de Syme. 3e temps — Dénudation de la face postéro-inférieure du calcanéum

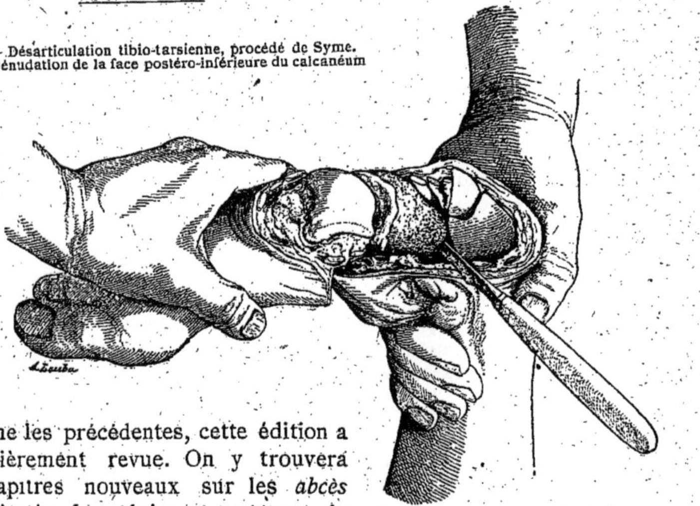

Comme les précédentes, cette édition a été entièrement revue. On y trouvera des chapitres nouveaux sur les *abcès du médiastin*, les *plaies et ruptures du pancréas*, les *corps étrangers de l'estomac*, *l'hématocolpos*, et, en particulier, les *amputations d'urgence*. De nombreux chapitres ont été singulièrement étendus ou remaniés, spécialement ceux qui ont trait aux *coups de feu de l'oreille*, à la *mastoïdite* (*thrombose du sinus*), aux *plaies de poitrine*, aux *plaies de l'uretère* et aux *modes de réunion ou d'anastomose de l'uretère divisé*, aux *luxations et fractures du carpe*. Du reste le chapitre des *fractures, de leurs divers types, de leurs modes de réduction et de traitement* a été l'objet cette fois encore d'additions nombreuses et d'une revision détaillée.

90 figures nouvelles portent à 994 le nombre total des illustrations, auxquelles s'ajoutent 20 planches hors texte.

Vient de paraître :

TRAITÉ
DE
TECHNIQUE OPERATOIRE

PAR

Ch. MONOD
Agrégé à la Faculté de Médecine de Paris,
Chirurgien honoraire des hôpitaux,
Membre de l'Académie de Médecine.

J. VANVERTS
Chirurgien des hôpitaux de Lille,
Ancien interne, lauréat des Hôpitaux de Paris
Membre corresp. de la Société de Chirurgie.

DEUXIÈME ÉDITION, ENTIÈREMENT REFONDUE

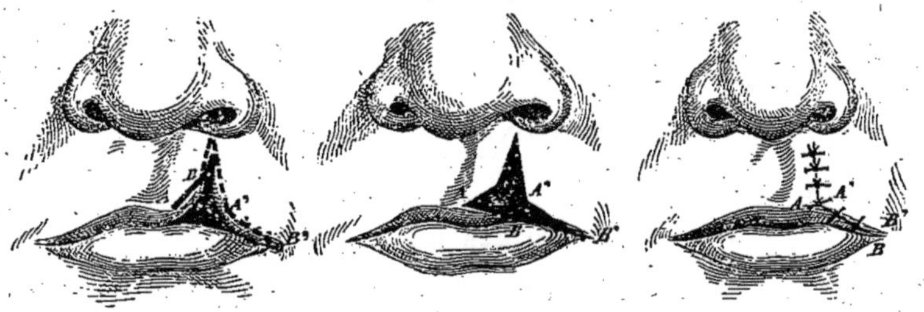

Procédé de Mirault

FIG. 1. — Tracé du lambeau AB et de l'avivement (indiqué en pointillé) BA'B'.
FIG. 2. — Le lambeau AB est rabattu, l'avivement a été pratiqué.
FIG. 3. — Sutures, opération terminée.

2 volumes grand in-8°, formant ensemble XII-2016 pages avec 2337 fig. dans le texte. . . . . **40** fr.

Le tome I n'est plus vendu séparément.
Le tome II est vendu aux acheteurs du tome I. . . . . . **18** fr.

Nouvelle Édition *Vient de paraître :*

PRÉCIS
DE
TECHNIQUE OPÉRATOIRE

PAR LES

Prosecteurs de la Faculté de Médecine de Paris

Avec introduction par le Professeur **Paul BERGER**

Pratique courante et Chirurgie d'urgence, par VICTOR VEAU, 3e *édition.*
Tête et cou, par CH. LENORMANT, 2e *édition.*
Thorax et membre supérieur, par A. SCHWARTZ, 2e *édition.*
Abdomen, par M. GUIBÉ, 2e *édition.*
Appareil urinaire et appareil génital de l'homme, par PIERRE DUVAL, 2e *édit.*
Membre inférieur, par GEORGES LABEY, 2e *édition.*
Appareil génital de la femme, par R. PROUST, 2e *édition.*

7 volumes. — Chaque volume cartonné toile et illustré de plus de 200 figures . . . . **4** fr. **50**

OBSTÉTRIQUE — CHIRURGIE

Précis d'Obstétrique

PAR

A. RIBEMONT-DESSAIGNES
Professeur à la Faculté de Paris,
Membre de l'Académie de Médecine.

G. LEPAGE
Professeur agrégé à la Faculté de Paris,
Accoucheur de l'Hôpital de la Pitié.

SIXIÈME ÉDITION, ENTIÈREMENT REFONDUE

1 volume grand in-8° de 1420 pages, avec 568 figures dans le texte dont 400 dessinées par *M.* **Ribemont-Dessaignes.** Relié toile . . . . **30** fr.

Iconographie Obstétricale

Par A. RIBEMONT-DESSAIGNES

FASCICULE I. — **Rétention du Fœtus mort dans l'Utérus avec intégrité des membranes**

1 volume de 12 planches en couleurs, avec texte explicatif . . . . **12** fr.

FASCICULE II. — **Anomalies et Monstruosités Fœtales**

1 volume de 12 planches en couleurs, avec texte explicatif . . . . **12** fr.

FASCICULE III. — **Anomalies et monstruosités Fœtales**

1 volume de 12 planches en couleurs, avec texte explicatif . . . . **12** fr.

Vient de paraître :

Précis de Manuel Opératoire

Ligatures des Artères, Amputations. Résections, Appendice

NOUVELLE ÉDITION, COMPLÈTEMENT REVUE ET AUGMENTÉE DE FIGURES NOUVELLES

PAR

L.-H. FARABEUF
Professeur à la Faculté
de Médecine de Paris.

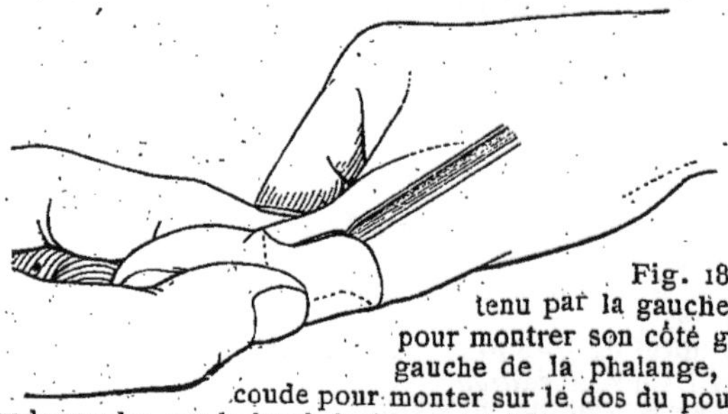

Fig. 183. — Désarticulation du pouce tenu par la gauche de l'opérateur, tordu à droite pour montrer son côté gauche. Commencée sur le bord gauche de la phalange, l'incision en ⋂ dorsale, qui se coude pour monter sur le dos du pouce, se coudera de nouveau pour redescendre sur le bord droit, quand le pouce aura été détordu de droite à gauche par votre main qui le tient.

1 vol. in-8° de XVIII-1092 pages, avec 862 fig. dans le texte. . . . . . . **16** fr.

DIVERS

ACHARD. — Nouveaux Procédés d'Exploration. — Leçons professées à la Faculté de Médecine de Paris par CH. ACHARD, agrégé, recueillies et rédigées par P. SAINTON et M. LŒPER. *Deuxième édition*, 1 vol. grand in-8°, avec figures. . **8** fr.

ALBARRAN et IMBERT. — Les Tumeurs du Rein, par MM. J. ALBARRAN, professeur à la Faculté de Paris, et L. IMBERT, agrégé à la Faculté de Montpellier. 1 vol. grand in-8°, avec 106 figures . . . . **20** fr.

— Exploration des Fonctions rénales : *Étude médico-chirurgicale*, par J. ALBARRAN. 1 vol. gr. in-8°, avec 143 figures et tracés en couleurs. . . . . **12** fr.

ARSONVAL (D'), GARIEL, CHAUVEAU, MAREY. — Traité de Physique biologique, publié sous la direction de MM. D'ARSONVAL, GARIEL, CHAUVEAU, MAREY. Secrétaire de la rédaction : **G. WEISS**, agrégé à la Faculté de Paris.

TOME I. — *Mécanique, Actions moléculaires, Chaleur*. 1 vol. in-8° de 1150 pages, avec 591 fig. . . . . **25** fr.

TOME II. — *Radiations, Optique*. 1 vol. in-8° de 1160 pages, avec 665 figures et 3 planches hors texte en noir et en couleurs . . . . **25** fr.

TOME III. — *Electricité, Acoustique* (*Sous presse*).

Les tomes I et II sont vendus **25** fr. chacun. On souscrit à l'ouvrage complet au prix de **70** fr. — Ce prix restera tel jusqu'à la publication du tome III.

BRISSAUD — Leçons sur les Maladies nerveuses (*Deuxième série*; hôpital Saint-Antoine), par le professeur BRISSAUD, recueillies et publiées par HENRY MEIGE. 1 vol. in-8° avec 165 figures. **15** fr.

BROCA. — Leçons cliniques de Chirurgie infantile, par A. BROCA, chirurgien de l'hôpital Tenon (Enfants-Malades), professeur agrégé.

2e SÉRIE. 1 vol. in-8° broché, avec 99 figures . . . . **10** fr.

— Précis de Chirurgie cérébrale, par AUG. BROCA. 1 vol. avec figures . . . **6** fr.

CALMETTE. — L'Ankylostomiase, *maladie sociale* (*anémie des mineurs*), par A. CALMETTE, directeur de l'Institut Pasteur de Lille, et M. BRETON, avec un *Appendice*, par E. FUSTER. 1 vol. in-8°, avec figures dans le texte. . . . . **5** fr.

— Recherches sur l'épuration biologique et chimique des Eaux d'égout, par A. CALMETTE, avec la collaboration de MM. E. ROLANTS, E. BOULLANGER, F. CONSTANT, L. MASSOL, de l'Institut Pasteur de Lille, et de M. le professeur A. BUISINE, de la Faculté des Sciences de Lille.

TOME I. — (*Épuisé*).

TOME II. — (*Épuisé*).

TOME III. — 1 vol. gr. in-8°, avec 50 figures . . . . **8** fr.

1er *Supplément*) **Analyse des Eaux d'Égout**, par E. ROLANTS, chef de laboratoire à l'Institut Pasteur de Lille. 1 vol. gr. in-8°, avec 31 figures. . . . . **4** fr.

CHANTEMESSE et PODWYSSOTZKY. — Processus généraux (*Pathologie générale expérimentale*), par les Drs CHANTEMESSE, professeur à la Faculté de Paris, et PODWYSSOTZKY, professeur à l'Université d'Odessa.

TOME I. — 1 vol. gr. in-8° avec 162 figures en noir et en couleurs. . . . . **22** fr.

TOME II. — 1 vol. gr. in-8°, avec 94 figures en noir et en couleurs. . . . . **22** fr.

DAREMBERG. — Les différentes formes cliniques et sociales de la Tuberculose pulmonaire, *Pronostic, Diagnostic, Traitement*, par G. DAREMBERG, membre correspondant de l'Académie de Médecine. 1 volume in-8° de 400 pages. . . **6** fr.

DUVAL. — Précis d'Histologie, par M. MATHIAS DUVAL, professeur à la Faculté de Paris. *Deuxième édition*. 1 vol. gr. in-8°, avec 427 figures dans le texte. . . . **18** fr.

FOURNIER (Edmond). — Recherche et diagnostic de l'Hérédo-Syphilis tardive, par le Dr EDMOND FOURNIER, ex-chef de clinique de la Faculté. 1 volume grand in-8°, de 412 pages, avec 108 figures et une planche . . . . **12** fr.

GAUTIER (A.). — Cours de Chimie minérale et organique, par ARMAND GAUTIER, membre de l'Institut, professeur à la Faculté de Paris. 2 vol. grand in-8° avec figures.

I. *Chimie minérale*. 2e *édition*. 1 vol. grand in-8°, avec 244 fig. dans le texte. **16** fr.

II. *Chimie organique. Troisième édition*, mise au courant des travaux les plus récents, avec la collaboration de MARCEL DELÉPINE, professeur agrégé à l'École supérieure de pharmacie, 1 vol. gr. in-8°, avec figures . . . . **18** fr.

— Leçons de Chimie biologique normale et pathologique. *Deuxième édition*, publiée avec la collaboration de M. ARTHUS, 1 vol. in-8°, avec 110 figures, **18** fr.

DIVERS

HAYEM. — Leçons sur les maladies du sang, par GEORGES HAYEM, professeur, médecin des hôpitaux, recueillies par MM. E. PARMENTIER et R. BENSAUDE, 1 vol. in-8°, avec 4 planches. . . . . **15** fr.

— Les Évolutions pathologiques de la digestion stomacale, par le professeur G. HAYEM. 1 vol. in-12 avec figures, cartonné toile . . . . **5** fr.

HENNEQUIN et LŒWY. — Les Fractures des Os longs (Leur traitement pratique), par les docteurs J. HENNEQUIN, membre de la Société de Chirurgie, et Robert LŒWY, 1 vol. in-8°, avec 215 figures . . . . **16** fr.

KENDIRDJY. — L'Anesthésie chirurgicale par la stovaïne, par LÉON KENDIRDJY, ancien interne des hôpitaux. 1 vol. in-12 de XI-206 pages. . . . . **3** fr.

KIRMISSON. — Leçons cliniques sur les maladies de l'appareil locomoteur (*os, articulations, muscles*), par le Dr KIRMISSON, professeur à la Faculté de Médecine, chirurgien des hôpitaux. 1 vol. in-8°, avec figures. . . . . **10** fr.

— Traité des Maladies chirurgicales d'origine congénitale, par le Pr KIRMISSON. 1 vol. in-8°, avec 311 fig. et 2 planches en couleurs. . . . . **15** fr.

— Les Difformités acquises de l'Appareil locomoteur pendant l'enfance et l'adolescence, par le Pr KIRMISSON. 1 vol. in-8°, avec 430 figures . . . . . **15** fr.

LANDOUZY et LABBÉ. — Planches murales destinées à l'Enseignement de l'Hématologie et de la Cytologie, publiées sous la direction de L. LANDOUZY, professeur à la Faculté de Paris, et MARCEL LABBÉ, chef de laboratoire à la clinique de l'hôpital Laënnec. 15 planches tirées sur papier toile très fort et munies d'œillets, avec texte explicatif rédigé en français, allemand, anglais . . . . **60** fr.

LANNELONGUE. — Leçons de clinique chirurgicale, par O. LANNELONGUE, professeur à la Faculté de Paris. 1 vol. gr. in-8°, avec 10 fig. et 2 planches. **12** fr.

PASTEUR (Institut). — Collection de planches murales destinées à l'enseignement de la Bactériologie, publiée par l'INSTITUT PASTEUR de Paris. 65 planches du format 80×62 centimètres, tirées sur papier toile très fort et munies d'œillets, avec texte explicatif rédigé en français, allemand, anglais. Prix de la collection. **250** fr. Chaque planche séparément, **4** fr. Le texte explicatif, **3** fr.

PROUST (R.). — La Prostatectomie dans l'hypertrophie de la prostate : *prostatectomie périnéale et prostatectomie transvésicale*, par R. PROUST, agrégé à la Faculté de Paris, chirurgien des hôpitaux. 1 vol. grand in-8°, avec 100 figures. . . . **10** fr.

RECLUS. — L'Anesthésie localisée par la cocaïne, par le Dr PAUL RECLUS, professeur à la Faculté de Paris. 1 vol. petit in-8°, avec 59 figures dans le texte. **4** fr.

ROGER. — Les Maladies infectieuses, par G.-H. ROGER, professeur à la Faculté de Paris, 1 vol. in-8° de 1520 pages, publié en 2 fasc., avec figures. . . . . **28** fr.

THIBIERGE. — Syphilis et Déontologie, par GEORGES THIBIERGE, médecin de l'hôpital Broca. 1 vol. in-8°, broché. . . . . **5** fr.

TRAITÉ DE PATHOLOGIE GÉNÉRALE, publié par CH. BOUCHARD, membre de l'Institut, professeur à la Faculté de Paris. Secrétaire de la Rédaction : G.-H. ROGER, professeur à la Faculté de Médecine de Paris, médecin des hôpitaux. 6 vol. grand in-8°, avec figures dans le texte. . . . . **126** fr.

Chaque volume est vendu séparément :

TOME I. — 1 vol. in-8° de 1018 pages, avec figures : **18** fr.
TOME II. — 1 vol. in-8° de 940 pages, avec figures: **18** fr.
TOME III. — 1 vol. in-8° de 1400 pages, avec figures, publié en deux fasc. : **28** fr.
TOME IV. — 1 vol. in-8° de 719 pages, avec figures : **16** fr.
TOME V. — 1 vol. in-8° de 1180 pages, avec nombreuses figures : **28** fr.
TOME VI. — 1 vol. in-8° de 935 pages : **18** fr.

WEISS. — Leçons d'Ophtalmométrie (*Cours de perfectionnement de l'Hôtel-Dieu*), par G. WEISS, professeur agrégé à la Faculté de Médecine. Avec une préface de M. le professeur de LAPERSONNE. 1 vol. in-8° de VIII-224 pages, avec 149 figures. . **5** fr.

COLLECTIONS

Encyclopédie Scientifique des Aide-Mémoire

Publiée sous la direction de H. LÉAUTÉ, Membre de l'Institut

Au 15 Septembre 1909, 403 VOLUMES publiés

Chaque ouvrage forme un vol. petit in-8°, vendu : Br., **2 fr. 50**. Cart. toile, **3 fr.**

DERNIERS VOLUMES MÉDICAUX PUBLIÉS

dans la *SECTION DU BIOLOGISTE*

BAZY. — ***Maladies des Voies urinaires, Urètre, Vessie,*** par le Dr Bazy, 4 vol.
I. *Moyens d'exploration et traitement.* 2e édition. II. *Séméiologie.* III. *Thérapeutique générale. Médecine opératoire.* IV. *Thérapeutique spéciale.*

BERGÉ. — ***Guide de l'Étudiant à l'hôpital,*** par A. Bergé, interne des hôpitaux. *Deuxième édition.*

BODIN. — ***Biologie générale des Bactéries,*** par E. Bodin, professeur à Rennes.

— — ***Les Bactéries de l'Air, de l'Eau et du Sol,*** par E. Bodin.

— — ***Les Conditions de l'Infection microbienne et l'Immunité,*** par E. Bodin.

BONNIER. — ***L'Oreille,*** par Pierre Bonnier. 5 vol.
I. *Anatomie de l'oreille.* II. *Pathogénie et mécanisme.* III. *Physiologie : Les Fonctions.* IV. *Symptomatologie de l'oreille.* V. *Pathologie de l'oreille.*

BORDIER. — ***Technique radiothérapique,*** par H. Bordier, professeur agrégé à la Faculté de Médecine de Lyon.

BROCQ ET JACQUET. — ***Précis élémentaire de Dermatologie,*** par MM. Brocq et Jacquet, médecins des hôpitaux de Paris. 2e édition entièrement revue. 5 vol.
I. *Pathologie générale cutanée.* II. *Difformités cutanées, éruptions artificielles, dermatoses parasitaires.* III. *Dermatoses microbiennes et néoplasies.* IV. *Dermatoses inflammatoires.* V. *Dermatoses d'origine nerveuse. Formulaire thérapeutique.*

DEMMLER. — ***La Chirurgie du champ de bataille.*** *Méthodes de pansement et interventions d'urgence d'après les enseignements modernes,* par le Dr Demmler, membre correspondant de la Société de Chirurgie de Paris.

FAISANS. — ***Maladies des Organes respiratoires. — Méthodes d'Exploration, Signes physiques,*** par le Dr Léon Faisans, médecin de l'hôpital de la Pitié. *Troisième édition.*

HÉDON. — ***Physiologie normale et pathologique du Pancréas,*** par E. Hédon.

JACQUET. — ***Traitement de la Syphilis,*** par L. Jacquet, médecin de l'hôpital Saint-Antoine, et M. Ferrand, interne à l'hôpital Broca.

LABBÉ. — ***Analyse chimique du Sang,*** par H. Labbé, chef de Laboratoire à la Faculté de médecine de Paris.

LABIT ET POLIN. — ***Le Péril vénérien,*** par MM. Labit et Polin, médecins principaux de l'armée.

MARIE. — ***La Psychologie morbide collective,*** par le Dr Auguste-Armand Marie, médecin des Asiles de Villejuif, directeur du Laboratoire de Psychologie pathologique à l'École des Hautes-Etudes.

MÉNETRIER ET AUBERTIN. — ***La Leucémie myéloïde,*** par P. Ménetrier, professeur agrégé, et Ch. Aubertin, ancien interne des hôpitaux.

MERKLEN. — ***Examen et Séméiotique du Cœur,*** par le Dr Pierre Merklen, médecin de l'hôpital Laënnec, et J. Heitz. *Troisième édition.*
I. *Inspection. Palpation. Percussion. Auscultation.* II. *Le Rythme du cœur et ses modifications.*

SERGENT ET BERNARD. — ***L'Insuffisance surrénale,*** par E. Sergent, ancien interne, médaille d'or des Hôpitaux, et L. Bernard, chef de clinique adjoint à la Faculté. *Ouvrage couronné par la Faculté de Médecine de Paris.*

SIMON. — ***Les Applications thérapeutiques de l'eau de mer,*** par le Dr Robert-Simon.

SPINDLER. — ***Les amétropies et leur correction par les lunettes,*** par Henri Spindler, médecin-major de l'armée.

VINAY. — ***La Ménopause,*** par Ch. Vinay, professeur agrégé à la Faculté de Médecine de Lyon, médecin des hôpitaux.

PÉRIODIQUES MÉDICAUX

LA PRESSE MÉDICALE

JOURNAL BI-HEBDOMADAIRE

Paraissant le Mercredi et le Samedi

Par numéros de 16 pages, grand format, avec de nombreuses figures noires

Direction scientifique :

F. DE LAPERSONNE
Professeur
de clinique ophtalmologique
à l'Hôtel-Dieu.

E. BONNAIRE
Professeur agrégé,
Accouch. de l'hôp. Lariboisière.

J.-L. FAURE
Professeur agrégé,
Chirurgien de l'hôpital Cochin.

L. LANDOUZY
Doyen de la Faculté de Médecine.
Professeur de clinique médicale.
Membre de l'Acad. de médecine.

M. LETULLE
Professeur agrégé,
Médecin de l'hôpital Boucicaut.
Membre de l'Acad. de médecine.

H. ROGER
Professeur de pathologie expérimentale à la Faculté de Paris.
Méd. de l'hôpital de la Charité.

M. LERMOYEZ
Médecin
de l'hôpital Saint-Antoine.

F. JAYLE
Ex-chef de clin. gyn. à l'hôp. Broca,
Secrétaire de la Direction.

Rédaction :

P. DESFOSSES, SECRÉTAIRE DE LA RÉDACTION
J. DUMONT — R. ROMME, SECRÉTAIRES

ABONNEMENTS :

Paris et Départements. . . . . . **10** fr. | Union postale. . . . . **15** fr.

Les Abonnements partent du commencement de chaque mois.

Le Numéro : Paris, 10 centimes. Départements et Étranger, 15 centimes.

BULLETIN DE L'ACADÉMIE DE MÉDECINE

PUBLIÉ PAR MM.

S. JACCOUD, Secrétaire perpétuel, et **G. WEISS,** Secrétaire annuel.

Abonnement annuel: PARIS, SEINE ET SEINE-ET-OISE, **15** fr.; AUTRES DÉPARTEMENTS, **18** fr.
UNION POSTALE, **20** fr. — LE NUMÉRO, **50** CENTIMES.

Comptes rendus hebdomadaires des Séances

DE LA SOCIÉTÉ DE BIOLOGIE

Abonnement annuel: PARIS ET DÉPARTEMENTS . . . **25** fr. — ÉTRANGER . . . **28** fr.
LE NUMÉRO, **1** fr.

Bulletins et Mémoires

DE LA SOCIÉTÉ DE CHIRURGIE DE PARIS

Publiés chaque semaine par les soins des Secrétaires de la Société

Abonnement annuel: PARIS, SEINE ET SEINE-ET-OISE, **18** fr., AUTRES DÉPARTEMENTS, **20** fr.
UNION POSTALE, **22** fr. — LE NUMÉRO, **60** CENTIMES.

Bulletins et Mémoires de la Société Médicale

DES HOPITAUX DE PARIS

Abonnement annuel : PARIS, **25** fr. — DÉPARTEMENTS, **26** fr. — UNION POSTALE, **28** fr.
LE NUMÉRO, **1** FRANC.

64 820. — Imprimerie LAHURE, 9, rue de Fleurus, Paris.

www.ingramcontent.com/pod-product-compliance
Ingram Content Group UK Ltd.
Pitfield, Milton Keynes, MK11 3LW, UK
UKHW021913070726
13614UKWH00001B/3

9 782019 277291